U0237382

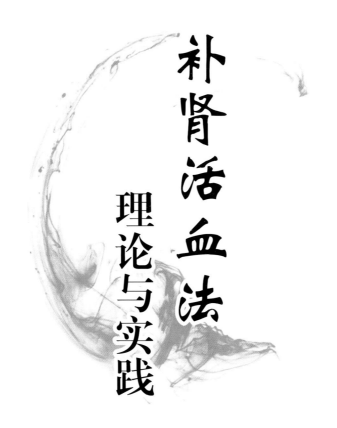

补肾活血法
理论与实践

主　　编　杨明会

执行主编　李绍旦

副 主 编　窦永起　张　印

编　　委　（以姓氏笔画为序）

王　亮　王若进　王茂云　王海明　卢美璘

冯　宇　任　芳　刘彦璐　李　敏　李一鸣

李绍旦　杨明会　张　印　张俊修　陈　琦

陈格格　赵庆大　秦　丽　栾振先　郭云霞

崔艺馨　蒲香蓉　雷晓凤　窦永起　黎发根

人民卫生出版社
·北京·

图书在版编目（CIP）数据

补肾活血法理论与实践/杨明会主编. —北京：
人民卫生出版社，2021.7
ISBN 978-7-117-31224-0

Ⅰ. ①补… Ⅱ. ①杨… Ⅲ. ①补肾②活血 Ⅳ.
①R256.5②R243

中国版本图书馆 CIP 数据核字（2021）第 027676 号

人卫智网	www.ipmph.com	医学教育、学术、考试、健康，购书智慧智能综合服务平台
人卫官网	www.pmph.com	人卫官方资讯发布平台

补肾活血法理论与实践
Bushen Huoxuefa Lilun yu Shijian

主　　编：杨明会
出版发行：人民卫生出版社（中继线 010-59780011）
地　　址：北京市朝阳区潘家园南里 19 号
邮　　编：100021
E - mail：pmph @ pmph.com
购书热线：010-59787592　010-59787584　010-65264830
印　　刷：三河市宏达印刷有限公司（胜利）
经　　销：新华书店
开　　本：787×1092　1/16　印张：32　插页：2
字　　数：779 千字
版　　次：2021 年 7 月第 1 版
印　　次：2021 年 8 月第 1 次印刷
标准书号：ISBN 978-7-117-31224-0
定　　价：109.00 元

打击盗版举报电话：**010-59787491**　**E-mail：WQ @ pmph.com**
质量问题联系电话：**010-59787234**　**E-mail：zhiliang @ pmph.com**

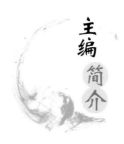

主编简介

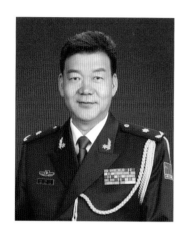

　　杨明会，男，1962 年生。现任中国人民解放军总医院中医医学部主任、解放军中医研究所所长，教授、主任医师，博士后合作导师、博士和硕士研究生导师、中医师承研究生导师，著名中医药专家。兼任中华中医药学会副会长、世界中医药学会联合会脑病专业委员会副会长、世界中医药学会联合会中药上市后再评价专业委员会副会长、中国中西医结合学会常务理事、中国人民解放军医学科学技术委员会常务委员、中国人民解放军医学科学技术委员会内科领域委员会副主任委员、第九届中国人民解放军中医药学会会长、国务院学位委员会学科评议组成员、全国博士后管委会专家组成员、国家科学技术奖励评审专家、北京中医药学会副会长、北京中西医结合学会副会长、《中华中医药杂志》和《中医杂志》副主编等职。获得中共中央组织部"国家特支计划"（万人计划）科技创新领军人才、全国中医药杰出贡献奖、全国优秀科技工作者、岐黄学者（国家中医药领军人才支持计划）、新世纪百千万人才工程国家级人选、中国医师奖、中国人民解放军杰出专业技术人才奖、军队国医名师、军队干部保健工作先进个人、总后勤部优秀中青年技术专家、北京市名中医和全军中医药工作先进个人等荣誉。长期从事中医及中西医结合医疗、保健、科研及教学工作，擅长诊治老年病、心脑血管疾病、呼吸系统疾病、消化系统疾病、肿瘤、帕金森病、糖尿病及疑难杂症等。主持国家科技支撑计划课题、国家科技重大专项、国家 973 计划课题、国家自然科学基金项目等各类课题 20 余项，发表论文 360 余篇，主编专著 11 部，招收培养博士后、博士和硕士研究生 67 名。先后获国家科学技术进步奖一等奖、国家科学技术进步奖二等奖及军队、省部级奖项等 9 项。领衔的学科先后被批准为"中西医结合老年病国家重点学科""全军中医研究所""全国综合医院中医药工作示范单位""中西医结合一级学科博士学位授权点""中西医结合博士后科研流动站""全军中医师承研究生集中教学单位"，创建了原解放军总医院中医院，组建了解放军总医院中医医学部，成为集医疗、保健、教学、科研于一体的中医及中西医结合临床科研基地，被誉为新一代"全军中医药工作的领头雁"。

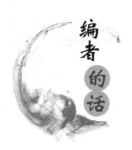

编者的话

常言道，"男人要补肾、女人需补血"，可见"肾"和"血"两者在人文医学思想中占据重要位置。随着信息时代的到来，健康知识的不断普及，普通百姓也越来越重视健康的生活方式，各种"养生""保健"宣传铺天盖地，各类"补肾""养血"方法无处不在，但是否真正需要"补肾""养血"，要有区别对待和正确认识，否则可能会达不到预期效果，甚至导致疾病的发生。

肾脏俗称"腰子"，是脊椎动物"标配"的豌豆状脏器，是人体重要的器官，具有净化血液、调节血压、维持水及电解质和酸碱平衡等诸多功能。然而，中医所说的"肾"并不等同于西医的"肾脏器官"，两者虽有某些相似之处，但许多结构和功能上不尽相同。中医认为，肾为先天之本、藏后天之精，在人体生长发育及生殖功能中起重要作用，是人体极为重要的脏腑。而在现实生活中人们常常认为：腰痛？你可能肾虚！脱发？你八成肾虚！尿频？你是不是肾虚！身体甚是乏累？您怕是肾虚！然后自行网上查询和盲目购买"补肾"等保健品，殊不知中医肾虚包括了肾阴虚、肾阳虚，其本质都是肾精气虚。而普通百姓一般认为肾虚当补肾，补肾即壮阳，其实这种认识只对了一半。比如常见药店有人购买六味地黄丸，其实六味地黄丸专补肾阴，肾阴虚证可服，若阳虚之人长期服用，岂不越补肾阳越虚？因此补肾必须得辨明是肾阴虚还是肾阳虚，对证方能有效。

血液是流动在人的血管和心脏中的一种红色不透明的黏稠液体，其功能包含血细胞功能和血浆功能两部分，有运输、调节人体温度、防御、调节人体渗透压和酸碱平衡等功能。中医认为，血是人体生命活动的重要物质之一，其主要功能是营养滋润人的形体与神志，同时也具有运载作用。中医所说的"血"也不等同于西医的"血液"。老百姓一般认为"头晕目眩需要补血、心烦失眠需要补血、面色苍白需要补血"，而女性月经需要血、女性生产需要血、女人哺乳需要血，补、补、补！人们常说吃红枣、红糖、阿胶等补血，实则这些食物的补血效果并非想象中的那样强大，而且补充气血、调理气血，最重要还要让血脉流通，一方面要补养气血，另一方面还要防止气血瘀滞，防止出现瘀血堵住气血流通的通道。但生活中人们往往只注意到了"补"这一方面，而忽略了"通"这一点，如果补气血的时候，不考虑通瘀祛瘀，用再多补品也没有用。

因此，不论是"肾"的问题或是"血"的问题，都需要运用中医的专业知识来进行判定，而治疗则更是需要中医专业人士来指导。从中医角度看，尤其是在肾虚病证的发生发展病变过程中，肾虚则易瘀，肾虚多有血瘀，肾病日久不愈必有瘀。因而肾虚不是随意可以补的，血虚也不是想补就能补的，只有在中医理论指导下，搞清楚"肾"出了什么问题、"血"有了哪些故障，在实践中才能解决问题。

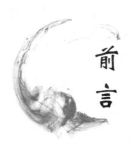

前言

中医学作为中华优秀传统文化的重要组成部分，自理论体系形成之初即以济生为责、以创新为任。中医理论创新是中医学发展的灵魂和核心，与时俱进的学术理论创新是中医学保持蓬勃生机的内在动力。中医理论体系中的治法是在治则指导下的具体化治疗方法，其上承辨证审因、下统施治方药，是中医理论与临床相连接的关键。补肾活血法作为一种新兴的中医治法，是基于中医"肾"和"肾虚""血"和"血瘀"的认识，以及中医补肾法和活血法在临床实践运用中逐步完善和形成的。

在中医学千百年来临床实践过程中，肾虚与血瘀一直作为独立的病因病机指导着临床，在中医学的理论体系中，终究未能将肾虚与血瘀有机地统一起来表述。长期的中医临床实践与研究发现，不同病种的慢性病及老年病患者具有一个共性，即存在着不同程度的肾虚和血瘀的表现，且这些肾虚与血瘀的病证相互之间存在着某些特定的关系，表明肾虚与血瘀不是孤立存在的，肾虚必兼血瘀，肾虚是本，血瘀是标，肾虚为因，血瘀为果；反过来血瘀又构成新的致病因素，从多方面加重肾虚的程度，形成恶性循环，而产生、加重各类疾病。因此肾虚血瘀是各类慢性病及老年病的共同病理基础。

现代研究与临床实践应用证明，补肾活血法在治疗各个系统慢性疾病及各种老年病等方面都可以取得显著疗效，它是通过调节机体的神经内分泌免疫系统功能等一系列综合作用的结果，也是对中医理论"异病同治"的强力证明和充分诠释。当然，该法绝不是补肾法与活血法简单、机械地相加同用，而是将补肾法与活血法有机结合、灵活应用，通过补肾促进活血，应用活血加强补肾，两者相互协同，达到改善肾虚血瘀病理变化，使机体阴阳平衡、邪祛正存的治疗大法。

本书是作者长期以来对中医补肾活血法的认识与思考、经验与体会的系统总结。全书分为总论和各论两大部分，共十二章。总论部分阐释了补肾活血法的概念、理论渊源和现代研究解析；各论部分分述了补肾活血法在各个系统疾病中的具体应用。本书编撰内容兼具创新性和实用性，有利于广大读者借以了解和掌握补肾活血理论，进一步在中医临床实践中提高疗效，并不断充实和丰富中医学的治则治法体系，希冀本书对致力于补肾活血理论工作的中医及中西医临床、教研人员及中西医高等医学院校研究生和大学生等大有裨益。

本书在编写过程中，得到了许多专家和学者的关怀和指导，出版社工作人员对编写体例和内容提出了很多建设性和指导性意见，在本书付梓之际，编委会对所有参与、支持本书撰写及出版的专家和工作人员致以衷心的感谢！但编写补肾活血法相关的理论、基础研究和临床应用等方面的著作是一次有益的探索和尝试，书中可能会有一些纰漏，在此，恳请各位专家和广大读者不吝赐教，予以批评指正！

杨明会

2020 年 12 月 12 日

前

言

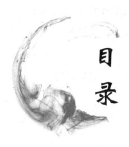

目 录

总 论

各 论

目

录

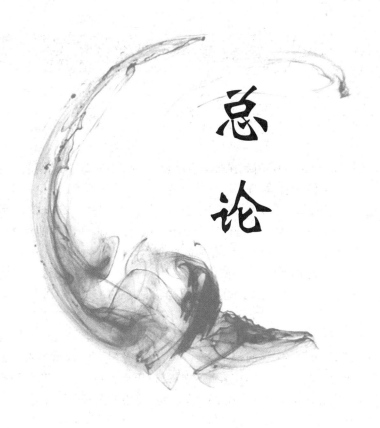

总论

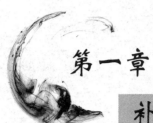

第一章

补肾活血法的理论渊源

中医治法，源远流长。从医药起源始，治法已蕴涵其中，远古时期的伏羲制九针、神农尝百草都是对中医治法的探索与创新。中医治法属于中医基础理论范畴，是辨证论治的结晶，直接指导临床实践，是中医的瑰宝之一。治法是中药与方剂的应用经验逐渐积累，量变引起质变，在临床疾病与中药、方剂的关系中逐渐总结出规律性的治疗法则，从有方到有法，是认识上的一个飞跃。当方剂的实践经验上升为理论上"治法"的时候，人们对方剂的认识大大地提高了一步。在认识疾病过程中，从对症治疗发展到辨证论治的阶段，是中医认识疾病的一个飞跃。随着辨证论治体系的形成，中医治法也逐渐形成和发展。

战国秦汉时期，《黄帝内经》奠定了中医治则治法的理论基础，提出"治病必求于本""调整阴阳""三因制宜"等中医治疗学的基本准则，《黄帝内经》所载13首方剂就是这些治疗大法的体现。而后《难经》又提出了"虚实补泻治则"与"五脏治则"。《伤寒杂病论》建立六经、脏腑辨证，并创立了辨证论治体系，其载260首方剂，涵盖补泻、调整阴阳、逐瘀利水等治疗大法，使中医治法在理论与实践中达到高度统一。《神农本草经》则提出"治寒以热药，治热以寒药，饮食不洁以吐下药"，开医药结合确立治法之先河。

唐代《备急千金要方》在《伤寒论》的基础上又收集《小品方》等内容，将伤寒治则治法条理化，同时汲取《黄帝内经》《中藏经》《伤寒论》等论治杂病的有关治则治法，并加以汇集总结，创新地应用在五脏病治法中，提出了以脏补脏法、壮子补母法、升降合用法，以及寒温并用、甘苦同济、补泻兼施等方法。并提出治温病八法，是对温病最早的提纲挈领的治法。

宋金元时期，中医学术流派众多，各学派间学术交流氛围浓厚，中医从理论到临床都有了长足的发展和完善，创立了丰富的治则治法。刘完素认为"六气皆能化火"，治法上多用寒凉药，以寒凉解郁热。张元素阐述各脏腑的治疗法则，并提出在治疗中应重视补养胃气，对后世影响颇深。张从正提出"攻邪已病"的治则理论，并提出了汗、吐、下攻邪三法。李杲提出"内伤脾胃，百病由生"的观点，治疗上以调补脾胃为主，主张"升阳益气""甘温除热"。朱震亨主张"阳常有余、阴常不足"，以滋阴为治疗大法。此时期各个医家从不同侧重点，发挥各自理论特点，丰富发展了中医治法。

明清时期中医治法继续发展完善。李中梓重视先后天之本对人体生长壮老已的影响，治法上重视补养脾肾，并在阴阳、虚实之真假证候的治疗及对"正治""反治"的辨析方面作出了卓越的贡献。张介宾提出以温补为主要治则的新思想，治疗重在滋阴补阳。吴有性提出"九传治法"，成为瘟疫重要的治法。程国彭在《医学心悟》中明确提出了八法——汗、吐、下、和、温、清、补、消，并逐一介绍其概念、适用范围、代表方剂、使用禁忌等，对临证有着全面的指导意义。叶桂详细论述了外感温热病的卫气营血传变规律，分为卫、气、营、血四个阶段进行辨证施治，是温病治法的纲领。叶氏又提出通络法治疗中风病，对现代疾病具有重要指导意义。

清末以来治则治法研究更趋完备。王清任确立了活血化瘀的治疗大法，为后世医家所推崇。王泰林总结出治肝三十法，丰富了中医肝病的治疗手段。唐宗海提出了止血、宁血、消瘀、补血的治血四法。张寿颐提出了中风治疗八法。随着新中国的成立及中医事业的振兴，中医治则治法理论的研究也在不断进展。当代医家依据《黄帝内经》的指导思想，发挥辨证论治理念，以《医学心悟》八法为基本治法，又创立出了许多切合临床实际，疗效卓著的治法。补肾活血法是其中优秀的代表。

补肾是中医的一大治法。肾为先天之本，内藏元阴元阳，肾虚不仅影响人体生长、发育和生殖，还会导致多个脏腑器官病变。而各脏腑器官病变日久及肾，造成肾虚。补肾阴肾阳，即补元阴元阳，不仅是补益肾脏自身，也起到对其他脏腑阴阳的补益作用。补肾法的临床应用十分广泛。

活血法是兴盛于近代的一大治法，自《伤寒论》立论瘀血以来，至《医林改错》对活血法的全面论述，到现代医学各种检测手段客观的证实血瘀的病理状态及内在机制。当代医家已将活血法应用于各个脏腑的疾病当中，病种涉及现代医学各个系统，临床疗效显著，活血法的发展日臻成熟。阴阳气血失调或损伤皆可导致血瘀，血瘀广泛存在于各个脏腑疾病当中，活血法意义重大。

肾虚必有瘀，补肾需活血；血瘀伤元气，活血需益肾。肾藏元阴元阳，元阴为一身阴液之根本，滋养血液。元阳为一身阳气之根本，促进血液生成、推动血液运行。故肾虚易瘀多瘀，肾虚程度越重、病程越长，血瘀越重。临床对肾虚病证的治疗，无论有无瘀滞症状，皆当佐以活血。肾载元阴元阳，需受后天之滋养，血液由水谷之精与肾精化生而成，是沟通先天与后天的重要物质，当血液运行瘀滞甚至出现瘀血阻碍血液运行、影响血液生成，先天之本得不到血液的滋养而出现虚损的症状，即血瘀伤元气。临床对血瘀证的治疗，也常通过补肾来充养元气。

历代医家在临床实践中，都重视补肾与活血法的配伍应用。张仲景创肾气丸，其中丹皮不仅起到泻伏火，更起到活血以生肾气之意。《景岳全书》中左归丸、右归丸，牛膝与当归皆起到活血以配合补肾的功效。活血名方中，血府逐瘀汤、四物汤中配有生地，亦是活血兼顾补元阴之意。大黄䗪虫丸、温经汤、杜仲散、龟鹿二仙汤等都是补肾活血配伍应用之名方。近代，补肾活血法更是被医者推崇，在人体各系统疾病中都得到了广泛应用、临床疗效显著。

补肾活血法是两种治疗大法有机的结合，是对肾虚和血瘀这两种广泛存在的、关键的致病因素的直接干预，是解决各脏腑疾病中肾虚血瘀证的治疗大法。临床中灵活运用，可着重补肾，可着重活血。补肾又有滋阴、补阳、温肾、固肾、阴阳双补等治法。活血又有行气活血、温经活血、补血活血等治法。将补肾与活血法结合，能够发挥其最大疗效。补肾活血法的广泛应用前景和良好的临床疗效，也指导并促进了补肾活血法的基础研究工作。补肾活血法扎根理论、效用广泛、前景开阔，不可不谓为中医治法之精粹。

本章系统阐述补肾活血法理论，从肾与血的含义、生理结构，到肾虚与血瘀的病因病机及流行病学研究结果,进行逐一细致全面的阐述。肾虚、血瘀作为中医学病机理论重要内容,是多种疾病的共同病机。流行病学调查研究及临床观察研究都揭示肾虚血瘀证的患病人群广泛涵盖儿童至老年,且随年龄增长而逐渐增多,证实了肾虚血瘀是中医学常见的病机,阐明了肾虚与血瘀的密切关系。

　　本章系统论述了补肾活血法的源流类别,并分别从补肾法、活血法两个方面溯源,系统阐述补肾法、活血法的理论基础与发展应用,进一步综合论述补肾活血法的理论及临床意义。补肾活血法作为中医学现代发展的重要成果,具有十分重要的临床与研究意义。本章全面论述补肾活血法理论及其内涵,是对补肾活血法的一次系统性总结,以期与同道共同发挥补肾活血法的临床价值、共同挖掘补肾活血法的科学宝藏。

第一节　中医对肾的认识

一、肾的含义

　　肾的概念在古代中医药文化传承过程中具有举足轻重的地位。肾的繁体字为腎,会意字,从肉(月),其形象为肉,是人体的重要组成部分;从臤,臤有坚固之义,既是说明肾为实质性脏器,又引申了肾重要的生理功能。我国第一部系统考究字源的字书《说文解字》中言:肾属"肉部",释义为"水藏也"。同为东汉时期的字书《释名》中言:"肾属水,主引水气,灌注诸脉也。"字书释义既阐明了肾作为实质性脏器藏精气的生理特点,也概括了肾主水、通行血脉的生理功能。把"肾"比作"水",在古代哲学思想中,强调了肾脏在人体生命中的结构组成与生理作用。水为生命之源,是维持人体生命活动的重要基础。肾与水的密切关系在字源的释义上就紧密相连,《说文解字》中又言:水字"准也。北方之行。象众水并流,中有微阳之气也",水,平度的标准,隐含着调节、制衡的属性;水,外阴而内阳,中间竖画象征着阳,阳在内,所以称之为微阳。水的阴阳平衡、互藏互济的特点,与肾藏阴阳、调节平衡生理功能密切相关。这与现代医学的肾具有调节水电解质平衡极为相似。中医认为肾的功能作用,在人体生命现象中是至关重要的。

二、肾的解剖结构

　　中医学对肾的部位和形态结构的认识由来已久,《素问·脉要精微论》中说"腰者肾之府",认识到肾脏位于人体腰部。《难经·四十二难》中说"肾有两枚,重一斤一两",明确了肾脏的个数与重量。《难经正义》中说"肾长约三寸,阔约寸半,厚约七八分……人高肾大,人矮肾小",对肾的大小形态做了初步描述。《医学入门》中说"肾有两枚,重各九两……里白外紫,如红豆兮,相合若环",这是对肾的认识进一步深入,对形态、大小、重量以及解剖结构都进行了观察,肾外紫内白的两层与现代医学肾脏的皮质、髓质结构一致。《医贯·内经十二官论》中说"肾有二,精所舍也,生于脊膂十四椎下,两旁各一寸五分,形如红豆相并而曲,附于脊,外有黄脂包裹,里白外黑,各有带二条,上条系于心包,下条过屏翳穴后趋脊骨",进一步详细描述了肾的位置、形态结构,并大致描述了肾动静脉的走行。中医学对肾的认识不仅从阴阳五行宏观角度,同样是基于人体解剖形态学,用中医学理论对肾的解剖形态学进行剖析,对临床指导肾病的防治工作有着重要的意义。

三、肾的生理功能

中医中的"肾"与现代医学理论中的"肾脏"在大体解剖学上是基本相同的,但在生理功能上却有许多不同之处。现代医学理论所说的"肾脏"是以泌尿为其主要功能,而中医学"肾"的含义要广泛很多,除具有泌尿、调节水液代谢等功能外,还包括了其他器官的许多功能。

中医学认为,肾的生理功能包括:促进生长发育和生殖,调节水液代谢,摄纳肺气,生髓、充脑、壮骨、藏精、化血及濡养温煦脏腑等方面。这些功能相当于西医学中的泌尿、生殖、内分泌、神经、血液及呼吸系统的部分生理功能。中医学中肾的功能广泛、作用特殊,具有主宰生命的意义,故历代医学家称"肾为先天之本""生命之根"。

1. 藏精　肾藏精,是指肾具有贮存、封藏精气的生理功能。《素问·六节藏象论》:"肾者,主蛰,封藏之本,精之处也。"肾主藏精,即肾中所藏之精气,是肾各项功能的物质基础。肾阴、肾阳是肾中精气生理效应的两个方面。肾所藏"精"又分为先天之精和后天之精两种。肾藏之"精",它是形成人体的原始物质,又是人体生命活动的根本,因此,先天之精是生身之本,后天之精是养身之源。精也是富有生命力的物质,它在人体整个生命活动过程中不断动用、消耗,也不断进行合成和补充。先、后天之精相互资助,相互为用。后天之精有赖于先天之精的源头活力资助,先天之精也有赖于后天之精的不断培育和充养。肾精充盛是人体生长发育和正常生命活动的基础。

肾精化生之气称为"肾气",肾气对人体的发育、生长、生殖和衰老有密切关系。肾气为气之根,肾气又分阴阳。肾阴为一身阴气的根本,对各脏腑组织器官起着滋养、濡润作用;肾阳为一身阳气的根本,温煦各脏腑组织器官,并激发推动各脏腑组织器官的功能活动。肾阴肾阳相互制约,互相依存,相互为用,既协调肾脏本身阴阳的相对平衡,也维持全身阴阳的协调。

2. 主生长发育与生殖　肾藏精的重要功能表现,是肾主身体的生长、发育与生殖。身体的生长发育受多种因素的影响,而生长的关键在于肾气的推动。《素问·上古天真论》:"女子七岁,肾气盛,齿更发长。二七而天癸至,任脉通,太冲脉盛,月事以时下,故有子。三七,肾气平均,故真牙生而长极。四七,筋骨坚,发长极,身体盛壮。五七,阳明脉衰,面始焦,发始堕。六七,三阳脉衰于上,面皆焦,发始白。七七,任脉虚,太冲脉衰少,天癸竭,地道不通,故形坏而无子也。丈夫八岁,肾气实,发长齿更。二八,肾气盛,天癸至,精气溢泻,阴阳和,故能有子。三八,肾气平均,筋骨劲强,故真牙生而长极。四八,筋骨隆盛,肌肉满壮。五八,肾气衰,发堕齿槁。六八,阳气衰竭于上,面焦,发鬓颁白。七八,肝气衰,筋不能动,天癸竭,精少,肾脏衰,形体皆极。八八,则齿发去"。"肾气盛实"则天癸至,天癸至则女子月经来潮,男子精气满溢,故阴阳和而有子。"肾气平均"则筋骨隆盛,肌肉满壮,身体盛壮。"肾气衰"则天癸竭,天癸竭则女子地道不通,男子精少,生殖力消退。肾精是生长发育生殖的重要物质基础。

3. 主水　《素问·阴阳应象大论》说:"雨气通于肾"。《素问·水热穴论》又说:"肾者至阴也,至阴者盛水也……帝曰:肾何以能聚水而生病?岐伯曰:肾者胃之关也,关闭不利,故聚水而从其类也。上下溢于皮肤,故为胕肿。胕肿者,聚水而生病也。"《内经知要》中指出"肾水主五液,五气所生之液悉归于肾"。《医门法律》中指出:"肾者胃之关也,肾可开阖,肾气从阳则开，阳太盛则关门大开，水直下而为消；肾气从阴则阖，阴太盛则关门常阖，水不通而为肿。"

肾气对水液代谢，对脏腑功能具有促进作用。人体水液代谢平衡的整个过程，有赖于脾的运化，肺的宣发肃降，肾的蒸腾气化，通过三焦而通达全身。代谢后的水液，尿液归于膀胱，汗液通过呼吸道、皮肤排出体外。《素问•经脉别论》曰："饮入于胃，游溢精气，上输于脾；脾气散精，上归于肺；通调水道，下输膀胱。水精四布，五经并行，合于四时五脏阴阳，《揆度》以为常也。"在水液代谢的整个过程中，肾气对水液代谢过程中各个脏腑之气的功能，特别是脾肺之气的运化和输布水液功能，具有促进和调节作用。经过脾气的运化转输，胃、大小肠所吸收的水液被输送至肺，再经肺气的宣发肃降作用输布全身。宣发至皮毛的水液最终化为汗液排泄，体内代谢后产生的浊液，由肺的肃降作用输送到肾和膀胱，再经肾气的蒸腾气化作用，进一步分清泻浊，将浊液化为尿液排泄。肾气通过对肺、脾、肾、大肠、小肠、三焦、膀胱等脏腑功能的推动和调节，从而主司全身水液代谢。

肾调节尿液的生成和排泄。排尿功能的正常对人体水液代谢至关重要。肾气充裕、肾阴肾阳平衡，才能保持人体泌尿功能正常。膀胱的气化作用赖肾气为根本，将人体代谢产生的浊液进一步蒸腾气化，清者重新吸收，浊者则化为尿液，在肾与膀胱之气的推动下排出体外。正如《素问•水热穴论》中说："肾者胃之关也，关闭不利，故聚水而从其类也。上下溢于皮肤，故为胕肿。胕肿者，聚水而生病也"，肾对全身水液代谢的重要性可见一斑。

4. 主纳气　肾主纳气是指肾有摄纳肺气，促进其吸清呼浊、维持呼吸深度的作用。《难经•四难》曰："呼出心与肺，吸入肝与肾。"呼吸功能，主要赖于肺气的宣发和肃降。其中呼气主要由宣发作用调节，吸气主要由肃降作用调节。吸入之清气，由肺的肃降功能使之下达于肾，再经肾气的摄纳潜藏，保持呼吸运动的深度。

肾主纳气可以从三方面进行理解。①人体气机升降运动与自然界天地上下交感相应。肺为脏腑之华盖，人体之精气经肺之肃降，下纳于肾。肾为脏腑之根，肾之精气须上达于肺。故《珍本医书集成•存存斋医话稿》中说："肺统五脏六腑之气而立之，肾受五脏六腑之精而藏之。肾气原上际于肺，肺气亦下归于肾，一气自为升降者也。"②从肾与呼吸的关系来看，肾为元气之根，肾通过潜藏于内的元气对肺进行激发、推动和摄纳而参与呼吸过程，以保证肺脏能有效地呼浊吸清。明代孙一奎指出："呼吸者，根于元气，不可须臾离也"。因此，肾所纳之气也包括"肺气"，而并非仅指通常所理解的"清气"。③从金水相生的关系来看，肾、肺为子母之脏，一主水，一主气，金水相生，水天一所，水气通调，百脉和调，呼吸乃得顺畅。《类证治裁•喘证》一言以蔽之："肺为气之主，肾为气之根。"

5. 在志、在液、在体、在窍

(1) 肾在志为恐：恐是人们对事物惧怕的一种精神状态。恐与惊相似。惊为不自知，恐为自知。惊恐属肾，但总与心主神明相关。心藏神，神伤则心怯而为恐。"恐则气下，惊则气乱"，即是说明恐和惊的刺激，对机体的气机运行产生不良的影响。恐则气下，是指人在恐惧的状态下，上焦的气机闭塞不畅，气迫于下焦，则下焦胀满，甚至遗尿。惊则气乱，是指机体的正常生理活动，遭到一时性的扰乱，出现心神不定，手足无措的现象。

(2) 肾在液为唾：唾为口津，唾液中较稠厚的称为唾。唾为肾精所化，咽而不吐，有滋养肾中精气的作用。若多唾或久唾，则易耗损肾中精气。

(3) 肾在体为骨，主骨生髓，其华在发：肾主骨、生髓的生理功能，实际上是肾中精气具有促进机体生长发育功能的一个重要组成部分。骨的生长发育,有赖于骨髓的充盈及其所提供的营养。髓,有骨髓、脊髓、脑髓之分,这三者均属于肾中精气所化生。因此,肾中精气的盛衰,不仅影响骨的生长和发育,而且也影响脊髓和脑髓的充盈和发育。髓上通于脑,髓聚而成脑,故称脑为"髓海"。"齿为骨之余"。齿与骨同出一源,牙齿也由肾中精所充养。发的生长,全赖于精和血。"肾者,其华在发",发的生长与脱落,润泽与枯槁,不仅依赖于肾中精气之充养,而且亦有赖于血液的濡养,故称"发为血之余"。

(4)肾在窍为耳与二阴:耳是听觉器官,听觉的灵敏与否,与肾中精气的盈亏有密切关系。二阴,即前阴(外生殖器)与后阴肛门,前阴是排尿和生殖的器官,后阴是排泄粪便的通道。尿液的排泄虽在膀胱,但须依赖肾的气化才能完成。人的生殖器官,亦为肾所主。

6. **肾与命门**　肾与命门的密切联系始于《难经》。《难经·第三十六难》引申古代道家"左阴右阳"的观念首创"左肾右命"之说,将命门与肾看成两个不同脏器。明代李梴等人宗《难经》"左肾右命说",赵献可创"肾间命门说",孙一奎的"肾间动气命门说"等均是指命门的所在部位,张介宾则从生理功能上指出:命门所藏,既有阳气,也有阴精;赵献可认为该脏器以藏阳气为主。归纳而言,大致有"右肾命门说""两肾俱称命门说""两肾之间为命门说""命门为肾间动气说"四说。

首先肾与命门生理功能相同,赵献可的"人生先生命门火"的论点,强调命门之火;而张介宾则提出"命门为水火之宅",其中"命火"指命门中阳气而言,"命水"指命门中阴精而言。"命门说"学者认为,命火系人身阳气之根本,对温煦机体五脏六腑、四肢百骸、筋骨肌肉皮毛,促进生长发育等方面发挥着极其重要的作用。故又有真火、真阳、元阳之称。命水系人身阴精之根本,对人体各脏腑组织器官起着重要的濡润、滋养作用,并且是繁衍后代的物质基础,故又称之为真水、真阴、元阴。其次,肾与命门病理变化及治则治法相同,命门火衰之时,常以金匮肾气丸或右归丸加减治疗,而此二方也可以说成是温补肾阳,治疗肾阳虚衰的代表方。命门水亏或是肾阴亏虚,临床上总是以六味地黄丸填补肾阴或以知柏地黄丸、大补阴丸滋阴降火,或以左归丸化裁治之。

肾作为气化的器官,命门为气化的功能表现,肾所藏之精既是气化的物质基础,又是气化的产物,命门气化的生理效应表现为真阴、真阳两个方面,精化为气,滋养推动激发人体的生命活动,气化为精,又转化为气化的物质源泉,如此生生化化、生化无穷,完成肾与命门的气化运动。肾与命门的气化运动体现了精气的相互依存、相互促进的关系,打破了命门所属与位置的界限,将命门与肾的功能高度概括统一。

古人创立的"命门学说"无非是强调肾中阴阳在人体生命活动中的重要性。肾为五脏之本,内寓真阴真阳,肾阳即命门之火,肾阴即命门之水,肾阳,肾阴,也即真阳、真阴,人体五脏六腑之阴由肾阴来滋助,五脏六腑之阳又都由肾阳来温养,肾与命门同属一体,两者为同一脏器的两种说法。

7. **肾精与血液**　中医学认为,血液的化生与脾胃和肾有密切的关系;脾胃为化生血液之源。而肾主精,主骨生髓,精髓可以化生气血,精血之间的相互转化也是血液生成的重要途径,如《张氏医通》所说"精不泄,归精于肝而化清血",《类经》中说"肾之精液入心化赤而为血",《简易方》说"精为血之本",充分说明了精血同源、相互资生转化。西医学肾脏内分泌研究证实,促红素产生于肾脏的毛细血管上皮,再进入血液中,作用在骨髓上,产生促红素酶,促进未分化的干细胞分化成红细胞干细胞,促进了红细胞的形成。这一科学依据更是直接的证明肾参与血液的生成。故有"肾化血"之说，与"脾生血"互相配合，精足则血旺，血旺精自足，精血相互滋生，共生共存。

■ 四、肾虚的概念

肾虚证是指机体因各种原因导致的肾精、肾气、肾阴或肾阳不足的各种证候，是中医学范畴内多种疾病的共同病理机制。早在《脉经》中就对肾虚证有了详细的描述："肾虚……病苦心中闷，下重，足肿不可以按地。"《圣济总录》载："肾虚证见腰背酸痛，小便滑利，脐腹痛，耳鸣，四肢逆冷，骨枯髓寒，足胫力劣，不能久立。"《脉经》和《圣济总录》不仅明确指出了肾虚证的名称，同时提纲挈领地说明了肾虚证的临床表现。历代医家十分重视肾虚证的临床证治，明代缪希雍在其《本草经疏》中详细总结了十八种肾虚证：肾虚腰痛，属精气虚；骨乏无力，属阴精不足，肾主骨故也；骨蒸潮热，属精血虚极；五心烦热，属真阴不足；梦遗泄精，属肾虚有火，热伤血分；伤精白浊，属房劳过度，以致精伤流出，似白浊证；五淋属肾虚，兼有湿热；精塞水窍不通，属房欲不竟，或思欲不遂，或惧泄忍精，或老人气不足以送精出窍；齿浮，真牙摇动，及下龈软，或齿衄，属肾虚有热；下消，属肾阴虚，火伏下焦；善恐，属肾气虚，肾藏志故也；阴窍漏气，属肾气虚不固，肾主纳气，虚则不能纳，故见是证；疝，属虚寒，湿邪乘虚客之所致；奔豚，属肾虚，脾家湿邪下传客肾所致。

肾虚证是中医现代化研究的重点，在中医证候指导标准《中药新药临床研究指导原则》中，明确了肾阴虚、肾阳虚证的诊断标准。肾阴虚证，主症：腰膝酸软，五心烦热；次症：眩晕耳鸣，或耳聋，口燥咽干，潮热盗汗，或骨蒸发热，形体消瘦，失眠健忘，齿松发脱，遗精，早泄，经少、经闭，舌质红、少津，少苔或无苔，脉细数。主症具备2项，次症具备2项及以上者即可诊断为肾阴虚。肾阳虚证，主症：腰膝酸软，性欲减退，畏寒肢冷；次症：精神萎靡，夜尿频多，下肢浮肿，动则气促，发槁齿摇，舌质淡苔白，脉沉迟，尺无力。主症具备2项，次症具备2项及以上者即可诊断为肾阳虚。肾虚证诊断标准的制定对临床诊治具有重要指导作用，兼具理论与实践意义。

■ 五、肾虚的病因

1. 禀赋不足　中医认为"肾为先天之本"。这个"先天"有两个含义：一是"你的先天在于生身父母的肾"，即生身父母"肾的强弱"影响你的体质；二是"你的肾是你子女的先天"，即你"肾的强弱"影响你子女的体质。所以，先天不足是导致肾虚，尤其是儿科病症中肾虚的重要原因。"人之生，先生精"，父母之肾精不足，可致子女肾虚。临床上对于小儿遗尿、鸡胸、龟背等症，多采用补肾的治疗方法。对于成人的肾虚，有时也要考虑到先天不足的影响。

2. 老年肾虚　《素问·上古天真论》中阐明男子"五八，肾气衰……"、女子五七"面始焦，发始堕……"。说明肾中精气在成年后是随着年龄增长逐渐衰减的。临床上，凡治老年人疾病时，无论何种病症，均应考虑到肾虚的因素。有研究表明，对青少年、壮年、老年人（健康者）的尿17-羟皮质类固醇含量进行测定，发现青年组＞壮年组＞老年组，说明垂体-肾上腺皮质系统和垂体-性腺系统的功能随年龄增长而减弱。老年慢性气管炎病因的研究显示，经对老年大白鼠和摘除睾丸或肾上腺的青壮年大白鼠的呼吸道细菌清除能力进行比较，发现两组均明显减弱，且两组之间无明显差异，说明老年人性腺、肾上腺功能均减退，对外界刺激的防御能力亦降低。

3. **房事不节** 《黄帝内经》在讲到男子二八即十六岁时，提出"肾气……精气溢泻"，意思是说十六岁的男子，由于肾中精气旺盛，会出现"满则溢"的现象，即遗精，这是正常的生理现象，不会对人体造成伤害。但如果房事过度，性生活过于频繁，早婚或手淫过度等，则致使精液流失过多，肾阴、肾阳因之缺损而致肾虚。

4. **久病伤肾** 久病及肾，是指疾病日久多影响于肾，出现肾阴肾阳的亏虚。病理情况下，肾阴、肾阳亏虚，不仅可引起肾脏本身的功能失常，而且可影响五脏阴阳，导致五脏阴阳失调，出现相应病证；若其他脏腑病变，日久亦可影响及肾，导致肾脏病变。因此，肾脏常为诸脏腑疾病的最终转归。多种疾病，久延不愈，常是肾脏疾病发生的主要原因：肾精有赖于脏腑之精的濡养，脏腑精气亏虚，可导致肾精不足；肾阴、肾阳为一身阴阳之根本，若五脏阴阳不足，虚损日久，则会影响及阴阳之根本，导致肾阴肾阳的亏虚。

5. **精神因素** 精神因素伤肾，主要包括两个方面：一是大恐伤肾。恐与惊相似，同属肾志，但惊为不自知，事出突然而受惊；恐为自知，自知而胆怯。但无论大恐，还是大惊，均可使气下、气乱、气虚。二是指人之情欲太过，致使相火妄动，损耗肾阴，虽无房事，亦可致肾虚，正如朱震亨所说："心动则相火亦动，动则精自走，相火翕然而起，虽不交会，亦暗流而疏泄。"

6. **失治误治** 由于各种原因，使患者未能得到及时治疗，或未能得到正确有效的治疗，使病情反复，迁延不愈，或加重病情，伤及元气，出现肾虚的病证。《伤寒杂病论》及后世注解《伤寒论》的著作，对误治、变证及坏病有系统的认识，误汗、误吐、误下、误火等原因，造成伤阴、伤阳、动血、耗精等损伤。失治误治未得到及时纠正，过度耗伤人体，损伤元阴元阳，伤累及肾，造成肾虚。

7. **其他因素** 六淫邪气(风、寒、暑、湿、燥、火)，内生五邪(风、寒、湿、燥、火)，跌打损伤，疫疠邪毒，药邪等因素，均可导致机体气血循行逆乱，阴阳失于协调。邪气盛，或耗气、折阳、伤阴、凝血、动血、散津，邪气伤及人体较重时，可导致肾气、肾阴肾阳的损伤。以"寒"邪为例，在五行学中属"水"，对应五脏中的"肾"。寒本为冬季主气。冬季气候寒冷，若不注意防寒保暖，最易感受寒邪。雨淋涉水、汗出当风，或其他季节气温骤降，亦感受寒邪。此外，空调冷气直吹，或睡眠时仍开冷气或冬泳太过等，均可致病。寒邪致病，因其所伤部位不同，有伤寒、中寒之别，伤于肌表者为伤寒，直中于内者为中寒，而直中于"肾""少阴"，张仲景《伤寒论》中称为"少阴寒化证"。常见症状如恶寒、手足厥冷、下利清谷、小便清长、精神萎靡、脉微细等。

六、肾虚的病机

"肾无实证"是近代医家总结肾病规律结合肾的生理特点而归纳的概念。《素问·六节藏象论》中说"肾者，主蛰，封藏之本，精之处也"，肾为先天之本，藏真阴而寓元阳，只宜固藏，不易泄露，精气越充足，肾能作强而有力，神思敏捷，活动灵巧，人体的功能活动越有活力。反之，精气不充，阴精外泄，则人体肾不作强，腰膝无力，精神萎靡，头晕健忘，精神不足，神气疲惫。所以对于肾脏而言，固藏精气是其根本，所以说肾病多虚证而无实证。

肾虚以人体生长发育迟缓或早衰，生殖功能障碍，水液代谢失常，呼吸功能减退，脑、髓、骨、发、耳及二便功能异常为主要病理变化。临床以腰膝酸软或疼痛，耳鸣耳聋，齿摇发脱，阳痿遗精，精少不育，经闭不孕，水肿，呼吸气短而喘，二便异常等为肾病的常见症状。肾病多虚，多因禀赋不足，或幼年精气未充，或老年精气亏损，或房事不节，或他脏病久及肾等导致肾的阴、阳、精、气亏损。常见肾阳虚，肾虚水泛，肾阴虚，肾精不足，肾气不固等证。

1. 肾精亏虚　指肾精亏损，脑与骨、髓失充，以生长发育迟缓、早衰、生育功能低下等为主要表现的虚弱证候。

临床表现为小儿生长发育迟缓，身体矮小，囟门迟闭，智力低下，骨骼痿软；男子精少不育，女子经闭不孕，性欲减退；成人早衰，腰膝酸软，耳鸣耳聋，发脱齿松，健忘恍惚，神情呆钝，两足痿软，动作迟缓，舌淡，脉弱。

本证多因先天禀赋不足，后天失养，肾精不充；或因久病劳损，房事不节，耗伤肾精所致。

小儿肾精不充，不能主骨生髓充脑，不能化气生血，生长肌肉，则发育迟缓，身体矮小，囟门迟闭，智力低下，骨骼痿软；肾精不足，生殖无源，不能兴动阳事，故性欲减退，生育功能低下，男子表现为精少不育，女子表现为经闭不孕；成人肾精亏损，无以充髓实脑，则健忘恍惚，神情呆钝；肾之华在发，齿为骨之余，精亏不足，则发枯易脱，齿松早脱；肾开窍于耳，脑为髓海，精少髓亏，则耳鸣耳聋；肾精不养腰府，则腰膝酸软；精亏骨失充养，则两足痿软，行动迟缓；舌淡，脉弱，为虚弱之象。

本证多与先天不足有关，以生长发育迟缓、早衰、生育功能低下等为辨证的主要依据。

肾阴虚与肾精不足皆属肾的虚证，均可见腰膝酸软、头晕耳鸣、齿松发脱等症，但前者有阴虚内热的表现，性欲偏亢，梦遗、经少；后者主要为生长发育迟缓，早衰，生育功能低下，无虚热表现。

2. 肾气不固　指肾气亏虚，失于封藏、固摄，以腰膝酸软，小便、精液、经带、胎气不固等为主要表现的虚弱证候。

临床表现为腰膝酸软，神疲乏力，耳鸣失聪；小便频数而清，或尿后余沥不尽，或遗尿，或夜尿频多，或小便失禁；男子滑精、早泄；女子月经淋漓不尽，或带下清稀量多，或胎动易滑。舌淡，苔白，脉弱。

本证多因先天禀赋不足，年幼肾气未充；老年体弱，肾气衰退；早婚、房劳过度，损伤肾气；久病劳损，耗伤肾气，以致精关、膀胱、经带、胎气不固所致。

肾气亏虚，腰膝、脑神、耳窍失养，则腰膝酸软，耳鸣失聪，神疲乏力；肾气亏虚，固摄无权，膀胱失约，则小便频数清长，尿后余沥未尽，夜尿频，量多，或遗尿，小便失禁；肾气亏虚，失于封藏，精关不固，精液外泄，则滑精、早泄；肾气亏虚，带脉失固，则带下清稀量多；冲任之本在肾，肾气不足，冲任失约，则月经淋漓不尽或崩漏不止；肾气亏虚，胎气不固，以致胎动不安、滑胎、小产；舌淡，脉弱，为肾气亏虚，失于充养所致。

本证以腰膝酸软，小便、精液、经带、胎气不固与气虚症状共见为常见症。

3. 肾阳虚　指肾阳亏虚，机体失却温煦，以腰膝酸冷、性欲减退、夜尿多为主要表现的虚寒证候。又名元阳亏虚证、命门火衰证。

临床表现为头目眩晕，面色白或黧黑，腰膝酸冷疼痛，畏冷肢凉，下肢尤甚，精神萎靡，性欲减退，男子阳痿早泄、滑精精冷，女子宫寒不孕，或久泄不止，完谷不化，五更泄泻，或小便频数清长，夜尿频多，舌淡，苔白，脉沉细无力，尺脉尤甚。

本证多因素体阳虚，老年体衰，久病不愈，房事太过，或其他脏腑病变伤及肾阳，以致命门火衰，温煦失职，性欲减退，火不暖土，气化不行。

肾主骨，腰为肾之府，肾阳虚衰，温煦失职，不能温暖腰膝，故见腰膝酸冷、疼痛；肾居下焦，肾阳失于温煦，故畏冷肢凉，下肢尤甚；阳虚不能温运气血上荣于面，面部血络失充，故面色白；肾阳虚惫，阴寒内盛，气血运行不畅，则面色黧黑；阳虚温煦功能减弱，不能振奋精神，则精神萎靡；阳虚不能温运气血上养清窍，则头目晕眩。命门火衰，性功能减退，可引起性欲低下，男子见阳痿、早泄、滑精、精冷；女子见宫寒不孕。肾阳不足，火不暖土，脾失健运，则久泄不止，完谷不化，五更泄泻；肾阳虚，气化失职，肾气不固，故小便频数清长，夜尿频多；舌淡苔白，脉沉细无力，尺脉尤甚，为肾阳不足之象。

本证以腰膝酸冷、性欲减退、夜尿多与虚寒症状共见为常见症。

4. 肾阴虚　指肾阴亏损，失于滋养，虚热内扰，以腰酸而痛、遗精、经少、头晕耳鸣等为主要表现的虚热证候。又名真阴亏虚证。

临床表现为腰膝酸软而痛，头晕，耳鸣，齿松，发脱，男子阳强易举、遗精、早泄，女子经少或经闭、崩漏，失眠，健忘，口咽干燥，形体消瘦，五心烦热，潮热盗汗，骨蒸发热，午后颧红，小便短黄，舌红少津、少苔或无苔，脉细数。

本证多因禀赋不足，肾阴素亏；虚劳久病，耗伤肾阴；老年体弱，阴液自亏；情欲妄动，房事不节，阴精内损；温热后期，消灼肾阴；过服温燥，劫夺肾阴所致。

肾阴亏虚，腰膝失养，则腰膝酸软；阴虚精亏髓减，清窍失充，则头晕耳鸣，健忘遗事；齿为骨之余，肾之华在发，肾阴失滋，则齿松发脱；肾阴亏损，虚热内生，相火扰动，性功能亢进，则男子阳强易举，精关不固，而见遗精、早泄；肾阴亏虚，女子则月经来源不足，冲任不充，故月经量少，经闭；阴不制阳，虚火扰动，迫血妄行，则见崩漏下血；虚火上扰心神，故心烦少寐；肾阴不足，失于滋润，则口燥咽干，形体消瘦；虚火内扰，则五心烦热，潮热盗汗，骨蒸发热，午后颧红，小便短黄；舌红少苔、无苔少津，脉细数，为阴虚内热之象。

本证以腰酸而痛、遗精、经少、头晕耳鸣等与虚热症状共见为常见症。

5. 阴阳两虚　指肾阴、肾阳皆亏损。肾阴亏损，阴虚生内热，出现早泄、遗精，以及五心烦热、失眠、心烦的证候；肾阳亏损，阳虚生外寒，出现腰膝酸软，四肢不温，手脚发凉，畏寒怕冷，性欲减退、阳痿，神气疲惫的证候。肾阴阳两虚，是指肾的物质基础极度匮乏、肾的功能极度虚弱的证候。

临床表现为腰膝酸软无力，畏寒，精神不振，齿松，发脱，男子阳事不行，女子经少或经闭，或五心烦热，潮热盗汗，骨蒸发热，或久泄不止，完谷不化，五更泄泻，夜尿频多，舌质苍老，色黯淡，苔白，或无苔，脉沉细弱。

本证多因禀赋不足、老年肾虚、房事不节、久病及肾等因素，导致肾阴或肾阳亏虚，亏损日久，阴损及阳，阳损及阴，造成阴阳两虚的证候，或是肾阴肾阳皆受损，阴阳不能互济，日久造成阴阳两虚的证候。

肾为先天之本，是人体生殖发育的根源，脏腑功能活动的原动力，肾的精气从作用来说可分为肾阴、肾阳两方面，肾阴与肾阳相互依存、相互制约，维持人体的动态平衡。当这一平衡遭到破坏后，就会出现肾阴、肾阳偏衰或偏盛的病理变化，如肾阴偏衰不能制阳，就出现阴虚阳亢的病变，即肾阴虚，表现为腰膝酸软、五心烦热、头晕耳鸣、失眠健忘、盗汗、男子遗精早泄，女子经少经闭、大便秘结、舌红少苔、脉细数等表现。而肾阳偏衰则为肾阳虚，表现为面色白或黧黑、腰膝酸冷、精神不振，男子阳痿早泄，女子宫寒不孕、遗尿浮肿、五更泄泻等。从这些症状来看，肾虚不仅仅表现为性功能方面的改变，还包含着全身的一系列变化，因此对肾的调补在人体生命活动中占有极为重要的位置。

本证以畏冷肢凉，五心烦热，眩晕耳鸣，腰膝酸痛，男子遗精早泄，女子经少难孕，尺脉弱等为常见症。

七、肾虚的流行病学研究

肾虚证是指机体因肾精、肾气、肾阴或肾阳不足所致的各种证候。中医古籍中很早就对肾虚证有了详细的记载。《脉经》中曰"肾虚……病苦心中闷，下重，足肿不可以按地"。《圣济总录》中进一步概括肾虚证的临床症状为"腰背酸痛，小便滑利，脐腹痛，耳鸣，四肢逆冷，骨枯髓寒，足胫力劣，不能久立"。《本草经疏》更是将肾虚系统的分为十八种类型，即肾虚十八证：肾虚腰痛，属精气虚；骨乏无力，属阴精不足，肾主骨故也；骨蒸潮热，属精血虚极……奔豚，属肾虚，脾家湿邪下传客肾所致等。古代医家对肾虚证认识的一步步深入，证明肾虚证是人群常见的证候类型，也为指导临床实践奠定了理论基础。

肾虚证的现代研究进一步丰富了肾虚理论，为指导临床治则治法提供了明确的依据。一项针对全年龄段的中医辨证分析显示，儿童、青少年、青年、中年、老年人群中，都存在肾虚证候表现，儿童、老年人肾虚症状阳性率较高，中年次之，青年较少。正符合了《素问•上古天真论》中对肾气盛衰规律的认识。一项针对 60 岁及以上的老年人进行职业分层随机调查研究，应用中医肾虚证中肾虚的 58 个症状的动态演变及权重分析，其结果显示 31.36% 的老年人具有肾虚的典型症状，其中约 1/4 处于中度肾虚状态，另一项 60 岁及以上老年人的中医证候学调查研究得到了十分相似的结果。现代流行病学调查研究显示，肾虚证涉及全年龄段人群，是致病的重要病理机制之一，肾虚证对老年人的影响尤为显著。特别关注的方面，有学者对比了肾虚证人群与正常人群的脑血流图描记情况，结果显示肾虚人群脑血流图多呈正弦波及三角波，且波幅较低，表明血管弹性明显减弱、供血不足。以流行病学结合现代医学检测手段，充分证明了肾虚与血瘀的密切联系，为临床治则治法的确定提供了坚实的依据。

第二节 中医对血的认识

一、血的涵义

血是中医理论中人体的基础物质之一，是中医理论体系的核心内容。"血"字，象形字，下部为"皿"指器皿，上部由一个小圆圈逐渐演变为实心的点或横杠，都是代表着液滴的意思。本意指祭祀时滴在器皿里的血，代表生命的温热鲜红的体液。"瘀"字，会意字，以病字为框，於(停滞)为里，《说文解字》释义为"瘀，积血也"，涵义为受伤或病变造成的血液瘀积。"活"字，会意字，以水为偏旁，从舌声，水字象形指山川飞溅的流水，舌指欢语，活字本为溪水滔滔不绝地发出"哗哗"响声。血液由 90% 以上的水及相关蛋白质、低分子物质组成，活血法中的活字，即是发挥其会意字的本意，使水流动不绝于全身，即是使瘀滞的血液得以通畅。中医所称之血，在中医理法方药的传承和发展中意义重大。

血是循行于脉中而富有营养的红色液态物质，是构成人体和维持人体生命活动的基本物质之一。血主于心，藏于肝，统于脾，布于肺，根于肾，有规律地循行脉管之中，在脉内营运不息，充分发挥灌溉全身的生理效应。《素问·调经论》说："人之所有者，血与气耳。"血液循脉运行周身，内至脏腑，外达肢节，周而复始。血循脉而流于全身，发挥营养和滋润作用，为脏腑、经络、形体、官窍的生理活动提供营养物质，是人体生命活动的根本保证。人体任何部位缺少血液的供养，都会影响其正常生理活动，造成生理功能的紊乱以及组织结构的损伤，严重的缺血还能危及生命。

二、血的生理功能

1. 血的生成　水谷精微和肾精是血液化生的基础。《灵枢·决气》指出："中焦受气取汁，变化而赤，是谓血。"说明饮食水谷是化生血液的源泉。《诸病源候论·虚劳精血出候》说："肾藏精，精者，血之所成也"，说明肾精是化生血液的基本物质。

血的化生与多个脏腑密切相关，各脏腑功能正常、协调有序是血液化生的基础条件，其中，脾胃的生理功能尤为重要。脾胃运化饮食水谷精微，产生化生血液的基础物质——营气与津液。脾主升的功能，使得营气与津液上输于心肺，《灵枢·营卫生会》所言"此所受气者，泌糟粕，蒸津液，化其精微，上注于肺脉"。脾运化的营气津液与肺吸入的清气相结合，贯注心脉，在心气的推动促进下"化而为赤"，形成血液。正如《素问·阴阳应象大论》中所说"心生血"。

肾也是化生血液的重要器官之一，肾藏精，精生髓，精髓也是血液化生的基础物质。一方面，肾精充盛，精髓化生血液有源，肾的生理功能正常直接促进血液的生成。另一方面，肾的生理功能正常，肾气发挥推动脾胃运化水谷的功能，肾主纳气与肺协调配合维持呼吸功能的正常，是肾间接促进血液生成的作用。

血液的生成是各脏腑共同作用的结果，脾胃的运化，心、肺、肾功能的协调配合，共同使血液得以源源不断的生成，从而维持人体正常的生命活动。

2. 血的功能　血主要具有濡养和化神两个重要功能。

《难经·二十二难》中说"血主濡之"，即是说明血液的濡养和滋润作用，《素问·五脏生成》进一步指出："肝受血而能视，足受血而能步，掌受血而能握，指受血而能摄。"血在脉中循行，内至五脏六腑，外达皮肉筋骨，不断地对全身各脏腑组织器官起着濡养和滋润作用，以维持其生理功能，保证了人体生命活动的正常进行。血的濡养作用是维持各脏腑器官功能活动的基本条件之一，具体而言，血液充盈，濡养功能正常，较为表象的反应在面色红润，肌肉壮实，皮肤和毛发润泽，感觉灵敏，运动自如。

《黄帝内经》早已阐述血是机体精神活动的重要物质基础，正如《素问·八正神明论》谓"血气者，人之神，不可不谨养"，《灵枢·平人绝谷》说"血脉和利，精神乃居"，充分说明了血对精神活动的重要性。具体而言，血液充盈，神明得养，则精力充沛，神志清晰，感觉灵敏，思维敏捷。

总体而言，明代张介宾在《景岳全书·血证》中全面概括了血的生理功能，即"凡为七窍之灵，为四肢之用，为筋骨之和柔，为肌肉之丰盛，以至滋脏腑，安神魂，润颜色，充营卫，津液得以通行，二阴得以调畅，凡形质所在，无非血之用也。是以人有此形，惟赖此血，故血衰则形萎，血败则形坏，而百骸表里之属，凡血亏之处，则必随所在而各见其偏废之病"。

3. 血的运行　脉是人体气血运行的管道，血液运行于脉道之中，循环不已，流布全身。

血行脉中的主要动力，是气的推动和温煦作用，血液能正常循行于脉中，不至溢出脉外，也依赖于气的固摄作用。气的充盛是血液正常运行的重要条件。

血液的正常运行，与心、肺、肝、脾等脏腑功能的协调与配合密切相关。心主血脉，心气推动血液在脉中运行全身，心气的推动在血液循行中起主导作用。肺朝百脉，主治节，辅助心脏主管全身血液的运行，另一方面，肺主宣发与肃降，调节全身气机，进而调节全身的血液运行，肺贯宗气、行血脉功能是对肺调节气血运行的集中体现。肝主疏泄、调畅气机，通过调节气功能发挥调节血液运行的作用，此外，肝主藏血，肝具有贮藏血液和调节血量的重要功能，配合肝气的疏泄，调节全身血量平衡，同时，肝藏血也具有防止血液溢出脉外的功能。脾主统血，脾气健旺则能控摄血液在脉中运行，防止血溢脉外。

总体而言，心气的推动、肺气的宣发和肃降、肝气的疏泄是推动血液运行的重要力量。脾气的统摄和肝气的藏血则是辅助控制血液运行的重要因素。心、肺、肝、脾等脏腑密切配合，共同保证了血液的正常运行。

三、血瘀的概念

血瘀指血瘀证，亦称为瘀血证，一指血液运行不畅，瘀滞或停积于脉管、脏腑或局部组织之中；二指血液不循脉道，妄行脉外又未流出之血，也即离经之血；三指污秽之血，为血液成分异常或受感染后所致。血瘀证的认识和描述，最早见于《黄帝内经》，以"血脉凝泣""血凝泣""恶血""留血""衃血""脉不通"等多种名称论述血瘀证，足以证明血瘀证在诊治疾病中的重要性。张仲景著《伤寒杂病论》正式提出"瘀血"病名，并在《金匮要略》中设"惊悸吐衄下血胸满瘀血病脉证治"专篇进行论述。清代著名医家唐宗海基于《黄帝内经》中血瘀证的基础思想，秉承《伤寒论》中血瘀的辨证理论，著《血证论》系统地阐述了血瘀证的临床表现、病因病机以及治则治法，是第一部血瘀证的系统性论著。王清任著《医林改错》将血瘀证纳入脏腑辨证中，进一步确立了血瘀证在疾病诊治中的重要地位。

中医药现代研究，秉承先贤血瘀的学术思想，结合现代研究方法，确立了血瘀证的临床诊断标准——《中药新药临床研究指导原则》。血瘀证候方面，主症：刺痛、痛有定处、拒按，脉络瘀血（诸如口唇、齿龈、爪甲紫黯，肤表赤缕，或腹部青筋外露），皮下瘀斑，癥积，离经之血，舌质紫黯或有瘀斑、瘀点，舌脉粗张，脉涩、无脉或沉弦、弦迟。次症：肌肤甲错，肢体麻木或偏瘫，痴癫，狂躁，善忘，局部感觉异常，外伤史、手术史及人工流产史。主症2项，或主症1项、次症2项，即可诊断血瘀证。血瘀证诊断标准的制定对临床诊治具有重要指导意义，促进了血瘀的临床研究和现代化发展。

四、血瘀的病因

1. 跌扑闪伤　跌扑撞击、举重抬物、暴力扭转、坠堕跌打，或体位不正，用力不当，屏气闪挫，导致局部组织内气血运行不畅，造成血瘀，或久伤未愈，局部气血不通，血脉凝滞日渐加重，造成血瘀。

2. 七情郁结　七情也可导致血瘀，主要与七情引起气血逆乱有关，这其中以气滞最常见。内生五邪（湿、火、寒、燥、风）中，内湿、内寒、内火（含内燥）致瘀与外寒、外湿、火邪致瘀的原理基本一致，归属于扰乱气机，或伤津耗气而致瘀。内风的产生原因有五，热极生风、肝阳化风、阴虚风动、血虚（血燥）风动、痰瘀化风，所以内风致瘀的机制也是两个，一是津亏致瘀，一是气滞血瘀。除七情、内生五邪之外，气滞、痰湿这两个中间病理产物也可导致血瘀。

3．六淫侵袭　六淫外邪中以寒、热（含暑、火）导致血瘀为最常见，寒凝血脉血流不畅而成瘀，热熬津血黏滞不畅而成瘀，或毒热伤络血溢脉外而瘀血。风邪致瘀临床也可见到，如热入血室，即妇人适值经期而肌表中风，或中风后适值月经来潮，邪风乘血室空虚而入侵，致邪热与血相结，形成血室瘀热。因风邪有夹寒、夹热的不同，临床病机演变可有差异。湿邪致瘀，有内外、寒热之别，寒湿双重因素致气滞而成血瘀，湿热耗伤津液致血流不畅而血瘀；外湿可引动内湿致气机阻滞，气滞导致血瘀，然后形成湿瘀互结，这就是"因湿致瘀"的途径。

4．饮食不节　饮酒过多以及过食辛辣厚味，导致脾失健运，湿热痰浊内生，气机输转失调，气血运行不畅，痰浊留恋日久，痰阻血瘀，或湿热熏蒸日久，煎熬津血而致血瘀；或恣食生冷，耗伤脾胃阳气，导致痰凝气阻，影响血液运行而导致血瘀；或饮食不洁之物，伤及脾胃，导致脾胃气滞，气滞日渐造成血瘀。

5．久病血瘀　久病体虚，导致心、脾、肾之气耗伤，或是因神劳伤心、体劳伤脾、房劳伤肾，久病使正气亏虚，气血耗伤，气虚血行不畅，瘀血内阻；久病血虚，年迈血少，血虚则血不能充盈脉管，血行不畅而致血瘀；久病脏腑功能失调，脾失运化，产生痰浊，阻滞气血运行。久病耗伤，使心、肝、肾、脾、肺之阴阳失衡，阳偏盛则耗伤阴津，导致津血虚少，不能充盛脉管而致血瘀；阴偏盛则耗伤阳气，阳气失其温煦推动功能，血液运行乏力，日久而成血瘀。

五、血瘀的病机

血瘀最主要的病理因素是瘀血，瘀血是指体内血液停积而形成的病理产物。中医经典早有相关论述，称之为"恶血""败血""蓄血"等，包括体内瘀积的离经之血，以及因血液运行不畅，停滞于经脉或脏腑组织内的瘀血。

1．出血致瘀　各种外伤，如跌打损伤、金刃所伤、手术创伤等，致使脉管破损而出血，成为离经之血。其他原因，如脾不统血、肝不藏血导致出血，或温病邪毒损伤脉络导致出血，或经脉瘀阻，络损自溢，或脏腑损伤，气血败坏而致出血，以及妇女经行不畅流产等。所出之血不能及时排出体外或吸收消散，留积于体内则成瘀血。

2．气滞致瘀　气行则血行，气滞则血瘀。若情志郁结，气机不畅，或痰饮等积滞体内，阻遏脉络，都会造成血液运行不畅，进而导致血液在脉络内瘀积不行，形成瘀血。《血证论·吐血》说："气为血之帅，血随之运行；血为气之守，气得之而静谧。气结则血凝，气虚则血脱，气迫则血走。"

3．因虚致瘀　气分阴阳，是推动和调控血液运行的动力，气虚则运血无力，阳虚则脉道失于温通而滞涩，阴虚则脉道失于柔润而僵化。津血同源互化，津液亏虚，无以充血则血脉不利。因此，气与津液的亏损，都会导致血液运行不畅，引起血液在体内某些部位停积而成瘀血。

4．血寒致瘀　血得热则行，得寒则凝。若外感寒邪，入于血脉，或阴寒内盛，血脉挛缩，则血液凝涩而运行不畅，导致血液在体内某些部位瘀积不散，形成瘀血。《灵枢·痈疽》说："寒邪客于经络之中则血泣，血泣则不通。"《医林改错·积块》说："血受寒则凝结成块。"

5．血热致瘀　外感火热邪气，或体内阳盛化火，入舍于血，血热互结，煎灼血中津液，使血液黏稠而运行不畅；或热灼脉络，迫血妄行导致出血，血液壅滞于体内某些部位而不散，变成瘀血。《医林改错·积块》说："血受热则煎熬成块。"

六、血瘀的流行病学研究

血瘀证是瘀血内阻，以疼痛、肿块、出血、舌紫、脉涩等为主要表现的证候。血瘀是中医的重要理论之一，《黄帝内经》即对血瘀证有认识和描述，"血脉凝泣""血凝泣""恶血""留血""衃血""脉不通"等描述血瘀证的论述。张仲景在《黄帝内经》的基础上提出了"瘀血"的病名，并系统阐述了"蓄血""干血痨"等病证的特点。后世医家在《黄帝内经》《伤寒论》基础上继续丰富完善血瘀证理论，至清叶桂提出"久病入络"和王清任倡导的"血瘀学说"进一步确立了血瘀证在临床中的重要意义。古代医家对血瘀证认识的逐步深入，为现代研究血瘀证提供了坚实的理论基础和可靠的临床经验。

随着现代研究方法手段的深入，血瘀证在疾病中的重要性日益凸显，成为现代研究的热点。一项覆盖9省21市的中国一般人群中医体质流行病学调查结果显示，血瘀体质占8.1%，是五种主要病理体质之一，年龄亚组分析显示，随着年龄的增长，血瘀体质占比逐渐升高，60岁及以上人群中占9.38%，排在偏颇体质的第三位，可见血瘀的影响范围之广泛。流行病学调查研究显示，血瘀证在全身各器官、系统疾病中具有重要意义。针对高血压患者的中医辨证研究发现，43.2%的患者存在血瘀证相关表现。一项针对高血压兼靶器官损害患者的中医辨证研究显示，患者中存在血瘀证表现的占54.3%，说明血瘀证在高血压患者中有其普遍性。糖尿病患者的中医辨证研究显示血瘀证的发生率为37.06%，亚组分析显示血瘀证的发生率随糖尿病病程之迁延而上升，并成为具普遍性的证候，发生率达52%。冠心病与血瘀证的密切关系早已被现代医家所认识，在一项近40年冠心病中医证候特征研究文献分析中显示，血瘀证是冠心病的主要证型，占28.1%，并且随着时间的推移有不断增加的趋势。中风患者（脑出血、脑梗死）的中医辨证研究显示，在发病急性期内血瘀证发生率为47.14%，随访调查显示，随着时间的推移血瘀证发生率逐渐升高，2周后可达75.4%，血瘀证是脑血管病患者的主要证型。血瘀证在痴呆、肺纤维化、骨质疏松、恶性肿瘤、萎缩性胃炎、乙肝等多种临床疾病中都具有重要意义。血瘀质是人群中高发的偏颇体质，在老年人中明显增多，血瘀证是许多临床疾病的主要中医证型，血瘀的影响广泛。

第三节　补肾活血法思想的传承与发展

肾为人体生命活动之根本，为人体正常生长发育生殖提供了源源不竭的精气，血是构成人体和维持人体生命活动的基本物质，为组织器官持续提供营养支持。内因外因影响肾或血的正常生理功能，导致肾之精气亏虚或血液循行失常，是临床许多疾病的共同病理特征。补肾法即补肾气、补肾阴肾阳的治法，是运用补肾类的方药或其他施治方法，治疗由肾气虚、肾阴阳偏虚所致的各种疾病，即《灵枢·经脉》中说"虚则补之"。活血法即活血化瘀法，是运用调畅血行、祛除瘀滞的方药或其他施治方法，治疗由血瘀、血滞所致的各种疾病的方法，即《素问·至真要大论》所谓"坚者削之……留者攻之"。补肾活血法是补肾法与活血法的有机结合、高度统一，通过补肾促进活血，应用活血益于补肾，两者相互协同，改善肾虚血瘀的病理状态，使机体阴阳平衡、邪去正存的一种治疗大法。

一、中医古籍中补肾法的源流与类别

1. 补肾法的源流　中医学认为肾为人体"先天之本"，是"五脏阴阳之根"，肾正常的生理功能对维持人体正常生命活动具有重要意义。肾的病理变化——"肾病多虚"——在疾病的发生、发展、演变中扮演着重要的角色，肾虚也成为历代医家研究的重点，补肾法也就逐渐丰富、完善起来。

中医理论的奠基性著作《黄帝内经》中说"肾者主水，受五脏六腑之精而藏之"，又说"形不足者，温之以气；精不足者，补之以味"。对肾的生理功能作了高度概括，即肾藏精而主水，并确立了虚损病证的治疗法则，补益精气为治疗肾虚证的治则。

医圣张仲景撰《伤寒杂病论》，确立了中医辨证论治思想，其中少阴病证的辨证分析和扶阳、育阴的治疗原则，为补肾法奠定了理论基础。方药上创立肾气丸，主治"虚劳腰痛，少腹拘急，小便不利者"和妇人"转胞不得溺"等证。又设四逆汤，主治"呕而脉弱……见厥者""少阴病……脉沉者""病发热，脉反沉"等证，意在补肾回阳而救逆。同时对失治误治伤及肾的病证，也强调温阳补肾。仲景创立辨证论治之先河，理法方药为后世所宗，是补肾法的奠基者。

唐代王冰潜心研究《素问》，著有《补注黄帝内经素问》，提出治疗元阳之虚，主张"益火之源，以消阴翳"，而治疗真阴之竭，则提出"壮水之主，以制阳光"的著名主张，是补肾法的进一步深入，对肾阴肾阳亏损提出了明确的治则，具有提纲挈领的指导意义。

宋代儿科名家钱乙将仲景肾气丸化裁为六味地黄丸，滋肾壮水，开滋肾阴之先河，后世医家依此化裁出知柏地黄丸、杞菊地黄丸、麦味地黄丸等滋阴补肾名方，沿用至今。

金元四大家之一朱丹溪力倡"阳常有余，阴常不足"之说，创阴虚相火病机学说，申明人体阴气、元精之重要性，系统阐述了肾阴精对人体的重要性，对内伤疾病的辨证诊治具有很高的指导意义，所创大补阴丸是补肾填精的代表方。

薛己接受王冰之说，并以钱乙之六味丸、崔氏之八味丸，作为补肾水、命火的代表方剂。他认为肾中病证，不论热病寒病，总属肾虚所致，若是无水之病，以六味丸滋补肾水；若属无火之病，用八味丸益火之源。并且，薛己明确提出，不论补水补火，不可泥用沉寒之剂，主张补肾应以温补为主。

赵献可《医贯》认为命门位于两肾之中，内具真水真火，真水真火只能虑其不足，不能虑其有余，崔氏八味丸与钱乙所制的六味地黄丸，是补真火、真水的主方。赵献可临证治病，不仅从其一般辨证规律进行施治，而且注重从肾命水火的亏虚方面进行分析，广泛使用六味、八味诸方，为应用补肾法治疗内伤杂病提供了有益经验。

张介宾《景岳全书》阐发"阳非有余""真阴不足"及"人体虚多实少"等理论。强调命门水火阴阳互根，理法方药强调阴中求阳、阳中求阴，对六味地黄丸的加减化裁，或兼以温补气血，或兼以培补肾阳，或兼以滋肾养阴，或兼以填精补血，创立左、右归丸等补肾名方。同时景岳提出"五脏之伤，穷必及肾"这一治疗要则，指出由于各种致病因素的侵犯，疾病多先从心、肺、肝、脾四脏开始，当病情不断变化加剧时则四脏相传而影响脾、肾，最后造成肾的损伤，这是必然的规律，也是治疗的要则，即法则也。无论五脏的阴虚或阳虚，日久皆会导致肾阴或肾阳的虚衰，故应将补肾之阴阳作为"治病求本"的大法，指导临床病症的治疗。张介宾丰富了补肾法的理论内容，扩展了补肾法的临证范畴，对补肾法的发展有着突出的贡献。

清代等温病学派崛起，在温病治疗中强调顾护阴液，为温病中使用养阴滋肾法积累了宝贵的经验。

2. 补肾法的类别　肾虚的治法，始自内经，《灵枢·经脉》提出"虚则补之"的治虚大法。《素问·阴阳应象大论》进一步指出"形不足者，温之以气；精不足者，补之以味"，以厚味补肾精的治则。《难经·十四难》明确指出"损其肾者，益其精"，奠定了补肾法的基础。王冰发挥《黄帝内经》理论，提出"益火之源，以消阴翳；壮水之主，以制阳光"这一调节阴阳的基本治则，故肾虚证的治疗大原则包括损其肾者益其精、治肾之本分阴阳，具体治法类别如下。

（1）滋补法适用于肾阴虚者，临床上又分为：

1）滋阴补肾法：适用于一般肾阴虚者，见症如面色憔悴，肢痿消瘦，腰脊酸痛，五心烦热，夜有梦遗等，舌质红少苔，脉象沉细或数。方剂如六味地黄丸、左归丸等。

2）滋阴降火法：适用于肾阴虚弱，虚火上炎者。方剂如知柏地黄丸等。

3）滋阴通淋法：适用于肾阴虚弱，下焦湿热而致慢性劳淋。方剂如猪苓汤。

4）滋阴潜阳法：适用于肾阴虚弱，水不涵木而致肝阳上亢者，见症如头晕目眩，耳鸣耳聋，腰背酸痛，五心烦热等，舌边红，脉弦细。方剂如杞菊地黄丸、滋阴潜阳汤等。

5）滋阴息风法：适用于肾阴虚弱，虚风内动者，见症如热病后，神疲倦怠，舌绛少苔，脉象虚弱等。方剂如大定风珠等。

6）滋阴纳气法：适用于肾阴虚弱，而同时兼有呼多吸少等肾不纳气证者。方剂如七味都气丸、麦味地黄丸等。

7）滋补肝肾法：适用于肾阴虚兼肝血虚者，如兼有两目干涩，四肢麻木，月经量少色淡等。方剂如归芍地黄丸、驻景丸等。

8）滋补肺肾法：适用于肺肾阴虚者，见症如低热盗汗，干咳无痰，两颧发红，舌质红少苔，脉沉细或数等。方剂如百合固金汤、人参固本丸等。

9）滋补心肾法：适用于肾阴虚弱，心火上炎而致心肾不交者，见症如口舌糜烂溃疡，心烦不寐，腰酸或痛，男子梦遗等，舌质红尖尤甚，脉细数。方剂如黄连阿胶汤、交泰丸等。

（2）温补法适用于肾阳虚者，临床又分为：

1）温肾助阳法：适用于肾阳虚弱者，见症如面色㿠白，形寒肢冷，腰脊冷痛，阳痿或性欲减退等，舌质胖淡，或边有齿痕，脉象沉弱无力。方剂如金匮肾气丸、内补丸等。

2）温肾纳气法：适用于肾阳虚而兼有呼多吸少、喘促等肾不纳气证者。方剂如加味参蛤散等。

3）温肾利水法：适用于肾阳虚弱，水气内停而见水肿，腹水者。方剂如真武汤等。

4）温补脾肾法：适用于脾肾阳虚而见慢性腹泻，水肿等症者。方剂如四神丸等。

（3）固涩法又分为：

1）固精法：适用于男子遗精，女子白带者，一般可于补肾药物中加芡实、桑螵蛸、生龙骨、生牡蛎、沙苑子等。

2）止遗法：适用于遗尿、尿多、咳喘甚则尿失禁、尿后余沥等，可于补肾药物中加桑螵蛸、益智仁等。

3）敛汗法：适用于肾虚汗出者，可于补肾药物中加用固表敛汗之药，如生黄芪、麻黄根、生牡蛎等。

4）涩肠法：适用于脾肾阳虚之慢性腹泻，可于补肾健脾药物中加用五味子、五倍子等。

（4）阴阳双补法适用于肾阴、肾阳俱虚者，一般滋阴、温阳药同用。

二、中医古籍中活血法的源流与类别

1. 活血法的源流　活血法是指促进血行、消散瘀滞的一种治疗方法。本法以《素问·至真要大论》中"结者散之，留者攻之"为立法依据，主要针对血滞血瘀、脉络不通而设。活血是指通过中药治疗使血脉通畅，恢复血液的正常运行，化瘀是指通过治疗使瘀血消散化解，血脉通畅，恢复血液的正常运行。广义的活血法包含活血法与化瘀法，活血法是对血瘀证的一个总的治则。活血法起源于《黄帝内经》，形成于《伤寒论》，发展于明清。

《灵枢·痈疽》所说"寒邪客于经络之中则血泣，血泣则不通"，即是阐明血瘀的病理状态。《素问·至真要大论》指出"疏其血气，令其调达，而致和平"，强调"坚者削之""结者散之""留者攻之"，《素问·汤液醪醴论》曰"去宛陈莝"，《灵枢·小针解》曰"宛陈则除之者，去血脉也"。《素问·阴阳应象大论》进一步指出"血实宜决之"，其中血实指血瘀证，决，则指血瘀甚者若正气未虚可用攻逐下瘀法。以上《黄帝内经》的理论是对血瘀证治疗大法的凝练与概括，即血瘀证以疏通血脉、活血化瘀法治之。中国最早的一部药物专著《神农本草经》所载365味药中，41种具有活血化瘀的功效，足以证明活血法在《神农本草经》时期就有广泛的应用。

张仲景《伤寒杂病论》对血瘀证的认识更加深刻，其首先提出了"瘀血"的名称，并通过"蓄血""恶血"等血瘀病证的论述，以及下瘀血汤、大黄䗪虫丸、抵当汤等方剂的发挥，奠定了活血法治疗血瘀证的证治规律基础，而《伤寒杂病论》中治血的思想和经典组方，为后世医家所继承发扬。

晋唐及以后医家，承袭张仲景活血之法，扩展应用于噎膈、胃痛、心脾痛、内伤、黄疸、痞、淋闭等病证。如《诸病源候论·血病诸候》系统地论述了血证相关的病因病机及证候特点，《备急千金要方》中着重应用活血法治疗妇人疾病，同时在内伤、劳损等疾病中活血法也得到广泛应用，如独活寄生汤。《太平圣惠方》和《普济方》中同样记载了大量活血化瘀功用的方药，为后世医家学习应用活血法治疗疾病提供了指导。晋唐及以后医家的活血法思想进一步完善了中医辨证论治体系，为后世医家对活血法的创新和发展打下了坚实的基础。

王清任《医林改错》对活血法的论述更是独树一帜，开创先河为后世所尊崇。他着重强调血瘀在人体各器官组织病变中的重要性，并着重以活血法为核心，形成了活血化瘀为治则的思想。《医林改错》共载方33首，其中含有桃仁、红花、当归、赤芍、川芎等活血化瘀药的方剂就达23首，构成了其以桃红四物汤加减为核心的活血法思想，补阳还五汤、血府逐瘀汤、膈下逐瘀汤、少腹逐瘀汤等活血法的代表方，临床应用广泛，为后世继承发扬。

唐宗海《血证论》在很大程度上继承和发挥了王清任的学术思想，《血证论》系统补充完善了血瘀证的理论和临床诊治。同一时期张锡纯著《医学衷中参西录》，宗《内经》、师仲景、崇清任，创制了活络效灵丹等活血法之组方，广泛应用与内、外、妇、儿、五官、传染等科，进一步丰富了活血法的临证范畴。

2. 活血法的类别　活血法是中医独具特色的治法之一。活血法的治则上可追溯至《灵枢·营卫生会》"血之与气，异名同类"，强调了气血之间的密切联系，《素问·至真要大论》进一步提出"疏其血气，令其调达"血以疏为畅的治则。重视气血理论是活血法的基本要点。血瘀作为一种病理产物，诸多病因皆可造成血瘀，强调辨证论治是活血法的另一个基本要点。血液运行全身，瘀血形成，可在经、入络，可在脏、在腑，可在四肢肌肉，也可在皮肤肌腠，分清血瘀的部位和程度是活血法的第三个基本要点。常见的活血法如下。

（1）行气活血法：适用于因气滞而致血瘀或久瘀而致气滞证者，以与情绪波动密切相关的症状为主，如《医林改错》所说"胸不任物"及"胸任重物"。代表方如血府逐瘀汤、复元活血汤、少腹逐瘀汤等。

（2）温经活血法：适用于慢性阴寒或阳虚内寒伴血瘀者，症状以局部疼痛为主，代表方如温经汤、生化汤等。

（3）清热活血法：适用于急性热毒瘀结或瘀滞日久化热之证，以内热证为全身表现，如烦热、口唇黯红、大便干结等症状，代表方如大黄牡丹汤、桃核承气汤、仙方活命饮等。

（4）益气活血法：适用于慢性久病或体虚气弱伴血瘀证者，以气虚证为全身表现，如乏力、头晕、头痛、肢体活动不利等症状，代表方如补阳还五汤、黄芪桂枝五物汤等。

（5）补血活血法：适用于慢性瘀血日久兼血虚者，如《血证论》所言"血有虚而滞者，宜补之活之"，以血虚证为全身表现，如面色苍白、头晕乏力等。病机为血虚导致血瘀，单纯的活血法治标而不治本，不能针对病机进行辨证论治。而补血活血法，针对病机，标本兼顾，适用于血瘀兼血虚的疾患。临床多于活血方药中加入补血养血的中药，如当归、白芍、人参、黄芪等。对血虚病程久、程度重的患者，单纯补血效果不显著，"精血同源"，加入补益精气药物，如熟地、枸杞子、首乌、鹿角胶等，起到补益精血而活血，临床效果显著。代表方如桃红四物汤、当归补血汤、人参养荣汤、补肾活血汤等。

（6）滋阴活血法：适用于久病血瘀兼阴血耗伤，或素体阴虚夹有血瘀者，以阴虚证为全身表现，如手足心热、盗汗、肌肤甲错等症状，代表方如鳖甲煎丸、一贯煎加减等。

（7）止血活血法：适用于出血、血瘀并见，瘀血不去则血不循经，针对临床中出血性疾病多用此法，以祛瘀而生新，代表方如：花蕊石散、失笑散等。

（8）软坚活血法：适用于血瘀日久，或癥瘕、积聚之久瘀，可根据病情予软坚散结、补气养血、攻下通逐等法合用，代表方如鳖甲煎丸、抵当汤等。

（9）破血活血法：适用于血瘀证重症，瘀血、干血较重者，如腹内肿块坚硬，病实体壮者，活血方中加用水蛭、虻虫、三棱、莪术、穿山甲等。

（10）通络活血法：用于血瘀脉络阻滞者，如肝脾肿大，静脉阻塞，半身不遂等，于活血方适当加全蝎、蜈蚣、地龙等虫类通络药物。

三、肾虚血瘀与补肾活血法

中医对"肾虚血瘀"的认识自古有之，《素问·玉机真脏论》说"脉道不通，气不往来"，活血法常与行气、温阳之法相伍。清代王清任从古人"气为血之帅"之论发挥，指出了气与血的关系，提到"治病之要诀在于明气血，气有虚实，血有亏瘀"，突出强调了补气活血的重要性。肾藏之元阴元阳，为一身精气之根本，对气血的重要性可见一斑。《难经》曰："肾者，原气之所系也。"《医林改错》谓："元气即虚，必不能达于血管，血管无气，必停留而瘀。"即说明了肾虚与血瘀的密切关系。而"久病及肾""久病入络"重要临床思想的总结，更是突出了肾虚血瘀在疾病当中的重要性，即是强调补肾活血法在临床诊疗疾病当中的重要地位。

1. 肾虚与血瘀的辨证关系　久病则虚，肾虚为本。肾为先天之本、五脏六腑之源。肾不仅藏先天之精，同时也集聚五脏六腑之精华。肾精在人体生长、发育和衰老过程中均发挥着重要作用。肾精化阳可生气生阳，发挥温养、气化的功效，推动五脏六腑功能的发挥。

肾精化阴，能够生津液、精髓和阴血，滋养五脏六腑、维持形体功能。肾精虚衰与五脏六腑功能衰退存在密切的关系，《肾虚血瘀论》说："久病及肾，久病则虚……虚者肾虚也……五脏六腑之虚，经络阴阳之虚，气血津液之虚，机体官窍之虚，四肢百骸之虚，百虚皆以脏腑之虚为要，脏腑之虚则以肾虚为本。本者，其根本也。"肾为先天之本，人体生命活动及生理运动之原动力，肾虚则五脏六腑皆虚，五脏六腑虚弱又可致肾虚。

久病则瘀，诸虚皆可致瘀。血液是人体的基本营养物质，血瘀循脉运行周身，内至脏腑，外达肢节，周而复始。血循脉而流于全身，发挥营养和滋润作用，为脏腑、经络、形体、官窍的生理活动提供营养物质，是人体生命活动的根本保证。血液的正常运行有赖于五脏六腑之气的推动，正所谓"气为血之帅"，气推动血液运行周身营养机体。五脏六腑虚衰，气推动无力，血液运行失常致瘀。正如《肾虚血瘀论》中说"久病则虚，久病则瘀……脏腑、阴阳、经络、气血之虚衰，皆可致瘀"。久病则机体虚弱，脏腑、阴阳、经络、气血虚弱，则气血运行无力而不畅，则可产生瘀滞，因此诸虚皆可致瘀。

虚瘀相兼，病机错杂。正所谓"久病则虚，久病则瘀，虚可致瘀，瘀可致虚。虚则气血运行不畅，瘀滞即生；瘀则机体生新不顺，虚弱乃成。虚瘀相兼，病机错杂。"虚则气血运行不畅，气血运行不畅则易产生瘀滞。瘀滞形成，则阻碍机体气血生新不顺，则机体虚弱更甚。虚实夹杂，虚瘀相兼，病机错综复杂。五脏六腑、气血经络诸虚中，以肾虚为本，肾之元阳虚衰不能维持五脏六腑、气血经络的生理功能，导致血液运行无力、不畅而致瘀。肾之元阴虚衰五脏六腑阴精匮乏、气血经络失养，导致生成血液的基础不足而致瘀。而血瘀又导致脏腑经络失养，脏腑经络失养则肾不得后天精气滋养而肾虚愈重，最终造成肾虚血瘀错杂相兼的病理类型。

2. 补肾活血法的理论及临床意义　中医学中，"肾虚"与"血瘀"一直作为独立的病因病机指导中医临床实践。历代医家或强调肾精、元阴元阳的重要性而强调补肾法，或是以蓄血、衃血理论而强调活血逐瘀法。至清代著名医家王清任著《医林改错》系统性地提出血瘀证的证治规律，并强调气虚血瘀在临床诊疗实践中的重要性，创立补气活血的名方补阳还五汤，将血瘀与气虚作为共同病机，并创立补气活血法，是辨证论治的进一步发展和深入。近代医家借助现代科学发展的优势，充分理解发挥中医古籍文献，从理论与临床的双重角度都认识到，肾虚和血瘀不是孤立存在的，肾虚常兼血瘀，而血瘀加重肾虚，临床上往往肾虚是本，血瘀是标；肾虚为因，血瘀是果；反过来血瘀又构成了新的致病因素，从多方面加重肾虚，形成恶性循环，从而确立"补肾活血法"作为治疗法则。

流行病学方面，从中老年人不同疾病辨证分型分析中得出，非特异性的肾虚血瘀证出现率在慢性病中较高，约占60%～94%。说明肾虚血瘀证是各类慢性病的某一特定阶段的共同病理改变，是多种老年疾病的重要病理机制，也是导致衰老的主要病理学基础。同时也证明了古人"久病及肾""久病必瘀"的科学论断。对不同肾病患者中肾虚血瘀证的血液流变学分析结果表明，各类不同肾病其肾虚、血瘀及肾虚血瘀患者的全血黏度、血细胞比容均高于正常人，而肾虚与血瘀之间差别不大，但肾虚血瘀者有非常显著性差异。再次说明肾虚导致血瘀、血瘀加重肾虚的病理病机，而血液黏度的增高又成为两者之间的一个病理联系，从而为补肾活血法治疗各类肾病提供了理论依据。

补肾活血法是对中医传统治则治法的发挥与深入，以治病求本法则为指导，做到标本兼治；以调整阴阳法则为指导，做到损其有余、补其不足。以肾虚血瘀证为核心，发挥异病同治的理念，广泛应用与临床实践。"汗、吐、下、和、温、清、消、补"作为中医治疗疾病的经典八法，补肾活血法着重发挥温（补肾阳、通血脉）、清（补肾阴、清内热）、消（活血化瘀）、补（补肾精）、和（和阴阳、和血脉）这五法，临床中辨证应用，在各系统疾病中，都取得了良好的临床效果，是当代中医学理论与临床发展的代表性成果。

参 考 文 献

[1] 时学英. 浅谈肾与命门一体说 [J]. 中医研究，2002，15（3）：5-6.

[2] 司富春，谢有良，张昱. 肾与命门的气化观 [J]. 国医论坛，1991，（1）：23-24.

[3] TAKEUCHI M, KOBATA A. Structures and functional roles of the sugar chains of human erythropoietins. Glycobiology, 1991, 1（4）: 337-346.

[4] 郑筱萸. 中药新药临床研究指导原则 [M]. 北京：中国医药科技出版社，2002，36-37.

[5] 王宗根，陈宏基，何德华，等. 上海地区不同年龄 24 小时尿 17- 羟皮质类固醇、17- 酮类固醇测定的正常值 [J]. 上海医学，1980，（10）：55.

[6] 肖代飞，陈学忠. 肾虚血瘀理论的探索与实践 [J]. 深圳中西医结合杂志，2016，26（6）：42-43.

[7] 张勉之，张敏英，张大宁. 中医学"肾"功能与肾虚病因的流行病学研究 [J]. 中国慢性病预防与控制，2004，12（1）：43-45.

[8] 师建梅，袁世宏，王米渠，等. 肾虚证的流行病学研究 [J]. 山西中医学院学报，2006，7（3）：32-33.

[9] 张文富，王爱坚，凌江红，等. 肾虚证症状流行病学研究 [J]. 新中医，2009，41（11）：70-71.

[10] 沈伟梁，张勉之，张大宁. 论张大宁教授"补肾活血法"的立论基础 [J]. 中国中西医结合急救杂志，2002，9（5）：249-252.

[11] 王琦，朱燕波. 中国一般人群中医体质流行病学调查——基于全国 9 省市 21 948 例流行病学调查数据 [J]. 中华中医药杂志，2009，24（1）：7-12.

[12] 袁肇凯，郭振球. 高血压病血瘀辨证与舌尖微观变化的初步研究 [J]. 湖南中医学院学报，1982，（3）：1-18.

[13] 郑峰，胡世云，郭进建，等. 高血压病中医辨证分析 [J]. 河北中医，2000，22（9）：651-653.

[14] 徐正正. 不同病程糖尿病患者的证候特征 [J]. 中医杂志，2000，41（1）：44-45，4.

[15] 毛静远，牛子长，张伯礼. 近 40 年冠心病中医证候特征研究文献分析 [J]. 中医杂志，2011，52（11）：958-961.

[16] 王顺道，司志国，黄宜兴，等. 中风病证候的初步研究 [J]. 中国中医急症，1995，4（2）：85-88.

[17] 田金洲，杨承芝，盛彤，等. 可疑痴呆人群中阿尔茨海默氏病临床前的认识损害特征及其与中医证候的关系 [J]. 湖北中医学院学报，1999，（4）：49-55.

[18] 张南星，王至婉. 特发性肺纤维化中医证素分布规律 [J]. 河南中医，2018，38（2）：265-268.

[19] 王伟，万雷，柴爽，等. 骨质疏松症的中医病因病机和分期治疗 [J]. 中医正骨，2018，30（2）：29-30.

[20] 杨霖，王笑民，杨国旺. 基于"伏邪"理论探讨恶性肿瘤发生发展的规律 [J]. 中华中医药杂志，2018，33（2）：527-529.

[21] 丁成华，李晶晶，方芳，等. 慢性萎缩性胃炎中医病机与证候分布规律研究 [J]. 中华中医药杂志，2011，26（3）：582-586.

[22] 叶永安，江锋，赵志敏，等. 慢性乙型肝炎中医证型分布规律研究 [J]. 中医杂志，2007，48（3）：256-258.

[23] 莫婷，张子理，岳双冰，等. 乳腺癌患者中医体质类型分布特征横断面调查研究 [J]. 中医药导报，2018，24（3）：57-59.

[24] 于向艳，闫红倩，马蕴蕾，等. 华北地区咳嗽变异性哮喘中医证候分布规律的调研 [J]. 内蒙古中医药，

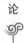

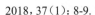

2018, 37（1）：8-9.

[25] 李立. 补肾活血法临床应用进展 [J]. 内蒙古中医药, 2015, 34（12）：102-104.

[26] 张敏英, 张勉之. 肾虚血瘀的流行病学调查 [J]. 职业与健康, 2002, 18（8）：160-163.

[27] 徐亚赟, 王琛. 慢性肾脏病血瘀证研究进展 [J]. 中国中医药信息杂志, 2017, 24（11）：128-131.

[28] 陆一竹, 姜智浩, 张琳, 等. 肾虚血瘀证与慢性肾病的相关性浅析 [J]. 中国中西医结合肾病杂志, 2010,
　　 11（9）：832-833.

[29] 饶线明. 补肾活血法在各系统疾病治疗中的应用进展 [J]. 湖南中医杂志, 2017, 33（8）：210-212.

[30] 刘邦治. 李积敏妇科疑难病"肾虚血瘀"病机学术思想初探 [J]. 中医药学报, 2002,（1）：46-47.

（张俊修　陈　琦　杨明会）

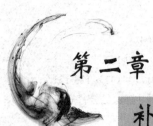

第二章

补肾活血法的现代医学研究

补肾活血法是临床上常用的、疗效显著的治法，用于多种疾病某一阶段的治疗。补肾活血法是将补肾法与活血法有机结合起来，通过补肾以促进活血，应用活血以加强补肾，两者相互协同、相辅相成，达到改善肾虚血瘀的病理状态，使机体阴阳平衡、邪去正存的一种治疗大法。

补肾活血法的重要理论根源在"肾虚"与"血瘀"，两种病因广泛存在于多种疾病的过程中，相互交织出现，与西医学中的神经内分泌学说有着相似之处，主要体现在：

首先，"肾虚"理论是补肾活血法的本质。肾脏作为人体的先天之本，影响其他脏腑，是通过其所藏之元阴元阳，并间接作用于气血。肾在维系心肝脾肺诸脏对血液的运行方面起着重要作用。《黄帝内经》提出"命门学说"，对肾的功能、肾虚的病因与治法等方面已有比较明确的认识。《难经》记载："肾者，原气之所系也。"《医林改错》记录："元气即虚，必不能达于血管，血管无气，必停留而瘀。"《景岳全书·血证》提到："盖其源源而来，生化于脾，总统于心，藏受于肝，宣布于肺，施泄于肾，灌溉一身，无所不及。"说明肾脏通过影响五脏的功能参与到气血运行，即肾虚易导致气虚血瘀。肾藏精，精化血，肾主骨生髓，髓生血。《素问·平人气象论》提到："肾藏骨髓之气。"明代龚居中《红炉点雪·梦遗滑精》曰："命门者，精血之腑也。"《普济方·肾藏门》："夫肾者，元气之本，精志之藏，内主于骨，气通于阴。"表明肾与气血运行密切相关。明代赵献可（字养葵）强调肾阴肾阳在调控气血中起着重要作用，认为"惟水火奠其位，而气血各顺布矣，故真阴真阳为要也。"清代张志聪（字隐庵）在《黄帝内经集注》指出"血气皆括于肾"和"肾为生气之源"的论述，脏腑功能失调可以表现为气血失和，而气血失和又通常由脏腑的病变所导致。

其次，"血瘀"理论是补肾活血法的表现。"气为血之帅""寒独留而血凝泣，凝则脉不通""病在血，调之络""气行则血行，气滞则血瘀"，均体现了"血瘀"与"气"联系密切。医圣张机（字仲景）在《金匮要略》和《伤寒论》中论述了瘀血学说和蓄血理论，并创制肾气丸。经过历代医家的发挥升华，如《诸病源候论》《备急千金要方》《普济方》《医林改错》《血证论》等医学著作均从各自角度阐述了瘀血学说，特别是清代王清任《医林改错》从"气为血之帅"理论出发，指出"治病之要诀在于明气血，气有虚实，血有亏瘀"，独创33首以活血化瘀为主的方剂，主治瘀血病症50余种，其中最为突出的见解和贡献莫过于他提出的"气虚血瘀论"，并以"补阳还五汤"独立医门，重用黄芪补气活血而治疗血瘀。

再次，"肾虚"致"血瘀"是补肾活血法的理论根源。医家张介宾云："凡人之气血犹源泉也，盛则流畅，少则壅滞，故气血不虚不滞，虚则无有不滞者。"肾阴虚脉道失于滋养则滞，肾阳虚血脉不能温煦则凝。正如清代周学海（字澄之）在《读医随笔》提到："阳虚血必凝，阴虚血必滞。"又如《普济方》谓："虚劳之人阴阳虚损，血气涩滞，不能宣通……故成积聚之病也。"可见，各种原因引起的元气匮乏、肾气不充、阴阳虚损、气滞血瘀皆可由气血失调导致。

虽然"肾虚"与"血瘀"一直作为病因病机指导着中医临床实践，但始终未能将两者作为一个完整、独立的理论体系呈现在中医学理论体系中。随着当代中医专家对"肾虚"与"血瘀"的深入研究，补肾活血法作为一种临床常用治疗原则已初具雏形。

随着医学的迅猛发展，近现代中医临床专家发现，绝大多数慢性病及老年病均存在着不同程度的"肾虚"与"血瘀"的共性表现，符合"久病及肾、久病多瘀"的观点。临床上，往往肾虚是本，血瘀是标，肾虚为因，血瘀为果；反过来，瘀血又构成新的致病因素，从多方面加重肾虚的程度，形成恶性循环。在补肾方中配伍应用活血药渐为当今中医临床所重视。大量临床文献报道，对某些肾虚病证的治疗采用补肾与活血配伍收到了显著的疗效。补肾活血法不仅对男科阳痿、不育、女科不孕、月经不调、痛经、黄褐斑、消渴病、慢性支气管哮喘、腰痛等疾病治疗效果明显，而且对现代医学中的高血压、中心性视网膜炎、帕金森病、慢性肾炎、慢性肾衰竭、肾上腺皮质功能减退、骨质疏松等病症的治疗亦有良好的疗效。

"肾虚血瘀论"和"补肾活血法"等新学说、新治法的提出，是经过长期的理论积累、临床实践不断地更新和完善而逐步形成的，是人们随着对疾病认识的深入将中医理论基础与现代医学研究相结合的结果，也是中医治法通过实践、认识、再实践、再认识的重新组合和创新发展的成果。现代中医医家在继承前人思想的基础上，借鉴现代科技方法、手段和技术，并从细胞水平、分子水平、基因水平等微观领域对"肾虚""血瘀"进行了多角度、多层次的研究探索。研究表明，许多老年病、慢性病与下丘脑 - 垂体 - 肾上腺皮质轴、下丘脑 - 垂体 - 性腺轴及下丘脑 - 垂体 - 甲状腺轴的功能失调有关。冠心病、高血压、糖尿病、帕金森病等与核苷酸代谢异常有关，这些疾病及许多老年病、慢性病也与微循环障碍有着密切关系。研究发现"肾虚"与"血瘀"是各类老年病、慢性病某些特定阶段和人体衰老的共同病理基础。

综上所述，补肾活血法是体现阴阳平衡、邪去正存的一种新的中医临床治疗大法，创新性地将中医的"异病同治"与西医的"非特异性作用"有机联系起来。确定补肾活血法作为临床上防治老年病、多种慢性病和抗衰老的一项根本治疗原则，并深入开展大量的实验研究，取得了丰硕成果，有利于指导中医临床对补肾活血新药的研制与开发，提高中医的防治疗效。

第一节　补肾活血法在呼吸系统疾病中的现代医学研究

中医治疗呼吸系统疾病着眼于整体调理，重视发挥人体的抗病潜能。扶正固本治疗，是提高机体免疫功能和增强呼吸系统疾病患者御病能力的重要手段。"肾主纳气"，肾的功能强弱与呼吸系统疾病息息相关。呼吸系统疾病的发病机制与肾脏功能失调密切相关。补肾活血法作为一种临床治疗大法，临床也常用于治疗呼吸系统疾病，取得了显著的临床疗效。现代研究表明，补肾活血法治疗呼吸系统疾病的疗效机制是多方面的，其可能的作用机制分述如下：

一、防治慢性阻塞性肺疾病（chronic obstructive pulmonary disease，COPD）方面研究

王国力等探讨补肾中药复方（由熟地黄、山药、泽泻、山茱萸、茯苓、黄芪、牡丹皮、紫菀、浙贝母、紫苏子、杏仁、桑白皮、前胡、白果、连翘、甘草等组成）对 COPD 模型大鼠体内炎性因子的影响。该研究采用气管滴注脂多糖联合持续被动吸烟的方式复制 COPD 大鼠模型，空白组、模型组、西药组、中药高剂量组、中药中剂量组、中药低剂量组各 10 只。造模结束后开始灌胃，1 次 /d，共计 4 周。采用苏木精 - 伊红染色法（HE 染色法）观察各组大鼠肺组织的病理变化情况，采用酶联免疫吸附法（ELISA 法）检测肺组织中 IL-1β、IL-8、IL-6 的含量。结果显示中药组大鼠肺泡灌洗液中 IL-1β、IL-8、IL-6 显著升高，表明补肾中药复方防治 COPD 可能是通过调节炎症因子来实现的。

有研究发现，补肾纳气胶囊（由熟地黄、山药、山茱萸、人参、桂枝、黄芪、蛤蚧、五味子、茯苓、泽泻、牡丹皮、甘草等组成）能通过改善气道结构、纠正 Th1/Th2 比值失衡和调节炎性反应来防治 COPD。其采用改良烟熏加气管滴加脂多糖方法复制肺肾气虚型 COPD 大鼠模型，随机分为治疗组、模型组，治疗组给予补肾纳气胶囊灌胃，模型组大鼠给予生理盐水灌胃，另设空白对照组不做任何干预。观察大鼠一般情况、肺组织形态学改变、超微结构以及动脉血气分析，并检测肺组织匀浆 IL-4、IL-8、TNF-α、IFN-γ 含量。结果显示，治疗组 PCO_2、IL-4、IL-8、TNF-α 水平降低，PO_2、IFN-γ 水平及 IFN-γ/IL-4 比值升高，整体疗效均明显优于模型组。

曹玉雪等研究 COPD 合并哮喘大鼠模型气道炎症的变化及补肾益气中药（由黄芪、淫羊藿等组成）对大鼠气道炎症的干预作用。该研究将 84 只挪威大鼠随机分为正常对照组、COPD 模型组、哮喘模型组、COPD 合并哮喘模型组和 COPD 合并哮喘低、中、高剂量中药组，每组 12 只，观察大鼠症状、肺组织病理变化、大鼠气道反应情况，检测大鼠血清细胞 IL-4、IFN-γ、IL-6、IL-8 的变化。结果显示，COPD 合并哮喘模型组与 COPD 模型组支气管、肺组织病理出现以淋巴细胞为主的炎症细胞浸润，纤毛脱落，部分肺泡壁破裂，肺泡腔扩大，但同时伴有明显的嗜酸粒细胞浸润，用药干预后炎症渗出减轻，COPD 合并哮喘模型组血清 IL-4 水平升高，INF-γ 明显降低；补肾益气中药能降低 COPD 合并哮喘模型组血清 IL-4、IL-8 水平，表明补肾益气中药可改善 COPD 合并哮喘大鼠症状，抑制气道炎症，可能与改善 Th1/Th2 失衡等机制有关。

有学者研究补肾活血方（由当归、五味子、熟地黄、川贝母、黄芪、山茱萸、人参、麦冬、虎杖、丹参、炙甘草等组成）治疗老年 COPD 合并肺间质纤维化（IPF）的效果。该研究将 42 例 COPD 合并 IPF 患者随机分为两组，对照组给予川芎嗪注射液治疗，实验组给予补肾活血方加减治疗，疗程 3 个月。结果显示两组治疗后临床（C）、影像（R）、生理（P）评分及生理综合评分（CRP）均有改善，与本组治疗前比较，差异有统计学意义；治疗后实验组 C 评分、CRP 评分与对照组比较，差异有统计学意义；表明采用补肾活血方治疗老年 COPD 合并 IPF，能明显改善患者的症状、体征，提高其生活质量。

秦光灿等研究补肾活血益气汤（由肉桂、黄芪、丹参、川芎、麻黄、杏仁、白芍、法半夏、紫苏子、桑白皮、黄芩、地龙、甘草等组成）治疗 COPD 的临床效果。该研究将 76 例 COPD 患者按前瞻性、随机化原则分为治疗组和对照组各 38 例。对照组给予吸氧、抗感染、支气

管解痉剂等西医常规治疗，治疗组在对照组治疗基础上加用补肾活血益气汤，水煎服，每日 1 剂，疗程为 14 天。观察治疗前后动脉血气分析指标变化。结果显示治疗组显效 26 例（68.4%）、总有效率为 92.1%；对照组显效 18 例（47.4%）、总有效率 71.7%，治疗组显效率和总有效率均明显高于对照组，两组差异有统计学意义；两组治疗后血气分析各项指标均有改善，但治疗组改善更为明显，与对照组比较差异有统计学意义；表明补肾活血益气汤可明显增强免疫功能，能有效改善患者症状和血气分析指标，临床疗效显著。

有学者研究补肾活血方（由人参、熟地黄、山茱萸、黄芪、麦冬、五味子、当归、丹参、黄芩、川贝母、虎杖、炙甘草等组成）能明显改善 COPD 合并 IPF 患者的症状、体征及血液流变学指标，升高 IgM，增强衰老机体的抗病能力来治疗 COPD 合并 IPF。该研究将 60 例老年 COPD 合并 IPF 患者随机分为两组，分别给予补肾活血方（治疗组）口服和川芎嗪注射液（对照组）治疗 3 疗程。观察两组用药前后患者症状、体征及实验室指标的变化。结果显示，与对照组比较，治疗组临床症状、CRP 评分显著降低，血液流变学指标明显改善，IgM 增加，表明肾虚血瘀是老年 COPD 合并 IPF 的主要发病机制之一。

二、防治特发性肺纤维化（idiopathic pulmonary fibrosis，IPF）方面研究

杨颖溪等研究补肾益肺消癥方（由当归、熟地黄、陈皮、法半夏、浙贝母、水蛭、炙甘草等组成）防治特发性肺纤维化（IPF）的作用机制。该研究以博来霉素致大鼠肺纤维化为动物模型，以吡非尼酮为阳性对照药物，以补肾益肺消癥方干预治疗。采用透射电镜观察肺泡 II 型上皮细胞（AEC II）超微结构的变化，采用 RT-PCR 和 Western blotting 检测病变肺组织中 CHOP（C/EBP homologous protein）、胱天蛋白酶 -12（caspase-12）信号通路关键分子的基因及蛋白的变化，采用 HE 染色、马松染色（Masson 染色）观察病变肺组织的病理及纤维化改变，检测血清中转化生长因子 -β1（transforming growth factor-β1，TGF-β1）、肺组织中 TGF-β1R 基因表达以及 Smad2/3 蛋白（drosophila mothers against decapentaplegic protein2/3）、Smad4 蛋白含量。研究结果表明，补肾益肺消癥方防治 IPF 的作用机制可能是干预 CHOP 凋亡通路和 caspase-12 通路的关键分子表达来调控 IPF 大鼠细胞内质网应激，并调控 TGF-β1 信号传导通路，抑制 AEC II 细胞凋亡，下调 IPF 大鼠血清中 TGF-β1 的含量和 Smad2/3、Smad4 的表达，缓解炎症反应，从而阻滞和减缓肺组织的纤维化进程。

有研究人员探讨补肾益肺活血中药（由当归、熟地黄、陈皮、法半夏、浙贝母、水蛭、炙甘草等组成）治疗 IPF 的作用机制。该研究将 SD 大鼠随机分为空白组、阴性对照组、阳性对照组、中药小剂量组、中药中剂量组、中药大剂量组，采用博莱霉素致大鼠肺纤维化模型。阳性对照组给予地塞米松灌胃，空白组、阴性对照组分别给予等量生理盐水，中药小、中、大剂量组分别按成人剂量组 5、10、20 倍灌胃。通过 RT-PCR 检测各组肺组织中基质金属蛋白酶 2（matrix metalloproteinase，MMP-2）、MMP-9 基因表达情况，HE 染色观察大鼠肺组织病理的改变。结果显示，中药组大鼠肺组织中 MMP-9 明显高于模型组，HE 染色分析中药组肺泡壁轻度增厚，肺泡结构破坏程度较轻，存在成纤维细胞增生，纤维化程度较模型组明显改善。表明补肾益肺活血中药作用机制可能是缓解免疫应答所导致的炎症反应及调节细胞外基质蛋白和胶原的沉积。

宁康等研究补肾宣肺活血方（由黄芪、云茯苓、益智仁、杏仁、桔梗、桃仁、川芎、地龙等组成）对博莱霉素致肺间质纤维化大鼠肺组织中 TGF-β、Smad3 蛋白和血小板源性生长因子

（PDGF）表达的影响。该研究将 56 只大鼠随机分为空白组、模型组、激素组和补肾宣肺活血方组，除空白组外，以气管内注入博莱霉素制作动物模型，于实验当天每天给药，第 14、28 天取肺组织行 HE 染色，观察病理变化情况；免疫组化法测定肺组织中 TGF-β、Smad3、PDGF 的表达情况。结果显示，补肾宣肺活血方组 TGF-β、Smad3 蛋白、PDGF 在肺组织中的表达弱于模型组，表明降低促纤维化的细胞因子 TGF-β、Smad3 蛋白、PDGF 水平可能是补肾宣肺活血方防治肺间质纤维化的作用机制之一。

有学者研究补肾通络汤（由仙茅、淫羊藿、炙黄芪、威灵仙、三棱、莪术、旋覆花、黄芩、半夏、干姜、五味子、地龙等组成）通过改善 IPF 患者的临床症状，提高 6 分钟步行距离和生活质量来防治特发性肺纤维化。该研究选取符合纳入标准的 55 例 IPF 患者，随机分为观察组与对照组，其中观察组 28 例，对照组 27 例。观察组服用补肾通络汤，每日 2 次；对照组维持西医常规治疗，口服乙酰半胱氨酸（acetylcysteine）0.6g，每日 3 次，餐前服用；疗程 12 周；比较两组治疗前后中医症状积分、肺功能、6 分钟步行试验（6-minute walk test, 6MWT）及圣乔治呼吸问卷（St.George's respiratory questionnaire, SGRQ）。结果显示，治疗后观察组呼吸困难较治疗前改善，优于对照组；观察组干咳积分较治疗前显著减少，优于对照组；观察组症状积分较治疗前显著减少，优于对照组；观察组治疗后 6 分钟步行距离较治疗前增加，长于对照组；两组治疗前后 SGRQ 症状评分的差值比较有明显差异，观察组优于对照组；表明补肾通络汤对改善 IPF 患者呼吸困难、干咳、SGRQ 症状评分等方面有一定疗效。

有研究发现补肾通络汤（由西洋参、虫草花、蛤蚧、全蝎、穿山甲、地龙、僵蚕、浙贝母、三七、桃仁等组成）对老年 IPF 患者肺功能、转化生长因子及炎症因子有一定的改善作用。该研究将符合诊断标准的老年 IPF 患者 62 例，采用随机分组法分为对照组、治疗组，对照组 32 例给予规范的西医治疗方案，治疗组 30 例在对照组治疗基础上，给予补肾通络汤口服。两组治疗 12 周后检测肺功能（FEV1L、FVC/L、FEV1/FVC/%）、6 分钟步行试验、TGF-β1 及炎症因子（CRP 和 TNF），并进行指标比较。结果显示，经治疗后治疗组总有效率为 97.0%，对照组总有效率为 62.5%，两组比较差异有统计学意义；两组患者肺功能、TGF-β1、炎症因子指标与治疗前比较均明显改善，且治疗组均优于对照组，差异有统计学意义；治疗组 6 分钟步行试验与治疗前比较，差异有统计学意义，表明补肾通络汤可改善老年 IPF 患者的肺功能以及步行长度，提高生活质量，其作用机制与抑制炎症因子、阻断 TGF-β1 作用有关。

王小青等研究补肾活血汤（由黄芪、补骨脂、蛤蚧、紫河车、熟地黄、山茱萸、红花、川芎、丹参、当归等组成）治疗肺间质纤维化的临床疗效。该研究将 43 例肺间质纤维化患者随机分为治疗组和对照组，分别采用补肾活血汤合常规西药治疗和单纯常规西药治疗，观察两组患者治疗前后症状、肺功能及复查 X 线片或 CT 片。结果显示，治疗组较对照组症状明显减轻，肺功能明显好转，X 线片或 CT 片复查斑块或结节状阴影明显缩小或密度变低，表明补肾活血汤可较好地改善肺间质纤维化患者的肺间质纤维化病变程度。

三、防治哮喘（asthma）方面研究

石克华等研究补肾膏方（由巴戟天、淫羊藿、熟地黄、何首乌、黄精、山茱萸、麦冬、党参、黄芪、野荞麦根、蒲公英、法半夏、胡颓子叶、黄荆子等组成）防治哮喘的作用机制。该研究将 60 只 SD 大鼠随机分为正常组、模型组、西药组、膏方预防组、膏方治疗组和膏方防治（预防＋治疗）组，每组 10 只。除正常对照组外，其余各组大鼠以卵清蛋白（OVA）致敏

并诱发哮喘模型。采用地塞米松或膏方治疗（正常组与模型组除外）后，RT-PCR 法检测肺组织中视黄酸相关的孤儿受体 γt（RORγt）和 Foxp3（forkhead Box P3）的 mRNA 表达情况，免疫组织化学（IHC）检测肺组织中糖皮质激素受体（glucocorticoid receptor，GR）的表达情况，HE 染色法检测大鼠肺组织病理学改变。结果显示，经补肾膏方干预的各组大鼠肺组织 Foxp3 mRNA 表达升高，经膏方干预的各组大鼠肺组织 RORγt mRNA 明显降低，膏方组肺组织 GR 的表达较模型组明显上调，表明补肾膏方可能通过调节哮喘大鼠 RORγt/Foxp3 平衡状态、上调哮喘大鼠肺组织中 GR 以起到防治哮喘的作用。

有学者研究补肾益气药（由黄芪、淫羊藿等组成）对支气管哮喘大鼠模型神经内分泌免疫网络的影响。该研究选取健康雄性挪威大鼠 40 只，大鼠按随机数字表法分为对照组、哮喘模型组、复方低剂量组（0.25g/ml）、复方中剂量组（0.5g/ml）和复方高剂量组（0.75g/ml），以卵清蛋白（OVA）致敏并长期吸入激发制备大鼠反复发作哮喘模型。采用放射免疫测定法（RIA）测定血浆中促肾上腺皮质激素（ACTH）含量；采用 ELISA 法检测血清中 IL-6、皮质酮（CORT）水平；采用 RT-PCR 法测定下丘脑促肾上腺皮质激素释放激素 CRH mRNA 表达水平。结果显示，哮喘反复发作时，补肾益气药组 ACTH、下丘脑 CRH mRNA 水平明显升高，IL-6 水平下降。表明补肾益气药可通过改善下丘脑 - 垂体 - 肾上腺轴功能和降低白细胞介素 -6 来防治支气管哮喘。

有研究人员探讨补肾益气中药（由黄芪、淫羊藿等组成）对哮喘大鼠炎症因子之一的肿瘤坏死因子 α（TNF-α）和核转录因子 κB（NF-κB）的影响。该研究将大鼠分为生理盐水对照组、哮喘组、中药低剂量组、中药中剂量组、中药高剂量组。ELISA 法检测和比较各组大鼠血清中 TNF-α 的浓度，IHC 检测和比较各组大鼠肺组织 NF-κB 的活性。结果显示，淫羊藿和黄芪可有效减少哮喘大鼠 TNF-α 的生成，抑制 NF-κB 的活性，中药低、中、高剂量组间比较，差异无显著性；表明在哮喘发作期和缓解期，淫羊藿和黄芪可减少炎症因子 TNF-α 生成、抑制 NF-κB 活性，抑制炎症的发展。

有研究发现补肾平喘膏方（由巴戟天、淫羊藿、熟地黄、何首乌、黄精、山茱萸、麦冬、党参、黄芪、野荞麦根、蒲公英、法半夏、胡颓子叶、黄荆子等组成）能减轻哮喘患者的临床症状、减少发作次数、提高哮喘的控制水平。该研究以 2007 年 10～12 月期间接受吴银根教授膏方治疗的哮喘患者为研究对象，观察患者治疗前后的哮喘证候积分、哮喘控制测试（ACT）评分、发作次数及激素使用情况的变化。结果显示，76 例患者中，临床痊愈 12 例，显效 17 例，好转 39 例，无效 8 例，总有效率 89.47%。治疗后哮喘证候积分和发作次数较治疗前降低，激素使用量减少或停用，治疗后 ACT 评分提高，表明冬令服用补肾平喘膏方是防治哮喘的有效方法之一。

徐冰清等研究补肾活血膏方（由制大黄、土鳖虫、熟地黄、炙全蝎、炙蜈蚣、干地黄、净蝉衣、炙乌梅、枸杞子、麦冬、怀山药、泽泻、茯苓、补骨脂、制附子、淫羊藿等组成）对支气管哮喘缓解期患者诱导痰中嗜酸性粒细胞（EOS）及阳离子蛋白（ECP）的影响，并探讨其作用机制。该研究将 30 例支气管哮喘缓解期患者随机分为治疗组、对照组各 15 例。采用诱导痰检测技术测定两组诱导痰中 EOS 及 ECP 含量。对治疗组运用补肾活血膏治疗 3 个月后，再次测定两组诱导痰中 EOS 及 ECP 含量。结果显示，治疗组患者治疗前诱导痰中 EOS 及 ECP 水平均明显高于健康对照组；治疗组患者经补肾活血膏方干预后，诱导痰中 ECP 含量较治疗前降低，EOS 较治疗前显著降低，但仍高于健康对照组，治疗后肺功能亦较前明显改善，表明补肾活血膏方可能是通过减轻哮喘患者气道炎症来防治哮喘。

有研究发现补肾活血汤（由黄芪、丹参、淫羊藿、熟地黄、川芎、山茱萸、五味子、高丽参、甘草等组成）治疗虚哮时在提高中医证候疗效和改善主要症状方面均优于西药组。其将45例虚哮患者随机分为两组，治疗组30例口服补肾活血汤，对照组15例口服复方甲氧那明胶囊（阿斯美）和头孢拉定；两组均以10天为1疗程，主要观察两组治疗前后中医证候疗效和主要症状疗效。结果显示，治疗组中医证候疗效和主要症状疗效的显效率分别为60.0%、70.0%，对照组则分别为20.0%、33.4%，治疗组和对照组总有效率分别为90.0%、80.0%；比较两组显效率、总有效率，差异均有显著性意义。

杨华萃等研究自拟中药益气补肾活血汤（由党参、菟丝子、茯苓、法半夏、丹参、五味子、白芥子、桃仁、炙甘草等组成）对儿童哮喘的临床疗效。该研究运用临床随机对照的方法，51例中西药组在吸入舒利迭（沙美特罗替卡松气雾剂）的同时，加用自拟中药益气补肾活血汤内服治疗儿童哮喘，并与单纯吸入舒利迭的51例西药组做对比观察。结果显示，总有效率中西药组为96.08%，西药组为84.31%，中西药组临床疗效优于西药组；中西药组改善肺功能的作用优于西药组，表明自拟中药益气补肾活血汤治疗儿童哮喘疗效确切。

四、防治肺癌转移（lung cancer metastasis）方面研究

赵凌艳等研究补肾散结方（由淫羊藿、骨碎补、山茱萸、女贞子、壁虎、制附子、干蟾皮、山慈菇、自然铜等组成）对肺癌骨转移及甲状旁腺激素相关蛋白（PTHrP）、TGF-β1 表达的影响。该研究在 C57 小鼠骨髓腔接种 LL/2-Luc-M38 肺癌细胞株建立骨转移模型，并随机分为模型组、帕米膦酸钠组、补肾散结组。模型组以生理盐水灌胃，帕米膦酸钠组腹腔注射帕米膦酸钠，补肾散结组小鼠以补肾散结方药液灌胃。观察小鼠 X 线股骨表现和骨转移细胞 IVIS 荧光信号，骨肿瘤组织病理，骨组织 PTHrP、TGF-β1 蛋白含量和 mRNA 表达情况。结果显示，模型组见明显溶骨性骨破损、肿瘤细胞密集，补肾散结组和帕米膦酸钠组骨皮质轻度破坏、肿瘤细胞减少；帕米膦酸钠组和补肾散结组骨组织肿瘤细胞荧光信号表达量均低于模型组；帕米膦酸钠组、补肾散结组骨组织 PTHrP、TGF-β1 mRNA 表达均明显低于模型组，表明补肾散结方可能通过抑制 TGF-β1、PTHrP 蛋白和 mRNA 表达，起到抗肿瘤骨转移的作用。

有研究发现，补肾散结方（由淫羊藿、威灵仙、制附子、巴戟天、骨碎补、山茱萸、女贞子、鳖甲、黄精、蜂房、干蟾皮、山慈菇、自然铜、延胡索等组成）联合唑来膦酸治疗肺癌骨转移患者在抑制骨转移灶生长、缓解骨性疼痛、改善骨转移相关症状等方面均有较好效果。其将73例肺癌骨转移患者，随机分为对照组37例和治疗组36例，对照组采用唑来膦酸注射液治疗，治疗组在对照组基础上加用补肾散结中药治疗，观察两组患者的骨转移灶变化、止痛效果、骨转移灶无进展时间等。结果显示，治疗组在骨转移灶疗效方面总有效率高于对照组（37.8% vs 25.0%）；治疗组较对照组可延长骨转移灶无进展时间，差异有统计学意义；治疗组止痛效果优于对照组，并且明显改善患者疼痛、腰膝酸软的症状。

有学者研究补肾壮骨中药（由独活、寄生、杜仲、牛膝、秦艽、防风、人参、甘草、当归、白芍、熟地黄、骨碎补、补骨脂、自然铜、龟板等组成）对非小细胞肺癌（non-small cell lung cancer, NSCLC）溶骨性骨转移患者放疗后疼痛控制、骨相关性事件（skeletal related events, SREs）及再次出现新的骨转移灶时间的干预作用。该研究选取符合标准的59例肺癌骨转

移患者，用随机数字表法分为治疗组 30 例和对照组 29 例。对照组行骨转移灶放射及双磷酸盐治疗，治疗组在放疗期间服用补肾壮骨类中药。结果显示，两组患者治疗前后疼痛的变化差异均有统计学意义；治疗组 SREs 的发生率低于对照组；治疗组患者出现新的骨转移灶的时间间隔长于对照组[（24.81±1.99）周 vs（19.57±1.61）周]，表明中药补肾壮骨法能控制放疗及双磷酸盐治疗的疼痛，降低 SREs 的发生率，并延长出现新骨转移灶的时间。

严庆文等研究补肾化瘀解毒复方（由补骨脂、肉桂、莪术、大黄、粉防己、全瓜蒌等组成）对动物肺癌肺转移的作用机制。该研究以小鼠 Lewis 肺癌为模型，运用 RT-PCR 技术，观察补肾化瘀解毒复方对小鼠 Lewis 肺癌肺转移的抑制作用以及瘤组织中 nm23（肿瘤转移抑制基因）mRNA 表达的影响。结果显示，补肾化瘀解毒复方高、低剂量组和复方高、低剂量加顺铂组对小鼠 Lewis 肺癌移植瘤及肺转移灶均有不同程度的抑制作用，并能增强 nm23 mRNA 的表达，与模型组比较，有显著性差异，其中补肾化瘀解毒复方高剂量加顺铂组的作用最为显著，表明补肾化瘀解毒复方能明显抑制小鼠 Lewis 肺癌的自发性转移，与化疗药有协同增效作用，其作用机制可能与促进 nm23 mRNA 的表达有关。

第二节　补肾活血法在消化系统疾病中的现代医学研究

中医认为，"肾为胃之关"，脾胃病多与肾的功能有关。中医治疗消化系统疾病着眼于脾胃功能的调节，重视激发人体的后天之本。消化系统疾病的发病机制与肾脏功能密切相关，补肾活血法在消化系统疾病的临床应用也比较常见。现代研究表明，补肾法和活血法治疗消化系统疾病的疗效机制是多方面的，其可能的作用机制分述如下：

一、防治溃疡性结肠炎（ulcerative colitis，UC）方面研究

肖成等研究健脾清热活血方（由黄芪、炒白术、山药、陈皮、茯苓、当归、赤芍、白芍、苍术、黄柏、桔梗等组成）对溃疡性结肠炎相关癌变（ulcerative colitis associated cancer，UCAC）小鼠结肠组织表皮生长因子（EGF）、表皮生长因子受体（EGFR）和 P-β-catenin 表达的影响，探讨健脾清热活血方防治 UCAC 的可能机制。其采用三硝基苯磺酸（TNBS）法复制 UC 大鼠模型，将 60 只大鼠分为正常组，模型组，中药高、中、低剂量组[剂量分别为 52、26、13g/（kg·d）]和美沙拉嗪组[剂量为 0.5g/（kg·d）]，分别检测各组大鼠体质量、结肠黏膜病理变化，以及肠黏膜 VEGF（血管内皮生长因子）、ICAM-1（细胞间黏附分子 -1）基因表达水平。结果显示，健脾清热活血方组结肠黏膜损伤程度较模型组均有不同程度的改善，镜下可见部分黏膜充血并肿胀，个别低度不典型增生和淋巴滤泡出现，其中结肠黏膜损伤改善情况更显著；健脾清热活血方组 EGFR、P-β-catenin 蛋白和 mRNA 表达均较模型组下调，表明健脾清热活血方可以下调 EGFR 及 P-β-catenin 表达，促进肠上皮细胞修复，诱导炎症缓解。

有学者研究清热活血方（由白术、炙甘草、马齿苋、白芍、土鳖虫、三七等组成）对 UC 模型小鼠结肠黏膜组织中 β-catenin、Cdx1、Cdx2 表达的影响，探讨该方防治 UC 的可能机制及其效应靶点。其将 100 只雄性 Balb/c 小鼠随机分为正常组、模型组、清热活血方低剂量组、清热活血方中剂量组及清热活血方高剂量组，除正常组外，其余组采用自由饮用 3% 葡聚糖硫酸钠（DSS）2 周法制备溃疡性结肠炎模型。自第 3 周起，正常组、模型组给予等剂量生理盐水，各给药组分别给予清热活血方 3.3g/kg、6.6g/kg、13.2g/kg 灌胃，均连续 1 周。末次给

药后处死全部小鼠,应用 HE 染色法检测结肠黏膜组织病理学变化;应用免疫组化及荧光定量 PCR 技术检测结肠黏膜组织中 β-catenin、Cdx1、Cdx2 表达情况;应用免疫荧光染色法检测结肠黏膜组织中 β-catenin 核内转位变化。结果显示,与模型组比较,各给药组 β-catenin、Cdx1、Cdx2 阳性表达明显减少;模型组小鼠结肠黏膜中 β-catenin 存在膜表达缺失、核内异常转位现象;而各给药组小鼠结肠黏膜中 β-catenin 表达以细胞膜为主,核内表达减少,部分可见核内异常转位,表明清热活血方防治溃疡性结肠炎的作用机制可能是促进 β-catenin 降解,下调 Cdx1、Cdx2 表达,调控肠上皮细胞增殖,修复肠黏膜屏障。

有研究者探讨健脾清热活血方对 UCAC 小鼠结肠组织表皮生长因子(EGF)、表皮生长因子受体(EGFR)和 P-β-catenin 表达的影响,发现健脾清热活血方可下调 EGFR 及 P-β-catenin 表达,促进肠上皮细胞修复,诱导炎症缓解,发挥防治 UCAC 的作用。该研究将 140 只 BALB/c 小鼠随机分为正常组、模型组、西药组、阻断剂组、低剂量组、中剂量组和高剂量组,每组 20 只;除正常组外,其余各组采用 1,2- 二甲肼 / 葡聚糖硫酸钠复合法制备 UCAC 模型。造模后,西药组予美沙拉嗪,阻断剂组予 PI3K 信号通路阻断剂 LY294002,低、中、高剂量组分别予低、中、高剂量健脾清热活血方水提液,正常组和模型组给予等剂量生理盐水灌胃,连续 16 周。采用透射电镜观察小鼠结肠组织形态学以及超微结构变化,Western blotting 及实时荧光定量 PCR 检测结肠黏膜 EGF、EGFR 和 P-β-catenin 蛋白含量及 mRNA 的表达。结果显示,模型组镜下见黏膜上皮脱落,溃疡多而大,腺体萎缩,部分呈浸润癌表现;低、中、高剂量组结肠黏膜损伤程度较模型组均有不同程度的改善,镜下可见部分黏膜充血并肿胀,个别低度不典型增生和淋巴滤泡出现,未见溃疡及癌变,其中中、高剂量组结肠黏膜损伤改善情况更显著;模型组结肠黏膜组织学损伤评分明显高于正常组,而西药组、阻断剂组、低剂量组、中剂量组、高剂量组则明显低于模型组;模型组 EGFR、P-β-catenin 蛋白含量和 mRNA 表达均较正常组上调,而低、中、高剂量组 EGFR、P-β-catenin 蛋白含量和 mRNA 表达均较模型组下调,但各组间 EGF 蛋白和 mRNA 表达量比较差异无统计学意义。

欧阳博文等研究活血中药复方(由黄芪、白术、生薏苡仁、白头翁、败酱草、赤芍等组成)对三硝基苯磺酸(TNBS)诱导的大鼠结肠炎肠黏膜上皮细胞紧密连接蛋白的调控机制。其将 52 只健康成年 SD 大鼠,7 只作为正常对照组,剩余 45 只大鼠采用 TNBS 法制作溃疡性结肠炎(UC)大鼠模型,第 3 天随机抽取 2 只解剖,观察造模是否成功,余下的 43 只大鼠分为模型组 13 只,柳氮磺吡啶片(SASP)组 15 只,中药组 15 只,灌胃治疗 10 天后观察病理形态学并进行疾病活动指数(DAI)、结肠黏膜损伤指数(CMDI)评分,用 ELISA 法测定血清内毒素,用免疫组化法测定紧密连接(TJ)相关蛋白咬合蛋白(occludin)表达。结果显示,活血中药复方能降低 UC 大鼠 DAI 和 CMDI 评分,降低血清 LPS 水平,上调结肠黏膜 occludin 蛋白表达,表明活血中药复方治疗 UC 的机制可能是上调肠黏膜 occludin 蛋白表达,改善肠黏膜通透性,抑制内毒素通过紧密连接进入体循环。

有学者研究益气活血解毒法中药(由黄芪、炒白术、当归、炒五灵脂、生蒲黄、赤芍、白芍、焦槟榔、木香、黄连、黄柏、连翘等组成)对 UC 结肠组织多药耐药性的影响。该研究选择 90 例临床 UC 复发患者,治疗 90 天后对完全缓解及有效病例 71 例(其中治疗组 39 例,对照组 32 例)进行随访。治疗组给予益气活血解毒立法的中药汤剂,对照组给予柳氮磺胺吡啶治疗,并与 20 例作正常对照。结果显示,治疗前 UC 组结肠组织 P- 糖蛋白水平明显高于正常健康人;复发组水平明显高于未复发组;治疗组治疗后及随访时结肠组织 P- 糖蛋白水平明显低于对照组，表明益气活血解毒法中药汤剂与西药比较，能有效地抑制 P- 糖蛋白的表达，从而发挥拮抗多药耐药的作用。

有研究发现健脾清热活血方（由救必应、黄芪、白芍、马齿苋、党参、蒲公英、白术、三七、水蛭、炙甘草等组成）可通过提高 UC 患者肠黏膜愈合质量，缓解其临床症状来治疗 UC，且复发率低。其将 86 例 UC 患者随机分为治疗组 43 例和对照组 43 例，对照组采用常规西药进行治疗，治疗组在此基础上增加中药健脾清热活血方进行治疗，两组均治疗 12 周。比较治疗前后两组肠黏膜功能、血清相关指标水平及中医症状积分变化，统计两组临床有效率及复发情况。结果显示，治疗后两组乳果糖（LAC）水平、乳果糖 / 甘露醇（L/M）比值、血清内毒素（ET）、二胺氧化酶（DAO）、降钙素原（PCT）水平均较治疗前降低，且治疗组明显低于对照组；治疗后两组临床各项症状积分均较治疗前明显降低，且治疗组溃疡、充血水肿、糜烂、腹泻症状积分及总积分明显低于对照组；治疗后治疗组总有效率（93.02%）显著高于对照组（76.74%）；随访期间治疗组复发 3 例（6.70%），对照组复发 8 例（18.60%），两组复发率比较，差异有统计学意义。

二、防治肠癌（intestinal cancer）方面研究

石晓静等研究健脾补肾方（由黄芪、白术、熟地黄、补骨脂、蛇六谷、神曲、甘草等组成）对肠癌原位移植瘤小鼠生存状况、瘤体抑制情况、肺转移以及基质金属蛋白酶 -2（MMP-2）、Ki67 蛋白表达的影响。其将 24 只 BALB/c 小鼠盲肠原位癌造模，造模后随机分组，分为健脾补肾方高、中、低剂量组和对照组，每组 6 只，灌胃给药，每天 1 次，共 14 次，连续给药 2 周。观察各组小鼠的生长状况、给药结束后比较瘤体重量；免疫组化和 Western blotting 检测增殖指标 Ki67。结果显示，与生理盐水组相比，健脾补肾方组的肺转移面积明显减少，MMP-2 多呈弱或中阳性表达，瘤重降低，Ki67 表达下调，表明健脾补肾方具有抑制小鼠肠癌原位移植瘤模型肺转移的作用，可能与改善小鼠生存状况、抑制肿瘤细胞增殖、下调 MMP-2、Ki67 蛋白表达有关。

有学者研究发现健脾补肾活血方（由党参、茯苓、薏苡仁、法半夏、竹茹、巴戟天、补骨脂、女贞子、山茱萸、焦山楂、黄精、当归、黄芪、鸡血藤、炒白术、陈皮、红枣等组成）可通过有效降低骨髓抑制的程度及发生率、协助化疗顺利进行、改善患者生活质量来改善大肠癌术后患者化疗相关毒副作用。该研究将 60 例大肠癌术后化疗患者随机分为对照组和治疗组各 30 例，对照组采取常规方案（FOLFOX4）化疗；治疗组在对照组治疗基础上加用健脾补肾活血方。1 月为 1 疗程，共观察 6 个疗程。结果显示，治疗后治疗组 Karnofsky 评分（KPS 评分）高于对照组；治疗组与对照组粒细胞计数构成比和血小板计数构成比差异有统计学意义；治疗组恶心、呕吐发生率明显低于对照组，差异有统计学意义。

有研究人员探讨补肾健脾法（由党参、土茯苓、薏苡仁、肉豆蔻、补骨脂、五味子、炒白术、陈皮、吴茱萸、枳实、枳壳、儿茶、当归、五倍子、黄芪、甘草等组成）应用于大肠癌围手术期治疗，并观察其临床疗效。其将纳入 116 例以脾肾亏虚为主的大肠癌患者，按完全随机原则分为治疗组和对照组各 58 例。治疗组常规西医药结合中药治疗，对照组行常规西医药治疗，试验后对其数据进行整合分析。结果显示，术后肛门排气时间治疗组较对照组时间短，具有显著性差异；术后并发症情况比较，治疗组较对照组少，具有显著性差异；在中医症候评分上治疗组优于对照组，表明补肾健脾法治疗能促进术后胃肠功能的康复，减少术

后排气时间以及住院天数，同时可防治术后一些并发症，减缓临床症状，提高治疗效果；该临床研究体现出了中医药补肾健脾法在大肠癌围手术期的优势和临床应用价值。

三、防治胃癌（gastric carcinoma）方面研究

封慧等研究健脾活血方（由黄芪、炒白术、炒白芍、炒薏苡仁、广陈皮、法半夏、麦冬、莪术、仙鹤草、白花蛇舌草、炒谷芽、炒麦芽等组成）对胃癌前病变胃黏膜组织中 CD44V6、MLH1 及 MSH2 表达的影响，探讨其作用机制。该研究除正常组外，多因素造模法建立胃癌前病变动物模型，将造模成功的 40 只大鼠随机分为模型组（0.9% 氯化钠溶液）、胃复春组（0.86g/kg）、健脾活血方高、中、低剂量组（32、16、8g/kg），每组 8 只，每组每天给予等量（10ml/kg）的不同药物灌胃一次，连续 10 天，实验末处死大鼠，给予相应处理后，快速免疫组织化学检测 CD44V6、MLH1 及 MSH2 表达情况。结果显示，活血方组 CD44V6 表达与模型组相比降低；活血方组 MLH1、MSH2 表达与模型组相比升高，表明健脾活血方防治胃癌的作用机制可能是降低 CD44V6 表达，上调 MLH1、MSH2 表达，减少细胞的非正常侵袭和转移，增强基因的错配修复功能，减少细胞的异常增殖和分化。

有研究发现，活血中药复方（由牡丹皮、赤芍、蒲公英、白花蛇舌草、半枝莲、蚤休等组成）可通过降低 NF-κB 炎症通路的表达和激活来治疗大鼠胃癌前病变。其将 40 只胃移植瘤裸鼠分为对照组、低、中、高剂量组，观察各组对移植瘤瘤重的影响，并计算抑瘤率，并用 RT-PCR 方法测定各组 NF-κB 的相对含量，比较各组对 NF-κB mRNA 表达的影响。结果显示，中药组 NF-κB mRNA 的表达明显下降。

有学者研究健脾补肾中药（由党参、炒白术、茯苓、山药、补骨脂、五味子、白扁豆、肉豆蔻、吴茱萸、炙甘草等组成）治疗胃癌术后替吉奥辅助化疗相关腹泻的疗效。该研究选取胃癌术后行替吉奥辅助化疗所致腹泻患者 90 例，随机分为观察组与对照组，每组各 45 例。对照组给予盐酸洛哌丁胺胶囊，观察组于化疗间歇期给予健脾补肾中药治疗。比较两组治疗时间，治疗前、治疗 5 天后的排便功能评分及血清免疫指标以及临床疗效。结果显示，观察组与对照组分别有 43 例、41 例有效患者，经过治疗后腹泻均停止；观察组与对照组平均治疗时间分别为（5.25±1.37）天和（8.30±1.85）天，差异有统计学意义，总有效率分别为 95.35%、78.05%，差异有统计学意义；治疗 5 天后，观察组排便功能评分低于对照组，NK 细胞活性、$CD3^+$、$CD4^+$、$CD4^+/CD8^+$ 水平均高于对照组，表明健脾补肾中药治疗胃癌术后替吉奥辅助化疗相关腹泻具有较好的临床疗效，能迅速消除或缓解腹泻症状，这可能与健脾补肾中药调节脾肾等脏腑功能、促进胃肠道功能恢复、维系或提高机体免疫状态等机制有关。

有研究发现健脾补肾益气养血方（由黄芪、黄精、白术、茯苓、甘草、女贞子、地榆、鸡血藤、阿胶、陈皮、清半夏、藤梨根等组成）在改善晚期胃癌患者的生活质量方面有明显疗效。其将 240 例晚期胃癌患者随机分为治疗组和对照组各 120 例，治疗组用中药健脾补肾益气养血方配合全身化疗进行治疗，并与单纯化疗组对照，两组化疗方案相同。结果显示，两组治疗效果差异无显著性，而治疗组患者的生活质量指标 KPS 评分、体重变化情况、疼痛症状评价缓解情况等均明显优于对照组。

乐琳琳等研究健脾补肾方（由党参、茯苓、黄芪、生薏苡仁、熟薏苡仁、补骨脂、女贞子、菟丝子、鹿角霜、当归、白术、陈皮、姜半夏、焦山楂、焦神曲、炙甘草等组成）治疗胃癌术后化疗患者，并观察其临床疗效。该研究将 90 例脾肾两虚患者随机分对照组和观察组各 45

例，对照组采用 FOLFOX4 化疗方案并对症处理，观察组在对照组治疗的基础上，于化疗间歇期辅以健脾补肾方治疗，两组均治疗 4 个疗程。于治疗前 3 天、治疗后 3 天评价两组的免疫状态、证候积分、KPS 评分及化疗不良反应。结果显示，治疗后对照组 NK 细胞活性及 $CD3^+$、$CD4^+$、$CD4^+/CD8^+$ 水平降低，与治疗前比较，差异均有显著性统计学意义；观察组 $CD4^+/CD8^+$ 水平升高，与治疗前比较，差异有非常显著性统计学意义；治疗后观察组 NK 细胞活性及 $CD3^+$、$CD4^+$、$CD4^+/CD8^+$ 水平均高于对照组，两组比较，差异均有显著性统计学意义，$CD8^+$ 水平低于对照组，两组比较，差异有显著性统计学意义；治疗后两组证候积分均降低，与治疗前比较，差异有显著性统计学意义；且观察组证候积分低于对照组，两组比较，差异有显著性意义。化疗 4 个疗程后，对照组 KPS 评分降低，与治疗前比较，差异有显著性意义；观察组 KPS 评分增加，与治疗前比较，差异有显著性统计学意义；观察组 KPS 评分高于对照组，两组差异有显著性统计学意义。观察组在血红蛋白（Hb）、白细胞计数（WBC）、血小板计数（BPC）减少及胃肠道症状不良反应方面，比例与程度均略轻于对照组，两组比较，差异均有显著性统计学意义，表明胃癌术后应用健脾补肾方辅助治疗有效维系或增强了机体的免疫状态，降低了化疗后不良反应的发生率及其严重程度，提高了患者的生活质量，对胃癌术后患者的综合治疗具有较好的临床疗效。

四、防治胃溃疡（gastric ulcer，GU）方面研究

白建乐等研究活血化瘀中药（由虎杖、当归、川芎、白芍、延胡索、丹参、三七、甘草等组成）对乙酸致 GU 大鼠胃组织及血清表皮生长因子（EGF）、胃组织表皮生长因子受体（EGFR）、丙二醛（MDA）和超氧化物歧化酶（SOD）表达的影响，并探讨活血化瘀中药促进 GU 愈合的作用机制。该研究采用实验性乙酸致大鼠 GU 模型，随机分为空白组、模型组、活血化瘀组、雷尼替丁组，连续给药治疗 14 天，采用 RIA 法测定血清及胃组织中 EGF 的含量，采用免疫组织化学 SP 法检测胃组织中 EGFR、MDA、SOD 的表达。结果显示，与模型组比较，活血化瘀组胃组织 EGF 含量增高，血清 EGF 含量增高，EGFR 面积百分比增高，EGFR 的积分光密度增高；活血化瘀组胃组织及血清中 SOD 含量高于雷尼替丁组；活血化瘀组胃组织及血清中 MDA 含量比模型组降低，表明活血化瘀中药防治 GU 的作用机制可能与调节胃组织和血清中 EGF、EGFR、SOD 和 MDA 的表达有关。

有研究发现，中药益气活血方（由生蒲黄、五灵脂、炒白芍、炙黄芪等组成）主要通过增加 GU 黏膜组织中 VEGF 和 VEGFR 表达，促进新血管的生成，从而提高溃疡愈合质量。该研究将 GU 模型大鼠随机分为模型组、奥美拉唑组、益气活血方组、奥美拉唑加益气活血方组。HE 染色观察新生血管数量，免疫组化测定胃组织中 VEGF 和 VEGFR 表达水平。结果显示，益气活血方加奥美拉唑组溃疡指数与奥美拉唑组相比有明显下降，益气活血方组微血管数量明显增多，益气活血方组 VEGF 表达与 VEGFR 表达随 GU 愈合进程而增强，愈合后表达降低。

有研究者探讨自拟化瘀清热健脾汤（由黄芪、人参、白术、茯苓、黄连、当归尾、生地黄、牡丹皮、炙甘草等组成）联合雷尼替丁治疗脾虚瘀热型 GU 患者 T 细胞亚群的作用机制。其将符合纳入标准的 50 例脾虚瘀热型 GU 患者随机分为观察组与对照组各 25 例。对照组患者给予雷尼替丁治疗；观察组患者给予自拟化瘀清热健脾汤联合雷尼替丁治疗，连续 8 周。治疗后，观察自拟化瘀清热健脾汤联合雷尼替丁对脾虚瘀热型 GU 患者 T 细胞亚群的影响，并与对照组做比较分析。结果显示，自拟化瘀清热健脾汤联合雷尼替丁可明显升高脾虚瘀

热型 GU 患者 CD3$^+$、CD4$^+$、CD4$^+$/CD8$^+$ 值、降低 CD8$^+$ 值。与治疗前比较，差异极显著；与对照组治疗后比较，差异均具有统计学意义，表明自拟化瘀清热健脾汤联合雷尼替丁能更好地调节脾虚瘀热型 GU 患者的免疫功能，与单用雷尼替丁比较，自拟化瘀清热健脾汤联合雷尼替丁治疗脾虚瘀热型 GU 具有更好的临床疗效。

五、防治肝硬化腹水方面研究

李嘉等研究活血方（由五爪龙、白术、白背叶根、猪苓、田基黄、茜草、土鳖虫、砂仁等组成）对肝硬化腹水大鼠肝功能及肝组织水通道蛋白 9（AQP9）表达的影响。该研究将 Wistar 大鼠，随机分为 6 组即正常组、模型组、健脾活血祛湿方高、中、低剂量组、秋水仙碱组，观察大鼠的一般情况，测定腹水量、检测谷丙转氨酶（ALT）、谷草转氨酶（AST）、白蛋白（ALB）的含量及 AQP9 mRNA 转录与蛋白翻译水平。结果显示，活血方促进模型大鼠腹水消退、改善相应肝功能指标，具有良好的保肝作用；活血方组 AQP9 mRNA 转录与蛋白翻译水平均有不同程度的升高，表明活血方防治肝硬化腹水的作用机制与通过其良好的保肝作用及对 AQP9 表达的升高作用有关。

有学者研究补肾活血汤（由熟地黄、山茱萸、山药、淫羊藿、泽泻、云茯苓、桃仁、土鳖虫、益母草、丹参、柴胡、陈皮等组成）治疗肝炎肝硬化腹水再生的临床疗效。其将符合诊断标准的 34 例随机分为两组，对照组 16 例，以西医常规方法治疗；在对照组基础上，治疗组 18 例加服补肾活血汤，疗程 1 年。观察 1 年内腹水再生时间、例数及总的腹水出现率。结果显示，治疗组腹水出现率为 22.22%，对照组为 56.25%，两组比较，差异有显著意义，表明补肾活血汤治疗肝炎肝硬化腹水再生疗效显著。

有研究者探讨温阳补肾祛瘀法（由茯苓、炙鳖甲、车前子、淫羊藿、鹿角胶、泽泻、当归、川芎、紫河车、牛膝、熟地黄、附子、鬼箭羽等组成）治疗脾肾阳虚型肝硬化腹水患者的临床疗效与安全性。其将 60 例肝硬化腹水患者，随机分为两组各 30 例，对照组常规保肝、利尿及补充白蛋白，纠正、预防电解质紊乱等治疗；试验组在对照组治疗基础上给予温阳补肾祛瘀汤治疗，疗程均为 1 月。结果显示，主要临床症状积分两组治疗前后比较，差异均有统计学意义；治疗后两组症状积分比较，差异均有统计学意义；两组治疗后体重、尿量、腹围比较，差异有统计学意义；腹水疗效总有效率试验组 90.0%，对照组 66.7%，差异有统计学意义；两组治疗前后各项肝功能指标比较，差异有统计学意义；两组治疗后总胆红素（TBIL）、谷丙转氨酶（ALT）比较，差异有统计学意义；症候疗效总有效率试验组 90.0%，对照组 76.7%，差异有统计学意义，表明温阳补肾祛瘀法治疗肝硬化腹水患者在消除腹水、改善肝肾功能、延缓病情进展、提高生活质量方面具有确切疗效。

第三节　补肾活血法在心血管系统疾病中的现代医学研究

肾主水，为阴，心主血，为阳，中医认为心与肾关系密切，心肾功能协调是阴阳平衡的重要因素。心血管疾病多为慢性疾病，在病程发展过程中，日久可累及肾，在这一过程中血瘀又是其常见病理因素，故肾虚血瘀是心血管疾病常见病机之一。补肾活血治疗大法在心血管系统常见疾病的临床防治过程中发挥了重要作用。现代研究表明，补肾活血法治疗心血管系统疾病的疗效机制是多方面的，其可能的作用机制分述如下：

一、防治高血压（hypertension）方面研究

王琼等研究补肾活血法（由菟丝子、牛膝、莱菔子等组成）改善自发性高血压（SHR）大鼠左心室纤维化的作用机制。该研究将 20 只 SHR 大鼠随机分为模型组和中药组，10 只 Wistar-Kyoto（WKY）大鼠作为正常对照组。干预 12 周后，应用 Masson 染色法检测大鼠左心室纤维化程度，RT-PCR 法检测大鼠左心室 Smad3 mRNA 表达水平，Western blotting 法检测大鼠左心室 Smad3 表达水平。结果显示，中药组大鼠心肌纤维化水平、Smad3 蛋白表达水平、Smad3 基因表达水平显著低于模型组，表明补肾活血法的作用机制是通过抑制 Smad3 的表达来改善 SHR 大鼠左心室纤维化进程。

有学者研究补肾活血法（由生地黄、熟地黄、山茱萸、茯苓、泽泻、牡丹皮、菟丝子、益母草、当归、钩藤、淫羊藿等组成）对单纯收缩期高血压（ISH）模型大鼠血压及骨桥蛋白（OPN）表达的影响。该研究采用法华林和维生素 K 诱导动脉中层钙化法（WVK 法）复制 ISH 大鼠模型，分为补肾活血汤组、氨氯地平组、中西药联用组、空白对照组、模型对照组，并予以相应的药物干预，8 周后检测各组大鼠血压、主动脉中膜厚度及 OPN 表达。结果显示，补肾活血法能够降低大鼠收缩压，缩小大鼠主动脉中膜厚度，减少 OPN 蛋白的表达，表明降低血压、减少 OPN 蛋白的表达、改善动脉中膜厚度和减少血管重塑可能是补肾活血法治疗 ISH 模型大鼠的作用机制之一。

有研究发现，补肾活血方（由桑寄生、川芎、丹参、淫羊藿等组成）可通过降低血清可溶性纤维蛋白单体复合物（SFMC）、脂蛋白残粒胆固醇（RLP-C）含量来防治 SHR。其将 28 只 SHR 大鼠随机分为空白对照组、吲达帕胺组、淫羊藿组及补肾活血方组，给药 8 周后，采用双抗体夹心 ABC-ELISA 法测定血清 SFMC 的含量，免疫沉淀法（IP）测定血清 RLP-C 的含量。结果显示，补肾活血方组大鼠血清 SFMC、RLP-C 含量均明显降低。

宋业琳等研究补肾活血法（由生地黄、熟地黄、山茱萸、茯苓、泽泻、牡丹皮、菟丝子、益母草、当归、钩藤、淫羊藿等组成）对 ISH 模型大鼠血管重塑的影响。该研究采用 WVK 法复制 ISH 大鼠模型，分为补肾活血汤组、氨氯地平组、补肾活血汤与氨氯地平联用组、空白对照组、模型对照组，予以相应的药物干预，8 周后检测大鼠尾端血压、血清 NO、血管紧张素Ⅱ（AngⅡ）水平。结果显示，补肾活血法能够增加 ISH 大鼠血清 NO 水平，降低血清 ANGⅡ水平，减少大鼠主动脉中膜厚度和动脉组织钙含量水平，表明通过改善 ISH 大鼠主动脉血管顺应性、降低 AngⅡ水平、减少动脉组织中钙含量是补肾活血法治疗 ISH 模型大鼠血管重塑的作用机制之一。

有研究者应用补肾活血合剂（由太子参、白术、生地黄、山茱萸、制大黄、淫羊藿、丹参等组成）对 SHR 模型大鼠血压、主动脉及主动脉中膜平滑肌细胞碱性成纤维细胞生长因子（bFGF）和 Ki-67 表达进行研究。其将 SHR 模型大鼠随机分为 3 组，即补肾活血合剂组、牛黄降压丸组和模型对照组，Wistar 大鼠为正常对照组。补肾活血合剂组给药量相当于按公斤体重换算成人（70kg）剂量的 10 倍量，牛黄降压丸组 0.8g/（kg•d），模型组及正常组给予 2.2ml 蒸馏水，并进行 bFGF 染色和 Ki-67 染色结果评定，表明补肾活血合剂所调控的生长因子 bFGF、Ki-67 与血管损害的特异性有关，可能是补肾活血合剂在降低血压、改善高血压血管损害中的作用机制之一。

有研究认为，补肾活血汤剂（由生地黄、山茱萸、怀山药、泽泻、牡丹皮、益母草、杜仲、

怀牛膝、白芍、当归、川芎、天麻等组成)可通过降低患者β2微球蛋白(β2-MG)、尿微量白蛋白(mALB)水平,改善肾功能来防治高血压早期肾损害,且对血脂水平无影响。该研究将92例高血压早期肾损害患者按随机数字表法分为观察组46例与对照组46例。对照组采用常规治疗,观察组在对照组基础上结合补肾活血汤治疗。两组疗程均为12周。比较两组治疗总有效率,治疗前后肾功能指标肌酐(Scr)、尿素氮(BUN)、β2-MG、mALB、血脂指标、24小时血压变化,观察不良反应。结果显示,观察组总有效率(91.30%)高于对照组(73.91%);两组Scr、BUN水平治疗后降低;观察组Scr、BUN水平治疗后低于对照组;两组β2-MG、mALB水平治疗后降低;观察组β2-MG、mALB水平治疗后低于对照组;两组24小时收缩压(SBP)和舒张压(DBP)治疗后明显下降;观察组24小时SBP和DBP治疗后低于对照组;两组均未见严重药物不良反应,表明补肾活血汤剂治疗高血压早期肾损害患者疗效显著,对血脂功能无影响,且安全可靠。

王芸素等研究补肾活血法中药(由熟地黄、山药、山茱萸、茯苓、牡丹皮、泽泻、丹参、川芎、杜仲、枸杞子等组成)对高血压病早期肾损害患者的疗效。其将76例辨证为肾虚血瘀的高血压病早期肾损害患者,随机分为治疗组39例,对照组37例,两组均以盐酸贝那普利(洛汀新)为常规治疗,治疗组在对照组的基础上加用补肾活血法的中药颗粒剂,8周为1疗程,观察两组治疗前后血压、24小时尿微量白蛋白(mALB)、β2-MG(β2微球蛋白)及临床症状疗效。结果显示两组血压均达标,治疗后治疗组24小时尿mALB、β2-MG明显降低,与对照组比较有统计学意义,并能改善临床症状,且无明显不良反应,表明补肾活血法是治疗高血压病早期肾损害的一种有效方法。

有学者研究补肾活血法(由山茱萸、杜仲、桑寄生、地龙、丹参、益母草、牡丹皮等组成)治疗老年性高血压病的临床疗效。其将治疗组30例用补肾活血法联合苯磺酸氨氯地平片(络活喜),对照组30例单用苯磺酸氨氯地平片,观察降压疗效、症状疗效、内皮素(endothelin,ET)、血栓素B2(TXB2)变化情况。结果显示,治疗组疗效明显优于对照组,收缩压、症状积分、ET、TXB2下降明显优于对照组,表明补肾活血法能有效降低老年性高血压患者的收缩压、ET和TXB2水平,改善其临床症状。

二、防治动脉粥样硬化(atherosclerosis,AS)方面研究

陈兴娟等研究补肾和脉方(由黄芪、黄精、桑寄生、淫羊藿、炒杜仲、女贞子、怀牛膝、泽泻、川芎、当归、地龙等组成)对载脂蛋白E基因缺陷(ApoE-/-)小鼠动脉粥样硬化斑块P-选择素和血管细胞黏附分子-1(VCAM-1)免疫组化表达的影响。该研究采用高脂饲料饲养法制备动物模型,药物干预12周后,观察P-选择素和VCAM-1的表达情况。结果显示,补肾和脉方可以明显降低斑块内P-选择素和VCAM-1的表达水平,表明补肾和脉方可能是通过抑制P-选择素和VCAM-1表达来防治AS的。

有研究者探讨补肾化瘀方(由女贞子、何首乌、丹参、赤芍、石菖蒲、远志、漏芦等组成)对ApoE-/-小鼠头臂干动脉粥样硬化斑块稳定性和斑块内细胞凋亡水平的作用机制。该研究采用高脂饲料饲养法制备动物模型,药物干预12周后,观察ApoE-/-小鼠动脉粥样硬化斑块稳定性和细胞凋亡情况。结果显示,补肾化瘀方干预后,动脉粥样斑块的校正脂质核面积(LCA/PA)减小,斑块纤维帽增厚,斑块趋于稳定;补肾化瘀方组斑块中细胞凋亡指数(AI)显著降低,斑块内Bcl-2蛋白表达升高、Bax蛋白表达显著降低,表明补肾化瘀方通过

减小脂质核面积、增加纤维帽厚度、抑制斑块内细胞凋亡来防治动脉粥样硬化斑块。

有学者研究补肾活血方（由熟地黄、怀牛膝、制何首乌、补骨脂、三七、制天南星、制半夏、石菖蒲等组成）联合西药常规治疗 AS 的临床疗效及对血脂水平、斑块数量等指标的影响。其将 100 例 AS 患者按随机数字表法分为对照组和观察组，对照组采用阿托伐他汀钙片常规治疗，观察组在对照组治疗基础上联合补肾活血方治疗，两组患者均连续治疗 3 个月。观察两组患者的临床疗效、血脂水平，并采用多层螺旋 CT 扫描成像技术测算冠状动脉狭窄率、斑块数量、计算 Agatston 冠状动脉钙化（CAC）积分，并比较中医证候积分的变化情况。结果显示，观察组有效率为 88.00%，显著高于对照组的 74.00%，差异有统计学意义；两组患者治疗后甘油三酯（TG）、总胆固醇（TC）、低密度脂蛋白胆固醇（LDL-C）均显著降低，高密度脂蛋白胆固醇（HDL-C）显著升高，差异均有统计学意义；两组患者治疗后冠状动脉狭窄率、各类型斑块数量以及 CAC 积分均显著降低，且观察组显著低于对照组，差异均有统计学意义；治疗后两组患者各证候积分均显著降低，且观察组显著低于对照组，差异均有统计学意义，表明在常规治疗基础上联合补肾活血方能更有效地稳定 AS 斑块，显著改善血脂水平，缓解临床症状，临床疗效显著。

有学者研究补肾活血方（由骨碎补、女贞子、熟地黄、枸杞子、川芎、丹参、三七粉、白芍等组成）治疗颈动脉粥样硬化斑块的有效性及安全性。该研究纳入颈动脉粥样硬化斑块患者 50 例，同时予补肾活血方颗粒剂，每日 1 剂，每日 2 次，冲服。连续治疗 12 周。观察治疗前后颈动脉超声相关指标，观察治疗前及治疗 4、8、12 周中医症状评分。观察治疗前后空腹血糖（FBG）、总胆固醇（TC）、LDL-C、血清 C 反应蛋白（CRP）、同型半胱氨酸（HCY）、IL-6、胰岛素样生长因子 -1（IGF-1）、骨保护素（OPG）水平，监测血、尿常规及肝、肾功能。结果显示，治疗后斑块 Crouse 积分、斑块等级积分较治疗前呈降低趋势，差异无统计学意义；改良斑块总积分、最大斑块面积较治疗前降低。治疗第 4、8、12 周，中医症状积分降低，且随着治疗时间增加，中医症状积分显著下降；中医疗效总有效率为 85.11%（40/47）；治疗后血清 FBG、TC 含量较治疗前降低，差异有统计学意义；血清 LDL-C、HCY、CRP、IL-6、IGF-1、OPG 较治疗前有降低趋势；血、尿常规及肝、肾功能未见异常，表明补肾活血方治疗颈动脉粥样硬化斑块临床疗效较好，可改善患者临床症状，缩小并稳定斑块，安全性较高。

有研究发现，补肾活血方（由淫羊藿、山茱萸、女贞子、何首乌、三棱、莪术、皂角刺、生蒲黄、穿山甲等组成）联合西药治疗脑卒中高危人群颈动脉粥样硬化斑块的临床疗效显著。该研究将 60 例脑卒中高危人群颈动脉粥样硬化斑块患者随机分为两组，两组均要求戒烟限酒、低脂低糖饮食，给予高血压、糖尿病、冠心病等基础药物治疗以及其他生活指导。对照组 30 例给予阿司匹林肠溶片，0.1g/ 次，1 次 /d，睡前口服；阿托伐他汀钙片，10mg/ 次，1 次 /d，睡前口服。治疗组 30 例在对照组治疗基础上加用补肾活血方，每日 1 剂，水煎服，早、晚温服。两组均以 3 个月为 1 个疗程，治疗 2 个疗程后判定疗效。结果显示，治疗组临床控制 7 例，显效 10 例，有效 9 例，无效 4 例，有效率为 86.67%；对照组临床控制 3 例，显效 7 例，有效 11 例，无效 9 例，有效率为 70.00%；两组对比差别有统计学意义，表明补肾活血方联合西药治疗脑卒中高危人群颈动脉粥样硬化斑块有较好疗效。

三、防治心肌梗死（myocardial infarction，MI）方面研究

杨伟峰等研究补肾活血方（由淫羊藿、丹参等组成）对急性心肌梗死（AMI）大鼠早期心

功能的影响以探讨其作用机制。其将60只Wistar大鼠随机分为模型组、假手术组、阳性药组及补肾活血方高、中、低剂量组，每组10只。除假手术组外其余大鼠采用冠状动脉结扎法建立AMI大鼠模型。阳性药组予依那普利灌胃，补肾活血方高、中、低剂量组分别予补肾活血方高、中、低剂量生药灌胃，假手术组与模型组予等量生理盐水灌胃。14天后，采用高分辨率超声影像系统测量大鼠左心室舒张末期前壁厚度（LVAWd）与后壁厚度（LVPWd）、左室舒张末期内径（LVEDD）和收缩末期内径（LVESD），计算左室舒张末期和收缩末期容积（LVEDV、LVESV）及射血分数（EF）、短轴缩短率（FS）、每搏输出量（SV），评价各组大鼠心脏结构和功能变化，ELISA法检测各组大鼠血清内皮素-1（ET-1）、AngⅡ水平。结果显示，补肾活血方高、中、低剂量组LVAWd均明显升高，EF、FS显著升高，AngⅡ水平明显下降，表明心肌梗死早期调节心室重构、改善心脏功能、调节AngⅡ、ET-1水平可能是补肾活血方治疗AMI大鼠早期心功能的作用机制之一。

有研究发现，补肾活血方（由熟地黄、当归、菟丝子、丹参、补骨脂、鸡血藤、川芎、益母草等组成）可通过激活Notch信号通路，动员MI大鼠内皮祖细胞（EPCs），促进血管新生，来促进MI大鼠心肌修复。该研究将48只雄性SD大鼠随机分为对照组、模型组、辛伐他汀组、补肾活血方高、低剂量组、人源抗重组人粒细胞集落刺激因子（rhG-CSF）组（简称CSF组），皮下注射异丙肾上腺素造模后1天、5天和14天后采用流式细胞仪检测外周血EPCs数量、CD34$^+$细胞，免疫组织化学检测心肌Notch1蛋白、CD34$^+$蛋白表达。结果显示，AMI 5天后补肾活血方高剂量组与CSF组外周血CD34$^+$细胞测值较空白组测值明显升高，2周后仍维持在较高水平，补肾活血方组外周血EPCs数量增多，心肌缺血损伤程度减轻，心肌组织中CD34$^+$含量增多，且Notch1蛋白表达量较模型组明显增多。表明补肾活血方防治MI的机制可能是增加外周血EPCs、CD34$^+$细胞数量，增加心肌组织Notch1蛋白表达，动员的外周血CD34$^+$细胞有可能流入MI部位，进而分化为心肌细胞与血管内皮细胞。

童晓云等研究中药补肾活血方（由熟地黄、当归、菟丝子、丹参、补骨脂、鸡血藤、川芎、益母草等组成）对AMI患者骨髓干细胞的动员作用。其将40例AMI患者随机分为补肾活血组和对照组各20例。除常规治疗外，补肾活血组每日加服补肾活血方，每日1剂，连用2周。在治疗前和治疗后第3、5、7、14天分别以流式细胞仪测定外周血中CD34$^+$细胞百分比及彩色多普勒超声诊断仪测定左室结构和功能，观察指标为左室舒张末内径（LVEDD）、左室收缩末内径（LVESD）、左室射血分数（LVEF）。结果显示补肾活血组和对照组治疗后CD34$^+$细胞百分比均逐步升高，于第5天达到高峰，两组比较存在显著性差异；至治疗后第14天时，对照组测值已明显降低，而补肾活血组测值仍维持于较高水平；经治疗28天后，补肾活血组LVEF增至（60.88±3.17）%，与治疗后7天时所测得的（51.75±5.63）%比较，呈明显改善；与对照组相比较，LVEF改善明显；补肾活血组LVEDD及LVESD则分别由治疗7天后时测值（62.31±5.60）mm与（41.87±4.92）mm降低至治疗28天后测值（52.51±2.32）mm与（33.56±3.66）mm，前后比较均有显著性差异；而对照组LVEDD及LVESD治疗后7天与治疗后28天比较未见显著性差异。表明补肾活血方可能通过动员骨髓造血干细胞，达到提高外周血骨髓干细胞水平的作用，从而能缩小梗死面积，对MI后心功能的恢复具有保护作用。

有学者研究MI患者血清基质金属蛋白酶-9（MMP-9）的表达情况，分析MMP-9的变化特征，探讨补肾活血中药（由女贞子、沙苑子、肉桂、黄芪、川芎、三七粉等组成）治疗MI患者的作用机制。其选择 AMI 患者 36 例,陈旧性心肌梗死患者 20 例,健康者 10 例。将 AMI 患者随机分为补肾活血中药组(常规药物加补肾活血中药)和对照组(常规药物),观察 2 周。于入院后 1 小时、24 小时、3 天、5 天、7 天、14 天采集肘静脉血,酶联免疫吸附法检测血清 MMP-9 表达水平,免疫比浊法检测 C- 反应蛋白(CRP),蛋白质印迹法(Western blotting)检测心肌肌钙蛋白 I(cTnI)。结果显示,AMI 患者血清 MMP-9 表达水平入院后 1 小时显著高于陈旧性心肌梗死患者和健康者,入院后 3 天继续升高,5 天达高峰,后逐渐下降,7 天后持续回落,至 14 天显著低于入院后 1 小时水平,与 cTnI 和 CRP 均呈正相关性;补肾活血中药组治疗后 MMP-9 的表达水平显著低于对照组治疗后。表明 AMI 患者前期 MMP-9 表达水平与 cTnI、CRP 基本一致,但高表达期持续时间更长,补肾活血中药能够降低 AMI 患者 MMP-9 表达水平。

四、防治慢性心力衰竭(chronic heart failure, CHF)方面研究

李雨真等研究补肾活血汤(由制附子、补骨脂、熟地黄、山茱萸、党参、黄芪、丹参、赤芍、葶苈子、大枣等组成)对 CHF 大鼠的干预作用。该研究将 60 只 32 周龄自发性高血压大鼠随机分为五个治疗组,每组 12 只;另 12 只正常大鼠作为空白对照组。治疗组分别给予补肾活血汤高、中、低剂量和卡托普利灌胃,模型对照组与空白对照组给予同剂量的蒸馏水灌胃。给药 8 周后,采用 ELISA 法检测每组大鼠血清 sFas、MMP-2 的水平。结果显示,补肾活血汤组大鼠血清 sFas 和 MMP-2 水平下降,表明补肾活血汤可降低 CHF 大鼠血清 sFas 和 MMP-2 水平,从而减少心肌细胞凋亡和抑制左室重构,起到防治 CHF 的作用。

有研究发现,补肾活血汤(由制附子、补骨脂、熟地黄、山茱萸、党参、黄芪、丹参、赤芍、葶苈子、大枣等组成)能通过改善患者心功能、提高运动耐量、降低炎症反应来治疗 CHF 患者,且临床疗效较好。该研究选择 210 例 CHF 患者,按随机数字表法随机分为治疗组与对照组,对照组予以单纯西医治疗,治疗组在对照组治疗的基础上加用补肾活血汤。观察两组临床疗效、心功能指标、超敏 C 反应蛋白及 6 分钟步行距离治疗前后的变化。结果显示,治疗组总有效率高于对照组,治疗组治疗后在心功能指标、超敏 C 反应蛋白及 6 分钟步行距离方面均较对照组改善明显。

有研究者探讨补肾活血汤(由制附子、补骨脂、熟地黄、山茱萸、党参、黄芪、丹参、赤芍、葶苈子、大枣等组成)对 CHF 患者临床疗效及对穿透素 -3(PTX-3)的影响。该研究将 60 例患者按随机数字表法分为两组,对照组 30 例用西医常规治疗,治疗组 30 例在对照组治疗基础上加服补肾活血汤,每日 1 剂,疗程 14 天。观察两组临床症状积分、左室舒张末内径(LVED)、左室射血分数(LVEF)、血浆脑钠肽(BNP)、PTX-3 水平的变化。结果显示,治疗组总有效率为 90%,对照组为 80%,两组比较差异有统计学意义;治疗组治疗后 BNP、PTX-3 均较对照组明显改善,两组患者 LVED、LVEF 均较治疗前好转,但差异无统计学意义,表明在常规西医治疗基础上加用补肾活血汤治疗 CHF 安全有效,可以降低 PTX-3 浓度,改善炎症反应,抑制心室重塑。

李洁等研究补肾活血汤(由制附子、补骨脂、熟地黄、山茱萸、党参、黄芪、丹参、赤芍、葶苈子、大枣等组成)治疗 CHF 患者的临床疗效。其将 136 例 CHF 患者按照随机数字表法分为治疗组和对照组各 68 例。两组均给予西医常规治疗,治疗组加服补肾活血汤,疗程均为 28 天。观察治疗前后的临床疗效,以彩色多普勒超声心动图测定左室舒张末内径

（LVDD）、左室收缩末内径（LVDS）、心排血量（CO）和左室射血分数（LVEF），并检测血浆脑钠肽（BNP）、内皮素（ET）、一氧化氮（NO）水平，行6分钟步行试验（6MWT）。结果显示，治疗组总有效率94.12%，优于对照组77.94%。治疗组治疗后LVDD、LVDS较治疗前降低，LVEF、CO较治疗前提高，血浆BNP、ET水平较治疗前降低，NO水平较治疗前升高，6MWT较治疗前改善，治疗组疗效优于对照组，差异有统计学意义。表明补肾活血汤治疗CHF有确切的疗效，对心功能各项指标均有明显的改善作用。

有学者研究健脾补肾活血利水法（由肉桂、制附片、山茱萸、山药、熟地黄、茯苓、牡丹皮、泽泻、党参、炙黄芪、车前草、桃仁、红花、益母草等组成）治疗CHF患者的临床效果。其选择60例CHF患者，随机分为治疗组和对照组，两组常规治疗相同，治疗组加服健脾补肾活血利水汤剂，治疗1个月后观察两组患者心功能分级、BNP水平、6分钟步行试验结果，并评价疗效。结果显示两组患者心功能分级、BNP水平、6分钟步行试验与治疗前相比均明显改善，且治疗组优于对照组，差异具有统计学意义，表明在常规治疗基础上加用健脾补肾活血利水法对改善CHF患者的心功能分级、BNP水平、6分钟步行试验等均具有显著作用。

第四节　补肾活血法在泌尿系统疾病中的现代医学研究

肾虚血瘀是泌尿系统疾病的重要病因病机之一。历代医家认为泌尿系统疾病的成因与瘀血有关，与肾脏、膀胱关系密切。由于脾肾两虚，水湿停聚，使气血运行不畅，渐致肾脏瘀阻络伤，故临床以益气健脾、补肾活血为根本大法。现代研究表明，补肾活血法治疗泌尿系统疾病的疗效机制是多方面的，其可能的作用机制分述如下：

一、防治肾病综合征（nephrotic syndrome，NS）方面研究

左春霞等研究五味子复方（SM）（由五味子、黄芪、丹参等组成）对阿霉素肾病（Adriamycin nephropathy，AN）的作用机制。其将27只雄性BALB/c小鼠随机分为对照组、AN模型组和SM治疗组，单次尾静脉注射阿霉素法建立AN模型，收集尿及肾组织，检测其质量、右肾质量、24小时尿白蛋白排泄率（UAER）；光镜下观察肾组织形态改变；免疫荧光检测各组肾小球肾母细胞瘤1（WT1）；RT-PCR检测各组肾皮质足细胞特异性标志蛋白（nephrin蛋白）mRNA和膜蛋白（podocin）mRNA。结果显示治疗组的右肾质量、UAER低于模型组；治疗组nephrin mRNA和podocin mRNA表达水平高于模型组；肾小球荧光染色示WT1在对照组正常，模型组呈节段性缺失，治疗组缺失较轻，表明SM可以通过上调WT1蛋白、nephrin和podocin mRNA的表达，保护足细胞，减少AN小鼠的蛋白尿，从而起到防治ADN的目的。

有研究发现，补肾活血中药（由大黄、丹参、黄芪、茵陈等组成）可通过上调WT1、nephrin蛋白以及结蛋白（desmin蛋白）的表达，维持足细胞的正常功能，从而减轻小鼠的肾脏损伤来治疗阿霉素诱导的AN。该研究将24只雄性BALB/c小鼠随机分为对照组、AN模型组和补肾活血中药治疗组，采用尾静脉注射阿霉素法建立肾病模型，收集各组血、尿及肾组织，检测血浆白蛋白（ALB）、体质量、右肾质量、血清白蛋白（ALB）、尿白蛋白/尿肌酐比值（UACR）、尿蛋白排泄率（UAE）；光学显微镜下观察肾组织形态改变；间接免疫荧光法和RT-PCR法检测各组肾组织WT1、nephrin蛋白以及desmin的表达情况。结果显示，AN模型组ALB明显低于对照组与治疗组，AN模型组UAE明显高于对照组和治疗组；与AN模

型组比较，治疗组升高 WT1 和 nephrin 蛋白阳性表达、降低 desmin 蛋白阳性表达；表明补肾活血中药治疗 AN 的作用机制可能与减少 AN 小鼠的蛋白尿、升高 WT1 和 nephrin 蛋白阳性表达、降低 desmin 蛋白阳性表达有关。

张悦等研究补肾活血泄浊汤（由大黄、丹参、黄芪、茵陈等组成）对阿霉素所致大鼠微小病变肾病脂质过氧化损伤的影响。该研究采用阿霉素致大鼠微小病变肾病模型。治疗组灌服中药复方补肾活血泄浊汤，正常组和模型组灌服生理盐水。观察中药复方对肾组织匀浆超氧化物歧化酶（SOD）、丙二醛（MDA）含量、肾功能及肾脏病理损伤的影响。结果显示，治疗组的尿蛋白、血清胆固醇、血清白蛋白以及肾组织 SOD、MDA、病理形态的改变均较模型组减轻，表明补肾活血泄浊汤能够升高血清白蛋白、降低血清胆固醇、改善肾组织活性、氧清除酶活性，从而改善微小病变肾病脂质过氧化损伤。

有学者研究补肾活血法组方（由黄芪、五味子、川芎、荠菜花、炒决明子、茯苓、土茯苓、丹参、三棱、生大黄、大黄炭、莪术等组成）联合西药治疗 NS 的临床效果。其选择 60 例 NS 患者随机分为常规组和联合组各 30 例，常规组患者给予常规西药（泼尼松＋雷公藤多苷）治疗，联合组患者给予补肾活血法组方联合西药（泼尼松＋雷公藤多苷）治疗，两组患者均进行 3 个月治疗，比较两组患者的治疗效果。结果显示，联合组患者水肿消失时间、蛋白尿转阴时间明显短于常规组；联合组患者治疗总有效率、血清白蛋白水平明显高于常规组，尿蛋白定量、胆固醇、甘油三酯水平明显低于常规组，表明补肾活血法组方联合西药治疗 NS 效果显著，可有效提升 NS 患者治疗效果，改善 NS 患者临床症状。

高嘉妍等研究补肾活血法组方（由黄芪、荠菜花、土茯苓、茯苓、炒决明子、丹参、川芎、生大黄、大黄炭、五味子、三棱、莪术等组成）联合西药治疗 NS 的临床疗效。该研究将 120 例 NS 患者随机分为对照组和治疗组各 60 例。对照组采用西医常规治疗方法及对症支持治疗：泼尼松 1mg/（kg•d），顿服，8 周后逐渐减量，每周减 5mg；雷公藤多苷 10mg，每天 3 次。治疗组在对照组基础上加用补肾活血法组方。两组均治疗 3 个月后观察临床疗效，于治疗前后采用双缩脲法检测 24 小时尿蛋白定量；溴甲酚绿检测法检测血白蛋白（ALB）水平；酶法检测 TC 和 TG 水平。结果显示治疗组临床疗效总有效率为 90%，对照组为 65%，治疗组明显优于对照组。与治疗前比较，两组治疗后 24 小时尿蛋白定量显著下降、血 ALB 显著升高；治疗组 24 小时尿蛋白定量下降程度优于对照组，血 ALB 升高程度亦优于对照组。两组治疗后 TG、TC 水平显著下降，且治疗组 TC 下降程度优于对照组，表明补肾活血法组方联合西药治疗 NS 患者能显著提高临床疗效，降低其尿蛋白及血脂水平。

有研究者发现，补肾活血法（由冬虫夏草、黄芪、芡实、丹参、川芎、三棱、莪术、柴胡等组成）治疗难治性 NS 有良好的临床疗效。该研究随机设治疗组 67 例，采用补肾活血法配合常规西医治疗，对照组 68 例常规治疗。两个月为 1 疗程，6 疗程后统计疗效。结果显示治疗组总有效率 92.5%，对照组 47.1%，表明补肾活血法对难治性 NS 有良好疗效。

二、防治系膜增生性肾炎（mesangial proliferative glomerulo nephritis，MsPGN）方面研究

王丽敏等研究补肾活血法组方中药（由大黄、丹参、黄芪、茵陈等组成）防治 MsPGN，探讨基质金属蛋白酶 -2（MMP-2）、膜型基质金属蛋白酶 -1（MT1-MMP）、基质金属蛋白酶组织抑制剂 -2（TIMP-2）在高糖培养的肾小球系膜细胞（GMC）中的表达情况。该研究将体外

培养的 GMC 分为高糖组（30mmol/L）、正常糖组（5.4mmol/L）和高糖 + 补肾活血法组方中药组。采用 ELISA 法测定 GMC 上清液中Ⅳ型胶原的分泌情况，免疫细胞化学法及流式细胞仪（FCM）检测 MMP-2、MT1-MMP、TIMP-2 的蛋白表达。结果显示补肾活血法组方中药可以上调 MMP-2 的表达，下调 TIMP-2 的表达，减少胶原合成，表明补肾活血法组方中药治疗 MsPGN 的作用机制可能是加速细胞外基质降解、减少细胞外基质积聚，具有良好的疗效。

有学者研究补肾活血组方制剂（由大黄、丹参、黄芪、茵陈等组成）对 MsPGN 的干预作用。其将 54 只 SD 大鼠随机分为正常组、模型组、补肾活血中药干预组，实验连续 8 周，于第 2、4、8 周末 3 次采集肾脏标本，免疫组化及流式细胞仪检测 TGFβ1、Ⅳ型胶原、MMP-9、MMP-10、层粘连蛋白（LN）和 TIMP-1 的表达。结果显示补肾活血组方制剂能下调 TGFβ1、Ⅳ型胶原、LN 及 TIMP-1 表达，促进 MMP-9 表达和 MMP-10/TIMP-1 比值恢复性上调，表明补肾活血组方制剂可通过调控 MsPGN 的 MMP-9、TIMP-1 表达，在延缓肾小球疾病的进展和防治肾小球硬化方面具有良好的疗效。

有学者研究补肾活血汤（由川芎、当归、补骨脂、肉苁蓉等组成）对 MsPGN 的疗效及其作用机制。其将 96 例经皮肾穿刺活检证实的 MsPGN 患者分成两组，两组患者在接受一般及对症治疗的同时，治疗组 50 例用补肾活血汤加贝那普利（洛汀新）治疗，对照组 46 例加用贝那普利治疗。治疗前及治疗 2 个月后分别观察 24 小时尿蛋白定量、血尿素氮、肌酐、尿红细胞、尿纤维蛋白原降解产物（FDP）、尿补体 C3、尿 N- 乙酰 β-D 氨基葡萄糖苷酶（NAG）及尿 β2 微球蛋白（β2-MG）的变化。结果显示两组治疗前、后 24 小时尿蛋白定量及尿红细胞均有显著下降；补肾活血汤治疗组总有效率明显高于贝那普利对照组；治疗组经治疗后尿 FDP、尿 NAG 及尿 β2-MG 有明显下降，而对照组则下降不明显，表明补肾活血汤对 MsPGN 具有防治作用，其作用机制可能与降低尿中 FDP 有关。

张勉之等研究补肾活血方（由大黄、丹参、黄芪、茵陈等组成）防治 MsPGN 大鼠肾小球硬化的作用机制。其将 54 只雄性 SD 大鼠随机分为正常组、模型组、治疗组，每组 18 只，尾静脉注射抗大鼠胸腺细胞抗血清（ATS）建立 MsPGN 模型，治疗组在 ATS 注射后即以补肾活血方灌胃，每日 1 次，灌胃剂量为 5ml/kg。各组分别于第 2、4、8 周各取 6 只大鼠，测定尿蛋白（Upro）、血尿素氮（BUN）和肌酐（Scr）含量；切取肾脏用于病理学观察及免疫组化检测肾组织型胶原（Col-Ⅳ）和层粘连蛋白（LN）的表达。结果显示治疗组肾小球系膜细胞增生程度明显减轻，系膜基质明显减少；治疗组大鼠各时间点 Upro、BUN 和 Scr 含量较模型组均明显降低，肾组织 LN、Col-Ⅳ 相对含量、积分光密度（ILD）较模型组降低，表明补肾活血方能抑制 MsPGN 大鼠肾组织 Col-Ⅳ 和 LN 的表达，可能是补肾活血方防治 MsPGN 大鼠肾小球硬化的作用机制之一。

三、防治肾小球肾炎（glomerular nephritis，GN）方面研究

有研究者发现补肾活血法（由黄芪、荠菜花、土茯苓、茯苓、炒决明子、丹参、川芎、生大黄、大黄炭、五味子、三棱、莪术等组成）治疗慢性肾小球肾炎的临床疗效显著。该研究将 100 例患者随机分为对照组 50 例和治疗组 50 例。对照组采用西医常规治疗，治疗组加用补肾活血法中药汤剂，12 周后观察疗效。结果显示治疗组总有效率为 94%，与对照组比较差异有统计学意义。两组经治疗后 24 小时尿蛋白定量、BUN 均显著下降，治疗组优于对照

组；治疗组尿红细胞数、Scr 与治疗前相比显著下降，差异有统计学意义，表明补肾活血法对慢性肾小球肾炎有良好的疗效。

▌四、防治肾间质纤维化（renal interstitial fibrosis，RIF）方面研究

高志卿等研究补肾活血方（由枸杞子、杜仲、续断、狗脊、补骨脂、桃仁、制大黄等组成）对 RIF 的防治作用。该研究采用酵母、腺嘌呤制作尿酸性肾病大鼠模型，采用 RT-PCR 法动态观察大鼠肾脏中 TGF-β1、结缔组织生长因子（connective tissue growth factor，CTGF）mRNA 表达情况及补肾活血方对其影响。结果显示，造模后，TGF-β1、CTGF mRNA 在尿酸性肾病大鼠肾组织中的表达均有所增加；与正常组比较，TGF-β1 mRNA 的表达在第 1 周末无明显变化，第 2 周后表达明显增加；CTGF mRNA 的表达在第 1 周末即出现明显增加，且维持高水平表达至第 5 周末；各给药组大鼠予以相应药物治疗后，TGF-β1 mRNA 表达有不同程度的降低。表明补肾活血方可降低尿酸性肾病大鼠肾脏中 TGF-β1 mRNA 表达，可能是其防治 RIF 的作用机制之一。

有学者研究尿酸性肾病大鼠肾脏中整合素 α5、整合素 β1 mRNA 表达及补肾活血方（由枸杞子、杜仲、续断、狗脊、补骨脂、桃仁、制大黄等组成）对其影响。该研究采用酵母、腺嘌呤制作尿酸性肾病大鼠模型，应用 RT-PCR 法，动态观察大鼠肾脏中整合素 α5、整合素 β1 的 mRNA 表达及补肾活血方对其影响。结果显示，给药组整合素 α5、整合素 β1mRNA 表达有不同程度的降低，表明补肾活血方防治肾间质纤维化的作用机制可能是下调尿酸性肾病大鼠肾脏中整合素 α5、整合素 β1 mRNA 表达。

▌五、防治慢性肾衰竭（chronic renal failure，CRF）方面研究

陈卫平等研究补肾活血胶囊（由山茱萸、制何首乌、枸杞子、熟地黄等组成）治疗 CRF 的药理作用。其采用 CRF 模型大鼠，检测血肌酐、尿素氮、血红蛋白和肾组织血流量。结果显示补肾活血胶囊可明显降低 CRF 模型大鼠的血肌酐和尿素氮，升高血红蛋白；可明显增加大鼠肾组织血流量；提高大鼠巨噬细胞吞噬百分率和吞噬指数，表明补肾活血胶囊对 CRF 具有良好的治疗作用。

有研究人员探讨补肾活血排毒法（由黄芪、补骨脂、丹参、川芎、茵陈、五灵脂、白术、大黄、大黄炭、蒲黄炭等组成）治疗 CRF 的临床疗效。该研究将 68 例 CRF 患者随机分为对照组和治疗组各 34 例，对照组采用常规西医治疗，治疗组在对照组治疗基础上采用补肾活血排毒法治疗，比较两组患者的临床效果。结果显示，经过治疗后治疗组患者总有效率及实验室指标改善情况均明显优于对照组，差异具有统计学意义，表明补肾活血排毒法治疗 CRF 临床疗效显著，可有效改善患者实验室指标。

有学者研究补肾活血汤（由黄芪、党参、淮山药、白术、山茱萸、生大黄、水蛭、延胡索、丹参、川芎、益母草、石韦、车前子等组成）治疗 CRF 的临床疗效。其将 63 例 CRF 患者随机分为对照组 31 例，用海昆肾喜胶囊治疗，治疗组 32 例在对照组治疗基础上加用补肾活血汤治疗。结果显示治疗组总有效率为 81.3%，对照组为 58.1%，两组比较有统计学意义，表明补肾活血汤能延缓 CRF 进展，改善肾功能。

张勉之等研究补肾活血法（由黄芪、冬虫夏草、芡实、杜仲、白术、丹参、川芎、三棱、莪术、大黄、大黄炭等组成）治疗 CRF 临床疗效。该研究随机设治疗组 95 例，采用补肾活血

法配合常规西医对症治疗,对照组 76 例常规西医治疗。4 周为 1 个疗程,2 个疗程后统计疗效。结果显示,治疗组总有效率为 92.6%,对照组为 48.7%,两组比较有统计学意义,表明补肾活血法治疗 CRF 有良好的疗效。

有研究者探讨补肾活血降逆排毒法组方的肾衰排毒散(由黄芪、冬虫夏草、川芎、生大黄、大黄炭等组成)治疗 CRF 的临床疗效。该研究设补肾活血降逆排毒法治疗组 904 例,给予肾衰排毒散治疗,纯西药对照组 452 例,1 年为 1 疗程,随访 1 年后统计疗效。结果显示治疗组总有效率为 92.58%,对照组为 51.54%,两组有显著性差异,表明肾衰排毒散治疗 CRF 有良好疗效。

第五节　补肾活血法在神经系统疾病中的现代医学研究

中医学认为肾脏与大脑(神经系统)息息相关,生理上互为滋助,病理上互为影响,在临床上有重要的理论意义,但肾、脑相关理论及其具体作用机制尚不明确。现代研究表明,补肾活血法治疗神经系统疾病的疗效机制是多方面的,其可能的作用机制分述如下:

一、防治帕金森病(Parkinson disease, PD)方面研究

在中医辨证辨病相结合的整体思路下,以现代系统论为指导,以肾、脑相关理论为基础,结合丰富的临床实践经验,许多中医学者对 PD 进行了深入探究,提出肾虚血瘀(肾虚为本、血瘀为标)是 PD 的主要病因病机,强调以补肾活血法防治 PD 的治疗原则。根据老年病共同病理基础是"肾虚血瘀",采用"补肾活血法"研制的补肾活血颗粒(补肾活血饮)治疗 PD,其临床疗效显著。

王海明等研究补肾活血饮(由山茱萸、石菖蒲、何首乌、肉苁蓉、当归、丹参、蜈蚣等组成)对帕金森病伴发抑郁模型大鼠行为学及脑内单胺类神经递质 5- 羟色胺(5-HT)、去甲肾上腺素(NE)及神经肽 Y(NPY)的影响。该研究通过直接向脑内注入 6- 羟基多巴胺损毁脑黑质致密部的方法建立 PD 模型,并采用慢性不可预见性温和应激及孤养方法建立抑郁模型。将造模成功的 75 只 PD 大鼠用随机数字表法分为模型组、补肾活血饮组、盐酸氟西汀组、多巴丝肼组、盐酸氟西汀 + 多巴丝肼组,每组 15 只;另取 20 只正常大鼠为正常组。通过糖水偏爱测试、强迫游泳实验、悬尾实验等方法检测大鼠行为;采用高效液相 - 电化学检测(HPLC-ECD)测定各组大鼠脑内 5-HT、NE 含量;用放射免疫法测定各组大鼠脑组织及血清中 NPY 含量。结果显示,补肾活血饮组大鼠体重升高,悬尾静止时间、强迫游泳不动时间均减少,糖水测试糖水偏爱率明显增高,血清及脑组织中 NPY 含量升高,脑组织中 5-HT 及 NE 含量均升高,表明补肾活血饮能促进 PD 伴发抑郁模型大鼠脑组织 NPY 释放,增加 5-HT、NE 含量,改善帕金森大鼠抑郁样行为,可能是补肾活血饮治疗 PD 的作用机制之一。

有学者研究补肾活血饮(由山茱萸、石菖蒲、何首乌、肉苁蓉、当归、丹参、蜈蚣等组成)治疗帕金森病伴发抑郁(Parkinson disease with depression, PDD)模型大鼠的疗效机制。除 20 只正常大鼠外,其余 100 只大鼠采用直接向脑组织内注入 6- 羟基多巴(6-OHDA)损毁脑黑质致密部的方法建立帕金森病模型,而后采用慢性不可预见性温和应激及孤养方法建立 PDD 模型。将 PDD 大鼠随机分为生理盐水模型组(模型组)、补肾活血饮组、盐酸氟西汀组、多巴丝肼组,应用 T 迷宫实验观察大鼠认知功能变化,糖水偏爱实验观察大鼠抑郁状态

程度,采用比色法测定各组大鼠血清 SOD、MDA 含量。结果显示补肾活血饮组 T 迷宫实验错误次数均明显减少,糖水偏爱率显著增加,SOD 水平均升高,MDA 水平降低,表明补肾活血饮能减少 PDD 模型大鼠脑内 MDA 水平,增加 SOD 水平,从而改善 PDD 大鼠抑郁样行为。

有研究发现补肾活血颗粒(由山茱萸、石菖蒲、何首乌、肉苁蓉、当归、丹参、蜈蚣等组成)可通过上调醌氧化还原酶(NQO1)和血红素加氧酶 -1(HO-1)的表达来治疗 PD。该研究将 20 只造模成功的大鼠随机分为模型组 10 只和治疗组 10 只,另设正常组 10 只。治疗组以补肾活血颗粒用生理盐水溶解灌胃,正常组、模型组以等量生理盐水灌胃,每日 1 次,连续 8 周。灌胃结束后用 Western blotting 法检测大鼠黑质 NQO1 和 HO-1 的表达变化。结果显示中药治疗组 NQO1 和 HO-1 表达均明显增加。

陈琦等研究补肾活血颗粒(由山茱萸、肉苁蓉、何首乌、川芎、当归、丹参、蜈蚣等组成)对 PD 模型大鼠黑质中脑源性神经营养因子(BDNF)和 5-HT 表达的影响。采用 6- 羟基多巴损毁黑质的方法建立 PD 大鼠模型,将 20 只造模成功的大鼠分成模型组 10 只和补肾活血颗粒治疗组 10 只,另设正常组 10 只。治疗组大鼠予补肾活血颗粒灌胃,正常组及模型组予等量生理盐水灌胃,连续 8 周。灌胃结束后,运用 Western blotting 法检测大鼠黑质 BDNF 和 5-HT 的表达。结果显示,治疗组 BDNF 和 5-HT 蛋白表达高于模型组,表明补肾活血颗粒能上调 PD 模型大鼠黑质中 BDNF 和 5-HT 表达。

有学者研究补肾活血颗粒(由山茱萸、肉苁蓉、何首乌、川芎、当归、丹参、蜈蚣等组成)对 PD 模型大鼠黑质中 TrkB 及 Tau 表达的影响。其将 33 只雄性 SD 大鼠随机分为正常组、模型组和补肾活血颗粒治疗组,应用免疫组织化学染色观察大鼠黑质中 TrkB、Tau 表达的变化情况。结果显示,治疗组 TrkB 表达显著增强;Tau 表达明显降低。表明补肾活血颗粒治疗 PD 的疗效机制可能与上调 PD 模型大鼠黑质细胞中的 TrkB 表达,强化了神经修复损伤因子作用及下调 Tau 蛋白,减轻细胞内蛋白质凝聚表达有关。

有学者探讨补肾活血颗粒(由山茱萸、肉苁蓉、何首乌、川芎、当归、丹参、蜈蚣等组成)对 PD 模型大鼠黑质 VEGF 及纹状体 Trkb、Tau 表达的影响。其将 33 只雄性 SD 大鼠随机分为生理盐水正常组、6- 羟基多巴胺(6-OHDA)模型组和补肾活血颗粒治疗组,应用免疫组织化学染色观察大鼠黑质细胞 VEGF 及纹状体 Trkb、Tau 表达的变化情况。结果显示治疗组 VEGF 表达显著增强,Trkb 表达显著增强,Tau 表达明显降低,表明补肾活血颗粒治疗 PD 的作用机制可能是通过上调与神经保护因子相关的 VEGF、Trkb 蛋白表达,营养神经细胞,增强血管新生和下调与蛋白质凝聚相关的 Tau 蛋白表达,抑制细胞凋亡,保护神经元。

有研究发现补肾活血颗粒(由山茱萸、肉苁蓉、何首乌、川芎、当归、丹参、蜈蚣等组成)可通过下调 Fas 和死亡结构域(FADD)表达来治疗 PD 模型大鼠。该研究将 60 只雄性 SD 大鼠随机分为正常组 10 只和造模组 50 只,采用 6- 羟基多巴胺注射造模。造模成功的 23 只随机分为模型组 10 只和中药组 13 只,中药组给予补肾活血颗粒灌胃,正常组和模型组给予等量生理盐水灌胃。应用免疫组化染色观察大鼠黑质、纹状体中 Fas 和 FADD 表达的变化情况。结果显示中药组 Fas 和 FADD 低于模型组,表明下调 Fas 和 FADD 表达可能是补肾活血颗粒治疗 PD 的作用机制之一。

徐睿鑫等研究补肾活血颗粒(由山茱萸、肉苁蓉、何首乌、川芎、当归、丹参、蜈蚣等组成)对 PD 模型大鼠黑质纹状体中 B 淋巴细胞瘤 -2 基因(Bcl-2)、细胞凋亡促进基因 Bax 表达的影响。其将 33 只雄性 SD 大鼠随机分为生理盐水正常组、6- 羟基多巴胺模型组和补肾活血颗粒治疗组，应用免疫组织化学染色观察大鼠黑质纹状体中 bcl-2、bax 表达的变化情况。结果显示模型组 bcl-2 在黑质和纹状体的细胞阳性表达率均高于正常组和治疗组，表明补肾活血颗粒治疗 PD 的疗效机制可能是上调 PD 大鼠黑质纹状体系统 bcl-2 蛋白表达及下调 bax 蛋白表达。

有学者研究补肾活血颗粒（由山茱萸、肉苁蓉、何首乌、川芎、当归、丹参、蜈蚣等组成）治疗 PD 的作用机制。其将 33 只 SD 模型大鼠随机分为治疗组 18 只和对照组 15 只，另设正常组 15 只，治疗组以中药补肾活血颗粒灌胃每日 1 次，连续 8 周。对照组及正常组以生理盐水灌胃 8 周，灌胃结束，观察 PD 大鼠旋转行为变化，后断头取脑，免疫荧光法观察大鼠脑腺苷 A2A 受体变化。结果显示治疗组大鼠旋转行为较对照组改善，治疗组大鼠脑纹状体 A2A 受体表达较对照组明显减弱，表明补肾活血颗粒能改善 PD 大鼠旋转行为，抑制 PD 大鼠纹状体腺苷 A2A 受体表达。

李绍旦等研究补肾活血饮（由山茱萸、石菖蒲、何首乌、肉苁蓉、当归、丹参、蜈蚣等组成）对 PD 模型小鼠脑内核转录因子 -κB（NF-κB）和一氧化氮（NO）的影响。该研究将 45 只 C57BL/6 小鼠随机分为正常组、模型组和补肾活血饮治疗组，分别采用 ELISA 法和分光光度法测定小鼠脑组织中 NF-κB 和 NO 浓度。结果显示模型组小鼠脑组织中 NF-κB 浓度高于正常组；补肾活血饮组脑组织 NO 含量也高于模型组，表明补肾活血饮治疗 PD 的作用机制可能与调节 NF-κB 和脑内 NO 含量有关。

有研究发现补肾活血饮（由山茱萸、石菖蒲、何首乌、肉苁蓉、当归、丹参、蜈蚣等组成）能通过改善 PD 大鼠不自主运动、促进 PD 模型大鼠脑组织 DRD2 表达、提高 DRD2 亲和力来治疗 PD。通过直接向脑组织内注入 6- 羟基多巴损毁脑黑质致密部的方法建立 PD 大鼠模型，并将 120 只 SD 大鼠随机分为正常对照组、生理盐水模型组和补肾活血饮治疗组，观察各组 PD 大鼠异常不自主运动变化；用放射免疫法测定治疗后大鼠脑组织多巴胺 D2 受体（DRD2）、平衡解离常数（KD）和最大结合量（B_{max}）的变化；免疫组化法观察脑组织 DRD2 受体阳性细胞数。结果显示补肾活血饮组大鼠损毁侧脑组织 DRD2、B_{max} 较模型组显著增高，KD 值较模型组下降；DRD2 受体阳性细胞数较模型组明显升高。

有学者研究补肾活血饮（由山茱萸、石菖蒲、何首乌、肉苁蓉、当归、丹参、蜈蚣等组成）对 PD 模型小鼠脑组织中细胞因子 α- 肿瘤坏死因子（TNF-α）、γ- 干扰素（IFN-γ）的影响。该研究将 45 只 C57BL/6 小鼠随机分为生理盐水正常组、1- 甲基 -4- 苯基 -1，2，3，6 四氢吡啶（MPTP）模型组和补肾活血饮中药组，用分光光度法和 ELISA 法分别检测各组小鼠脑组织 NO 及细胞因子 TNF-α、IFN-γ 含量。结果显示模型组 TNF-α、IFN-γ 含量高于正常组和中药组，表明降低 TNF-α、IFN-γ 含量可能是补肾活血饮治疗 PD 的疗效机制之一。

有研究者探讨补肾活血饮（由山茱萸、石菖蒲、何首乌、肉苁蓉、当归、丹参、蜈蚣等组成）对 PD 模型大鼠脑内孤儿核受体（Nurr1）和酪氨酸羟化酶（TH）的影响。该研究将 SD 大鼠 120 只分为造模组 100 只和正常对照组 20 只，其中造模组 SD 大鼠 100 只成功建立 PD 模型，平均分为模型组和实验组，分别给予生理盐水和补肾活血饮治疗，连续治疗 8 周。观察神经元病理改变、Nurr1 mRNA 表达水平及 SSN 中 TH 阳性细胞数量。结果显示治疗组的旋转周期明显低于模型组，Nurr1 mRNA 表达和 TH 阳性细胞显著高于模型组，表明补肾活血饮可通过增强 Nurr1 mRNA 表达，增加 TH 含量，促进 PD 模型大鼠脑 SSN 损伤神经元的修复。

杨明会等研究补肾活血饮（由山茱萸、石菖蒲、何首乌、肉苁蓉、当归、丹参、蜈蚣等组成）治疗 PD 的作用机制。其将 120 只 SD 大鼠按随机数字法分为正常对照组、生理盐水对照组、补肾活血饮治疗组，连续治疗 8 周。采用脑 PET 显像技术观察补肾活血法治疗后大鼠纹状体内多巴胺转运蛋白变化情况。结果显示补肾活血饮组大鼠损毁侧纹状体 DAT 放射性浓聚明显增加，表明补肾活血饮能增加 PD 模型大鼠纹状体多巴胺转运蛋白含量，提高 DA 利用率，可能是其治疗 PD 模型大鼠的作用机制之一。

　　有学者研究补肾活血饮（由山茱萸、石菖蒲、何首乌、肉苁蓉、当归、丹参、蜈蚣等组成）治疗 PD 的作用机制。该研究通过直接向脑组织内注入神经毒剂 6- 羟基多巴损毁脑黑质致密部建立 PD 模型大鼠。将 120 只 SD 大鼠随机分为健康对照组（对照组）、生理盐水对照组（模型组）和补肾活血饮治疗组（治疗组），连续治疗 8 周。观察各组治疗前及治疗 5 周起 PD 大鼠旋转行为特征的变化；应用 RT-PCR 观察各组大鼠中脑 M5 受体 mRNA 表达差异。结果显示补肾活血饮能明显改善 PD 模型大鼠的旋转行为，治疗组中脑 M5 受体 mRNA 相对表达值显著提高，表明补肾活血饮能提高 PD 模型大鼠中脑 M5 受体 mRNA 表达，促进多巴胺能神经元释放多巴胺（DA），从而改善 PD 大鼠的旋转行为，可能是其治疗 PD 模型大鼠的作用机制之一。

　　有研究发现补肾活血颗粒（由山茱萸、肉苁蓉、何首乌、川芎、当归、丹参、蜈蚣等组成）治疗 PD 抑郁的临床疗效显著。其采用随机、双盲、对照试验方案，将 65 例 PD 抑郁患者随机分为治疗组（补肾活血颗粒组）35 例和对照组 30 例，治疗组服用补肾活血颗粒加西药多巴丝肼片，对照组服用中药安慰剂加西药多巴丝肼片。疗程为 6 个月。观察治疗第 3、6 个月时两组汉密顿抑郁量表（HAMD）及帕金森病评定量表（UPDRS）积分变化。结果显示两组 HAMD 评分在治疗 3 个月时与治疗前比均无统计学意义，治疗组（14.22±4.51）与对照组（14.20±4.26）之间评分无统计学意义；6 个月时治疗组 HAMD 评分（8.17±4.24）与治疗前（14.71±4.47）比明显下降，有统计学意义，而对照组（15.13±4.39）与治疗前（14.53±4.31）比无统计学意义；两组 UPDRS 评分在治疗 3 个月、6 个月与治疗前 UPDRS 评分比较均下降，有统计学意义，但在 3 个月时两组之间评分比较无统计学意义，在 6 个月时两组之间评分比较有统计学意义，表明补肾活血颗粒可改善 PD 抑郁状态。

　　有学者研究补肾活血颗粒（由山茱萸、肉苁蓉、何首乌、川芎、当归、丹参、蜈蚣等组成）治疗 PD 的临床疗效。其采用随机、单盲双模拟对照试验，将 88 例 PD 患者随机分为补肾活血颗粒组 45 例和对照组 43 例。补肾活血颗粒组服用补肾活血颗粒加西药安慰剂；对照组服用多巴丝肼（美多巴）及中药安慰剂。疗程为 3 个月，观察治疗前后两组患者 PD 评定量表（UPDRS）和中医证候量表的积分变化。结果显示补肾活血颗粒组治疗后 UPDRS 评分为（51.2±5.7）分，与治疗前（55.3±6.8）分比较差异有统计学意义，与对照组治疗后（49.6±6.8）分比较差异无统计学意义。由 UPDRS 量表计算其进步率，补肾活血颗粒组为 77.8%，对照组为 81.4%，两组比较差异无统计学意义。补肾活血颗粒组治疗后中医证候量表评分为（19.2±3.2）分，与治疗前（23.5±3.6）分比较差异有统计学意义，与对照组治疗后（21.4±4.5）分比较差异有统计学意义。按中医证候量表计算其总有效率，补肾活血颗粒组为 88.9%，对照组为 39.5%，两组比较差异有统计学意义，表明补肾活血颗粒治疗 PD 效果良好，主要体现在改善 PD 患者中医临床症状方面。

　　李敏等研究补肾活血中药（由山茱萸、肉苁蓉、何首乌、川芎、当归、丹参、蜈蚣等组成）

对 PD 患者抑郁症状的影响。该研究将 96 例 PD 伴发抑郁症状患者随机分成治疗组 46 例和对照组 50 例。两组均以西药为基础治疗，其中治疗组加服补肾活血中药。两组患者均以 9 个月为疗程。采用汉密尔顿抑郁量表（HAMD）及脑电超慢涨落图技术（ET），观察患者在入组时、治疗 3 个月、治疗 6 个月、治疗 9 个月后的量表评分及脑内部分神经递质水平变化。结果显示治疗组患者脑内 5-HT、NE、DA 测定值较治疗前显著升高；治疗后治疗组患者脑内 5-HT、DA 测定值显著高于对照组，HAMD 评分显著低于对照组，表明补肾活血中药能提高 PD 患者脑内 5-HT、NE、DA 水平，降低 HAMD 量表评分，有效改善 PD 患者的抑郁症状。

有学者研究补肾活血颗粒（由山茱萸、肉苁蓉、何首乌、川芎、当归、丹参、蜈蚣等组成）改善 PD 患者运动功能的临床疗效。该研究采用多中心、随机双盲、安慰剂对照临床试验方法，共纳入 120 例 PD 患者。将其随机分为补肾活血颗粒组和安慰剂组，两组均以西药治疗为基础，补肾活血颗粒组加服补肾活血颗粒，安慰剂组加服安慰剂。由于补肾活血颗粒组有 5 例脱落，安慰剂组有 1 例因违反治疗方案而被剔除，还有 8 例脱落，最终完成治疗观察者共 106 例，其中治疗组 55 例，对照组 51 例，疗程均为 3 个月。主要结局指标：从运动量表、运动试验及肌张力检测等方面全面评价临床疗效，每个月随访 1 次。结果显示补肾活血颗粒组治疗后不同时间 UPDRS Ⅲ 评分、10 米折返运动试验中起立时间及静息状态肌张力检测指标与治疗前比较，差异均有统计学意义，且时间因素与处理因素存在交互作用。计时运动试验及 10 米折返运动试验中折返行走及转弯时间等指标，治疗后不同时间补肾活血颗粒组与治疗前比较，差异均无统计学意义，时间因素与处理因素也不存在交互作用。与安慰剂相比，补肾活血颗粒降低患者 UPDRS Ⅲ 的评分，缩短患者起立时间及改善患者肌张力的疗效更明显，表明补肾活血颗粒加西药在缓解 PD 患者运动功能障碍方面的效果优于单用西药治疗。

有研究者探讨补肾活血颗粒（由山茱萸、肉苁蓉、何首乌、川芎、当归、丹参、蜈蚣等组成）对 PD 患者睡眠量表（PDSS）评分的影响。其将 120 例 PD 患者随机分成治疗组 60 例和安慰剂对照组 60 例。其中治疗组服用补肾活血颗粒，对照组服用安慰剂，2 次 /d，两组均以美多巴等西药为基础治疗。两组患者均以 3 个月为治疗观察期，采用双盲设计，疗程结束后带药随访 6 个月观察。采用 PDSS 量表评定患者治疗过程中睡眠状况的变化。结果显示对照组患者睡眠质量在治疗 9 个月中均未有改善，治疗组患者无论在治疗观察期还是随访观察期中，PDSS 的评分均显著下降，表明补肾活血颗粒可以改善 PD 患者睡眠质量，且疗效稳定、不易反弹。

有学者研究补肾活血方治疗 PD 的临床效果。该研究选择 2006 年 9 月～2012 年 9 月门诊及住院 PD 患者 70 例，将其随机分为治疗组 35 例和对照组 35 例，治疗组给予补肾活血方中药（由制首乌、益智仁、黄精、熟地黄、银杏叶、地龙、丹参、郁金、川芎、生山楂等组成）和西药多巴丝肼（美多巴），对照组单用多巴丝肼，疗程均为 3 个月，采用 UPDRS 对两组患者治疗前后的症状进行评分；同时观察两组患者的非运动症状，包括失眠、便秘、多汗、精神障碍、乏力、不明原因导致的疼痛、认知障碍等的发生率。结果显示治疗组用药前后的 UPDRS 评分差较对照组大，差异有统计学意义；治疗后治疗组的非运动症状，如失眠、便秘、多汗、乏力的发生率与对照组比较，差异有统计学意义；而精神障碍、不明原因导致的疼痛、认知障碍等虽较对照组有所降低，但差异无统计学意义，表明补肾活血方可明显改善 PD 患者的运动症状，同时对于非运动症状如失眠、便秘、多汗、乏力等亦有明显的改善。

二、防治脑梗死（cerebral infarction，CI）方面研究

向仕平等研究并探讨补肾活血丹（由黄芪、川芎等组成）对CI模型小鼠海马、皮质凋亡相关基因 *Bcl-2*、*Bax* 含量及其蛋白表达的影响。该研究应用流式细胞仪测定CI模型小鼠细胞群中细胞凋亡基因 *Bcl-2*、*Bax* 的比例和 Bax、Bcl-2 蛋白含量。结果表明：补肾活血丹组可见海马区及皮层区 Bcl-2 免疫表达增强明显，而 Bax 的免疫表达则与用药剂量及区域有关，补肾活血丹组显著降低海马区和皮层区 Bax 的表达，Bcl-2 蛋白水平在补肾活血丹组明显下调，表明CI与神经细胞凋亡有关，补肾活血丹治疗CI模型小鼠有一定的疗效。

有学者研究芪寄补肾活血通络汤（由黄芪、桑寄生、蒲黄、石菖蒲、当归、胆南星、川芎等组成）治疗CI的临床疗效。该研究将62例CI患者随机分为两组，对照组30例，采用防治脑水肿、调整血压、脑细胞保护、对症支持等西药常规治疗；治疗组32例，在对照组治疗基础上加用芪寄补肾活血通络汤治疗。结果显示治疗组总有效率为90.63%，对照组总有效率为76.67%，两组比较，差异有显著性意义，治疗组治疗后全血比黏度低切值、血浆黏度、红细胞比积、纤维蛋白原均显著降低，与治疗前比较，差异有显著性意义；对照组治疗后全血比黏度低切值、红细胞比积降低，与治疗前比较，差异有显著性意义。治疗组治疗后全血比黏度高切值、全血比黏度低切值、血浆黏度、纤维蛋白原指标与对照组治疗后比较，差异有显著性意义，提示治疗组疗效优于对照组，表明芪寄补肾活血通络汤治疗CI的疗效确切。

有研究者探讨补肾活血汤（由熟地黄、杜仲、枸杞子、山茱萸、当归尾、没药、红花、独活、菟丝子、肉苁蓉等组成）对CI急性期患者的神经功能、血浆凝血酶原时间（PT）、活化部分凝血活酶时间（APTT）、纤维蛋白原（Fib）及血液流变学的影响。其将符合纳入诊断标准的80例CI急性期患者随机分为治疗组和对照组各40例，治疗组采用西医基础治疗加服中药方剂补肾活血汤，对照组给予西医基础治疗，两组患者治疗前，治疗后15天、30天分别进行疗效评定。结果显示治疗组治疗15天、30天神经功能缺损评分、生活能力状态分级、临床疗效结果、PT、APTT、Fib、血液流变学等各项指标均有改善，疗效明显优于对照组，表明补肾活血汤治疗CI急性期疗效确切显著。

李维智等研究芪寄补肾活血通络汤（由黄芪、桑寄生、杜仲、红花、当归、川芎、延胡索、石菖蒲、蒲黄、茜草、蜈蚣等组成）联合西药治疗肾虚血瘀型CI患者的临床疗效。该研究将79例住院CI患者随机分为两组，对照组39例予以降低颅内压治疗：甘露醇、甘油果糖、呋塞米、类固醇激素、白蛋白等；控制收缩压为120～180mmHg或舒张压110～120mmHg，如果血压＞220/120mmHg，缓慢降压；注意保持呼吸道通畅、抗感染等；溶栓：病发后3～6小时进行，静脉或动脉给药溶栓，6～12小时未见明显脑水肿，也考虑溶栓、尿激酶、纤溶酶原激活剂（t-PA）；溶栓后奥美拉唑避免消化道出血；抗凝：肝素、低分子肝素，必须作凝血检测；抗血小板：阿司匹林25mg/次，急性期可增至100mg/次，3次/d；噻氯匹定（抵克立得）125～250mg/次，1次/d；或氯吡格雷75mg/次，1次/d；降纤：增加纤溶系统活性和抑制血栓形成，降纤酶、巴曲酶（东菱精纯克栓酶）及蝮蛇抗栓酶等。治疗组40例芪寄补肾活血通络汤，1剂/d，水煎400ml，早晚口服，200ml/次；西药治疗同对照组。连续治疗14天为1疗程。观测临床症状、全血比黏度低切值、全血比黏度高切值、血浆黏度、红细胞比积、纤维蛋白原、不良反应。治疗1个疗程，判定疗效。结果显示治疗组痊愈10例，显效24例，有效3例，无效3例，总有效率92.50%。对照组痊愈6例，显效20例，有效2例，无

效 11 例,总有效率 71.79%。治疗组疗效优于对照组。血液指标两组均有改善,治疗组改善优于对照组,表明芪寄补肾活血通络汤联合西药治疗肾虚血瘀型 CI 患者疗效满意,无严重不良反应。

三、防治血管性痴呆(vascular dementia,VD)方面研究

有研究发现中药复方对 VD 大鼠脑组织超氧化物歧化酶(SOD)活性、NO 含量的变化,补肾法(补肾药组方由熟地黄、山茱萸、枸杞、肉苁蓉、制首乌、菟丝子等组成)和活血法(活血药组方由桃仁、红花、当归、川芎、赤芍、丹参等组成)可通过提高 SOD 活性、降低 NO 含量的作用来防治 VD 模型大鼠神经毒性。该研究将 53 只 Wistar 雄性健康大鼠采用大鼠脑组织反复缺血再灌注结合腹腔注射硝普钠的方法复制 VD 模型大鼠。造模前将大鼠随机数字法分为 6 组:假手术组($n=8$)、模型组($n=9$)、尼莫地平阳性药组($n=9$)、活血药组($n=9$)、补肾药组($n=9$)、化痰药组($n=9$)。造模前 3 天开始喂药,造模当天提前 2 小时灌胃,假手术组和模型组给予生理盐水 10ml/kg,其余各组分别给予活血药液、补肾药液、化痰药液、尼莫地平液灌胃。每天 1 次,直至造模 7 天。造模时将大鼠用 10% 的水合氯醛麻醉后,分离双侧颈总动脉。模型组、阳性药组及各中草药组在夹闭双侧颈总动脉之前,腹腔注射硝普钠,随即用无创动脉夹夹闭双侧颈总动脉,10 分钟后,再通 10 分钟,再夹闭 10 分钟。再通后缝合伤口,放回笼中保温饲养。假手术组的麻醉及手术过程与模型组相同,但不阻断颈总动脉、不注射硝普钠。第 8 天检测大鼠脑组织中 SOD 活性、NO 含量。结果显示,补肾法组和活血法组大鼠与模型组相比 SOD 活性升高、NO 含量降低;活血药组 SOD 活性和 NO 含量优于补肾药组。

张保平等研究补肾活血化痰法(由人参、鹿角胶、制首乌、益智仁等组成)对 VD 模型大鼠学习记忆及其脑组织中单胺氧化酶及单胺类神经递质的影响。该研究以持久性双侧颈总动脉结扎的方法建造缺血性血管性痴呆大鼠模型,观察其学习记忆成绩及测量脑组织中单胺氧化酶、单胺类神经递质含量变化。结果显示,补肾活血化痰法组能提高 VD 模型大鼠脑组织中单胺类神经递质的含量,降低单胺氧化酶的含量,改善其学习记忆成绩,表明补肾活血化痰法可通过提高 VD 模型大鼠脑组织中单胺类神经递质的含量,降低单胺氧化酶的含量来改善其学习记忆。

有学者研究补肾活血汤(由熟地黄、杜仲、枸杞子、牛膝、赤芍、当归、菟丝子、红花、肉苁蓉等组成)结合五神针治疗肝肾不足型 VD 患者的临床疗效。其将 130 例肝肾不足型 VD 患者随机分为两组,对照组 65 例给予多奈哌齐治疗,观察组 65 例在此基础上加用补肾活血汤结合五神针治疗,观察两组治疗前后症状体征积分、简易精神状态量表评分、长谷川痴呆量表评分、日常生活能力量表评分、血液流变学指标、SOD、丙二醛(MDA)及降钙素基因相关肽(CGRP)水平变化情况,统计两组临床疗效和不良反应发生情况。结果显示,治疗后两组智力减退、表情呆板、眩晕、耳鸣、乏力及反应迟缓积分、血细胞比容、全血黏度、纤维蛋白原及 MDA 水平均显著降低,简易精神状态量表评分、长谷川痴呆量表评分、日常生活能力量表评分、SOD 及 CGRP 水平均显著提高,且观察组以上指标改善情况均显著优于对照组;观察组治疗总有效率显著高于对照组。表明补肾活血汤结合五神针治疗肝肾不足型 VD 患者可显著减轻其临床症状与体征,促进智力水平恢复,提高日常生活质量,调节 SOD、MDA 及 CGRP 水平。

有研究者探讨补肾活血汤加减（由熟地黄、杜仲、枸杞子、牛膝、菟丝子、赤芍、当归、没药、木瓜、红花、覆盆子、独活、肉苁蓉等组成）结合五神针治疗肝肾不足型 VD 患者的临床疗效和作用机制。该研究将 180 例肝肾不足型 VD 患者随机分为补肾活血汤加减组、五神针组和针药结合组，每组各 60 例。补肾活血汤加减组给予补肾活血汤加减治疗，五神针组给予针刺百会、四神聪为主穴治疗，针药结合组同时给予补肾活血汤加减结合针刺百会、四神聪为主穴进行治疗，疗程均为 28 天。比较各组治疗前后长谷川痴呆量表（HDS），日常生活能力量表（ADL）和简易精神状态量表（MMSE）评分；检测治疗前后 SOD、CGRP 和 MDA 的变化。结果显示治疗后针药结合组总有效率 91.2%，显著高于补肾活血汤加减组的 70.7% 和五神针组的 79.7%；针药结合组 HDS、ADL 和 MMSE 评分较补肾活血汤加减组和五神针组改善更为明显；针药结合组 SOD、CGRP 和 MDA 水平的改善优于补肾活血汤加减组和五神针组，表明补肾活血汤加减结合五神针可显著提高肝肾不足型 VD 患者的 HDS、ADL 和 MMSE 评分，改善 SOD、CGRP 和 MDA 水平，其临床疗效优于单用补肾活血汤加减和单用五神针。

刘波等研究补肾活血化瘀验方（由绞股蓝、枸杞子、灵芝、水蛭、川芎、五味子等组成）治疗 VD 患者的临床疗效。其将符合研究纳入标准的 80 例 VD 患者随机分为试验组 50 例和对照组 30 例，试验组以补肾活血化瘀验方水煎剂加吡拉西坦（脑复康）口服，对照组予吡拉西坦（脑复康）口服，对两组治疗前后中医证候疗效、中文版简易智能状态检查（MMSE）量表、中医智能综合评分、ADL 评分进行统计分析比较。结果显示，经过 2 个月治疗，试验组愈显率与对照组比较有差异，试验组优于对照组；试验组与对照组的中医证候积分自身比较有显著差异；两组积分差值比较有显著差异，试验组优于对照组，表明补肾活血化瘀验方水煎剂加吡拉西坦（脑复康）口服具有改善 VD 患者症状的作用，且临床疗效优于单纯吡拉西坦（脑复康）口服。

有学者研究补肾活血法（由熟地黄、山药、山茱萸、益智仁、黄精、何首乌、黄芪、川芎、桃仁、红花、丹参、茺蔚子、石菖蒲、郁金、水蛭、地龙等组成）治疗 VD 的临床疗效。其以尼莫地平（尼达尔）、甲磺酸双氢麦角毒碱（喜得镇）为对照药物，采用随机、双盲方法进行临床研究。采用了 ADL 量表、MMSE 量表等进行测评。两组治疗前后分别评分。结果显示两组 VD 患者经过 3 个月治疗，其日常生活、活动能力、认知能力均较治疗前有明显提高，两组差异有显著性，且试验组疗效优于对照组，表明补肾活血法可明显提高 VD 患者日常生活、活动能力和总体认知功能，疗效显著。

第六节　补肾活血法在妇科疾病中的现代医学研究

中医认为，"五脏之伤，穷必及肾""夫经本于肾"。肾虚血瘀证在妇科疾病中更是广泛存在，其治疗措施——补肾活血法在妇科临床应用与实验研究较多，如不孕症、多囊卵巢综合征、复发性流产等，其临床研究已表明补肾活血法在妇科疾病治疗中疗效显著。妇科疾病的肾虚血瘀证有女性特殊的生理、病理基础。现代研究表明，补肾活血法可改善子宫内环境，调节月经量，增加子宫容受性，改善卵巢功能，降低流产率，提高妊娠率，明显缓解临床症状。补肾活血法治疗妇科疾病的疗效机制是多方面的，其可能的作用机制分述如下：

一、防治子宫疾病（endometrium disease）方面研究

段培培等研究补肾活血方（由菟丝子、覆盆子、枸杞子、丹参等组成，又称助孕Ⅰ号方）改善肾虚血瘀模型大鼠着床期子宫内膜血液供应的作用机制。该研究将50只SD雌性大鼠选动情前期为入组标准，按随机法把50只大鼠随机分为5组，每组各10只，即空白组（生理盐水组）、模型组（羟基脲＋生理盐水）、阳性药物组（羟基脲＋五子衍宗丸）、中药低剂量组（羟基脲＋助孕Ⅰ号方低剂量组）和中药高剂量组（羟基脲＋助孕Ⅰ号方高剂量组）。空白组大鼠每日给予5ml/kg生理盐水灌胃，其余每组采用羟基脲450mg/（kg•d）给大鼠灌胃，每日一次，连续8天，于实验末次给药30分钟后尾静脉快速推注10%高分子右旋糖酐5ml/kg，造成肾虚血瘀模型，取血和子宫组织标本检测。结果显示与模型组相比，补肾活血方组大鼠子宫指数增加，血液流变学各指标显著下降，子宫内膜VEGF、VEGFR-2含量及螺旋动脉血管数量明显升高，表明补肾活血方防治肾虚血瘀型大鼠子宫内膜疾病的作用机制可能是上调着床期VEGF及其受体VEGFR-2在子宫内膜中的表达，促进子宫螺旋动脉血管生成，同时改善着床期血液流变学，促进内膜组织的血液灌注，促进胚胎着床。

有学者研究补肾活血方（由菟丝子、覆盆子、枸杞子、丹参等组成）外治法对肾虚血瘀模型大鼠子宫内膜组织形态学的影响。其采用阴道涂片法选取处于动情前期普通级健康未交配雌性SD大鼠50只，随机分为空白组，模型组，补肾活血方高、低剂量组，五子组。除空白组外，其余各组采用羟基脲灌胃建造肾虚模型，与此同时，空白组、模型组给予蒸馏水灌肠，高、低剂量组分别给予高、低剂量补肾活血方药灌肠，五子组给予五子衍宗丸灌胃。妊娠第4天，各组大鼠均于末次给药后1小时，尾静脉快速推注10%高分子右旋糖苷造成血瘀模型后处死，取子宫组织切片HE染色观察。结果显示，补肾活血方药组和五子组子宫内膜被覆上皮厚度与模型组相比有显著性差异；补肾活血方组腺体数及腺腔面积总和较模型组有不同程度的增多；补肾活血方组间质细胞核面积总和、间质细胞核积分光密度和间质血管数较模型组均明显增高，表明外用补肾活血方能够有效改善肾虚血瘀模型大鼠子宫内膜组织形态，促使子宫内膜腺体与间质同步发育。

有研究发现补肾活血汤（由菟丝子、紫河车、当归、川芎、生地、白芍、山药、柴胡、桑寄生、丹参等组成）能有效调节子宫内膜异位症（EMS）模型大鼠子宫内膜孕激素受体（PR）的表达，促进卵泡发育，提高妊娠率。该研究将EMS模型大鼠分为模型组和补肾活血汤高、中、低剂量组及阳性药组，另设假手术组，分别给药8周后观察子宫内膜的PR表达和排卵数目，剩余各组大鼠分别与雄性大鼠按2∶1比例合笼，观察"孕鼠"活胎数。结果显示补肾活血汤组大鼠子宫内膜PR表达与模型组比较明显升高；阳性药组和补肾活血汤各剂量组的排卵数与模型组比较明显增多；补肾活血汤各剂量组活胎数与假手术组相比，差异无统计学意义。

周华等研究补肾活血法中药（由鳖甲、鹿角片、生牡蛎、夏枯草、水蛭等组成）对EMS模型大鼠细胞凋亡基因 *Bcl-2*、*Bax* mRNA 表达的影响。其将8～12周龄雌性SD大鼠分为模型组、西药组、中药组及中西药合并组，每组15只。造模成功后，分别给药4周，采用光镜、电镜、TUNEL法及免疫组化法检测药物干预前后模型大鼠异位子宫内膜的病理形态学、凋亡细胞阳性率及凋亡调控蛋白 Bcl-2、Bax 的阳性表达。结果显示补肾活血法组的异位内膜组织发生凋亡明显、下调 *Bcl-2* mRNA 阳性表达和提升 *Bax* mRNA 阳性表达，表明EMS的发生与

细胞凋亡能力下降有关,补肾活血法中药能够促进内膜细胞发生凋亡,使异位病灶萎缩、消退。

有学者研究补肾活血法(由川牛膝、杜仲、当归、赤芍、桃仁、川芎、丹参、制香附、红花、紫河车等组成)联合西药治疗对宫腔粘连术后子宫内膜血流及血清炎症因子的影响。其将96例宫腔粘连术后患者随机分为对照组48例给予西药治疗和研究组48例给予补肾活血法联合西药治疗,两组均持续治疗3个月经周期。比较两组治疗后临床疗效,记录两组治疗前后子宫内膜厚度和子宫内膜血流参数,检测两组治疗前后血清炎症因子水平。结果显示,治疗后研究组总有效率显著高于对照组;两组子宫内膜厚度均较治疗前显著升高,且研究组高于对照组;两组子宫内膜血流参数阻力指数(RI)和搏动指数(PI)均较治疗前显著降低,且研究组均显著低于对照组;两组血清 TNF-α、IL-6 和 IL-8 水平均较治疗前显著降低,且研究组均显著低于对照组,表明补肾活血法联合西药治疗宫腔粘连术后患者能明显改善其子宫内膜血流,降低血清炎症因子。

有研究发现,补肾活血中药(由女贞子、菟丝子、覆盆子、制黄精、沙苑子、制香附、茯苓、丹参等组成)联合西药治疗宫腔粘连术后患者能够降低患者的粘连评分及中医证候评分,改善子宫内膜厚度,增加子宫内膜血流,其机制可能与促进子宫内膜修复、改善子宫血流灌注量有关。中药组用补肾活血中药联合西药雌孕激素人工周期治疗,对照组单纯用西药人工周期治疗,用药3个月经周期后观察两组患者中医证候的改善情况,超声下观察对子宫内膜、子宫动脉血流的影响以及在宫腔镜下观察粘连程度的改善情况。结果显示,两组经治疗后中医证候积分、粘连评分均较治疗前下降,组间比较,中药组均优于对照组;治疗后,中药组子宫内膜厚度明显增加,子宫内膜血流参数 PI、RI 均明显降低,组间比较,治疗后中药组子宫内膜厚度明显大于对照组;搏动指数 PI 比较,差异无统计学意义;阻力指数 RI 比较,差异有统计学意义。

李潇等研究补肾活血方(由菟丝子、肉苁蓉、黄芪、熟地黄、山药、当归、龙血竭、牡丹皮、苏木、白芍、三棱、川芎、莪术、桃仁、山药、甘草、红花等组成)对肾虚血瘀型 EMS 不孕患者子宫内膜容受性的影响。该研究根据随机数字表法将医院收治的 EMS 不孕患者 88 例分为两组,对照组 44 例患者桂枝茯苓胶囊治疗,研究组 44 例患者补肾活血方治疗,比较两组临床疗效、中医症状积分、血清指标、子宫内膜 VEGF 阳性表达率以及用药安全性。结果显示,研究组治疗总有效率为 90.91%(40/44),高于对照组的 72.73%(32/44),差异具有统计学意义;研究组中医症状积分为(6.22±1.84)分,低于对照组的(8.93±2.13)分,差异具有统计学意义;研究组 IL-8、TNF-α 水平低于对照组,差异具有统计学意义;研究组 VEGF 阳性表达率为 34.09%(15/44),低于对照组的 56.82%(25/44),差异具有统计学意义,表明补肾活血方治疗肾虚血瘀型 EMS 不孕患者能有效减轻患者临床症状、局部炎症反应,提高临床疗效,改善其子宫内膜容受性。

有学者研究补肾活血散瘀汤(由当归、赤芍、川芎、紫河车、青皮、菟丝子、鬼箭羽、延胡索等组成)治疗肾虚血瘀型卵巢 EMS 患者的临床效果。其收集 2015 年 1 月至 2016 年 12 月收治的采用中药或西药治疗的 50 例肾虚血瘀型卵巢 EMS 患者,根据治疗药物不同随机分为研究组和对照组各 25 例,对照组采用常规西药治疗,研究组采用补肾活血散瘀汤治疗,对比分析两组临床疗效。结果显示,研究组治愈率为 68%,总有效率为 100%,对照组治愈率为 48%,总有效率为 84%,两组对比差异有统计学意义,表明肾虚血瘀型卵巢 EMS 采用补肾活血散瘀汤治疗临床疗效好,能有效改善患者临床症状。

有研究者探讨补肾活血散瘀汤（由菟丝子、紫河车、当归、川芎、青皮、赤芍、延胡索、鬼箭羽等组成）治疗肾虚血瘀型卵巢 EMS 的临床疗效。其选择 50 例患者，随机分为治疗组（口服补肾活血散瘀汤）30 例和对照组（口服米非司酮片）20 例，均治疗 3 个月。比较两组治疗前后痛经程度、中医证候评分、异位囊肿大小及血清 CA125 的变化。结果显示，治疗组与对照组对痛经的疗效类似，均较治疗前明显减轻痛经程度；治疗组与对照组均能显著降低中医证候评分，且治疗组优于对照组；治疗组总有效率 83.33% 与对照组 85.00% 的临床疗效类似，表明补肾活血散瘀汤治疗肾虚血瘀型卵巢 EMS 临床疗效确切，且无明显副作用。

有学者发现补肾活血方（由鸡血藤、丹参、川牛膝、赤芍、益母草、女贞子、桑寄生、泽兰、当归、蒲黄、菟丝子、枸杞子等组成）可通过显著改善子宫内膜情况及血清性激素水平来治疗排卵障碍不孕不育患者。该研究选取 2014 年 3 月至 2016 年 2 月收治的排卵障碍不孕不育症患者随机分为对照组和观察组各 42 例。对照组用氯米芬（克罗米芬）治疗，观察组用补肾活血方案治疗。比较两组患者治疗后子宫内膜及血清性激素水平情况。结果显示，治疗后观察组子宫内膜情况优于对照组，差异有统计学意义；观察组血清各性激素水平均优于对照组，差异有统计学意义。

任国平等研究补肾活血化瘀法组方（由白术、菟丝子、续断、补骨脂、赤芍、莪术、三棱、红花、五灵脂、蒲黄、黄芪、山药、当归等组成）对 EMS 患者血流变学及血清 TNF-α 水平的影响。其将 140 例 EMS 患者按治疗方法不同分为对照组和治疗组。对照组患者给予孕三烯酮治疗，治疗组患者给予补肾活血化瘀法组方治疗。比较两组患者治疗前后全血高切黏度、全血低切黏度、全血还原黏度、血浆比黏度、红细胞聚集指数、红细胞沉降率以及 TNF-α、前列腺素（PG）F2α 水平。结果显示，治疗组总有效率为 90.00%，高于对照组的 61.43%；治疗后两组患者全血还原黏度、血浆比黏度、红细胞聚集指数及红细胞沉降率均较治疗前明显降低，且治疗组治疗后的全血还原黏度、血浆比黏度、红细胞聚集指数及红细胞沉降率低于对照组；血清 TNF-α、PGF2α 水平均低于对照组。表明补肾活血化瘀法治疗 EMS 患者的临床疗效显著，能够明显改善机体血液循环状态，降低血清 TNF-α、PGF2α 水平。

二、防治多囊卵巢综合征（polycystic ovary syndrome，PCOS）方面研究

李娟等研究补肾活血促排卵汤（由枸杞子、鸡血藤、菟丝子、益母草、丹参、赤芍、桑寄生、泽兰、续断、川牛膝、女贞子、蒲黄等组成）对 PCOS 所致不孕症的临床效果及相关指标的影响。其选取肾虚血瘀型 PCOS 所致不孕症患者按随机数字表分为观察组和对照组各 60 例。从月经第 5 天起，对照组患者服用枸橼酸氯米芬胶囊 50mg/d；观察组患者服用补肾活血促排卵汤 200ml/d，分早晚 2 次服用。3 个月经周期为 1 个疗程，两组患者均服用 1～2 个疗程。观察两组患者治疗前后卵泡数量、子宫内膜厚度、卵巢体积、血清激素[胰岛素（INS）、促黄体激素（LH）、促卵泡激素（FSH）、垂体泌乳素（PRL）、睾酮（T）、雌二醇（E₂）]水平，并比较两组患者治疗后妊娠率。结果显示，治疗前，两组患者卵泡数量、子宫内膜厚度、卵巢体积、血清激素水平比较，差异均无统计学意义；治疗后，两组患者卵泡数量均增加，子宫内膜厚度和卵巢体积均增大，但观察组改善情况优于对照组，差异均有统计学意义；治疗后，两组患者 FSH、E₂ 水平显著升高，观察组患者 INS、LH、PRL、T 水平显著降低，且观察组患者血清激素水平均显著优于对照组，差异均有统计学意义；观察组患者妊娠率为 63.33%，

显著高于对照组的46.67%，差异有统计学意义。表明补肾活血促排卵汤能显著改善肾虚血瘀型PCOS所致不孕症患者血清性激素水平，改善卵巢情况，提高妊娠率。

有学者研究益肾活血丸（由菟丝子、女贞子、金樱子、熟地黄、桃仁、当归、枸杞子、茺蔚子、益智仁、甘草等组成）联合氯米芬（克罗米芬）对PCOS不孕患者卵泡发育、子宫卵巢血流动力学的影响。其选取肾虚血瘀型PCOS患者90例，分为试验组（46例）和对照组（44例）。试验组给予益肾活血丸＋氯米芬（克罗米芬）治疗，对照组给予阿司匹林肠溶片＋戊酸雌二醇（补佳乐）＋氯米芬（克罗米芬）治疗，两组均治疗3个月经周期，比较两组卵泡发育、内膜发育情况及卵巢和内膜血流指数。结果显示，两组卵泡发育情况和内膜厚度比较，差异无统计学意义，但试验组排卵期A型内膜比例高于对照组，差异有统计学意义；试验组卵巢血流阻力指数及子宫内膜血流阻力指数均低于对照组，差异有统计学意义。表明益肾活血丸联合氯米芬（克罗米芬）可优化子宫内膜类型，还可提高子宫内膜及卵巢动脉的血流灌注，改善PCOS患者排卵障碍及内膜容受障碍。

有研究者探讨补肾活血化痰法（由枸杞子、当归、瓦楞子等组成）治疗PCOS的临床疗效显著。其依据PCOS标准收集42例PCOS患者，采用补肾活血化痰法进行治疗。观察患者治疗前后肥胖、多毛、黑棘皮症、痤疮等临床症状及血睾酮（T）、胰岛素（INS）、黄体生成激素（LH）、促卵泡激素（FSH）、雌二醇（E$_2$）等的变化情况。结果显示，补肾活血化痰法不但能显著改善PCOS患者的肥胖、多毛、黑棘皮症、痤疮等临床症状，还可以明显降低患者血T、INS和LH水平，表明补肾活血化痰法治疗PCOS有较好的临床疗效。

茹秀丽等研究补肾活血清肝方（由肉苁蓉、菟丝子、山茱萸、红花、柴胡、熟地黄等组成）联合氯米芬（克罗米芬）治疗PCOS的临床疗效。其将180例PCOS患者随机分为对照组与观察组各90例，对照组口服氯米芬（克罗米芬）进行治疗，观察组在对照组基础上联合补肾活血清肝方进行治疗，两组疗程均为3个月经周期。观察两组临床疗效，治疗前后患者子宫内膜厚度、血睾酮（T）、黄体生成激素（LH）、雌二醇（E$_2$）、促卵泡激素（FSH），同时观察患者的排卵率和妊娠率。结果显示，观察组临床疗效总有效率为92.2%，排卵率为82.2%，妊娠率为56.7%；对照组临床疗效总有效率为78.9%，排卵率为40.0%，妊娠率为24.4%，两组比较差异均具有统计学意义。两组治疗后LH、T水平明显较治疗前降低，FSH水平、子宫内膜厚度较治疗前明显升高，观察组治疗后LH、FSH以及子宫内膜厚度与对照组比较差异具有统计学意义，表明补肾活血清肝方联合氯米芬（克罗米芬）治疗PCOS临床疗效肯定，可提高患者的排卵率，增加患者妊娠率，效果优于单用氯米芬（克罗米芬）。

三、防治其他妇科疾病方面研究

叶秋芳等研究补肾活血法组方（由菟丝子、山药、熟地黄、枸杞子、山茱萸、丹参、赤芍、当归、香附、补骨脂、桃仁、川芎等组成）治疗人流术后月经过少患者的临床疗效。其将90例人流术后月经过少患者随机分为两组，观察组给予补肾活血法组方治疗，对照组给予常规治疗，对比两组疗效。结果显示观察组有效率显著高于对照组；治疗后，观察组行经时间显著高于对照组；观察组子宫内膜厚度显著高于对照组，表明人流术后月经过少患者经补肾活血法组方治疗，有效促进了月经恢复，临床疗效显著。

有学者研究补肾活血方（由菟丝子、续断、女贞子、墨旱莲、巴戟天、山药、熟地黄、党参、牛膝、当归、赤芍、丹参、郁金等组成）对人工流产术后宫腔粘连的预防作用。该研究将

80 例人工流产术后患者随机分为治疗组和对照组各 40 例。两组术后均用抗生素预防感染，治疗组加用补肾活血方，共 21 天，月经来潮停药，连用 3 个周期，观察两组术后宫腔粘连发生率。结果显示治疗组较对照组宫腔粘连发生率低，表明补肾活血方能有效地预防人工流产术后宫腔粘连。

有研究发现，补肾活血方（由熟地黄、当归、山茱萸、淫羊藿、山药、牡丹皮、紫河车、鹿角胶、枸杞子、仙茅、鸡血藤、赤芍等组成）治疗肾虚血瘀型月经过少时在恢复月经量、改善临床症状方面优势明显，疗效显著。其将 48 例肾虚血瘀型月经过少患者作为临床研究对象，按随机数字表法分为观察组和对照组各 24 例。观察组给予补肾活血方治疗，对照组给予西药周期治疗，比较和分析两组患者的临床治疗效果。结果显示：观察组总有效率为 91.67%，明显高于对照组的 79.17%，差异有统计学意义；治疗后观察组与对照组比较，中医症状积分明显降低，差异有统计学意义；治疗后两组患者子宫内膜厚度明显增加，与治疗前比较，差异有统计学意义。

有研究者探讨补肾活血法（由杜仲、淫羊藿、桂枝、茯苓、牡蛎、芍药、牡丹皮、桃仁等组成）对肾虚血瘀型子宫肌瘤患者的疗效机制。该研究将肾虚血瘀型子宫肌瘤患者随机分为治疗组 30 例和对照组 30 例，比较两组患者血清 E_2、P、TNF-α 水平的变化。结果显示两组患者血清 E_2、P 水平较治疗前比较，差异有统计学意义。治疗组子宫肌瘤患者血清 TNF-α 水平下降程度明显优于对照组，表明补肾活血法能调节肾虚血瘀型子宫肌瘤患者血清 E_2、P、TNF-α 水平。

刘莉莉等研究补肾活血除湿法（由生地、续断、桑寄生、当归、山药、枸杞子、菟丝子、赤芍、丹参、茯苓、川芎、茵陈、红藤、白术、紫河车、牡丹皮、甘草等组成）治疗免疫性不孕不育患者的临床疗效。该研究选取 2015 年 1 月至 2016 年 1 月收治的 80 例免疫性不孕不育患者，根据治疗方式不同分为观察组（补肾活血除湿法治疗）和对照组（给予西药治疗）。观察两组患者的临床总有效率、不良反应发生率、阳性抗体转阴情况。治疗前后，检测内分泌指标水平。结果显示，观察组临床总有效率为 97.5%、总不良反应发生率为 2.5%、阳性抗体总转阴率为 97.5%，均优于对照组患者的临床总有效率 62.5%、总不良反应发生率 15.0%、阳性抗体总转阴率 85.0%；治疗后，两组促卵泡生成素均显著下降，雌二醇显著上升，且组间比较存在显著差异，表明免疫性不孕不育患者应用补肾活血除湿法治疗疗效显著，可有效改善性激素指标，提高受孕率。

第七节　补肾活血法在男科疾病中的现代医学研究

历代医家认为男科疾病的根本病理特点是肾虚血瘀。随着年龄的增加，男性肾气渐虚、气血渐衰，虚则气血运行不畅，易成瘀滞状态，往往伴有前列腺增生、前列腺炎、阳痿、早泄等男科疾病的发生，表明肾气亏虚、瘀血内阻是其主要的病因病机。治疗男科疾病临床上多以补肾活血为主要治则。现代研究表明，补肾活血法治疗男科疾病的疗效机制是多方面的，其可能的作用机制分述如下：

一、防治前列腺疾病（disease of prostate）方面研究

孙洁等研究补肾活血方（由怀牛膝、龟板、桑寄生、鸡血藤、丹参、当归、黄芪、白芍、熟

地黄、地龙等组成)对前列腺增生(BPH)模型大鼠前列腺导管系统上皮细胞凋亡的影响及其可能机制。其将 100 只 3 月龄雄性 Wistar 大鼠随机分为对照组、去势组、模型组、模型加补肾活血方组 4 组,每组 25 只。其中模型组、模型加补肾活血方组以去势加丙酸睾酮法复制 BPH 模型。自造模起,模型加补肾活血方组给予 2.34g/ml 补肾活血方流浸膏灌胃,其余各组予以等体积生理盐水灌胃,共 37 天。去势后第 38 天处死各组大鼠,并留取标本。免疫组化法检测前列腺导管系统 TGF-β1、α- 肌动蛋白分布及阳性细胞数;TUNEL 法检测前列腺导管系统上皮细胞凋亡率。结果表明补肾活血方防治 BPH 的作用机制可能是上调 TGF-β1 表达,抑制前列腺导管系统近端平滑肌数量,促进前列腺腺管上皮细胞凋亡。

有学者研究补肾活血通淋方(由熟地黄、菟丝子、怀牛膝、丹参、水蛭、萹蓄、琥珀、黄柏、金银花等组成)对良性 BPH 大鼠模型的影响。该研究将 72 只 Wistar 大鼠随机分为假手术组,模型组,保列治组,补肾活血通淋方低、中、高剂量组。除假手术组外,余组采用摘除大鼠双侧睾丸后连续注射丙酸睾酮 30 天的方法建立 BPH 模型。在造模的同时,治疗组每天灌胃给药 1 次,连续 30 天,采用免疫组化法测定前列腺组织 caspase-3、Ki-67 阳性平均灰度值,采用 RT-PCR 法测定 caspase-3 mRNA、bax mRNA 和 bcl-2 mRNA 表达及其比值,采用 TUNEL 法测定凋亡小体的表达率。结果显示治疗组 caspase-3 蛋白阳性平均灰度及 mRNA 相对表达量均明显升高;治疗组 bax mRNA 的相对表达量高于模型组;治疗组 bcl-2 mRNA 的相对表达量、Ki-67 表达水平均低于模型组;与模型组比较,治疗组能提高前列腺增生中凋亡小体的表达;表明补肾活血通淋方可以上调良性 BPH 模型大鼠 caspase-3、bax mRNA 表达及 bax/bcl-2 比值,下调 bcl-2 mRNA、Ki-67 表达,提高细胞凋亡率,这可能是其防治良性 BPH 的作用机制之一。

有学者研究补肾活血方(由淫羊藿、枸杞子、穿山甲、丹参、菟丝子等组成)对 BPH 大鼠膀胱组织胶原沉积的影响。其将 48 只雄性 Wistar 大鼠随机分为正常组、模型组、模型加补肾活血方组、模型加坦索罗辛组 4 组。除正常组外,其他实验大鼠以去势加睾酮注射法复制大鼠 BPH 模型。于去势第一天起,各组大鼠分别给予相应药物灌胃。模型 + 补肾活血方予补肾活血方灌胃,模型加坦洛新(坦索罗辛)组予坦洛新灌胃。其余各组予等体积生理盐水灌胃,每日 1 次,连续 38 天后检测各组大鼠前列腺、膀胱湿重及脏器指数,免疫组织化学法观察膀胱组织内胶原沉积。结果显示补肾活血方组膀胱胶原Ⅲ阳性面积率及总 IOD 均明显较模型组低,膀胱胶原Ⅰ/胶原Ⅲ总 IOD 高于模型组,表明补肾活血方组可以明显降低 BPH 模型大鼠膀胱组织胶原Ⅲ沉积,提高胶原Ⅰ/胶原Ⅲ比率。

有研究发现补肾活血方(由淫羊藿、赤芍、白芷、桃仁、丹参、泽兰、菟丝子、王不留行等组成)能通过抑制 VEGF、碱性成纤维细胞生长因子(bFGF)的表达、缩小前列腺体积,进而抑制 BPH。该研究采用 SD 大鼠去势后皮下注射丙酸睾酮法复制 BPH 模型,用形态计量学方法研究各组前列腺组织的形态改变;用免疫组化法研究实验各组前列腺组织 VEGF、bFGF 的表达。结果显示补肾活血方可以缩小前列腺增生腺体的体积,并抑制 VEGF、bFGF 的表达。

李伟亮等研究补肾活血汤(由熟地黄、杜仲、枸杞子、补骨脂、菟丝子、当归尾、没药、山茱萸、红花、独活、肉苁蓉等组成)联合盐酸坦洛新缓释片治疗良性 BPH 的临床疗效。该研究选取 75 例良性 BPH 的男性患者进行研究分析,采用双盲、随机的方法将所有患者分为对照组 37 例和观察组 38 例。对照组给予盐酸坦洛新缓释片进行治疗,观察组给予补肾活血汤联合盐酸坦洛新缓释片进行治疗。结束治疗后,对两组患者的生活质量评分(QOL)、前列腺症状评分(IPSS)、最大尿流率(Q max)、膀胱残余尿量(PVR)、前列腺体积、前列腺质量以及治疗疗效情况进行对比分析。结果显示,治疗后观察组患者的QOL评分和IPSS评分均低于对照组;治疗后观察组的患者Q max值明显高于对照组,PVR值明显低于对照组;观察组患者治疗后前列腺体积和前列腺质量均小于对照组,但是差异不具有统计学意义;治疗后观察组患者的总有效率为92.11%明显高于对照组72.97%,表明对于良性BPH患者进行治疗时,采用补肾活血汤联合盐酸坦洛新缓释片治疗方法可以有效地缓解BPH患者的相关症状,提高其临床疗效。

有学者研究补肾活血法(由补骨脂、菟丝子、益智仁、淫羊藿、车前子、王不留行、柏子仁、肉桂、桃仁、赤芍、柴胡、茯苓、白茅根等组成)治疗良性BPH患者的临床疗效。该方法将老年男性良性前列腺增生症患者采用补肾活血法治疗,连续服药3个月后,采用治疗前后自身对照的方法进行临床效果评价。结果显示,治疗3个月后前列腺体积变化无显著差异,但是IPSS、QOL、Q max、PVR等各项观察指标在治疗3个月后存在显著差异,表明补肾活血法治疗老年BPH患者疗效可靠,副作用少,患者耐受性好,可以很好地改善症状,提高患者生活质量。

有研究探讨补肾活血方(由胡芦巴、蜣螂等组成)治疗BPH的有效性和安全性。其采用随机对照临床研究方法,从2008年2月至2009年8月共纳入108例BPH患者,其中试验组(补肾活血方)72例,对照组(前列舒乐胶囊)36例,4周为一个疗程,进行疾病综合疗效及中医证候疗效评价。结果显示,试验组总有效率为83.82%,对照组总有效率为69.70%,两组总有效率差异有统计学意义;两组未见明显的不良反应,表明补肾活血方对BPH具有良好的临床疗效和安全性。

桂泽红等研究补肾活血散结汤(由菟丝子、肉桂、山茱萸、覆盆子、牛膝、王不留行、黄柏、桃仁、泽兰、牡蛎、鳖甲等组成)治疗良性BPH患者的临床疗效。该研究将79例良性BPH患者随机分为治疗组42例和对照组37例。治疗组予上述中药1剂/d,分2次服;对照组予非那雄胺(保列治)5mg口服,1次/d。治疗前及治疗后1个月进行IPSS及QOL,并用B超测定膀胱残余尿量及前列腺体积,用尿流率测定Q max。结果显示,两组治疗后前列腺体积无显著性差异;其他观察指标治疗组均优于对照组,表明补肾活血散结汤有明显改善良性BPH患者排尿症状、提高生活质量、减少膀胱残余尿量、提高最大尿流率的作用。

二、防治其他男科方面研究

肖玮琳等研究补肾活血法(由五子衍宗丸合桃红四物汤等组成)治疗精索静脉曲张(VC)不育患者的临床疗效。该研究将90例VC不育患者随机分为三组,各30例。A组给予腹腔镜手术治疗,B组给予中医补肾活血法治疗,C组给予腹腔镜手术+中医补肾活血法治疗。2个疗程后,比较三组临床疗效。结果显示疗程结束后,与A、B组相比,C组治疗总有效率明显提高,精液量、精子密度、精子活力百分比及精子活率明显改善,但A、B组对比未见显著性差异,表明补肾活血法联合手术治疗可提高VC不育患者精液质量,有助于提高其配偶妊娠率。

有学者研究补肾活血方强精胶囊(由淫羊藿、大黄、菟丝子、山药、甘草等组成)对VC少弱精症患者精子密度与活力的影响。其将符合纳入标准的120例VC少弱精症患者,随机分为治疗组和对照组各60例。治疗组给予强精胶囊治疗,对照组给予五子衍宗胶囊和少腹逐瘀胶囊治疗,疗程均为 3 月。采用计算机辅助精液分析技术于治疗前、治疗后分别检测精子密度、精子活力的变化情况。结果显示:治疗后两组的精子密度与活力均较治疗前有明显改善,治疗组与对照组的精子密度和活力比较有明显差异;治疗组的总有效率为 91.53%,对照组的总有效率为 75.86%;两组总有效率比较,差异有统计学意义,治疗组疗效优于对照组。表明补肾活血方强精胶囊能够提高 VC 少弱精症患者的精子密度与活力,改善其生育能力。

有研究探讨疏肝补肾活血法中药逍遥散合金匮肾气丸加味(由当归、白芍、柴胡、白术、茯苓、薄荷、炙甘草、熟地黄、山药、山茱萸、泽泻、牡丹皮、肉桂、炮附子、蜈蚣、川芎等组成)联合盐酸舍曲林、士的宁穴位注射治疗早泄的临床疗效。其将 92 例早泄患者随机分成对照组和治疗组各 46 例,对照组予盐酸舍曲林 50mg 每晚睡前 3 小时服用,士的宁穴位注射,隔 3 日 1 次,均 30 天为 1 个疗程。治疗组在对照组的基础上加服以疏肝补肾活血法为立法原则的中药逍遥散和金匮肾气丸加味,每日 1 剂,30 天为 1 个疗程。观察两组治疗前后的平均阴道内射精潜伏期(IELT)、国际勃起指数(IIEF)问卷中患者及配偶性交满意度评分及治疗期间的不良反应。结果显示两组患者 IELT、患者及配偶的性交满意度评分较治疗前均显著增加,治疗组患者的 IELT 和性交满意度评分则显著高于对照组,两组不良反应各 7 例(15.2%),与对照组比较差异无统计学意义,表明疏肝补肾活血法中药逍遥散和金匮肾气丸加味联合穴位注射治疗早泄安全有效。

文云波等研究自拟补肾活血汤(由熟地黄、枸杞子、补骨脂、巴戟天、韭菜子、半枝莲、三七、蜈蚣、枳壳、三棱、丹参等组成)治疗阳痿肾虚血瘀证的临床疗效。该研究将确诊的 80 例阳痿肾虚血瘀证患者随机分为两组。治疗组 40 例采用自拟补肾活血汤治疗,对照组 40 例用复方蚂蚁胶囊治疗。3 个疗程后统计对比疗效。结果显示治疗组治愈率、总有效率分别为 52.5%、77.5%;对照组分别为 37.5%、47.5%,两组疗效比较,治疗组优于对照组;两组治疗后 IIEF-5 评分均较治疗前升高;两组治疗后 IIEF-5 评分比较,治疗组高于对照组,差异有统计学意义,表明自拟补肾活血汤治疗阳痿肾虚血瘀证有较好疗效。

有研究发现自拟中药方补肾活血汤(由淫羊藿、菟丝子、金樱子、女贞子、狗脊、麻黄、蜈蚣、水蛭、三七粉、红花、蒲黄、川芎、枳壳等组成)治疗糖尿病阳痿患者的临床疗效显著。该研究将患者随机分为两组,治疗组采用自拟中药方补肾活血汤治疗,对照组采用阿司匹林肠溶片、前列地尔和甲钴胺治疗。治疗后治疗组与对照组比较,观察患者的临床症状、血流变学、血脂、血糖的变化,1 个月为 1 个疗程,共 3 个疗程。结果显示治疗组总有效率为 95%,对照组为 56%,检测指标经统计分析,治疗组疗效优于对照组,表明自拟中药方补肾活血汤为一种较为理想的治疗糖尿病阳痿汤剂,疗效显著。

第八节　补肾活血法在内分泌及代谢性疾病中的现代医学研究

糖尿病是内分泌及代谢性疾病中最为常见的疾病之一。肾虚血瘀是糖尿病形成的重要病理机制,并贯穿糖尿病发生、发展的过程。历代医家认为治疗糖尿病当以补肾为要,兼顾活血化瘀。补肾活血法作为一种临床治疗大法,临床上也常用于治疗糖尿病等内分泌及代谢性系统疾病。现代研究表明,补肾活血法治疗内分泌及代谢性系统疾病的疗效机制是多方面的,其可能的作用机制分述如下:

一、防治糖尿病肾病（diabetic nephropathy, DN）方面研究

赵君等研究补肾活血中药五味子合剂（SM）（由五味子、黄芪、丹参等组成）对链脲佐菌素（STZ）诱导的 DN 小鼠肾组织单核细胞趋化蛋白 -1（MCP-1）及诱导型一氧化氮合酶（iNOS）表达水平的影响。该研究雄性 C57BL/6 小鼠 24 只随机分为对照组、DN 模型组和 SM 治疗组，采用腹腔注射 STZ 法建立 DN 模型，收集各组血、尿及肾组织，检测血糖、体质量及尿白蛋白肌酐比值（UACR），光镜观察肾组织形态改变；免疫组化法检测各组肾组织 MCP-1 及 iNOS 的表达；RT-PCR 检测各组肾组织 MCP-1 及 iNOS mRNA 水平。结果表明，SM 可以通过下调 MCP-1 及 iNOS 的表达减轻肾组织内的炎症反应，从而减轻 DN 小鼠的肾脏损伤。

有研究发现补肾活血中药复方五味子醇提液（SRC）（由五味子、黄芪、丹参等组成）能够通过显著改善 C57BL/6 小鼠的 DN，阻抑肾小管上皮细胞间充质转化（EMT）及纤溶酶原活化抑制因子 -1（PAI-1）表达来起到治疗 STZ 诱导的小鼠 DN 的作用。其将 24 只雄性 C57BL/6 小鼠随机分正常对照组、DN 模型组和 SRC 治疗组，建立 DN 模型，收集各组血、尿及肾组织，检测血糖、体质量及 18 小时尿白蛋白排泄率（UAER），Western blotting 检测各组肾组织 E- 钙黏蛋白（E-cadherin）、α- 平滑肌肌动蛋白（α-SMA）和 PAI-1 水平；免疫组化检测各组肾组织纤黏蛋白（FN）和 α-SMA 的表达；光镜观察肾组织形态改变。结果显示 SRC 治疗组的右肾质量和 UAER 较低；SRC 能上调 E-cadherin，下调 α-SMA 和 PAI-1 的表达，抑制小管间质区 FN、α-SMA 表达；改善小管管腔扩张或小管萎缩，减轻间质区细胞外基质堆积，降低了 UAER、尿白蛋白和肌酐比。

周陈陈等研究补肾活血中药（由丹参、赤芍、枸杞子、熟地黄、老头草等组成）对实验性糖尿病大鼠肾脏皮层血流值的影响。其将高糖高脂饲料联合 STZ 诱导的实验性糖尿病大鼠 20 只，按血糖分为模型组和治疗组，每组 10 只，分别予生理盐水、补肾活血中药煎剂，另取 10 只正常大鼠为正常组。连续灌胃 8 周后，观察各组大鼠肾脏皮层血流值。结果显示模型组大鼠肾脏皮层血流值明显高于正常组；补肾活血中药组大鼠肾脏皮层血流值明显低于模型组；补肾活血中药组大鼠肾脏皮层血流值较正常组比较没有差异，表明实验性糖尿病大鼠肾脏损害的早期表现可能为肾脏皮层血流值增加，补肾活血中药防治 DN 的机制可能与降低肾脏皮层血流值、改善肾脏微循环有关。

有学者研究中药补肾活血方（由熟地黄、肉苁蓉、怀牛膝、山药、川芎等组成）对 DN 大鼠肾脏晚期糖基化终末产物（AGEs）的影响及机制。该研究将 48 只雄性 SD 大鼠随机分为正常对照组、模型组、氨基胍组及补肾活血方组，除正常对照组外，其余 3 组大鼠予 STZ 腹腔注射建立 DN 大鼠模型。造模成功后，连续灌胃 8 周。测定各组大鼠空腹血糖（FBG）、肾质量 / 体质量、血 BUN、血 Cr、24 小时尿蛋白定量，检测肾小球 AGEs（GTE-AGEs）及血清和尿中抗 - 羧甲基赖氨酸（CML）-AGEs、荧光性 -AGEs 含量，生物化学法测定肾小球脂质过氧化物（LPO）含量，观察肾脏病理改变。结果显示与正常对照组相比，模型组大鼠 FBG、BUN、Cr、肾质量 / 体质量、24 小时尿蛋白定量、GTE-AGEs、血清荧光性 -AGEs 及 CML-AGEs、肾小球 LPO 含量均显著升高；与模型组比较，补肾活血方组及氨基胍组 FBG、BUN、Cr、肾质量 / 体质量、24 小时尿蛋白定量、GTE-AGEs、肾小球 LPO 显著降低，尿荧光性 -AGEs、尿 CML-AGEs 含量显著升高；与正常对照组比较，模型组肾小球平均截面

积（MGA）、肾小球平均体积（MGV）显著增大；与模型组比较，补肾活血方组及氨基胍组MGA、MGV 显著减小；表明补肾活血方可通过增加尿液 AGEs 排泄，减少 AGEs 在 DN 大鼠肾脏的蓄积，降低尿蛋白排泄，减少氧化应激水平，从而发挥防治 DN 的作用。

徐云生等研究补肾活血中药糖络通（由西洋参、生地黄、怀山药、山茱萸、牡丹皮、枸杞子、女贞子、菟丝子、肉苁蓉、当归、益母草、鬼箭羽、三七粉等组成）对糖尿病大鼠肾组织中糖基化终产物受体（RAGE mRNA）表达的影响，探讨补肾活血法对早期肾脏损害的防治作用及其作用机制。该研究随机将 33 只正常雄性 Wistar 大鼠分为正常对照组（N）11 只，糖尿病对照组（D）11 只，糖络通治疗组（DT）11 只，连续给药 8 周后观察大鼠体重、空腹血糖、FPG、糖化血红蛋白（HbA1c）及大鼠视网膜 RAGE mRNA 的表达水平，并通过光镜电镜观察大鼠视网膜组织病理形态学的变化。结果显示与 N 组相比，D 组大鼠 24 小时尿微量白蛋白定量有显著性差异，DT 组无显著性差异，说明糖络通具有消除蛋白尿的作用；与 N 组相比，D 组大鼠肾皮质 ARGE mRNA（OD 值）有显著性差异，DT 组无显著性差异；提示补肾活血中药糖络通具有降低大鼠肾皮质 RAGE mRNA 表达的作用；表明补肾活血中药糖络通在消除蛋白尿、降低肾皮质内 RAGE mRNA 的表达方面具有较好疗效。

有学者研究补肾活血法（由黄芪、荠菜花、草决明、生大黄、覆盆子、土茯苓、车前子、车前草、丹参、川芎、赤芍、北五味子、杜仲、生地、三棱、莪术、半枝莲等组成）治疗 DN 的临床疗效。其将 100 例 DN 患者随机分为治疗组 50 例和对照组 50 例。对照组采用常规西医治疗，治疗组在对照组的基础上加服补肾活血法中药治疗。3 个疗程后统计疗效。结果显示治疗组总有效率为 80.2%，与对照组比较差异有显著性意义；治疗组经治疗后 24 小时尿蛋白定量、Scr、内生肌酐清除率（Ccr）、尿白蛋白排泄率（UAER）、HbA1c 均显著下降，与治疗前比较，差异有显著性或非常显著性意义，治疗后两组比较，差异均有显著性意义，表明补肾活血法结合常规西药治疗 DN 明显优于单纯常规西药治疗。

有研究发现，补肾活血法（由黄芪、生地、覆盆子、土茯苓、丹参、川芎、赤芍、杜仲、三棱、莪术、五味子、车前草等组成）结合依那普利对 DN 患者的临床疗效较好，能有效降低 DN 患者血糖和改善其肾功能。该研究将 DN 患者 144 例按随机数字表法分为中药组和对照组各72 例，对照组在常规治疗基础上结合依那普利，中药组在对照组基础上结合补肾活血法中药治疗，2 个月后比较观察两组证候积分、FBG、PBG、HbA1c、尿蛋白定量（UP）、CCr、血肌酐（SCr）指标变化。结果显示治疗后两种治疗方法证候积分均有所降低，且中药组积分低于对照组；治疗后，中药组 FBG、PBG、HbA1c、UP、SCr 均较对照组降低，差异有统计学意义；中药组 CCr 高于对照组，差异有统计学意义。

秦艳等研究补肾活血方（由生地黄、山药、山茱萸、茯苓、泽泻、牡丹皮、赤芍、黄芪、白茅根、益母草、白花蛇舌草、墨旱莲、玄参、水蛭等组成）联合卡托普利治疗早期 DN 患者的临床疗效。该研究 78 例患者随机分为治疗组和对照组各 39 例。对照组采用卡托普利，12.5mg/ 次，3 次 /d；治疗组在对照组治疗的基础上加用补肾活血方，每日 1 剂。疗程均为12 周。观察两组 UAER，尿微量白蛋白与肌酐的比值（ACR）、FPG、HbA1c 及血脂等。结果显示治疗组总有效率 89.74%，优于对照组 66.66%；治疗后治疗组 UAER、ACR 水平均低于对照组；治疗组对血脂的改善优于对照组；表明补肾活血方联合卡托普利治疗早期 DN 有较好的临床疗效。

有学者研究补肾活血中药（由黄芪、荠菜花、草决明、生大黄、覆盆子、土茯苓、车前子、车前草、丹参、川芎、赤芍、北五味子、杜仲、生地、三棱、莪术、半枝莲等组成)治疗 DN 患者的临床期疗效。依照 Mogen Sen 诊断分期标准,其将 104 例 DN 临床期患者,随机分为治疗组和对照组各 52 例。对照组在基础治疗上同时加依那普利,治疗组在对照组基础上加补肾活血中药汤剂。经过 8 周治疗后,检测临床疗效、证候积分、FBG、PBG、HbA1c、尿蛋白定量(UP)、CCr、SCr 等各项临床数据,并进行统计分析。结果显示治疗组患者在临床疗效、证候积分、UP、Ccr、Scr 指标上均明显优于对照组,FBG、PBG 及 HbA1c 无明显差异,且两组患者均未出现明显不良反应情况,表明补肾活血中药联合依那普利能有效地缓解和治疗临床期 DN。

■ 二、防治糖尿病视路损害(diabetic retinopathy)方面研究

秦伟等研究补肾活血中药复方(由干地黄、丹参等组成)防治实验性糖尿病大鼠视路损害的作用机制。采用 STZ 建立实验性糖尿病模型,并将实验大鼠随机分为 7 组:正常对照组、阴性对照组(模型组)、阳性对照Ⅰ组、阳性对照Ⅱ组、中药低、中、高剂量组。以 Nissl 染色法和免疫组织化学方法染色显示视网膜、外侧膝状体(EGB)、视皮质(VC)中 Nissl 小体、突触素 I(SynI)和 bcl-2 的表达情况,应用 Mias-2000 图形分析系统对其进行测定和分析。结果显示中药治疗组大鼠视网膜、外侧膝状体及视皮质的 NT-3、SynI、bcl-2 表达强度和 Nissl 小体的含量均明显增高,表明补肾活血中药复方能减轻实验性糖尿病大鼠视路三级神经元病理损害,通过增加糖尿病大鼠视路 NT-3 的表达,一定程度恢复糖尿病大鼠视觉通路神经细胞突触的密度和分布(轴突再生),并改善其神经递质释放调节功能,从而减轻实验性糖尿病大鼠视路神经元病理损害。

有研究者观察补肾活血中药复方(由干地黄、山茱萸、丹参、葛根等组成)对糖尿病大鼠视路三级神经元、星形胶质细胞和少突胶质细胞的影响。其以 STZ 制作大鼠实验性糖尿病模型,以改进酶消化法培养模型大鼠视网膜 Müller 细胞,将纯化的视网膜 Müller 细胞分别置于正常、高糖以及 AGEs 条件下进行培养,并以补肾活血中药复方含药血清进行干预。采用免疫组化染色结合图像分析半定量测定视网膜、外侧膝状体、视皮质中 GFAP、神经营养因子 -3(NT-3)、髓鞘碱性蛋白(MBP)的表达。结果显示补肾活血中药可诱导糖尿病大鼠视网膜 Müller 细胞发生反应性星形胶质化。结果显示中药组视路 3 个部位的 GFAP、MBP、NT-3 阳性表达均增高,表明补肾活血中药复方能够减轻实验性糖尿病大鼠视路三级神经元病理损害,使其视路星形胶质细胞、少突胶质细胞和视网膜 Müller 细胞发生反应性胶质化,促进神经纤维髓鞘结构的恢复。

王毅等研究糖尿病大鼠视网膜神经节细胞(RGC)凋亡及补肾活血中药(由干地黄、山茱萸、丹参、葛根等组成)抑制其凋亡的作用机制。该研究以 STZ 制备大鼠糖尿病模型,给予补肾活血中药加苯乙双胍(降糖灵)混悬液,连续 6 月,采用甲苯胺蓝 - 伊红染色及免疫组化染色结合图像分析半定量检测 RGC 数目、尼氏体、bcl-2、bax、NT-3 的含量,计算 bcl-2/bax 蛋白的比值,并使用逐步引入剔除模型进行多元线性回归分析。采用免疫组化结合图像分析半定量检测视网膜、外侧膝状体、视皮质 17 区三级神经元轴突突触素 I 和神经纤维髓鞘硷性蛋白的含量。结果显示补肾活血中药组 RGC 细胞数目明显增多,尼氏体、bcl-2、NT-3、bcl-2/bax 蛋白含量显著增高,bax 含量显著降低;补肾活血中药组大鼠三级神经元轴突突触素 I 和神经纤维 MBP 含量明显增加;表明调节 bcl-2/bax 比值和 NT-3 数量,增加糖

尿病大鼠视路三级神经元突触的密度,提高神经纤维 MBP 合成,有利于神经纤维传导和髓鞘功能的恢复,这可能是补肾活血中药抑制糖尿病大鼠 RGC 凋亡的作用机制之一。

有研究者探讨补肾活血法中药糖络通(由西洋参、生地黄、怀山药、山茱萸、牡丹皮、枸杞子、女贞子、菟丝子、肉苁蓉、当归、益母草、鬼箭羽、三七粉等组成)对糖尿病大鼠早期视网膜病变的防治作用及其作用机制。其将 33 只正常雄性 Wistar 大鼠随机分为正常对照组(N)11 只,糖尿病对照组(D)11 只,糖络通治疗组(DT)11 只,连续给药 8 周后观察大鼠体重、空腹血糖、FPG、HbA1c 及大鼠视网膜 RAGE mRNA 的表达水平,并通过光镜电镜观察大鼠视网膜组织病理形态学的变化。结果表明糖络通对糖尿病大鼠的视网膜具有保护作用,能抑制神经节细胞及内外核层细胞的减少,减轻毛细血管扩张,降低视网膜 RAGE mRNA 的表达,在一定程度上减缓糖尿病模型大鼠视网膜的病理变化,对糖尿病大鼠早期视网膜病变具有较好的防治作用。

有学者研究自拟滋阴补肾活血药(由干地黄、山茱萸、丹参、葛根等组成)治疗糖尿病视网膜病变的临床机制。该研究结合辨证自拟滋阴补肾活血药治疗 45 例糖尿病视网膜病变患者。结果显示治疗后患者血浆比黏度、胆固醇较治疗前明显降低;不同闪光强度下视网膜电图 a、b 波峰值时间均较治疗前明显提前,表明自拟滋阴补肾活血药治疗糖尿病视网膜病变的作用机制可能与减轻血浆比黏度、降低胆固醇、改变血液理化性质、改善眼部血液循环和加速出血吸收有关,从而减轻视网膜缺血和血细胞分解产物对视网膜的损害。

三、防治糖尿病其他并发症方面研究

张国豪等研究补肾活血合剂(由淫羊藿、葛根、川芎等组成)对糖尿病阳痿(DMED)大鼠的影响。该研究将筛选的 DMED 模型随机分为正常组、模型组、中药高、低剂量组、格列齐特(达美康)组、格列齐特(达美康)+十一酸睾酮(安雄)组。除正常组外,其余各组连续给药 12 周,然后处死并测定阴茎平滑肌组织中 bcl-2、bax、caspase-3、inos、PDE5 的表达情况。结果表明补肾活血合剂对 DMED 大鼠阴茎平滑肌组织中 bcl-2、bax、caspase-3、inos、PDE5 有调控作用,可能是其治疗 DMED 大鼠的作用机制之一。

有学者研究补肾活血颗粒(由枸杞子、淫羊藿、太子参、泽泻、山楂、红花等组成)治疗糖尿病高脂血症的疗效及作用机制。该研究采用 ALLoxan(四氧嘧啶)皮下注射建立糖尿病模型大鼠,造模成功后同时补肾活血颗粒、格列本脲(优降糖)、非诺贝特胶囊(力平之)灌胃治疗,疗程 6 周,经眼眶静脉采血,观察不同药物对大鼠有关指标的影响。结果表明补肾活血颗粒对降低糖尿病模型大鼠血糖、血脂水平有明显的缓解作用,综合疗效良好,其机制可能与该药多途径、多环节同步调节糖尿病模型大鼠糖、脂代谢紊乱有关。

有研究者探讨补肾活血方(由黄芪、枸杞子、水蛭、地龙等组成)对高血糖状态下小鼠脑组织中单胺类神经递质变化及其影响。其采用 ALLoxan 静脉注射造模,时间 8 周。结果显示长期高血糖可引起小鼠脑组织中相关单胺类神经递质的变化,使其 morris 值升高,中药补肾活血方治疗后,受试药组小鼠 morris 值显著下降,表明补肾活血方对改善高血糖状态小鼠学习记忆障碍有显著作用。

吴丽娟等研究补肾活血开窍法(由肉苁蓉、石菖蒲、三七等组成)治疗糖尿病所致认知功能损害的临床疗效。该研究选取 2015 年 12 月至 2016 年 12 月收治的 46 例糖尿病患者作为研究对象,随机分为补肾活血开窍法组(24 例)和常规治疗组(22 例),补肾活血开窍法组予以兔煎中药制剂补肾活血开窍方进行治疗，并根据患者病情予以临床常规治疗；常规治疗组根据患者病情仅给予相应常规治疗。上述治疗均持续 1 年。采用简易智能精神状态检查量表（MMSE）、蒙特利尔认知评估（MoCA）及临床症状对筛选的糖尿病患者 46 例治疗前后分别进行是否存在认知功能损害的综合评估。结果显示补肾活血开窍法组治疗后有患者 1 例综合评估诊断为轻度认知功能障碍；常规治疗组治疗后有患者 6 例综合评估诊断为轻度认知功能障碍，有 3 例患者综合评估诊断为痴呆，两组预防认知功能损害发生的有效性比较，差异有统计学意义，表明补肾活血开窍法能够有效治疗糖尿病患者出现认知功能损害。

有学者观察补肾活血法治疗糖尿病周围血管病变的临床疗效。采用自拟补肾活血饮（由黄芪、葛根、当归、玄参、怀牛膝、水蛭、地龙、全蝎、丹参、川芎、桂枝、生山楂、甘草、赤芍、鸡血藤、路路通等组成）配合西药治疗糖尿病周围血管病变。其将 48 例患者随机分为两组，对照组口服西洛他唑片，治疗组在西洛他唑片基础上加用自拟补肾活血饮，比较两组患者的临床疗效。结果显示在疾病的 3 个阶段治疗组的总有效率（66.7%、87.5% 和 83.3%）明显高于对照组的总有效率（41.7%、54.2% 和 50.0%），差异有显著性；表明自拟补肾活血饮能起到补肾益气、通络活血的功效，对糖尿病周围血管病变有明显的临床疗效。

有研究探讨补肾活血中药（由肉苁蓉、鹿茸片、红花、人参、川牛膝等组成）治疗糖尿病性勃起功能障碍（ED）的临床疗效。其将 36 例糖尿病性 ED 的患者随机分为两组各 18 例，均用西药控制血糖，在此基础上，治疗组给予补肾活血中药口服，对照组口服中成药右归丸，疗程均为 8 周。观察治疗前后 IIEF-5 评分变化，比较疗效。结果显示两组组内分别比较，治疗第 4、8 周末 IIEF-5 评分较治疗前均有显著提高，随着治疗时间延长，评分有所提高，而且治疗组明显高于对照组。治疗组总有效率为 94.4%，对照组 72.2%，治疗组优于对照组，表明补肾活血法中药治疗糖尿病性 ED 有确切疗效。

第九节　补肾活血法在风湿免疫性疾病中的现代医学研究

"肾为先天之本"，肾的功能是决定人体先天禀赋强弱、脏腑功能盛衰的根本。中医认为，肾虚血瘀是风湿免疫性疾病中的重要病机之一。风湿免疫性疾病的发病机制与肾脏功能失调密切相关。通过补肾活血法对风湿免疫性疾病的病因病机、作用机制、临床试验及实验研究等进行分析，探讨补肾活血法治疗风湿免疫性疾病的研究趋势和疗效优势。补肾活血法是风湿免疫性疾病常用临床大法，现代研究表明，补肾活血法治疗风湿免疫性疾病的疗效机制是多方面的，其可能的作用机制分述如下：

▌ 防治关节炎（arthritis）方面研究

解骏等研究自拟补肾强骨方（由骨碎补、白芍、淫羊藿、豨莶草、补骨脂、青风藤、黄芪、络石藤等组成）对胶原诱导性关节炎（CIA）大鼠关节炎症及局部骨破坏的作用机制。该研究建立 CIA 大鼠模型，将大鼠随机分为 5 组，灭菌用水治疗、双膦酸盐（BP）+自拟补肾强骨方治疗组、双膦酸盐（BP）+甲氨蝶呤（MTX）治疗组、双膦酸盐（BP）治疗组、依那西普（恩利）+甲氨蝶呤（MTX）治疗组。每只大鼠均在炎症分值达到 2 分及以上时开始治疗，从治疗开始隔天进行关节炎症评分，绘出炎症变化曲线，评价各治疗方法对炎症的抑制作用；治疗 4 周后,处死大鼠,左侧股骨和第 5 腰椎行骨生物力学检查,胫骨上段行 micro-CT 扫描和制作硬组织切片,观察股骨及腰椎骨生物力学的变化,胫骨上段骨小梁及骨量变化。结果显示自拟补肾强骨方组对 CIA 大鼠关节炎症具有明显抑制作用;自拟补肾强骨方具有明显的抑制 CIA 大鼠炎症关节周围骨量丢失的能力,其抑制骨量减少的作用主要是通过抑制骨小梁数量减少及增加骨小梁宽度来实现的,对皮质骨和松质骨强度的改善比较明显,表明自拟补肾强骨方对促进骨小梁数量的增殖有较好的作用,从而改善皮质骨和松质骨的强度。

有学者研究补肾通督胶囊(由淫羊藿、骨碎补、杜仲、牡蛎、马鹿茸等组成)对 CIA 的作用机制。其将 42 只大鼠分为正常对照组(C)、模型组(M)、补肾通督胶囊的低剂量组(BSL)、中剂量组(BSM)、高剂量组(BSH)和雷公藤组(TG)。第 31 天取材进行流式细胞术、RT-PCR 和 ELISA 检测 Th1 和 Th2 细胞、IL-4 和 IFN-γ 的基因表达及血清相关因子水平。结果显示补肾通督胶囊组外周血 Th1 细胞的百分比随剂量的提高有下调的趋势,Th2 细胞的百分比显著上调,而 Th1/Th2 的比例显著下降;IFN-γ mRNA 表达呈现下降的趋势,而 IL-4 mRNA 表达则有上升的趋势;与正常对照组比较,胶原诱导关节炎大鼠血清 Cath-K(软组织蛋白酶 K)、MMP-3(人基质金属蛋白酶 3)、PINP(Ⅰ型前胶原氨基端前肽)、COMP(软骨寡聚基质蛋白)、OC(骨钙素)和 ICTP(Ⅰ型胶原吡啶交联终肽)的水平皆有提升;Cath-K、MMP-3、PINP、COMP、OC、ICTP 的水平和 ICTP/OC 的比例随着补肾通督剂量的提高趋向正常;表明补肾通督胶囊可抑制 CIA 大鼠脾脏的白髓增生、恢复 Th1 和 Th2 细胞之间的平衡和抑制炎症细胞因子的表达,以缓解关节炎症和骨破坏。

杨敏等研究补肾活血胶囊(由淫羊藿、骨碎补、巴戟天、补骨脂、丹参、乳香、没药、鹿角胶、何首乌、乌梢蛇等组成)对大鼠佐剂性关节炎(AA)的干预作用,探讨治疗类风湿关节炎(RA)的作用机制。该研究将 48 只大鼠,按体重随机分为补肾活血方高剂量组(高剂量组)、补肾活血方中剂量组(中剂量组)、补肾活血方低剂量组(低剂量组)、雷公藤组、模型组、正常对照组,每组 8 只。除正常对照组外,各组用完全弗氏佐剂造模,造模后各治疗组予以补肾活血方水溶液灌胃,雷公藤组用雷公藤多苷片水溶液灌胃,正常对照组用蒸馏水灌胃。观测关节炎指数(AI)、足跖肿胀厚度、体重(W)的改变,测定血清免疫球蛋白(IgG、IgM)、TNF-α、IL-1 的含量。结果显示补肾活血胶囊干预 AA,降低大鼠左、右足跖肿胀厚度和 AI 以及抑制 TNF-α、IgG、IgM、IL-1 的表达;在病理改变方面能抑制大鼠踝关节滑膜组织的炎性细胞浸润,表明补肾活血胶囊治疗 RA 的分子基础可能与抑制机体体液免疫、拮抗炎性细胞因子的作用有关。

有学者研究中药补肾活血方(由刺五加、牛膝、鸡血藤、郁金、柴胡等组成)对 RA 伴抑郁症大鼠血清 IL-1β、IL-6、TNF-α 水平的干预作用。结果显示类风湿关节炎伴发抑郁症大鼠血清 IL-1β、IL-6、TNF-α 含量明显增加,表明补肾活血方治疗 RA 伴抑郁症大鼠能降低其血清 IL-1β、IL-6、TNF-α 含量,可能是其作用机制之一。

有研究发现补肾活血法中药(由羌活、独活、桑寄生、威灵仙、秦艽、片姜黄、乌梢蛇、丹参、川芎、熟地黄、山药、山茱萸等组成)治疗 AA 的作用机制可能是抑制自身免疫的病理性反应、提高机体应激性。该研究制备 AA 大鼠模型,观察补肾活血法对病鼠后足跖厚度以及病鼠血清肿瘤坏死因子 TNF-α、血皮质醇、前列腺素的影响。结果显示补肾活血法治疗 AA 大鼠能降低足跖厚度,降低病鼠增高的 TNF-α 和前列腺素,提高其低下的血皮质醇。

宁显明等研究补肾活血中药(珍骨丸由骨碎补、女贞子等组成)与祛湿活血中药(骨刺风湿丸由青风藤、赤芍等组成)对体外骨重塑作用的影响。其将 MC3T3-E1 细胞、RAW264.7 细胞分别诱导为成骨细胞(OB)与破骨细胞(OC),并将两者共培养。通过免疫细胞化学染色鉴定该共培养体系构建成功与否;以灌胃的方法分别将双醋瑞因、珍骨丸及骨刺风湿丸制备成含药血清;运用含药血清处理共培养细胞并进行 Western blotting 和 RT-PCR 分析。结果显示珍骨丸与骨刺风湿丸处理共培养细胞后骨保护素(OPG)表达显著上升,糖蛋白 130(gp130)表达显著下降,表明珍骨丸、骨刺风湿丸能够通过抑制 gp130 来抑制 OC 的骨吸收,并通过 RANKL-RANK-OPG 系统促进骨形成,增加骨密度,达到治疗骨关节炎的作用。

有学者研究补肾活血中药(由熟地黄、杜仲、制附子、枸杞子、山茱萸、红花、山药、甘草、肉桂、桃仁等组成)对 SD 大鼠膝骨性关节炎的作用机制。该研究将 180 只 3 月龄雄性 SD 大鼠采用木瓜蛋白酶大鼠膝关节腔注射的方法制作膝骨性关节炎动物模型,随机分为活血组、预防组、祛风组、补肾组、补肾活血组和模型组。于中药灌胃 30 天、60 天、90 天后分批处死动物,进行各种指标的检测,包括对大鼠的精神状态、活动度、皮毛、体重、关节肿胀情况,大体形象,血流变学,炎症指标和 HE 染色病理切片。结果显示补肾活血汤组血液流变学各项指标较模型组改善;病理组织学表现软骨面较模型组光滑、完整,软骨细胞排列整齐;IL-1β 及 TNF-α 含量明显低于模型组,表明补肾活血中药能减轻 SD 大鼠膝关节软骨损伤程度,改善血液循环及抑制局部炎症反应。

周金良等研究补肾活血方(由熟地黄、补骨脂、枸杞子、山茱萸、杜仲、川牛膝、生当归、鸡血藤、白芍、红花、甘草等组成)治疗肝肾亏虚兼血瘀型膝关节骨关节炎(KOA)的临床疗效。该研究将 106 例肝肾亏虚兼血瘀型膝关节骨关节炎患者随机分为治疗组 53 例和对照组 53 例。治疗组服用补肾活血方加扶他林,对照组服用扶他林,单盲给药。观察比较两组治疗前后 Womac 疼痛积分、僵硬积分、生理功能积分和平均 KOA 严重程度。结果显示治疗 20 天后,治疗组的改善明显优于对照组,表明补肾活血方能有效改善肝肾亏虚兼血瘀型膝关节骨关节炎患者的临床症状,治疗骨关节炎疗效较好。

有学者研究补肾活血方(由熟地黄、山茱萸、黄芪、肉苁蓉、鹿角胶、独活、淫羊藿、木瓜、制乳香、制没药、丹参、鸡血藤等组成)治疗肾虚型膝骨关节炎的临床疗效及对炎症因子的影响。该研究选取 113 例膝骨关节炎患者,随机分为治疗组 56 例和对照组 57 例,分别采用补肾活血方和塞来昔布、氨基葡萄糖联合用药治疗,观察两组临床疗效,应用平均 Womac 关节炎指数评分和平均骨关节炎严重程度指数评定用药前后临床症状改善情况,采用 ELISA 法检测血清炎症因子 TNF-α、IL-6。结果显示治疗组总有效率为 89.3%,优于对照组;Womac 关节炎指数评分较治疗前显著改善,与对照组比较有显著差异;骨关节炎严重程度指数较治疗前显著改善,与对照组无显著差异;治疗组血清 TNF-α、IL-6 水平明显降低,表明补肾活血方治疗肾虚型膝骨关节炎总体疗效优于塞来昔布、氨基葡萄糖联合用药,通过抑制炎症因子的产生而减轻炎症反应是其重要作用机制之一。

有研究发现补肾活血中药(由杜仲、熟地黄、枸杞子、补骨脂、川牛膝、独活、红花、木瓜、川芎、丹参、木香等组成)能改善患者的临床症状和膝关节功能,为治疗肾虚血瘀型膝骨性关节炎的有效药物之一。该研究将 42 例肾虚血瘀型膝骨性关节炎患者随机分为对照组和治疗组各 21 例,分别口服中成药骨仙片和补肾活血中药,连续治疗 3 个月。观察并评估两组患者治疗前后膝部评分、膝部功能评分和 X 线摄片的变化。结果显示治疗组优良率为

85.7%，对照组优良率为 66.6%，两组比较差异有显著性意义，提示治疗组疗效优于对照组；两组患者治疗后膝部活动痛、膝部伸直迟滞、行走和上下楼梯困难、使用手杖支撑等评分均有改善，与治疗前比较差异有显著性意义；两组治疗后总评分均有显著性提高。

第十节　补肾活血法在其他疾病中的现代医学研究

"肾主身之骨髓"，骨髓由肾精所化生，肾充则髓实。"皮毛生肾"表明皮肤和毛发与肾脏有着密切的关系。肾虚血瘀是骨性疾病、皮肤疾病等其他疾病的重要病机之一。补肾活血法作为一种临床治疗大法，临床上也常用于其他疾病的治疗中，探讨补肾活血法治疗骨性疾病、皮肤疾病等其他疾病的实验研究，以期更好地指导临床。现代研究表明，补肾活血法治疗其他疾病的疗效机制是多方面的，其可能的作用机制分述如下：

一、防治骨性疾病（osseous disease）方面研究

应俊等研究补肾活血方（由熟地黄、杜仲、制附子、枸杞子、山茱萸、红花、山药、甘草、肉桂、桃仁等组成）联合骨髓间充质干细胞（BMSCs）- 藻酸钙复合体治疗大鼠膝关节软骨缺损的疗效，并探讨其作用机制。该研究将 48 只大鼠全层软骨缺损造模随机分成 4 组：模型组、补肾活血组、BMSCs- 藻酸钙组、补肾活血联合 BMSCs- 藻酸钙组。补肾活血组术后 8 周每天给予补肾活血方灌胃；其余术后每天给予等量 0.9% 氯化钠溶液灌胃。在第 4、8 周分批处死，收集并作相关检测。结果显示，在形态学、病理组织学染色及 Mankin 评分上，模型组软骨缺损损伤加重，伴有纤维组织增生；其余组缺损可见组织填充修复，尤以补肾活血联合 BMSCs- 藻酸钙组修复组织最佳；RT-PCR 显示补肾活血联合 BMSCs- 藻酸钙组修复组织中 II 型胶原、聚集蛋白聚糖的 mRNA 表达明显高于其余各组，表明补肾活血方和 BMSCs- 藻酸钙复合体单独使用对关节软骨缺损均具有一定的修复治疗作用，两者联合使用时通过增加 II 型胶原和聚集蛋白聚糖合成，软骨修复效果达到最佳。

有学者研究补肾活血方（由熟地黄、补骨脂、淫羊藿、黄芪、狗脊、牡蛎、川续断、酒大黄、丹参等组成）含药血清对 hPTH（1-34）干预后小鼠成骨细胞 MC3T3-E1 增殖及分化的影响。通过制备中药、西药含药血清，用 MTT 比色法在细胞培养的 24 小时、48 小时、72 小时分别检测不同浓度补肾活血方组对 hPTH（1-34）干预下 MC3T3-E1 增殖的作用。用 ELISA 方法在细胞培养的 24 小时、48 小时、72 小时分别检测不同浓度补肾活血含药血清组细胞在 hPTH（1-34）干预下其上清液中 I 型前胶原羧基端肽（PICP）和碱性磷酸酶（ALP）分泌水平。结果显示中药组细胞增殖水平明显高于模型 PTH 组；中药组 ALP 分泌量显著高于模型 PTH 组，表明补肾活血方能促进 hPTH 干预下成骨细胞 MC3T3-E1 增殖，促进其进一步分化成熟，改善甲状旁腺功能亢进作用下成骨细胞的骨代谢作用，促进成骨细胞骨形成。

有研究者探讨中药补肾活血方（由枸杞子、杜仲、续断、狗脊、补骨脂、桃仁、制大黄等组成）对肾性骨病大鼠肾功能的影响。该研究通过 3/4 肾切除法复制肾衰竭大鼠模型，分为中药补肾活血方组、阳性对照盐酸贝那普利片组、模型组、假手术组。灌胃给药 3 个月后，取血清测定生化指标；取左侧胫骨，双能 X 线吸收法测定骨密度；取右侧胫骨，光镜下观察其病理改变。结果表明补肾活血方对肾性骨病大鼠的作用机制可能是影响肾性骨病大鼠血清钙和碱性磷酸酶水平，改善肾功能，减轻骨组织病理改变。

　　有学者研究补肾中药芪灵汤（由淫羊藿、黄芪、海螵蛸、大黄等组成）治疗肾性骨营养不良大鼠的作用机制。其用 60 只雄性 Wistar 大鼠适应性饲养 1 周后，随机分为 6 组，取 10 只，行背部两侧切口，暴露肾脏后予以缝合，作为正常对照组，其余大鼠也行 5/6 肾脏切除（左侧肾脏切除，右侧肾脏剩余 1/3），高磷饮食，造成慢性肾衰竭动物模型。造模成功后，治疗组和对照组分别采用芪灵汤和珍牡肾骨胶囊治疗，第 12 周末后采血留样测钙离子、磷离子、尿素氮、肌酐，取出剩余肾脏用 10% 的福尔马林溶液固定标本用放射免疫法测骨保护素（OPG）、骨钙素（BGP）、骨形态发生蛋白 -7（BMP-7），用全自动生化仪测 Ca、P、BUN 等指标。结果表明芪灵汤能明显改善肾性骨病大鼠肾脏病理损害表现，其作用机制可能与促进骨组织 OPG 和 BMP-7 破骨细胞分化增殖功能，提高骨组织中 OPG 的含量，提高肾脏内的 BMP-7 的阳性表达有关。

　　林勇凯等研究补肾活血方（由补骨脂、怀牛膝、龟板、桑寄生、鸡血藤、阿胶、丹参、当归、黄芪、白芍、熟地黄、仙鹤草、地龙等组成）对骨性关节炎关节软骨的保护机制。该研究将 24 只 SPF 级健康雌性 SD 大鼠随机分为假手术组、西药组和中药组，通过切除两侧卵巢并切断右侧膝交叉及内侧副韧带建立骨性关节炎动物模型。术后第 4 周开始，中药组灌服补肾活血方中药，西药组灌服等量的塞来昔布（西乐葆），假手术组灌服等量的生理盐水，于术后第 8 周处死动物，采用骨性关节炎软骨病理变化评价系统（OARSI）评价关节软骨的病变，采用光镜观察软骨细胞生长情况，运用免疫组化法测定关节软骨中 MMP-1 的含量，抽取关节液做 PGE2 测定。结果显示中药组见大量软骨细胞增生；MMP-1 阳性表达低；关节液中的 PGE2 降低，表明补肾活血方能显著抑制骨性关节炎关节软骨中 MMP-1 的表达及降低关节液中 PGE2 水平，促进软骨细胞生长，以减缓骨性关节炎的发展。

　　有研究发现补肾复方（由熟地黄、山药、山茱萸、枸杞、制附子、肉桂、甘草、杜仲、桃仁、红花等组成）能增加成骨细胞 OPG 表达量，降低成骨细胞 ODF 表达量。其以补肾活血方、补肾健脾方、龟鹿二仙膏、金匮肾气丸、六味地黄丸、左归丸 6 种补肾复方及生理盐水给体重为 250g 左右大鼠灌胃，提取含药血清；采用酶消化法从 2 天龄新生 SD 大鼠头盖骨中分离出成骨细胞，用含药血清及生理盐水进行成骨细胞传代培养；取第 2 代细胞，培养至细胞铺满培养瓶约 80% 时，更换含药血清培养液 24 小时；用含药血清培养液 24 小时后终止培养，提取总 RNA，应用 RT-PCR 方法观察六种补肾复方对大鼠成骨细胞 OPG、ODF 表达影响。结果表明补肾复方疗效显著，增加成骨细胞 OPG 表达量，降低成骨细胞 ODF 表达量，可能是补肾复方调控成骨细胞 OPG、ODF 表达的作用机制之一。

二、防治慢性肾衰肾性骨病伴甲状旁腺功能亢进（chronic renal failure fenal osteopathy with hyperthyroidism）方面研究

　　孟祥飞等研究补肾活血方（由熟地黄、补骨脂、淫羊藿、黄芪、狗脊、牡蛎、续断、酒大黄、丹参等组成）对肾衰大鼠一般状况、肾功能、甲状旁腺激素（PTH）、骨矿物代谢的调控作用，并探讨其改善慢性肾衰肾性骨病伴甲状旁腺功能亢进（简称甲旁亢）的作用机制。该研究将 90 只 SD 雄性大鼠随机分为模型组、中药组、正常组。观察治疗前后各组大鼠的精神状态、体重改变情况及死亡情况，同时检测各组大鼠肾脏脏器指数；用生化免疫法测定血肌 Cr、BUN、Ca、P、血甲状旁腺激素（PTH）；ELISA 法测血清 PTH、骨碱性磷酸酶（BAP）、抗酒石酸酸性磷酸酶（TRAP）浓度。结果显示在慢性肾衰大鼠肾功能改善方面，中药组肌

酐、BUN 明显低于模型组；在慢性肾衰大鼠钙磷代谢改善方面，中药组血磷明显低于模型组，血钙明显高于模型组；在慢性肾衰大鼠体重及肾脏脏器指数方面，中药组体重大于模型组，中药组双侧肾脏脏器指数小于模型组；在对慢性肾衰大鼠骨代谢指标改善方面，中药组 PTH 低于模型组，表明补肾活血方能够降低腺嘌呤所致肾衰肾性骨病大鼠血肌酐、尿素氮、甲状旁腺激素，增加体重，改善精神状态，减轻肾损害，改善骨矿物质代谢异常，抑制高转化型骨病状态下破骨细胞的亢进，抑制成骨细胞的过度分泌，缓解高骨转化状态。

有学者研究补肾活血方（由熟地黄、补骨脂、淫羊藿、黄芪、狗脊、牡蛎、续断、酒大黄、丹参等组成）改善慢性肾衰肾性骨病伴甲旁亢的作用机制。其采用交叉设计方法比较补肾活血法与单纯补肾法对肾性骨病患者全段甲状旁腺激素（I-PTH）、骨特异性碱性磷酸酶（BAP）指标的影响。结果显示在慢性肾衰大鼠肾功能改善方面，中药组肌酐、尿素氮明显低于模型组；在慢性肾衰大鼠钙磷代谢改善方面，中药组血磷明显低于模型组，血钙明显高于模型组；PTH 低于模型组；在慢性肾衰大鼠体重及肾脏脏器指数方面，中药组体重大于模型组，双侧肾脏脏器指数中药组小于模型组；在对慢性肾衰大鼠骨代谢指标改善方面，中药组 PTH 低于模型组；中药组 BAP 低于模型组，表明补肾活血方能够降低腺嘌呤所致肾衰肾性骨病大鼠血肌酐、尿素氮、甲状旁腺激素，增加体重，改善精神状态，有效减轻甲旁亢；补肾活血方能够有效减轻腺嘌呤所致脏器损伤，减轻肾损害；补肾活血方能够降低腺嘌呤所致肾衰肾性骨病大鼠血磷、血 PTH，升高血钙，从而改善骨矿物质代谢异常；补肾活血方能够抑制高转化型骨病状态下的破骨细胞亢进，抑制成骨细胞的过度分泌，缓解高骨转化状态，可能是补肾活血方改善慢性肾衰大鼠骨代谢异常的作用机制之一。

三、防治骨质疏松症（osteoporosis，OP）方面研究

谢雁鸣等研究补肾中药骨碎补总黄酮对 OP 模型大鼠的组织形态计量学的影响。该研究制作去卵巢动物所致 OP 模型，进行不脱钙骨切片及染色，采用 Leica Qwin 图像分析系统进行骨组织形态计量。结果显示与模型组比较，骨碎补总黄酮小剂量组和中剂量组的 TBV% 明显增高，骨碎补总黄酮小剂量组、中剂量组的 TRS% 显著降低；骨碎补总黄酮小剂量组、中剂量组的 TFS%、AFS%、MAR、BFR 较模型组皆明显降低；骨碎补总黄酮中剂量组的 OSW 和 mAR 与模型组比较，明显降低，表明骨碎补总黄酮对卵巢切除所致 OP 具有明显的防治作用。

有研究者探讨补肾中药骨碎补总黄酮对 OP 模型大鼠骨密度和血 TNF-α、IL-6、IL-4 水平的影响。其采用 X 线骨密度测量仪测定大鼠股骨、腰椎骨密度；应用放免法，通过自动酶免分析仪测定血清 IL-6、IL-4、TNF-α 水平，在 550nm 光下读取 OD 值，应用标准曲线计算含量。结果显示骨碎补总黄酮能显著提高大鼠股骨、腰椎骨密度。骨碎补总黄酮能调节细胞因子 TNF-α、IL-6、IL-4 水平，其中中剂量组 TNF-α、IL-6 较模型组明显降低，骨碎补总黄酮三个剂量组和阳性对照组 IL-4 含量明显高于模型组，表明骨碎补总黄酮防治 OP 的机制可能是提高骨密度，抑制血清 TNF-α、IL-6 的作用来促进 IL-4 分泌。

有学者研究补肾法治疗肾阳虚证原发性 OP 的临床效果。该研究采用强骨胶囊（由骨碎补总黄酮组成）治疗该病患者，并用美国 Lunar 公司 DPX-L 型双能 X 线及放射免疫法等检测治疗前后有关指标。结果显示强骨胶囊临床显效率及总有效率分别为 37.14%、91.43%，其疗效明显高于对照组。经双能 X 线骨密度（DEXA）证实，强骨胶囊能明显提高

原发性 OP 患者的骨密度，还能提高 CT（降钙素）、E_2、T、FSH、LH 水平，降低 PTH 水平。结果表明强骨胶囊治疗肾阳虚证原发性 OP 是通过提高患者骨密度、抑制骨吸收、减少骨量丢失等作用实现的。

谢雁鸣等研究补肾中成药补骨生髓胶囊（由骨碎补总黄酮组成）防治骨质疏松症的机制可能是升高降钙含量、降低甲状旁腺素和羟脯氨酸含量，有效地抑制骨量的丢失和促进骨形成。其应用美国 Norland 公司生产的 XR-26 型双能 X 线骨密度测量仪，分别测其腰椎及股骨骨密度；应用英国 stevens 公司生产的 QTS-25 型流变仪，记录载荷 - 变形曲线；分离血清测定相应生化指标的改变。结果显示中药治疗组可显著提高去势模型大鼠腰椎及股骨骨密度，改善各组大鼠骨结构力学（最大载荷、弹性载荷、最大桡度和弹性桡度）和骨材料力学（应力、刚性系数、应变、变形位能）指标。另外，该药具有性激素样作用及促性腺激素样作用，可以显著升高降钙素含量，降低甲状旁腺素和羟脯氨酸含量，有效地抑制模型动物骨量的丢失，促进骨形成。

谢雁鸣等研究补肾法补骨生髓胶囊（由骨碎补总黄酮组成）治疗肾阳虚证的原发性 OP 的临床效果。该研究采用补骨生髓胶囊治疗 80 例该病患者，并用美国 Lunar 公司 DPX-L 型双能 X 线骨密度测量仪及放射免疫法等检测治疗前后有关指标。结果显示补骨生髓胶囊临床显效率及总有效率分别为 46% 和 82%，其疗效明显高于对照组（维生素 D 加钙剂）；经双能 X 线骨密度证实，补骨生髓胶囊能明显提高原发性 OP 患者的骨密度，该药还能提高降钙素、促黄体生成素及血钙水平和降低甲状旁腺素水平；表明补肾法治疗原发性 OP 的作用是通过提高原发性 OP 患者的骨密度，抑制骨吸收，减少骨量丢失等环节实现的。

有学者研究补肾法骨健胶囊（由骨碎补总黄酮组成）治疗肾阳虚证原发性骨质疏松症的临床效果。该研究采用骨健胶囊治疗该病患者，并用美国 Lunar 公司 DPX-L 型双能 X 线及放射免疫法等检测治疗前后有关指标。结果显示骨健胶囊临床总有效率 91.43%，其疗效明显高于对照组；经双能 X 线骨密度（DEXA）证实，骨健胶囊能明显提高原发性骨质疏松症患者的骨密度；该药还能提高 CT、E_2、T、FSH、LH 水平，降低 PTH 水平，表明骨健胶囊治疗肾阳虚证原发性骨质疏松症的作用是通过提高患者的骨密度、抑制骨吸收、减少骨量丢失等实现的。

有研究发现补肾活血颗粒（由熟地黄、杜仲、附子、山茱萸、枸杞子、山药、红花、甘草、肉桂、桃仁等组成）能通过 Wnt/β-catenin 信号通路在治疗骨质疏松症的过程中发挥着重要作用。该研究将体外分离培养乳鼠颅骨来源的成骨细胞，分为空白血清对照组和补肾活血颗粒含药血清组，连续培养 6 天后，定量检测各组成骨细胞的碱性磷酸酶活性，并进行碱性磷酸酶染色；18 天后进行茜素红染色；同时应用 ELISA 检测各组成骨细胞中 Wnt/β-catenin 信号通路相关蛋白 β- 连环蛋白（β-catenin）、低密度脂蛋白受体相关蛋白 5（LRP5）和 T 细胞因子（TCF）的表达情况。结果表明补肾活血颗粒含药血清能显著增加成骨细胞碱性磷酸酶的表达和促进矿化结节的形成，同时显著地上调 β-catenin、LRP5 和 TCF 蛋白的表达。

张鑫等研究补肾活血汤（由熟地黄、杜仲、制附子、枸杞子、山茱萸、红花、山药、甘草、肉桂、桃仁等组成）防治绝经后骨质疏松症的机制。该研究将 60 只雌性 SD 大鼠用去势的方法建立绝经后骨质疏松症模型，另将 12 只雌性 SD 大鼠同法手术暴露卵巢而不切除。造模后将 60 只去势大鼠随机分为模型组（OvX）、高剂量组（H-iso）、中剂量组（M-iso）、低剂量组（L-iso）、阳性对照组（E2），另外 12 只列入假手术组（Sham）；Sham 组和 OvX 组以蒸馏水灌胃；H-iso 组、M-iso 组和 L-iso 组分别以不同剂量补肾活血汤灌胃；E 两组用尼尔雌醇灌胃；治疗 12 周后检测各组大鼠尿肌酐、尿脱氧吡啶酚、骨生物力学指标、骨密度以及整合素 αVβ3 的表达。结果显示补肾活血汤组与模型组相比，骨密度、骨强度、尿脱氧吡啶酚、尿脱氧吡啶酚 / 尿肌酐水平及整合素 αVβ3 的表达明显改善，表明补肾活血汤能有效提高骨密度和骨强度，通过降低尿脱氧吡啶酚、尿脱氧吡啶酚 / 尿肌酐水平以及破骨细胞整合素 αVβ3 的表达抑制骨吸收。

有研究者评价补肾类中成药治疗老年性骨质疏松症的疗效及安全性。该研究检索中国期刊全文数据库（CNKI）、中国生物医学文献数据库（CBM）、中文科技期刊全文数据库（VIP）、万方数据库、Cochrane Library、Medline、EMbase、Web of Science 和临床试验注册库，筛选补肾类中成药治疗老年性骨质疏松症的随机对照试验研究，根据 Cochrane 评价标准和工具进行评价，并使用 Rev Man5.3 软件进行 Meta 分析。结果显示补肾类中成药单用或联合西医常规治疗在提高老年性骨质疏松症患者临床疗效总有效率方面比西医常规治疗具有优势；在提高血磷、血钙方面，仅部分研究显示具有一定疗效；表明补肾类中成药治疗老年性骨质疏松症的总体疗效优于单纯西医常规治疗，安全性较好。

有学者研究补肾活血方（由淫羊藿、续断、丹参、知母、补骨脂、熟地黄、川芎、赤芍、红花等组成）治疗女性原发性骨质疏松症的临床疗效。该研究将 80 例女性原发性骨质疏松症患者随机分为两组各 40 例，观察组口服补肾活血方，对照组口服仙灵骨葆胶囊，两组患者给药周期均为 60 天，记录临床症状并检测骨密度。结果显示两组患者分别治疗后，临床症状均有不同程度改善，观察组总有效率为 95.0%，对照组总有效率为 72.5%，两组比较，差异有显著性意义。观察组 $L_{2\sim4}$、股骨颈、股骨转子 3 个部位的骨密度治疗前后比较，差异均有显著性意义；对照组 $L_{2\sim4}$、股骨转子 2 个部位的骨密度治疗前后比较，差异均有显著性意义。两组患者治疗后，$L_{2\sim4}$、股骨颈、股骨转子 3 个部位的骨密度分别比较，差异均有显著性意义，表明补肾活血方治疗女性原发性骨质疏松症具有确切疗效。

张晓君等研究补肾活血胶囊（由淫羊藿、杜仲、续断、鹿角胶、山茱萸、黄芪、山药、当归、红花等组成）治疗老年男性患者骨质疏松症的临床疗效和安全性，并探讨其作用机制。该研究入选老年男性骨质疏松症 60 例，平均年龄（73.65±5.6）岁，随机分为治疗组和对照组，每组 30 例。治疗组以补肾活血胶囊，对照组以碳酸钙 D_3（钙尔奇）+ 骨化三醇（罗钙全）治疗，服药 1 年。结果显示补肾活血胶囊能显著提高老年男性骨质疏松症患者的骨密度，明显改善其腰背疼痛、下肢疼痛、腰膝酸软、下肢痿弱、步履艰难等临床症状，与对照组比较有显著差异，表明补肾活血胶囊可能通过改善老年男性骨质疏松患者的性激素水平和骨调节相关的细胞因子，改善其骨重建微环境，从而促进其骨形成，使骨密度显著提高，全身状态明显好转，综合效果良好。

有学者研究补肾活血法（由伤科接骨片和密骨胶囊组成）治疗骨质疏松性骨折的临床疗效。该研究 109 例骨质疏松性下胸段和腰椎（$T_{10}\sim L_5$）的稳定性骨折的住院患者中，西药组 39 例、活血组 33 例、补肾活血组 37 例，分别运用鲑降钙素（密盖息）、伤科接骨片和伤科接骨片加密骨胶囊治疗，随访 3 月，观察不同治疗方法的临床疗效。结果显示加用密骨胶囊的补肾活血法治疗能有效地加速老年骨质疏松性骨折的愈合时间，减缓患者的疼痛；但是鲑降钙素在减缓患者的疼痛方面更具有明显优势，表明在治疗老年患者骨质疏松性骨折时，根据实际情况辨证论治，勘审虚实，灵活运用早、中、晚三期治疗骨折的"三期辨证"。

四、防治其他疾病方面研究

齐庆等研究补肾益精法中药复方（由熟地黄、阿胶、山茱萸、黄芪、山药、茯苓、红花等组成）对硬皮病小鼠皮肤纤维化表型的影响。该研究使用博来霉素诱导建立硬皮病小鼠模型，分别采用补肾益精法中药复方（中药复方组）、生理盐水（模型组）治疗硬皮病模型小鼠，共 3 周，并设正常对照组。HE 染色观察皮肤病理改变；使用实时定量 RT-PCR 技术，测定各组小鼠 I 型胶原 α2（COL I α2）基因表达情况。结果显示中药复方组小鼠皮肤纤维化有不同程度改善；中药复方组小鼠 COL I α2 基因表达减少，表明补肾益精法中药复方可改善硬皮病模型小鼠皮肤纤维化程度。

有学者研究补肾活血合剂（由地黄、丹参、益母草、玄参、黄芪、党参、麦冬、猪苓、金钱草、白花蛇舌草等组成）促进小鼠毛发生长的作用机制。该研究用 C57BL/6 小鼠建立动物模型，对 120 只小鼠以松香 / 蜡混合物（1:1）拔毛，诱导其毛发由休止期进入生长期，并随机分为 4 个组，即实验组、对照组、模型组和空白组。从造模后第一天开始灌药，每天观察各组皮肤色泽变化，并分别于造模后第 4、11、17 天每组处死 10 只小鼠，观察拔毛部位的毛囊和血管情况。结果显示补肾活血合剂组局部新生血管数多于模型组、养血生发胶囊组和模型组；补肾活血合剂组毛囊中 VEGF 的表达高于养血生发胶囊组和模型组，表明补肾活血合剂可能是通过调节细胞因子水平起到促进血管新生、毛发生长的作用。

有研究者探讨补肾养血生发丸（由何首乌、熟地黄、当归、川芎、丹参、羌活、侧柏叶、女贞子、墨旱莲等组成）治疗斑秃的临床疗效。该研究对 108 例斑秃患者按随机法分为两组；治疗组为补肾养血生发丸口服，外搽补肾活血生发精，对照组口服维生素 E，外搽 1% 米诺地尔溶液（敏乐啶），在治疗后 2 个疗程，观察临床疗效。结果显示治疗组 56 例中，痊愈 42 例，显效 11 例，无效 3 例，总有效率为 94.6%，对照组 52 例中，痊愈 25 例，显效 14 例，无效 13 例，总有效率 75%，两组间总有效率有显著性差异，表明口服补肾养血生发丸与外搽补肾活血生发精治疗斑秃有明显的临床疗效。

朱锦明等研究老年髋部大手术后接受补肾活血方（由淫羊藿、骨碎补、川芎、黄芪、白芍、白术、红花、当归、桃仁、地龙、杜仲、熟地黄、山茱萸、薏苡仁、茯苓、甘草等组成）与中医手法联合干预对其深静脉血栓形成（DVT）的影响。该研究选取 300 例老年髋部大手术患者，根据其就诊时间不同分为对照组和实验组，每组 150 例。对照组实施肝素联合物理干预，实验组则实施补肾活血方与中医手法联合干预，对比两组患者的 DVT 发生情况及血肿、瘀斑发生情况。结果显示实验组患者的 DVT 发生率 4.00% 低于对照组的 10.67%，差异具有统计学意义；实验组患者的血肿、瘀斑总发生率 10.67% 显著低于对照组的 22.00%，差异具有统计学意义，表明老年髋部大手术患者术后接受补肾活血方与中医手法联合治疗能够有效对其 DVT 进行预防，且安全可靠。

参 考 文 献

[1] 高杉.《张大宁补肾活血法研究》评介 [J]. 中国中医药现代远程教育, 2017, 15 (17): 136-138.

[2] 王莹, 杨洪涛, 张勉之. 张大宁补肾活血法研究 [M]. 北京: 科学出版社, 2016.

[3] 张勉之. 补肾活血法延缓衰老的研究 [J]. 中华中医药学刊, 2004, 22 (3): 454-457.

[4] 张勉之, 张大宁. 补肾活血法浅析 [J]. 长春中医药大学学报, 2003, 19 (4): 6-7.

[5] 沈伟梁,张勉之,张大宁.论张大宁教授"补肾活血法"的立论基础 [J].中国中西医结合急救杂志,2002,9(5):249-252.

[6] 张大宁.中医补肾活血法研究 [M].北京:中国医药科技出版社,1997.

[7] 王国力,邓虎,徐艳玲.补肾中药复方对 COPD 模型大鼠肺内炎性因子的影响 [J].世界中西医结合杂志,2017,12(2):196-199.

[8] 高伟华,柴立民,杨颖溪,等.补肾益肺消癥方对肺纤维化大鼠内质网应激及 CHOP 信号通路关键分子表达的影响 [J].辽宁中医杂志,2016,43(9):1987-1990.

[9] 杨颖溪,柴立民,吴甜甜,等.补肾益肺消癥方对特发性肺纤维化大鼠 Caspase-12 信号通路关键分子基因和蛋白表达的影响 [J].北京中医药大学学报,2016,39(7):575-579.

[10] 石克华,赵鹏飞,熊必丹,等.补肾平喘膏方对支气管哮喘大鼠 Th17/Treg 平衡的影响 [J].上海中医药杂志,2014,48(8):74-77.

[11] 杨文涛,谢艳萍.补肾活血方治疗老年慢性阻塞性肺疾病合并肺间质纤维化临床观察 [J].新中医,2016,48(9):28-29.

[12] 李芮,陈泽涛,姚莉,等.补肾活血法治疗老年慢性阻塞性肺疾病合并肺间质纤维化临床研究 [J].山东中医杂志,2011,30(2):88-90.

[13] 秦光灿.补肾活血益气汤治疗慢性阻塞性肺疾病 38 例临床疗效观察 [J].中国现代药物应用,2010,4(21):151-152.

[14] 柴立民,刘涓,王珍,等.补肾益肺消癥方干预肺纤维化大鼠 TGFβ 信号通路的作用机制 [J].中国中医基础医学杂志,2013,19(9):1022-1024.

[15] 晏军,刘涓,王珍,等.补肾益肺消癥方对肺纤维化大鼠 MMPs 基因表达及病理改变的影响 [J].现代中西医结合杂志,2012,21(35):3893-3895.

[16] 宁康,王超,董延春,等.补肾宣肺活血方对肺纤维化大鼠肺组织 TGF-β、Smad3 蛋白和 PDGF 表达的影响 [J].山东医药,2011,51(29):30-31.

[17] 苗青,丛晓东,樊茂蓉,等.补肾通络汤治疗特发性肺纤维化 28 例疗效观察 [J].时珍国医国药,2017,28(2):395-397.

[18] 刘真,苏凤哲,刘晓艳.自拟方补肾通络汤治疗老年特发性肺纤维化的临床研究 [J].世界中西医结合杂志,2017,12(12):1715-1718.

[19] 石克华,吴银根,熊必丹,等.补肾平喘膏方对支气管哮喘大鼠肺组织糖皮质激素受体的影响 [J].中西医结合学报,2010,8(8):785-789.

[20] 曹玉雪,董竞成,崔焱,等.慢性阻塞性肺疾病合并哮喘大鼠气道炎症特点及补肾益气中药干预研究 [J].中国中西医结合杂志,2009,29(8):716-721.

[21] 赵培森,张才擎,梁铁军,等.补肾纳气胶囊对肺肾气虚型 COPD 大鼠肺的保护作用 [J].山东中医杂志,2009,28(12):869-870.

[22] 宫兆华,董竞成,谢瑾玉,等.补肾益气药调节哮喘大鼠下丘脑 - 垂体 - 肾上腺轴及白细胞介素 -6 功能紊乱的实验研究 [J].中国中西医结合杂志,2008,28(4):348-351.

[23] 谢瑾玉,董竞成,宫兆华,等.补肾益气中药仙灵脾和黄芪对哮喘大鼠 TNF-α 和 NF-κB 的影响 [J].中国中西医结合杂志,2006,26(8):723-727.

[24] 石克华,熊必丹.补肾平喘膏方治疗支气管哮喘 76 例临床研究 [J].江苏中医药,2010,42(4):26-27.

[25] 徐冰清.补肾活血膏方对支气管哮喘缓解期患者诱导痰中 EOS 及 ECP 的影响 [J].河南中医,2013,33(11):1906-1908.

[26] 张益康,黄艳,刘鑫,等.补肾活血汤治疗虚哮 30 例临床观察 [J].湖南中医杂志,2008,24(2):23-24.

[27] 杨华萃, 许尤佳, 罗笑容, 等. 益气补肾活血汤治疗儿童哮喘的临床疗效观察 [J]. 现代中医临床, 2005, 12(5): 10-12.

[28] 赵凌艳, 徐祖红, 李炜, 等. 补肾散结方对肺癌骨转移小鼠 PTHrP 及 TGF-β_1 表达的影响 [J]. 上海中医药大学学报, 2015, 29(4): 38-42.

[29] 张炜, 赵凌艳, 徐祖红, 等. 补肾散结方联合唑来膦酸治疗肺癌骨转移的临床疗效 [J]. 世界中西医结合杂志, 2015, 10(6): 791-794.

[30] 王志光, 李新, 王三虎, 等. 补肾壮骨法对非小细胞肺癌溶骨性骨转移放疗患者骨相关事件及再次出现骨转移干预的临床研究 [J]. 重庆医科大学学报, 2014, 39(2): 254-257.

[31] 严庆文, 曹勇, 许林利, 等. 补肾化瘀解毒复方对小鼠肺癌转移及 nm23 mRNA 表达的影响 [J]. 中医药通报, 2012, 11(3): 60-62.

[32] 肖成, 李燕, 何本求, 等. 益气活血化痰汤对溃疡性结肠炎大鼠结肠组织 VEGF 和 ICAM-1 基因表达的影响 [J]. 广州中医药大学学报, 2016, 33(1): 75-79.

[33] 李华燕, 李斌, 黄建斌, 等. 清热活血方对溃疡性结肠炎模型小鼠 β-catenin、Cdx1、Cdx2 表达影响的研究 [J]. 现代中西医结合杂志, 2016, 25(11): 1141-1146.

[34] 张涛, 王囡囡, 陈玉, 等. 健脾清热活血方对溃疡性结肠炎相关癌变小鼠结肠组织 EGF、EGFR、P-β-catenin 表达的影响 [J]. 广东医学, 2015, 36(21): 3309-3314.

[35] 安贺军, 王新月, 于玫, 等. 益气活血解毒法对溃疡性结肠炎结肠组织多药耐药性的影响 [J]. 中医学报, 2011, 26(4): 439-441.

[36] 赵文韬, 吴金萍, 王业皇. 健脾清热活血方治疗溃疡性结肠炎对肠黏膜屏障修复的随机对照研究 [J]. 世界中医药, 2017, 12(3): 591-594.

[37] 包益洁, 胡送娇, 石晓静, 等. 健脾补肾方对小鼠肠癌原位移植瘤抑制作用及对 Ki67 的影响 [J]. 中华中医药杂志, 2015, 30(6): 2135-2138.

[38] 石晓静, 包益洁, 胡送娇, 等. 健脾补肾方对小鼠肠癌原位移植瘤肺转移及 MMP-2 蛋白表达的影响 [J]. 上海中医药大学学报, 2015, 29(1): 49-52.

[39] 封慧, 叶柏, 朱萱萱, 等. 健脾活血方对大鼠胃癌前病变模型 CD44V6、MLH1、MSH2 表达的影响 [J]. 世界华人消化杂志, 2014, 22(10): 1384-1390.

[40] 李嘉, 刘友章, 陈美仁, 等. 健脾活血祛湿方对肝硬化腹水大鼠肝功能及水通道蛋白 9 的影响 [J]. 中药新药与临床药理, 2014, 25(4): 437-442.

[41] 欧阳博文, 黎奕房, 何家鸣, 等. 益气托毒活血中药复方对溃疡性结肠炎大鼠肠道黏膜屏障的影响 [J]. 贵阳医学院学报, 2013, 38(3): 246-250.

[42] 江国荣, 张露蓉, 王纯庠, 等. 益气活血方对大鼠胃溃疡愈合部位新血管的生成及促血管生成因子表达的作用 [J]. 吉林中医药, 2013, 33(8): 827-830.

[43] 王学中, 季秀海. 健脾补肾活血方改善大肠癌术后化疗毒副作用临床观察 [J]. 新中医, 2015, 47(8): 210-212.

[44] 周晓丽, 高宗跃. 补肾健脾法应用于大肠癌围手术期的临床研究 [J]. 光明中医, 2018, 33(2): 155-158.

[45] 黄飞华, 徐建锋. 健脾补肾中药治疗胃癌术后替吉奥辅助化疗相关腹泻的疗效观察 [J]. 现代实用医学, 2015, 27(11): 1443-1445.

[46] 乐琳琳, 沈红燕, 黄立萍. 健脾补肾方辅治胃癌术后化疗患者临床观察 [J]. 新中医, 2015, 47(1): 195-198.

[47] 杜才聚, 王同林, 郭银素. 健脾补肾益气养血方改善晚期胃癌生活质量的临床观察 [J]. 河北中医药学报, 2011, 26(2): 24-25.

[48] 张天英, 辛华. 自拟化瘀清热健脾汤联合雷尼替丁治疗脾虚瘀热型胃溃疡的临床研究 [J]. 中医药信息, 2017, 34 (6): 104-106.

[49] 神和正, 李海燕. 温阳补肾祛瘀法治疗肝硬化腹水临床观察 [J]. 新中医, 2015, 47 (5): 110-112.

[50] 常学文. 自拟补肾活血汤预防肝炎肝硬化腹水再生的临床疗效观察 [J]. 湖南中医药大学学报, 2009, 29 (7): 52.

[51] 田同德, 杨峰, 唐静雯, 等. 清热解毒活血化瘀复方对大鼠胃癌癌前病变的抑制及对 NF-κB mRNA 表达的影响 [J]. 中医学报, 2012, 27 (11): 1392-1393.

[52] 白建乐, 张书金, 刘建平, 等. 活血化瘀药对乙酸致胃溃疡大鼠表皮生长因子及其受体表达的影响 [J]. 河北中医药学报, 2011, 26 (2): 5-6.

[53] 白建乐, 刘建平, 张书金, 等. 活血化瘀中药对乙酸致胃溃疡大鼠 SOD、MDA 的影响 [J]. 中国中医药现代远程教育, 2011, 9 (6): 141-142.

[54] 王琼, 冼绍祥, 杨忠奇, 等. 补肾活血化痰法对自发性高血压大鼠左心室纤维化的影响 [J]. 广州中医药大学学报, 2017, 34 (3): 397-400.

[55] 迟伟峰, 纪艳珍, 付燕, 等. 补肾活血法对单纯收缩期高血压大鼠血压及骨桥蛋白表达的影响 [J]. 中西医结合心脑血管病杂志, 2017, 15 (1): 34-36.

[56] 张蕴慧. 补肾活血方对自发性高血压大鼠血清可溶性纤维蛋白单体复合物含量的影响 [J]. 中西医结合心脑血管病杂志, 2015, 13 (4): 442-443.

[57] 聂颖颖, 周景想, 姜婷, 等. 补肾活血汤剂辅助治疗高血压早期肾损害的疗效观察 [J]. 世界中医药, 2016, 11 (10): 2023-2025.

[58] 黄源鹏, 吴锦发, 陈治卿. 补肾活血法治疗老年性高血压病的临床研究 [J]. 福建中医学院学报, 2007, 17 (2): 3-5.

[59] 陈兴娟, 冯继康, 曹新冉, 等. 补肾和脉方对 ApoE-/- 小鼠动脉粥样硬化斑块 P- 选择素和 VCAM-1 表达的影响 [J]. 山东中医杂志, 2015, 34 (6): 456-458.

[60] 张蕴慧. 补肾活血方对自发性高血压大鼠血清残粒脂蛋白含量的影响 [J]. 中西医结合心脑血管病杂志, 2014, 12 (6): 728-729.

[61] 宋业琳, 卢娜, 徐伟俊, 等. 补肾活血法对单纯收缩期高血压大鼠 NO、Ang II 的影响 [J]. 世界中医药, 2014, 9 (2): 211-212.

[62] 杨伟峰, 陈靓, 崔海峰, 等. 补肾活血方对急性心肌梗死大鼠早期心功能及内皮素 -1、血管紧张素 II 的影响 [J]. 中医杂志, 2014, 55 (24): 2139-2142.

[63] 宋业琳, 魏陵博, 于广宇, 等. 补肾活血法对单纯收缩期高血压大鼠血管重塑的影响 [J]. 中国中医急症, 2013, 22 (8): 1298-1299.

[64] 高明, 李琳, 李曼. 补肾活血方治疗动脉粥样硬化疗效观察 [J]. 中医学报, 2018, 33 (5): 860-864.

[65] 田琳, 贾莉, 牟秀霞, 等. 补肾活血方治疗颈动脉粥样硬化斑块临床研究 [J]. 中国中医药信息杂志, 2017, 24 (12): 17-20.

[66] 武继涛, 王维峰, 王丹. 补肾活血方联合西药治疗脑卒中高危人群颈动脉粥样硬化斑块 30 例 [J]. 中医研究, 2017, 30 (9): 20-21.

[67] 王芸素, 林仲辉, 陈进春. 补肾活血法治疗高血压病早期肾损害的临床研究 [J]. 中医药通报, 2011, 10 (5): 52-54.

[68] 童晓云, 涂苑青, 李晓, 等. 补肾活血方对心肌梗死大鼠心肌修复作用及机制探讨 [J]. 辽宁中医杂志, 2013, 40 (12): 2584-2586.

[69] 李雨真, 朱栋栋, 李洁, 等. 补肾活血汤对慢性心力衰竭大鼠血清 sFas、MMP-2 的影响 [J]. 世界中西医

结合杂志, 2012, 7(5): 394-396.

[70] 占程燕, 张铁忠, 路永刚, 等. 补肾化瘀方对 ApoE-/- 小鼠动脉粥样硬化斑块稳定性及斑块内细胞凋亡水平的影响 [J]. 北京中医药大学学报, 2011, 34(10): 686-689.

[71] 童晓云, 杨忠奇, 冼绍祥, 等. 补肾活血方动员急性心肌梗死大鼠骨髓干细胞的研究 [J]. 中国中医基础医学杂志, 2008, 14(8): 588-591.

[72] 李运伦. 补肾活血合剂对自发性高血压大鼠血管损害的保护作用 [J]. 中医药学刊, 2003, 21(2): 221-222.

[73] 戴国华, 战丽丽, 董占领. 心肌梗死患者血清 MMP-9 的表达特征及补肾活血中药干预作用 [J]. 天津中医药, 2015, 32(1): 15-18.

[74] 童晓云, 杨忠奇, 冼绍祥, 等. 补肾活血方动员骨髓干细胞治疗急性心肌梗死的临床观察 [J]. 辽宁中医杂志, 2010, 37(10): 1963-1965.

[75] 许敏芳, 圣洪平, 徐俊良. 健脾补肾活血利水法治疗慢性心力衰竭临床观察 [J]. 深圳中西医结合杂志, 2017, 27(23): 56-58.

[76] 王慧, 孔令信, 张锐, 等. 补肾活血汤治疗慢性充血性心力衰竭的临床研究 [J]. 中西医结合心脑血管病杂志, 2016, 14(8): 866-868.

[77] 安佰海, 韩晶, 解品启, 等. 补肾活血汤对慢性心力衰竭患者长正五聚蛋白 3 的影响 [J]. 中西医结合心脑血管病杂志, 2015, 13(1): 11-13.

[78] 李洁, 郑艳. 补肾活血汤治疗慢性心力衰竭的临床研究 [J]. 中国中医急症, 2012, 21(8): 1221-1222.

[79] 高嘉妍. 补肾活血法对顺铂诱导的急性肾损伤小鼠模型的治疗 [D]. 天津医科大学, 2014.

[80] 左春霞, 谭小月, 张勉之. 五味子复方减轻阿霉素肾病小鼠蛋白尿的实验研究 [J]. 天津中医药, 2014, 31(1): 33-35.

[81] 阎丽娜, 张勉之, 谭小月, 等. 补肾活血法对阿霉素肾病小鼠肾组织 wt1 表达的影响 [J]. 中国慢性病预防与控制, 2013, 21(2): 133-135.

[82] 贾胜琴. 补肾活血法法组方对阿霉素肾病小鼠足细胞的影响 [D]. 天津医科大学, 2013.

[83] 王丽敏, 张勉之, 张艳秋. 补肾活血法组方制剂防治系膜增生性肾小球肾炎的实验研究 [J]. 中国老年学杂志, 2011, 31(1): 92-94.

[84] 王丽敏, 张勉之, 张艳秋. 补肾活血法对肾小球系膜细胞 MMP-2 及 TIMP-2 表达的影响 [J]. 广东医学, 2010, 31(9): 1092-1094.

[85] 张勉之, 张大宁, 赵松, 等. 补肾活血方对系膜增生性肾小球肾炎大鼠 IV 型胶原、层粘连蛋白的影响 [J]. 中医杂志, 2010, 51(2): 168-170.

[86] 张勉之, 张大宁, 赵松, 等. 补肾活血中药对系膜增生性肾炎大鼠 MMP-2 表达的影响 [J]. 中华中医药杂志, 2010, 25(1): 114-117.

[87] 王丽敏, 张勉之, 张艳秋. 补肾活血法对肾组织细胞外基质表达的干预作用 [J]. 中国中西医结合肾病杂志, 2009, 10(11): 989-991.

[88] 高志卿, 张宾, 张俊, 等. 尿酸性肾病大鼠肾组织中 TGF-β_1 CTGF mRNA 的表达变化及补肾活血方对其影响 [J]. 中华中医药学刊, 2007, 25(9): 1931-1933.

[89] 高志卿, 高志敏, 张俊, 等. 补肾活血方对尿酸性肾病大鼠整合素 mRNA 表达的影响 [J]. 山东中医杂志, 2007, 26(11): 770-772.

[90] 张悦, 魏民, 王谦, 等. 补肾活血泄浊汤抗大鼠微小病变肾病脂质过氧化损伤的研究 [J]. 中国中西医结合肾病杂志, 2003, 4(3): 139-140.

[91] 陈卫平, 赵树仪, 祝君梅. 补肾活血胶囊治疗慢性肾衰的药理实验研究 [J]. 中成药, 1992, 14(7): 27-29.

总

论

[92] 徐菲，王锋. 补肾活血方联合西药治疗肾病综合征的临床疗效观察 [J]. 临床医学研究与实践，2017，2（5）：109-110.

[93] 高嘉妍，张勉之. 补肾活血法组方联合西药治疗肾病综合征60例疗效观察 [J]. 中医杂志，2015，56（6）：500-502.

[94] 张勉之，张大宁，刘树松，等. 补肾活血法治疗难治性肾病综合征临床观察 [J]. 中国实验方剂学杂志，2004，10（3）：53-55.

[95] 达展云，施岚，朱欣航，等. 补肾活血汤治疗系膜增生性肾炎的临床研究 [J]. 中国中西医结合肾病杂志，2005，6（12）：699-701.

[96] 高嘉妍，张勉之，张大宁. 补肾活血法治疗慢性肾小球肾炎疗效观察 [J]. 天津中医药，2014，31（3）：145-147.

[97] 王小青. 补肾活血汤治疗肺间质纤维化的临床观察 [J]. 光明中医，2011，26（12）：2464-2465.

[98] 杨国旭. 补肾活血排毒法治疗慢性肾功能衰竭临床研究 [J]. 亚太传统医药，2016，12（8）：98-99.

[99] 何厚金，冷立军. 补肾活血汤治疗慢性肾功能衰竭32例临床观察 [J]. 湖南中医杂志，2009，25（5）：21.

[100] 张大宁，张勉之. "补肾活血降逆排毒法"治疗慢性肾功能衰竭的临床研究 [J]. 世界中医药，2006，1（1）：27-29.

[101] 张勉之，张大宁. 补肾活血法结合西药治疗肾功能衰竭临床观察 [J]. 上海中医药杂志，2004，38（5）：28-30.

[102] 王海明，李绍旦，刘毅，等. 补肾活血饮对帕金森病伴发抑郁模型大鼠行为学及脑内 5-HT、NE 及 NPY 的影响 [J]. 中国中西医结合杂志，2017，37（11）：1345-1350.

[103] 王海明，杨明会，李绍旦，等. 补肾活血饮对帕金森病伴发抑郁模型大鼠脑内 SOD、MDA 的影响 [J]. 中医学报，2017，32（7）：1219-1222.

[104] 陈琦，郭云霞，张永一，等. 补肾活血颗粒对帕金森病模型大鼠黑质 NQO1 和 HO-1 表达的影响 [J]. 北京中医药，2017，36（5）：401-404.

[105] 陈琦，郭云霞，张永一，等. 补肾活血颗粒对帕金森病模型大鼠黑质 BDNF 和 5-HT 表达的影响 [J]. 中医药导报，2017，23（4）：29-31.

[106] 于磊，李绍旦，刘毅，等. 补肾活血颗粒对帕金森病模型大鼠黑质细胞 TrkB 及 Tau 表达的影响 [J]. 中华中医药杂志，2016，31（4）：1380-1382.

[107] 于磊，李绍旦，刘毅，等. 补肾活血颗粒干预帕金森病模型大鼠黑质 VEGF 及纹状体 Trkb、Tau 表达的影响 [J]. 中华中医药学刊，2016，34（2）：342-345.

[108] 徐睿鑫，李绍旦，刘毅，等. 补肾活血颗粒对帕金森病模型大鼠黑质和纹状体中 Fas、FADD 表达的影响 [J]. 北京中医药，2015，34（5）：405-408.

[109] 徐睿鑫，李绍旦，刘毅，等. 补肾活血颗粒对帕金森病模型大鼠黑质纹状体 bcl-2、bax 表达的影响 [J]. 环球中医药，2015，8（4）：415-418.

[110] 郭云霞，李绍旦，刘毅，等. 补肾活血颗粒对帕金森大鼠脑腺苷 A2A 受体影响的研究 [J]. 环球中医药，2014，7（3）：168-171.

[111] LI S D, LIU Y, YANG M H. Effects of Bushen Huoxue Yin（补肾活血饮）on brain NF-κB and NO content in the parkinson's disease model mouse[J]. Journal of Traditional Chinese Medicine，2012，32（1）：67-70.

[112] 王海明，杨明会，窦永起，等. 补肾活血饮对帕金森病大鼠脑内多巴胺 D2 受体含量的影响 [J]. 南方医科大学学报，2011，31（11）：1879-1881.

[113] 李绍旦，刘毅，杨明会. 补肾活血饮对帕金森病模型小鼠脑组织一氧化氮及 α- 肿瘤坏死因子、γ- 干扰素的影响 [J]. 南方医科大学学报，2011，31（1）：90-92.

[114] YANG M H，WANG H M，LIU Y. Effect of Bushen Huoxue Decoction（补肾活血饮）on the orphan receptor and tyrosine hydroxylase in the brain of rats with Parkinson's disease[J]. Chinese Journal of Integrative Medicine，2011，17（1）：43-47.

[115] 杨明会，王海明，刘毅. 补肾活血饮对帕金森病大鼠脑内 DAT 的影响 [J]. 中华中医药学刊，2009，27（4）：677-678.

[116] 杨明会，王海明，刘毅. 补肾活血饮对帕金森病大鼠的旋转行为及中脑 M5 受体 mRNA 表达的影响 [J]. 疑难病杂志，2008，7（10）：577-580.

[117] 向仕平，朱成全. 补肾活血丹对脑梗塞大鼠神经细胞凋亡的影响 [J]. 中医药学报，2006，34（4）：19-21.

[118] 侯仙明，王亚利，牛冰，等. 活血、补肾、化痰三种方法对血管性痴呆大鼠脑组织中超氧化物歧化酶活性和一氧化氮含量的调整 [J]. 中国临床康复，2006，10（43）：52-54.

[119] 张保平，刘畅，姜秀云. 补肾活血化痰法对血管性痴呆大鼠单胺氧化酶及单胺类神经递质的影响 [J]. 中西医结合心脑血管病杂志，2006，4（8）：694-695.

[120] 陈松盛，马巧亚，王锐利，等. 补肾活血方治疗帕金森病的临床研究 [J]. 中国医药导报，2014，11（22）：99-102.

[121] 郭云霞，李绍旦，杨明会. 补肾活血颗粒治疗帕金森病抑郁临床研究 [J]. 环球中医药，2014，7（4）：275-278.

[122] 李敏，杨明会. 补肾活血法治疗帕金森病患者 30 例临床研究 [J]. 西部中医药，2013，26（3）：1-3.

[123] 张鑫，杨明会，李绍旦，等. 补肾活血颗粒治疗帕金森病临床研究 [J]. 中国中医药信息杂志，2013，20（1）：16-18.

[124] 李敏，杨明会，李绍旦，等. 补肾活血颗粒对帕金森病患者睡眠质量的影响 [J]. 中药材，2011，34（9）：1473-1477.

[125] 杨明会，李敏，窦永起，等. 补肾活血颗粒对帕金森病患者运动功能的影响：多中心、随机、双盲、安慰剂对照研究 [J]. 中西医结合学报，2010，8（3）：231-237.

[126] 李维智，吴楚军. 芪寄补肾活血通络汤联合西药治疗肾虚血瘀型脑梗塞随机平行对照研究 [J]. 实用中医内科杂志，2015，29（11）：91-93.

[127] 潘晓蓉，刘宇强，黎敏燕. 补肾活血汤对脑梗塞急性期 PT、APTT、Fib、血液流变学影响的临床研究 [J]. 时珍国医国药，2010，21（4）：910-911.

[128] 周东梅. 芪寄补肾活血通络汤治疗脑梗塞 32 例疗效观察 [J]. 辽宁中医杂志，2007，367（12）：1740-1741.

[129] 曹晓芳. 补肾活血汤结合五神针治疗肝肾不足型血管性痴呆症疗效观察 [J]. 现代中西医结合杂志，2018，27（12）：1301-1304.

[130] 王飞，王民集. 补肾活血汤加减结合五神针治疗肝肾不足型血管性痴呆症临床观察 [J]. 中国实验方剂学杂志，2017，23（12）：168-172.

[131] 刘波，李应昆，袁澜. 补肾活血化瘀验方治疗血管性痴呆的临床研究 [J]. 成都中医药大学学报，2011，34（1）：22-23.

[132] 师会，王惠明. 补肾活血法治疗血管性痴呆临床疗效观察 [J]. 天津中医药，2006，23（3）：200-202.

[133] 段培培，韩雪梅，王毅，等. 补肾活血方对肾虚血瘀型大鼠着床期子宫内膜血供相关因子的调控 [J]. 中华中医药学刊，2017，35（12）：3193-3196.

[134] 蓝婧，黄金珠，邓琳雯，等. 补肾活血外治法对肾虚血瘀型大鼠种植窗期子宫内膜组织形态学的影响 [J]. 世界科学技术（中医药现代化），2015，17（8）：1700-1706.

[135] 夏亲华，沈明勤，张蕾. 补肾活血中药对子宫内膜异位症大鼠生殖功能干预研究 [J]. 江苏中医药，2011，43（8）：86-87.

[136] 周华, 齐聪, 吴卿, 等. 补肾活血法对子宫内膜异位症模型大鼠细胞凋亡基因 Bcl-2/Bax 的影响 [J]. 浙江中医药大学学报, 2010, 34 (6): 830-832.

[137] 张洪涛, 李婧. 补肾活血法联合西药治疗对宫腔粘连术后子宫内膜血流及血清炎症因子的影响 [J]. 现代中西医结合杂志, 2018, 27 (11): 1175-1178.

[138] 李潇, 周艳艳. 补肾活血方对肾虚血瘀型子宫内膜异位症不孕患者子宫内膜容受性的影响 [J]. 陕西中医, 2018, 39 (3): 341-344.

[139] 任亚萍. 补肾活血方案对排卵障碍性不孕不育患者子宫内膜及血清性激素水平的影响 [J]. 河南医学研究, 2017, 26 (18): 3389-3390.

[140] 李娟, 孙凤. 补肾活血促排卵汤治疗肾虚血瘀型多囊卵巢综合征所致不孕症的临床观察 [J]. 中国药房, 2017, 28 (20): 2840-2842.

[141] 吴夏筠, 黄宏伟. 补肾活血方预防人工流产术后宫腔粘连临床研究 [J]. 实用中医药杂志, 2017, 33 (7): 766.

[142] 任国平, 王保莲, 王艳红. 补肾活血化瘀法对子宫内膜异位症患者血流变学及 TNF-α 水平的影响 [J]. 陕西中医, 2017, 38 (9): 1208-1209.

[143] 陈燕. 补肾活血散瘀汤治疗肾虚血瘀型卵巢子宫内膜异位症的临床研究 [J]. 医药论坛杂志, 2017, 38 (5): 162-163.

[144] 耿红玲, 许丽绵. 补肾活血法联合克罗米芬治疗多囊卵巢综合征不孕患者的临床研究 [J]. 中国妇幼保健, 2016, 31 (5): 1071-1073.

[145] 卢燕, 左亚威, 王佩娟, 等. 补肾活血方治疗肾虚血瘀型月经过少的临床观察 [J]. 中国中医基础医学杂志, 2016, 22 (11): 1506-1507.

[146] 叶秋芳. 补肾活血组方对人流术后月经过少的临床观察 [J]. 光明中医, 2017, 32 (11): 1584-1585.

[147] 张蔚苓, 常淑华. 补肾活血周期治疗联合西药对宫腔粘连术后子宫内膜影响的临床研究 [J]. 中华中医药学刊, 2016, 34 (5): 1169-1172.

[148] 罗梅, 成臣, 马小平, 等. "补肾活血散瘀汤"治疗卵巢型子宫内膜异位症 30 例临床观察 [J]. 江苏中医药, 2016, 48 (1): 40-41.

[149] 王虹, 郭淼. 补肾活血法对肾虚血瘀型子宫肌瘤患者血清 E_2、P 及 TNF-α 水平的影响 [J]. 中国妇幼保健, 2010, 25 (19): 2750-2751.

[150] 茹秀丽, 刘芳, 刘静乔, 等. 补肾活血清肝方联合克罗米芬治疗多囊卵巢综合征 90 例临床观察 [J]. 中医杂志, 2013, 54 (14): 1214-1216.

[151] 王针织, 俞超芹. 补肾活血化痰法治疗多囊卵巢综合征的临床观察 [J]. 实用中西医结合临床, 2010, 10 (1): 1-3.

[152] 刘莉莉, 任长安. 补肾活血除湿法治疗免疫性不孕不育患者的临床疗效观察 [J]. 中国现代医生, 2017, 55 (16): 109-111.

[153] 孙洁, 李秋芬, 田代志, 等. 补肾活血方对良性前列腺增生大鼠前列腺导管系统上皮细胞凋亡的影响 [J]. 中华男科学杂志, 2014, 20 (9): 824-829.

[154] 林勇凯, 黄宇新, 梁桂洪, 等. 补肾活血方对骨性关节炎模型 SD 大鼠基质金属蛋白酶 -1 及前列腺素 E_2 的影响 [J]. 中国畜牧兽医, 2014, 41 (7): 212-215.

[155] 陈建设, 陈璐, 孙自学, 等. 补肾活血通淋方对良性前列腺增生症模型大鼠 Caspase-3 的影响 [J]. 世界科学技术 (中医药现代化), 2014, 16 (5): 1148-1152.

[156] 孙自学, 陈璐, 陈建设, 等. 补肾活血通淋方对良性前列腺增生症大鼠模型 Bax、Bcl-2 及 Bax/Bcl-2 的影响 [J]. 中国中医基础医学杂志, 2013, 19 (10): 1139-1142.

[157] 孙自学,陈建设,周东. 补肾活血通淋方对良性前列腺增生症大鼠模型 Ki-67 及凋亡小体的影响 [J]. 世界科学技术(中医药现代化),2013,15(4):653-658.

[158] 孙洁,李秋芬,田代志,等. 补肾活血方对前列腺增生模型大鼠膀胱胶原沉积的影响 [J]. 中华中医药学刊,2013,31(2):315-317.

[159] 徐斌. 补肾活血方对 BPH 大鼠前列腺组织中 VEGF、bFGF 表达的影响 [J]. 四川中医,2009,27(1):15-16.

[160] 李伟亮,谢宁,陈瑛,等. 补肾活血汤联合盐酸坦洛新缓释片治疗良性前列腺增生症的疗效观察 [J]. 中国生化药物杂志,2016,36(3):119-121.

[161] 邹桂成. 补肾活血治疗前列腺增生症 60 例 [J]. 中国中医药现代远程教育,2015,13(5):51-52.

[162] 许亚宏,郭凯. 补肾活血方治疗前列腺增生症随机、对照临床研究 [J]. 中药药理与临床,2010,26(5):145-146.

[163] 桂泽红,陈志强,王树声,等. 补肾活血散结汤治疗良性前列腺增生症的疗效观察 [J]. 现代中西医结合杂志,2003,12(1):20-21.

[164] 肖玮琳,宋小松,范召应,等. 补肾活血法对精索静脉曲张不育患者血清抑制素 B 的影响 [J]. 白求恩医学杂志,2017,15(4):421-423.

[165] 尹静,张培海,王超,等. 强精胶囊对精索静脉曲张少弱精症患者精子质量的影响 [C]. 广州:中国中西医结合学会泌尿外科专业委员会第十四次全国学术会议暨 2016 年广东省中西医结合学会泌尿外科专业委员会学术年会论文集,2016:1039-1040.

[166] 徐勇. 疏肝补肾活血法联合穴位注射治疗早泄 46 例 [J]. 河南中医,2013,33(10):1736-1737.

[167] 文云波,贺菊乔,袁轶峰,等. 补肾活血汤治疗阳痿肾虚血瘀证 40 例临床观察 [J]. 中医药导报,2015,21(3):61-62.

[168] 刘爱华,赵鸿亮,邹丽萍. 补肾活血汤治疗糖尿病阳痿 39 例临床观察 [J]. 中国医药导报,2008,5(25):88-90.

[169] 赵君,谭小月,张勉之. 五味子合剂对糖尿病肾病小鼠肾组织 MCP-1 及 iNOS 表达的影响 [J]. 天津医药,2012,40(6):594-597.

[170] ZHANG M Z,LIU M,XIONG M,et al. Schisandra chinensis fruit extract attenuates albuminuria and protects podocyte integrity in a mouse model of streptozotocin-induced diabetic nephropathy[J]. Journal of Ethnopharmacology,2012,141(1):111-118.

[171] 秦伟,谢学军,何宇,等. 补肾活血中药复方对实验性糖尿病大鼠视路神经元病理损害的影响及机理探讨 [J]. 辽宁中医杂志,2012,423(8):1614-1616.

[172] 秦伟,谢学军,何宇,等. 补肾活血中药对糖尿病大鼠视路 Syn I 和 Nissl 小体的影响 [J]. 中国中医眼科杂志,2012,22(1):1-4.

[173] 刘苗,张勉之,谭小月,等. 复方五味子醇提液对糖尿病肾病的治疗作用及机制 [J]. 天津医药,2011,39(6):557-559.

[174] 秦伟,谢学军,何宇,等. 补肾活血中药对糖尿病大鼠视路 Nissl 小体和 Bcl-2 的影响 [J]. 江西中医学院学报,2011,23(6):65-67.

[175] 张国豪,方再军,黄青松. 补肾活血合剂对糖尿病阳痿大鼠阴茎平滑肌组织中 Bcl-2、Bax 和 Caspase-3 表达的影响 [J]. 中华中医药学刊,2011,29(2):324-327.

[176] 张国豪,张国治,黄青松. 补肾活血合剂对糖尿病阳痿大鼠阴茎平滑肌组织中 inos、PDE5 表达水平的影响 [J]. 中医药信息,2010,27(5):64-68.

[177] 谢学军,杨红,何宇,等. 补肾活血中药对糖尿病大鼠视路胶质纤维酸性蛋白和髓鞘碱性蛋白表达的

影响 [J]. 中国中医眼科杂志, 2007, 17 (5): 265-268.

[178] 谢学军, 王毅, 秦伟, 等. 补肾活血中药对糖尿病大鼠视路 NT-3 和 Nissl 小体的影响 [J]. 中国中医眼科杂志, 2007, 17 (1): 23-26.

[179] 吴丽娟, 梁静涛, 杨东东, 等. 补肾活血开窍法预防糖尿病所致认知功能损害的临床研究 [J]. 中西医结合心血管病电子杂志, 2016, 4 (28): 160-161.

[180] 袁沙沙, 张勉之. 补肾活血法治疗糖尿病肾病 50 例疗效观察 [J]. 北京中医药大学学报, 2011, 28 (2): 110-111.

[181] 李伟华, 任维华. 补肾活血法结合依那普利对糖尿病肾病的临床疗效分析 [J]. 中国中医基础医学杂志, 2015, 21 (8): 980-981.

[182] 岳增宝, 柯明辉, 马文君, 等. 补肾活血法治疗糖尿病勃起功能障碍临床疗效观察 [J]. 现代中医临床, 2015, 22 (2): 36-38.

[183] 秦艳, 庞秀花. 补肾活血方治疗早期糖尿病肾病 39 例 [J]. 中国实验方剂学杂志, 2012, 18 (15): 311-313.

[184] 李志新. 补肾活血法治疗糖尿病周围血管病变 48 例 [J]. 中国医药指南, 2010, 8 (19): 179-180.

[185] 邓亚平, 谢学军. 滋阴补肾活血药治疗糖尿病视网膜病变的初步观察 [J]. 中国中西医结合杂志, 1992, 12 (5): 270-273.

[186] 王海松, 段华, 程斌. 补肾活血颗粒对糖尿病大鼠血糖、血脂的影响 [J]. 成都中医药大学学报, 2005, 28 (2): 45-48.

[187] 王毅, 谢学军, 仝崇毅. 糖尿病大鼠视网膜神经节细胞凋亡及补肾活血中药抑制其凋亡的机制 [J]. 中国中医眼科杂志, 2003, 13 (2): 65-68.

[188] 王毅, 谢学军, 仝崇毅. 补肾活血中药对糖尿病大鼠视路突触素 1 和髓鞘硷性蛋白的影响 [J]. 中国中医眼科杂志, 2003, 13 (1): 1-4.

[189] 谢学军, 李翔, 肖丹, 等. 补肾活血中药对糖尿病大鼠视网膜胶质纤维酸性蛋白的影响 [J]. 中国中医眼科杂志, 2001, 11 (2): 7-9.

[190] 谢学军, 李翔, 肖丹, 等. 补肾活血中药对糖尿病大鼠视网膜神经节细胞的影响 [J]. 中国中医眼科杂志, 2000, 10 (4): 195-198.

[191] 周陈陈, 石玉婷, 于世家, 等. 补肾活血中药对实验性糖尿病大鼠肾脏皮层血流值影响的观察 [J]. 中华中医药学刊, 2016, 34 (3): 712-714.

[192] 王悦芬, 王树则, 赵文景, 等. 补肾活血方药对糖尿病肾病大鼠肾脏中晚期糖基化终末产物的影响及可能机制 [J]. 河北中医, 2015, 37 (12): 1827-1831.

[193] 魏芹, 黄延芹, 罗丹, 等. 补肾活血法中药 (糖络通) 防治糖尿病大鼠早期视网膜病变的实验研究 [J]. 中医临床研究, 2014, 6 (23): 1-3.

[194] 孙明娟, 王昭. 补肾活血方对糖尿病小鼠学习记忆功能的影响 [J]. 现代中药研究与实践, 2014, 28 (4): 31-33.

[195] 景光婵, 张孟仁, 梁晓春, 等. 补肾活血法对糖尿病大鼠脑皮质小胶质细胞活化及 TNF-α 表达的影响 [J]. 北京中医药, 2012, 31 (5): 388-391.

[196] 闫春歌, 王改玲, 景向东, 等. 益气补肾活血中药改善糖尿病大鼠牙种植骨整合的组织学研究 [J]. 广州中医药大学学报, 2012, 29 (2): 164-167.

[197] 徐云生, 黄延芹, 张萌. 补肾活血法对糖尿病模型大鼠肾组织 RAGE mRNA 表达的影响 [J]. 山东中医杂志, 2012, 31 (2): 126-128

[198] 解骏, 肖涟波, 黄新星. 双膦酸盐及其联合甲氨蝶呤对 CIA 大鼠炎症与骨破坏影响的研究 [J]. 中国骨

质疏松杂志, 2017, 23（4）: 445-451.

[199] 宁显明, 艾志鹏, 张继虹, 等. 补肾祛湿活血中药对模拟体外骨重塑作用的细胞特征的影响 [J]. 广州中医药大学学报, 2014, 31（6）: 963-968.

[200] 林琳. 补肾通督胶囊对胶原诱导关节炎大鼠的骨破坏与免疫调节机制研究 [D]. 北京中医药大学, 2014.

[201] 朱阳春, 刘丹冰, 林琳, 等. 补肾通督胶囊对胶原诱导关节炎大鼠骨和软骨破坏平衡的影响 [J]. 湖北中医药大学学报, 2014, 16（2）: 11-14.

[202] 杨敏. 补肾活血胶囊对 SD 大鼠佐剂性关节炎的实验研究 [D]. 陕西中医学院, 2010.

[203] 郑琴, 朱跃兰, 侯秀娟. 类风湿关节炎伴发抑郁症大鼠血清 IL-1β、IL-6、TNF-α 的变化及中药干预作用 [J]. 中医药学报, 2009, 37（5）: 32-34.

[204] 罗强, 吉海旺. 风湿一号方抑制大鼠佐剂性关节炎的实验研究 [J]. 陕西中医, 2008, 29（10）: 1424-1425.

[205] 季卫锋, 施伟峰, 陈林, 等. 补肾活血法防治大鼠膝骨性关节炎的实验研究 [J]. 中国骨伤, 2012, 25（3）: 246-250.

[206] 周金良, 魏宗星, 毛晓明. 补肾活血方加扶他林治疗膝关节骨关节炎 106 例的临床研究 [J]. 中医临床研究, 2015, 7（11）: 79-80.

[207] 刘毅, 周青. 补肾活血法治疗肾虚型骨关节炎临床研究 [J]. 中国中医药信息杂志, 2007, 14（10）: 12-13.

[208] 曾意荣, 樊粤光, 刘少军, 等. 补肾活血中药治疗肾虚血瘀型膝骨性关节炎的临床研究 [J]. 广州中医药大学学报, 2007, 24（4）: 276-278.

[209] 应俊, 张元斌, 劳杨骏, 等. 补肾活血方联合骨髓间充质干细胞 - 藻酸钙复合体修复关节软骨缺损研究 [J]. 中华中医药杂志, 2017, 32（8）: 3778-3782.

[210] 林越, 张宁, 刘世巍, 等. 补肾活血方对 hPTH（1-34）干预下小鼠成骨细胞 MC3T3-E1 增殖及分化的影响 [J]. 中华临床医师杂志（电子版）, 2012, 6（11）: 3065-3068.

[211] 邓伟, 张宾, 高志卿, 等. 补肾活血方对肾性骨病大鼠肾功能的影响 [J]. 辽宁中医杂志, 2011, 38（10）: 2100-2101.

[212] 赵志军. 芪灵汤治疗肾性骨营养不良大鼠作用机制的实验研究 [D]. 黑龙江省中医研究院, 2010.

[213] 林勇凯, 黄宇新, 梁桂洪, 等. 补肾活血方对骨性关节炎模型 SD 大鼠基质金属蛋白酶 -1 及前列腺素 E_2 的影响 [J]. 中国畜牧兽医, 2014, 41（7）: 212-215.

[214] 肖鲁伟, 王伟东, 童培建, 等. 补肾复方含药血清对大鼠成骨细胞 OPG、ODF 表达的影响 [J]. 中医正骨, 2006, 18（9）: 1-3.

[215] 孟祥飞. 补肾活血方改善慢性肾衰大鼠骨代谢异常的作用机制初探 [D]. 北京中医药大学, 2015.

[216] 谢雁鸣, 鞠大宏, 赵晋宁. 骨碎补总黄酮对去卵巢大鼠骨密度和骨组织形态计量学影响 [J]. 中国中药杂志, 2004, 29（4）: 59-62.

[217] 谢雁鸣, 许勇钢, 赵晋宁, 等. 骨碎补总黄酮对去卵巢大鼠骨密度和细胞因子 IL-6、IL-4、TNFα 水平的影响 [J]. 中国中医基础医学杂志, 2004, 10（1）: 34-37.

[218] 谢雁鸣, 赵晋宁, 张文军, 等. 强骨胶囊抗维甲酸所致大鼠骨质疏松症的实验研究 [J]. 中药新药与临床药理, 1998, 9（4）: 25-28.

[219] 谢雁鸣, 张方直, 李承军, 等. 补骨生髓胶囊对去势大鼠骨质疏松的影响 [J]. 中药新药与临床药理, 1997, 8（4）: 210-213.

[220] 谢雁鸣, 张方直, 周文泉, 等. 补骨生髓胶囊治疗肾阳虚证原发性骨质疏松症的临床研究 [J]. 中国中西医结合杂志, 1997, 17（9）: 526-530.

[221] 孟祥东, 谢雁鸣, 黄尧州, 等. 骨健胶囊治疗原发性骨质疏松症的临床研究 [J]. 中国组织工程研究, 2003, 7（3）: 445-447.

[222] 许应星, 吴承亮, 吴岩, 等. Wnt/β-catenin 信号通路相关蛋白在补肾活血颗粒含药血清影响成骨细胞过程中的表达及意义 [J]. 中国中西医结合杂志, 2011, 31 (4): 537-541.

[223] 张鑫, 肖鲁伟, 童培建. 补肾活血汤防治绝经后骨质疏松症的实验研究 [J]. 中医正骨, 2010, 22 (2): 3-6.

[224] 尚洁, 谢雁鸣, 廖星, 等. 补肾类中成药治疗老年性骨质疏松症的随机对照试验系统评价 [J]. 中医杂志, 2017, 58 (10): 845-849.

[225] 王武汉, 余利军. 补肾活血方治疗女性原发性骨质疏松症临床观察 [J]. 新中医, 2014, 46 (11): 122-124.

[226] 张晓君, 何炳荣, 聂晶. 补肾活血胶囊治疗老年男性骨质疏松症临床观察 [J]. 中华中医药学刊, 2008, 26 (2): 307-311.

[227] 石瑛, 吴健康, 徐震球, 等. 补肾活血法在骨质疏松性骨折早期运用的临床观察 [J]. 上海中医药大学学报, 2007, 21 (4): 23-25.

[228] 齐庆, 毛越苹, 易娟娟, 等. 补肾益精法中药复方对硬皮病小鼠皮肤纤维化的影响 [J]. 新中医, 2012, 44 (6): 149-151.

[229] 高尚璞, 黄岚, 杨新伟. 活血补肾合剂对 C57BL/6 小鼠皮肤血管新生及毛囊中血管内皮细胞生长因子表达的影响 [J]. 中西医结合学报, 2007, 5 (2): 170-173.

[230] 谢舜辉, 陈昌鹏. 补肾养血生发丸治疗斑秃 56 例疗效观察 [J]. 皮肤性病诊疗学杂志, 2003, 10 (2): 85-86.

[231] 朱锦明, 刘晓野, 梁娴芳, 等. 补肾活血方结合中医手法预防老年髋部大手术后 DVT 的研究 [J]. 中国实用医药, 2018, 13 (11): 132-134.

（王　亮　黎发根　李绍旦）

第二章　补肾活血法的现代医学研究

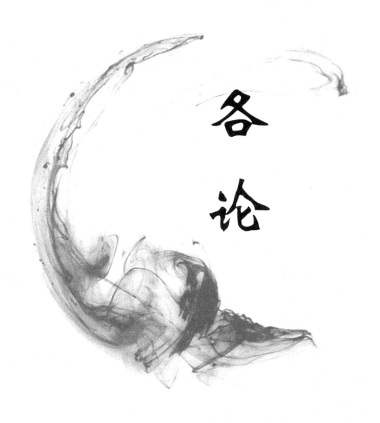

各论

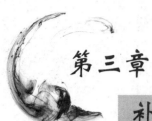

第三章

补肾活血法在呼吸系统疾病中的临床应用

呼吸系统疾病主要有急性上呼吸道感染、急、慢性气管 - 支气管炎、阻塞性肺气肿、肺源性心脏病、支气管哮喘、支气管扩张、呼吸衰竭、肺炎、肺脓肿、肺结核、间质性肺疾病、结节病、肺癌、胸腔积液、气胸等，咳嗽、咳痰、咯血、气促、喘鸣、胸痛是最常见的呼吸系统疾病症状，中医将呼吸系统疾病分述于"感冒""咳嗽""哮病""喘证""肺痈""肺痨""肺胀""痰饮"等篇章中，详细论述了其独特的、行之有效的诊治方法。

首先，中医的整体观念和辨证分析在认识呼吸系统疾病上合理准确。中医学认为肺系疾病的发生、发展是由于正气虚损，阴阳失调，脏腑功能失常，导致肺脏气滞血瘀，痰凝毒聚，相互搏结，蕴结日久演变而成。正气虚损是肺脏疾病形成的内在依据，外邪侵袭是肺脏疾病形成的重要条件，正气虚则邪易侵，邪侵则正气耗损，邪正相争是肺部疾病的演变过程，正盛邪退，则病趋好转，病轻易治；邪盛正衰，则病趋恶化，病重难治。肺部疾病是因虚致病，因虚致实，全身属虚，局部属实，当为本虚标实之证。

其次，中医治法精准，疗效确切。早在《素问·咳论》有云："五脏六腑皆令人咳，非独肺也。"可见，中医治疗肺系疾病不仅仅从肺脏入手，而是辨证论治，采用发汗解表法、通腑泄热法、温化寒饮法、清化痰热法、温补肺胃法、补肺益肾法、补肾活血法等多种手段，临床疗效显著。

补肾活血法在治疗呼吸系统疾病中应用广泛，是重要的治法之一。主要体现在以下几个方面。

首先，生理上肺肾密切相关。①肺与肾经脉相连，《黄帝内经》云："肾足少阴之脉……其直者，从肾上贯肝膈，入肺中"，"少阴脉贯肾络肺"，"少阴者冬脉也，故其本在肾，其末在肺"。②肺与肾气相关，《类证治裁》说："肺为气之主，肾为气之根，肺主出气，肾主纳气，阴阳相交，呼吸乃和。"呼吸的均匀调和有赖于肺气的宣发肃降与肾气的摄纳相协调。③肺与肾的金水相生，肺属金，肾属水，金水相生，阴阳互资；肺为肾之母，肺阴充足，下输于肾，使肾阴充盛；肺气充足，宗气正常化生，下输于肾，以资元气；肾阴、肾阳为一身阴阳之本，五脏六腑维持正常功能的原动力；肾阴充盈，上滋于肺，使肺保持清宁，肾阳充盛，能资助肺阳，推动肺中津液输布代谢，即所谓"金生水，水润金"。因此，肺病常需从肾论治，在治疗呼吸系统疾病时一定要重视肺肾的相关性。

其次，病理上肺肾互相影响。肺肾相关的现代医学研究表明，肾脏通过调节酸碱平衡，调节促红细胞生成素（EPO）、糖皮质激素（GCS）的生成，儿茶酚胺的释放及其所含碳酸酐酶（CA）的催化作用而影响呼吸功能，起到"纳气"作用。天癸是肾精及肾气充盈到一定程度产生的能促进生殖繁衍的一种精微物质。研究证实，下丘脑-垂体-性腺轴功能失调与肾虚密切相关，肾虚越重性激素变化越显著。相关研究发现雄性健康大鼠气管和肺组织中有雄激素受体（AR）的阳性表达，慢性支气管炎患者多伴有不同程度的雄激素水平偏低，补肾中药有助于调节性激素水平，抑制炎性细胞活性、改善肺功能。提示肾可以通过性激素及其受体对肺进行调节，性激素及其受体可能是"肺肾相关"的物质基础。肾素-血管紧张素系统（RAS）是人体重要的体液调节系统。RAS涉及肾、肺、肝、心血管等脏器组织。肾素主要来自肾脏，经肾静脉进入血液循环，当各种原因引起的肾血流灌注减少时，肾素分泌就增多，以启动RAS的链式反应。肾素可以将血管紧张素原裂解成为血管紧张素Ⅰ（AngⅠ）。血管紧张素转化酶（ACE）在肺部表达较为丰富，ACE可以将AngⅠ分解为RAS主要活性产物血管紧张素Ⅱ（AngⅡ），AngⅡ可通过中枢和外周机制，使外周血管阻力增大，血压升高；并能刺激肾上腺皮质球状带细胞合成和释放醛固酮，后者可促进肾小管对Na^+的重吸收，并使细胞外液数量增加。RAS为肺肾两脏主持水液代谢提供了现代理论依据。生物膜水通道蛋白（AQP）的发现和对其功能认识的不断深化，推测其为"肾主水"的分子生物学基础。AQP广泛分布于肾、肺和消化器官，能够显著增加细胞膜水通透性，介导自由水被动跨生物膜转运，参与水的分泌、吸收，对保持细胞内外环境的平衡稳定起重要作用。王德山等应用脂多糖（LPS）复制肺气虚大鼠模型，检测发现其肾脏水通道蛋白2（AQP2）的表达增多，提示肺气虚时，肺失宣降，肺"主行水"功能失职，而肾脏可能是通过上调AQP2的表达，使其"主水液"的功能代偿性加强，来促进水液的正常代谢。该实验结果为肺与肾水液的相关性提供了一定的实验依据。

再次，瘀血是多种慢性呼吸系统疾病的病理结果与致病因素。气血冲和，则血脉滑利，血虚则血行迟滞；肺朝百脉而主治节，又主气而助心行血，肝藏血主疏泄，调节气血运行，营出中焦，变化为赤而为血，血液赖心肾阳气之温煦，故肝肺不利，心脾肾阳虚，可致血行不畅，从而导致血瘀。血为气之母，血行不畅必气机郁滞，而肺主一身之气，则肺气必失条畅，遂成瘀血碍气，形成血瘀，从而导致肺气不利的病机。因此，临床治疗慢性呼吸系统疾病时尤其应重视活血化瘀法。

临床实践中我们发现，慢性支气管炎、阻塞性肺气肿病程较长，患者年龄一般偏高，病程进展到后期往往有肾虚血瘀的特点；支气管哮喘，除化痰治疗外，其病机与肾不纳气密切相关，且该病发作往往伴有缺氧的表现，如口唇发绀等，又与血瘀证相联系，因此在化痰基础上采用补肾活血法往往能取得理想治疗效果；除此之外，如特发性肺纤维化、慢性呼吸衰竭、肺源性心脏病等呼吸系统疾病病程发展过程中存在肾虚血瘀的中医证候，适用于补肾活血法。以下进行逐一论述。

第一节　慢性支气管炎（咳嗽）

慢性支气管炎（以下简称慢支）是呼吸系统一种常见的多发病，属于支气管周围组织和支气管黏膜的慢性非特异性炎症。此种疾病的主要表现为咳嗽、咳痰和喘息，且在清晨和夜间时症状加重。发病人群以老年人为主，严重危害人类的健康，随着雾霾的加重，慢支的发病率呈逐年升高的趋势。一般在秋冬季的发病率比较高，由于天气变冷而反复出现。慢支具有病程长、反复发作、迁延难愈等特点，发展到中晚期较为严重的炎症时，可常年存在，处理不及时或不当，可致慢性肺源性心脏病、慢性阻塞性肺气肿的出现，危及生命健康。中医学认为慢支属于"咳嗽"的范畴；部分慢性咳嗽经久反复，可发展至喘，归属于中医学"喘证"范畴。其发病与饮食不节、情志失调、外邪入侵、年老体衰等有关。《景岳全书·咳嗽》中有记载："咳嗽之要，止唯二证，何为二证？一曰外感，一曰内伤而尽之矣。"因此慢支的发生发展与外邪侵袭和内脏亏损有关，特别是与肺、脾、肾等脏腑的功能失调密切相关。外感多为实证，应祛邪利肺，按病邪性质分为风寒、风热论治；内伤咳嗽，多属邪实正虚。

肺为气之主，肾为气之根，气虽主于肺，然其根在于肾；肺属金，肾属水，有母子之义，肺气下藏于肾。中医在咳嗽的治疗上首先要分清邪正虚实，在外感咳嗽上中医辨证分型为风寒袭肺证、风热犯肺证及风燥伤肺证；在内伤咳嗽上分型为肝火犯肺证、肺阴亏耗证、痰湿蕴肺证、痰热郁肺证等。咳嗽初期多为外感六淫之邪，导致肺宣发肃降功能失常，肺气逆而向上而致病；然中老年患者多数咳嗽时间较长，久则肺、脾、肾俱虚，复加感受外邪，形成"上盛下虚"之证，针对病程较长的患者，补肾尤为重要。水液不运，机体气虚，导致三焦气化失宣，肺、肾、脾三脏失司；而三脏功能一损俱损，就会导致聚湿生痰、水饮内停；痰饮日久则气机壅滞，血流不畅，导致"血瘀"。因此肾虚血瘀是慢支患者后期的主要病理机制，针对病程长、年纪高的患者在宣肺化痰止咳的基础上采用补肾活血法，往往治疗效果显著。

罗玲教授认为慢性咳嗽病因在于风、痰、瘀、虚，病机在于脏腑气化失常，气机升降失调，肺失宣肃，治疗慢性咳嗽应从风从痰从瘀论治，临证用药从气化论治，采用调和肺气法，调理气机"升降"搭配，忌"过升过降"，保持肺脏气道通畅，以吐故纳新，排痰浊，消痼疾，滋气血，灌肺脉，重视肺脾肾在肺系疾病中的地位。

武维屏教授认为慢性咳嗽其"风、痰、气、瘀、虚"五种病理因素，形成了内风暗伏、痰浊阻滞、气滞气壅气逆、瘀血碍气、正气亏虚等五个病机，认为咳嗽病多有痰饮内停，痰饮内停造成气滞可致瘀血内生。

申春悌教授认为对于慢性支气管炎久咳患者，应知其常有肾虚及血瘀两个因素，在治疗的过程中要注意补肾纳气与活血化瘀共施。

从各医家的经验来看，针对慢支患者在利肺化痰止咳的基础上给予补肾活血的治疗，往往能收到较为理想的治疗效果。

典型病案一

吴某，女性，69岁，主因"阵发性咳嗽咳痰10年余，加重近1个月"于2014年1月23日就诊。

患者于10年前因感冒出现咳嗽、咳痰，予止咳化痰治疗后缓解，其后每于冬春之际发作，每次发作时间可达数月，迁延不愈。1个月前患者因受凉再次出现咳嗽、咳痰，咳甚气促，痰多色白质黏，咳吐欠畅，口干欲饮，喉痒难忍，予祛风化痰、宣肺止咳平喘之剂，咳稍缓，其余症状无明显缓解。查体所见：全身皮肤无黄染及出血点，浅表淋巴结未触及肿大；眼睑无浮肿，双肺可闻及干湿啰音，心率75次/min，律齐，各瓣膜听诊区未闻及杂音；腹软，无肌紧张，无压痛及反跳痛，未触及包块，肝脾肋下未触及，无移动性浊音，肝脾肾区无叩击痛，肠鸣音正常。脊柱及四肢无畸形，双下肢无水肿。辅助检查：胸片示双肺纹理增多、增粗。

初诊：2014 年 1 月 23 日

症见咳嗽连连，自觉喉中有痰，痰黏难咳，乏力气短，腰膝酸软，纳呆，眠差，二便尚调，舌质黯红有瘀斑，舌苔白稍腻，脉细。西医诊断：慢性支气管炎急性发作。中医诊断为"咳嗽"，证属肾虚血瘀，治以补肾化瘀、宣肺化痰止咳。

处方：

淫羊藿 10g	巴戟天 10g	川 芎 10g	丹 参 15g
杏 仁 10g	蜜麻黄 10g	炒黄芩 10g	炙桑皮 10g
姜半夏 9g	紫 菀 10g	款冬花 10g	白 前 10g
前 胡 10g	桃 仁 10g	苏 子 10g	陈 皮 10g

7 剂，每日 1 剂，水煎分 2 次服。

二诊：2014 年 1 月 30 日

患者服上药 7 剂后，咳嗽明显减少，痰易咳出，但自感胸闷牵及肩背，乏力气短，舌黯红，苔薄白，脉细。上方去蜜麻黄、炒黄芩。

处方：

淫羊藿 10g	巴戟天 10g	川 芎 10g	丹 参 15g
杏 仁 10g	炙桑皮 10g	姜半夏 9g	紫 菀 10g
款冬花 10g	白 前 10g	前 胡 10g	桃 仁 10g
苏 子 10g	陈 皮 10g		

7 剂，每日 1 剂，水煎分 2 次服。

三诊：2014 年 2 月 7 日

患者服上药 7 剂后，咳少，喉中痰鸣已消，仍觉乏力，腰膝酸软，纳可，睡眠好转，二便调，舌黯苔少，脉细。治疗仍用补肾活血之法，增加益气补肾之品。

处方：

淫羊藿 10g	巴戟天 10g	川 芎 10g	丹 参 15g
炙桑皮 10g	姜半夏 9g	紫 菀 10g	款冬花 10g
白 前 10g	前 胡 10g	桃 仁 10g	苏 子 10g
陈 皮 10g	生黄芪 20g	山茱萸 12g	当 归 10g

四诊：2014 年 2 月 14 日

患者服上药 7 剂后，偶发咳嗽，无咳痰，一般情况可。嘱患者平时注意保暖，切勿受凉感冒，继服玉屏风散巩固治疗 1 月。

按语

慢性支气管炎以咳嗽、咳痰为主要表现，或伴有喘息症状，临床上呈反复发作、病程绵延的特点，且多在冬春季节发作。中医学认为"慢支"属于"咳嗽"的范畴，与"喘证"等病有关，其发病多与外感相关。肺为华盖，邪气外袭，首先犯肺，肺气被束，宣肃失调，通调失司，津化为痰，或外邪入里，与肺气相搏，引动内伏之停痰宿饮，阻塞气道，使肺气上逆而发生咳嗽、咳痰等症状，然而久病之后，肺肾之气渐虚，卫外之力渐弱，易感外邪，感受外邪之后，肺肾之气更虚，形成恶性循环；同时肾气亏虚，运血无力，血流滞缓，由虚致瘀，引起气机壅滞，血流不畅，导致"瘀证"。因此，"慢支"患者后期多出现"肾虚血瘀证"。该患者咳嗽、咳痰反复发作 10 年余，每于冬春之际发作，每次发作长达数月，符合慢性支气管炎的诊断标准；且患者乏力气短，腰膝酸软，体现其"肾虚"的特点，口唇稍绀，舌黯红有瘀斑，体现其"血瘀"的特点。方以补肾化瘀、宣肺化痰止咳之法。方中淫羊藿、川芎为君药，淫羊藿性味甘温，补肾阳以助肺纳气，配川芎活血行气，祛肺络之瘀，两者配伍有活血利气之效；桑白皮、款冬花、紫菀、苦杏仁助君药共奏润肺下气、化痰止咳之功；同时以麻黄宣利肺气，丹参、黄芩佐助川芎活血化瘀且清化痰热，陈皮行气健脾、燥湿化痰，共奏补肾活血、宣肺化痰之功。全方标本兼治，切中病机，疗效显著。

典型病案二

王某，女性，53岁，主因"反复咳嗽4年余，加重1个月"于2009年9月11日就诊。

患者4年来反复咳嗽，春秋明显，夜间加剧。近1月咳嗽加重，痰少，夜间剧烈，难以休息。查体所见：全身皮肤无黄染及出血点，浅表淋巴结未触及肿大。眼睑无浮肿，双肺可闻及湿啰音，心率64次/min，律齐，各瓣膜听诊区未闻及杂音。腹软，无肌紧张，无压痛及反跳痛，未触及包块，肝脾肋下未触及，无移动性浊音，肝脾肾区无叩击痛，肠鸣音正常。脊柱及四肢无畸形，双下肢无水肿。辅助检查：胸片示双肺纹理增多、增粗。

初诊：2009年9月11日

症见咳嗽，夜间为甚，影响睡眠，精神差，咽喉不痒，口不渴，乏力，腰酸，口唇稍绀，二便正常，舌胖淡黯苔薄白，脉细滑略弦。诊断：慢性支气管炎急性发作。证属肾虚血瘀，治宜补肾化瘀、宣肺止咳。

处方：

淫羊藿10g	川 芎10g	丹 参15g	桃 仁10g
杏 仁10g	柴 胡10g	炒黄芩10g	陈 皮10g
清半夏9g	紫 菀10g	款冬花10g	白 前10g
前 胡10g	苏 梗10g	苏 子10g	茯 苓15g

7剂，每日1剂，水煎分2次服。

二诊：2009年9月18日

患者药后咳嗽减轻，自诉遇天气变化咳嗽易发。治疗上前方去陈皮、苏梗，加厚朴、炙麻黄。

处方：

淫羊藿10g	川 芎10g	丹 参15g	桃 仁10g
杏 仁10g	柴 胡10g	炒黄芩10g	厚 朴10g
清半夏9g	紫 菀10g	款冬花10g	白 前10g
前 胡10g	苏 子10g	茯 苓15g	炙麻黄10g

7剂，每日1剂，水煎分2次服。

三诊：2009年9月25日

患者咳嗽明显改善，仍乏力、腰酸，继续应用补肾活血法。

淫羊藿10g	川 芎10g	丹 参15g	苏 子10g
清半夏9g	柴 胡10g	炒黄芩10g	白 前10g
茯 苓15g	紫 菀10g	款冬花10g	前 胡10g

7剂，每日1剂，水煎分2次服。

四诊：2009 年 10 月 2 日

患者症状已明显好转，嘱其继服本方 1 个月余，且季节交换之时可服用本方固本，预防咳嗽复发。

按语

慢性支气管炎是由于感染或非感染因素引起支气管黏膜及其周围组织的慢性非特异性炎症，特点是支气管腺体增生、黏液分泌增多。临床上以长期咳嗽、咯痰或伴有喘息反复发作为主要特征，具有"咳、痰、喘、炎"四大特征。可分为急性发作期、慢性迁延期、临床缓解期。中老年人多发此病，因年龄增长，机体的气血阴阳、脏腑功能衰减，病理产物痰浊瘀血易生成，导致本病缠绵难愈。老年多天癸竭、肾精衰，因肾精化肾气，肾气化肾阴、肾阳，肾阴阳为一身阴阳的根本，且"金水相生""肝肾同源"，肾精亏虚后直接影响到肺的生理功能而出现肺肾两虚，气失所主，肺气上逆，宣肃失职，肾气亏虚，失于摄纳，脾运失健，痰浊中生而致咳、喘、痰的发生。该患者主因反复咳嗽 4 年余、加重 1 个月就诊，符合慢性支气管炎急性发作的诊断标准；且患者因为夜间咳嗽加重导致睡眠欠佳，精神差，乏力，腰酸等，具有久病致虚的特点；夜间乃阳气内藏，阴阳相交之时，此时发病，多气血不畅，阴阳失调，患者咳嗽夜间加重、舌胖淡黯、口唇稍绀符合"血瘀"的特点。方以补肾化瘀、宣肺止咳之法。方中淫羊藿、川芎为君药，淫羊藿性味甘温，补肾阳以助肺纳气，配川芎活血行气，祛肺络之瘀，两者配伍有活血利气之效；中焦为气机升降之枢，茯苓、陈皮、苏梗健脾和胃，调护中焦，补土生金；前胡、白前、杏仁、苏子、枳壳升降肺气；于方中加入柴胡、黄芩、半夏取小柴胡汤方义，以和解少阳，通利枢机，枢机利则三焦得通，表解里和，肺复清肃，咳嗽得平；款冬花味辛性温，归肺经，《本经逢原》指出本品能够"润肺消痰，止嗽定喘"；紫菀味苦甘性微温，归肺经，《神农本草经》言此药能"主咳逆上气，胸中寒热气结"，李中梓云本药药性辛而不燥，润而不寒，补而不滞，其功效为"化痰止咳"，以上二药共奏润肺化痰止咳之效。二诊言遇天气变化易发，故稍加麻黄疏散外风，以除引动内风之因。

典型病案三

郑某，男性，33 岁，主因"咳嗽时发 15 年，再发加重半个月"于 2013 年 11 月 15 日就诊。

患者 15 年来咳嗽时作，时因受风引发，时无明显诱因，每发则咽痒而咳，痰少，或服药缓解，或迁延 10～15 日而缓解。半个月前因受凉后再次出现咳嗽、咯少量白痰，伴气短，无其他伴随症状，就诊于当地医院，予口服中药后出现大便溏，咳嗽等症状无明显缓解。后于我院就诊，查体所见：全身皮肤无黄染及出血点，浅表淋巴结未触及肿大。眼睑无浮肿，双肺未闻及干湿啰音，心率 80 次 /min，律齐，各瓣膜听诊区未闻及杂音。腹软，无肌紧张，无压痛及反跳痛，未触及包块，肝脾肋下未触及，无移动性浊音，肝脾肾区无叩击痛，肠鸣音正常。脊柱及四肢无畸形，双下肢无水肿。辅助检查：胸片示双肺纹理增多、增粗。

初诊：2013 年 11 月 15 日

症见咽痒作咳，痰少，色白，乏力气短，腰膝酸软，纳呆，睡眠欠佳，畏寒，口干，易作眩晕，舌质黯红，边有瘀点，舌苔黄腻，脉象滑略弦，尺脉弱。诊断：慢性支气管炎急性发作。证属肾虚血瘀，治宜补肾化瘀、宣肺化痰止咳。

处方：

| 淫羊藿 10g | 川 芎 10g | 丹 参 15g | 赤 芍 15g |

杏　仁 10g　　炙麻黄 10g　　炒黄芩 10g　　连　翘 15g
姜半夏 9g　　紫　菀 10g　　款冬花 10g　　柴　胡 10g
前　胡 10g　　金银花 15g　　生苡仁 20g　　浙贝母 10g

7 剂, 每日 1 剂, 水煎分 2 次服。

二诊: 2013 年 11 月 22 日

患者药后咳嗽、口干均减轻, 舌苔白腻, 仍略畏寒, 时有眩晕, 上方去金银花, 加黄芪, 继服 1 周。

处方:

淫羊藿 10g　　川　芎 10g　　丹　参 15g　　赤　芍 15g
杏　仁 10g　　炙麻黄 10g　　炒黄芩 10g　　连　翘 15g
姜半夏 9g　　紫　菀 10g　　款冬花 10g　　柴　胡 10g
前　胡 10g　　生黄芪 20g　　生苡仁 20g　　浙贝母 10g

7 剂, 每日 1 剂, 水煎分 2 次服。

三诊: 2013 年 11 月 29 日

患者咳嗽、口干均减轻, 畏寒及眩晕有所改善, 去不宜久服之品, 继用补肾活血法。

处方:

淫羊藿 10g　　川　芎 10g　　丹　参 15g　　赤　芍 15g
姜半夏 9g　　生黄芪 20g　　浙贝母 10g　　连　翘 15g
前　胡 10g　　紫　菀 10g　　款冬花 10g　　生苡仁 20g

7 剂, 每日 1 剂, 水煎分 2 次服。

按语

慢性支气管炎诊断标准有三点: ①咳嗽、咳痰为主或伴喘息; ②每年发病持续 3 个月, 并连续 2 年或以上; ③排除其他疾病, 如肺结核、肺脓肿、慢性鼻咽疾患等。西医在该病治疗上主要是发作期控制感染、祛痰止咳、解痉平喘等; 缓解期则扶正固本, 增强体质, 提高机体抗病能力和预防急性发作等。其并发症有阻塞性肺气肿、支气管扩张证及支气管肺炎等。

患者虽年纪轻, 但病史长达 15 年之久, 且乏力气短, 腰膝酸软, 尺脉弱, 体现其"肾虚"的特点; 舌质黯红, 边有瘀点, 体现其"血瘀"的特点; 阴血与津液乃气之母, 气行则阴血与津液得以正常运行, 气血不畅, 则津液失布, 痰湿内生, 痰浊上犯清窍则眩晕; 津液不归正化而不能上潮于口, 故口干。方以补肾化瘀、宣肺化痰止咳之法。方中淫羊藿、川芎为君药, 淫羊藿味辛甘性温, 归肝、肾经, 《本草备要》中云本药"补命门, 益精气, 坚筋骨, 利小便", 其功效为温补肾阳, 祛风除湿, 现代药理研究表明, 淫羊藿中的多糖具有免疫调节作用, 可以增强免疫功能, 其他成分还有一定的镇咳、祛痰、降低血小板凝聚、抗纤维化和气道重塑等作用; 配川芎活血行气, 祛肺络之瘀, 两者配伍有活血利气之效。患者咳嗽时时发作, 发则咽痒而咳, 此种咳嗽为病初未能及时祛邪外出, 邪气久留, 入于少阳而不去, 枢机不利, 阳气不得正常敷布于体表行卫外之职, 故反复发作, 故加小柴胡汤调和枢机, 疏利气机; 咽痒而咳, 风邪未尽, 痰少色白, 舌苔黄腻, 痰湿蕴肺, 已有化热之势, 因此不用性温之白前, 单用性凉之前胡; 麻黄疏风解表, 与杏仁相配, 一宣一降; 苡仁健脾化湿, 常将其用于风邪袭表、痰湿蕴肺的肺系疾病中; 紫菀、款冬花润肺化痰止咳, 金银花、连翘清透肺热, 共奏止咳之效。

第二节　阻塞性肺气肿（喘证）

　　阻塞性肺气肿是发生于呼吸性细支气管、肺泡等终末细支气管气囊腔的一种破坏性的肺部疾病。其发病机制与慢性支气管炎的炎症损伤、蛋白酶 - 抗蛋白酶失平衡、遗传因素等密切相关，对气道的破坏具有进行性不可逆的特征。主要症状为咳嗽、咳痰，并逐渐加重的呼吸困难，严重者出现胸廓前后径增加、肋间隙饱满、呼吸运动减弱。早期肺气肿可无临床症状，随着病态发展患者开始出现气急症状，先是于活动后如快步行走或登楼梯时感气急，渐渐发展至走平路时也感气急。当肺气肿发展到十分严重的阶段时，患者说话、洗脸、穿衣甚至静息时也有气促症状，生活不能自理。全身症状有疲乏无力，食欲下降和体重减轻。局部症状多见慢性咳嗽、咳痰。吸烟者常在晨起后咳嗽、咳黏性痰，并发呼吸道感染时痰呈脓性。体征上呼吸音及语颤均减弱，呼气延长。叩诊呈过清音，心浊音界缩小或消失，肝浊音界下降。有时肺底可闻及干湿啰音，心音遥远。重度肺气肿患者，即使在静息时，也会出现呼吸浅快，几乎听不到呼吸音。可出现发绀，合并肺心病右心衰竭时可出现颈静脉怒张、腹水、肝大、凹陷性水肿等体征。中医学认为阻塞性肺气肿可归为"喘证""肺胀"等范畴。喘证的成因不外乎外感与内伤两类。外感为六淫乘袭，内伤可由饮食、情志，或劳欲、久病所致。喘证的病理性质有虚实两类。实喘在肺，为外邪、痰浊、肝郁气逆，邪壅肺气，宣降不利；虚喘当责之于肺、肾两脏，因精气不足，气阴亏耗而致肺肾出纳失常，且尤以气虚为主。治疗当分清虚实邪正。实喘其治主要在肺，治予祛邪利气，区别寒、热、痰的不同，采用温宣、清肃、化痰等法。虚喘其治在肺、肾，而尤以肾为主，治予培补摄纳，针对脏腑病机，采用补肺、纳肾、益气、养阴等法。虚实夹杂，下虚上实者，当分清主次，权衡标本。

　　中医学认为喘证是因久患肺系疾病或他脏病变影响，致肺气上逆，肃降无权，出现气短喘促，呼吸困难，甚则张口抬肩，鼻翼煽动，不能平卧，口唇发绀等症状；多有慢性咳嗽、哮病，心悸等疾病史，每遇外感及劳累而诱发。辨证分型有：风寒束肺证，可见喘急胸闷，咳嗽痰多清稀，伴有恶寒发热，头痛等症，舌苔薄白，脉浮紧；风热犯肺证，可见喘促气粗，咳嗽痰黄而稠黏，心胸烦闷，口干而渴，可有发热恶风，舌边红，苔薄黄，脉浮数；痰湿蕴肺证，可见喘咳胸闷，痰多易咳，痰黏或咯吐不爽，胸中窒闷，口腻，脘痞腹胀，舌质淡，舌苔白腻，脉弦滑；水气凌心证，可见气喘息涌，痰多呈泡沫状，胸满不能平卧，肢体浮肿，心悸怔忡，尿少肢冷，舌苔白滑，脉弦细数。肺脾两虚证：喘息短促无力，语声低微，自汗心悸，面色㿠白，神疲乏力，食少便溏，舌淡苔少，脉弱，或口干咽燥，舌红，脉细；肺肾两虚证，可见喘促日久，心悸怔忡，动则喘咳，气不接续，胸闷如室，不能平卧，痰多而黏，或心烦不寐，唇甲发绀，舌质紫或舌红苔少，脉微疾或结、代。

　　肾藏精，为"封藏之本"（《素问·六节藏象论》），肾命门为"十二经脉之根，呼吸之门，三焦之源"（王肯堂《灵兰要览》），而足少阴肾经"其直者，从肾上贯肝膈，入肺中"（《灵枢·经脉》），"肾上连肺"（《灵枢·本输》），故肾的封藏作用能摄纳由肺吸入的自然界之清气，以使呼吸调匀，深长有力。正如《医碥》所说"气根于肾，亦归于肾。故曰肾纳气，其息深深"。肺居上焦而司呼吸，肾位下焦而主纳气，肺肾相合，吸纳相因，则呼吸深长，节律调匀。《类证治裁》说："肺为气之主，肾为气之根，肺主出气，肾主纳气，阴阳相交，呼吸乃和。"肾气充盛，则吸入之气可下纳于肾，呼吸均匀和调。肾之精气不足，摄纳无权，气浮于上，则呼吸表浅，动辄气喘，称之为"肾不纳气"，说明呼吸之幅度由肾所主。传统观点认为"肾主纳气"体现了肾对呼吸系统的贡献。且五行之中，肺属金，肾属水，按金生水的规律，肺为母脏，肾为子脏。肺为肾之母，肺气清肃下行有助于肾的纳气，肺病及肾会导致"肾不纳气"。故肺虚日久及肾，则表现为肺不主气，肾不纳气，动则喘甚，吸入困难，呼吸短促难续。由于肺气虚，治节失职，不能辅佐心脏运行血脉。又心阳根于命门之火，肾虚，心气、心阳亦亏虚，不能鼓动血脉运行，则血行瘀滞，出现面、唇、舌、甲床青紫，喘促加重，胸满不得卧，屡屡频作，肺肾虚损日趋严重形成恶性循环，病势愈深。初期多从肺论治，日久不愈者，多从肾论治，采取补肾纳气平喘之法，常有奇效。《证治准绳》云："肺虚则少气而喘，若久病仍迁延不愈，由肺及肾，则肺肾俱虚。或劳欲伤肾，精气内夺，根本不固，皆使气失摄纳，出多入少，逆气上奔而发喘。"肾为气之根，久咳、久喘致肾更伤，故补肾当为治该病必用、用之必效之法。

张骞认为，津血不归正化则生痰浊与瘀血，气候、饮食、情志等因素，导致水津代谢失常，则生痰成饮，肺气壅滞日久，损伤肺络，肺不能朝百脉，久则成瘀，加重本病，痰饮日久，浸渍肺络，血行涩滞而成瘀，痰浊瘀血可加速病情发展，使得肺气壅滞更甚，气机失常，痰浊瘀血又从内生，相互胶结，恶性循环，最终导致本病急速恶化，甚至死亡。

黄开珍认为痰瘀和血瘀为必然病理产物，肺脾肾三脏虚弱则停痰聚饮，气机升降出入失常，腠理失于疏泄而不固，六淫之邪乘虚而入，使病情迅速加重，肺虚则不能助心主治节，则瘀血内生，故多出现咳嗽、咯痰，口唇爪甲青紫等瘀滞之象。因此临床上治疗阻塞性肺气肿应用补肾活血法是治疗的关键。

典型病案一

吕某，男性，76岁，主因"间断性咳嗽、咯痰、气喘数十年，加重1周"，于2014年4月4日就诊。

患者自幼有气管炎病史数十年，反复发作，迁延难愈，经常因外感发作，曾多次住院治疗。1周前患者因外感旧症又作，经用清肺化痰平喘药后症状减轻。查体所见：全身皮肤无黄染及出血点，浅表淋巴结未触及肿大。眼睑略浮肿，桶状胸，双肺可闻及干湿啰音，心率82次/min，律齐，各瓣膜听诊区未闻及杂音。腹软，无肌紧张，无压痛及反跳痛，未触及包块，肝脾肋下未触及，无移动性浊音，肝脾肾区无叩击痛，肠鸣音正常。脊柱无畸形，双下肢无水肿，可见杵状指。辅助检查：胸片示桶状胸，双肺纹理增多、增粗，有肺大泡，可见条索状阴影。肺功能检测：第1秒钟用力呼气容积/用力肺活量（FEV1/FVC）<70%，FEV1≥80%。

初诊：2014年4月4日

症见咳嗽，咯痰，量多，色白质黏，胸闷气短，动则喘甚，乏力，自汗，腰膝酸软，偶有耳鸣，纳呆，眠差，大便尚可，夜尿增多，口唇发绀，舌黯红，苔黄微腻，脉细滑。诊断：阻塞性肺气肿。证属痰瘀阻肺、肺肾两虚，治宜祛痰降逆、活血祛瘀、补肾纳气。

处方：

巴戟天10g	川 芎10g	丹 参15g	桃 仁10g
杏 仁10g	炙麻黄10g	瓜蒌皮10g	炙桑皮10g
紫 菀10g	款冬花10g	莱菔子10g	苏 子10g
葶苈子10g	枇杷叶15g	陈 皮10g	

7剂，每日1剂，水煎分2次服。

二诊：2014 年 4 月 11 日

患者服上药 7 剂后，病情大有好转，咳嗽基本稳定，咯痰量较前减少，唯喘急未平，动则尤甚，口干欲饮，口唇发绀，舌黯红，苔黄腻，脉细滑。治疗上加山茱萸加大补肾力度。

处方：

巴戟天 10g	川 芎 10g	丹 参 15g	桃 仁 10g
杏 仁 10g	炙麻黄 10g	瓜蒌皮 10g	炙桑皮 10g
紫 菀 10g	款冬花 10g	莱菔子 10g	苏 子 10g
葶苈子 10g	枇杷叶 15g	陈 皮 10g	山茱萸 12g

7 剂，每日 1 剂，水煎分 2 次服。

三诊：2014 年 4 月 18 日

患者服上药 7 剂后，病情较平稳，咳喘平，痰少，仍觉乏力，腰膝酸软，偶有耳鸣，纳可，睡眠好转，夜间小便次数减少，舌黯红苔少，脉滑数。治疗仍用补肾活血之法，增加益气补肾之品。

处方：

巴戟天 10g	川 芎 10g	丹 参 15g	炙桑皮 10g
紫 菀 10g	款冬花 10g	莱菔子 10g	苏 子 10g
熟地黄 20g	瓜蒌皮 15g	陈 皮 10g	山茱萸 12g
炒山药 15g	茯 苓 15g		

7 剂，每日 1 剂，水煎分 2 次服。

四诊：2014 年 4 月 25 日

患者服上药 7 剂后，胸闷气喘明显好转，一般情况可。嘱患者平时注意保暖，切勿受凉感冒，可继服原方 1 月巩固治疗。

按语

阻塞性肺气肿是一种具有气流受限特征的疾病，气流受限不完全可逆、呈进行性发展。中医学认为其病机特点以本虚为主，肺脾肾三脏亏虚是其关键，所谓其标在肺，其制在脾，其本在肾，三者相互影响，其中肾脏亏虚是其根本；血瘀是阻塞性肺气肿的主要病理因素，既是其致病因素，又是其病理产物，并且贯穿其病程始终。

患者咳嗽，咯痰，量多，色白质黏，胸闷气短，动则喘甚，乏力，自汗，腰膝酸软，偶有耳鸣，症状符合阻塞性肺气肿的特点，且肾虚症状明显。辅助检查：胸片示桶状胸，双肺纹理增多、增粗，有肺大泡，可见条索状阴影。肺功能检测中第 1 秒钟用力呼气容积 / 用力肺活量（FEV1/FVC）＜70% 可以判定气流受限，FEV1≥80% 表明气流轻度受限，且桶状胸证实患者肺气肿的诊断。治宜祛痰降逆、活血祛瘀、补肾纳气。方中川芎、丹参、桃仁为活血药，血行则气行；桑白皮、瓜蒌皮清泻肺热、止咳平喘、涤痰；苏子、莱菔子、葶苈子降气化痰、泻肺平喘；巴戟天补肾纳气，与活血药相配有助共奏固本平喘之功；陈皮既能燥湿化痰，又能理气健脾，顾护后天之本的脾胃功能。而在治疗后期又添加炒白术、茯苓等健脾之药，提高机体免疫力，避免该病的急性发作。

典型病案二

陈某，男性，85 岁，主因"间断咳喘 40 余年，加重 1 周"于 2000 年 11 月 1 日就诊。

患者素患"慢性气管炎"病史 40 余年，咳嗽逢冬季加重，咯痰色白量多，夜间尤甚，最近 1 周感冒后咳喘加重，夜间不能平卧，舌淡黯苔白腻，脉缓滑。查体所见：全身皮肤无黄染及出血点，浅表淋巴结未触及肿大。眼睑略浮肿，桶状胸，双肺可闻及干湿啰音，有哮鸣音，心率 79 次 /min，心律不齐，各瓣膜听诊区未闻及杂音。腹软，无肌紧张，无压痛及反跳痛，未触及包块，肝脾肋下未触及，无移动性浊音，肝脾肾区无叩击痛，肠鸣音正常。脊柱无畸形，双下肢无水肿，可见杵状指。辅助检查：胸片示桶状胸，双肺纹理增多、增粗，有肺大泡，可见条索状阴影；肺野透亮度增高，肋间隙增宽。肺功能检测：第 1 秒钟用力呼气容积 /用力肺活量（FEV1/FVC）< 70%，50% < FEV1 < 80%。

初诊：2000 年 11 月 1 日

症见咳喘加重，夜间不能平卧，乏力，自汗，腰膝酸软，偶有耳鸣，纳食欠佳，大便溏薄，日四至五行，夜尿增多，舌淡黯苔白腻，脉缓滑。诊断：阻塞性肺气肿。证属痰瘀阻肺、肺肾两虚，治宜祛痰降逆、活血祛瘀、补肾纳气。

处方：

淫羊藿 10g	川　芎 10g	丹　参 15g	桃　仁 10g
杏　仁 10g	炙麻黄 10g	山茱萸 12g	桂　枝 10g
茯　苓 15g	党　参 15g	炒白术 15g	莱菔子 10g
葶苈子 10g	干　姜 10g	苏　子 10g	陈　皮 10g
五味子 6g	生黄芪 20g	炙甘草 6g	

7 剂，每日 1 剂，水煎分 2 次服。

二诊：2000 年 11 月 8 日

患者药后咳嗽减少，痰量转少、能咯出，睡眠转佳，纳食增加，大便日二至三行，尚未成形，脉沉弦微，苔白腻转薄。上方去炙麻黄、苦杏仁、陈皮，加附子 10g、砂仁 6g、淮山药 15g，继服 1 周。

处方：

淫羊藿 10g	川　芎 10g	丹　参 15g	桃　仁 10g
山茱萸 12g	桂　枝 10g	茯　苓 15g	党　参 15g
炒白术 15g	莱菔子 10g	葶苈子 10g	干　姜 10g
苏　子 10g	五味子 6g	生黄芪 20g	炙甘草 6g
附　子(先煎)10g	砂　仁(后下)6g	淮山药 15g	

7 剂，每日 1 剂，水煎分 2 次服。

三诊：2000 年 11 月 15 日

患者咳嗽明显减轻，痰少能咯，继续应用补肾活血法巩固治疗 1 周。

处方：

淫羊藿 10g	川　芎 10g	丹　参 15g	山茱萸 12g
桂　枝 10g	茯　苓 15g	党　参 15g	炒白术 15g
莱菔子 10g	葶苈子 10g	干　姜 10g	苏　子 10g
五味子 6g	生黄芪 20g	炙甘草 6g	附　子(先煎)10g
淮山药 20g			

7 剂，每日 1 剂，水煎分 2 次服。

四诊：2000 年 11 月 22 日

患者症状已明显好转，嘱其平时注意保暖，切勿受凉感冒，继服玉屏风散及六君子汤巩固治疗 1 月。

按语

慢性阻塞性肺气肿系在慢性小气道阻塞的基础上终末支气管远端气腔过度膨胀，并伴有气腔壁的破坏。它是慢性支气管炎常见的并发症之一。病理上慢性支气管炎往往是较大支气管炎症，后累及较小的支气管、细支气管，导致细支气管管壁增厚，管腔狭窄阻塞、气道阻力增加，从而引发肺气肿。西医在该病的治疗上主要有防治呼吸道感染、改善气道阻塞、纠正或改善缺氧、加强呼吸锻炼与增进营养等四个方面。肺功能检测中第 1 秒钟用力呼气容积 / 用力肺活量（FEV1/FVC）＜70% 可以判定气流受限，50%＜FEV1＜80% 表明气流中度受限。患者年纪高，且有慢性支气管炎病史长达 40 余年，病程长，易久病致瘀、致虚，治宜祛痰降逆、活血祛瘀、补肾纳气。方中淫羊藿、川芎为君药，淫羊藿性味甘温，补肾阳以助肺纳气，配川芎活血行气，祛肺络之瘀，两者配伍有活血利气之效；丹参、桃仁为活血药，血行则气行；其中五味子味酸性温，归肺、肾、心经，《本草备要》云其五味俱备，而偏于酸咸，《神农本草经》言其"主益气，咳逆上气"，郭佩兰在《本草汇》中总结其"滋肾精不足之水，收肺气耗散之金，除烦热生津止渴，补虚劳益气强阴……敛喘汗涩精"，五味子敛肺滋肾，生津敛汗，宁心安神，涩精止泻等功效，本证患者应用五味子，上敛肺气，以止咳喘，同时合黄芪而能实卫表；下敛肾滋阴，以助肾纳气平喘；苏子、莱菔子、葶苈子降气化痰、泻肺平喘；党参、白术、茯苓培土生金；干姜、桂枝温肺化痰，共奏平喘止嗽之效。

典型病案三

黎某，女性，67 岁，主因"咳嗽 20 余年，气喘 5 年，加重 2 天"于 2013 年 12 月 7 日就诊。

患者咳嗽痰多 20 余年，伴气喘 5 年，秋冬加剧。2 天前因感冒引发咳嗽咯痰，痰白黏难咳出，气喘口干，难以缓解。查体所见：全身皮肤无黄染及出血点，浅表淋巴结未触及肿大。眼睑略浮肿，桶状胸，双肺可闻及干湿啰音，心率 78 次 /min，律齐，各瓣膜听诊区未闻及杂音。腹软，无肌紧张，无压痛及反跳痛，未触及包块，肝脾肋下未触及，无移动性浊音，肝脾肾区无叩击痛，肠鸣音正常。脊柱无畸形，双下肢无水肿，可见杵状指。辅助检查：胸片示桶状胸，双肺纹理增多、增粗，有肺大泡，可见条索状阴影。肺功能检测：第 1 秒钟用力呼气容积 / 用力肺活量（FEV1/FVC）＜70%，FEV1≥80%。

初诊：2013 年 12 月 7 日

症见咳嗽，咯痰，量多，色白质黏难咳出，气喘口干，乏力，自汗，腰膝酸软，纳呆，睡眠欠佳，二便尚可，口唇发绀，舌红苔白黄相间，脉滑数。诊断：阻塞性肺气肿。证属痰瘀阻肺、肺肾两虚，治宜祛痰降逆、活血祛瘀、补肾纳气。

处方：

巴戟天 10g	川 芎 10g	丹 参 15g	桃 仁 10g
杏 仁 10g	炙麻黄 10g	半 夏 10g	白 前 10g
紫 菀 10g	款冬花 10g	莱菔子 10g	葶苈子 10g
苏 子 10g	陈 皮 10g	桔 梗 10g	薄 荷 10g
前 胡 10g			

7剂,每日1剂,水煎分2次服。

二诊:2013年12月14日

服药后咳嗽气喘减轻,咳痰量明显减少,睡眠仍欠佳,稍有食欲,仍觉乏力、自汗明显,舌红苔白,脉滑数。前方去半夏、桔梗、薄荷,加黄芪、党参、黑附片。

处方:

巴戟天10g	川　芎10g	丹　参15g	桃　仁10g
杏　仁10g	炙麻黄10g	白　前10g	紫　菀10g
款冬花10g	莱菔子10g	葶苈子10g	苏　子10g
陈　皮15g	生黄芪20g	党　参10g	前　胡10g
附　子^(先煎)10g

附　子（先煎）10g

7剂,每日1剂,水煎分2次服。

三诊:2013年12月21日

患者乏力、自汗等症状有所改善,嘱其继服上方1月巩固治疗。

按语

慢性阻塞性肺气肿是由慢性支气管炎或其他原因逐渐引起的细支气管狭窄,终末细支气管远端气腔过度充气,并伴有气腔壁膨胀、破裂而产生的一种慢性肺部疾患。临床上主要以喘息、气急,活动后明显或加剧为基本特征,为慢性支气管炎最常见的并发症。西医在治疗上有止咳平喘、控制感染、家庭氧疗、肺减容术等。中医学认为肾为一身元阳之所在,肾阳不足则脾肺失于温煦,痰浊内生,卫外不固;同时咳嗽痰多久病致肺络瘀阻。故治宜祛痰降逆、活血祛瘀、补肾纳气。方中巴戟天、川芎为君药,巴戟天性味甘温,补肾阳以助肺纳气,配川芎活血行气,祛肺络之瘀,两者配伍有活血利气之效;活用"宣降"之法以利肺气,"宣"者,以辛味之品宣解、宣透、宣发在肺之邪,如麻黄、白前、桔梗、薄荷等,其中麻黄能治外邪致病与咳喘久病;"降"者降逆、降气,肃降其上逆之气,如苏子、前胡、紫菀、款冬花、杏仁等;加以葶苈子泻肺祛痰,降气利水,破坚逐邪,通利水道,祛痰之力显著;配合莱菔子与苏子即三子养亲汤起祛痰平喘止咳作用;半夏辛温且燥,能温化寒痰与燥湿化痰,特别擅长治湿痰;配合丹参、桃仁共奏祛痰活血之效;二诊加用黄芪、党参益气养心及附子温肾阳以振心阳。

第三节　支气管哮喘(哮证)

支气管哮喘是由多种炎性介质、炎性细胞参与的气道慢性炎症性疾病,主要特征为可逆性和气道高反应性气道阻塞,其中血清肿瘤坏死因子-α、白细胞介素-6是参与炎性反应的重要炎症反应因子。临床表现为反复发作的喘息、气急、胸闷或咳嗽等症状,常在夜间及凌晨发作或加重,多数患者可自行缓解或经治疗后缓解。支气管哮喘如诊治不及时,随病程的延长可产生气道不可逆性缩窄和气道重塑。中医认为本病多有宿痰内伏于肺,由于复感外邪、饮食、情志、劳倦等,诱动内伏之宿痰,致痰阻气道,痰因气升,气因痰阻,壅塞气道,壅遏肺气,肺气上逆,气机不利而发病。本病病位在肺,与脾、肾、肝、心密切相关,其病理性质属本虚标实,病理因素以痰为主。

中医学认为支气管哮喘属于哮证一类,因伏痰遇外邪侵袭、体虚劳倦等诱因触发,以致痰壅气道,肺失宣降功能失常。诊断依据:发作时喉中哮鸣有声,呼吸困难,甚则张口抬肩,不能平卧，或口唇指甲发绀；呈反复发作性；常因气候突变、饮食不当、情志失调、劳累等因素诱发；发作前多有鼻痒、喷嚏、咳嗽、胸闷等先兆；有过敏史或家族史。辨证分型为：发作期包括：①冷哮证，证见喉中哮鸣有声，胸膈满闷，咳痰稀白，面色晦滞，或有恶寒、发热、身痛，舌质淡，苔白滑，脉浮紧；②热哮证，证见喉中哮鸣如吼，气粗息涌，胸膈烦闷，呛咳阵作，痰黄黏稠，面红，伴有发热、心烦口渴，舌质红，苔黄腻，脉滑数；③虚哮证，证见反复发作，甚者持续喘哮，咯痰无力，声低气短，动则尤甚，口唇爪甲发绀，舌质紫黯，脉弱。缓解期包括：①肺气亏虚证，患者平素自汗，怕风，常易感冒，常因气候变化而诱发，发病前喷嚏频作，鼻塞流清涕，舌苔薄白，脉濡；②脾气亏虚证，患者平素痰多，倦怠无力，食少便溏，每因饮食失当而引发，舌苔薄白，脉细缓；③肾气亏虚证，患者平素气息短促，动则为甚，腰酸腿软，脑转耳鸣，不耐劳累，下肢欠温，小便清长，舌淡，脉沉细。

哮证有内、外两种病因。内因首当责之于肺、脾、肾脏腑受损，痰饮之邪伏于肺，成为发病宿根。张仲景最早提出"宿痰"，《金匮要略·痰饮咳嗽病脉证并治》曰："膈上病痰，满喘咳吐，发则寒热，背痛腰疼，目泣自出……必有伏饮。"指出伏饮是哮喘的病理因素，堪称顽痰宿根一说开先河之人。此后便有"哮喘……专著于痰""结于喉间，与气相搏"等相关理论进一步阐述宿痰之说，为临床提供指导。外因则责之于感外邪。《素问·太阴阳明论》中的"故犯贼风虚邪者，阳受之……阳受之则入六腑，阴受之则入五脏。入六腑则身热不时卧，上为喘呼"描述了风邪侵袭机体，阳气不足，戾气入于体内，侵袭五脏六腑，进而出现发热、喘促、不能平卧等哮喘发作的症状；《素问·生气通天论》中"因于暑，汗，烦则喘喝"则记载了暑热之邪侵袭人体，机体失固，出现流汗、烦躁、喘促、哮鸣有声的症状："所谓痰之本水也，源于肾；痰之动湿也，主于脾；痰之末饮也，贮于肺"。肺脏、脾脏、肾脏主司水液之代谢，以上脏腑虚损，水液代谢失司，湿浊内停，久而聚之成痰，如若外邪侵袭，引动体内之伏痰，则哮喘发作。痰阻气道，通畅不利，不仅会导致津凝生痰，同时又因气郁痰凝影响血行，致痰瘀互阻。因此在重视化痰的同时，亦要重视活血化瘀。

殷四祥应用川芎平喘合剂（川芎、胡颓叶、赤芍、白芍、当归、丹参、黄荆子、细辛、辛夷、甘草）治疗支气管哮喘急性发作期的患者获得较好的临床效果，并发现该方作用可能与其可降低患者体内血清中炎性因子表达、抑制炎性反应有关。该方以川芎为君药，性辛散温通，有"血中气药"之称；赤芍、丹参、当归、白芍活血化瘀，以助川芎之功，为臣药；胡颓叶、黄荆子敛肺宽胸、解痉平喘，辛夷、细辛温肺化饮、祛痰下气，为佐药；甘草调和诸药，为使药。诸药合用，共奏活血化瘀、祛痰下气、解痉平喘之功，标本同治。

周兆山、王燕青认为肾为人先天之本，藏先天之精，源于父母，是人生命的本源，它具有一定的遗传倾向，先天禀赋不足，即是肾精不足，所以作为哮喘病因的"肾精亏虚"是先天之亏虚，是秉承于父母之亏虚，如若父母亦有哮喘，子女即是虚上加虚，状况不容乐观。

黄汝芹、张庆荣认为哮喘缓解期的肺虚症状是与肾脏功能虚弱有关，肾气虚弱，温煦气化不足，痰浊易生；肾脏为人体元阳，肾虚寒生，血液遇寒凝聚，形成瘀血，治宜益肾补气活血，使用金水相生之法。

张元元、张燕萍选择哮喘患者66例，随机分为2组，其中观察组轻度哮喘患者口服益肾活血平喘中药（补骨脂、生地、川芎、赤芍、炙麻黄、杏仁、穿山龙、茯苓、炙甘草等），中度及重度患者加用西医常规基础治疗，对照组给予西医常规基础治疗，结果观察组和对照组中医证候显效率分别为75%和44.2%，两组比较有显著性差异（$P < 0.05$）。

陈某，女性，46岁，主因"哮喘反复发作40余年，加重1周"于2015年5月19日就诊。

患者有哮喘病史40余年，反复发作，久治不愈。8年前症状加剧，曾予激素类药物控制症状。近1周气喘及胸闷症状加重。查体所见：全身皮肤无黄染及出血点，浅表淋巴结未触及肿大。眼睑无浮肿，双肺可闻及干湿啰音及哮鸣音，心率95次/min，律齐，各瓣膜听诊区未闻及杂音。腹软，无肌紧张，无压痛及反跳痛，未触及包块，肝脾肋下未触及，无移动性浊音，肝脾肾区无叩击痛，肠鸣音正常。脊柱及四肢无畸形，双下肢无水肿。辅助检查：胸片示双肺纹理增多、增粗。肺功能检测示第1秒用力呼气容积占预计值百分比（FEV1%）≥80%，最大呼气流量占正常预计值的百分比（PEF%）≥80%。

初诊：2015年5月19日

症见胸闷气短，动则喘甚，面色㿠白无华，咯痰，色黄白相间，心悸时作，形体肥胖，唇紫，舌红赤，苔微黄腻，脉滑数。诊断：支气管哮喘急性发作。证属肺实肾虚、痰瘀阻肺，治宜理肺化痰、补肾化瘀、纳气平喘。

处方：

淫羊藿10g	川 芎10g	丹 参15g	桃 仁10g
杏 仁10g	炙麻黄10g	天竺黄10g	炙桑皮10g
姜半夏9g	厚 朴10g	地 龙10g	莱菔子10g
五味子6g	炒苡仁15g	苏 子10g	浙贝母15g

7剂，每日1剂，水煎分2次服。

二诊：2015年5月27日

患者服上药7剂后，气喘及胸闷症状有所缓解，喉中痰涎自感有所减少，面色仍㿠白无华，形体虚胖，唇紫，舌黯红，苔微黄腻，脉数。患者症状已控制，治疗上加大补肾药的药味和剂量。

处方：

淫羊藿10g	川 芎10g	丹 参15g	桃 仁10g
杏 仁10g	炙麻黄10g	天竺黄10g	炙桑皮10g
姜半夏9g	厚 朴10g	地 龙10g	莱菔子10g
五味子6g	炒苡仁15g	苏 子10g	浙贝母15g
巴戟天10g	山茱萸12g		

7剂，每日1剂，水煎分2次服。

三诊：2015年6月7日

患者服上药7剂后，病情较平稳，咳喘平，痰少，面色转好，但时有恶热感，自感心烦急躁，舌红，苔微黄腻，脉细数。治疗上加用栀子、丹皮泻热除烦，同时减去温性药淫羊藿，加养阴清肺之南沙参，防过燥伤阴。

处方：

南沙参15g	川 芎10g	丹 参15g	桃 仁10g
苦杏仁10g	炙麻黄10g	天竺黄10g	炙桑皮10g
姜半夏9g	厚 朴10g	地 龙10g	莱菔子10g

五味子 6g　　　炒苡仁 15g　　苏　子 10g　　浙贝母 15g

巴戟天 10g　　　山茱萸 12g　　炒栀子 10g　　丹　皮 10g

7剂，每日1剂，水煎分2次服。

四诊：2015年6月14日

患者服上药7剂后，咳喘基本稳定，心烦明显改善，一般情况可。去寒凉及化痰之品，加益气补脾之剂，嘱继服1月巩固治疗。

处方：

南沙参 15g　　　川　芎 10g　　丹　参 15g　　桃　仁 10g

炙桑皮 10g　　　莱菔子 10g　　五味子 6g　　炒苡仁 15g

苏　子 10g　　　浙贝母 15g　　巴戟天 10g　　山茱萸 12g

生黄芪 20g　　　党　参 15g　　炒白术 15g　　炙甘草 6g

按语

支气管哮喘处于中医学"哮证"范畴，乃因宿痰伏肺、遇感引触，痰阻气道，肺失肃降，痰气搏击，气道挛急而发。本病发病的基本病机是外邪引动痰瘀"夙根"，内外搏结壅塞气道，使肺气的宣发肃降功能失常。痰邪内伏则气机阻滞，气机郁滞则津血运行失畅而生痰留瘀，瘀血阻滞，血脉壅塞则又可导致气机不利，津液凝滞生痰。外邪侵袭而触动，则气逆而喘，哮喘顿作，可见痰阻气道、气机失调是本病基本病机。患者哮喘病史年久，反复迁延，喘闷频作，面色㿠白无华，结合其他临床症状可辨属痰瘀阻肺型；喘的根本是肾虚，在豁痰活血化瘀的基础上当重视补肾。因此治宜理肺化痰、补肾化瘀、纳气平喘。川芎、丹参、桃仁、地龙化瘀通络，厚朴、半夏理气化痰，苏子、莱菔子取三子养亲汤化痰之方义，共奏气血通调、痰瘀同治之效，加之淫羊藿补肾，注重治本，虚实兼顾。

典型病案二 ━━━━━━━━━━

李某，女性，54岁，主因"间断喘闷13年，加重4日"于2012年4月10日就诊。

患者13年前夏季，因进食海虾后，出现喘促、憋闷、咳嗽、咳少量白色黏痰等症状，曾诊断为"支气管哮喘"，先后服用"丙卡特罗（美喘清）、氨茶碱、沙丁胺醇（万托林）"等控制病情。在多年间，为求彻底根治，辗转于各大医院，但效果甚微。4天前，因冷空气刺激，喘闷发作。过敏史：对虾、蒿草、尘螨等过敏。查体所见：神情萎靡，面色无华，指端微绀，全身皮肤无黄染及出血点，浅表淋巴结未触及肿大。眼睑无浮肿，听诊两肺呼吸音清，可闻及广泛哮鸣音，心率90次/min，律齐，各瓣膜听诊区未闻及杂音。腹软，无肌紧张，无压痛及反跳痛，未触及包块，肝脾肋下未触及，无移动性浊音，肝脾肾区无叩击痛，肠鸣音正常。脊柱及四肢无畸形，双下肢无水肿，生理反射存在，病理反射未引出。辅助检查：胸片示双肺纹理增多、增粗。肺功能支气管舒张试验示FEV1改善率为14%，绝对值为230ml。

初诊：2012年4月10日

症见喉中哮鸣有音，咳嗽咳痰，痰稀量多，色白有泡沫，呼吸急促，胸中憋闷，畏寒怕冷，喜温喜暖，腰膝酸软，纳呆，眠差，甚则夜不能卧，二便尚可，舌黯淡苔薄白，脉细数。诊断：支气管哮喘急性发作。证属肺实肾虚、痰瘀阻肺，治宜理肺化痰、补肾化瘀、纳气平喘。

处方：

淫羊藿 10g　　　川　芎 10g　　丹　参 15g　　桃　仁 10g

杏　仁10g	炙麻黄10g	桂　枝10g	干　姜10g
厚　朴10g	地　龙10g	莱菔子10g	五味子6g
炒苡仁15g	苏　子10g	生黄芪20g	党　参15g
细　辛3g			

7剂，每日1剂，水煎分2次服。

二诊：2012年4月17日

患者服药后，偶有咳嗽，咳痰减少，喘促、哮鸣症状减轻，畏寒依旧，后腰背部尤甚，舌黯苔薄，脉微浮涩。上方去麻黄，加附子、肉桂，益火之源，振奋周身阳气。

处方：

淫羊藿10g	川　芎10g	丹　参15g	桃　仁10g
杏　仁10g	肉　桂5g	桂　枝10g	干　姜10g
厚　朴10g	地　龙10g	莱菔子10g	五味子6g
炒苡仁15g	苏　子10g	生黄芪20g	党　参15g
细　辛3g	附　子(先煎)10g		

7剂，每日1剂，水煎分2次服。

三诊：2012年4月24日

患者哮鸣音消失，略有喘促与咳痰，精神饱满，手脚微温，舌略黯，苔薄白，脉平滑有力。继服上方7剂，巩固疗效。

按语

支气管哮喘是由多种细胞包括气道的炎症细胞和结构细胞及细胞组分参与的气道慢性炎症性疾病，这种气道炎症还造成气道对各种不同刺激的反应性增强，即气道高反应性。临床表现有反复发作或加重的呼吸困难、喘息、胸闷、咳嗽等症状；体征上发作期间可出现胸廓饱满、心率加快，辅助呼吸肌参与呼吸运动，可出现呼吸困难，肺部听诊可闻及广泛的哮鸣音，尤以呼气相明显。哮证为陈痼之疾，每因寒冷或劳累而诱发，缠绵反复，致脏腑亏虚，正气溃散，精气内伤。尽管其临床症状错综复杂，然其病机实乃肺之通道受阻，久而聚饮生痰，宿痰内伏，转为瘀结，另有肺气壅遏，气机痹阻，痰气胶结，气滞痰瘀。本案患者有10余年哮证病史，久病入络，痰瘀内伏，又外感风寒，内瘀外邪搏结，使气道不利，哮证复发。方中川芎化瘀通络，淫羊藿性味甘温，补肾阳以助肺纳气；桃仁味甘，性温，归肺、肾及大肠经，效专温肺平喘、补肾强腰等，既可温补肺肾，且其肉润皮涩，亦能润肺敛肺，纳气平喘；苦杏仁味苦性微温而具有小毒，归肺、大肠经，主入肺经，味苦能降，且兼疏利开通之性，降肺气之中兼有宣肺之功而达止咳平喘，为治咳喘之要药；且患者有畏寒、舌黯、指端发绀症状，故加入温阳益气的黄芪、党参，从整体改善肺脾肾三脏阳气亏虚，温煦不足的症状；另入丹参、地龙直接活血化瘀，配合益气温阳药物，痰瘀同治。二诊时，患者表证症状与哮证症状缓解，但体虚畏寒症状仍在，这是久病伤阳，温煦不足所致，加入附子、肉桂温补肾阳，益火之源。

典型病案三

王某，女性，39岁，主因"反复发作性痰鸣气喘10余年，加重1个月"，于2015年5月24日就诊。

患者于 10 余年前无明显诱因出现发作性的喉中痰鸣气喘，胸闷不适等症状，经西医抗感染、止咳平喘等对症治疗后，症状缓解。患者自述平素体弱，易感冒，1 个月前因感受风寒，出现上述症状加重，于家中自服"茶碱片"后，症状未见明显好转，遂来就诊。查体所见：全身皮肤无黄染及出血点，浅表淋巴结未触及肿大。眼睑无浮肿，桶状胸，双肺听诊呼吸音粗，可闻及散在干湿啰音，心音低钝，心率 88 次/min，律齐，各瓣膜听诊区未闻及杂音。腹软，无肌紧张，无压痛及反跳痛，未触及包块，肝脾肋下未触及，无移动性浊音，肝脾肾区无叩击痛，肠鸣音正常。脊柱及四肢无畸形，双下肢无水肿。辅助检查：胸片示双肺纹理增多、增粗，桶状胸。肺功能测试支气管舒张试验阳性。

初诊：2015 年 5 月 24 日

症见喉中痰鸣，呼吸急促，喘咳气逆，咳黄痰，质黏量多，咳痰不爽，胸闷烦躁，发热恶心，形寒肢冷，纳差，夜寐欠佳，大便秘结，小便频数，舌质黯红，苔黄腻，脉滑。诊断：支气管哮喘急性发作。证属肺实肾虚、痰瘀阻肺，治宜理肺化痰、补肾化瘀、纳气平喘。

处方：

淫羊藿 10g	川 芎 10g	桃 仁 10g	杏 仁 10g
炙麻黄 10g	炒黄芩 15g	炙桑皮 10g	葶苈子 10g
姜半夏 9g	陈 皮 10g	茯 苓 15g	炙甘草 6g
五味子 6g	生石膏^(先煎)20g	桂 枝 10g	白 芍 15g
干 姜 10g	细 辛 3g		

7 剂，每日 1 剂，水煎分 2 次服。

二诊：2015 年 5 月 31 日

患者症状较前减轻，咳嗽大减，咳黄白痰，量少难咯，口干咽痛，舌红，少苔，脉滑，双肺干湿啰音减少。上方去生石膏、黄芩、炙麻黄、细辛，加瓜蒌、浙贝母，继服 1 周。

处方：

淫羊藿 10g	川 芎 10g	桃 仁 10g	杏 仁 10g
炙桑皮 10g	葶苈子 10g	瓜蒌皮 15g	浙贝母 10g
姜半夏 9g	陈 皮 10g	茯 苓 15g	炙甘草 6g
五味子 6g	桂 枝 10g	白 芍 15g	干 姜 10g

7 剂，每日 1 剂，水煎分 2 次服。

三诊：2015 年 6 月 7 日

患者服用前方后病情好转，时有咳嗽咳痰，舌淡，苔薄白，脉滑，双肺听诊偶闻及干湿啰音。继续应用补肾活血法巩固治疗。

处方：

淫羊藿 10g	川 芎 10g	丹 参 15g	麦 冬 15g
五味子 6g	瓜蒌皮 15g	生 地 15g	炙桑皮 10g
熟 地 15g	山茱萸 12g	地 龙 10g	浙贝母 10g
生黄芪 20g	防 风 10g	苏 子 10g	炒苡仁 15g

7 剂，每日 1 剂，水煎分 2 次服。

按语

支气管哮喘是呼吸系统常见疾病，由多种细胞（如嗜酸性粒细胞、T 淋巴细胞、中性粒细胞、气道上皮细胞、肥大细胞等）和细胞组分参与的气道慢性炎症性疾患，这种慢性炎症可导致气道高反应性，通常出现广泛多变的可逆性气流受限，并引起反复发作的喘息、气急、胸闷或咳嗽等症状。西医治疗主要是以激素为主，有一定局限性，副作用较多，花费昂贵，易产生药物依赖和药物抵抗等不良反应，同时随着每次的复发，病情越来越重，用药量越来越大，形成一种恶性循环。支气管哮喘在中医里属于"哮证"范畴，哮证为陈痼之疾，每因寒冷或劳累而诱发，缠绵反复，致脏腑亏虚，正气溃散，精气内伤。尽管其临床症状错综复杂，然其病机实乃肺之通道受阻，久而聚饮生痰，宿痰内伏，转为瘀结，另有肺气壅塞，气机痹阻，痰气胶结，气滞痰瘀。桃仁味甘，性温，归肺、肾及大肠经，效专温肺平喘、补肾强腰等，医治肺肾两虚之咳喘，可以温补肺肾，且其肉润皮涩，亦能润肺敛肺，因此能够纳气平喘，医治肾阳不足之腰膝酸痛、遗精尿频，可补肾温阳、强健腰膝；苦杏仁味苦性微温而具有小毒，归肺、大肠经，本品主入肺经，味苦能降，且兼疏利开通之性，降肺气之中兼有宣肺之功而达止咳平喘，为治咳喘之要药。痰阻气道，痰气搏结，故见喉中痰鸣。风寒束表，卫阳被遏，营阴郁滞，故见发热恶寒，形寒肢冷。痰热壅盛，热郁蒸痰，气机不畅，故见咳黄痰，痰黏难咯，胸闷烦躁，大便秘结。哮喘日久伤及脾肾之阳，脾失统摄，肾失摄纳，故见纳差，小便夜频。舌质红，苔黄腻，脉滑数为痰热之证。久病气虚，痰阻脉络，气滞血瘀，故见口唇发绀，舌质黯红。麻黄宣畅肺气，桂枝温肺化饮，二药相须为用，以散表寒之邪，解除表证；细辛与干姜、半夏配伍以化饮降逆。石膏苦寒之品，可以清泄郁热，宣肺定喘。全方药性偏温散，佐以五味子收敛肺气，芍药和其营阴以防温燥之品伤阴耗气之弊；桑白皮、葶苈子以泻肺行水，下气平喘。杏仁可止咳平喘，既可配合石膏降肺气，又可与麻黄相配，一降一宣，相反相成。陈皮、半夏用以理气化痰，佐以茯苓健脾渗湿，可助陈皮、半夏化痰。甘草调和诸药。服药后，喘息咳嗽症状减轻，咳黄白痰，量少难咯，口干咽痛，此为表寒已解，肺热渐清，仍有余热，宜适当佐以养阴润肺之品以润肺平喘，故原方去石膏、黄芩、炙麻黄、细辛以保肺阴，加瓜蒌、贝母以润肺止咳，清热化痰。哮喘日久，久病必瘀，予丹参以活血化瘀。服药后，病情好转，时有咳嗽咳痰，但哮喘日久非一朝一夕即可痊愈，肺热清除后，宜固本培元，加以补益脾肾之品。

第四节　慢性呼吸衰竭（肺胀）

慢性呼吸衰竭（简称慢性呼衰）指由支气管肺疾病、胸廓或神经肌肉病变、脊髓侧索硬化症等各种原因引起的肺通气和换气功能严重障碍，导致低氧血症，伴或不伴高碳酸血症，进而出现一系列病理生理紊乱的临床综合征。其致病机制主要是肺通气功能下降，通气/血流比例失调，肺内分流及弥散功能降低。呼吸衰竭临床上表现为呼吸困难、急促、发绀、意识障碍、球结膜充血、水肿、扑翼样震颤、视神经盘水肿等症状。临床上常采用血气分析、电解质检查、痰液检查、肺功能检查、胸部影像学检查等进行临床检查为确诊提供重要依据。慢性呼吸衰竭在临床上较为常见，多由肺气肿、慢性支气管炎、肺心病、肺结核、肺纤维化、肺炎等引起，对于慢性呼吸衰竭的治疗，西医大多是给予吸氧治疗，抗感染、解除支气管痉挛，必要时采用呼吸兴奋剂等，对于肺部感染导致的呼吸衰竭一般需进行抗感染治疗。中医学认为该病属于"肺痿""喘证""喘脱""闭证""厥证"等范畴。肺失主气之功，一则不能贯心脉以助行血，行气血上助心脉；二则肺气壅塞失降，肝气难升，则脏腑气机升降失调。病久损及脾、肾、心诸脏,肺失通调、脾失健化、肾失开合,则三焦决渎失司,水气泛溢肌肤,凌心射肺,最终可致阳微欲脱。在治疗上应分清标本虚实,在病情进展期,本虚标实并重,中药治疗应祛瘀扶正;在缓解期,可用扶正固本的中药以巩固疗效和提高机体免疫力。

慢性呼吸衰竭临床常见证候包括虚证类(心肺气虚证、肺肾气虚证、肺肾气阴两虚证)、实证类(痰热壅肺证、痰浊阻肺证、阳虚水泛证、痰蒙神窍证)、兼证类(血瘀证)3类8个证候,虽然有虚实之别,但常相间杂。李建生等对呼衰相关文献进行筛选整理,并将其中医证候构成及分布情况进行统计分析,结果发现痰瘀互结、痰热壅肺、痰浊壅肺和痰蒙清窍是呼吸衰竭中医常见的证型。

邓铁涛曾说:"痰是瘀的初期阶段,瘀是痰浊的进一步发展"。痰瘀两者,同源而互衍,胶着互结,相互为病,其联系基础是"津血同源",生理之特殊联系决定病理上之密切联系。生理上,血和津液都由水谷化生,两者相互资生、转化;病理上,津液病变可致血液病变如血瘀的形成,血液病变也会致津液病变如痰邪的产生;《景岳全书》云"痰涎本皆血气,若化失其正,则脏腑病,津液败,而血气即成痰涎";《金匮要略·水气病脉证并治》亦云"血不利则为水"。慢性呼衰患者由于久病肺气虚损不能朝百脉、辅心行血,致心气不足,鼓动无力,气无力行血、行水,水停久之则成痰,阻碍气机,造成恶性循环,进一步加重气血瘀滞,心肺失畅而血郁为瘀,究根结底两者的共同作用因素为"气"。故血瘀可致津液运行不畅而生痰,痰瘀互结,络脉不畅而出现一系列病症。

典型病案一

李某,男性,73岁,主因"喘促伴呼吸困难20余年,加重2周余"于2016年3月5日就诊。

患者有肺气肿病史20余年,反复发作,久治不愈。于2周前因受凉出现喘促,动则喘甚,痰多,喉中痰鸣,伴胸闷气短,予止咳化痰治疗后症状无缓解,后夜晚不能平卧,时有心悸,自觉呼吸困难。查体所见:全身皮肤无黄染及出血点,浅表淋巴结未触及肿大。眼睑略浮肿,桶状胸,双肺可闻及干湿啰音,心率84次/min,律齐,各瓣膜听诊区未闻及杂音。腹软,无肌紧张,无压痛及反跳痛,未触及包块,肝脾肋下未触及,无移动性浊音,肝脾肾区无叩击痛,肠鸣音正常。脊柱无畸形,双下肢稍水肿,可见杵状指。辅助检查:胸片示桶状胸,双肺纹理增多、增粗,有肺大泡,可见条索状阴影;肺功能检测示第1秒钟用力呼气容积/用力肺活量(FEV1/FVC)<70%,FEV1≥80%;血气分析示PaO_2 51mmHg,且$PaCO_2$ 52mmHg。

初诊:2016年3月5日

症见喘促憋闷,痰多,喉中有痰鸣,神疲乏力,腰膝酸软,纳呆,睡眠欠佳,小便频数,夜尿增加,大便干,面色晦暗,口唇发绀,舌紫红有瘀斑,苔黄腻,脉弦滑。诊断:慢性呼吸衰竭。证属痰瘀阻肺、肾不纳气,治宜补肾化瘀、宣肺化痰平喘、健脾和胃。

处方:

淫羊藿 10g	川 芎 10g	丹 参 15g	桃 仁 10g
生黄芪 30g	党 参 10g	莪 术 15g	郁 金 10g
酒白芍 20g	厚 朴 10g	枳 实 10g	莱菔子 10g
附 子(先煎)10g	地 龙 15g	苏 子 10g	陈 皮 10g
五味子 6g			

7剂,每日1剂,水煎分2次服。

二诊:2016年3月12日

患者服上药7剂后,憋闷感有所减轻,痰易咳出,便秘改善,但仍进食不香,乏力气短,小便频数,口唇发绀,舌紫红有瘀斑,苔黄腻,脉弦滑。治疗上加补肾纳气之品。

处方:

淫羊藿10g	川 芎10g	丹 参15g	桃 仁10g
生黄芪30g	党 参10g	莪 术15g	郁 金10g
酒白芍20g	厚 朴10g	枳 实10g	莱菔子10g
附 子(先煎)10g	地 龙15g	苏 子10g	陈 皮10g
五味子6g	巴戟天10g	肉苁蓉10g	

7剂,每日1剂,水煎分2次服。

三诊:2016年3月19日

患者服上药7剂后,自觉呼吸已顺畅,偶有气促,痰少,仍觉乏力,起夜次数减少,食欲仍偏差,睡眠欠佳,舌上瘀斑较前有减少,苔腻,脉弦滑。治疗在原方补肾活血基础上增加健脾和胃益气之品。

处方:

淫羊藿10g	川 芎10g	丹 参15g	五味子6g
生黄芪30g	党 参10g	莪 术15g	郁 金10g
酒白芍20g	莱菔子10g	巴戟天10g	肉苁蓉10g
附 子(先煎)10g	地 龙15g	苏 子10g	陈 皮10g
生山楂10g	焦神曲10g		

7剂,每日1剂,水煎分2次服。

四诊:2016年3月26日

患者服上药7剂后,夜间已能平卧安睡,较少出现喘促憋闷症状,痰少,食欲增强,二便均有改善。嘱患者平时进行氧疗,继服原方巩固治疗1月。

按语

呼吸衰竭是由各种原因导致严重呼吸功能障碍,引起动脉血氧分压降低,伴或不伴有动脉血二氧化碳分压增高而出现一系列病理生理紊乱的临床综合征。其可继发于肺气肿、慢性支气管炎、肺心病、肺结核、肺纤维化、肺炎等。呼吸衰竭临床上表现为呼吸困难、急促、发绀、意识障碍、球结膜充血、水肿、扑翼样震颤、视神经盘水肿等症状。其致病机制主要是肺通气功能下降,通气/血流比例失调,肺内分流及弥散功能降低。临床上常采用血气分析、电解质检查、痰液检查、肺功能检查、胸部影像学检查等进行临床检查为确诊提供重要依据。该患者症见喘促憋闷,痰多,喉中有痰鸣,结合辅助检查胸片示桶状胸,双肺纹理增多、增粗,有肺大泡,可见条索状阴影。肺功能检测:第1秒钟用力呼气容积/用力肺活量(FEV1/FVC)<70%,FEV1≥80%。血气分析:$PaO_2 < 60mmHg$,且$PaCO_2 > 50mmHg$,以及其有肺气肿病史20余年,可诊断其为慢性呼吸衰竭。患者血瘀症状十分明显,如面色晦暗、口唇发绀,舌紫红有瘀斑;其肾虚症状亦较为明显,如腰膝酸软、小便频数,夜尿增加;在肾虚血瘀的基础上患者脾胃功能也较差,如纳食不香等。因此其证属痰瘀阻肺、肾不纳气,治宜补肾化瘀、宣肺化痰平喘、健脾和胃。方中川芎、丹参、莪术、郁金、地龙活血化瘀,所谓

"一味丹参,功同四物";值得一提的是使用黑附片峻补肾阳以纳气;同时使用厚朴、枳实理气通腑,取小承气汤之意;苏子、莱菔子、陈皮理气化痰,促排痰。

梁某,男性,65岁,主因"反复咳嗽、咯痰伴气促10余年,加重20天,意识障碍10天",于2014年3月5日就诊。

患者有肺气肿病史10余年,反复咳嗽、咯痰伴气促,久治不愈。于20天前因受凉出现喘促,动则喘甚,痰多,喉中痰鸣,伴胸闷气短,予止咳化痰治疗后症状无缓解,后夜晚不能平卧,时有心悸,自觉呼吸困难。10天前患者突发烦躁,意识不清,气促加重。查体所见:全身皮肤无黄染及出血点,浅表淋巴结未触及肿大。眼睑略浮肿,桶状胸,三凹征(+),双肺叩诊过清音,双肺呼吸音减弱,可闻及哮鸣音,未闻及明显湿啰音,心音遥远,心界不大,心率110次/min,律齐,各瓣膜听诊区未闻及杂音。腹软,无肌紧张,无压痛及反跳痛,未触及包块,肝脾肋下未触及,无移动性浊音,肝脾肾区无叩击痛,肠鸣音正常。脊柱无畸形,双下肢稍水肿,可见杵状指。辅助检查:胸片示桶状胸,双肺纹理增多、增粗,下叶可见条索状阴影;肺功能检测示第1秒钟用力呼气容积/用力肺活量(FEV1/FVC)<70%,FEV1≥80%;血气分析示血酸碱度值(pH值)7.191,PaO_2 49mmHg,且 $PaCO_2$ 57mmHg。

初诊:2016年3月5日

症见咳嗽,咯痰多、色黄、黏稠,气促动则更甚,夜间阵发性喘促,恶寒,无发热,神疲乏力,腰膝酸软,胃纳一般,睡眠差,二便可,舌红、苔黄,脉滑数。西医诊断为"慢性呼吸衰竭、窦性心动过速"。中医诊断为"肺胀、心悸",证属痰瘀阻肺、肾不纳气,治宜补肾化瘀、宣肺化痰平喘。

处方:

淫羊藿 10g	山茱萸 12g	丹 参 15g	桃 仁 10g
杏 仁 10g	党 参 15g	炒白术 15g	茯 苓 15g
炙麻黄 10g	炙甘草 6g	肉 桂 6g	附 子(先煎)10g
地 龙 15g	陈 皮 10g	莪 术 15g	郁 金 10g
五味子 6g			

7剂,每日1剂,水煎分2次服。

二诊:2016年3月12日

药后患者咳嗽、咳痰明显好转,仍喘促,无恶寒,胃纳一般,睡眠差,二便可,舌红、苔黄,脉滑数。上方去麻黄、杏仁,加黄芪、肉苁蓉,继用补肾活血法。

淫羊藿 10g	山茱萸 12g	丹 参 15g	桃 仁 10g
生黄芪 20g	党 参 15g	炒白术 15g	茯 苓 15g
肉苁蓉 10g	炙甘草 6g	肉 桂 6g	附 子(先煎)10g
地 龙 15g	陈 皮 10g	莪 术 15g	郁 金 10g
五味子 6g			

7剂,每日1剂,水煎分2次服。

三诊:2016年3月19日

患者喘促有所改善,嘱其服上方1月巩固治疗。

按语

呼吸衰竭是由各种急慢性疾病引起的肺通气和换气功能严重损害，导致肺脏不能进行有效的气体交换，在海平面静息状态呼吸空气时，产生缺氧伴有或不伴有二氧化碳分压增高，并引起一系列病理生理变化和代谢紊乱的临床综合征。西医在治疗慢性呼吸衰竭主要是治疗病因、控制诱因、改善通气等。中医学认为久咳或久喘不愈，由肺及肾，治疗重点在肾，应以温补肾阳、固本摄纳为主，在补肾的同时，仍兼顾脾肺。"肺胀"的基本病机为痰瘀阻肺、气机不利，其血瘀之象贯穿于疾病的全程。故治宜补肾化瘀、宣肺化痰平喘。淫羊藿，性辛、甘，味温，归肝、肾经，具有温肾壮阳、强筋骨、祛风湿的功效，主要用于肾阳虚阳痿、不孕及肾阳虚喘咳，《神农本草经》云其"主阴痿绝伤，茎中痛，利小便，益气力，强志"；山茱萸，性酸涩、微温，归肝、肾经，具有补益肝肾、收敛固涩功效，《药性论》谓其"止月水不定，补肾气，兴阴道，添精髓，疗耳鸣，止老人尿不节"。以上二药合用补肾纳气。肺朝百脉，助心行血，若肺气虚，无以帅血以运，必有血瘀，故以丹参活血。丹参，性苦、微寒，归心、肝经，具有活血调经、凉血消痈、安神功效，主要用于各种瘀血证及疮痈痛肿，《神农本草经》谓其"主心腹邪气……破癥除瘕，止烦满"。肺气虚损，不能将脾所转输的津液和水谷精微布达到全身，反而聚成痰湿，需健脾化痰以绝生痰之源，加党参、白术、茯苓、炙甘草取四君子汤以补脾益肺。患者恶寒，加麻黄宣肺解表；加肉桂、附子温肾纳气；佐五味子，性酸、甘、温，归肺、心、肾经，具有敛肺滋肾、生津敛汗、涩精止遗、宁心安神的作用，主要用于久咳虚喘、津伤口渴、遗尿、遗精，久泻不止，《神农本草经》言其"主益气，咳逆上气，劳伤羸瘦，补不足，强阴，益男子精"。全方共奏补肺益肾纳气平喘之功效。

典型病案三

刘某，男性，81岁，主因"反复喘息、咳嗽20余年，发作加重5日"，于2013年10月11日就诊。

患者有慢性支气管炎、肺气肿病史20余年，反复发作，久治不愈。曾多次住院治疗，被诊为"慢性喘息性支气管炎、肺气肿、Ⅱ型呼吸衰竭"。5天前咳嗽喘息再次发作，于本院急诊输液头孢类抗生素，查体所见：全身皮肤无黄染及出血点，浅表淋巴结未触及肿大。眼睑略浮肿，桶状胸，双肺可闻及散在干湿啰音，心率82次/min，律齐，各瓣膜听诊区未闻及杂音。腹软，无压痛及反跳痛，未触及包块，肝脾肋下未触及，移动性浊音阴性，肝脾肾区无叩击痛，肠鸣音正常。脊柱无畸形，双下肢凹陷性水肿，杵状指。辅助检查：胸片示双肺纹理增多、增粗，有肺大泡，上叶可见条索斑片状阴影；肺功能检测示第1秒钟用力呼气容积/用力肺活量（FEV1/FVC）<70%，FEV1≥80%；血气分析：PaO_2 56mmHg，且 $PaCO_2$ 58mmHg。

初诊：2013年10月11日

症见气喘，呼吸短浅难续，烦躁不安，夜晚不能入睡，咳嗽阵作，咯痰不利，色白如沫，喉间痰鸣、胸闷心慌，腰膝酸软，纳差，面色紫黯，口唇发绀，小便短少，双下肢水肿，大便通，舌黯紫苔白滑，脉沉细数。诊断：慢性呼吸衰竭。证属痰瘀阻肺、肾不纳气，治宜补肾化瘀、宣肺化痰平喘。

处方：

淫羊藿10g	川　芎10g	丹　参15g	山茱萸12g
生黄芪30g	党　参10g	姜半夏9g	炒黄芩15g

附　子^(先煎)10g　　肉　桂6g　　苏　子10g　　陈　皮10g

莪　术15g　　郁　金10g　　莱菔子10g　　五味子6g

7剂,每日1剂,水煎分2次服。

二诊:2013年10月18日

气喘减轻、痰量显著减少,喉间痰鸣减轻,烦躁不安减轻,夜晚间断入睡,胸闷心慌,纳差、面色紫黯、小便多,双下肢水肿减,舌黯紫,苔白,脉沉细数。予上方加全瓜蒌、鸡内金、穿山龙。

淫羊藿10g　　川　芎10g　　丹　参15g　　山茱萸12g

生黄芪30g　　党　参10g　　姜半夏9g　　炒黄芩15g

附　子^(先煎)10g　　肉　桂6g　　苏　子10g　　陈　皮10g

莪　术15g　　郁　金10g　　莱菔子10g　　五味子6g

全瓜蒌30g　　鸡内金15g　　穿山龙15g

7剂,每日1剂,水煎分2次服。

三诊:2013年10月25日

喘息、咳嗽、咯痰好转水肿,能平卧睡觉,纳增,二便调,汗出乏力,胸闷心慌,舌黯紫苔白,脉沉细。嘱其服上方1月巩固治疗。

按语

呼吸衰竭由多种慢性呼吸疾病发展而来,如哮喘、慢性阻塞性肺疾病、肺间质纤维化、肺栓塞等,长期反复发作,迁延不愈而成。呼吸衰竭临床表现以喘促、呼吸困难、呼吸急促表浅、气短不能平卧,动则喘剧为主,伴有咳嗽、咯痰、胸闷、心慌、口唇紫黯、面浮肢肿、意识淡漠、谵语烦躁等。其诊断标准:①患者有慢性呼吸衰竭的疾病病史和急性发病的诱因;②有缺氧或伴二氧化碳潴留的临床表现;③动脉血气分析:呼吸空气条件(海平面大气压下),$PaO_2 < 60mmHg$,若 $PaCO_2 < 50mmHg$ 诊断为急性 I 型呼吸衰竭;若伴 $PaCO_2 > 50mmHg$ 诊断为 II 型呼吸衰竭。中医学中并无"呼吸衰竭",呼吸衰竭的患者多以呼吸困难为主要症状,轻则费力,重则呼吸窘迫,结合其临床表现,本病一般常归于中医学"肺胀"病范畴。肾中阴阳是五脏阴阳的根本,心、脾、肺等脏腑的脏气旺盛,也要源于肾气的温煦,才能发挥作用。如果肾元亏虚,开阖失司,气化无力,则水湿停聚,水泛而为痰,"肾实为生痰之源头",肾元亏虚必会导致其他脏腑功能失调,进而导致水液代谢异常而化成痰,痰为阴邪,致病易缠绵难愈,久病致"瘀"。故治宜补肾化瘀、宣肺化痰平喘。方中淫羊藿温肾壮阳,现代药理研究其能促进肾阳虚型核酸与蛋白质合成,能提高机体免疫功能,特别是对肾虚患者免疫功能低下有改善作用,另外还有抗缺氧,镇咳、祛痰作用;山茱萸补益肝肾,收敛固涩,现代药理研究其有抗组织胺作用;丹参具有活血作用,现代药理研究其有扩张外周血管,改善微循环,有抗凝,抑制血小板聚集,抑制血栓形成的作用,并能提高机体的耐缺氧能力;五味子敛肺滋肾,宁心安神,现代药理研究证实对呼吸系统有兴奋作用,有镇咳、祛痰作用。

第五节　特发性肺纤维化(肺痿)

特发性肺纤维化是一组病因未明的弥漫性间质性肺疾病,其是一种发病原因不明的特发性肺纤维化,炎症侵犯肺泡壁和临近的肺泡腔,造成肺泡间隔增厚和肺纤维化,最终导致呼吸衰竭而死亡。西医治疗其所致慢性呼吸衰竭常用激素及相应的抗生素、免疫抑制剂治疗，但是其治疗效果并不理想。本病在中医学中应属"咳嗽""喘证""肺痿"等范畴。中医学认为，肺主气司呼吸，肾藏精而主纳气。本病初期外邪犯肺，肺失宣降，多咳嗽喘息，日久不愈，必累及肾。故本病多以肺肾两虚为主，治疗以补肺固肾为法。

李芮教授认为该病的发生，多因久病肺虚，痰浊毒聚，闭阻气道，肺不敛降，气还肺间，每于复感外邪诱发病情加重，反复发作，久病及肾，肾精亏虚，肾气摄纳失司，导致呼吸浅促难续，喘咳日益加重。久之气行不畅，津聚为痰、血停为瘀，痰瘀毒邪闭损脉络，则见憋喘、咳嗽进行性加重，进而肺津大亏、肺失濡养，肺叶枯萎，常在胸部胀满憋闷、喘息上气活动后加重的同时，出现咳吐浊唾涎沫及喘促等症状。总之，其病位在肺，与脾、肾关系密切，多种慢性肺系疾病后期损伤肺脏，致肺脏本虚，气虚及阳、阴血暗耗，终致肺之气血阴阳俱虚，气还肺间、肺络闭阻、肺叶枯萎。脾虚气弱，转输失常，清者不升、浊者不降，津液不布，痰浊内生，"脾为生痰之源，肺为贮痰之器"，痰浊之邪上贮于肺；而脾气亏虚，运化失司，水谷之精不能上输濡养肺脏，肺之清肃失司、通调水道及朝百脉功能下降，无力主治节，则亦可出现津停痰聚、血停瘀结的情况，痰瘀互结闭阻肺气及肺络，终致肺失所养而叶枯络闭。肾为元气之本，生命之源，肾气亏虚，禀赋不足，肺气自虚，邪扰于肺，易发为本病。肾气不足，摄纳失司，纳气无力，不能协助肺维持吸气深度，则会出现呼吸表浅或者呼多吸少等"肾不纳气"的病理表现。肾阴为元阴之根，疾病发展到后期，元阴受损，肾水亏虚，肺阴难复，阴损及阳，肺阳虚衰，便出现《黄帝内经》中的"肺寒"，《金匮要略》中"肺中冷"的症状，如咳吐浊唾涎沫，质稀量多，形寒肢冷。因此其基本病机为肺肾亏虚，痰瘀阻络，络闭肺萎，至疾病后期肾虚血瘀表现尤为突出。

李芮教授自拟"补肾活血方"治疗特发性肺纤维化。其基本药物组成为：人参、熟地黄、山茱萸、黄芪、麦冬、五味子、当归、丹参、黄芩、川贝母、虎杖、炙甘草。其中熟地黄、山茱萸滋阴补肾、收敛固本纳气，人参、黄芪益气扶正，人参既能补脾益肺亦能大补肾之元气，而黄芪可补气升阳、健脾利水，两者配伍在补益脾肺肾之正气的同时，也可充分发挥人参纳气固本之功及黄芪升举肺气之效，恢复肺肾主气之功能，四药合用共为君药，以益气养阴，恢复肺脏正常的呼吸之职、宣肃之功；麦冬、五味子滋阴敛肺，当归、丹参行气活血、祛瘀通络，共为臣药；黄芩入肺经，善清肺热，川贝母清热解郁、化痰散结，虎杖清热解毒、活血祛瘀、化痰止咳，三药联用共为佐药，以清肺热、化肺痰、通肺络；炙甘草以清热解毒，同时能够调和诸药，为佐使药。研究表明，"补肾活血方"治疗老年慢性阻塞性肺疾病合并肺间质纤维化疗效显著。"补肾活血方"中有几个重要的药对：①人参配黄芪：人参大补元气，善补五脏，纳气固本，而黄芪甘温纯阳，以益气升阳固表，两药配伍以补益肺肾之气，恢复肺脏司呼吸及宣发肃降的功能。②当归配丹参：当归甘温质润，专能补血，气轻而辛，又能行血，故为补血、活血之要药，同时当归还能治久咳气喘，《神农本草经》谓其"主咳逆上气"，而丹参苦而微寒，能祛瘀散结，为活血化瘀之要药，久病肺闭，肺脾肾亏虚，水谷之精无力化生精血，脉络瘀痹，而致瘀血不去新血不生，特发性肺纤维化发病过程中不仅存在着肺络瘀闭不通的情况，同时也存在肺血亏虚、肺脏失养的病理机制。因此两药配伍，以期增加活血化瘀之功效，同时使得肺血得补，肺络得通，久咳得止，寒温并用使得补而不燥，通而不凝。此外，虎杖味苦寒，归肝、胆、肺经，具有利胆退黄、清热解毒、活血化瘀、祛痰止咳的功效。《医林纂要》谓其"坚肾，强阳益精，壮筋骨，增气力"；而《滇南本草》

中记载其"攻诸肿毒,止咽喉疼痛,利小便,走经络";《本草述》曰:"虎杖之主治,其行血似与天名精类。"由此可知,虎杖既能祛邪亦能补虚,主要通过清热利湿、解毒活血、祛痰止咳等作用以达到祛除痰、瘀、毒邪之目的,同时通过补肾益精、扶助正气的作用以达到补益肺肾之目的。而肺肾亏虚、痰瘀毒邪闭阻为肺闭发病的病理机制,因此虎杖在整个组方中一药多用,承启上下,为画龙点睛之笔。因此补肾活血法在特发性肺纤维化的治疗中尤为关键。

典型病案一

张某,男性,67岁,主因"咳嗽、咳痰、憋喘20余年,进行性呼吸困难1日",于2016年2月10日就诊。

患者20余年前受凉后出现咳嗽、咳少量痰,色白质黏,无发热,无痰中带血,无胸闷、心慌,偶有夜间憋醒的情况,未予以重视,之后憋喘逐渐加重,活动后显著。患者每逢天气变凉、季节交替时上述症状反复加重,咳嗽明显,痰量增多,痰液黏稠,多为白痰,或黄白相间痰,不易咳出。查体所见:全身皮肤无黄染及出血点,浅表淋巴结未触及肿大。眼睑无浮肿,双肺可闻及干湿啰音,桶状胸,心率75次/min,律齐,各瓣膜听诊区未闻及杂音。腹软,无肌紧张,无压痛及反跳痛,未触及包块,肝脾肋下未触及,无移动性浊音,肝脾肾区无叩击痛,肠鸣音正常。脊柱及四肢无畸形,双下肢无水肿。辅助检查:肺部CT示肺气肿、肺大泡、双肺气管炎、双肺局限性炎症、纤维灶;肺功能提示混合性通气功能障碍。

初诊:2016年2月10日

症见进行性呼吸困难,咳少量痰,色白质黏,纳呆,睡眠欠佳,二便尚调,口唇稍绀,舌黯红,苔厚,脉沉涩。诊断:特发性肺纤维化。证属肾虚血瘀,治宜补肾化瘀、宣肺化痰止咳。

处方:

生黄芪20g	淫羊藿10g	巴戟天10g	熟地黄15g
山茱萸12g	炙麻黄10g	炒黄芩10g	麦 冬10g
党 参15g	紫 菀10g	款冬花10g	丹 参15g
川 芎10g	酒当归10g	五味子6g	炙甘草6g

7剂,每日1剂,水煎分2次服。

二诊:2016年2月17日

患者服上药7剂后,自觉憋喘明显减轻,咳嗽次数较前减少,但痰仍不易咳出,乏力明显,轻度腹胀,故将上方中黄芪加量为30g,同时加入鸡内金9g、生神曲10g。

处方:

生黄芪30g	淫羊藿10g	巴戟天10g	熟地黄15g
山茱萸12g	炙麻黄10g	炒黄芩10g	麦 冬10g
党 参15g	紫 菀10g	款冬花10g	丹 参15g
川 芎10g	酒当归10g	五味子6g	炙甘草6g
生神曲10g	鸡内金9g		

7剂,每日1剂,水煎分2次服。

三诊:2016年2月24日

患者服上药7剂后,咳嗽、咳痰的症状较前明显减轻,偶有憋喘,常在活动后出现或加重,全身乏力感基本消失,腹胀明显改善,纳眠可,二便调。治疗上加大补肾力度,加覆盆子15g、肉苁蓉10g。

处方:

生黄芪 30g	淫羊藿 10g	巴戟天 10g	熟地黄 15g
山茱萸 12g	炙麻黄 10g	炒黄芩 10g	麦 冬 10g
党 参 15g	紫 菀 10g	款冬花 10g	丹 参 15g
川 芎 10g	酒当归 10g	五味子 6g	炙甘草 6g
生神曲 10g	鸡内金 9g	覆盆子 15g	肉苁蓉 10g

7剂,每日1剂,水煎分2次服。

四诊:2016年3月4日

患者服上药7剂后,一般情况可。嘱患者平时注意保暖,切勿受凉感冒,继服原方巩固治疗1月。

按语

特发性肺纤维化是以进行性呼吸困难为突出临床表现的局限于肺部的一种特殊类型的慢性间质性肺炎,其病理改变为普通型间质性肺炎,预后甚差。其属本虚标实之证,病机特点是正虚为主、痰瘀贯穿疾病的始终。方中黄芪味甘微温,入肺、脾经,功能"补五脏诸虚",在这里还取其能"通调血脉,流行经络";熟地黄填精益髓,配合黄芪使用补而不滞;淫羊藿、巴戟天合用加强补肾作用;丹参、川芎、当归活血养血,祛瘀生新;紫菀、款冬花共奏止咳之效;麦冬、五味子补肺阴收敛止咳;甘草益气润肺、祛痰止咳、调和诸药。

典型病案二

陈某,女性,73岁,主因"咳嗽喘憋、气短、咳少量白痰数年,加重5日",于2015年8月13日就诊。

患者咳嗽喘憋、气短、咳少量白痰多年,未系统诊治。1年前因劳累后出现咳喘加重、气促明显、痰中带血,后于当地医院就诊,行胸部高分辨CT示双肺多发片状磨玻璃影,考虑弥漫性间质性肺病;行纤维支气管镜检查取病理诊断符合弥漫性肺间质纤维化特征,诊断为"肺纤维化"。后开始予口服"甲泼尼龙"治疗,症状逐渐得到缓解。5天前因受凉后出现发热,体温最高达38.9℃,同时伴随阵发性咳嗽,咯粉红色泡沫样痰,喘憋等症状。于当地医院就诊,予西药口服及抗感染治疗(具体不详),上述症状未见明显缓解,每日仍反复高热,遂来就诊。查体所见:患者坐于轮椅,体形消瘦,神志清,精神差,面色萎黄,全身皮肤无黄染及出血点,浅表淋巴结未触及肿大。眼睑无浮肿,双肺可闻及干湿啰音,桶状胸,心率85次/min,律齐,各瓣膜听诊区未闻及杂音。腹软,无肌紧张,无压痛及反跳痛,未触及包块,肝脾肋下未触及,无移动性浊音,肝脾肾区无叩击痛,肠鸣音正常。脊柱及四肢无畸形,双下肢无水肿。辅助检查:肺部CT示双肺多发片状磨玻璃影,考虑弥漫性间质性肺病;肺功能提示混合性通气功能障碍。

初诊:2015年8月13日

症见发热,活动后气短明显,偶有阵发性咳嗽,伴少量白痰,无泛酸、胃灼热,纳差,眠差,小便可,大便不成形,舌质黯,苔薄,舌尖红,舌下络脉迂曲,口唇发绀,脉细数。诊断:特发性肺纤维化。证属肾虚血瘀,治宜补肾化瘀、宣肺化痰止咳。

各

论

处方：

生黄芪 20g	熟地黄 10g	淫羊藿 10g	巴戟天 10g
山茱萸 12g	炙麻黄 10g	厚　朴 10g	党　参 15g
杏　仁 10g	枇杷叶 15g	柴　胡 8g	炒黄芩 10g
连　翘 15g	酒当归 10g	川　芎 10g	地　龙 10g
丹　参 15g	赤　芍 10g	炙甘草 6g	

7 剂，每日 1 剂，水煎分 2 次服。

二诊：2015 年 8 月 20 日

患者诉服药后高热退，体温正常，自觉潮热，精神可。每日仍阵发性咳嗽伴有少量黄痰，疲乏，纳差，气短，稍行则喘，无泛酸，舌质黯，舌红少苔，脉滑。前方中去柴胡、黄芩，加用沙参、麦冬滋阴润肺以清虚热。同时加用覆盆子、肉苁蓉加强补肾填精之效。

处方：

生黄芪 20g	熟地黄 10g	淫羊藿 10g	巴戟天 10g
山茱萸 12g	炙麻黄 10g	厚　朴 10g	党　参 15g
杏　仁 10g	枇杷叶 15g	沙　参 10g	麦　冬 10g
连　翘 15g	酒当归 10g	川　芎 10g	地　龙 10g
丹　参 15g	赤　芍 10g	覆盆子 15g	肉苁蓉 10g
炙甘草 6g			

7 剂，每日 1 剂，水煎分 2 次服。

三诊：2015 年 8 月 27 日

患者服药后仍自觉潮热，身热不扬，喜喝冷饮。偶有阵发性咳嗽伴黄褐色泡沫样痰，纳差，家中已开始氧疗治疗。前方加用生石膏清热止咳，同时配伍干姜以反佐生石膏清热之效，以防药力太过。

处方：

生黄芪 20g	熟地黄 10g	淫羊藿 10g	巴戟天 10g
山茱萸 12g	炙麻黄 10g	厚　朴 10g	党　参 15g
杏　仁 10g	枇杷叶 15g	沙　参 10g	麦　冬 10g
连　翘 15g	酒当归 10g	川　芎 10g	地　龙 10g
丹　参 10g	赤　芍 15g	覆盆子 15g	肉苁蓉 10g
生石膏^(先煎) 15g	干　姜 10g	炙甘草 6g	

7 剂，每日 1 剂，水煎分 2 次服。

四诊：2015 年 9 月 3 日

患者诉服药后咳嗽较前减轻，心烦、潮热有所改善，纳可，偶有便秘，舌黯苔少，脉细数。前方去麻黄、厚朴、杏仁、枇杷叶，加决明子润肠通便。

处方：

生黄芪 20g	熟地黄 10g	淫羊藿 10g	巴戟天 10g
山茱萸 12g	沙　参 10g	麦　冬 10g	党　参 15g
酒当归 10g	川　芎 10g	地　龙 10g	丹　参 10g
连　翘 15g	赤　芍 15g	覆盆子 15g	肉苁蓉 10g

生石膏^(先煎)15g　　干　姜10g　　炙甘草6g　　决明子15g

生石膏(先煎)15g　　干　姜10g　　炙甘草6g　　决明子15g

7剂,每日1剂,水煎分2次服。

五诊:2015年9月10日

患者诉药后便秘有所改善,舌质黯淡,舌下络脉迂曲,脉细数。患者病情较复杂,需长时间服用中药缓解症状,继用补肾活血法巩固治疗。

处方:

生黄芪20g　　熟地黄10g　　淫羊藿10g　　巴戟天10g

山茱萸12g　　沙　参10g　　麦　冬10g　　党　参15g

酒当归10g　　川　芎10g　　地　龙10g　　丹　参10g

连　翘15g　　赤　芍15g　　覆盆子15g　　肉苁蓉10g

炙甘草6g

7剂,每日1剂,水煎分2次服。

六诊:2015年9月17日

患者喘促稍好转,嘱其继续服用上方1月巩固疗效。

按语

患者为老年女性,以活动后气短、喘憋、少痰的反复发作为主症。通过临床的影像学上的诊断,西医属肺间质纤维化明确,常规口服糖皮质激素病情控制可。此次因受凉感冒后上述症状加重,并出现高热不退。中医辨证属肺痿一病,肺病日久,肺气宣降失调,肺气上逆则可出现咳嗽;累及脾胃,则可出现纳差、便溏、胀满、痰湿的生成。同时,患者年迈体弱,病情迁延不愈致使机体气血虚弱,气虚无力推动血行便会出现瘀血,舌质的黯淡、舌下络脉的迂曲、口唇的发绀皆为血瘀之象。患者平素体虚,肺肾气阴亏虚,此次因外邪入侵,痰湿瘀互阻,郁而发热,日久则热势渐长。治宜补肾化瘀、宣肺化痰平喘。方中生黄芪、熟地、淫羊藿、巴戟天、山茱萸补肾纳气平喘;丹参、当归、川芎、赤芍、地龙活血祛瘀;麻黄、苦杏仁、枇杷叶、厚朴宣肺止咳、降逆平喘;柴胡、黄芩来疏风透表、清热解毒;清热药不宜久用,久服易耗伤元气,损伤脾胃。

典型病案三

胡某,男性,64岁,主因"咳嗽少痰、气短喘憋数年,加重2日",于2015年10月19日就诊。

患者咳嗽少痰、气短喘憋活动后加重等症状多年,未系统诊治。2012年因受凉后出现咳喘加重、气促明显,自行口服中成药无明显改善,后于我院呼吸内科住院就诊,行胸部CT提示:双肺上叶前段、右肺中叶及双肺下叶间质纤维改变,双肺下叶可见炎性改变;纵隔及肺门较大淋巴结肿大影。胸片提示:双肺下叶炎性改变,多发磨玻璃影。诊断为"肺纤维化急性加重",予抗感染、止咳化痰、解痉平喘等治疗后患者病情好转出院。近3年来,患者每遇冬春季节及气候变化时咳嗽气短症状较明显,多次因肺部继发感染而入院治疗。2日前患者因着凉后气促喘憋症状明显,活动后加重,同时伴随着阵发性咳嗽,咯少量白痰,遂来就诊。患者有长期的吸烟病史。查体所见:面色黯淡,少气懒言,全身皮肤无黄染及出血点,浅表淋巴结未触及肿大。眼睑无浮肿,双肺可闻及爆裂音,桶状胸,心率80次/min,律齐,各瓣膜听诊区未闻及杂音。腹软,无肌紧张,无压痛及反跳痛,未触及包块,肝脾肋下未触及,无移动性浊音,肝脾肾区无叩击痛,肠鸣音正常。脊柱及四肢无畸形,双下肢无水肿。

检查肺功能提示混合性通气功能障碍。

初诊：2015 年 10 月 19 日

症见阵发性咳嗽，咯少量白痰，气促喘憋，稍微活动后加重明显，口苦咽干，易自汗，偶有泛酸、胃灼热，纳可，小便可，大便不成形，口唇发绀，舌质黯，苔白厚腻，舌下络脉迂曲，脉滑。诊断：特发性肺纤维化。证属肾虚血瘀，治宜补肾化瘀、宣肺化痰止咳。

处方：

淫羊藿 10g	川 芎 10g	丹 参 15g	巴戟天 10g
山茱萸 12g	炙麻黄 10g	杏 仁 10g	枇杷叶 15g
厚 朴 10g	炒山药 15g	炙甘草 6g	水 蛭 3g
地 龙 15g	酒当归 10g	白 术 15g	炙甘草 6g
党 参 15g	生黄芪 20g	麦 冬 15g	五味子 6g

7 剂，每日 1 剂，水煎分 2 次服。

二诊：2015 年 10 月 26 日

患者诉药后咳嗽较前有所缓解，晨起咳嗽较多，伴少量白痰难以咳出，仍觉气短，稍动则喘，泛酸、胃灼热症状好转，纳可，大便仍不成形，舌质黯，脉滑。上方中加用紫菀、款冬花行止咳平喘之功。

处方：

淫羊藿 10g	川 芎 10g	丹 参 15g	巴戟天 10g
山茱萸 12g	炙麻黄 10g	杏 仁 10g	枇杷叶 15g
厚 朴 10g	炒山药 15g	炙甘草 6g	水 蛭 3g
地 龙 15g	酒当归 10g	白 术 15g	炙甘草 6g
党 参 15g	生黄芪 20g	麦 冬 15g	五味子 6g
紫 菀 10g	款冬花 10g		

7 剂，每日 1 剂，水煎分 2 次服。

三诊：2015 年 11 月 2 日

患者诉服药之后汗出症状明显好转，咳嗽气短症状较前亦有改善，可稍微活动。因遇冷空气鼻塞较重。纳可，二便调，舌质黯，脉滑。患者自汗症状减少以及气短喘憋症状得到了改善，说明以调补肺肾之法取得了疗效，上方中加入苍耳子、辛夷疏风通窍。

处方：

淫羊藿 10g	川 芎 10g	丹 参 15g	巴戟天 10g
山茱萸 12g	炙麻黄 10g	苦杏仁 10g	枇杷叶 15g
厚 朴 10g	炒山药 15g	炙甘草 6g	水 蛭 3g
地 龙 15g	酒当归 10g	白 术 15g	炙甘草 6g
党 参 15g	生黄芪 20g	麦 冬 15g	五味子 6g
紫 菀 10g	款冬花 10g	苍耳子 6g	辛 夷(包煎)10g

7 剂，每日 1 剂，水煎分 2 次服。

四诊：2015 年 11 月 9 日

患者诉服药之后气短症状明显好转，偶有鼻塞，纳可，大便不成形。舌黯淡，苔白腻，脉滑。患者咳喘、气短等主要临床症状明显好转，应继续予调补肺肾、活血化瘀、降逆平喘为治疗大法。患者因脾虚被湿邪所困，脾虚之证表现明显，故上方中加用藿香、薏苡仁健脾除湿。此患者素体正气虽虚，但随着益气健脾药物的应用，临床主要症状均得到了不错的改善。

处方：

淫羊藿 10g	川　芎 10g	丹　参 15g	巴戟天 10g
山茱萸 12g	炙麻黄 10g	苦杏仁 10g	枇杷叶 15g
厚　朴 10g	炒山药 15g	炙甘草 6g	水　蛭 3g
地　龙 15g	酒当归 10g	白　术 15g	炙甘草 6g
党　参 15g	生黄芪 20g	麦　冬 15g	五味子 6g
紫　菀 10g	款冬花 10g	苍耳子 6g	辛　夷^(包煎)10g
广藿香 10g	薏苡仁 20g		

7剂，每日1剂，水煎分2次服。

按语

该病病位重点在肺脾肾，病机关键在气虚血瘀。治疗一般分为三期：肺泡炎期，多属于肺间质纤维化的早期或急性期，痰、饮、水、瘀与气相互影响、阻于气道，病机实质是以标实为本的本虚标实证；肺损伤期，多属于肺间质纤维化的中期或亚急性期，停积于肺的水饮痰瘀积而化热，煎熬津液，炼液成痰，痰瘀互阻，内舍肺络，以致病情进一步加重；肺纤维化期，多属于肺间质纤维化的晚期或慢性期，瘀血水饮阻碍气机而致气滞气结，从而形成恶性循环，日久及肾，病情更重，肺气虚损为本。现代药理研究表明生黄芪、当归皆可调节免疫功能，生黄芪与丹参并有逆转肺纤维化的作用；五味子能增强体液免疫和细胞免疫，同时有祛痰镇咳的作用；水蛭具有活化纤溶系统作用；大剂量的甘草有类糖皮质激素的作用。患者为老年男性，以咳嗽气短为主症。西医诊断肺间质纤维化明确，每年因肺部感染多次入院治疗。患者肺病日久，并且存在长期的吸烟病史，肺气不足，肺气上逆致咳嗽，同时肺肾两虚，则可见疲乏、气短、少气懒言、自汗等症状。同时患者久病入络，因虚而致瘀，则可见舌黯舌下络脉迂曲等表现，而此患者病因重在于瘀。上方以生黄芪、白术、山茱萸、山药、党参补益肺脾肾，益气固表；以麻黄、苦杏仁、枇杷叶、厚朴宣肺止咳、降逆平喘；以当归、丹参、川芎来活血祛瘀，同时加用水蛭、地龙来透络通瘀，增强了活血化瘀的功效。

第六节　肺源性心脏病

肺源性心脏病（简称肺心病）为临床常见病，指的是支气管 - 肺组织、胸廓、肺血管等的病变引起肺血管阻力增加，出现肺动脉高压，继而出现右心室功能改变的疾病。主要由于肺系疾病进展到后期，引起肺循环阻力增加，进而导致肺动脉高压的发生，造成右心室结构和功能异常改变，严重者还可引起心力衰竭。其主要临床表现为发绀、呼吸困难、下肢水肿、心律失常等。肺心病发病率、致残率及病死率都较高。肺心病的主要关键点为肺动脉高压的形成。继发于慢性呼吸道疾病的肺动脉高压通过静息状态的平均肺动脉压（pulmonary artery pressure，PAP）＞20mmHg（1mmHg＝0.133kPa）这个指标被定义。肺心病患者长期处于缺氧状态，从而导致代偿性红细胞增加，血细胞比容提高，血流缓慢，甚至形成血栓，影响到通气功能。同时，缺氧还会引起肺血管痉挛，肺动脉高压进一步加剧缺氧状态，出现二氧化碳潴留，导致肺通气功能降低。中医学认为该病发生的病因有外邪侵袭、肺

各论

脾肾虚、痰瘀互结等。在这些病因的作用和影响下，热毒、痰浊、瘀血、水停相互搏结，损伤肺脏；病久由肺及脾，累及于肾，终致肺、脾、肾三脏俱虚，使病情进一步恶化。

肺源性心脏病属于中医"喘证""肺胀"范畴，其发病部位在肺，和心密切相关。肺主呼吸，心主血，肺部受损，功能失调，可影响心的功能，干扰人体气血运行；气虚、血瘀、水湿为其病机。现代病理学研究结果显示，肺源性心脏病急性发作期患者，由于缺氧，血液普遍处于高凝状态，长期低氧血症可通过刺激骨髓使红细胞增多、全血黏度上升，肺微循环瘀滞致肺动脉高压，由此引起右心衰竭及多脏器衰竭等情况。慢性肺源性心脏病在中医学上亦归属于"肺胀"，主要是指患者胸胀、发满，气道不通，并伴有气喘、心悸、咳嗽、浮肿等症状。肺为"五脏之华盖"，很容易受到各种疾病的侵害。肺是人体重要的呼吸器官，肺失宣降则咳喘，气不布津而成痰，病症持续时间长久就会痰湿阻肺，肺失治节。心脏是主导全身血液循环，心血循环不畅，最终导致肺心病。又因瘀阻血脉，瘀血阻络，生血不畅，导致疾病反复发作，长治不愈。

典型病案一

蒋某，男性，78岁，主因"间断性胸闷气短伴心悸、下肢浮肿10余年，加重20余日"，于2016年8月5日就诊。

患者有肺气肿病史10余年，反复发作，迁延不愈，长期使用"沙美特罗替卡松粉吸入剂（舒利迭）"吸入治疗。20天前突然外感，病情加剧。查体所见：全身皮肤无黄染及出血点，浅表淋巴结未触及肿大，有三凹征，眼睑浮肿，双肺可闻及干湿啰音，桶状胸，心率95次/min，律不齐，各瓣膜听诊区未闻及杂音，腹软，无肌紧张，无压痛及反跳痛，未触及包块，肝脾肋下未触及，无移动性浊音，肝脾肾区无叩击痛，肠鸣音正常，脊柱无畸形，可见杵状指，双下肢水肿。辅助检查：胸片提示双肺纹理增多、增粗，桶状胸，心脏增大；心电图提示肺型P波。

初诊：2016年8月5日

症见胸闷气短心悸，动则尤甚，咯痰白黏，形体消瘦，双下肢水肿，口干欲饮，腰膝酸软，纳呆，眠差，二便尚调，舌红胖，有裂纹，苔少，脉滑数。诊断：肺源性心脏病。证属心肺气虚、痰瘀久恋，治宜补益肺肾、活血化瘀。

处方：

淫羊藿10g	川 芎10g	丹 参15g	桃 仁10g
杏 仁10g	炙麻黄10g	瓜蒌皮10g	炙桑皮10g
蒲公英15g	紫 菀10g	款冬花10g	莱菔子10g
葶苈子10g	枇杷叶15g	苏 子10g	陈 皮10g
姜半夏9g	浙贝母15g	鱼腥草15g	海浮石10g

7剂，每日1剂，水煎分2次服。

二诊：2016年8月12日

患者服上药7剂后，患者药后病情较前大有好转，喘息较前平稳，心悸较前缓解，仍咯吐少量黏痰，咳吐畅，口干欲饮，虚汗自出，形体极度消瘦，乏力神疲，舌红赤，苔少，脉细滑。治从前法出入，巩固疗效，补益肺肾，益气养阴。

处方：

淫羊藿10g	川 芎10g	丹 参15g	桃 仁10g

杏　仁 10g	炙麻黄 10g	瓜蒌皮 10g	炙桑皮 10g
蒲公英 15g	紫　菀 10g	款冬花 10g	莱菔子 10g
葶苈子 10g	枇杷叶 15g	苏　子 10g	陈　皮 10g
姜半夏 9g	浙贝母 15g	鱼腥草 15g	海浮石 10g
生黄芪 20g	炒白术 15g	防　风 10g	

7剂，每日1剂，水煎分2次服。

三诊：2016年8月19日

患者服上药7剂后，病情较前好转，汗出较前控制，但仍心悸时作，心率100/分左右，干咳少痰，气短，动则尤甚，形体极瘦，虚汗较多，口干欲饮，舌黯红胖，无苔，脉滑数。去偏凉之品，加强补肾力度。

处方：

淫羊藿 10g	川　芎 10g	丹　参 15g	桃　仁 10g
杏　仁 10g	炙麻黄 10g	瓜蒌皮 10g	炙桑皮 10g
肉苁蓉 10g	紫　菀 10g	款冬花 10g	莱菔子 10g
葶苈子 10g	枇杷叶 15g	苏　子 10g	陈　皮 10g
生黄芪 20g	炒白术 15g	防　风 10g	覆盆子 15g

7剂，每日1剂，水煎分2次服。

四诊：2016年8月25日

患者服上药7剂后，病情已得以控制，继服原方巩固治疗1月。

按语

肺心病的主要成因之一就是慢性阻塞性肺疾病（COPD）迁延而成，COPD病程久，喘急胸闷，久而累及心脏，心肺两脏俱虚。由于肺主气功能受损，影响心主血的正常运转；同时肺为娇脏，由于肺卫不固，易感外邪，更容易加重对心功能的影响。另一方面，心主血受损，又会反过来影响肺主气的功能。临床常出现气短心悸，自汗易感等表现。治疗上先辨标本缓急，急则治标，缓则治本。方中淫羊藿补肾纳气，丹参、川芎、桃仁活血化瘀；体现补肾活血之法。患者因外邪引动，喘急再发，治应先治其标，根据病邪的性质选用蒲公英、鱼腥草清肺化痰，葶苈子泻肺利水，紫菀、款冬花、苏子、莱菔子、浙贝母、海浮石共奏止咳化痰之效，祛邪实，平喘急；陈皮健运脾胃、理气化痰，可杜绝生痰之源，加强活血化痰之力。二诊时胸闷喘急症状得以控制稳定，但肺气仍不足，导致常虚汗自出，此时治疗上侧重扶正，补益肺肾，在前方的化痰平喘的基础上加用玉屏风散，进一步巩固治疗。三诊患者病情基本趋于平稳，治疗上重在固本，化痰祛瘀与纳气平喘并重，加大补肾力度，加入覆盆子、肉苁蓉。邪之所凑，其气必虚，对于肺心病患者正气的顾护尤其重要，扶正与祛邪不可完全分开。

典型病案二

王某，男性，70岁，主因"间断性气喘、咯白痰伴胸闷、心悸10年余，加重1周"，于2013年12月2日就诊。

患者10年前间断出现咳嗽、咯痰等，秋冬季节交替和感冒后上诉症状加重，当地医院诊断为"慢性支气管炎、慢性阻塞性肺疾病"，间断口服"氨溴索片、氨茶碱片、复方甘草片"等药物，自诉症状控制尚稳定。1年来反复出现喘咳，胸闷伴心悸，纳差，双下肢水肿，至当地医院就诊,诊断为"肺心病,心力衰竭",坚持吸入"沙美特罗替卡松粉",口服"茶碱片、甲氧那明胶囊"等药物,症状控制可。1周前患者劳累后上诉症状再发加重,遂来就诊。查体:全身皮肤无黄染及出血点,浅表淋巴结未触及肿大,口唇发绀,颈静脉怒张,桶状胸,双肺呼吸音粗,可闻及哮鸣音,眼睑浮肿,心率98次/min,律齐,肺动脉瓣第二心音亢进,腹软,无肌紧张,无压痛及反跳痛,未触及包块,肝脾肋下可触及,肝颈静脉反流征阳性,脊柱无畸形,可见杵状指,双下肢轻度水肿。辅助检查:心电图示肺型P波,完全性右束支传导阻滞;心脏彩超示右心房、右心室稍大,肺动脉高压(轻度),舒张功能减退;血气分析示氧分压50mmHg,二氧化碳分压54mmHg;胸片示肺纹理增粗,右下肺动脉主干扩张。

初诊:2013年12月2日

症见发作性气喘、咯白痰伴胸闷、心悸、汗出、乏力、腰膝酸软,纳食差,胃脘嘈杂,腹胀满,小便少、大便稍干,舌黯红,苔厚腻微黄,脉弦数。诊断:肺源性心脏病、Ⅱ型呼吸衰竭。证属痰瘀互结、水凌心肺,治宜化痰活血、降气利水、补肾纳气。

处方:

淫羊藿 10g	川 芎 10g	丹 参 15g	桃 仁 10g
杏 仁 10g	炙麻黄 10g	姜半夏 9g	炒黄芩 15g
蒲公英 15g	紫 菀 10g	款冬花 10g	莱菔子 10g
葶苈子 10g	枇杷叶 15g	苏 子 10g	陈 皮 10g

7剂,每日1剂,水煎分2次服。

二诊:2013年12月9日

患者诉腹胀满消失,夜间能平卧,咳嗽、咯痰明显缓解,但仍呼吸急促难续,气短,腰膝酸软无力,畏寒。舌黯红,苔薄白,脉沉细。上方加黄芪、山茱萸加强补肾纳气之力。

处方:

淫羊藿 10g	川 芎 10g	丹 参 15g	桃 仁 10g
杏 仁 10g	炙麻黄 10g	姜半夏 9g	炒黄芩 15g
蒲公英 15g	紫 菀 10g	款冬花 10g	莱菔子 10g
葶苈子 10g	枇杷叶 15g	苏 子 10g	陈 皮 10g
生黄芪 20g	山茱萸 12g		

7剂,每日1剂,水煎分2次服。

三诊:2013年12月16日

患者症状有所改善,嘱其服上方1月巩固疗效。

按语

慢性肺源性心脏病是由于肺组织、胸廓或肺动脉的慢性病变致肺循环阻力增加,肺动脉高压,引起右心室肥厚,最终发展成为右心功能代偿不全及呼吸衰竭的一种心脏病。西医治疗急性加重期以控制感染、氧疗、控制心力衰竭、控制心律失常、抗凝治疗为主。缓解期则长期吸氧以及调整免疫功能等治疗。肺心病病因多为肺气本虚复感外邪,外邪犯肺,肺失宣肃,发为喘咳,肺气虚日久伤及母脏之脾,脾失运化,水液留而为饮、为痰,上犯于肺发为喘咳。心肺同居上焦,心主血脉,肺朝百脉,肺气亏虚,瘀血内停,而发胸痛。喘咳日久耗损肾气,肾失纳气而病喘咳,肾失主水之司而病痰饮,痰饮上犯于肺而病喘咳。总之,病位在肺、心,累及脾、肾等脏,其病机为本虚标实,本虚即肺肾气虚,标实即痰浊血瘀。故治宜化痰活血、降气利水、补肾纳气。方中淫羊藿、川芎为君药，淫羊藿性味甘温，补肾阳以助肺纳气，配川芎活血行气，祛肺络之瘀，两者配伍有活血利气之效；炙麻黄、苦杏仁宣肺止咳；三子（苏子、莱菔子、葶苈子）豁痰利肺止咳；丹参、桃仁佐助川芎活血化瘀；陈皮行气健脾、燥湿化痰。

典型病案三

刘某，女性，67岁，主因"咳喘20余年，加重伴不能平卧1周"于2010年12月12日就诊。

患者20年前开始出现反复咳嗽、喘息，在外院诊断为"慢性阻塞性肺疾病，慢性心力衰竭"，1周前因受凉，频频咳嗽、咳痰，伴胸闷喘息，不能平卧就诊。查体：精神不振，全身皮肤无黄染及出血点，浅表淋巴结未触及肿大，有三凹症，双肺呼吸音减弱，双下肺闻及少量湿啰音，桶状胸，心率89次/min，律不齐，各瓣膜听诊区未闻及杂音，腹软，无肌紧张，无压痛及反跳痛，未触及包块，肝脾肋下未触及，无移动性浊音，肝脾肾区无叩击痛，肠鸣音正常，脊柱无畸形，可见杵状指，双踝关节轻度凹陷性水肿。辅助检查：心电图提示肺性P波；血常规提示白细胞计数升高8.26×10^9/L，中性粒细胞0.78；胸部X线提示心影增大，双侧少量胸腔积液，肺气肿。

初诊：2010年12月12日

症见阵阵剧咳，咯吐黄黏痰，伴喘促连连，少气懒言，恶风怕冷，胸闷不适，咳时大汗，口渴而不欲饮，纳差，眠差，舌黯而淡胖、苔黄腻，脉沉而细。诊断：肺源性心脏病。证属阳气虚衰、肾虚血瘀、水湿内停，治宜补肾泻肺平喘、活血化瘀、利水逐饮。

处方：

淫羊藿10g	川 芎10g	丹 参15g	桃 仁10g
杏 仁10g	炙麻黄10g	瓜蒌皮10g	桑白皮10g
赤 芍15g	紫 菀10g	款冬花10g	莱菔子10g
葶苈子10g	枇杷叶15g	苏 子10g	陈 皮20g
地 龙15g	虎 杖15g	生黄芪20g	附 子(先煎)10g

7剂，每日1剂，水煎分2次服。

二诊：2010年12月19日

患者服药后，喘憋较前缓解，小便量增多，可以平卧，但仍咳嗽，微喘，痰黏难咯，考虑痰热郁肺，肺气不宣，前方加黄芩、白花蛇舌草，继服1周。

淫羊藿10g	川 芎10g	丹 参15g	桃 仁10g
杏 仁10g	炙麻黄10g	瓜蒌皮10g	桑白皮10g
赤 芍15g	紫 菀10g	款冬花10g	莱菔子10g
葶苈子10g	枇杷叶15g	苏 子10g	陈 皮10g
地 龙15g	虎 杖15g	生黄芪20g	附 子10g(先煎)
炒黄芩15g	白花蛇舌草15g		

7剂，每日1剂，水煎分2次服。

三诊：2010年12月26日

患者症状有所改善，嘱其继服上方1月巩固治疗。

按语

急则治其标，故治疗当以抗邪为主，重在补肾泻肺强心，方中以黄芪、制附子益气温阳，补肾通脉；丹参、赤芍、川芎、桃仁、地龙活血化瘀，降气平喘；葶苈子、桑白皮、枇杷叶、莱菔子、苏子泻肺平喘；桑白皮、瓜蒌皮清肺化痰；紫菀、款冬花、麻黄、杏仁止咳平喘；虎杖味苦微寒，有祛风除湿、散瘀定痛之功，肺系疾病常用其止咳、祛痰、平喘之功。全方扶正祛邪，寒温并用，补肾活血，清热痰，利水湿，清上温下，共奏温肾泻肺强心之功。初诊时喘而难卧，发绀，重在于补肾活血，复诊时咳喘、痰黏，有热象，故加黄芩、白花蛇舌草清热化痰，宣肺通气，疗效显著。

参 考 文 献

[1] 李竹英，田春燕，刘建秋. 益气补肾活血方联合沙美特罗氟替卡松粉吸入剂治疗慢性阻塞性肺疾病稳定期35例临床观察 [J]. 中医杂志，2015，56（4）：307-310.

[2] 丛培玮，尚冰，王哲，等. 肺气虚模型大鼠肺、肾组织水液代谢相关性的机制研究 [J]. 辽宁中医杂志，2012，39（2）：357-359.

[3] 付玲. 罗玲教授学术思想与临床经验总结及慢性阻塞性肺疾病中医证型与肺功能等的相关性研究 [D]. 成都：成都中医药大学，2015.

[4] 郑佳昆. 武维屏教授治疗慢性咳嗽经验探微 [D]. 北京：北京中医药大学，2015.

[5] 姚银娟，申春悌. 慢性支气管炎中医证候分类的横断面调查研究 [J]. 吉林中医药，2014，34（5）：466-469.

[6] 张骞，张星贺，王厚融，等. 中医药在慢性阻塞性肺疾病防治中的研究概况 [J]. 老年医学与保健，2018，24（3）：345-347.

[7] 黄开珍，王朝晖. 肺气虚证的免疫功能研究进展 [J]. 广西中医学学报，2008，11（3）：94-96.

[8] 殷四祥. 川芎平喘合剂治疗支气管哮喘急性发作期的效果 [J]. 实用临床医学，2015，16（2）：30-31.

[9] 周兆山，王燕青，姜洪玉. 哮喘缓解期从肾虚体质辨证 [J]. 中医研究，2008，9（18）：22.

[10] 黄汝芹，张庆荣. 分期论治哮喘经验撷菁 [J]. 吉林中医药，2008，28（2）：95-96.

[11] 张元元，张燕萍，王书臣. 益肾活血平喘方药对哮喘患者病情控制水平和生命质量的影响 [J]. 现代中西医结合杂志，2013，22（2）：115.

[12] 李芮，陈泽涛，姚莉，等. 补肾活血法治疗老年慢性阻塞性肺疾病合并肺间质纤维化临床研究 [J]. 山东中医杂志，2011，（2）：88-90.

（张 印 卢美璘）

第三章 补肾活血法在呼吸系统疾病中的临床应用

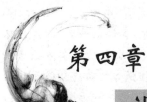

第四章

补肾活血法在消化系统疾病中的临床应用

消化系统疾病主要包括食管、胃、肠、肝、胆、胰等器官的器质性和功能性疾病，在临床上十分常见。本系统疾病的病因也十分复杂，西医学认为一般有感染、外伤、物理化学因素、中枢神经系统功能失调、营养缺乏、代谢紊乱、吸收障碍、肿瘤、自身免疫、变态反应、先天性畸形、遗传和医源性因素等。消化系统疾病分类方法有很多，按病变器官分类，主要分为：一是食管疾病，主要症状为咽下困难、胸骨后烧灼感、食管返流，常见病种如食管炎、食管癌、食管贲门迟缓症等；二是胃、十二指肠疾病，主要症状为上腹部不适、疼痛、厌食、恶心、呕吐、嗳气、泛酸等，常见病种有胃炎、消化性溃疡、胃癌、十二指肠炎等；三是小肠疾病，主要症状为脐周腹痛、腹胀和腹泻，粪便呈糊状或水样，常见病种有急性肠炎、肠结核、克罗恩病等；四是结肠疾病，主要症状为下腹部一侧或双侧疼痛、腹泻或便秘、黏液便、脓血便、里急后重等，常见病种有痢疾和各种肠炎、肠易激综合征、溃疡性结肠炎、结肠癌、直肠癌等；五是肝脏疾病，主要症状为肝区不适或疼痛、肝大、黄疸、门静脉高压征和营养代谢障碍等，常见病种有肝炎、肝硬化、肝脓肿、原发性肝癌等；六是胆道疾病，主要症状为右上腹疼痛和黄疸，常见病种有胆石症、胆囊炎、胆管炎等；七是胰腺疾病，主要症状为上腹部不适和向腰背部放射性疼痛，常见病种有急慢性胰腺炎和胰腺癌；八是腹膜、肠系膜疾病，主要表现为腹痛、腹部抵抗感和腹水等，常见病种有各种急慢性腹膜炎、肠系膜淋巴结结核、腹膜转移癌等。治疗除了个别疾病需要手术外，主要为药物治疗，药物治疗选择主要有促进胃动力药物、组胺 H_2 受体拮抗剂、质子泵阻滞剂、保护黏膜药、抗炎药、解痉止痛药等。

中医对消化系统疾病的分类按病变脏腑部位不同主要分为脾胃肠病证和肝胆病证。脾胃肠病证是指在感受外邪、内伤饮食、情志不遂、脏腑失调等病因的作用下发生在食管、脾胃、肠道的一类内科病证。常见病有胃痛、痞满、腹痛、呕吐、呃逆、噎膈、泄泻、便秘等。脾胃肠病证病位主要在脾、胃、肠。胃为水谷之腑，六腑者传化物而不藏，以通为用，以降为顺。降则和，不降则滞，反升则逆，通降是胃的生理特点的集中体现。肠胃为市，无物不受，易被邪气侵犯而盘踞其中。邪气犯胃，胃失和降，脾亦从而不运，一旦气机壅滞，则水反为湿，谷反为滞，形成气滞、血瘀、湿阻、食积等相因为患。因此通降乃治胃大法。除此之外，亦可见其他脏腑病证乘克相侮脾胃肠而为病者。如肝失疏泄，气机不畅，气滞日久，血行瘀滞，或久痛入络，胃络受阻，均可导致瘀血内停，发生胃痛。肾为胃之关，脾胃之运化腐熟，全赖肾阳之温煦，所以肾阳不足，可致脾阳不振，脾肾阳虚。反之脾胃虚寒，日久必损及肾阳。胃喜润恶燥，肾寓真阴真阳，肾之真阴乃诸阴之本，先天之肾赖后天之胃以滋养，后天之胃靠先天之肾以生化。肾主司二便，若肾气不足，关门不利，则大便下泄。如《景岳全书•泄泻》曰："肾为胃关，开窍于二阴，所以二便之开闭，皆肾脏之所主，今肾中阳气不足，则命门火衰，而阴寒独盛，故于子丑五更之后，当阳气未复，阴气盛极之时，即令人洞泄不止也。"因此脾胃肠病证的治疗离不开补肾法。瘀血是很多消化系统疾病的病理因素，包括血循环障碍（局部缺血、瘀血、出血、血栓、水肿）以及组织细胞炎症、坏死、硬化、水肿、糜烂、增生等继发性改变，特别与微循环障碍有更密切的关系。而消化系统病证不仅在证候表现上多具有疼痛、痞胀、积滞、癥瘕等瘀血征象，而且在病理上也多具有局部炎变、水肿、糜烂、溃疡、缺血、血运障碍等改变。活血祛瘀药通过"坚者削之""结者散之"，而使六腑气血调畅，"通则不痛"。实验及临床研究表明，活血祛瘀药具有改善肠道及肠系膜的微循环，增加血流量，有解除内脏平滑肌痉挛以及抗感染、抗缺血缺氧、促进组织修复与再生，促进增生性病变的转化和吸收，改善机体免疫功能等多种作用，特别是通过改善微循环这一作用，改善了局部病变血运及组织营养状态，使炎症局部吸收、溃疡愈合，从而达到治疗目的。因此在治疗慢性脾胃肠病证时，补肾活血法往往能起到至关重要的作用。有研究表明，补肾活血法对胃寒型黏膜（主要表现为：黏膜色泽淡红或苍白，充血区域呈斑片样，黏膜下血管纹灰蓝，黏膜反光减弱，黏液稀薄，溃疡表面有薄白苔覆盖）及胃络瘀滞型黏膜（黏膜黯红色，充血区域局限增生，溃疡基底部不清洁，表面有黄白苔，或有污垢物覆盖）疗效满意。有研究者通过临床研究认为萎缩性胃炎属虚寒夹瘀，治疗采用温中补肾活血法总有效率可达到90%以上，而且全部病例均经胃镜病理组织证实胃黏膜得到逆转。

肝胆病证是指在外感或内伤等因素影响下，造成肝与胆功能失调和病理改变的一类病证。常见病有黄疸、胁痛、胆胀、鼓胀、肝癌等。病位主要在肝胆，与脾、胃、肾相关。肝主疏泄又主藏血，体阴而用阳，所以肝病的证候学特征以实为主，常见的证候有肝气郁结、肝火上炎、肝风内动。但在实的基础上又可形成虚或本虚标实，从而表现肝阳上亢、肝阴不足，日久不愈，反复发作，进一步耗伤正气，最后致肝肾亏虚或脾肾阳虚而正虚邪实反复发作之候。气滞血瘀为肝胆病证的主要证候，所以疏肝解郁、活血化瘀为常用之法。肝为刚脏，以血为本，以气为用，体阴而用阳。其疏泄条达，全赖肾水以涵之，血液以濡之，脾土以培之。肝藏血，肾藏精，精血相互滋生转化，盛衰互依。这种生理病理上的相互影响，决定了临床治疗肝病当从肾治，滋水涵木，溯本求源。正如李中梓《医宗必读•乙癸同源论》曰："东方之木，无虚可补，补肾即补肝。壮水之源，木赖以荣。"肾为肝母，肾阴足则水调木荣，肝体得养，肝用得调，气血调和，则瘀血得化，其病可愈。因此治疗肝胆病证，尤其是后期，离不开补肾。久病入络，肝血瘀阻是慢性肝病发展的必然转化，这与肝的生理病理特点密切相关。《素问•五脏生成》谓"人卧血归于肝"，王冰注曰："肝藏血，心行之。人动则血运于诸经，人静则血归于肝藏，何者？肝主血海故也。"说明肝藏血和调节血量功能是维持血液在经脉内正常流动的必要条件。这种生理功能决定了其在病理状态下易致肝血瘀阻。因此活血化瘀法往往贯穿在肝胆病证的整个治疗过程中。

第一节　肠易激综合征(泄泻、腹痛、便秘)

肠易激综合征（irritable bowel syndrome，IBS）是临床上常见的一组以腹痛、腹胀伴排便习惯改变，粪便性状异常，且以腹泻、腹痛、便秘为主要临床表现的胃肠道功能紊乱性疾病。

患病率平均在 5%～20% 之间。病程迁延，反复发作，分析肠易激综合征病因，与多种因素相互影响作用有关，目前尚不十分清楚其发病机制。传统观点认为内脏敏感性、基因、肠道动力异常、心理社会因素是关键的诱导其发生的因素。西药主要对症治疗，常用解痉、止泻及肠道菌群调节药物，停药后易复发。

本病属中医学"泄泻""腹痛""便秘"等范畴，基本病机变化为脾胃受损，湿困脾土，肠道功能失司，病位在肠，脾失健运是关键，同时与肝、肾密切相关。脾胃虚弱是根本，久病及肾，气虚血瘀贯穿整个疾病过程，肝郁是其发病诱因。《医宗必读·泄泻》曰："治法有九：肾主二便，封藏之本，况又属水，真阳寓焉……故积虚者，必夹寒，脾虚者，补其母。"故以温肾健脾止泻，益气活血止痛，佐以疏肝为法。脾为中土，喜燥恶湿，主运主升。胃乃腑脏，喜润恶燥、主受纳主降。若久病不愈，或寒湿之邪，困阻中焦，使脾胃虚弱，清浊不分，升降失和，致气机逆乱，水反为湿，谷反为滞，湿滞内停肠腑混浊而下，遂成本病。《景岳全书·泄泻》："肾为胃关，开窍于二阴，所以二便之开闭，皆肾脏所主。"肾为先天之本，肾中精气需要后天不断充养，长期泄泻水谷精微生化乏源，肾中精气不足，固涩失司，精微下泄，加重病情；肾虚五脏失养，脾失温煦，肝失濡养，病情迁延难愈。因此久病尤以补肾为要。脾为后天之本，肾为先天之本，脾胃腐熟运化水谷，有赖于肾中命门之火温煦，命门肾火温煦脾阳，又赖后天精气滋养，故腹泻日久，损及肾阳，肾阳虚衰不能温养脾阳，终成脾肾两虚之证，故治疗久泄患者须健脾温肾、脾肾兼顾。但由于腹泻日久，脾肾两虚，脾虚不能推动血运，肾虚则寒自内生，阳不运血，血因寒凝，气血运行不畅。久病入络，络伤血溢，故而引起瘀血。有研究表明，肠易激综合征存在血液高凝状态，因此健脾温肾基础上，再加活血药物疗效更佳。肾为胃关，职司二便，肾虚关门不利则便泄；肝为肾之子，肝木过弱不能疏脾土，补肾可强肝，肝强则疏泄自如、郁滞无由，肾中元阳壮旺温煦脾土，脾气健旺，化生精微培补先天，肝脾肾三脏相互滋培才能生生不息。故肝郁、脾虚、肾亏是肠易激综合征的主要病机，湿热、寒凝、气滞、血瘀等是本病的病理因素。治疗常选用附子理中丸、四神丸加乌梅炭、荆芥炭收涩止泻药及丹参、三七粉、赤芍等活血化瘀药物加减，用甘温培补中焦脾土，温肾阳以培补命门之火，兼以收敛固涩，促使小肠分清泌浊，大肠传导气化，气血运行调畅，通则不痛。

典型病案一

陈某，女，67 岁，主因"间断性下腹部疼痛 3 年"于 2015 年 4 月 16 日就诊。

患者于 2012 年起间断出现下腹部隐痛不适，喜温喜按，进食后症状稍有缓解，胃部怕冷，受寒后或食冷食易腹泻，未经系统诊治。近 3 年来，因饮食不慎受凉，常发生腹泻、腹痛等不适症状，大便一日 3～4 次，肠鸣音亢进，偶有便秘不畅。当地医院按"慢性结肠炎"给予口服药物治疗（具体药物不详），病情仍反复发作，时轻时重。目前仍间断腹部隐痛不适，嗳气，纳差，自汗，多尿，乏力，舌黯红苔薄白，脉细弦。粪便镜检未见明显异常，X 线钡灌肠检查显示结肠充盈迅速，结肠袋增多、加深，轻度扩张，但无明显肠结构改变。电子纤维结肠镜检查显示结肠黏膜仅有轻度充血水肿。查体：全身皮肤无黄染及出血点，浅表淋巴结未及肿大。眼睑无浮肿，双肺未闻及异常，心率：68 次 /min，律齐，各瓣膜听诊区未闻及病理性杂音。腹软，无肌紧张，左下腹轻度压痛，无反跳痛，未触及包块，肝脾肋下未触及，无移动性浊音，肝脾肾区无叩击痛，肠鸣音正常。脊柱及四肢无畸形，双下肢无水肿。

初诊：2015 年 4 月 16 日

症见乏力倦怠，自汗，纳差，偶有嗳气，下腹部隐痛不适，时有泛酸腹胀，胃部怕冷，喜热饮，畏寒，腰酸，夜尿频，每日夜间排尿 3～4 次，大便偏稀，日 1～2 次。舌质黯红，舌底脉络迂粗，苔薄白，脉细涩。西医诊断：肠易激综合征。中医诊断：腹痛，证属中焦虚寒、瘀血内阻，治宜温中健脾、化瘀止痛，方用参苓白术散合理中丸加减。

处方：

党　参 20g	炒白术 12g	茯　苓 15g	炒扁豆 10g
陈　皮 10g	炒山药 15g	莲子肉 15g	干　姜 8g
炒苡仁 30g	砂　仁(后下)6g	乌　药 10g	五灵脂 8g
鸡内金 15g	炙甘草 6g		

7 剂，每日 1 剂，水煎分 2 次服。

二诊：2015 年 4 月 23 日

患者上方服用 7 剂后，下腹部隐痛稍缓解，大便仍不成形，每日 1～2 次，仍觉乏力，畏寒，腰酸，尿频，纳食一般，舌质黯红，舌底脉络迂粗，苔白，脉沉细。上方去莲子肉、炒苡仁，党参加量，并加用附子、肉桂、山茱萸、丹参等补肾温阳化瘀之品。

处方：

党　参 30g	炒白术 12g	茯　苓 15g	炒扁豆 10g
陈　皮 10g	炒山药 15g	附　子(先煎)12g	山茱萸 12g
干　姜 8g	肉　桂 8g	砂　仁(后下)6g	乌　药 10g
鸡内金 15g	五灵脂 8g	丹　参 15g	炙甘草 6g

14 剂，每日 1 剂，水煎分 2 次服。

三诊：2015 年 5 月 7 日

患者上方服用 14 剂后，腹痛症状消失，大便基本成形，日 1～2 次，乏力纳食改善，畏寒尿频明显减轻，舌淡黯苔薄白，脉沉细。上方减五灵脂继续服用 14 剂。

处方：

党　参 30g	炒白术 12g	茯　苓 15g	炒扁豆 10g
陈　皮 10g	炒山药 15g	附　子(先煎)12g	山茱萸 12g
干　姜 8g	肉　桂 8g	砂　仁(后下)6g	乌　药 10g
鸡内金 15g	丹　参 15g	炙甘草 6g	

14 剂，每日 1 剂，水煎分 2 次服。

四诊：2015 年 5 月 21 日

患者上方服用 14 剂后，自觉症状已不明显，纳可，二便调，偶尔进食少量寒凉食物亦未再出现腹痛腹部不适，舌淡红苔薄白，脉沉。继续服药巩固一周，前方减丹参、乌药、附子继续服用 7 剂。

处方：

党　参 30g	炒白术 12g	茯　苓 15g	炒扁豆 15g
陈　皮 10g	炒山药 15g	山茱萸 12g	干　姜 8g
肉　桂 8g	砂　仁(后下)6g	鸡内金 15g	炙甘草 6g

7 剂，每日 1 剂，水煎分 2 次服。

五诊：2015年5月28日

患者3天前因进食过多肉食后出现纳差、腹胀、嗳气、大便不畅，余无明显不适症状，舌淡红苔白厚，脉沉。改用香砂六君子汤合平胃散加减，治宜健脾和胃消食。

处方：

党　参20g　　半　夏9g　　　茯　苓15g　　陈　皮10g

木　香6g　　砂　仁(后下)6g　炙甘草6g　　生山楂15g

苍　术10g　　厚　朴10g

7剂，每日1剂，水煎分2次服。

1周后就诊纳眠便均无异常，随访两月未见复发。

按语

本例患者为老年女性，初诊以乏力、腹痛、便溏、畏寒为主要表现，其中腹痛症状较为突出，西医诊断为肠易激综合征，中医诊断为腹痛。中医学认为腹痛主要病机是脏腑气机阻滞，气血运行不畅，经络闭阻，不通则痛；或者脏腑气血阴阳亏虚，经络失养不荣则痛。该患者纳差、腹痛、便溏、腹胀等脾胃虚寒表现突出，因此初诊予参苓白术散合理中丸加减方健脾温中法治疗，配以五灵脂活血行气，使补而不滞。《张氏医通》曰："古方疗月闭，四物汤加人参五灵脂，畏而不畏也。"人参与五灵脂同用，"最能浚(疏通之义)血，为血蛊之的方也"。治疗1周后症状略有改善，但不甚理想，同时考虑患者畏寒、尿频等肾阳虚表现明显，古书曾有记载以大剂量附子、肉桂等温阳之品治疗虚寒性顽固性腹痛疗效显著，因此二诊加用附子、肉桂、山茱萸等补肾温阳之品，同时考虑患者舌质黯、舌底脉络迂粗等瘀阻症状突出，加用丹参加强活血化瘀、通络止痛之效，后症状得到明显改善。整个治疗中温阳活血之法贯穿疾病始终，切中病机，故能显效。

典型病案二

严某，女，33岁，主因"下腹部绞痛间作4年余"于2013年8月19日就诊。

患者于2008年12月无明显诱因间断出现下腹部脐周隐痛不适，无规律，轻度压痛，时有腹泻、便秘交替，查大便常规、隐血试验及培养均未见明显异常，结肠镜检查提示肠黏膜无炎症改变，肠运动有亢进、痉挛现象；X线钡剂灌肠示有轻度激惹现象，未发现器质性病变。于当地医院诊断为"肠易激综合征"，给予促进胃肠动力、调节肠道菌群失调等药物对症治疗，效果欠佳。本次于我院复查电子肠镜显示回盲瓣阑尾开口旁见一丘状糜烂，降结肠、乙状结肠、直肠黏膜粗糙，充血水肿，血管纹理不清，肛窦黏膜充血水肿；肠镜病理显示(回盲部)黏膜组织中重度慢性炎，活动性，局部淋巴组织增生活跃。查体：全身皮肤无黄染及出血点，浅表淋巴结未及肿大。眼睑无浮肿，双肺未闻及异常，心率：65次/min，律齐，各瓣膜听诊区未闻及病理性杂音。腹软，无肌紧张，下腹部轻度压痛，无反跳痛，无液波震颤和振水音，未触及包块，肝脾肋下未触及，无移动性浊音，肝脾肾区无叩击痛，肠鸣音正常。脊柱及四肢无畸形，双下肢无水肿。

初诊：2013年8月19日

症见晨起腹痛腹泻，完谷不化，进食辛辣寒凉后则发病，伴小腹发凉、腰膝酸软、神疲乏力，舌质淡黯、有瘀点，苔白，脉沉细迟。西医诊断：肠易激综合征。中医诊断：腹痛，证属脾肾阳虚、湿阻气滞，治宜温肾补脾、行气化湿，方以四神汤合四君子汤加味。

处方:

补骨脂10g	续　断15g	吴茱萸5g	肉豆蔻8g
炒白术12g	党　参20g	茯　苓15g	炙甘草6g
丹　参15g	赤　芍15g	五味子6g	诃　子8g
干　姜6g	炒扁豆10g	藿　香8g	佩　兰8g

7剂,每日1剂,水煎分2次早晚饭后服。

嘱其注意劳逸结合,多食温热及易消化食物,忌辛辣生冷等刺激性食物。

二诊:2013年9月10日

上方连服20剂,患者腹部疼痛基本已除,大便成形,日1～2次,进食生冷或生气后偶可出现大便次数增多,舌淡黯苔白略腻,脉弦细。前方去肉豆蔻、佩兰,加佛手、砂仁调理。

处方:

补骨脂10g	续　断15g	吴茱萸5g	炒白术12g
党　参20g	茯　苓15g	炙甘草6g	丹　参15g
赤　芍15g	五味子6g	诃　子8g	干　姜6g
炒扁豆10g	藿　香6g	佛　手9g	砂　仁(后下)6g

15剂,每日1剂,水煎分2次服。

随访3个月未见复发。

按语

本病例病程较长,起病以腹痛为主要临床表现,同时伴随有腹泻、腰酸、畏寒等脾肾阳虚表现。西医诊断为肠易激综合征,中医诊断为腹痛。肾为先天之本,脾为后天之本,肾虽然依赖着后天之本的滋养,但脾胃的运化依然需要肾阳的温煦作用来推动;肾阳不足,命门火不足,火不生土,导致脾失温煦,脾阳虚衰,水液气化失司,而出现腹痛、泄泻。正如汪昂在《医方集解》中所云:"久泄皆由肾命火衰,不能专责脾胃。"亦可有脾胃虚弱迁延日久,损及肾阳,使得命门火衰,温煦作用失职,而出现腹痛、腹泻。无论脾胃阳虚导致的腹痛、腹泻,还是肾阳不足导致的腹痛、腹泻都与对方脱不了干系。脾与肾密不可分,互为根本。因此治疗上必须兼顾两者,予以温肾健脾,涩肠止泻。方用四神汤补肾助阳,四君子汤益气健脾,辅以干姜、炒扁豆、藿香、佩兰、诃子温中燥湿、涩肠止泻,佐以丹参、赤芍养血活血、通络止痛,《妇人明理论》赞其"一味丹参,功同四物",既可活血通络,又可养血生血,丹参、赤芍相配,意在气为血之帅,气充则血行,血行则瘀祛。脾主运化之功能尚有赖于肝之疏泄,情志不舒则肝气郁滞,疏泄失常,横乘脾土,脾主运化水湿功能受制,故二诊患者情志不舒后出现大便次数增多,加用佛手、砂仁后病情可愈。诸药合用,疗效显著,相得益彰。

典型病案三

李某,男,78岁,主因"间断性腹泻2年,加重1个月"就诊,于2011年9月21日初诊。

患者2年前无明显诱因间断出现腹泻,无明显腹痛等伴随症状,平均日行3～4次,曾在当地医院行粪便及结肠镜检查均未见明显异常(具体结果不详),诊断为"肠易激综合征",经中医补益脾胃、淡渗利湿、固肠止泻法治疗,症状可暂时缓解,但每因饮食不节(洁)、情绪失调、气候变化等,病情时有反复或加重,曾服用"颠茄磺苄啶(泻痢停)、诺氟沙星(氟哌酸)、补中益气丸、固肠止泻丸、蒙脱石散(思密达)"等药物治疗,初始有一定效果,日久则效欠佳。多次行肠镜检查未见明确病变。近1月来上述症状加重,日行10余次,泻下物为黄色稀水便,无脓血及黏液,时有大便失禁,无腹痛腹胀、恶心呕吐等伴随症状,纳食尚可,伴腰膝酸困,四肢发凉发麻,乏力倦怠,动则尤甚,时有头晕,夜寐不安,小便不利,舌质淡黯有瘀斑,苔白微腻,脉沉细弱。既往有糖尿病病史20余年,目前口服降糖药物,自诉血糖控制尚可(具体不详),否认结核、肝炎病史。否认外伤、手术史。查体:神清,贫血貌,血压150/80mmHg。心率76次/min,律齐,全身浅表淋巴结未及异常肿大。呼吸节律整齐,幅度均匀。呼吸运动两侧对称,触觉语颤两侧基本一致,未及胸膜摩擦感。双肺未闻及干湿啰音,心音有力,未闻及心音分裂及额外心音,各瓣膜听诊区未闻及病理性杂音,腹部平坦,无腹壁静脉曲张,未见胃肠型及蠕动波,腹部柔软,无腹肌紧张,无压痛,无反跳痛,无液波震颤和振水音,未触及包块。肝脾肋下未触及。胆囊未触及,无压痛,肝脾肾无叩击痛。查血常规:WBC $6.9×10^9$/L, Hb 89g/L, PLT $120×10^9$/L;尿常规:Pro(++);便常规+OB:未见脓、红细胞,OB(-);肝肾功能正常;血脂偏低,空腹血糖:15.68mmol/L;电解质正常;腹部超声:肝胆胰脾肾未见异常,前列腺肥大;心电图:心肌缺血;胸片:主动脉型心脏。

初诊:2011年9月21日

症见腹痛腹泻,便后痛减,饮食寒凉或生气后加重,腰膝酸困,四肢发凉,乏力倦怠,动则尤甚,时有头晕,夜寐不安,小便不利,舌质淡黯有瘀斑,苔白微腻,脉沉细弱。西医诊断:1. 糖尿病;2. 肠易激综合征。中医诊断:泄泻,证属肝脾不调、肾气不足,治宜健脾补肾、佐以疏肝之法。

处方:

人 参(另煎兑服)6g	炒白术12g	苍 术15g	薏苡仁20g
炙甘草6g	陈 皮10g	炙黄芪30g	升 麻10g
防风炭8g	砂 仁(后下)6g	木 香6g	车前子(包煎)15g
茯 苓15g	猪 苓12g	肉豆蔻6g	干 姜6g
补骨脂10g	五味子6g		

7剂,每日1剂,水煎分2次服。

二诊:2011年9月28日

上方服用3剂后腹泻次数明显减少,日行2~3次,不成形,第5天受凉后症状反复,每日腹泻10余次,乏力肢软,懒言少语,四肢发凉,舌黯苔白,脉细涩。上方去砂仁、木香,干姜改为炮姜,加用附子、肉桂加强温补肾阳之功,丹参、赤芍加强活血化瘀止痛之效。

处方:

人 参(另煎兑服)6g	炒白术12g	苍 术15g	薏苡仁20g
炙甘草6g	陈 皮10g	炙黄芪30g	升 麻10g
防风炭8g	车前子(包煎)15g	茯 苓15g	猪 苓12g
肉豆蔻6g	炮 姜8g	补骨脂10g	五味子6g
附 子(先煎)10g	肉 桂10g	丹 参15g	赤 芍10g

14剂,每日1剂,水煎分2次服。

患者服上方14剂后,腹泻减轻,日行3~4次,粪质转稠,无腹痛,守方再进10余剂,病情稳定。

按语

　　腹泻是肠易激综合征最常见的临床症状，中医称为泄泻。病机主要在于脾虚湿盛。急性以湿盛为主，重用祛湿，辅以健脾；慢性以脾虚为主，辅以补气、疏肝、温肾之法；然久泻伤脾，由脾及肾，而成脾肾两亏者，在临床上屡见不鲜。

　　本病例患者年老体弱，起病以腹泻为主要表现，因久病失治误治，由脾虚转为肾虚，表现为腰膝酸困、四肢发凉、乏力倦怠等肾阳虚证候，因此治疗上单用补脾燥湿显然力有不逮，而是配以附子、肉桂、补骨脂、山萸肉、肉豆蔻等温补肾阳、固肠止涩之品而收功。李中梓在《医宗必读•泄泻》明确提出治泻九法，其中即有治肾之法。总之，久泻归于肾，肾阳亏虚，脾失温煦，不能腐熟水谷，而成泄泻。若能从补益脾肾着手，尤其从肾虚治疗，往往可获救。另外已有多项临床研究表明，肠易激综合征存在血液黏滞性增高，血流减慢，红细胞聚集性、血液黏稠度增高等血流变学改变，该患者舌淡黯有瘀斑，瘀血症状表现明显，因此在健脾补肾同时联合使用丹参、当归、赤芍等活血化瘀药不仅能起到活血止痛之效，尚能加速肠道黏膜恢复。

典型病案四

　　王某，女，65岁，主因"反复腹泻15年，加重半个月"，于2015年10月8日初诊。

　　患者于15年前与家人生气后出现泄泻，每日3～4次，未在意。此后每于受凉或生气后病情反复，便前腹痛，便后痛减，多次行便常规及肠镜均未见明显异常，诊断"肠易激综合征"，予口服止泻药及调节肠道菌群失调药物治疗，疗效不满意，病情仍时有反复。此次于半月前进食寒凉食物后再次出现腹痛腹泻，便前腹痛，便后痛减，乏力倦怠，纳食无味，心烦，失眠，腰酸，尿频。当地医院化验血常规提示轻度贫血，生化提示血脂升高，肝肾功及电解质无异常，尿、便常规无异常，便潜血阴性，胃镜检查提示慢性浅表性胃炎，肠镜检查未见明显异常。查体：全身浅表淋巴结未及异常肿大。双肺呼吸音清，未闻及干湿啰音，心率78次/min，律齐，各瓣膜听诊区未闻及病理性杂音，腹部平坦，无腹壁静脉曲张，未见胃肠型及蠕动波，腹部柔软，无腹肌紧张，无压痛及反跳痛，无液波震颤和振水音，未触及包块。肝脾肋下未触及。胆囊未触及，无压痛，肝脾肾无叩击痛。自发病以来患者体重下降不明显。

　　初诊：2015年10月8日

　　症见形体消瘦，精神萎靡，腹痛腹泻，便后痛减，纳食无味，心烦，失眠，腰酸，自觉腹部发凉，舌体大，舌质黯，舌尖有瘀斑，苔白，脉沉弦。西医诊断：肠易激综合征。中医诊断：泄泻，证属肝脾不和、肾虚血瘀，治当疏肝健脾、补肾活血、行气止痛，方以四神汤合痛泻要方加味。

　　处方：

炒白术12g	防 风10g	炒白芍30g	陈 皮15g
补骨脂10g	吴茱萸3g	炮 姜8g	肉豆蔻8g
乌 药10g	苍 术10g	五味子6g	丹 参15g
柴 胡10g	枳 壳10g		

　　7剂，每日1剂，水煎分2次服。

　　二诊：2015年10月15日

前方服用 7 剂后腹痛缓解，大便溏薄，每日 1 次，仍感腹部发凉、腰酸、失眠，舌体大，舌质黯，舌尖有瘀斑，苔白，脉弱。上方减苍术、五味子，加附子、炒杜仲以加强补肾助阳、散寒止痛之功，加茯神、枣仁以养心安神、改善睡眠。

处方：

炒白术 12g	防　风 10g	炒白芍 15g	陈　皮 15g
补骨脂 10g	吴茱萸 3g	炮　姜 8g	肉豆蔻 8g
乌　药 10g	附　子(先煎)10g	炒杜仲 15g	丹　参 15g
柴　胡 10g	枳　壳 10g	茯　神 15g	枣　仁 30g

14 剂，每日 1 剂，水煎分 2 次服。

三诊：2015 年 10 月 29 日

患者服上方 14 剂后腹痛症状已消失，腰酸、腹部发凉明显缓解，大便成形，睡眠改善，舌淡胖苔薄白，脉沉。上方加工成水丸，连服两个月，以巩固疗效。

按语

根据本病例患者症状，西医诊断为 IBS（腹泻型），中医诊断为泄泻，辨证属肝脾不调、肾虚血瘀型。药用痛泻要方调和肝脾，重用白芍缓解腹痛之急，加柴胡、枳壳条达肝气取四逆散之意，加苍术健脾燥湿，使肝气调畅，脾土健运，贼木难乘；补骨脂、肉豆蔻、吴茱萸、炮姜温补脾肾阳气；乌药、丹参行气化瘀止痛。二诊腹痛好转，大便仍稀，腰酸、腹部发凉症状仍较明显，则减缓柔肝之力，加大补肾温阳之功，于上方减白芍用量，加附子、炒杜仲补肾助阳，茯神、枣仁安神助眠，使疗效事半功倍。三诊诸症好转，改为丸药巩固治疗，以免复发。

肠易激综合征发病诱因常与情志有关。有数据表明 IBS 患者抑郁发病率为 76%，焦虑发病率为 10%。肝主谋略，肝气条畅则心情愉悦，肝气太过或不及则容易造成郁怒、急躁、焦虑等不良情绪。若在脾虚的基础上出现肝气不调，则易导致贼木乘土、土虚木乘的病机，更易发生本病。因此用药时，应注重调和肝脾，将柔肝、疏肝与健脾、运脾结合。但临床中常遇到患者除大便不成形外，常伴四肢有发凉、腰腹部怕凉、喜食温热、腰酸尿频等肾阳虚表现。脾胃为后天之本，肾为先天之本，脾胃之气、阳源于肾气、肾阳。肾是元气、元阳始发之脏，泄泻日久，脾脏受损必由脾及肾，出现脾肾阳虚的表现。温补肾阳则元阳充足，间接起到补益脾阳之效，因此用药还常要兼顾温补肾阳，以吴茱萸、肉豆蔻、补骨脂、肉桂等药佐之，方能起到事半功倍之效。

典型病案五

张某，女，54 岁，主因"大便不通伴恶心呕吐 1 个月"，于 2014 年 4 月 30 日初诊。

患者自述曾与家人生气，引起胸闷及腹部不适。2014 年 3 月 18 日前连续 5 天吃米线，此后未解大便，后又连续吃两顿年糕，至 3 月 21 日出现恶心呕吐，剧烈腹痛，无其他伴随症状。于当地医院拍腹部平片显示明显肠胀气。电解质示：钾 4.17mmol/L，钠 138.9mmol/L，氯 104.5mmol/L，钙 2.07mmol/L，初步诊断为"不全性肠梗阻"，给予胃肠减压、补液、抗感染等（具体药物不详），并通便灌肠、肛管排气，于 3 月 26 日症状有所减轻则进食少量流食，3 月 29 日上述症状复发，再拍腹部平片示：大量气液平面。转入另一家医院，复查电解质示：钾 3.30mmol/L，钠 140.7mmol/L，氯 104.5mmol/L，钙 2.1mmol/L，尿酮体（+++）。腹部 CT 提

各论

示：肝右叶下段低密度影；结石性胆囊炎并周围粘连；肠腔广泛积气、扩张并小气液平面。诊断"肠梗阻、低钾血症、肝囊肿"。继续按原方案治疗。4月14日气液平面消失，次日进食后症状再次复发。再次禁食、胃肠减压、补液、抗感染等治疗，在治疗过程中，患者腹痛难忍，恶心呕吐，胸闷憋气，烦躁不安，对各种西药口服及针剂表现不能耐受，拒绝西药治疗，通便灌肠后仅排出少许粪渣，做腹部CT未见异常。4月21日转来我院寻求中医治疗。就诊时情况：患者腹胀腹痛，一周未解大便，泛酸、胃灼热，恶心呕吐，偶有头晕耳鸣，失眠多梦，腰膝酸软，胸痹心痛，小便正常，舌红少苔，有瘀斑，脉细涩。查体：精神不振，T 36.4℃，P 82次/min，腹部压痛明显，可见胃形、肠形蠕动波，腹部听诊未闻及明显肠鸣音，舌红、苔黄燥，脉弦滑。腹部平片示：可见多个大小不等气液平面。血常规正常。全腹部CT提示：肠梗阻，肝囊肿。电解质示：钾3.98mmol/L、钠127mmol/L、氯92.3mmol/L、钙2.35mmol/L。追问病史，近1年来反复出现便秘。查体：全身浅表淋巴结未及异常肿大。呼吸节律整齐，呼吸运动两侧对称，触觉语颤两侧基本一致，未及胸膜摩擦感。心音有力，心律齐，各瓣膜听诊区未闻及杂音，腹平，腹硬压痛，无反跳痛，未见肠型，墨菲征（−），肝脾肋下未及，肝肾区无压痛，移动性浊音（−），肠鸣音正常，双下肢无水肿。常规禁食，应用补液、营养支持等静脉点滴均引起腹胀、呕吐、胸闷等，症状反而加重，故停用。

初诊：2014年4月30日

症见乏力，纳差，腹胀腹痛，一周未解大便，泛酸、胃灼热，恶心呕吐，偶有头晕耳鸣，失眠多梦，腰膝酸软，小便正常，舌红少苔，有瘀斑，脉细涩。考虑患者虽有1月未能正常饮食并伴有恶心呕吐，但从查体、舌脉象及实验室检查来看，患者属邪气至盛，正气仍存之象。

中医诊断：便秘，证属肝胃不和、肾虚血瘀、热结腑实，治宜清肝利胆和胃、补肾活血、泄热通腑，故在治疗上仍暂禁饮食，但不禁药。

处方：

柴　胡 10g	厚　朴 10g	竹　茹 8g	陈　皮 10g
半　夏 9g	熟地黄 15g	肉苁蓉 10g	当　归 15g
丹　参 15g	川　芎 10g	枳　实 10g	炒莱菔子 12g
茯　苓 20g	何首乌 6g	枇杷叶 10g	苏　叶 10g
生大黄(后下)10g	娑罗子 9g		

7剂，每日1剂，水煎分2次服。

处方：

玄　参 20g	麦　冬 15g	枳　实 15g	鸡血藤 15g
厚　朴 15g	蒲公英 15g	槟　榔 12g	芒　硝 6g

水煎400ml分200ml灌肠，每日2次。

灌肠3天后，患者排出较多粪渣，有一枚鹅卵大小粪块，质地坚韧，以后每天排出十余枚黑色坚韧粪块，大如鸭卵，小如弹子，或附着黏液，连续二十余日。为使其尽快恢复胃气，排便后即嘱患者少量进服汤水，原有腹胀腹痛、恶心呕吐、口干口苦、胸闷心慌、泛酸等症状逐渐缓解，精神明显好转，5月16日自行排出稠糊状大便约100ml，腹部立位平片提示肠梗阻解除。考虑中药的刺激性，灌肠改用温水，2天后停止灌肠。

处方：

玄　参 15g	黄　芪 30g	薏苡仁 30g	生白芍 15g

生白术 12g　　　枳　实 10g　　　茯　苓 20g　　　娑罗子 9g

焦麦芽 15g　　　焦神曲 15g　　　焦山楂 15g　　　厚　朴 10g

槟　榔 10g　　　枇杷叶 10g　　　酒大黄 10g

7剂，每日1剂，水煎分2次服。

此后每日自行解大便一至两次，均成形或稠糊状，排便顺利，未见脓血及黏液。复查电解质、血常规等检查均正常，舌象转为淡红、苔薄白，脉稍弦，期间复查结肠镜检查未见异常，于5月27日出院。

随诊1月未复发。

按语

本案例患者为肠易激综合征（便秘型）的一个典型病案。患者既往有长期便秘病史，按病理生理学机制，临床将功能性疾病所致的便秘分为慢传输型、排便障碍型、混合型和正常传输型。慢传输型便秘表现为结肠传输时间延长，主要症状为排便次数减少、粪便干硬和排便费力；排便障碍型便秘表现为排便过程中腹肌、直肠、肛门括约肌和盆底肌肉不能有效地协调运动，直肠推进力不足从而导致直肠排空障碍，常见临床症状表现为排便费力、排便不尽感、排便时肛门直肠堵塞、排便费时需要手法辅助排便等。混合型便秘存在结肠传输延缓和肛门直肠排便障碍的证据。正常传输型多见于便秘型肠易激综合征患者，发病与精神心理异常有关。

本例患者本次发病为生气及饮食不节叠加因素诱发，致其胃肠动力学发生异常，胃肠道出现高敏反应。患者所吃食物中含有大量胶状物质，形成的粪便胶着黏滞，在粪便通过肠道时，肠管发生蠕动紊乱、痉挛，致使粪便进一步胶着成球状，更加重肠管阻塞，肠腑枢机不利，气机闭塞，不通则痛，故产生强烈腹痛、腹胀，进而更加烦躁；肝气不舒，横逆犯胃，肝胃不和，肝气夹胃气上逆而呕吐；日久耗气伤津，虚弱无力；所以治疗就是要打通肠腑。中医辨证为肝胃不和、肾虚血瘀、热结腑实，在治疗上禁食，但不禁服中药。应用柴胡温胆汤合大承气汤加减，并清热通腑之剂灌肠，共奏清肝和胃，泄热通腑之效，并予熟地、肉苁蓉、当归等药，滋而不腻，补而不燥，具有滋补肝肾功能，加入枳实对胃肠平滑肌呈双向作用，既可兴奋胃肠道平滑肌，使其收缩加强，蠕动加快，又可降低胃肠平滑肌张力，减缓蠕动；川芎行血中之气，以行活血行气之功，与丹参、鸡血藤合用则补血而不滞血，与白芍合用则辛散伍酸收，使行血而不耗血动血。坚持用药二十余日，在梗阻尚未完全解除之时，为尽快恢复患者胃气，即鼓励其少量进服汤水，逐渐增强营养。在此同时，给患者做好解释工作，使其解除紧张情绪，消除心理负担，增强信心，最终收效颇佳。在临床上，肠易激综合征便秘型比较少见，这一案例提示我们一定要全面评估患者状态，尽量杜绝漏诊、误诊，在辨证的基础上思路广泛灵活，多方位治疗，使患者最大获益。

典型病案六

梁某，女，51岁，退休工人，主因"便秘2年余"，于2014年1月15日初诊。

患者于2012年1月开始出现大便秘结，质硬，无便血及黏液，伴头痛、头晕、心烦、口干、易饥饿。曾在当地医院按慢性结肠炎治疗（服药不详），效果不佳。化验血、尿常规正常，大便常规正常、潜血阴性，血沉正常，腹部超声未见明显异常，电子全结肠镜检查提示结肠黏膜轻度充血水肿、肠运动疑似活跃，先后服用麻仁润肠丸、清热解毒、理气通便等药物

各　论

治疗，头痛、头晕、烦躁、口干等症状可稍缓解，大便仍秘结不行。1个月前因泌尿道感染自行口服大量寒凉药品及抗生素治疗后，逐渐出现精神疲倦、心悸、气短、心烦、胸闷，大便10余日一行，且无便意。患者同时还患有甲状腺结节、闭经，时有腹胀、头痛、眠差、畏寒、四肢厥冷。舌体胖大、有齿印，舌质淡黯、有瘀斑，苔白厚，脉沉细弱。查体：全身浅表淋巴结未触及异常肿大。双肺呼吸音清，未闻及干湿啰音，心率68次/min，律齐，各瓣膜听诊区未闻及病理性杂音，腹部平坦，无腹壁静脉曲张，未见胃肠型及蠕动波，腹部柔软，无腹肌紧张，无压痛及反跳痛，无液波震颤和振水音，未触及包块。肝脾肋下未触及。胆囊未触及，无压痛，肝脾肾无叩击痛。移动性浊音(-)，肠鸣音正常，双下肢无水肿。

初诊：2014年1月15日

症见形体偏胖，精神萎靡，纳差，心烦，口干，口中异味，腹胀，大便秘结，6～7日一行，量少，腰酸，畏寒，舌体胖大、有齿印，舌质淡黯、有瘀斑，苔白厚，脉沉细弱。中医诊断：便秘，辨证为肾阳虚衰，阴寒内盛，气机阻滞，肠道传导失职，复又肠道津血亏虚无以润养，艰涩难行。治宜温阳益气、养血润肠、温通开结。予附子理中汤加减。

处方：

| 附 子^(先煎)10g | 人 参^(另煎兑服)5g | 生白术12g | 干 姜5g |
附　子^(先煎)10g　　人　参^(另煎兑服)5g　　生白术12g　　干　姜5g

生当归10g　　丹　参15g　　熟地黄15g　　何首乌6g

肉苁蓉10g　　厚　朴10g　　麦　冬15g　　火麻仁15g

14剂，每日1剂，早晚水煎服。

二诊：2014年2月1日

前方服用14剂后，精神状态较前好转，畏寒、腰酸减轻，大便时较前稍顺畅，仍干燥秘结，伴腹胀，无便意，考虑患者刚退休，心情失落，结合甲状腺结节病史，考虑不仅肾阳亏虚，还有肝气郁结表现，上方中加入生山楂15g、木香6g、砂仁6g、郁金10g。

处方：

附　子^(先煎)10g　　人　参^(另煎兑服)5g　　生白术12g　　干　姜5g

生当归10g　　丹　参15g　　熟地黄15g　　何首乌6g

肉苁蓉10g　　厚　朴10g　　麦　冬15g　　火麻仁15g

生山楂15g　　木　香6g　　砂　仁^(后下)6g　　郁　金10g

7剂，每日1剂，早晚水煎服。

三诊：2014年2月8日

患者自诉服药前两日症状改善不明显，第5天开始觉腹部肠鸣音亢进，大便1次，量多，便后自觉全身轻松舒畅。效不更方，续服4剂复诊，大便现三日一行，有便意，排便顺利，质软，头痛、睡眠差等症均较前明显缓解。考虑患者阳气已生，阴寒内盛病症已除，但气机仍失调，气血仍未恢复，故更方为润肠丸加减。

处方：

生地黄15g　　当　归15g　　火麻仁15g　　桃　仁10g

枳　壳10g　　何首乌15g　　肉苁蓉10g　　生山楂15g

佛　手10g　　木　香6g　　砂　仁^(后下)6g　　生白术12g

10剂，每日1剂，早晚水煎服。

复诊：自诉甲状腺结节较前减小，经潮，诸症已解。追访半年，症状无复发。

按语

本例患者乃因长期便秘,过服苦寒泻下之品发展而来,病程较长,难以速愈,须首先固护阳气。便秘时间日久,病前曾在气血不足、阳气亏虚时用大量寒凉之品折损其阳气,病后又用通下法使其更加虚衰。肾阳耗损乃病之所在,方中熟附子、干姜温肾回阳,人参、白术、当归、熟地、首乌益气补血,肉苁蓉、麦冬、火麻仁润肠通便,厚朴疏通肠道气机,病症迎刃而解。

便秘属于肠易激综合征的少见类型,因其属于功能型肠病,肠镜检查一般无明显异常改变,所以容易被患者忽略,往往自服或滥用泻药,或就医后久服苦寒泻下之品,进而损耗阳气,出现一系列阳虚证候;或过分注重滋阴和润肠,无疑是南辕北辙。肾居下焦,本为水脏,恣食寒凉,或过用苦寒药物,损伤阳气,真阳不足,肾阳虚衰,温煦无力,则阴寒内结,凝结肠道,使肠道传导功能受阻,即所谓"冷秘"。这正如严冬时节,水面冰冻。但此时舟楫难行并非因津液干枯之"无水难行",而是阴寒使水"冻而不行",若误用寒凉滋润药物生津润肠,不考虑其阳虚之本,则病情反复,阳气愈伤,病程加长,贻误治疗。因此,对于此阳气虚、阴寒内结之便秘,不能盲目苦寒泻下,或只润肠通便而不固护阳气,则虽一时效果显著,但治标不治本,病情易反复发作,给患者造成持久的困扰。

典型病案七

张某,女,45岁,主因"大便次数增多1年余,加重1周",于2015年6月10日来就诊。

患者于2014年5月因进食寒凉后出现大便次数增多,1日2~3次,便质稀溏,无黏液脓血便,时有腹痛肠鸣,就诊于当地诊所服用止泻药(具体不详)后缓解,但随后受凉或情绪不舒时易诱发。1周前患者因受凉再次出现大便次数增多,日解4~5次,便稀溏,无发热、恶心呕吐及黏液脓血便。目前患者腹痛肠鸣,嗳气时作,纳差乏力,形寒肢冷,腰膝酸软,肛门坠胀,小便尚调,夜寐欠佳,舌质淡黯,苔白,脉沉细弦。查体所见:全身皮肤无黄染及出血点,浅表淋巴结未触及肿大。眼睑无浮肿,双肺无异常,心率68次/min,律齐,各瓣膜听诊区未闻及杂音。腹软,无肌紧张,无明显压痛及反跳痛,未触及包块,肝脾肋下未触及,无移动性浊音,肝脾肾区无叩击痛,肠鸣音正常。脊柱及四肢无畸形,双下肢无水肿。查血常规、大便常规+潜血、大便培养及无痛电子肠镜均未见明显异常。

初诊:2015年6月10日

症见乏力,纳差,时有腹泻,日4~5次,伴腹部隐痛,肠鸣,嗳气时作,形寒肢冷,腰膝酸软,肛门坠胀,小便尚调,夜寐欠佳,舌质淡黯,苔白,脉沉细弦。西医诊断:肠易激综合征(腹泻型);中医诊断:泄泻,证属脾虚肝郁、肾阳不足证。治宜疏肝健脾,温肾止泻。

处方:

党　参20g	炒白术12g	茯　神15g	炒山药15g
薏苡仁20g	莲子肉15g	芡　实15g	桂　枝8g
炒白芍15g	炒防风8g	陈　皮8g	炮　姜8g
补骨脂10g	肉豆蔻10g	吴茱萸5g	炙甘草6g

7剂,每日1剂,水煎分2次服。

二诊:2015年6月17日

患者上方服用7剂后,乏力改善,纳食增多,大便次数减少至一日2~3次,仍不成形,腹痛肠鸣减轻,形寒肢冷、腰膝酸软症状仍在,睡眠好转,舌黯苔白,脉沉细弦。治疗守上方加强温肾活血之品,用健脾补肾活血之法。

处方:

党　参20g	炒白术12g	茯　神15g	炒山药15g
薏苡仁20g	莲子肉15g	芡　实15g	桂　枝8g
炒白芍15g	炒防风8g	陈　皮8g	炮　姜8g
补骨脂10g	肉豆蔻10g	吴茱萸5g	炙甘草6g
附　子(先煎)8g	炒杜仲10g	丹　参10g	赤　芍15g

7剂,每日1剂,水煎分2次服。

三诊:2015年6月24日

患者上方服用7剂后,腹痛肠鸣症状消失,大便基本成形,一日1~2次,乏力、畏寒、腰酸继续改善,舌淡黯苔白,脉沉细。治疗减疏肝之品,继续守上方服用。

处方:

党　参20g	炒白术12g	茯　神15g	炒山药15g
芡　实15g	桂　枝8g	炒白芍15g	炮　姜8g
补骨脂10g	肉豆蔻10g	吴茱萸5g	炙甘草6g
附　子(先煎)8g	炒杜仲10g	丹　参10g	赤　芍15g

14剂,每日1剂,水煎分2次服。

四诊:2015年7月8日

患者上方服用14剂后,诸症基本消失,大便成形,一日1~2次,偶有进食生冷后出现大便稀溏,舌淡红苔薄白,脉沉。上方减丹参、赤芍,继续温补脾肾巩固治疗14剂,并嘱患者严格忌口,禁食生冷。

五诊:2015年7月25日

患者上方服用14剂后,自觉症状已不明显,大便成形,一日1~2次,舌淡红苔薄白,脉沉。改为右归胶囊继续口服1月。

按语

本例患者为工人,长期辛苦劳作,饮食不规律,易引起脾胃受损,运化失职,加之平素常情绪不舒,肝气郁结,失于疏泄,木郁乘土,进一步加重脾胃虚弱,如此则水谷难化,失于健运,清浊难分,肠道传导失司,发为泄泻。肾为先天之本,内寓真阴真阳,泄泻日久不愈,伤及真阳,加之后天失于充养,从而引起肾阳不足,因此选用疏肝健脾化湿、理气活血、温肾固涩法。方中党参、白术、山药、炙甘草及莲子肉、芡实健脾益气止泻;茯神、薏苡仁健脾渗湿;桂枝温阳利水;白芍、防风、陈皮疏肝理气;炮姜、补骨脂、肉豆蔻、吴茱萸温肾固涩止泻,辅以丹参、赤芍活血化瘀,使瘀去则气血畅通,通则不痛。全方脾肝肾同调,虚实兼顾,效果彰显。

第二节　失代偿期肝硬化(臌胀)

肝硬化是临床常见的慢性进行性肝病,由一种或多种病因长期或反复作用形成的弥漫性肝损害。早期肝功能尚可代偿,发展到一定程度超出肝功能的代偿能力,称为肝硬化失代偿期,主要临床表现为肝细胞功能减退和门静脉高压所致的症状和体征。肝细胞功能减退临床表现为乏力、体重减轻、面色晦暗、蜘蛛痣、肝掌和毛细血管扩张、双下肢水肿以及厌食、腹胀,对脂肪、蛋白质饮食耐受性差,晚期可引发中毒性肠麻痹。门静脉高压临床表现为腹腔积液,牙龈、鼻出血,皮肤紫斑、出血点或有呕血、黑便等消化道出血表现。其中以消化道出血及腹腔积液为最突出表现。腹水是晚期肝硬化失代偿期的重要表现,是由于患者本身的肝功能退化,肝脏合成白蛋白能力下降,同时患者的肾小球滤过率下降发生水钠潴留,腹水反复发作,给治疗带来一定的难度。西医多采取休息、限盐、限水、补充白蛋白及维生素、保肝、利尿等支持治疗,疗效不够理想。我国自 50 年代就开始了中药抗肝纤维化的研究,大量资料表明中药对肝纤维化有确切的疗效,且有抗肝脏炎症、抑制病毒的复制、改善肝脏血液循环、利尿等作用。

本病属中医学的"臌胀"范畴。是指肝病日久,肝脾肾功能失调,气滞、血瘀、水停于腹中所导致的以腹部胀大如鼓,皮色苍黄,脉络暴露为主要临床表现的一种病证。病位在肝、脾、肾。多由于酒食不节、湿热疫毒、情志所伤或他病如黄疸、胁痛等转化而来,一般病程较长,出现本虚标实、虚实夹杂之证,其病机转归往往先在气、后及血,先伤肝、后伐肾,最终导致肝肾俱亏,瘀血阻络,日久成积。本虚标实、虚实夹杂是本病主要病机特点。治疗上应攻补兼施,采取健脾益肝补肾活血利水法治疗。

肝属木,肾属水,肝藏血,肾藏精。肝与肾关系密切,一方面,肾为肝之母,母实则子壮,水涵则木荣,肝依赖于肾水的滋养才得以适其柔润之体,从而发挥其正常功能。肾藏精与肝的疏泄功能亦相互协调、相互抑制。同时,肝血既来源于脾气之化生,又依赖于肾精之滋养,而肾精又由血化精而成,厥阴必待少阴之精足方能血充气畅,疏泄条达。正如《张氏医通》所说:"气不耗,归精于肾而为精,精不泄,归精于肝而化清血。"另一方面,肝肾通过精气相互灌注而沟通联系。肝肾同居下焦,内寄相火,水火相济,对人体之阴阳平衡起着重要的协调作用。病理上肝病及肾,则称为"子病及母"。慢性肝病中肝脾俱病,脾之运化失职,清阳不升,水谷之精微不能输布以荣养全身脏器;浊阴不降,水湿不能敷布以排出体外。病延日久,肝脾日虚,进而累及肾脏,而成脾肾阳虚之证,临床表现为胁痛腰酸,乏力腿沉,面黄晦暗,精神萎靡,畏寒肢冷,食纳不香,完谷不化,大便稀溏,小便清长,舌淡、苔白,脉沉弱等;亦可出现肝肾阴虚之证,临床表现为胁痛腰酸,手足心热,低热口干,失眠多梦,急躁易怒,大便干燥,小便短赤,舌嫩红、少苔,脉细数。因此,在慢性肝病治疗中,要遵从"肝肾同源"的观点。现代药理研究表明女贞子、旱莲草、淫羊藿、菟丝子在肾虚型 HBV(乙型肝炎病毒)携带者中增加血清 HBeAg 转阴及转换方面有较好疗效,并且在降低 HBV-DNA载量,提高机体免疫应答机制等方面有明显疗效。

久病入络,肝血瘀阻是慢性肝病发展的必然转化,这与肝的生理病理特点密切相关。肝主疏泄,以气为用,司人体气机转输畅达;肝主藏血,以血为体,司血液的贮藏与调节。这种特性保证了机体正常的气机升降及血的输布运行,亦成为瘀血易成的生理基础。《素问·五脏生成》王冰注有言:"肝藏血,心行之。人动则血运于诸经,人静则血归于肝藏,肝主血海故。"说明肝藏血和调节血量功能是维持血液在经脉内正常流动的必要条件。这种生理功能决定了其在病理状态下易致肝血瘀阻。瘀血不祛,新血不生,患者面色晦暗,肌肤甲错;血瘀脉络滞留周身,则见肝掌、蜘蛛痣、腹壁静脉曲张,即所谓"蛛丝血缕、青筋暴露"。瘀血聚于胁下,日久不化则成瘕积痞块,患者有肝脾大或肝萎缩、质地硬的表现。肝不藏血,血不归经,著于上则齿鼻出血,著于肠胃则见呕血、黑便。同时也可见到舌质紫黯或有瘀点瘀斑，脉沉细或涩等。另外，肝硬化患者凝血因子合成障碍、凝血酶原时间延长等病理变化无不与中医"肝藏血"认识一致。瘀血阻络为肝硬化的主要病机，这一概念已逐渐被接受，越来越多的实验研究也证实肝血瘀阻是肝硬化的主要病理基础。

中医在肝硬化的治疗中，能从整体出发，针对了疾病的普遍规律，以补肾养肝、化瘀通络为治则，通过滋水涵木、补肾养肝，使肝体得健、肝用得畅，更好地发挥肝"藏血""疏泄"的生理作用；同时辅以活血化瘀通络，使瘀血得消，气机得畅，则积聚无以形成，使患者的症状、体征最大限度地得到改善或消退；并能有效地改善肝功能、肝纤维化指标。

典型病案一

谢某，男，46 岁，主因"乏力纳差 3 年余，腹胀、黄疸 5 个月余"，于 2016 年 3 月 12 日初诊。

患者于 2013 年初无明显诱因出现乏力，食欲减退，无腹痛、腹胀、腹泻，无呕血、黑便、黄疸等不适，未引起注意。1 个月后自觉上述症状逐渐加重，遂到当地诊所就诊，给予相关治疗后效果欠佳。5 个月前无明显诱因出现腹胀、黄疸，无呕血、黑便等伴随症状，遂于外院就诊，血生化提示谷丙转氨酶（ALT）88U/L，谷草转氨酶（AST）69U/L，总胆红素（TBIL）39.6μmol/L，甲胎蛋白（AFP）982ng/ml，总蛋白（STP）50g/L，白蛋白（ALB）29g/L。B 超提示：肝硬化，门静脉主干内经 13mm，脾厚 42mm，胆囊壁毛糙，腹腔积液；诊断：肝硬化伴腹腔积液。患者既往有"乙型病毒性肝炎"病史 10 年余，否认长期饮酒史。查体：无扑翼样震颤，肝病面容，四肢见色素沉着，前胸面颈部见数枚蜘蛛痣，双手见肝掌，全身皮肤及巩膜黄染，全身浅表淋巴结未及肿大，口唇无发绀，颈静脉无怒张。眼睑无浮肿，双肺呼吸音清，未闻及干湿性啰音，心率 68 次 /min，律齐，各瓣膜听诊区未闻及病理性杂音。患者直立时下腹部饱满，仰卧时腹部两侧膨隆呈蛙状腹，见脐疝，无腹型及胃肠蠕动波，见腹壁静脉曲张，脐以上腹壁静脉血流方向向上，脐以下腹壁静脉血流方向向下，剑突下轻压痛无反跳痛，肝肋下 3cm 可触及，质硬，表面欠光滑，脾脏轻度增大，墨菲征阴性，液波震颤阳性，移动性浊音阳性，肝上界位于右侧锁骨中线第 5 肋间，肝区轻度叩痛，双肾区无叩痛，肠鸣音 4 次 /min，四肢轻度凹陷性水肿，四肢肌力正常。

初诊：2016 年 3 月 12 日

症见面色黧黑，手、胸、脚均有蜘蛛痣并瘙痒，周身浮肿，下肢尤甚，腹胀大如鼓，右上腹痛，腹胀，食后更明显，纳少，大腹青筋露，尿少，口干，不欲饮，气短乏力，少寐肢冷，偶有嗜睡、多梦、自汗，唇色紫黯，舌质紫黯伴有瘀斑，脉细弦数。予保肝药物对症治疗后，复查血生化提示谷丙转氨酶（ALT）70U/L，谷草转氨酶（AST）51U/L，总胆红素（TBIL）29.6μmol/L，总蛋白（STP）53g/L，白蛋白（ALB）32.5g/L。中医诊断：臌胀，证属肝血瘀阻、肾虚水停，治宜补肾活血、软坚利水。

处方：

酒大黄 10g	土鳖虫 10g	桃　仁 10g	茯苓皮 15g
败酱草 20g	肉苁蓉 10g	熟地黄 10g	板蓝根 15g
黄　精 20g	丹　参 15g	郁　金 10g	延胡索 10g
杜　仲 10g	丝瓜络 10g	当　归 12g	五灵脂 10g
黄　芪 25g	生山楂 15g	金钱草 30g	

14 剂，每日 1 剂，水煎分 2 次服。

二诊：2016年3月28日

患者服上药14剂后，蜘蛛痣减少，瘙痒减轻，纳差，四肢仍浮肿，腰膝酸软，畏寒，大便初硬后溏，舌质淡黯伴有瘀斑，脉弦细。治宜活血化瘀、健脾补肾利水。

处方：

党 参15g	茯苓皮15g	酒大黄10g	肉苁蓉10g
熟地黄10g	土鳖虫10g	桃 仁10g	黄 精20g
败酱草20g	丝瓜络10g	猪 苓12g	金钱草30g
浮 萍9g	郁 金10g	丹 参15g	鳖 甲^(先煎)15g
龟 板15g	石 斛15g	板蓝根15g	

30剂，每日1剂，水煎分2次服。

三诊：2016年4月28日

患者服上方后，蜘蛛痣基本消失，纳佳，上肢水肿消退，乏力畏寒，四肢发凉，身体发沉；腰背冷痛、筋骨痿软，腹仍肿胀，下肢有水肿，两胁痛，尿短赤，舌上瘀斑已消，脉沉细。治宜补肾活血、软坚逐水。

处方：

山茱萸12g	肉苁蓉10g	熟地黄10g	板蓝根15g
酒大黄12g	桃 仁10g	土鳖虫10g	穿山甲^(先煎)10g
鳖 甲^(先煎)15g	五灵脂10g	丹 参15g	郁 金10g
大腹皮15g	延胡索10g	黄 精20g	败酱草20g
当 归12g	茯 苓15g	猪 苓12g	丝瓜络10g

另用甘遂、芫花、商陆等量研末用姜汁调敷神阙穴。

30剂，每日1剂，水煎分2次服。

四诊：2016年5月26日

上方服用30剂后，水肿已消，面色由黯转黄，蜘蛛痣已退，大腹青筋、腹硬基本消除，腹胀已退，小便清长，纳食佳，腰膝酸软、畏寒怕冷症状较前明显好转，舌淡红、苔白，脉细弦。血生化检查提示：谷丙转氨酶（ALT）59U/L，谷草转氨酶（AST）46U/L，总胆红素（TBIL）25μmol/L，总蛋白（STP）55g/L，白蛋白（ALB）34g/L。治宜活血化瘀、补气调肝。

处方：

酒大黄10g	桃 仁10g	土鳖虫10g	黄 精20g
败酱草20g	当 归12g	党 参20g	黄 芪30g
白 术12g	丹 参15g	阿 胶^(烊化)9g	白 芍12g
郁 金10g	茯 苓15g	枣 仁15g	枸 杞15g
五味子6g	板蓝根15g	五灵脂10g	

30剂，每日1剂，水煎分2次服。

2016年7月6日，患者复查肝功能检查已恢复正常，自觉症状亦基本消失，原方继续服用一个月以巩固疗效。先后于2017年1月和7月随诊，肝功能均正常，无自觉症状，但脾肿大未消失。自己能操持家务，做一些轻便劳动。

按语

本病例突出表现为蜘蛛痣、腹部青筋暴露、腹水，为失代偿期肝硬化的典型特征。中医证候特点除了上述肝血瘀阻的表现外，还同时伴随有气短乏力、少寐肢冷、自汗等肾阳虚表现，因此中医诊断明确：臌胀（肝血瘀阻、肾虚水停）。治疗以补肾活血、软坚利水为大法。方中大黄涤荡肠胃之郁结，通经祛瘀血，能改善肝血循环，对增生纤维组织有破坏作用，土鳖虫破宿血积聚，桃仁去滞生新，有"土鳖主开血，大黄主攻瘀，桃仁破瘀血"之说，并有抗肝凝血作用。丹参活血化瘀，消瘀散结。郁金疏肝解郁，行气消肿，祛瘀止痛。补肾以恢复人体正气为主，山萸肉、熟地、杜仲等药补益肾精可恢复肝肾疏泄开阖功能，则水液化生运行及排泄正常，停聚于体内的水液消除，补肾主要培补先天之肾阳，调补肾气，扶助正气，可促进黄疸消退。板蓝根、败酱草清热解毒，凉血排脓，促进肝细胞的再生，改善肝功能疏通及静脉循环的作用。黄精补中益气养阴血益肾精，可防肝脏脂肪浸润，抗肝损伤，故临床对症施合诸药，坚持活血化瘀，涤荡积聚，佐以养阴保肝，终达治疗之目的。

典型病案二

邹某，男，39 岁，主因"反复身目黄染 1 年余，加重伴腹胀 2 个月"，于 2015 年 6 月 7 日初诊。

患者于 2014 年 2 月无明显诱因出现乏力，食欲减退，2 个月后自觉上述症状逐渐加重，并出现面目及周身黄染，伴腹胀、恶心，当地医院诊断为"酒精性肝硬化"，给予保肝、退黄等相关治疗后稍有好转，生气、饮酒、劳累后病情仍时有反复。2 个月前劳累后再次出现病情反复，目前身目黄染，黄色晦暗，腹胀，两胁疼痛不适，餐后加重，恶心欲呕，情绪急躁易怒，腰膝酸困，畏寒肢冷，倦怠乏力，少气懒言，大便溏薄，平均每日 4～5 次，完谷不化，夜尿频多，入睡困难，日渐消瘦。既往饮酒史 20 余年，平均每日 150ml 左右，近期已戒酒。查血生化提示碱性磷酸酶（ALP）89.7U/L，谷氨酰转肽酶（GGT）66.2U/L，总蛋白（STP）44.0g/L，白蛋白（ALB）34.7g/L，血清总胆红素（TBIL）53.8μmol/L，直接胆红素（DBIL）47.1μmol/L，总胆固醇 7.12mmol/L，甘油三酯正常，HBsAg、HBeAg、HBcAb 均（–），凝血酶原时间正常。尿常规示：尿胆原定型试验正常，尿胆红素阳性。腹部超声检查示：肝脏体积缩小，形态失常，被膜凹凸不平；肝脏实质回声增粗、增强，可见不规则片状偏强回声，呈"鹅卵石"样改变，未见明确结节；肝静脉内径明显变细，门静脉内径增宽至 1.4cm，内部血流信号充盈良好，入肝血流流速 25cm/s；胆囊壁增厚水肿，壁厚 1.0cm；脾脏增大 14.6cm×5.3cm，脾静脉增宽，内径 1.2cm；肝周、脾周及腹腔低位可探及大量游离液性暗区，最深处约 5cm。查体：面色萎黄，巩膜及皮肤黏膜轻度黄染，无出血点，全身浅表淋巴结未触及肿大。口唇不发绀，口腔黏膜无溃疡及出血点，扁桃体不肿大，咽部无充血。颈部两侧对称，无颈强直、颈静脉怒张及颈动脉异常搏动，甲状腺未触及肿大，无血管杂音，可见肝掌、蜘蛛痣。眼睑无浮肿，双肺呼吸音清，未闻及干湿性啰音，心率：70 次/min，律齐，各瓣膜听诊区未闻及病理性杂音。腹平软，无明显压痛、反跳痛及腹肌紧张，肝脏肋下未触及，脾脏肋下可及，墨菲征阴性，液波震颤阳性，移动性浊音阳性，肝区轻度叩痛，双肾区无叩痛，肠鸣音 4 次/min，四肢轻度凹陷性水肿，四肢肌力正常。

初诊：2015 年 6 月 7 日

症见身目黄染，黄色晦暗，腹胀，两胁不适，餐后加重，恶心欲呕，情绪急躁易怒，腰膝酸困，畏寒发冷，倦怠乏力，少气懒言，大便溏薄，每日 4～5 次，完谷不化，夜尿频多，入睡困难，舌质紫黯伴有瘀斑，苔白厚，边有齿痕，脉弦细。复查总胆红素（TBIL）60μmol/L，间接胆红素（IBIL）37μmol/L，直接胆红素（DBIL）23μmol/L，谷丙转氨酶（ALT）120U/L，谷草转氨酶（AST）76U/L，余正常。西医诊断：酒精性肝硬化（失代偿期）。中医诊断：臌胀（脾肾阳虚血瘀证）。治宜健脾补肾、活血化瘀。

处方：

黄　芪 30g	茵　陈 15g	薏苡仁 20g	山　药 20g
白　术 12g	党　参 15g	茯　苓 15g	猪　苓 15g
淫羊藿 12g	巴戟天 12g	补骨脂 10g	白扁豆 12g
益智仁 12g	杜　仲 10g	水　蛭 6g	川　芎 10g
赤　芍 10g	草　果 6g		

7剂，每日1剂，水煎分2次服。

二诊：2015年6月14日

上方服用7剂后腹胀、便溏明显减轻，大便呈糊状，每日1次，身目黄染明显减轻，腰膝酸软、乏力、畏寒症状明显减轻，夜尿减少，仍有恶心、情绪急躁症状，舌黯苔白，脉弦涩。效不更方，继守前法，上方加柴胡、郁金继续服用14剂。

处方：

黄　芪 30g	茵　陈 15g	薏苡仁 20g	山　药 20g
白　术 12g	党　参 15g	茯　苓 15g	猪　苓 12g
淫羊藿 12g	巴戟天 12g	补骨脂 10g	白扁豆 12g
益智仁 12g	杜　仲 10g	水　蛭 6g	川　芎 10g
赤　芍 10g	草　果 6g	柴　胡 10g	郁　金 10g

14剂，每日1剂，水煎分2次服。

三诊：2015年6月28日

上方服用14剂后，患者身目黄染、腹胀症状较前缓解，腰膝酸软、畏寒发冷、乏力懒言均明显改善，恶心、情绪状态亦明显好转，大便成形，每日1次，小便调，睡眠改善。舌淡红，苔薄白，脉细。复查肝功能提示总胆红素（TBIL）38μmol/L，间接胆红素（IBIL）20μmol/L，直接胆红素（DBIL）18μmol/L，谷丙转氨酶（ALT）75U/L，谷草转氨酶（AST）40U/L，余正常。效不更方，继用原方14剂。

四诊：2015年7月12日

上方服用14剂后，上述症状继续缓解，复查肝功能恢复正常范围，黄疸消退，诸症消失，续服7剂以巩固疗效。2月后复查，血生化及腹部超声均未见明显异常。

按语

该患者因为年轻，长年生活不规律，饮酒无节制，加之脾气暴躁，初诊时未得到重视，导致病情进展迅速，西医诊断为肝硬化失代偿期明确，中医表现为虚实错杂证，既有腰膝酸困、畏寒发冷、倦怠乏力、少气懒言、大便溏薄、完谷不化、夜尿频多等脾肾阳虚表现，又有两胁不适、急躁易怒、腹胀腹水、舌黯瘀斑等气滞血瘀表现，因此治疗宜健脾补肾、活血化瘀为大法。方中黄芪、党参、山药、白术、茯苓、白扁豆、淫羊藿、巴戟天、补骨脂、益智仁、杜仲益气健脾补肾，柴胡、郁金加强疏肝行气解郁，水蛭、川芎、赤芍三药合用可起到软肝散结化瘀的功用，临床观察该配伍不仅可以减轻肝脏纤维化程度，而且可以改善门脉高压所致的脾功能亢进，并在一定程度上回缩肿大的脾脏，尤其对轻、中度脾大效果明显。患者整个治疗过程中运用补肾活血法贯穿始终，使治疗事半功倍。

典型病案三

周某，男，56岁，主因"心悸、气短2个月"，于2012年5月10日初诊。

患者2个月前以"心衰"入住当地医院，住院期间查超声提示：肝硬化，脾大，大量腹水（未见具体报告）；查血生化提示碱性磷酸酶（ALP）109.7U/L，谷氨酰转肽酶（GGT）86.5U/L，总蛋白（STP）54.0g/L，白蛋白（ALB）31.2g/L，总胆红素（TBIL）57.0μmol/L，直接胆红素（DBIL）49.7μmol/L，总胆固醇8.8mmol/L，甘油三酯正常，HBsAg、HBeAg、HBcAb均（−），凝血酶原时间正常。尿常规未见明显异常。诊断为"肝炎后肝硬化"，住院后先后应用"丹参、门冬酸钾镁合剂及联苯双酯"等药物保肝治疗，并给予补充白蛋白、利尿等治疗后腹水持续不减，复查腹部超声检查示：肝硬化、腹水（大量）、脾大、胆囊受累（未见具体报告）。化验血生化提示谷丙转氨酶（ALT）134U/L，谷草转氨酶（AST）148U/L，总胆红素（TBIL）41μmol/L，白蛋白（ALB）32g/L。既往先天性心脏病、慢性乙型肝炎病史18年余。否认长期饮酒史。查体：无扑翼样震颤，肝病面容，前胸面颈部见数枚蜘蛛痣，未见肝掌，全身皮肤黏膜未见黄染，巩膜轻度黄染，全身浅表淋巴结未触及肿大，口唇无发绀，颈静脉无怒张。眼睑无浮肿，双肺呼吸音清，未闻及干湿性啰音，心率72次/min，律齐，各瓣膜听诊区未闻及病理性杂音。患者直立时下腹部饱满，仰卧时腹部两侧膨隆呈蛙状腹，见脐疝，无腹型及胃肠蠕动波，见腹壁静脉曲张，脐以上腹壁静脉血流方向向上，脐以下腹壁静脉血流方向向下，剑突下轻压痛无反跳痛，肝肋下4cm可触及质硬表面欠光滑，脾脏轻度增大，墨菲征阴性，液波震颤阳性，移动性浊音阳性，肝上界位于右侧锁骨中线第5肋间，肝区轻叩痛，双肾区无叩痛，肠鸣音4次/min，四肢轻度凹陷性水肿，四肢肌力正常。

初诊：2012年5月10日

症见乏力气短，食欲不振，腹胀明显，双下肢轻度水肿，小便黄少，大便秘结。查体：面色萎黄，巩膜轻度黄染，腹部胀满，无脐疝，腹壁静脉曲张，腹水征阳性，双下肢凹陷性水肿，肝掌（−），蜘蛛痣（＋），舌质淡黯，苔薄，脉虚无力。诊断：肝硬化伴腹水。中医诊断：臌胀，证属脾肾两虚、湿热内停、水瘀互结。治宜补肾健脾、清热化湿、活血化瘀。

处方：

肉苁蓉10g	丹　参15g	生牡蛎（先煎）30g	穿山甲（先煎）10g
赤　芍12g	苦　参9g	金银花15g	土茯苓20g
茵　陈15g	败酱草30g	五味子6g	泽　泻10g
车前子（包煎）15g	猪　苓12g	茯　苓20g	党　参30g
黄　芪30g	白　术12g	枸杞子15g	生地黄15g

21剂，每日1剂，水煎分2次服。

二诊：2012年6月2日

上方加减服用21剂后，患者腹胀乏力症状减轻，可以轻度活动，尿量增多，下肢水肿明显减轻，饮食转佳，便秘症状较前好转。复查肝功能：谷丙转氨酶（ALT）45U/L，谷草转氨酶（AST）55U/L，总胆红素（TBIL）28.7μmol/L，白蛋白（ALB）32g/L。查体：面色萎黄，巩膜轻度黄染，腹部胀满较前缓解，无脐疝，腹壁静脉曲张，腹水征阳性，下肢轻度水肿，肝掌（−），蜘蛛痣（＋），舌质淡黯苔薄，脉弱。

处方：

肉苁蓉10g	丹 参15g	生牡蛎^(先煎)30g	穿山甲^(先煎)10g

肉苁蓉10g　　　丹　参15g　　　生牡蛎^(先煎)30g　　穿山甲^(先煎)10g

苦　参9g　　　　金银花15g　　　土茯苓20g　　　　泽　泻10g

车前子^(包煎)15g　猪　苓12g　　　茯　苓20g　　　　党　参30g

黄　芪30g　　　　白　术12g　　　枸杞子15g　　　　生地黄15g

30剂，每日1剂，水煎分2次服。

三诊：2012年7月1日

上方服用8周后，腹胀已不明显，活动后仍觉乏力，双下肢水肿不明显，纳食增加。复查肝功能基本正常，B超示少量腹水。考虑患者虚损症状明显，给予原方加扶正散（白花蛇舌草、灵芝孢子粉、冬虫夏草）配成丸药服用3个月以巩固治疗，并嘱患者调情志、勿过劳、清淡饮食，后复查B超腹水消失，并可进行日常活动。

按语

本病例有多年乙肝病史，因久治不愈导致病情进展发展为肝硬化。初诊时已为肝硬化失代偿期，以腹壁静脉曲张、大量腹水为主要表现。中医辨证属臌胀（脾肾两虚、湿热内停、水瘀互结），治疗上攻补兼施，采取益气健脾补肾以扶正，清热利湿、活血利水以祛邪。有研究表明晚期肝硬化患者外周血免疫细胞比例明显下降，提示免疫功能低下，而免疫功能即中医上所谓正气，正气源于肾脏，故治疗常加用肉苁蓉、穿山甲珠、赤芍、枸杞子、山药等药物补肾益肾，"虚则补其母""肾生骨髓、髓生肝"，补益肾精可恢复肝肾疏泄开阖功能，如此则水液化生运行及排泄正常，停聚于体内的水液消除，黄疸则无从形成，因此晚期肝硬化的治疗中补肾必不可少。另外肝硬化的发展过程从病理看先是"气滞"，随之"血瘀"，终则水蓄。肝郁血瘀，气血运行不畅是水湿停聚的主要环节，故活血化瘀以疏通气血，血脉流畅则痞块、腹水自消，因此治疗肝硬化腹水每一阶段，组方均少不了活血化瘀软坚等药物，常选用丹参、赤芍、三七、桃仁、红花、鳖甲等，对于三棱、莪术、水蛭等破血之品，因可能影响肝主疏泄和肝主藏血的功能而引起动血，致血外溢而出现呕血、便血等危症，则常弃之不用。

典型病案四

贾某，男，48岁，主因"腹部肿胀6个月，加重半个月"，于2015年7月14日初诊。

患者素有饮酒之习，每日饮酒半斤左右，近几年来常因工作压力大，又时常与家人生气，开始自感倦怠乏力、腹胀、嗜睡、双下肢水肿，后渐出现腹水，现小便黄赤不利，大便干，口苦口臭，纳差，齿鼻衄血。当地医院查血生化示：碱性磷酸酶（ALP）92U/L，谷氨酰转肽酶（GGT）67U/L。白蛋白、球蛋白、总胆红素、直接胆红素均在正常范围，总胆固醇7.13mmol/L，甘油三酯正常，HBsAg、HBeAg、HBcAb均（−），凝血酶原时间正常。尿常规示：尿胆原定型试验正常，尿胆红素阳性。行腹部超声检查示：肝脏体积缩小，形态失常；肝脏实质回声增粗、增强，未见明确结节；肝静脉内径明显变细，门静脉内径增宽至1.6cm，内部血流信号充盈良好，入肝血流流速24cm/s；脾脏增大15.2cm×5.9cm，脾静脉增宽，内径1.2cm；腹腔积液。查体：面色鲜黄，巩膜及皮肤黏膜轻度黄染，全身浅表淋巴结未触及肿大。唇色发绀，牙龈无肿胀、溢脓及色素沉着，口腔黏膜无溃疡及出血点。两侧呼吸音清晰，未闻及胸膜摩擦音，胸部正中可见数个蜘蛛痣，无肝掌。心率72次/min，律齐，第一心音无增强，各瓣膜区未闻及杂音和心包摩擦音。腹部膨隆，未见腹壁静脉曲张及蠕动波，腹壁柔软，肝脾肿大，边缘整齐，平滑，无腹肌紧张，无压痛及反跳痛，无液波震颤，未触及包块。肝脾区均无叩击痛，存在移动性浊音。双肾区无叩击痛。肠鸣音正常，3～5次/min，未闻及血管杂音。

初诊：2015年7月14日

症见患者消瘦（近2个月体重减轻近10kg），呼吸较为急促，腹大如鼓，胸部有数个蜘蛛痣，胸腹脉络暴露，身目俱黄，黄色鲜明，唇色紫黯，小便黄赤，大便干结，口苦口臭，齿鼻衄血，舌红有紫斑，苔黄糙，脉弦数。西医诊断：失代偿期肝硬化伴腹水。中医辨证：臌胀，证属湿热蕴结、肝脾血瘀，治宜清热化湿、凉血活血、调和肝脾，方选中满分消饮合茵陈蒿汤加味。

处方：

茵　陈15g	栀　子10g	生大黄10g	赤　芍12g
白茅根30g	车前子^(包煎)30g	茯　苓30g	猪　苓12g
泽　泻10g	厚　朴10g	生黄芩10g	知　母10g
丹　参15g	炙鳖甲^(先煎)20g		

7剂，每日1剂，水煎分2次服。

二诊：2015年7月21日

上方服用7剂后，鼻衄消失，口苦口臭缓解，黄疸已去大半，诸症明显减轻，舌红苔白略腻，脉细弦。热邪已除，治当健脾化湿、通阳利水，方用胃苓汤加减。

处方：

茯　苓30g	猪　苓12g	泽　泻10g	厚　朴10g
白　术12g	桂　枝10g	苍　术10g	陈　皮10g
车前子^(包煎)30g	生黄芪30g	丹　参15g	泽　兰10g
炙鳖甲^(先煎)20g	炙甘草6g		

7剂，每日1剂，水煎分2次服。

三诊：2015年7月28日

上方服7剂，诸症缓解，唯食欲仍欠佳，近日感畏寒怕冷，身体发沉，筋骨痿软。前方加用益肾健脾开胃之品。

处方：

茯　苓30g	猪　苓12g	泽　泻10g	厚　朴10g
白　术12g	桂　枝10g	苍　术10g	陈　皮10g
车前子^(包煎)30g	生黄芪30g	丹　参15g	泽　兰10g
炙鳖甲^(先煎)20g	淫羊藿12g	巴戟天12g	焦山楂10g
焦神曲10g	焦麦芽10g	三七粉^(冲服)3g	炙甘草6g

14剂，每日1剂，水煎分2次服。

四诊：2015年8月13日

继服14剂后，黄疸已退，小便较前通利，腹水明显减少，畏寒怕冷、筋骨痿软症状较前减轻，大便不干，食欲尚好，触诊肝脾明显缩小，舌红苔薄白，脉细。诸症已减，继守前方。

处方：

茯　苓30g	猪　苓12g	泽　泻10g	厚　朴10g
白　术12g	桂　枝10g	苍　术10g	陈　皮10g

车前子^(包煎)30g	生黄芪 30g	丹 参 15g	泽 兰 10g

車前子^{（包煎）}30g　　　生黄芪 30g　　　丹　参 15g　　　泽　兰 10g

炙鳖甲^{（先煎）}20g　　　淫羊藿 12g　　　巴戟天 12g　　　焦山楂 10g

焦神曲 10g　　　焦麦芽 10g　　　三七粉^{（冲服）}3g　　　炙甘草 6g

30 剂，每日 1 剂，水煎分 2 次服。

五诊：上方服至 30 剂，二便通利，腹水已消尽，食欲正常，病已痊愈。

按语

本病例以"腹胀大如鼓，皮色苍黄，脉络暴露"为突出特征。西医诊断为肝硬化失代偿期。中医辨病属"臌胀"范畴。患者因长期工作压力大，情志不遂，气机不畅，内伤肝脾，脉络瘀阻，加之长期饮酒无度，饮食不节，脾气虚损，土虚湿困，气化不行，水湿泛滥，郁久化热，形成湿热蕴结，病情虚实错杂，迁延难愈，久病及肾，气化不利，水不得泄而成臌胀。治疗急则治其标，给予中满分消汤、茵陈蒿汤化裁治疗，清热利湿、化气行水，取得疗效。但该方多苦寒伤胃，因此中病即当改用扶正祛邪之法，方可使邪去不伤正。因此二诊改用胃苓汤健脾化湿、通阳利水，三诊患者出现食欲减退、畏寒肢冷、筋骨痿软等脾肾两虚表现时，加用淫羊藿、巴戟天、焦三仙等益肾健脾和胃之药，使正气充足，则邪气自除。一味丹参贯穿治疗始终，活血化瘀，消瘕散结，配合三七粉使瘀血得消，气机得畅，则积聚无以形成。

典型病案五

张某，男，61 岁，主因"身目黄染伴腹胀 8 个月余"，于 2011 年 5 月 11 日初诊。

患者于 2007 年 3 月在当地医院诊断为"慢性丙型肝炎"，当时应用"聚乙二醇干扰素α-2a（派罗欣）"联合"利巴韦林"抗病毒治疗 1 年，肝功能恢复正常，但 HCV-RNA 未转阴。此后未进行系统复查及治疗。2010 年 8 月，患者由于劳累后逐渐出现腹水、黄疸等症状（具体检查结果不详），在当地医院间断口服保肝药及中草药，疗效欠佳，后住院口服保肝、退黄、补蛋白、利尿等药物治疗 4 个月余，效果不佳，腹水、黄疸时轻时重，遂来本院就诊。患者目前症见面色晦暗，目黄，身黄，腹部高度膨隆，可见赤缕红斑，双下肢水肿，舌质淡胖有齿痕，有瘀斑，苔根白厚腻，脉沉弦无力。患者自诉乏力，怕冷，间断牙龈出血，失眠，纳呆，食后不下，小便量少色黄如浓茶，大便质稀，每日 3～5 次。化验肝功能提示谷丙转氨酶（ALT）66U/L，谷草转氨酶（AST）93U/L，血清总胆红素（TBIL）97μmol/L，血清白蛋白（ALB）27g/L。腹部超声示：肝硬化、脾大、腹水（大量）。

初诊：2011 年 5 月 11 日

症见乏力萎靡，纳差，面色晦暗，身目俱黄，腹胀，餐后加重，腰膝酸困，畏寒，大便溏薄，每日 3～5 次，小便清长，多梦，舌质淡胖有齿痕，有瘀斑，苔根白厚腻，脉沉弦无力。西医诊断：丙肝后肝硬化（失代偿期）。中医诊断：臌胀，证属脾肾阳虚、毒瘀水泛，治宜健脾补肾、活血解毒。

处方：

生黄芪 30g　　　干　姜 10g　　　肉　桂 5g　　　茵　陈 15g

马鞭草 15g　　　丹　皮 12g　　　水红花子 15g　　　猪　苓 12g

三七粉^{（冲服）}3g　　　大腹皮 15g　　　赤　芍 12g　　　白　芍 15g

薏苡仁 20g　　　生麦芽 15g　　　狗　脊 12g　　　炙甘草 6g

14 剂，每日 1 剂，水煎分 2 次服。同时口服熊去氧胆酸（优思弗）。

二诊：2011年5月25日

上药服14剂后，腹水消退近半，尿色仍呈深茶色，食欲大进，大便成形，每日大便2～3次，余症均有好转。继进上方14剂，继续服用熊去氧胆酸（优思弗）。

三诊：2011年6月10日

症见乏力、畏寒，黄疸减轻，大便成形，每日大便1～2次，小便颜色变浅，牙龈出血止，睡眠差。腹部超声示腹水消退，复查肝功能示：谷丙转氨酶（ALT）36U/L，谷草转氨酶（AST）69U/L，血清总胆红素（TBIL）59μmol/L。治宜上方减茵陈、三七，加炒枣仁30g，茯神15g。

处方：

生黄芪 30g	干 姜 10g	肉 桂 5g	茯 神 15g
马鞭草 15g	丹 皮 12g	水红花子 15g	猪 苓 12g
炒枣仁 30g	大腹皮 12g	赤 芍 12g	白 芍 15g
薏苡仁 20g	生麦芽 15g	狗 脊 12g	炙甘草 6g

20剂，每日1剂，水煎分2次服。

四诊：2011年7月2日

患者身目黄疸已退，乏力减轻，小便颜色正常，晨起略黄，睡眠好转，饮食正常，舌质淡红，苔薄白，脉沉稍弱。复查腹部超声示腹水消失；谷丙转氨酶（ALT）26U/L，谷草转氨酶（AST）43U/L，血清总胆红素（TBIL）29μmol/L。停药并嘱其定期复查，避免劳累，低盐高蛋白饮食，少食多餐，避风寒。

随访 2012年1月11日

停药半年复诊，自觉症状不甚明显，复查腹部超声示腹水消失；复查血生化示谷丙转氨酶（ALT）28U/L，谷草转氨酶（AST）35U/L，血清总胆红素（TBIL）21μmol/L。

按语

本病属于中医"臌胀"范畴，亦为中医难治性危重症之一。本病例属于肝硬化失代偿期阶段，诸症呈现出一派脾肾阳虚之象，由于脾失健运，肾阳虚衰，导致腹水、黄疸反复发作。本例患者乏力、纳差、腹胀、畏寒、腰膝酸困等脾肾阳虚表现明显，结合肝硬化患者均有皮肤瘀斑、蜘蛛痣等瘀阻表现的特点，通过辨证辨病相结合，予健脾温肾、活血利水法联合西药熊去氧胆酸（优思弗）终获成功。方中黄芪补气升阳，能鼓舞清阳之气散布三焦，使水得气化；干姜能温阳救逆，水得温而畅行；茵陈为清热利湿，退黄良药，研究表明：茵陈蒿汤所治乃湿热黄疸，而湿性黏腻，与热结合，更不宜速去，故通过将茵陈先煎久煮，使湿热之邪徐徐除之，而全身之黄尽退。生薏苡仁，渗湿健脾，使脾气健运，水道通利，邪有出路。肉桂、马鞭草、水红花子、泽兰、槟榔皮、丹皮、赤芍为臣药；其中肉桂助干姜温肾阳，泽兰、水红花子活血行气，马鞭草、槟榔皮健脾利水，丹皮、赤芍清热凉血，能平抑过亢之阳气，而气血畅通，以防热破血行而出血。佐以少量三七活血止血，以防出血。猪苓、白芍为使药，引诸药入肝，通其气机，疏达伏邪，开其出路，使腹水退、黄疸消。

第三节 溃疡性结肠炎（泄泻、痢疾、便血、肠风）

溃疡性结肠炎（ulcerative colitis，UC），是一种以直肠、结肠黏膜非特异性炎症、溃疡形成为主的病变。病变主要限于结肠的黏膜层，且以溃疡为主；多累及直肠和远端结肠，但可向近端扩展,以至遍及整个结肠。本病可见于任何年龄,主要症状有腹痛、腹泻、脓血便和里急后重感等,病程较为漫长,常反复发作。其主要并发症有出血、穿孔、中毒性巨结肠及癌变等。近年来,本病有增加趋势。目前西医各种治疗方法虽可缓解症状,但均存在一些不可避免的副作用和并发症,病情较易复发,并且多迁延不愈。

溃疡性结肠炎属中医学的"泄泻""痢疾""便血""肠风"等范畴。发病的根本在于脾胃虚弱,湿热是其最主要的致病因素,外因六气、饮食不节、七情内伤、禀赋不足等皆可导致脾气亏虚,胃气失和,脾胃升降失常,传导运化失职,水湿不散,蕴湿生热,湿热壅滞肠腑,阻碍气血运行,影响大肠传导,久而气滞血瘀,肉腐血败,损伤肠络,化为脓血下注而发病。《景岳全书·传忠录》言:"凡泻痢者,水走大肠。"故脾运失常,水湿聚于大肠,是溃疡性结肠炎发病的主要病理环节。脾为阴土,得阳始运,脾之运化,有赖于肾阳的温煦,小肠的分清别浊、大肠对水液的吸收及传导均受肾的气化作用主宰。《景岳全书·泄泻》云:"肾中阳气不足,则命门火衰,阴盛极之时,即令人洞泄不止也。"肾气充盛,气化功能正常则二便正常,肾阳虚衰,关门不固,则不能温煦脾土,可致久泄滑脱,故有"脾阳根于肾阳"之说。因此从脏腑功能失调的标本关系看,其标在脾,其本在肾。溃疡性结肠炎是一种慢性疾患,病程较长,反复发作,缠绵难愈,并且长期反复的泄泻、便血、肠壁溃腐,势必耗伤机体的阳气和阴液,进一步导致肾阴肾阳的虚损,阳虚气弱所致血行迟缓、血寒而凝;或阴虚燥热,耗津灼血,血黏成瘀;肾阳虚或肾阴虚,最终都会进一步导致血瘀血滞,这也是"久病及肾、久病多瘀"的具体体现。另一方面,《素问·痹论》云:"病久入深,荣卫之行涩,经络时疏,故不痛。"说明久病可以使营卫气行不畅,导致经络瘀滞不通。可见,溃疡性结肠炎的发生与发展与肾虚血瘀有着非常密切的关系。故溃疡性结肠炎初发病在脾,久病及肾;初病在气,久病及血;初病在经,久病入络,最后导致脾肾两虚、肝脾不调、瘀湿胶结,最终成为溃疡性结肠炎久治不愈的主要原因。

西医学认为本病发病主要与免疫以及遗传相关,而遗传素质和免疫失调与中医脾肾关系密切。肾藏精,主生殖,先天禀赋差异主要归于"肾",而"肾"特别是"肾阳"与神经内分泌密切相关;脾为元气生成之所,主卫,机体免疫功能与"脾"的功能状态相关。因此通过长期健脾补肾,可以影响神经内分泌网络,调节激素、神经递质、细胞因子的变化与基因表达,从而影响活性物质的释放,改善机体免疫失衡状态。"正气存内,邪不可干",机体免疫功能是人体抵抗病邪的能力,亦是机体内环境稳定的重要因素。近年来,从宏观和微观角度来探讨 UC 血瘀证的本质成为一种趋势,中药从宏观上能有效减轻 UC 血瘀症状,微观上能改善其血液高凝状态。药理研究证实,活血化瘀类方不仅能直接改善微循环状态,促进炎症吸收和组织进一步修复,而且还能通过免疫系统而起到增强抗炎效果和调节免疫功能的作用。活血化瘀方可使瘀血去而新血生,腐肉去而新肌生,加快溃疡的愈合,故其运用应贯穿于本疾病治疗的始终。

典型病案一

赵某,女,53 岁,主因"间断下腹疼痛、腹泻伴黏液脓血便 30 余年,加重 20 余天",于 2010 年 3 月 19 日初诊。

患者 30 年前无明显诱因出现下腹部疼痛、腹泻并伴有黏液脓血便,每日腹泻 8~10 次,肛门有里急后重感,曾于当地医院就诊,查大便常规:黏液(++),白细胞(+++),红细胞（++++）；纤维肠镜检查示：溃疡性结肠炎（全结肠）。予中药口服及灌肠治疗后症状缓解（具体用药不详）。患者每于春秋季节变化及劳累后发作，发作时均采用中药治疗，症状可缓解，具体用药不详，未规律用药。2009 年起患者因下腹痛、腹泻伴黏液脓血便发作较前频繁，就诊于外院消化科门诊，行结肠镜检查示溃疡性结肠炎，予口服泼尼松（50mg/d）、中药汤剂及灌肠治疗后症状缓解，后每次发作腹痛、腹泻、黏液脓血便时均采用中药汤剂口服及灌肠治疗后病情可控制，强的松逐渐减量。20 天前患者劳累后再次出现腹痛，便溏带有脓血，大便每日 4～6 次，于门诊口服中药汤剂及灌肠治疗后症状缓解不明显。症见：下腹隐痛，喜温喜按，腹泻，泻下脓血便，每日 4～6 次，排便不爽，胃部疼痛胀满，食欲不振，头昏神倦。泼尼松用量已于一个半月前减至 10mg/d。结肠镜示：降结肠部溃疡糜烂，结肠息肉。胃镜示：食管上段血管瘤，慢性浅表性胃炎伴糜烂。查体：T 36.8℃，P 82 次 /min，R 18 次 /min。双肺呼吸音清，未闻及干、湿啰音。心率 82 次 /min，律齐，各瓣膜听诊区未闻及病理性杂音。腹部平软，左下腹及右下腹轻度压痛，无反跳痛及腹肌紧张，肠鸣音活跃，约 7～8 次 /min，双下肢无水肿。

初诊：2010 年 3 月 19 日

症见腹部隐痛，以脐下为主，喜温喜按，腹泻大便带脓血，白多赤少，每日 4～6 次，排便不爽，肠鸣辘辘，胃痛胀满，食欲不振，嗳气频作，乏力头昏，面色晦暗，舌质偏黯，苔薄黄，脉细而涩。西医诊断：溃疡性结肠炎。中医诊断：痢疾（休息痢）；证属脾虚失运、湿热蕴肠。治宜健脾清肠、调气化滞；拟方白头翁汤加减。

处方：

白头翁 15g	秦 皮 15g	苦 参 9g	木 香 6g
炒白芍 20g	酒当归 15g	地榆炭 15g	仙鹤草 15g
炒防风 10g	焦三仙^各10g	炙甘草 6g	炒白术 12g
炒扁豆 10g	三七粉^(冲服)3g		

15 剂，每日 1 剂，水煎分 2 次服。

激素治疗方案如下：

泼尼松用量递减至 10mg/d、5mg/d 隔日交替服用，1 个月后减至 5mg/d，再服用 1 个月后减至 5mg 隔日 1 次，服用 1 个月后直接停用。

二诊：2010 年 4 月 6 日

上方服用 15 剂后，脓血显著减少，大便次数每日 2～3 次，仍有腹部隐痛，便前明显，舌黯苔薄，脉细涩。原方去苦参，加炮姜炭 8g、五灵脂 8g、蒲黄 15g。

处方：

白头翁 15g	秦 皮 15g	木 香 6g	炮姜炭 8g
炒白芍 20g	酒当归 15g	地榆炭 15g	仙鹤草 15g
炒防风 10g	焦三仙^各10g	炙甘草 6g	炒白术 12g
炒扁豆 10g	三七粉^(冲服)3g	五灵脂 8g	生蒲黄^{包煎}15g

15 剂，每日 1 剂，水煎分 2 次服。

三诊：2010 年 4 月 22 日

上方服用 15 剂后，诸症减轻，无脓血，仍觉乏力腰酸，舌偏黯苔白，脉细。考虑肠腑湿热渐去，久痢脾虚，命火不足，转从健脾益气，并佐以温肾清化之品。

处方：

党　参20g	炒白术12g	炒山药15g	茯　苓15g
炙甘草6g	炮姜炭8g	炒白芍20g	炒扁豆10g
藿　香8g	地榆炭15g	仙鹤草15g	益智仁10g
补骨脂10g	黄　连6g	焦三仙^各10g	三七粉^(冲服)3g

党　参20g　　炒白术12g　　炒山药15g　　茯　苓15g
炙甘草6g　　炮姜炭8g　　炒白芍20g　　炒扁豆10g
藿　香8g　　地榆炭15g　　仙鹤草15g　　益智仁10g
补骨脂10g　　黄　连6g　　焦三仙^各10g　　三七粉^(冲服)3g

28剂，每日1剂，水煎分2次服。

四诊：2010年5月20日

上方连服28剂后诸症均平，食欲显著改善，大便逐渐成形，每日1～2次。后改为膏方继续巩固疗效。

于2011年9月23日随访，在连续服用1年半中药后复查肠镜未见异常。1年余来腹泻未发，体重从原65千克增加到70千克。

按语

本例患者病史多年，反复发作，发作时下痢赤白，里急后重，当属痢疾范畴，可诊断为休息痢。发作期，湿热伏邪未尽，积垢未除，因此初诊以白头翁汤加减清热化湿、调和气血，获得较好疗效。二诊余症均减，唯腹部隐痛不减，为湿热逐渐消退，久病血脉瘀滞，气血运行不畅，故去苦参防苦寒败胃，加炮姜炭温中散寒，五灵脂合蒲黄为失笑散之意，活血化瘀，行气止痛。但终究病程过长，久病伤及正气，因此三诊湿热尽退病情改善后患者主要表现为乏力、腰酸等脾肾气虚表现，治疗改用益气健脾、温肾清化之品，以巩固疗效。但因该患者患病多年，迁延不愈，病属顽症，故病情稳定后改用膏方以善后。

典型病案二

刘某，男，40岁，主因"反复排黏液脓血便1年，伴下腹隐痛2周"，于2011年12月11日初诊。

患者于2010年开始间断出现排黏液脓血便，当地医院化验大便常规：黏液(++)，白细胞(+++)，红细胞(-)；纤维肠镜检查示：溃疡性结肠炎(全结肠)。诊断为"溃疡性结肠炎"，长期口服"美沙拉嗪"及止泻药对症治疗，饮食不慎时仍会反复。此次于两周前饮酒后再次出现病情反复，每日排黏液脓便7～8次，无出血，伴下腹部隐痛，口干，无发热恶寒、恶心呕吐、嗳气泛酸等，纳食一般，睡眠可，小便正常，舌黯苔薄白，脉弦。查体：全身浅表淋巴结未及异常肿大。口唇无发绀，颈静脉无充盈，颈动脉无异常搏动，甲状腺未触及肿大，气管居中，呼吸运动节律整齐，幅度均匀。呼吸运动两侧对称，触觉语颤两侧基本一致，未及胸膜摩擦感。双肺呼吸音清，未闻及干湿性啰音。心率68次/min，律齐，心音有力，各瓣膜听诊区未闻及病理性杂音，腹部平坦，无腹壁静脉曲张，未见胃肠型及蠕动波，腹部柔软，无腹肌紧张，腹部无压痛及反跳痛，肠鸣音稍活跃，无液波震颤和振水音，未触及包块。肝脾肋下未触及。胆囊未触及，无压痛，肾未触及，输尿管点无压痛。

初诊：2011年12月11日

症见腹泻，多在黎明，伴有脐腹疼痛，泻下多为黏液脓便，粪质稀溏，泻后腹痛则止，四肢怕冷，腹部冷痛喜暖，食欲不振，腰膝酸软，有时腰痛，小便调，舌质淡，苔白，脉沉细。中医诊断：痢疾，证属脾肾阳虚，湿热内蕴。治法：补脾益肾，清热化湿。方药：附子理中汤加减。

处方：

附　子^(先煎)10g	炮　姜9g	吴茱萸5g	丹　参10g
陈　皮10g	山　药15g	薏苡仁15g	木　香5g
砂　仁^(后下)6g	青　皮6g	白头翁15g	秦　皮10g

7剂，每天1剂，煎服2次。并嘱饮食清淡，忌肥腻、辛辣食品。

二诊：2011年12月18日

药后腹泻及脐腹冷痛症状较前减轻，便质稀溏，每天1～3次，未见黏冻及脓血，食欲好转，仍伴有腰部酸痛，余症同前。遂修改处方为四神丸合参苓白术散加减。

处方：

补骨脂10g	吴茱萸5g	五味子6g	肉豆蔻8g
山　药15g	党　参10g	茯　苓10g	炒白术10g
白扁豆10g	砂　仁^(后下)6g	木　香5g	桂　枝10g
黄　连5g	秦　皮10g		

7剂，每天1剂，煎服2次。并嘱饮食清淡，忌肥腻、辛辣食品。

三诊：2011年12月25日

病情显著好转，大便已成形，每天1～2次，偶尔稀溏，脐腹冷痛症状消除，偶有腰部酸楚，饮食、小便均尚可，舌质紫黯，脉沉涩。肠腑湿热渐解，瘀血阻滞，前方加用失笑散。

处方：

补骨脂10g	吴茱萸5g	五味子6g	肉豆蔻8g
山　药15g	党　参10g	茯　苓10g	炒白术10g
白扁豆10g	砂　仁^(后下)6g	木　香5g	桂　枝10g
黄　连5g	秦　皮10g	五灵脂15g	蒲黄炭^(包煎)10g

7剂，每日1剂，水煎分2次服。

四诊：2012年1月8日

病情向愈，大便正常，每天1次，成形，偶尔2次，脐腹部不冷不痛，但饮食不注意，贪食油腻、辛辣后则稍有反复。患者首次提出有早泄情况，遂保留原方四神丸及山药、木香、秦皮、黄连8味药，另加女贞子、旱莲草、山茱萸、菟丝子4味，再用7剂。

处方：

补骨脂10g	吴茱萸5g	五味子6g	肉豆蔻8g
山　药15g	木　香5g	黄　连5g	秦　皮10g
女贞子15g	旱莲草15g	山茱萸12g	菟丝子15g

事隔近2月，患者于2012年3月4日及3月18日，又两次就诊，述大便一直正常，每天1次，成形，仍有早泄，故又修改处方以五子衍宗丸合二至丸加减，但不能不顾及前情，遂保留了前方中的补骨脂、吴茱萸、五味子、山药，两次共服药26剂，早泄亦得到明显好转，后以中成药五子衍宗丸与金匮肾气丸同时服用善后。

按语

溃疡性结肠炎是消化系统的疑难杂症，病程迁延反复难愈，轻重悬殊，严重影响患者生活质量，西医目前缺乏特效药，治愈率较低。中医多表现为虚实错杂，寒热互结。

本病例泄泻当属脾肾阳虚导致的"五更泻"，但因夹有"黏冻"，且腹痛亦较明显，为肠中湿热与气血搏结壅滞而成。故属虚实夹杂，脾肾两虚为本，湿热郁结为标，治疗必须虚实标本兼顾。方用附子理中汤温暖脾肾，木香、砂仁、青皮、秦皮、白头翁等清热化湿、理气导滞。见效后，二诊虽更换四神丸合参苓白术散加减，但治法未变，依然是温补脾肾，兼以清热理气化湿导滞，仍用了木香、砂仁、秦皮、黄连等。三诊湿热渐除，舌质紫黯，脉沉涩，提示病久气血运行不畅，血脉瘀滞，加用失笑散活血化瘀。从四诊至六诊，泄泻已基本治愈，转而治疗早泄，虽说是另外一种病证，但两者之间还是有共同的病理机制，即肾虚，以肾阳虚为主，不过早泄患者肾阴亦虚，必须同时兼补，故用四神丸、五子衍宗丸、二至丸合方化裁，处方用药仍应兼顾原发病。

典型病案三

王某，女，46岁，主因"间断性腹痛腹泻伴水样便1周"，于2007年10月12日初诊。

患者自述平素腰酸膝软，四肢发冷，大便溏泄，带稀如水。1周前适逢经期心情郁闷，因家务事与爱人大吵一架，离家购物途中贪凉饮冷，回家感觉胃腹不舒，未覆被倒头便睡，下午腹痛急迫腹泻水样便4次，自服诺氟沙星（氟哌酸）缓解，次日凌晨5时左右再次腹泻2次。到附近医院查血常规、血生化、血沉均未见明显异常。大便外观未见黏液脓血，大便镜检未见白细胞、红细胞及脓细胞。结肠镜检查见病变部位肠管弥漫性充血，余未见异常。查体：体温正常。全身浅表淋巴结未及肿大。口唇无发绀，颈静脉无充盈，颈动脉无异常搏动，甲状腺未及肿大，气管居中，呼吸运动以胸式呼吸为主，节律整齐，幅度均匀。呼吸运动两侧对称，触觉语颤两侧基本一致，未及胸膜摩擦感。双肺呼吸音清，未闻及干湿性啰音，心率80次/min，律齐，心音有力，各瓣膜听诊区未闻及病理性杂音，腹部平坦，无腹壁静脉曲张，未见胃肠型及蠕动波，腹部柔软，无腹肌紧张，腹部无压痛及反跳痛，肠鸣音正常，无液波震颤和振水音，未触及包块。肝脾肋下未触及。胆囊未触及，无压痛，肾未触及。

初诊：2007年10月12日

症见患者面色黧黑如漆，精神萎靡，少气懒言，时感乏力，泛酸，四末发凉，间断性腹痛，泻水样便，夜间及凌晨尤甚，舌淡黯，舌体胖大有齿痕，苔白微腻，脉沉弦细，尺微。中医诊断：泄泻，证属脾肾两亏、寒凝血瘀，治宜温脾暖肾、散寒化湿、行气祛瘀。

处方：

补骨脂10g	吴茱萸3g	肉豆蔻10g	五倍子6g
紫苏子10g	紫苏梗10g	乌药10g	枳壳10g
川芎10g	附子(先煎)10g	干姜10g	细辛3g
桂枝12g	白芍12g	防风10g	淫羊藿10g
三七粉(冲服)3g	薏苡仁30g	茯苓30g	炙甘草6g

7剂，每日1剂，水煎分2次服。忌生冷、油腻、辛辣，保持心情愉快。

二诊：2007年10月19日

上方服用7剂后腹泻已除，面黯如故，泛酸、怕冷减轻，唯感困乏，舌淡黯，舌体胖大有齿痕，苔白，脉沉细。上方减吴茱萸、肉豆蔻、五倍子，加强补气健脾之功。

处方：

补骨脂10g	炙黄芪30g	白术12g	苍术10g
党参10g	紫苏子10g	紫苏梗10g	枳壳10g

川 芎 10g	附 子^{（先煎）}10g	干 姜 10g	细 辛 3g
桂 枝 12g	白 芍 12g	防 风 10g	淫羊藿 10g
三七粉^{（冲服）}3g	薏苡仁 30g	茯 苓 30g	炙甘草 6g

7剂，每日1剂，水煎分2次服。忌生冷、油腻、辛辣。

三诊：2007年10月26日

诸症若失，面色较前明显好转且有光泽。效不更方继续服用14剂。

2008年3月7日因胃脘偶有不适来门诊就诊，面色较前白皙有光泽。述服完14剂药后面色已恢复如前，后又照方自购7剂以固疗效。

按语

本病例患者属肾虚之体，经期贪凉饮冷，回家未覆被而卧受凉，致使寒中太阴脾阳受损。加之与家人吵架肝气郁结，《灵枢·本神》云："愁忧者，气闭塞而不行。"则五脏相及发生"木郁乘土"。脾受肝乘，寒侵复加之邪气则"升降之枢"自乱而运化失健，出现暴泻水注之症；先天素亏而后天乏源难济必使元气大伤，则精神萎靡，少气懒言，时感乏力；脾肾阳虚温煦失职则畏寒怕冷、腹痛腹泻水样便，夜间及凌晨尤甚；舌淡黯、舌体胖大伴齿痕、苔白微腻、脉沉细尺微皆为脾虚湿困元气衰微之表象。方中补骨脂、吴茱萸、肉豆蔻类"四神丸"合附子、淫羊藿振奋元气温肾阳而益先天；干姜、薏苡仁、茯苓、炙甘草固守中阳渗湿气而培后天；与五倍子收涩合参可止水泻；紫苏子、紫苏梗、乌药、枳壳、香附理气，白芍柔肝养血，川芎、三七粉行气活血，桂枝、细辛相携通行十二经脉搜剔伏络之寒，防风具有辛散之性，辛能散肝，香能舒脾，风能胜湿，为脾经引经要药。

典型病案四

谭某，男，48岁，主因"间歇性黏液血便1年余，加重2个月余"，于2007年12月3日初诊。

患者因黏液血便于2006年10月在外院诊断为"溃疡性结肠炎"，间断口服止泻药及中药灌肠对症治疗。此次于2月前饮酒后再次出现病情反复，就诊于北京某医院，查血常规示：中性粒细胞比例增高（0.810），白细胞计数正常；血生化未见电解质紊乱、低血钾；大便外观有黏液冻及脓液，大便常规：黏液（++），白细胞（+++），红细胞（++）；结肠镜检查见病变部位肠管弥漫性充血、浅小溃疡，附有脓苔，肠管增厚，未见狭窄。诊断为"溃疡性结肠炎"。并口服"美沙拉嗪"，另外用"生肌散、锡类散、凝血酶"灌肠治疗1月余，略有好转。目前患者大便次数1日3～4次，偶尔夹有脓血黏液，便质清稀，食欲欠佳，乏力，饮食稍有不慎即腹痛腹泻加重，小便正常。查体：体温正常。全身浅表淋巴结未及肿大。口唇无发绀，颈静脉无充盈，颈动脉无异常搏动，甲状腺未及肿大，气管居中，呼吸运动以胸式呼吸为主，节律整齐，幅度均匀。呼吸运动两侧对称，触觉语颤两侧基本一致，未及胸膜摩擦感。双肺呼吸音清，未闻及干湿性啰音，心率80次/min，律齐，心音有力，各瓣膜听诊区未闻及病理性杂音，腹部平坦，无腹壁静脉曲张，未见胃肠型及蠕动波，腹部柔软，无腹肌紧张，腹部无压痛及反跳痛，肠鸣音正常，无液波震颤和振水音，未触及包块。肝脾肋下未触及。胆囊未触及，无压痛，肾脏未触及。

初诊：2007年12月3日

症见面色萎黄，大便次数增多，日行3～4次，偶尔夹有脓血黏液，便质清稀，乏力倦怠，食欲欠佳,饮食稍有不慎即腹痛腹泻加重,腹部冷痛感明显,四肢不温,舌淡黯苔白腻,脉细缓。中医诊断:痢疾,证属脾胃气虚、湿热结滞,治宜益气健脾、清肠化湿。

处方:

生黄芪 30g	赤 芍 10g	白 芍 10g	当 归 10g
补骨脂 10g	防 风 10g	木 香 6g	肉 桂 6g
三七粉(冲服) 3g	炒山楂 15g	炒白术 12g	炮 姜 8g
蒲公英 15g	连 翘 15g	五倍子 10g	枳 壳 10g
黄 连 5g	黄 柏 10g	茯 苓 30g	炙甘草 6g

14 剂,每日 1 剂,水煎分 2 次服。

另外使用灌肠方:

黄 柏 20g	黄 连 20g	大 黄 15g	黄 芩 20g
苦 参 20g	五灵脂 15g	蒲 黄 15g	马齿苋 30g
五味子 20g	五倍子 15g	乌 梅 30g	

水煎浓缩 100ml 左右入白及粉 6g、珍珠粉 0.6g、三七粉 3g、云南白药 0.5g,隔日灌肠 1 次。

二诊:2007 年 12 月 17 日

上方服用 14 剂后,大便溏稀,日行 1~2 次,无脓血,偶有黏液,饮食可,唯感腹胀矢气多,遇热稍舒,肢凉怕冷,倦怠如故,舌淡黯苔薄白,脉细缓。考虑湿热已消大半,上方去黄连、黄柏,肉桂、炮姜加量,并加用附子、砂仁,加强补肾暖中行气之品,灌肠方隔 3 日 1 次。

处方:

生黄芪 30g	赤 芍 10g	白 芍 10g	当 归 10g
补骨脂 10g	防 风 10g	木 香 6g	肉 桂 10g
三七粉(冲服) 3g	炒山楂 15g	炒白术 12g	炮 姜 15g
蒲公英 15g	连 翘 15g	五倍子 10g	枳 壳 10g
砂 仁(后下) 6g	附 子(先煎) 10g	茯 苓 30g	炙甘草 6g

7 剂,每日 1 剂,水煎分 2 次服。

三诊:2007 年 12 月 24 日

上方服用 7 剂后,大便基本成形,日行 1~2 次,无黏液、便血,腹胀、畏寒明显减轻,偶有困乏感,舌淡苔薄白,脉细缓稍有力。上方去五倍子、枳壳,加党参、山药加强健脾补肾扶正之功。

处方:

生黄芪 30g	赤 芍 10g	白 芍 10g	当 归 10g
补骨脂 10g	防 风 10g	木 香 6g	肉 桂 10g
三七粉(冲服) 3g	炒山楂 15g	炒白术 12g	炮 姜 15g
蒲公英 15g	连 翘 15g	党 参 12g	山 药 15g
砂 仁(后下) 6g	附 子(先煎) 10g	茯 苓 30g	炙甘草 6g

14 剂,每日 1 剂,水煎分 2 次服;灌肠方隔 7 日 1 次。

四诊:2008 年 1 月 8 日

上方服用 14 剂后,患者临床症状基本消失,精神转佳,早晨、中午服补中益气丸,晚上服桂附地黄丸以巩固疗效。

按语

　　本例患者属久病脾肾两虚，湿毒余邪留恋所致，脾虚肾亏，"火不暖土"，脾失健运，水湿内滞下注则可见大便次数增多，便质清稀；湿郁脾不升而胃不降则食欲不振；水谷难化精微充体荣面则乏力倦怠，面色萎黄，舌淡脉细缓；饮食稍有不慎即腹痛腹泻加重，苔白腻乃一派脾肾阳虚、寒湿内盛之象。此证属虚实夹杂，湿郁气滞必化火，湿毒郁火腐肉蚀肠则偶尔夹有脓血黏液；脾主四肢，"四肢为诸阳之本"，腹部冷痛、四肢不温、畏寒喜暖为脾肾阳虚之典型表现。方中生黄芪、茯苓、炒白术、砂仁、炮姜、炙甘草主升阳益气温中渗湿醒脾而厚中土，附子、肉桂温补肾阳，养血活血兼具的赤芍、白芍、当归与行气宽肠导滞之木香、炒枳壳以及清热燥湿之黄连、黄柏相伍暗合芍药汤之意，体现"行血则便脓自愈，调气则后重自除"精髓，珍珠粉祛腐生新、三七粉化瘀止血，炒山楂消积导滞、通因通用，与蒲公英、连翘清热解毒相伍以泻湿毒余邪，五倍子酸收以敛肠。诸药配伍恰合本例虚实夹杂之病机，补泻兼施，升降并用，消涩结合并与灌肠药配用相得益彰，且能随证灵活调整配伍使其更合证情，故而疗效卓著。

典型病案五

　　周某，男，58岁，主因"间断腹痛腹泻3年余"，于2013年9月15日初诊。

　　患者于3年前患痢疾，在多家医院检查后诊断为"慢性非特异性溃疡性结肠炎"，经中西药治疗后均疗效不显，仍间断腹部隐痛，腹痛即泻，泻后痛减，大便时呈稀糊状，初硬后溏，多伴黏液，且有里急后重感，大便培养无致病菌生长，肠道纤维内窥镜检查发现结肠多处有潮红、水肿及溃疡点。患者目前饮食后即可感腹部疼痛，腹泻每日4～5次，稍进冷食上述症状即加重，偶有乏力倦怠，小便正常。查体：全身浅表淋巴结未及肿大。口唇无发绀，颈静脉无充盈，颈动脉无异常搏动，甲状腺未及肿大，气管居中，呼吸运动以胸式呼吸为主，节律整齐，幅度均匀。呼吸运动两侧对称，触觉语颤两侧基本一致，未及胸膜摩擦感。双肺呼吸音清，未闻及干湿性啰音，心率68次/min，律齐，心音有力，各瓣膜听诊区未闻及病理性杂音，腹部平坦，无腹壁静脉曲张，未见胃肠型及蠕动波，腹部柔软，无腹肌紧张，腹部无压痛及反跳痛，肠鸣音正常，无液波震颤和振水音，未触及包块。肝脾肋下未触及。胆囊未触及，无压痛，肾脏未触及。

　　初诊：2013年9月15日

　　症见饭后即感腹痛，腹泻每日4～5次，稍进冷食即加重，偶有乏力倦怠，小便正常，舌苔黄白相间，舌质黯红，舌下络脉青紫显露，脉左弦紧，右迟涩。中医诊断：泄泻，辨证属脾肾阳虚兼瘀血阻滞，治宜温补脾肾、活血化瘀。

　　处方：

党　参10g	附　子^(先煎)8g	炒山药10g	葛　根10g
赤石脂10g	黄　芩10g	炒白术10g	黄　芪30g
黄　连5g	甘　草5g	当　归10g	桃　仁10g
赤　芍10g	土鳖虫10g	三　棱10g	莪　术10g
三七粉^(冲服)3g	五灵脂10g	延胡索10g	

　　14剂，每日1剂，水煎分2次服。

　　二诊：2013年10月10日

患者上方服用 14 剂后腹胀大减，纳食增加，再进 12 剂，腹痛消失，大便日行 1～2 次，质稠。上方桃仁减至 6g，加苍术 10g，再服 12 剂。

党　参 10g	附　子^(先煎)8g	炒山药 10g	葛　根 10g
赤石脂 10g	黄　芩 10g	炒白术 10g	黄　芪 30g
黄　连 5g	甘　草 5g	当　归 10g	桃　仁 6g
赤　芍 10g	土鳖虫 10g	三　棱 10g	莪　术 10g
三七粉^(冲服)3g	五灵脂 10g	延胡索 10g	苍　术 10g

14 剂，每日 1 剂，水煎分 2 次服。

三诊：2013 年 10 月 25 日

患者精神纳食可，自主症状不明显。改用人参健脾丸调理 1 个月。肠道纤维内窥镜复查，结肠水肿消失，溃疡愈合，肠黏膜恢复正常。3 年后随访未复发。

按语

本病例患者因患痢疾失治、误治，病久迁延不愈，致病情反复，临床表现以腹痛、腹泻、黏液便、里急后重感为主要特征，属中医学"久痢"范畴。本病例病位在肠，病机复杂，寒热交错，本虚标实，以脾肾两虚为本，气滞、血瘀、湿热为标。治疗时对顽固腹痛，必须化瘀通络，泻久脾肾两虚，必须补脾固肾，久治不愈，乃久病入络，肠络瘀阻。左脉弦紧，右脉迟涩，舌质黯红，舌下络脉青紫，此系瘀血为患。方中党参、黄芪、白术益气健脾止泻，附子温补脾肾、散寒止痛，葛根升阳止泻，山药脾肾双补，当归、桃仁、赤芍药、土鳖虫、三棱、莪术、三七、五灵脂、红花活血化瘀止痛、通利血脉，香附、延胡索调理肠胃气机升降功能，甘草调和诸药。全方标本兼治，脾肾同补，配合行气活血药不仅行血分瘀滞，又能解气分之郁，活血而不耗血，祛瘀又能生新，使瘀去则诸症消。

典型病案六

于某，女，61 岁，主因"间断腹痛腹泻伴脓血便 1 年、加重 1 周"，于 2012 年 2 月 12 日初诊。

患者于 1 年前进食生冷后出现腹痛、腹泻、伴脓血便，于当地医院行电子结肠镜检查提示：溃疡性结肠炎，（全结肠）广泛黏膜溃疡。查血常规、血生化均未见明显异常。当地诊断为"溃疡性结肠炎"，予口服"美沙拉嗪"治疗，效果不明显，遂加用"地塞米松"，症状有所好转。1 周前因情志不遂导致复发，故来我院就诊。患者现嗳气，餐后腹胀、腹痛，痛后腹泻，每日 7～8 次，便中带有黏液脓血，伴里急后重、肛门灼热感。查体：体温正常。全身浅表淋巴结未及肿大。口唇无发绀，颈静脉无充盈，颈动脉无异常搏动，甲状腺未及肿大，气管居中，呼吸运动以胸式呼吸为主，节律整齐，幅度均匀。呼吸运动两侧对称，触觉语颤两侧基本一致，未及胸膜摩擦感。双肺呼吸音清，未闻及干湿性啰音，心率 74 次/min，律齐，心音有力，各瓣膜听诊区未闻及病理性杂音，腹部平坦，无腹壁静脉曲张，未见胃肠型及蠕动波，腹部柔软，无腹肌紧张，腹部无压痛及反跳痛，肠鸣音正常，无液波震颤和振水音，未触及包块。肝脾肋下未触及。胆囊未触及，无压痛，肾脏未触及。输尿管点无压痛。

初诊：2012 年 2 月 12 日

症见腹痛，肠鸣，腹泻，大便每日 7～8 次以上，夹脓血黏液，纳少不眠，纳稍多则觉胃脘胀满，口苦泛酸，形寒肢冷，乏力头昏，舌体胖大有齿痕，舌质黯舌尖有瘀点，苔白腻，脉沉细。西医诊断：溃疡性结肠炎（活动期）。中医诊断：痢疾，证属脾胃阳虚、清阳不升、湿郁化热、伤及血络，治疗宜健脾温中、升清止泻、清热化湿、活血敛疮，拟升阳益胃汤合白头翁汤加减。

处方：

生黄芪 15g	党　参 15g	炒白术 12g	黄　连 5g
陈　皮 10g	茯　苓 15g	半　夏 9g	柴　胡 6g
生白芍 15g	吴茱萸 3g	秦　皮 10g	马齿苋 15g
白头翁 10g	五倍子 6g	诃　子 8g	炙甘草 6g

14剂，每日1剂，水煎分2次服。

二诊：2012年2月26日

上服用14剂后，患者大便日行一次，前干后稀，脓血黏液减少，胃胀好转，口苦泛酸已消失，仍觉乏力腰酸，畏寒，睡眠欠佳，舌体胖大有齿痕，舌质黯舌尖有瘀点，苔白略腻，脉沉细。前方加用补肾安神之品。

处方：

生黄芪 15g	党　参 15g	炒白术 12g	黄　连 5g
陈　皮 10g	茯　苓 15g	半　夏 9g	柴　胡 6g
生白芍 15g	吴茱萸 3g	秦　皮 10g	马齿苋 15g
白头翁 10g	五倍子 6g	诃　子 8g	炙甘草 6g
补骨脂 10g	炒杜仲 15g	茯　神 15g	枣　仁 20g

14剂，每日1剂，水煎分2次服。

三诊：2012年3月12日

上方服用14剂后，患者未再出现脓血便，乏力腰酸减轻，纳、眠、便亦见明显好转，进食生冷后仍感腹胀、腹部隐痛，舌体略胖，舌质淡黯，舌尖散在少量瘀点，苔白，脉沉。上方去柴胡、马齿苋、白头翁，加肉桂、五灵脂、生蒲黄，加强温中化瘀止痛之效。

处方：

生黄芪 15g	党　参 15g	炒白术 12g	黄　连 5g
陈　皮 10g	茯　苓 15g	半　夏 9g	肉　桂 6g
生白芍 15g	吴茱萸 3g	秦　皮 10g	生蒲黄^(包煎)15g
五灵脂 10g	五倍子 6g	诃　子 8g	炙甘草 6g
补骨脂 10g	炒杜仲 15g	茯　神 15g	枣　仁 20g

14剂，每日1剂，水煎分2次服。

四诊：2012年3月26日

上方服用14剂后，纳眠便基本正常，偶可进食少量生冷水果，自觉精力稍差，舌质淡红苔薄白，脉沉。改为补中益气丸合右归丸继续服用1月巩固疗效。

按语

本例患者病已一年余，反复发作，以腹痛、腹泻、脓血便为主要临床表现，西医诊断为溃疡性结肠炎，中医诊断为痢疾。病因病机主要责之脾胃阳虚、清阳不升、湿邪停留、蕴久化热、气血瘀滞，伤及血络所致。治疗初诊时选择李东垣的升阳益胃汤加减，健脾益气，升举清阳，疏利气机以祛邪气。方中黄芪益气升阳，党参补中益气，半夏和胃降逆，配合黄芪升清降浊，使气机调畅，脾胃安和；配伍柴胡共奏升举阳气、疏利气机之效；白芍养血和营、缓急止痛；白术、茯苓、陈皮理气健脾去湿，使气化则湿行；秦皮、白头翁、马齿苋清热解毒、凉血止痢，五倍子、诃子收湿敛疮、涩肠止泻，五药共用止血敛疮。二诊气机有所恢复，因病久及肾，腰酸畏寒，加用补肾温阳之品。三诊主症基本缓解，湿热基本已除，减清热利湿药，加肉桂合失笑散加强温中散寒、化瘀止痛之力。诸药配伍，补泻兼施，升降并用，消涩结合，故而奏效。

参 考 文 献

[1] 高尚壮. 国医大师朱良春教授治疗便秘验案赏析 [J]. 中国中医药现代远程教育，2011，9（16）：4-5.

[2] 李祥元. 中医治疗肠易激综合征浅探 [J]. 南京中医药大学学报，2008，24（7）：276-278.

[3] 高生. 张小萍教授脾胃学术思想研究 [D]. 南京：南京中医药大学，2010：40-45.

[4] 李培武，庄昆海，PHAM BA TUYEN，等. 从1例60年便秘病史患者浅议虚性便秘的辨证论治 [J]. 新中医，2017，49（10）：171-172.

[5] 吴红梅. 肠易激综合征的中医证治探讨 [J]，北京中医药. 2011，30（1）：35-36.

[6] 杨小青. 温肾法治疗便秘验案1则 [J]. 江苏中医药，2010，42（6）：46.

[7] 袁同春. 疏肝健脾补肾法治疗腹泻型肠易激综合征40例临床观察 [J]，江苏中医药，2010，42（3）：34-35.

[8] 贾锐，刘慧梅. 久泻从肾论治 [J]. 内蒙古中医药，2007，（6）：13.

[9] 闻新丽，寇媛. 中医药治疗肠易激综合征引起肠梗阻验案1则 [J]. 陕西中医，2009，30（02）：220-221.

[10] 张耕，张春冬. 温肾健脾活血法治疗肠易激综合征80例 [J]. 江西中医药，2012，43（04）：35-36.

[11] 杨丽敏. 李恩宽治疗阳虚腹痛验案 [A]. 中医药学报，2014，42（4）：139-140.

[12] 杨燕燕. 临床病案一则-便秘（功能性便秘）[J]. 医药前沿，2014，（11）：376.

[13] 潘丽敏. 葛来安教授治疗便秘的病案举隅 [J]. 饮食保健，2017，4（13）：81.

[14] 陈士新，翟兴江. 健脾温肾活血法治疗腹泻型肠易激综合征58例临床观察 [J]. 中医临床研究，2017，9（10）：11-13.

[15] 徐平. 重症肝硬化验案 [J]. 贵阳中医学院学报. 2002，24（2）：9-10.

[16] 孙建光. 补肾化瘀法治疗肝硬化机制探讨 [J]. 山东中医杂志，2004，23（8）：451-453.

[17] 孙建光. 补肾化瘀方治疗肝硬化临床观察 [J]. 现代中西医结合杂志，2005，14（6）：736-737.

[18] 李正秋. 补肾化瘀方治疗慢性乙型病毒性肝炎肝纤维化的临床研究 [J]. 河北中医，2009，31（7）：980-981.

[19] 常学文. 自拟补肾活血汤预防肝炎肝硬化腹水再生的临床疗效观察 [J]. 湖南中医药大学学报，2009，29（7）：52-54.

[20] 郭军. 基于数据挖掘的周仲瑛教授辨治慢性肝病经验要素 [D]. 南京中医药大学，2011：2-6.

[21] 吴文平. 黄保中主任医师诊治肝炎、肝硬化学术思想与临床经验 [D]. 西安：陕西中医学院，2012：29-45.

[22] 潘祥宾，杨沈秋. 张金良"组药"治疗肝硬化腹水经验 [J]. 内蒙古中医药，2012（13）：61-62.

[23] 丁锷，陈良云. 补肾化瘀方联合恩替卡韦治疗乙型肝炎肝硬化代偿期疗效观察 [J]. 湖北中医杂志，2012，34（6）：8-9.

[24] 李芳，倪伟，毕立杰，等. 施维群教授运用补肾健脾法治疗慢性乙型肝炎临床经验 [J]. 中西医结合肝病杂志，2016，26（5）：293-294.

[25] 廉亚男，谭善忠. 黄疸之中医脏腑论治 [J]. 江苏中医药，2016，48（2）：11-12.

[26] 任会远，朱叶珊. 王国三经验治疗自身免疫性肝炎验案2则 [J]. 光明中医，2016，31（21）：3194-3195.

各论

[27] 刘淑红，高尚社. 国医大师李振华教授辨证溃疡性结肠炎验案赏析 [J]. 光明中医，2011，26（8）：1540-1543.

[28] 张永锋，陈如山，吴正治，等. 益气、活血、健脾、补肾代表方对小鼠实验性结肠炎的防治作用 [J]. 中药药理与临床，2006，22（2）：9-10.

[29] 肖岚. 董克礼教授治疗慢性结肠炎临床经验总结 [J]，内蒙古中医药，2014，（29）：112.

[30] 张永锋，陈如山，吴正治，等. 活血健脾补肾法治疗溃疡性结肠炎 [J]. 中国中西医结合消化杂志，2006，14（5）：297-298.

[31] 范汉淮. 温肾健脾法治疗慢性溃疡性结肠炎 32 例 [J]，湖北中医杂志，2004，26（12）：32-33.

[32] 高晓敢. 补肾法治疗慢性结肠炎初探 [J]. 中医医疗前沿. 2007，2（23）：82-83.

[33] 黑贺英，王艳芳，陈立安. 活血化瘀法治疗慢性非特异性溃疡性结肠炎验案 1 则 [J]，河北中医，2006，28（12）：892-893.

[34] 刘俊红，吴存亮. 吴存亮教授溃疡性结肠炎 1 则 [J]. 光明中医，2011，26（3）：576-578.

[35] 陈大舜. 内科杂病验案选释 [J]. 湖南中医药大学学报，2014，34（9）：38-39

[36] 李韦韦. 张鸿泰治疗溃疡性结肠炎验案 1 则 [J]. 内蒙古中医药，2012，（15）：180-181.

[37] 张良，王建云，王新月. 慢性复发性溃疡性结肠炎病案 1 则 [J]. 北京中医药大学学报，2010，17（3）：21-22.

[38] 孙志文，张杨，沈文娟，等. 谢晶日教授治疗活动期溃疡性结肠炎经验撷英 [J]. 浙江中医药大学学报，2017，41（4）：295-296.

[39] 商璐，叶柏. 叶柏教授治疗溃疡性结肠炎经验 [J]. 中医药学报，2013，41（3）：126-127.

[40] 王亨飞，马丽，卿小宁，等. 王新月临证验案 [J]. 世界中医药，2009，4（4）：210-212.

[41] 王晓红. 瘀血与溃疡性结肠炎关系的研究进展 [J]. 内蒙古中医药，2017，（1）：121-122.

（任　芳　陈格格）

第四章　补肾活血法在消化系统疾病中的临床应用

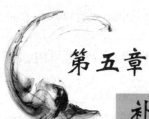

第五章

补肾活血法在心血管系统疾病中的临床应用

　　心血管系统疾病，包括心脏疾病和血管病，如冠心病、心律失常、高血压、心力衰竭、心肌病等，可归属于中医学"胸痹心痛""心悸""怔忡""眩晕""头痛""喘证""水肿"等病证范畴，病位主要在心和血脉。心系疾病发病多与先天禀赋不足、年老体衰、饮食失节、情志不遂、劳逸失度等因素，导致脏腑气机失调、气血阴阳失衡有关。

　　心血管疾病的病位虽在心与血脉，但与肾的关系密切。肾为先天之本，受五脏六腑之精而藏之，调节各个脏器功能，肾之阴阳是五脏六腑阴阳之根本。心肾两脏关系密切：从阴阳来讲，心位居于上属阳，肾位居于下属阴，位在上者以降为顺，位在下者以升为和，阴阳升降协调，脏腑功能正常。从五行来讲，心属火，肾属水，心火下降于肾，与肾阳共同制约肾阴，使肾水不寒；肾水上济于心阴，以制约心阳，使心火不亢，从而维持心肾之间的阴阳平衡。生理上，心肾关系可概括为水火既济，心肾相交，主要表现在五个方面：心火与肾水相互制约，君火与相火相互依存，心神与肾精相互为用，心血与肾精相互化生，心之阴阳与肾之阴阳互根。心肾两脏功能协调，则气血条畅，阴阳调和。若水火失济，心肾不交，可致心血管疾病。肾气虚者，心气亦不足，无力推动血行，气郁血滞，可为胸痹；肾阳虚者，不能温补心火，胸阳不振，寒邪上乘，亦可致胸痹；不能温化水湿，湿聚成饮，上凌于心，可为心悸；肾阴虚者，阴虚火旺，扰动心神，可为惊悸。临床研究证实，心血管病患者多伴肾虚，有流行病学调查显示高血压病虚证中以肾阴阳失调为主，达 36.07%；冠心病心绞痛证候研究显示，气虚为其主要病机，占 78.8%，其中又以心肾气虚为主；此外，在慢性心力衰竭患者中，随着心功能分级增高，病位在肾的患者比例增高。

　　血瘀是心血管疾病的病理关键。心主血脉，心气推动和调控血液在脉中运行，若心气不充或心阴阳失常，或邪气阻滞，导致血行不畅，壅遏于经脉之内，或血液妄行、溢出脉外，不能及时排出和消散，停留于体内，或瘀积于脏腑组织器官，成为瘀血。瘀血既是疾病过程中形成的病理产物，又作为致病因素促进疾病的发展。血瘀阻滞脉络，致使气血不畅，脑窍失养，可致眩晕；血瘀阻遏心脉，致使胸阳痹阻，心神失养，可为胸痹；血瘀内阻心胸，心神失养，发为心悸；血瘀壅塞脉道，水行不畅，聚而成痰饮，溢于肌表，则成水肿，上泛于心，可成惊悸。从西医学的角度看，大多数心血管疾病患者的血液有以下特点：①血液流变学异常，即血液浓、黏、凝、聚的状态；②微循环障碍，即血流缓慢与瘀滞，微血管狭窄或闭塞等状态；③血流动力学异常，即心脏射血功能降低，血管阻力增加等。这些特点表明了血瘀证与心血管疾病密切相关。此外，临床研究亦证实表明，心血管疾病常见血瘀，高血压证候要素研究显示,血瘀证占比最高,为 76.1%;冠心病心绞痛的证候要素研究显示,血瘀占 86.5%;慢性心力衰竭的证候要素中,血瘀证达 85.7%。

由上可知,心与肾在生理和病理上相互影响,且心系疾病与血瘀亦密切相关,肾虚血瘀在心血管疾病中具有重要的地位。心血管疾病多为慢性疾病,在病程发展过程中,日久可损及肾,同时肾虚也会促进心血管疾病发展,在这一过程中血瘀又是常见病理因素,故肾虚血瘀是心血管疾病发生发展的常见病机。根据《黄帝内经》"虚则补之""菀陈则除之",以补肾活血为基本治法,并依据肾虚与血瘀的性质不同,可采用补肾精、益肾气、滋肾阴、温肾阳或阴阳并补的补肾法,以及益气活血、理气活血、化痰活血或凉血活血的化瘀法。临床上补肾精常用熟地、阿胶、龟板胶、鹿角片、紫河车等,滋肾阴常用生地黄、熟地黄、山萸肉、枸杞子、麦冬等,温肾阳常用附子、淫羊藿、补骨脂、肉苁蓉、巴戟天等。活血化瘀药常用的有川芎、延胡索、桃仁、红花、三七,因气虚致血瘀者配伍党参、人参、黄芪等,因气滞而血瘀者加枳壳、瓜蒌皮、香附、川楝子等,痰瘀互结者加全瓜蒌、半夏、胆南星、石菖蒲等,因血热致瘀者加丹参、赤芍、丹皮、紫草等。总之,根据患者气血阴阳之盛衰,兼夹并病之不同,按照中医辨证论治理论,并注重病证结合,对心血管疾病进行诊治,补肾活血法可为临床治疗提供思路。

第一节 高血压(眩晕)

原发性高血压是以血压升高为主要临床表现的综合征,是多种心、脑血管疾病的重要病因和危险因素,常可导致脑卒中、心肌梗死、心力衰竭及慢性肾脏病等严重并发症。中医古籍中虽无"高血压"的病名,但有关高血压的认识记载在眩晕、头痛、心悸、失眠等病症中,其可归属于中医学"眩晕""头痛"等范畴。且对于眩晕的病因病机认识,中医学形成了成熟的理论体系,包括《黄帝内经》的"诸风掉眩,皆属于肝"、朱震亨的"无痰不作眩"和张介宾的"无虚不作眩"等。高血压的中医病因主要包括情志失调、饮食失宜、先天不足和年高肾亏。高血压病位在肝、肾、心,基本病机为本虚标实。本虚为肝肾阴虚,标实为阳亢,临床多表现为上盛下虚。所谓上盛,是指患者有头晕、头痛的表现;所谓下虚,是指患者常有腰酸乏力的症状。风、火、痰、瘀、虚是眩晕的常见病理因素,并且常相互兼夹。

眩晕最早见于《黄帝内经》,称为"眩冒",认为眩晕由肝所主,眩晕的发生与髓海不足、血虚、邪中等多种因素有关。眩是指眼花或者眼前发黑,晕是指头晕或感觉自身或外界景物旋转,两者常同时出现,故统称为"眩晕"。中医讲"眩晕乃中风之渐",眩晕一证在临床较为多见,其病变以虚实夹杂为主其中因肝肾阴亏,肝阳上亢而导致的眩晕最常见,此型眩晕若肝阳暴亢,阳亢化风,可夹痰夹火,窜走经隧,患者可以出现眩晕头胀,面赤头痛,肢麻震颤,甚则昏倒等症状,当警惕有发生中风的可能。这与西医学的观点一致,高血压最常见的并发症是脑血管意外。

高血压的主体在肝,其本在肾,且与血瘀密切相关。肾为先天之本,与肝关系密切,肝有赖于肾脏阴精的濡养,肾阴不足时,致使肝阳上亢时,肝阴也不足,阴虚不能敛阳,致使肝阳上亢,出现头痛眩晕等症。心气充沛、血液充盈、脉管通畅是血液在脉中正常运行必须具备的三个条件,高血压患者的心气、血液和脉道发生病理性改变,或因气虚推动不利,或是脉道不畅,或因血液黏滞,均可导致血行不畅,从而得依靠血管压力上升维持循环,出现血压升高,可见血瘀是高血压发生的重要病理因素,也始终伴随着高血压的发展。根据中医辨证分型,高血压主要分为肝肾不足、肝阳上亢、痰湿内盛、瘀血阻络和肾阳虚衰等证型,其中肾阳虚衰证和瘀血阻络证是高血压的两个主要证型。现代研究表明,肾虚证是高血压病机关键,临床采用补肾活血法治疗高血压具有很好的疗效。

典型病案一

李某,男性,48岁。主因"间断头晕、头痛3年余,加重半年",于2014年10月10日就诊。

患者于3年前开始经常发作头晕,伴有头痛、耳鸣、眼花,劳累后加重。近半年头晕、头痛加重,睡眠浅、易醒,食欲不振,两腿酸软无力,行走欠稳,畏寒肢冷,大便不畅,小便清利。患者发现高血压3年余,曾服多种降压药物,血压控制不佳,近3个月血压波动在170～180/100～110mmHg之间。查体所见:血压172/98mmHg,体温正常,全身皮肤无黄染及出血点,浅表淋巴结未触及肿大。双肺呼吸音清晰,心率62次/min,律齐,主动脉瓣区第二心音亢进,腹软,无肌紧张,无压痛及反跳痛,未触及包块,肝脾肋下未触及,无移动性浊音,肝脾肾区无叩击痛,肠鸣音正常。脊柱及四肢无畸形,双下肢轻度水肿。

初诊:2014年10月10日

症见头晕、头痛,耳鸣、眼花,两腿酸软无力,行走不稳,失眠,纳呆,大便排出不畅,小便清利,舌黯苔滑,脉弦虚而迟。中医诊断:眩晕,辨证为肾阴阳两虚、肝阳偏亢,治宜平肝息风、滋阴补肾。

处方:

天 麻10g	钩藤(后下)10g	决明子(包煎)10g	桑寄生15g
川牛膝15g	炒杜仲15g	夜交藤15g	肉苁蓉15g
熟 地15g	山萸肉15g	制附子(先煎)10g	桂 枝10g
酸枣仁15g	炙甘草6g		

7剂,每日1剂,水煎分2次服。

二诊:2014年10月17日

上方服7剂后,头晕、眼花较前减轻,大便通畅,血压160/86mmHg,仍有头痛,食欲不振,肢软无力,行走欠稳,脚踝处轻度水肿。舌淡黯苔薄白,脉弦细。治疗加丹参、川芎、酒当归活血,乃血行风自灭之意,共奏补肾活血,平肝息风之效。

处方:

天 麻10g	钩藤(后下)10g	决明子(包煎)10g	桑寄生15g
川牛膝15g	肉苁蓉15g	炒杜仲15g	夜交藤15g
熟 地15g	山萸肉15g	制附子10g(先煎)	桂 枝10g
酸枣仁15g	炙甘草6g	丹 参15g	川 芎10g
酒当归15g			

7剂,每日1剂,水煎分2次服。

三诊:2014年10月24日

上方服7剂,头晕、头痛改善,夜里醒来次数减少,食欲增加,大小便正常。但两腿仍然酸软无力,精神欠佳。血压160/85mmHg。舌淡黯苔薄白,脉弦细。治疗加健脾利水之品。

处方：

天　麻 10g	钩藤^(后下)10g	决明子^(包煎)10g	桑寄生 15g
川牛膝 15g	肉苁蓉 15g	炒杜仲 15g	夜交藤 15g
熟　地 15g	山萸肉 15g	制附子^(先煎)10g	桂　枝 10g
酸枣仁 15g	炙甘草 6g	丹　参 15g	川　芎 10g
酒当归 15g	生黄芪 20g	生白术 15g	茯　苓 15g

7 剂，每日 1 剂，水煎分 2 次服。

四诊：2014 年 10 月 31 日

上方服 7 剂，药后头晕、头痛明显缓解，但劳累后仍然头晕明显，血压 165/88mmHg。精神好转，饮食、睡眠尚可，二便正常，下肢稍感无力，脚踝处水肿减轻。舌淡黯苔薄白，脉弦细。治疗以补肾健脾、活血利水为法。

处方：

熟　地 15g	山　药 12g	枸杞子 15g	山萸肉 10g
淫羊藿 15g	肉苁蓉 15g	川牛膝 15g	制附子^(先煎)10g
生黄芪 20g	生白术 15g	茯　苓 15g	泽　泻 15g
酒当归 15g	川　芎 10g	丹　皮 15g	赤　芍 15g

7 剂，每日 1 剂，水煎分 2 次服。

五诊：2014 年 11 月 7 日

上方服 14 剂，药后头晕、头痛已不明显，血压 145/85mmHg，脚踝处水肿消失。饮食、睡眠均佳，二便正常，下肢较前有力，行步已稳。舌淡苔薄白，脉弦细。治疗仍用上方继服。

处方：

熟　地 15g	山　药 12g	枸杞子 15g	山萸肉 10g
淫羊藿 15g	肉苁蓉 15g	川牛膝 15g	制附子^(先煎)10g
生黄芪 20g	生白术 15g	茯　苓 15g	泽　泻 15g
酒当归 15g	川　芎 10g	丹　皮 15g	赤　芍 15g

14 剂，每日 1 剂，水煎分 2 次服。

患者服用上方血压稳定在 150/80mmHg 左右，头晕、头痛不明显，继服数剂以巩固疗效。嘱患者低盐、合理膳食，限制烟酒，适当运动，健康心态、充足睡眠等。

按语

原发性高血压与眩晕关系密切，但眩晕并非高血压患者的必有症状，故切忌认为眩晕证就是原发性高血压。因原发性高血压患者中，除表现眩晕症状者以外，主诉为头痛或其他症状者亦颇多。同样，高血压患者中肝阳亢盛者虽不少，但临证绝不可将原发性高血压而有眩晕的患者盖作肝阳亢盛而论。因原发性高血压而有眩晕症状者，除有属肝阳亢盛者以外，还有不少属肝肾亏虚或气血虚弱，甚至命门火衰，故临床当以辨证为主，结合辨病，辨病与辨证相结合，方能避免胶柱鼓瑟之虞。

本病患者症见头晕头痛、眼花、耳鸣，腰酸腿软，畏寒肢冷，小便清长，多因肾虚阴损及阳，以致阴阳两虚。肾藏精，主骨生髓，脑为髓之海，肾阴亏损，脑海空虚，则头晕、眼花，且肾阴不足不能涵养肝木以致肝阳偏亢，导致头痛，加重头晕；肾开窍于耳，肾阴不足，精不上承，则耳鸣；腰为肾之府，肾精亏虚，骨失所养，则腰膝酸软无力；肾阳亏虚，火不生土，则脾虚气衰，神疲乏力，畏寒肢冷，食欲不振；肾与膀胱相表里，肾阳虚弱则气化无力，膀胱失约，故小便清长；肾虚精亏，阳气不足，推动无力，故大便不畅。治宜平肝息风、滋阴补肾，标本兼顾，天麻、钩藤、决明子、桑寄生、川牛膝、杜仲、夜交藤为天麻钩藤饮之方，有平肝息风、补益肝肾、止晕安神之功效，并选用熟地、山萸肉甘润滋补之品，可滋阴益肾，填精补髓，与桂枝、附子相伍有"阴中求阳"之功；肉苁蓉为肾经专药，咸温润降，既温肾助阳，又益精润肠，为阳虚便秘之要药；杜仲、川牛膝补肝肾、强筋骨，且牛膝善下行；肾精不足，不能上通于心，故夜寐不安，故加枣仁以养血宁心安神。二诊时头晕症状轻微好转，但仍有头痛、肢软无力、行走欠稳，治疗加当归、川芎、丹参养血活血、行气止痛。三诊时诸症均有缓解，针对脚踝处轻度水肿，治疗加生黄芪、生白术健脾益气，茯苓利水渗湿，配桂枝温化水饮。四诊时患者服药后症状虽可缓解，但劳累后仍然头晕明显，血压未明显降低，治病求本，根据患者头晕、眼花耳鸣、腰酸腿软以及舌淡黯、脚肿的症状，肾虚为本兼有血瘀水停，应以补肾活血、健脾利水为主要治法，选用熟地、山药、枸杞子、山萸肉等滋补肝肾，加肉苁蓉、附子兼顾补肾阳，生黄芪、白术、茯苓、泽泻健脾利水，当归、川芎、丹皮、赤芍行气活血。再次复诊，血压较前明显降低，头晕、头痛等症状明显好转。

可见，临床上治疗原发性高血压不分阴阳虚实，只注重平肝是不妥当的。本病例属肾虚之证，需温阳补肾，应用附子、桂枝、肉苁蓉以温肾阳，熟地、山药、枸杞子滋阴补肾。用附、桂需谨慎，但中医学重在"治病求本"，就是要针对疾病的本质治疗，这是辨证施治的根本原则。

临床对眩晕患者还当注意结合辨病，根据需要测量血压，做血红蛋白、红细胞、血脂等检查。如疑有心血管病，可配合心电图检查。考虑有内耳疾患者，可请耳鼻喉科会诊以协助诊断。少数患者的眩晕是颅内占位引起，多眩晕跌仆，或听力下降，需请神经科检查以确诊。健康的生活方式，在任何时候，对任何高血压患者（包括正常高值血压），都是有效的治疗方法，其可有效减少影响因素，帮助控制血压。生活方式干预降低血压和心血管危险的作用肯定，所有患者都应采用，主要措施包括：减少钠盐摄入，增加钾盐摄入；控制体重，戒烟，不过量饮酒，适量体育运动；减轻精神压力，保持心理平衡。

临床上治疗高血压，可结合患者病情，从实际出发，通过西药的降压药来控制血压，通过中医药改善症状及体质，防止或改善并发症。中医治疗高血压的优点在于能够根据患者的体质进行中医辨证，采用针对性的个体化方药治疗，不仅能起到良好的降压作用，还能整体调整患者的气血阴阳。治疗高血压病应近期疗效与远期疗效并重，近期疗效是控制血压，使其稳定在正常范围内，并减轻症状，此乃治标；远期疗效是调理脏腑，使气血调和、阴阳平衡，消除引起血压升高的内在因素，此乃治本。

典型病案二

陈某，女性，56岁。主因"反复头晕5年余，加重1年"，于2015年3月5日就诊。

患者有高血压病史5年余，平素反复有头晕症状，近1年服用两种降压药血压仍不能达标，血压常波动在150～170/90～110mmHg之间。既往有2型糖尿病史2年余，血糖控制尚可。患者时觉头晕头重，耳鸣目眩，眼干、视物模糊，心烦失眠，纳差。查体：形体肥胖，体温36.7℃，血压165/97mmHg，心率68次/min，$A_2 > P_2$，其余查体阴性。化验检查：总胆固醇7.0mmol/L，甘油三酯3.7mmol/L，低密度脂蛋白4.3mmol/L。心脏彩超提示左心室肥厚，行头颅MRI未见明显异常。

初诊：2015年3月5日

患者头晕，头蒙头重不清醒，耳鸣目眩，眼干、视物模糊，胃纳少，心烦失眠，身体困重、易疲乏，肢体麻木，大便干结，小便尚调。舌质黯有瘀斑、苔黄腻，脉弦滑。中医诊断：眩晕，证属肝肾阴虚、痰瘀阻络，治宜调补肝肾、化痰活血。在继续服用降压药物的基础上加用中药。

处方：

吴茱萸 3g	藁 本 10g	泽 泻 15g	生白术 15g
陈 皮 10g	半 夏 10g	茯 苓 15g	生甘草 6g
山萸肉 15g	制首乌 15g	桑寄生 15g	菊 花 10g
枸杞子 10g	川牛膝 15g	地 龙 15g	川 芎 10g

7剂，每日1剂，水煎分2次服。

二诊：2015年3月12日

上方服7剂后，患者头蒙头重缓解，食欲转佳，大便通畅，血压160/90mmHg，仍有头晕、耳鸣，视物模糊，心烦失眠，身体困重、易疲乏，肢体麻木。舌质黯有瘀斑、苔白腻，脉弦滑。继续予以调补肝肾，化痰活血。

处方：

吴茱萸 3g	藁 本 10g	泽 泻 15g	生白术 15g
陈 皮 10g	半 夏 10g	茯 苓 15g	生甘草 6g
山萸肉 15g	制首乌 15g	桑寄生 15g	菊 花 10g
枸杞子 10g	川牛膝 15g	地 龙 15g	川 芎 10g
生苡仁 20g			

14剂，每日1剂，水煎分2次服。

三诊：2015年3月28日

上方服14剂后，患者头晕较前好转，身体困重疲乏感减轻，纳食可，二便调，血压156/88mmHg，但仍然视物欠清，心烦失眠，有时手指麻木。舌质黯有瘀斑、苔薄白，脉弦。在调补肝肾、化痰活血的基础上给予宁心安神。

处方：

山萸肉 15g	淫羊藿 15g	桑寄生 15g	枸杞子 10g
菊 花 10g	陈 皮 10g	半 夏 10g	茯 神 15g
生甘草 6g	川牛膝 15g	地 龙 15g	生白术 15g
泽 泻 15g	天 麻 10g	白蒺藜 15g	酸枣仁 20g

14剂，每日1剂，水煎分2次服。

四诊：2015年4月11日

上方服14剂后，患者头晕、耳鸣、眼干明显好转，头重已消失，身体困重疲乏感减轻，纳食可，睡眠较前好转，二便调，血压150/85mmHg，仍有四肢麻木。舌质黯、苔薄白，脉弦。复查血脂：总胆固醇5.1mmol/L，甘油三酯1.7mmol/L，低密度脂蛋白3.3mmol/L。继续按上方服用，并加强活血之功。

处方：

山萸肉 15g	淫羊藿 15g	桑寄生 15g	枸杞子 10g

菊　花10g	陈　皮10g	半　夏10g	茯　神15g
生甘草6g	川牛膝15g	地　龙15g	生白术15g
泽　泻15g	天　麻10g	白蒺藜15g	酸枣仁20g
鸡血藤15g	川　芎10g		

14剂，每日1剂，水煎分2次服。

五诊：2015年4月25日

上方服14剂后，患者头晕、头重已不明显，纳食可，睡眠较前好转，二便调，血压152/80mmHg，手指麻木改善。舌质黯、苔薄白，脉弦。继续按上方服用，巩固疗效。

处方：

桑寄生15g	制首乌15g	炒杜仲15g	枸杞子10g
菊　花10g	陈　皮10g	半　夏10g	茯　神15g
生甘草6g	川牛膝15g	地　龙15g	生白术15g
天　麻10g	白蒺藜15g	鸡血藤15g	川　芎10g
酒当归10g			

14剂，每日1剂，水煎分2次服。

按语

本病患者患高血压多年，以"头晕"为主诉，属于中医学"眩晕"的范畴。明代张景岳在其论著《景岳全书·眩晕》中指出"眩晕一证，虚者居其八九，而兼火兼痰者不过十中一二耳"，强调"无虚不作眩"，虚有气虚、血虚、阴虚及阳虚之别，虚中夹实有风、火、痰、瘀之异。

本例患者初诊时头晕、耳鸣、目眩、眼干、视物模糊，乃肝肾阴虚所致。肾藏精，主骨生髓，脑为髓之海，肾阴亏损，脑海空虚，加之阴不制阳，肝阳上亢，则头晕、耳鸣；肝藏血，开窍于目，肝肾乙癸同源，精血互生，目视之功能与肝肾两脏的关系尤为密切，故肝肾精血亏虚，不能上注于目，则出现眼干和视物模糊。患者头蒙头重不清醒，因痰湿阻滞，蒙蔽清窍所致，湿邪重浊，阻遏阳气，故身体困重易疲乏。舌苔黄腻、血脂代谢异常亦是痰浊证的特征。肢体麻木、舌质黯有瘀斑表明患者有血瘀之象。综合以上辨证为肝肾阴虚，痰瘀阻络。其肝肾阴虚为本，痰瘀为脏腑功能失调、水液代谢障碍的病理产物。痰瘀作为新的致病因素又可加重眩晕。治疗应标本兼顾，既补益肝肾，又化痰活血，所谓"谨守病机，各司其属……疏其血气，令其调达，而致和平"。

方中吴茱萸归厥阴肝经、藁本归太阳膀胱经，皆入巅顶，能散寒除湿止痛；泽泻加白术即泽泻汤健脾祛湿，《金匮要略》曰"心下有支饮，其人苦冒眩，泽泻汤主之"；陈皮、半夏、茯苓、甘草组成二陈汤燥湿化痰、理气和中；桑寄生，性平味甘苦，入肝、肾经，功擅补益肝肾，性缓气和，可升可降，补而不滞；山茱萸肉酸微温质润，其性温而不燥，补益肝肾，补而不峻；首乌入肝肾经，补肝肾，益精血，又能收敛精气，可助桑寄生补益肝肾之功；杜仲补肝肾、益精血，炒用降压效果佳；枸杞子补肾益精、养肝明目；菊花清香宣散，可升可降，既能疏散风热，又能清肝明目，与枸杞子相须为用；川牛膝既补肝肾，又合地龙、川芎活血化瘀。诸药合用，标本同治，共奏补益肝肾，祛痰活血之功。复诊时头重症状有所缓解，加生薏仁加强祛湿之功；并天麻止晕，本品既息肝风，又平肝阳，为治眩晕之要药，无论寒热虚实皆可配伍应用。三诊时头晕症状好转，治疗以治本调补肝肾为主，兼以祛湿活血。四诊时因四肢麻木，乃血行不畅、肢体失养所致，故加用鸡血藤、川芎养血活血，改善末梢循环。本案治疗从整体观念出发，从调肝、补肾入手，也注重病理因素的治疗。痰瘀互结使本病缠绵难愈。朱丹溪云"久得涩脉，痰饮胶固，脉道阻滞也，卒难得开，必费调理"，《医宗金鉴》亦云"痰积流注于血，与血相搏"，治之"当以散结顺气、化痰和血"，故治疗上应兼顾标实。

在高血压的发生发展过程中始终贯穿着阴阳消长的变化。肝藏血，主疏泄，体阴而用阳，在正常情况下调节着人体气机的升降出入。肾主藏精，内蕴人体之真阴真阳，为阴阳之根本。生理条件下，肝之与肾，母子相生，乙癸同源。肝肾交融，阴阳升降有序，气血冲和，血压得以维持正常。病理条件下，咸食、饮酒、肥胖、情志不遂、年老等因素引起肝肾受损，如肝阴不足，阴不潜阳，或肾水亏损，水不涵木，致肝肾阴阳失调，气血运行不畅，就形成了以眩晕、头痛为主要表现的高血压。正如叶天士《临证指南医案》云"水亏不能涵木，厥阳化风鼓动，烦恼阳升，病斯发矣"。故高血压病的治疗重点在于调整机体的阴阳平衡，阴虚者予以滋补肝肾，阳亢者予以平肝潜阳，阳虚者予以温肾助阳，阴阳两虚者予以滋阴补阳。

典型病案三

杨某，男性，76岁。主因"反复头晕7余年，加重2个月"，于2012年11月26日就诊。

该患者7余年前即开始出现头晕、腰酸、乏力，时轻时重，在当地医院检查发现血压偏高，最高时达170/100mmHg，被诊断为"高血压"，遂开始服药治疗。7余年间，患者先后服用过硝苯地平、卡托普利片等药物，但血压常有波动，最高曾达180/110mmHg。2个月前因腰酸痛、眼睑轻度浮肿，当地医院检查尿常规：尿蛋白（++），红细胞5～10个/HP，24小时尿蛋白定量1.8g，眼底检查发现动脉硬化，心脏超声提示左心室肥厚，双肾B超未见明显异常。入院后予对症治疗。患者时觉头晕逐渐加重，两侧太阳穴处疼痛，耳鸣如蝉，腰膝酸软，口苦咽干，失眠盗汗，时有胸闷。查体：体温36.8℃，血压168/95mmHg，神清，眼睑轻度浮肿，咽部淡红，双侧扁桃体正常，双肺无异常，心率72次/min，律齐，各瓣膜听诊区未闻及杂音，心界向左下轻度扩大，腹软，无肌紧张，肝脾未触及，双肾区叩击痛（±），双下肢无水肿，神经生理反射存在，未引出病理反射。

初诊：2012年11月26日

症见头晕、乏力、疲倦，两侧太阳穴处疼痛，腰膝酸软、疼痛，耳鸣如蝉，睡眠易醒，口苦咽干；大便干，每2～3天1次，小便频而不畅，夜尿4次。舌红、苔少，脉寸关弦而尺稍弱。中医诊断：眩晕，证属肾精亏虚、肝阳上亢，治宜平肝潜阳，滋补肝肾。

处方：

川牛膝15g	代赭石(先煎)15g	生龙骨(先煎)30g	生牡蛎(先煎)30g
熟　地10g	龟板胶10g	白　芍15g	玄　参15g
炒杜仲15g	益母草10g	夏枯草10g	川楝子10g
柴　胡10g	黄　芩10g	生甘草6g	

7剂，每日1剂，水煎分2次服。

二诊：2012年12月3日

服上方7剂后，仍头晕、头痛，腰膝酸软、疼痛。口苦、咽干减轻，大便变软，每1～2日一行，夜尿改善，2～3次。舌红、苔少，脉细弦，血压165/90mmHg。平肝潜阳治疗效果不明显，采用滋阴补肾、益气活血之法。

处方：

熟　地 10g	龟板胶 10g	川　断 15g	川牛膝 15g
炒杜仲 15g	益母草 10g	夏枯草 10g	天　麻 15g
钩藤^(后下)15g	柴　胡 10g	黄　芩 10g	酒白芍 15g
赤　芍 20g	水　蛭 6g	蜈　蚣 1 条	

7 剂，每日 1 剂，水煎分 2 次服。

三诊：2012 年 12 月 11 日

服上方 7 剂后，头晕头痛、胸闷减轻，腰部酸痛缓解，睡眠亦较前安稳，但仍然乏力、疲倦。大便通畅，每日 1 次，尿频改善，夜尿 1 次。舌红苔少，脉细弦。复查 24 小时尿蛋白定量 1.5g，血压 160/90mmHg。治疗仍用滋阴补肾，益气活血之法，加用益气健脾之生黄芪、生白术。

处方：

熟　地 10g	龟板胶 10g	川　断 15g	川牛膝 15g
炒杜仲 15g	益母草 10g	夏枯草 10g	天　麻 15g
钩藤^(后下)15g	柴　胡 10g	黄　芩 10g	酒白芍 15g
赤　芍 20g	水　蛭 6g	蜈　蚣 1 条	生黄芪 15g
生白术 15g			

7 剂，每日 1 剂，水煎分 2 次服。

四诊：2012 年 12 月 18 日

服上方 7 剂后，头晕头痛明显减轻，偶有腰酸腿软、乏力，舌苔薄白，脉沉细弦，但仍感疲倦，早起眼睑浮肿，尿蛋白仍然阳性，血压基本波动在 162/88mmHg。治疗加用补肾固摄之品。

处方：

熟　地 10g	龟板胶 10g	川　断 15g	川牛膝 15g
炒杜仲 15g	天　麻 15g	钩　藤^(后下)15g	柴　胡 10g
黄　芩 6g	赤　芍 10g	水　蛭 6g	蜈　蚣 1 条
生黄芪 15g	生白术 15g	芡　实 10g	山萸肉 15g

14 剂，每日 1 剂，水煎分 2 次服。

五诊：2013 年 1 月 4 日

服上方 14 剂后，头晕不明显，头痛、胸闷消失，耳鸣、腰酸腿软、乏力明显好转，食欲及二便正常，舌淡红舌苔薄白，脉弦细，复查 24 小时尿蛋白定量 0.6g，血压波动在 140～150/80～90mmHg。治疗继续用滋阴补肾，益气活血之法。

处方：

熟　地 10g	龟板胶 10g	川　断 15g	川牛膝 15g
炒杜仲 15g	天　麻 15g	钩　藤^(后下)15g	柴　胡 10g
黄　芩 6g	赤　芍 10g	水　蛭 6g	蜈　蚣 1 条
生黄芪 15g	生白术 15g	芡　实 10g	山萸肉 15g

14 剂，每日 1 剂，水煎分 2 次服。

按语

本患者为老年性高血压，病史较长并伴有并发症。老年人高血压常与多种疾病并存，常并发冠心病、心力衰竭、脑血管疾病、肾功能不全、糖尿病等。从中医角度来讲，老年高血压患者病证以肾虚为主。肾为先天之本，并"受五脏六腑之精而藏之"，其主藏精生髓，《素问•上古天真论》云："丈夫八岁，肾气实，发长齿更；二八，肾气盛，天癸至，精气溢泻，阴阳和，故能有子……八八，天癸竭，精少，肾脏衰，形体皆极，则齿发去。"论述了肾精随年龄增长由盛到衰的过程。脑为髓之海，年老肾精亏虚，髓海失养，上下俱虚，则发眩晕、头痛，如《灵枢•海论》言："脑为髓之海……髓海有余，则轻劲多力，自过其度；髓海不足，则脑转耳鸣，胫酸眩冒，目无所见，懈怠安卧。"《医学从众录•眩晕》进一步指出："肾主藏精，精虚则脑海空虚而头重。"说明肾精不足在老年高血压眩晕病中的重要性。肾精不足，日久发展为肾阴虚，阴不潜阳，肝阳上亢，加重眩晕。

本患者初诊时治疗以平肝潜阳为主、滋补肝肾为辅，复诊效果不明显，改用补肾活血为主要治法取得较好效果。患者头晕、耳鸣，乏力、疲倦，腰膝酸软、疼痛，乃肾精不足、髓海不充、骨失所养所致；肾精亏虚，肾水不能上济于心，故寐差易醒；肾阴虚损，水不制火，阴液被扰，故口苦咽干，大便干。故用熟地滋阴补肾、填精益髓，配龟板胶血肉有情之品，长于滋补肾阴，兼能潜阳；续断、杜仲、川牛膝合用，共同补肝益肾、强腰壮骨；白芍养血敛阴、平抑肝阳，与柴胡相配散敛互用，柔肝体和肝用。肾阴不足，肝阳偏亢，阳亢化风，风阳上扰，则头痛，故用天麻、钩藤平肝祛风，柴胡配黄芩善治两侧太阳穴处疼痛。患者长期高血压导致全身小动脉硬化，如眼底动脉硬化和肾动脉硬化，故用赤芍、水蛭、蜈蚣活血通络，改善循环。高血压导致肾功能损伤，出现蛋白尿和眼睑水肿，故复诊时加用黄芪、白术补脾益气、利水消肿，芡实、山萸肉补肾益精、固精缩尿，四药合用既能固摄精微物质白蛋白，又能排出体内潴留的水湿。几次复诊，头晕、乏力等症状明显好转，血压控制尚可，尿蛋白明显减少，可见采用滋阴补肾、益气活血之法论治精当。

有研究表明在临床诊治老年高血压病过程中，肾虚血瘀是重要病机，运用补肾活血汤（桑寄生、女贞子、淫羊藿、益母草、丹参、牛膝等）治疗取得了较好的效果，其能有效改善老年高血压病患者的临床症状、降低血压、调节血脂及改善血管内皮功能。此外，有专家依据高血压病多为肾虚血瘀的病机特点，以补肾活血为法拟定基本方（熟地，山萸肉，牛膝、山药、丹参、桃仁、红花、生黄芪、益母草等组成）治疗原发性高血压肾损害，发现其能明显减少夜尿次数，减轻肾损害，延缓肾功能恶化，从而保护肾脏。

临床上老年高血压的中医治疗应尽早运用活血化瘀药。久病入血，久病入络，长期高血压会引起全身小动脉病变，表现为小动脉中层平滑肌细胞增殖和纤维化、管壁增厚和管腔狭窄，导致重要靶器官如心、脑、肾组织的缺血。而且高血压患者常伴有高脂血症、糖尿病等，常导致血液黏稠度增高和微循环障碍，其共同促进心脑血管并发症的发生。虽然高血压患者治疗的主要目标是控制血压在正常范围内，但最终目的是最大限度地减少患者心、脑血管病的发生率和死亡率。其活血化瘀中药既可改善血液循环减轻眩晕症状，又可以调节血压，改善血管功能和动脉硬化，从而达到减少或减轻并发症目的。

典型病案四

靳某，女性，55岁。主因"反复头晕2个月余，加重1周"，于2015年5月12日就诊。

该患者2个月前与人争吵后出现头晕、眼花，伴有恶心欲呕，无视物旋转、昏仆及眼前一过性黑蒙，于当地医院就诊，测得血压165/90mmHg，考虑高血压病，予以硝苯地平缓释

第五章 补肾活血法在心血管系统疾病中的临床应用

片治疗,头晕减轻,血压控制在 130/75mmHg 左右。1 周前患者因劳累后出现头晕加重,并有心悸,服降压药后未见明显缓解,测得血压为 156/88mmHg。查体所见:形体消瘦,体温 36.9℃,双肺呼吸音清晰,心率 86 次 /min,律齐,各瓣膜听诊区未闻及杂音,其余查体阴性。检查:血常规、肝肾功能、心电图、心脏彩超无异常,行头颅 MRI 未见明显异常。

初诊:2015 年 5 月 12 日

症见头晕、视物昏花,恶心欲呕,心悸、气短,神疲、乏力,入睡难、梦多、易醒,纳食少,大便干,舌黯苔白腻,脉弦细。中医诊断:眩晕,辨证为肝肾亏虚夹痰瘀,治以补肝肾、益气化痰兼潜阳。

处方:

生黄芪 15g	党 参 15g	麦 冬 10g	五味子 6g
生 地 15g	黄 精 15g	巴戟天 15g	淫羊藿 15g
肉苁蓉 15g	半 夏 10g	陈 皮 10g	茯 苓 15g
生白术 15g	石决明^(先煎)30g	酸枣仁 20g	生甘草 6g
川 芎 10g			

7 剂,每日 1 剂,水煎分 2 次服。

二诊:2015 年 5 月 19 日

上方服 7 剂后,头晕无明显改善,但心悸、气短明显减轻、大便通畅,血压 150/85mmHg,仍有神疲、乏力、入睡难、梦多。舌淡黯苔薄白,脉弦细。治疗加丹参、酒当归加强活血。

处方:

生黄芪 15g	党 参 15g	麦 冬 10g	五味子 6g
生 地 15g	黄 精 15g	巴戟天 15g	淫羊藿 15g
肉苁蓉 15g	半 夏 10g	陈 皮 10g	茯 苓 15g
生白术 15g	石决明^(先煎)30g	酸枣仁 20g	生甘草 6g
丹 参 15g	酒当归 15g		

7 剂,每日 1 剂,水煎分 2 次服。

三诊:2015 年 5 月 26 日

上方服 7 剂,头晕改善,睡眠转佳,食欲增加,大小便正常,但精神欠佳。舌淡黯苔薄白,脉弦细,血压 140/80mmHg。治疗有效,续服上方。

处方:

生黄芪 15g	党 参 15g	麦 冬 10g	五味子 6g
生 地 15g	黄 精 15g	巴戟天 15g	淫羊藿 15g
肉苁蓉 15g	半 夏 10g	陈 皮 10g	茯 苓 15g
酸枣仁 20g	生甘草 6g	丹 参 15g	川 芎 10g
酒当归 15g			

14 剂,每日 1 剂,水煎分 2 次服。

四诊:2015 年 6 月 9 日

上方服 14 剂,药后头晕、心悸已不明显,精神大有好转,饮食、睡眠均佳,二便正常。舌淡苔薄白,脉弦细,血压 140/80mmHg。但近几天因琐事生气而病情复发,头晕、耳鸣,治疗仍用上方继服。嘱咐患者避风寒、畅情志、勿劳累、低脂低盐饮食。

处方：

生黄芪 15g	党 参 15g	麦 冬 10g	五味子 6g
生 地 15g	黄 精 15g	巴戟天 15g	淫羊藿 15g
肉苁蓉 15g	半 夏 10g	陈 皮 10g	茯 苓 15g
酸枣仁 20g	生甘草 6g	丹 参 15g	川 芎 10g
酒当归 15g	柴 胡 6g	百 合 10g	

14 剂，每日 1 剂，水煎分 2 次服。

按语

患者女性、年过五旬，天癸渐衰，肝肾渐亏，精血不足，肝开窍于目，肾主骨生髓，髓海空虚发为眩晕，精明失养则视物昏花；肝肾亏虚则气血不足，气血不足则气短、神疲、乏力；血不养心则心悸、气短、失眠；气虚则无力推动血行，瘀血内生，气虚则水液代谢失常，津聚成痰，痰瘀互结，阻滞心脉，心失所养则加重心慌症状。舌黯苔白腻为痰瘀之象，脉弦细为肝肾不足之征。综上辨证为肝肾亏虚夹痰瘀，治以补肝肾、益气化痰兼潜阳。故用生地、黄精、淫羊藿、巴戟天补肝肾，黄芪、白术、党参、麦冬、五味子益气养阴补心，半夏、陈皮、茯苓祛湿化痰，石决明平肝潜阳以治标，酸枣仁养血安神，川芎为活血行气之佳品。全方共奏调补肝肾、益气养血、活血化痰之法。复诊心系症状好转，但头晕无改善，加强活血之力，继续服用以观疗效。三诊时诸症好转，药效已达，表明辨证用法准确，继续服用。四诊时患者述因情绪激动而病情反复，续服上方加柴胡、百合疏肝解郁，并嘱调畅情志、勿劳累等。

高血压患者的血压变化与饮食、情绪以及睡眠关系密切。首先，高血压患者在饮食方面应注意低盐、低脂、低糖、高优质蛋白、高维生素、戒烟、戒酒或限酒。饮食过咸引起体内水钠潴留，血管压力过大，世卫组织建议成人每天盐摄入量不超过 5g，高血压患者更应该克制自己保持低盐饮食，而富含钾的食物进入人体可以对抗高钠所引起的升压和血管损伤。此外，高血压患者宜少量多餐、避免过饱，保持体重在正常水平往往让血压的控制变得更容易。其次，高血压患者应注重情绪管理，因为心理情绪障碍不仅是原发性高血压发生的危险因素，还影响降压药物疗效及高血压患者的预后。高血压患者往往容易产生暴躁、焦躁不安甚至是消沉的情绪，这些情绪不利于治疗效果的发挥，应当引导患者保持平稳的心态，以积极的心理状态迎接治疗，以达到辅助治疗的效果。再次，情绪管理很重要的一项就是睡眠管理，良好的睡眠不仅可以消除疲劳，恢复精力，还能缓解或消除不良情绪。

第二节　心力衰竭（水肿、喘证）

心力衰竭简称心衰，是由于任何心脏结构或功能异常导致心室充盈或射血能力受损的一组复杂临床综合征。中医典籍里无"心力衰竭"这一病名，但有"心衰"之名。"心衰"一词最早见于西晋王叔和《脉经•脾胃部》"心衰则伏，肝微则沉，故令脉伏而沉"，其后宋代赵佶《圣济总录•心脏门•心脏统论》"心衰则健忘，不足则胸腹胁下与腰背引痛，惊悸，恍惚，少颜色，舌本强"和《医述•五脏外形》"心主脉，爪甲色不华，则心衰矣"。而从临床表现及发病特点来看，心衰当属"心悸""喘证""水肿"等范畴。

中医学认为，心力衰竭过程一般都有不同程度的血瘀，且心力衰竭与肾的功能失调密切相关。肾为先天之本，元气之根，又为水火之宅，内藏元阴元阳，五脏之濡润有赖于肾之阴精，五脏之温煦有赖于肾之命火。肾水上济于心，滋心阴以使心火不亢；肾阳蒸腾化气，则推动血液在脉中畅行。若肾阴亏损无以滋养，则心失濡润，营阴暗耗，脉道空虚，血流滞涩，心脉不畅；若肾阳虚衰不能蒸腾，则心失温煦，心阳不振，鼓动无力，血行迟缓；若肾阳虚致脾失温煦，运化失职，水湿内聚，痰浊内生，阻滞脉络，上凌心肺，均可致心脉痹阻，发为心衰。此外，本病多为中老年疾病，肾气渐衰，肾气不固，气失摄纳，上逆而喘；肾阳虚衰，主水无权，水邪泛滥而为水肿；肾阴亏耗，不能滋养五脏之阴，心阴亏耗，心失所养则心悸、怔忡；病久肾虚血瘀，心脉痹阻，发为心痹。因此，肾的生理功能失调是本病的发病根源，由其导致的瘀血阻滞在本病的发生发展过程中起着重要的作用，本病的本虚标实是以本虚致标实，由肾虚致痰瘀，补肾活血法在心力衰竭的治疗过程中有着重要的地位。

因此，心力衰竭病位虽然在心，其本实在于肾，肾虚血瘀为心衰之"本"，始终贯穿该病发展过程。选方多用真武汤、苓桂术甘汤、参附汤及活血利水之品。心力衰竭阳虚日久，或滥用利尿药，必损及阴液。若阳虚伤阴，阴阳具虚，则需益气养阴，阴阳并补，阳生阴长，正气康复。心力衰竭如现水肿，又有阴伤，则需温阳利水与育阴利水法配合使用，使温阳而不伤阴，育阴而不助水湿。

心衰为老年常见疾病，发病年龄大都在 50 岁以后，肾气渐衰之时，且久病必然入肾，导致肾阴肾阳的不足，通过影响心、肝、脾的功能而产生瘀血、痰浊，阻滞心脉，发为本病。而痰瘀又可作为新的致病因素使病情进一步加重，发展成为严重的心衰。可见该病的发生与肾虚血瘀有着必然的内在联系。肾的生理功能失调是本病的发病根源，由其导致的瘀血阻滞在本病的发生发展过程中起着重要的作用，应用补肾活血法治疗本病可取得较好的疗效。临床有研究显示，运用补肾活血汤（制附子、补骨脂、熟地、山茱萸、党参、黄芪、丹参、赤芍、葶苈子、大枣组成）能显著改善左室射血分数、脑利钠肽、6 分钟步行试验等心功能指标，缓解心衰的临床症状和体征，治疗安全，疗效可靠。补肾活血法作为治疗慢性心力衰竭的重要治法，随着理论、基础研究的深入和临床的大量应用，愈来愈显示出其良好前景。尤其在多靶点、多途径防治慢性心功能衰竭，延缓病理进程，提高生活质量方面所具有的潜力日趋得到重视。

典型病案一

夏某，男，62 岁。主因"反复喘促、下肢水肿 3 年，加剧 1 个月"，于 2009 年 9 月 20 日入院。

患者 3 年前开始出现活动后胸闷、喘气，休息后缓解，于 2008 年 9 月因高血压、糖尿病而第 1 次入院治疗，诊断为"冠状动脉粥样硬化性心脏病，心功能Ⅱ级（NYHA 分级）；高血压 3 级，极高危；2 型糖尿病"。又于 2009 年 2 月因支气管肺炎、高血压、心力衰竭、糖尿病而第 2 次入院，予"呋塞米注射液、多巴酚丁胺注射液、去乙酰毛花苷注射液"等治疗，症状缓解于 2009 年 4 月好转出院。出院后常服"地高辛、酒石酸美托洛尔、培哚普利、氢氯噻嗪、螺内酯"等药物，病情时有反复。1 个月前因感冒受凉再次出现胸闷、喘促、下肢水肿入院。既往高血压、糖尿病史已 10 年余。查体：血压 130/70mmHg，呼吸急促，两肺可闻及湿啰音。心浊音界向左下扩大，心率 82 次 /min，二、三尖瓣听诊区可闻及收缩期杂音，主动脉瓣区第二心音亢进，双下肢轻度水肿。心电图：左室高电压，心肌缺血改变。心脏彩超示：心室扩张，左室舒张功能减退，左室射血分数 38%，二尖瓣、三尖瓣轻度返流。入院先后给予抗感染、利尿、强心、改善心肌缺血等治疗，1周后病情仍未见好转，遂请中医会诊。

初诊：2009年9月20日

症见呼吸急促，活动后加剧，伴阵发性咳嗽、咯痰，胸闷心悸，神疲乏力，四肢发凉，双下肢水肿，腹胀、纳差。口唇青紫，舌质黯红，苔白滑，脉沉细数。中医诊断：水肿，证属阳虚水泛、气虚血瘀，治宜温阳利水、益气活血。

处方：

| 制附子^(先煎)15g | 桂　枝10g | 干　姜6g | 人　参^(另煎兑服)6g |
制附子(先煎)15g　　桂　枝10g　　干　姜6g　　人　参(另煎兑服)6g

生黄芪20g　　炒白术15g　　茯　苓15g　　蛤　蚧1对

泽　泻15g　　丹　参15g　　泽　兰12g　　益母草10g

陈　皮10g　　杏　仁15g　　苏　子15g

3剂，每日1剂，水煎分2次服。

二诊：2009年9月23日

服药3剂后，气急改善，小便增多，大便变稀，脉来沉细，而数势渐缓，余症同前，治疗仍用温阳利水，益气活血之法。

处方：

制附子(先煎)15g　　桂　枝10g　　干　姜6g　　人　参(另煎兑服)6g

生黄芪20g　　炒白术15g　　茯　苓15g　　蛤　蚧1对

泽　泻15g　　丹　参15g　　泽　兰12g　　益母草10g

陈　皮10g　　杏　仁15g　　苏　子15g　　冬瓜皮15g

5剂，每日1剂，水煎分2次服

三诊：2009年9月28日

服药5剂后，胸闷、喘憋、心悸缓解，咳嗽、咯痰减少，大便稀，日2行，尿频，仍然神疲乏力，不耐活动，四肢发凉，双下肢水肿，舌质黯红苔白，脉沉细，治疗加用利水消肿之品，仍用温阳利水，益气活血之法。

处方：

制附子(先煎)15g　　桂　枝10g　　干　姜6g　　人　参(另煎兑服)6g

生黄芪20g　　炒白术15g　　茯　苓15g　　蛤　蚧1对

泽　泻15g　　丹　参15g　　泽　兰12g　　益母草10g

陈　皮10g　　冬瓜皮15g　　车前子(包煎)15g

5剂，每日1剂，水煎分2次服。

四诊：2009年10月2日

服药5剂后，双下肢水肿渐消，喘息渐平，尚能适量活动，大便稀，日3～4行，夜尿3次，但觉畏寒倦卧，肢体乏力，睡眠欠安。舌质黯红苔白，脉沉细，治疗减利水之品，加用宁心安神之品，组成温脾暖肾、益气养心、活血利水之法。

处方：

制附子(先煎)10g　　桂　枝10g　　干　姜6g　　人　参(另煎兑服)6g

生黄芪20g　　炒白术15g　　茯　苓15g　　蛤　蚧1对

泽　泻15g　　丹　参15g　　泽　兰12g　　益母草10g

陈　皮10g　　冬瓜皮15g　　炙远志15g　　酸枣仁10g

7剂,每日1剂,水煎分2次服。

五诊:2009年10月9日

服药7剂后,双下肢水肿明显消退,喘息已平,疲倦乏力感减轻,大便稀,日1～2行,但味淡纳少、口干。舌质黯红苔白偏干,脉沉细,治疗加用健脾消食之品,以益气健脾、养心安神为主

处方:

党 参15g	麦 冬15g	五味子6g	蛤 蚧1对
生黄芪20g	炒白术15g	茯 苓15g	泽 泻15g
陈 皮10g	炙远志15g	酸枣仁10g	苏 梗10g
炒三仙^各10g	石 斛15g	炙甘草6g	

7剂,每日1剂,水煎分2次服。

六诊:2009年10月16日

服药7剂后,诸症缓解,精神好转,活动增多,脉从沉细而已觉有力,口舌由干燥裂而转为津润。治疗仍然以调理心脾为主。

处方:

党 参15g	麦 冬15g	五味子6g	蛤 蚧1对
生黄芪20g	炒白术15g	茯 苓15g	陈 皮10g
炙远志15g	酸枣仁10g	苏 梗10g	炒三仙^各10g
石 斛15g	生白芍15g	赤 芍15g	炙甘草6g

14剂,每日1剂,水煎分2次服。

按语

本案患者病由心肾阳虚、水湿内停、瘀血内阻所致。心肾同属少阴,以经络相连,《灵枢·经脉》云足少阴肾经"其直者,从肾上贯肝膈,入肺中","其支者,从肺出络心,注胸中"。心肾两脏在生理上相互依存,肾为先天之本,元气之根,内藏元阴元阳,五脏之濡润有赖于肾之阴精,五脏之温煦有赖于肾之命火。心肾两脏在病理上亦相互影响。心主血脉,需依靠肾阳的蒸动,若肾阳虚衰不能蒸腾,则心失温煦,心阳不振,鼓动无力,血行迟缓,致心脉痹阻,发为胸闷、气短;脾肾阳虚,运化失职,水湿内聚,痰浊内生,上凌心肺,均可加重喘促、心悸,并出现水肿、尿少等症。四肢为诸阳之本,阳虚不能温于外,血不能畅通于脉,故四肢发凉。舌黯乃血瘀之象,口舌干燥乃气机阻滞,阴津无以上承所致。故证属阳虚水泛,气虚血瘀,治宜温阳利水,益气活血。方中附子、桂枝、干姜温补肾阳、化气行水;人参之大补元气,蛤蚧之收纳肾气,共同益肺肾而止咳喘;黄芪、白术之健脾益气、利尿消肿,茯苓、泽泻之淡渗利湿,丹参、泽兰、益母草之活血化瘀、利水消肿,乃血水同治;杏仁、苏子止咳平喘,又能润肠通便。三诊时大便稀、尿频,水湿从二便排出,故胸闷、喘憋症状缓解,继续以原法治疗。五诊:时心悸较宁、气息已平、肿势渐退,治疗以健脾利湿、益气安神为法,综合调理。

心力衰竭大多是有诱因的,西医学认为感染是诱发心力衰竭的首要原因,其次为劳累或应激反应。从中医层面来讲,心衰常由感受外邪、劳累过度、精神刺激而诱发。"正气存内,邪不可干",心衰患者本就气虚或阳虚之体,"邪之所凑,其气必虚",外邪乘虚而入,侵犯人体,正气更虚,病情加重,加之正虚不能祛邪外出,使正虚邪恋,心衰难愈;劳累耗伤心

气，气为血之帅，气行则血行，气虚血行不利，脉络瘀阻，加重心衰；内有水饮、血瘀等宿邪，易招外邪，外邪引动内邪，则外内合邪，诱发心衰。

典型病案二

武某，女，82岁。主因"反复胸闷、气喘20余年，加重1周"，于2009年9月20日入院。

患者反复发作胸闷、气喘20余年，曾多次入院治疗。1周前因肺部感染再次出现胸闷、憋喘再次入院，伴口唇紫黯、端坐呼吸，疲倦乏力、心慌气短，给予强心、利尿、抗感染及控制血压等治疗。既往高血压3级、2型糖尿病病史20余年，慢性阻塞性肺疾病、肺心病病史10余年，冠心病、陈旧性心肌梗死7年。查体：血压130/60mmHg，呼吸40次/min，端坐呼吸，口唇青紫，双肺呼吸音粗，双肺底可闻及湿啰音，心率112次/min，律不齐，心浊音界向两侧扩大，心尖区可闻及收缩期杂音，桶状胸，双下肢重度水肿。胸部X片：双肺肺纹理增粗，主动脉弓增宽，心影向两侧扩大。心脏彩超：全心扩大，主动脉轻度反流，二尖瓣、三尖瓣中度反流，左室射血分数28%，肺动脉高压。腹部超声示：肝淤血，胆囊壁增厚，脾大，腹腔积液。脑利钠肽前体4 825ng/L。

初诊：2009年9月20日

症见面色青唇紫，呼吸急促、端坐呼吸，心悸怔忡、神疲乏力，汗出肢冷，双下肢凹陷性水肿，口中犯恶心，腹胀满，小便少，大便乏力。舌质暗红苔白厚腻，脉沉细数。西医诊断：①冠心病，陈旧性心肌梗死，缺血性心肌病，心功能不全Ⅳ级（NYHA分级）；②老年性心脏退行性瓣膜病，主动脉关闭不全，二尖瓣关闭不全，三尖瓣关闭不全；③高血压3级，极高危；④慢性阻塞性肺疾病；⑤2型糖尿病。病情急骤，证属阳虚水泛、上凌心肺，治宜泻肺逐水，兼以温肾助阳、纳气平喘。

处方：

葶苈子^(包煎)15g	大　枣10g	生龙骨^(先煎)30g	生牡蛎^(先煎)30g
磁　石^(先煎)30g	制附子^(先煎)15g	肉　桂6g	山萸肉15g
生黄芪20g	生白术15g	茯　苓15g	猪　苓15g
桑白皮15g	苏　子10g		

3剂，每日1剂，水煎分2次服。

二诊：2009年9月23日

服药3剂后，呼吸急促略有改善，尚能半卧，小便增多，恶心未作。仍神疲乏力，动则尤剧，下肢水肿明显，舌质黯红苔白厚腻，脉沉细数。症势仍危，再拟温阳利水，补肾纳气之方。

处方：

葶苈子^(包煎)15g	大　枣10g	生龙骨^(先煎)30g	生牡蛎^(先煎)30g
磁　石^(先煎)30g	制附子^(先煎)15g	肉　桂6g	山萸肉15g
生黄芪20g	生白术15g	茯　苓15g	猪　苓15g
桑白皮15g	苏　子10g		

3剂，每日1剂，水煎分2次服。

三诊：2009年9月26日

服药3剂后，呼吸急促改善、下肢水肿减轻，小便多，大便溏，日2行。舌质黯红苔白略厚，脉沉细。减葶苈子药量，加活血化瘀之品，续服。

处方：

葶苈子^(包煎)10g	大　枣 10g	生龙骨^(先煎)30g	生牡蛎^(先煎)30g
磁　石^(先煎)30g	制附子^(先煎)15g	肉　桂 6g	山萸肉 15g
生黄芪 20g	茯　苓 15g	猪　苓 15g	桑白皮 15g
川　芎 10g	丹　参 15g	赤　芍 15g	

3剂，每日1剂，水煎分2次服。

四诊：2009年9月29日

服药3剂后，喘促、心悸，尚能平卧，下肢水肿明显消退，小便多，大便溏，日3～4行，四肢冷，食欲差，乏力。舌质黯红苔白，脉沉细。病情缓和，去葶苈子、苏子、桑白皮、龙骨、牡蛎、磁石，加益气健脾之品，组成温肾健脾、益气活血之法。

处方：

制附子^(先煎)10g	桂　枝 10g	山萸肉 15g	生黄芪 20g
酒当归 15g	丹　参 15g	赤　芍 15g	炒白术 15g
党　参 15g	茯　苓 15g	生　姜 10g	大　枣 10g
鸡内金 10g	炒麦芽 15g	陈　皮 10g	

7剂，每日1剂，水煎分2次服。

五诊：2009年10月5日

服药7剂后，诸症缓解，水肿消退，大便正常，日1次，肢冷改善，食欲及睡眠可。舌质淡红苔白，脉沉细。治疗仍以扶正为主，综合调理。

处方：

桂　枝 10g	山萸肉 15g	生黄芪 20g	酒当归 15g
丹　参 15g	赤　芍 15g	炒白术 15g	党　参 15g
茯　苓 15g	生　姜 10g	大　枣 10g	鸡内金 10g
炒麦芽 15g	陈　皮 10g	炙甘草 6g	

7剂，每日1剂，水煎分2次服。

按语

本患者初诊时见心肾之阳已衰，同时夹杂不同程度的血瘀、水饮和痰浊，辨证为心肾阳衰、水饮泛滥。《金匮要略·痰饮咳嗽病脉证治》谓："水停心下，甚者则悸，微者短气。"水饮内停，水气凌心，故出现心悸、气短；《黄帝内经·素问·逆调论》云："夫不得卧卧则喘者，是水气之客也。"痰浊水饮留于肺，则见喘息不得卧；心肾阳衰则不能化气行水，水湿泛溢肌肤，"湿性趋下，水性就下"，则可见双下肢水肿。肾阳不足，不能温煦膀胱，膀胱气化不利，则见少尿；心肾之阳内虚，不能温煦体表，则形寒肢冷，甚则四肢逆冷；阳气不能鼓动气血运行，则血脉瘀滞，口唇青紫。病情危急，当以泻肺平喘为要，故用葶苈大枣泻肺汤泻肺逐水，加苏子降气平喘，桑白皮泻肺平喘、利水消肿；龙骨、牡蛎合用镇静安神，磁石潜阳入阴、纳气平喘；茯苓、猪苓利水渗湿，健脾宁心。以上诸味合用，泻肺逐水、平喘镇静，此乃治标。余药中附子、肉桂补火助阳，上助心阳，下温肾阳，黄芪、白术益气健脾，利水消肿，共同扶助正气，气足阳旺则能推动并温化水湿。三诊时，喘促平、水肿减，加川芎、丹参、赤芍活血化瘀，改善气血瘀滞，以利于水湿代谢。四诊时诸症好转，去泻肺逐水之品，加益气健脾药，以扶正为主，综合调理。

心衰早期正虚表现为气虚，继而气损及阳、气损及阴，最后阳损及阴而阴阳两虚，早期邪实主要为血瘀，继而水饮、血瘀并见。末期因虚生实，因实致衰，邪已极实，正已极虚，则陷于阳气欲脱或阴阳离决，导致病情危急。故心衰的治疗需认清标本缓急，《素问·标本病传论》云："治有取标而得者，有取本而得者……知标本者，万举万当，不知标本，是谓妄行。"在心衰过程中，阳虚水泛致水气上凌心肺出现喘脱危急之候时，应以治疗标实为主，当泻肺逐水，兼以温肾助阳、纳气平喘。待其标证缓解后，再治其本，兼治其标，即益气、温阳、滋阴基础上参以活血、利水。

活血利水法在治疗水肿中的作用不容忽视。首先，生理上水与血皆属于阴，相互倚行，互宅互生。其次，病理上瘀血可致水肿，水病可致血瘀。《金匮要略·水气病脉证并治》曰："经为血，血不利则为水。"指出经络中所行本为血，若血行不利而化为水。若水肿日久，水湿停积，一则久病入络，气机不利，血流不畅，成为瘀血；二则脏腑阳气受损，血失温运而水液停留。对于此类水肿，单纯采用发汗、利水、行气、温阳之法，往往水肿难除，如化瘀得当，则水肿自消。因此应用活血利水法，往往是提高水肿疗效的重要环节。心衰以气虚、阳虚为本，血瘀、水饮为标。唐宗海《血证论·阴阳水火气血论》中论述气与水的关系："气生于水，即能化水，水化于气，亦能病气，气之所至，水亦无不至焉……故水病则累血，血病则累气……瘀血化水，亦发水肿，是血病而兼水也。"在《血证论·吐血》中说："气为血之帅，血随之而运行；血为气之守，气得之而静谧。气结则血凝，气虚则血脱，气迫则血走。"在《血证论·瘀血》中说："凡系离经之血，与荣养周身之血，已暌绝而不合……或血积既久，亦能化为痰水。"在《血证论·产血》中说："如发为水肿，是血从水化。"指出气虚则血瘀，血瘀可导致水停，水停又可累及血行，水停与血瘀恶性循环，互为致病因素，亦可致心气虚加重。可见心衰病机"气虚、血瘀、水停"三者之间交互影响，密切联系，不可分割。

典型病案三

吴某，女，58岁，主因"胸闷、气短时轻时重3年余，加重半个月"，于2009年7月9日就诊。

患者近3年来出现胸闷、气短、心慌，夜间阵发性呼吸困难，坐起后可缓解，伴疲乏无力、双下肢发胀，长期服用"地高辛、呋塞米、螺内酯、曲美他嗪、比索洛尔"等药物治疗。既往有风湿性心脏病10余年，糖尿病5年。近半个月因劳累诸症加重，遂来就诊。查体：颧红口干，口唇发绀，血压140/88mmHg，心率106次/min，二尖瓣听诊区可闻及舒张期隆隆样杂音，双肺底可闻及湿啰音，双下肢轻度水肿。超声心动图示：风湿性心脏病，左心房增大，右心室增大，室壁运动减弱。

初诊：2009年7月9日

症见胸闷气短、气怯声低、心悸、自汗，精神倦怠，动则加剧，口干、纳差，夜寐欠安、盗汗，大便干，需用开塞露辅助通便，双下肢轻微肿胀。舌质偏红，少苔，脉细数，按之无力。西医诊断：风湿性心脏病，二尖瓣狭窄，慢性心功能不全，2型糖尿病。中医诊断：心悸，辨证为气阴不足、血瘀水停。治法：益气养阴、活血利水。

处方：

党　参15g	麦　冬15g	五味子6g	生　地15g
玄　参15g	生黄芪20g	泽　兰15g	丹　参15g

赤 芍 15g　　茯 苓 15g　　车前子^(包煎)15g　　远 志 15g

赤 芍 15g　　茯 苓 15g　　车前子(包煎)15g　　远 志 15g

酸枣仁 20g

3 剂,每日 1 剂,水煎分 2 次服。

二诊:2009 年 7 月 12 日

患者服药后喘促、短气、心悸缓解,大便变软,较前通畅,但仍然精神倦怠,动则加剧,自汗、盗汗,夜寐欠安,双下肢轻微肿胀。舌红少苔,脉细数,按之无力。加收敛固涩之品,再拟益气养阴、活血利水之法。

处方:

党 参 15g　　麦 冬 15g　　五味子 6g　　　生　地 15g

玄 参 15g　　生黄芪 20g　　泽 兰 15g　　　丹　参 15g

赤 芍 15g　　茯 苓 15g　　车前子^(包煎)15g　　远 志 15g

酸枣仁 20g　　白 芍 15g　　炙甘草 6g

5 剂,每日 1 剂,水煎分 2 次服。

三诊:2009 年 7 月 17 日

服药后患者胸闷、气短、心悸减轻,夜间未有憋醒,活动后仍有喘憋、自汗。舌红少苔,脉沉细。血压 116/78mmHg,心率 92 次/min,双下肺底可闻及湿啰音,双下肢不肿。治疗以滋肾养阴兼活血为法。

处方:

生　地 15g　　山萸肉 15g　　山　药 15g　　黄　精 15g

党 参 15g　　麦 冬 15g　　五味子 6g　　　白　芍 15g

丹 参 15g　　赤 芍 15g　　丹 皮 10g　　　酒当归 15g

炙甘草 6g

7 剂,每日 1 剂,水煎分 2 次服。

四诊:2009 年 7 月 24 日

患者服上药 7 剂,喘憋未再发作,诸症缓解,水肿消退,汗出明显减轻,食欲好,二便正常,睡眠欠安、多梦,舌质暗红,苔少,脉沉细,血压 110/70mmHg,心率 82 次/min。治疗加镇静安神之品。

处方:

生　地 15g　　山萸肉 15g　　山　药 15g　　黄　精 15g

党 参 15g　　麦 冬 15g　　五味子 6g　　　白　芍 15g

丹 参 15g　　赤 芍 15g　　丹 皮 10g　　　酒当归 15g

炙甘草 6g　　远 志 15g　　酸枣仁 20g

7 剂,每日 1 剂,水煎分 2 次服。

按语

本案例系气阴两虚、血瘀水停为患,心气不足、心神失养,故气短、神疲乏力;汗为心之液,心气虚者,常见动则自汗;心阴不足,虚火内生,扰动心神则心悸、失眠;气阴两虚,因虚致瘀,心脉痹阻,则胸闷;气虚推动无力,气化失司,水液停滞为患;阴虚则盗汗、口干、大便干,舌红、苔少,脉细数弱皆为气阴两虚之象。患者因劳累后诸症加重而就诊,《黄帝内经》:"劳则喘息汗出,外内皆越,故气耗矣。"阐述了过度劳累可致心肺之气耗伤,心气内虚,血行不畅，则形成心痹。治疗以生脉散加减，人参甘温，大补元气，益肺生津止汗；麦冬甘寒，滋阴润燥，与人参配伍，气阴双补，相得益彰；五味子酸温，益气生津，敛阴止汗。三药合用，益气养阴、敛汗生津。并加生地、桑寄生养阴生津、润肺益肾，配合生脉散以气阴双补。丹参、赤芍活血祛瘀，泽兰、茯苓、车前子利水祛湿，共同治标。复诊时喘促、短气、心悸缓解，表明辨证准确，效不更方，在原方基础上根据患者的情况随症加减。三诊时治疗以滋肾养阴为主，患者患风湿性心脏病多年，气阴耗伤严重，特别是肾阴肾精不足，故用生地、山萸肉、山药、黄精滋补肝肾之阴兼以补脾，久病致瘀，故加丹参、赤芍、丹皮、酒当归活血化瘀。四诊时，诸症好转，续服补肾活血之方。

阴虚证是部分心衰的证型或阶段性证型，心衰多为老年久病，朱丹溪所谓"阳常有余，阴常不足"，患者常合并糖尿病、高血压等疾病，阴虚证候每每多见；心衰又往往存在胃肠道瘀血而致食欲减退，饮食衰少，化源不及；长期利尿伤阴，或过用温阳药耗气伤阴。上述诸多因素均可致阴津不足，症见口渴欲饮，手足心热，盗汗，舌质偏红或红绛，苔少或无苔，或见裂纹，脉细或数，故治疗上常选用益气养阴之品，如黄精、北沙参、麦冬、石斛等。

治疗心衰时应辨病与辨证相结合，即遵循"以辨病为先，以辨证为主"的临床诊治原则。清代徐大椿谓："凡治病者须先识其病名……识病名然后知病之所在。"心衰的发生具有共同的发病基础（气虚、阳虚或阴虚为本，瘀血、水湿、痰浊为标）、临床特征（喘、瘀、肿）和发展转归（阴竭阳脱或阴阳平和），在治疗过程中应遵守共同的治疗原则和用药规律以减轻其病症程度，又根据患者出现的某些证候，通过辨证论治，以恢复机体的阴阳平衡状态。

第三节　心律失常（心悸）

心律失常是指心脏冲动的频率、节律、起源部位、传导速度或激动次序的异常，按照心率的快慢，可将其分为快速性心律失常和缓慢性心律失常两大类。临床上常表现为心中动悸不宁，或自觉心中跳动、惊慌不安、不能自主，呈阵发性或持续不止，伴有胸闷、心烦易激动、气短乏力，甚或心胸疼痛、喘促肢冷汗出、晕厥。属于中医"心悸"范畴。包括惊悸与怔忡，两者相关，惊悸日久可形成怔忡。汉代张仲景在《金匮要略·惊悸吐衄下血胸满瘀血病脉证治》中，首次使用惊悸名称，指出："寸口脉动而弱，动则为惊，弱则为悸。"宋代严用和在《济生方·惊悸怔忡健忘门》中提出了怔忡病名，认为"夫怔忡者，此心血不足也"。心悸的发生常与平素体质虚弱、情志所伤、饮食劳倦、感受外邪等有关。心悸的证型可归纳为心虚胆怯证、心脾两虚证、心阳不振证、阴虚火旺证、水饮凌心证、痰火扰心证和心脉瘀阻证。

心悸病位在心，而与脾肾两脏密切相关。心主血，脾统血，若脾气虚弱，运化失职，气血生化乏源，可致血虚而心无所主；心肾相交，水火既济才能维持正常生理，若心肾不交，水火失济或肾水上凌于心，则必致心悸不宁。若心阳不振，心气不足，运血无力，或年高肾气不足，肾阳亏虚，均可导致血行不畅，脉络瘀阻，形成心悸怔忡。故治疗上要分清疾病的阴阳虚实、脏腑主次，避免失治、误治。

肾为老年冠心病心律失常的致病之本，心藏神，肾藏精，精能化气生神，且肾为水火之脏，主一身之阴阳，五脏之阴非此不能滋，五脏之阳非此不能发，肾精、肾阴、肾阳是心神、心气、心阴、心阳的来源，故治心者必求其肾，欲养心阴，必滋肾阴；欲温心阳，必助肾阳。心律失常一个关键的、不可忽略的问题是"血运"。中医认为，心主血脉，鼓动无力，可导致血运受阻，又会进一步导致心功能失调。因此，心律失常的治疗除了关注心之气血阴阳之外，还不能忽视血脉之通畅。

典型病案一

陆某，女，48 岁。主因"阵发性心悸反复发作 3 年，加重半年"，于 2009 年 9 月 20 日入院。

患者于 3 年前即有发作性心跳加快，次数及症状均较轻，略感心悸，近半年以来症状明显加重，发作次数增多，发作时并伴胸闷、胸痛、大汗淋漓、眩晕，近半年以来上述症状更加严重，每次持续几分钟至一天不等。寒冷及精神紧张较易诱发。患者既往冠心病病史 10 余年，间断胸闷、气短。查体：神清，两肺呼吸音清，未闻及干湿性啰音，心界不大，心率 166 次/min，律齐，各瓣膜听诊区未闻及杂音，腹部检查无异常体征。辅助检查：心电图示：心率 166 次/min，节律规则，未见 P 波，QRS 波形态正常，ST 段正常。胸部 X 线片示：心肺无异常。

初诊：2009 年 9 月 20 日

症见心悸不宁、心烦出汗，胸闷气短、胸痛时作，口干盗汗，夜寐欠安，腰酸乏力、头晕耳鸣，手足心热，舌质黯红、少苔，脉细数。证属肾阴亏虚，水不济火，心火内动，扰动心神。诊断：阵发性室上性心动过速。入院后除用镇静剂外，未作特殊处理。观察病情变化，先服中药治疗，以观疗效。中医诊断：心悸，治宜重镇安神，滋阴降火，兼养心安神。

处方：

磁 石^(先煎)30g	生龙齿^(先煎)30g	麦 冬 10g	五味子 6g
生 地 15g	玄 参 10g	桂 枝 10g	炙甘草 8g
酸枣仁 15g	柏子仁 10g	远 志 12g	丹 参 15g
川 芎 10g	三七粉^(冲服)3g		

7 剂，每日 1 剂，水煎分 2 次服。

二诊：2009 年 9 月 27 日

上方服 7 剂后，胸闷、心悸好转，但仍心烦，口干，盗汗，夜寐欠安，腰酸乏力、头晕耳鸣，手足心热，舌质黯红、少苔，脉细数。仍拟滋阴降火，养心安神之法。

处方：

党 参 15g	麦 冬 10g	五味子 6g	磁 石^(先煎)30g
生龙齿^(先煎)30g	生 地 15g	玄 参 10g	炙龟板^(先煎)10g
酸枣仁 15g	柏子仁 10g	远 志 12g	丹 参 15g
川 芎 10g	茯 神 15g	炙甘草 6g	枸杞子 15g

7 剂，每日 1 剂，水煎分 2 次服。

三诊：2009 年 10 月 4 日

上方服 7 剂后，心悸减轻，胸闷、胸痛未作，汗出减少，夜寐稍安，仍有腰酸乏力、头晕耳鸣，手足心热，舌质黯红、少苔，脉细数。减重镇安神之药，加强滋补肾阴之力度，仍拟滋阴降火，养心安神兼活血为法。

处方：

山萸肉 15g	生 地 15g	玄 参 10g	麦 冬 10g
盐知母 15g	黄 柏 10g	炙龟板^(先煎)10g	枸杞子 15g

茯　神 15g　　　酸枣仁 15g　　柏子仁 10g　　　　远　志 12g

丹　参 15g　　　川　芎 10g　　三七粉^(冲服)3g　　炙甘草 6g

7剂，每日1剂，水煎分2次服。

四诊：2009年10月11日

上方服7剂后，心悸减轻，但活动后加剧，胸闷、胸痛未作，胸廓已舒，夜寐稍安，偶有盗汗，舌质红苔白，脉细略数。续当和养为要。

处方：

山萸肉 15g　　　生　地 15g　　玄　参 10g　　　麦　冬 10g

盐知母 15g　　　黄　柏 10g　　炙龟板^(先煎)10g　　枸杞子 15g

远　志 12g　　　茯　神 15g　　丹　参 15g　　　川　芎 10g

三七粉^(冲服)3g　　炙甘草 6g　　浮小麦 15g　　　大枣 5枚

7剂，每日1剂，水煎分2次服。

五诊：2009年10月18日

上方服7剂后，脉数渐缓，胸廓较舒，心悸较宁，舌质红苔白，再当补肾活血，养心安神为治。

处方：

山萸肉 15g　　　生　地 15g　　玄　参 10g　　　麦　冬 10g

党　参 15g　　　五味子 6g　　枸杞子 15g　　　茯　神 15g

酸枣仁 15g　　　远　志 12g　　丹　参 15g　　　川　芎 10g

三七粉^(冲服)3g　　炙甘草 6g　　浮小麦 15g　　　大　枣 5枚

7剂，每日1剂，水煎分2次服。

患者反映，住院期间服用中药，病情较为稳定，心悸发作次数减少，程度减轻。出院后停服中药，半年左右病情仍较稳定。

按语

本案患者为阵发性室上性心动过速，出现心悸不宁、心烦，胸闷气短、胸痛时作，口干盗汗，夜寐欠安，腰酸乏力、头晕耳鸣，手足心热。脉证合参认为，心动过速是疾病的表象，而肾阴下竭，心火上亢则是疾病的本质。阴虚火扰，心神不宁故心悸、失眠，肾阴不足、髓海空虚故头晕耳鸣，胸闷、胸痛为气滞血瘀的表现，舌质黯红、少苔、脉细数为阴虚火旺之征象。故用滋肾阴、养心神之法，药用龙齿、磁石镇摄浮阳、安神定悸；枣仁、柏子仁、远志补养心气、宁心安神；党参协同麦冬、五味子补心气、养心阴，敛心气；丹参养心安神，三七粉、川芎行气活血。二诊再增龟板、枸杞子以滋养肾阴，使气血冲和，心得滋养，肾阴渐复，虚阳潜敛，则心动过速自能获得解除。三诊时心悸、胸闷等症状明显好转，但肾阴虚症状仍明显，故加强滋阴降火，药加山萸肉、知母、黄柏等。四诊、五诊：患者情况继续好转，续当和养为要，以补肾活血，养心安神为法。

室上性心动过速不仅脉象疾数，还多见心烦汗出、口干舌燥、手足心热，舌红苔黄等内热证候，且湿与热常相互胶着，充斥心脉，扰乱心神，出现怔忡，依据患者的体质遣方用药，可选用清热祛湿之药，如苦参与黄连既可燥湿清心经之热，又都具有减慢心率抗心律失常作用。患者因心神被扰，心无所倚，神无所归，常见悸动不安，故在清热祛湿的同时还要注意潜、镇、敛等中药的运用，常选用五味子、白芍、山萸肉、生龙骨、珍珠母、生龙齿、磁石等可抑制心脏交感神经的过度兴奋而具有镇静安神作用的药物。

心悸包括惊悸和怔忡，宋代成无己在《伤寒明理论·悸》中说："悸者，心忪是也。筑筑惕惕然动，怔怔忪忪不能自安者是矣。"惊、悸与怔忡实质上是体现了病情发展的过程，由惊到悸再发展为怔忡，病情逐渐加重，惊悸与怔忡之间可以相互转化，惊悸日久，可以导致怔忡，怔忡可以因惊而加重。惊悸、怔忡两者为一类病证，难以截然划分，其预后主要决定于心气、心血亏损的程度。出现下列情况多预后不佳：①猝然心悸而时时欲厥，脉沉细软而散，此为心气（阳）耗散，或心脉瘀阻（梗死）；②心悸症状虽不过重，但左胸闷痛严重，脉涩而结者，此为心脉痹阻所致；③怔忡日久，而突然出现虚脉或快慢不匀者，此为心气、心血耗竭之象；④心悸而气少不足以息，额汗肢冷，脉微欲绝者，此为心肾阳气欲竭；⑤心悸怔忡诊得脉如屋漏、虾游、雀啄转豆等怪脉，并伴见神萎、气短等危重症候者，为心阳耗散，心阴耗竭，胃气败绝之证，预后差。

典型病案二

王某，女，38岁。主因"间断心悸、气短2年"，于2015年5月9日就诊。

患者近两年每遇劳累时出现心悸、气短，休息可缓解，未治疗，近日因工作压力加重心悸、气短又复发，不能缓解，遂来门诊。查体：T 37.2℃，P 82次/min，R 20次/min，BP 112/80mmHg。神志清楚，双肺呼吸音清，心界不大，心率82次/min，律不齐，可闻及期前收缩5～6个/min，各瓣膜听诊区未及杂音及心包摩擦音，双侧下肢无水肿。辅助检查：血常规：白细胞 7.2×10^9/L，血红蛋白110g/L；尿常规（-）；大便常规（-）。胸部X线无异常。心电图：① QRS波群提早出现，畸形、宽大或有切迹，波群时间达0.12秒；② T波异常宽大，其方向与QRS主波方向相反；③代偿间歇完全。

初诊：2015年5月9日

现症为心悸气短，自觉心脏跳动无力，头晕乏力，睡眠易醒、多梦，自汗出，大便干，小便调。舌质淡红少津，脉结代。证属心气亏虚，阴血不足。治宜益气养心，滋阴养血复脉。

处方：

炙甘草15g	红 参(另煎兑服)10g	麦 冬15g	阿 胶(烊化)10g
五味子8g	生 地15g	白 芍15g	黄 精15g
大 枣5枚	火麻仁15g	酸枣仁20g	桂 枝10g
丹 参20g	甘 松10g		

7剂，每日1剂，水煎分2次服。

二诊：2015年5月16日

上方服7剂后，心悸发作的程度减轻，仍有劳累后气短、自汗，睡眠醒来次数减少，大便排出费力，小便调。舌质淡红少津，脉结代。治疗仍以益气养心，滋阴养血复脉为主。

处方：

炙甘草15g	红 参(另煎兑服)10g	麦 冬15g	阿 胶(烊化)10g
五味子8g	生 地15g	白 芍15g	黄 精15g
大 枣5枚	火麻仁15g	酸枣仁20g	桂 枝10g
丹 参20g	甘 松10g		

7剂，每日1剂，水煎分2次服。

各 论

三诊: 2015 年 5 月 23 日

上方服 7 剂后,心悸、气短均明显改善,偶有头晕乏力,自觉心脏跳动无力,大便不畅,小便调。舌质淡红苔白,脉细。治疗加补肾活血之品,以加强滋阴复脉。

处方:

山萸肉 15g	生 地 15g	白 芍 15g	阿 胶^(烊化)10g

山萸肉 15g　　　　生　地 15g　　　白　芍 15g　　　阿　胶^(烊化)10g

五味子 8g　　　　　麦　冬 15g　　　桂　枝 10g　　　炙甘草 15g

丹　参 20g　　　　　川　芎 10g　　　赤　芍 15g　　　三七粉^(冲服)3g

红　参^(另煎兑服)10g　　生黄芪 20g　　　炒白术 15g　　　枳　壳 10g

7 剂,每日 1 剂,水煎分 2 次服。

四诊: 2015 年 5 月 30 日

上方服 7 剂后,心悸、气短已不明显,头晕、乏力减轻,睡眠安稳,食欲较佳,大便通畅,小便调。舌淡红苔白,脉细,续服上方。

处方:

山萸肉 15g　　　　生　地 15g　　　白　芍 15g　　　阿　胶^(烊化)10g

五味子 8g　　　　　麦　冬 15g　　　桂　枝 10g　　　炙甘草 15g

丹　参 20g　　　　　川　芎 10g　　　赤　芍 15g　　　三七粉 3g^(冲服)

红　参^(另煎兑服)10g　　生黄芪 20g　　　炒白术 15g　　　枳　壳 10g

7 剂,每日 1 剂,水煎分 2 次服。

按语

本案患者频发室性期前收缩,出现心悸、气短,劳累后加重,乃心气亏虚,鼓动乏力,心血不足,心失所养所致;心气虚故自汗出,气血虚则头晕乏力,血不养神故失眠。故治宜益气养心,滋阴养血复脉,方用炙甘草汤加减。方中炙甘草补中益气,以充气血生化之源,疏经络血脉之滞,合红参、大枣补中气、益元气,资复脉之本;生地黄、白芍滋阴养血,合麦冬、阿胶、火麻仁养心阴、补心血,以充血脉;桂枝宣阳化阴,温通心阳,合炙甘草振奋阳气,温通血脉;丹参养血活血,甘松辛散温通理气活血化瘀;黄精健脾益气,滋肾填精,润肺养阴,《本经逢原》谓其"黄精为补中宫之胜品,宽中益气,使五脏调和"。诸药合用,阳生阴长,阴阳并补,共奏通阳复脉、滋阴养血之功。心之节律除了依赖心阴的滋养之外,还有赖心气的推动、心阳的温煦。阴阳互相制约、平衡才能维持心之正常生理功能。心气不足、气不化精则心阴亦亏,虚火上扰心神更加重心悸症状。人体正气不足或感受外邪致心阳不振、相火失位,导致虚阳浮越、冲气上逆、心神不宁亦可表现为心悸脉促,因此本病除滋阴复脉外,亦要关注心气和心阳。二诊时治疗有效,续服原方。三诊加补肾之山萸肉,以加强滋阴复脉,并加川芎、赤芍、三七粉行气活血,一防滋阴药之滋腻,二则改善循环。四诊患者诸症尚可,综合调理。

室性期前收缩的中医病理性质主要是虚实两方面,虚者为气、血、阴、阳亏损,使心失滋养,而致心悸;实者痰火扰心,水饮上凌或心血瘀阻,气血运行不畅所致。虚实之间可以相互夹杂或转化,不能截然分开。实证日久可转化为虚证,而虚证也可因虚致实,在临床上可见阴虚者常兼火盛或痰热;阳虚者易夹水饮、痰湿;气血不足者,易兼气血瘀滞。因此在治疗上,以补益气血,调理阴阳为本,以活血化瘀,去除痰浊,活血化瘀为标进行治疗,标本兼治。

张某，男，75岁。主因"间断心悸、胸闷10余年，加重1年，再发1天"，于2014年6月12日初诊。

患者有高血压、冠心病病史10余年，偶有胸痛、胸闷，每次发作持续3～5分钟，含服速效救心丸有效，并间断出现心悸、气短，近1年症状加重，今日因心悸发作、休息后不能缓解到医院就诊。查体：T 36.4℃，P 60次/min，R 18次/min，BP 148/92mmHg。神清，精神可，自主坐位，两肺呼吸音清，未闻及干湿性啰音，心界不大，第一心音强度逐渐减弱并有心搏脱漏。辅助检查：心电图：二度Ⅰ型房室传导阻滞。心脏彩超示：左室射血分数66%，提示二尖瓣轻度关闭不全，三尖瓣轻度关闭不全。

初诊：2014年6月12日

现症为心悸、胸闷，活动后明显，头晕乏力，肢体困重怕冷，睡眠易惊醒，纳食不香，腹胀、大便不畅、夜尿3次。舌质黯，舌边有瘀点，苔白腻，脉结。中医诊断：心悸，证属心阳不振，痰瘀阻滞，治宜温阳通脉、祛痰化瘀。

处方：

生龙骨^(先煎)30g	生牡蛎^(先煎)30g	桂　枝10g	炙甘草15g
党　参15g	麦　冬15g	五味子6g	鸡血藤15g
丹　参20g	酸枣仁20g	全瓜蒌15g	半　夏8g
茯　苓10g	陈　皮10g	生白术15g	三七粉^(冲服)3g

7剂，每日1剂，水煎分2次服。

二诊：2014年6月19日

上方服7剂后，胸闷减轻，心悸无明显改变，活动后加重，肢体困重怕冷，睡眠和纳食无明显改善，大便不畅、夜尿3次。舌质黯，舌边有瘀点，苔白腻，脉结。治疗加温补肾阳之品，治宜温阳通脉、祛痰化瘀。

处方：

桂　枝10g	炙甘草15g	生龙骨^(先煎)30g	生牡蛎^(先煎)30g
党　参15g	麦　冬15g	五味子6g	鸡血藤15g
丹　参20g	酸枣仁20g	生白术15g	三七粉^(冲服)3g
茯　苓10g	陈　皮10g	肉苁蓉10g	巴戟天10g

7剂，每日1剂，水煎分2次服。

三诊：2014年6月26日

上方服7剂后，心悸、胸闷均有改善，胸痛未作，大便变畅，夜尿2次，仍然怕冷，睡眠欠安，腹胀。舌质黯，舌边有瘀点，苔白腻，脉来迟缓、不规则歇止。治疗加健脾祛湿之品。

处方：

桂　枝10g	炙甘草15g	党　参15g	麦　冬15g
五味子6g	鸡血藤15g	丹　参20g	酸枣仁20g
茯　苓10g	陈　皮10g	肉苁蓉10g	巴戟天10g
生白术15g	三七粉^(冲服)3g	生苡仁20g	白蔻仁^(后下)6g

7剂，每日1剂，水煎分2次服。

四诊：2014 年 7 月 3 日

上方服 7 剂后，心悸、胸闷明显改善，胸痛未作，怕冷减轻，食欲转佳，二便调。舌质黯，舌边有瘀点，苔白，脉弦滑。治疗以通心阳、补肾阳为主，兼顾健脾祛湿、活血化瘀，以兹调理。

处方：

肉苁蓉 10g	巴戟天 10g	淫羊藿 15g	党　参 15g
五味子 6g	麦　冬 15g	生白术 15g	茯　苓 10g
陈　皮 10g	生苡仁 20g	白蔻仁^(后下) 6g	桂　枝 10g
丹　参 20g	川　芎 10g	炙甘草 10g	

7 剂，每日 1 剂，水煎分 2 次服。

按语

本例患者为二度Ⅰ型房室传导阻滞，出现心悸、胸闷，肢体困重怕冷，肢体困重怕冷乃心阳不振、痰瘀阻滞所致，其阳气不足为本，痰饮和瘀血为标。心气推动血液在脉道中正常运行，从而发挥濡养心脏及全身的作用。心气的充足有赖于心阳。若心阳不足，无力鼓动心脉，则脉来迟缓，脉来迟缓，心失所养，则心悸；心阳虚弱，宗气衰少，胸阳不展，故见胸闷、气短；心气阳不足，不能推动血行于四末，失于温煦，则见肢冷、乏力；心阳不足，心气乏力，清窍失养，血不养脑，则见头晕。肾阳为诸阳治本，肾阳不足，心脾之阳失于温煦，致寒凝血脉，则加重血行不畅，瘀血阻脉。脾阳不振，则痰湿内生，痰浊阻脉，久则痰、瘀交织，凝结血脉，阻碍血行。可见本病病机为本虚标实，主要病位在心，涉及脾肾，心肾阳虚为本，阴寒、痰浊、瘀血为标。

故治疗应标本兼顾，以温阳通脉、祛痰化瘀为治法。龙骨、牡蛎重镇潜阳、安神定志，桂枝以强心定悸、和营通阳、平冲降逆，炙甘草养营补阴、温通经脉，即为仲景之桂枝甘草龙骨牡蛎汤；党参、麦冬、五味子即为补心气、养心阴之生脉饮，枣仁以加强滋阴安神之效；枣仁、五味子既可敛浮越之气，又能敛汗止汗；丹参"色赤味苦，气平而降，阴中之阳也，入手少阴、厥阴之经，心与包络血分药也"（《本草纲目》），可以"破宿血、补新血""养神定志，通利关节"（《日华子本草》）；半夏燥湿祛痰，陈皮理气和中、燥湿化痰、利水通便，茯苓健脾补中、宁心安神、利水渗湿，三药组成二陈汤，具有健脾祛湿之功效。复诊时加温补肾阳之品，乃肾为水火之脏，主一身之阴阳，五脏之阴非此不能滋，五脏之阳非此不能发。肾阳不足，命门火衰，心失温养，则心悸不安。如《伤寒明理论》："其气虚者，由阳气内弱，心下空虚，正气内动而悸也。"

心律失常的治疗除了关注心之气血阴阳之外，还不能忽视血脉通畅，而血瘀受阻常与心气无力鼓动心脉有关，因此除了要注重活血行气之外，补益心气也是必不可少的。生脉散最早见于李东垣的《内外伤辨惑论》，由人参、麦冬、五味子三味药组成，原为养肺之方，中医有"肺朝百脉"之说，"盖心主脉，肺朝百脉，补肺清心则气充而脉复，故曰生脉也"。人参甘温益气生津、安神增智，麦冬甘寒清热养阴、清心除烦，五味子酸温敛气生津、宁心安神，认为三药合用，共成益气生津、清心安神之效，可使受损之气阴得以增补、心神得养而安宁，从而心悸得平，胸闷可除。故心律失常以心悸胸闷为主诉的患者均可以该方为基本方。

痰湿、瘀血作为为病理产物，是心律失常临床常见的致病因素。由于痰和瘀在生理上津血同源，相互滋生，从而决定了病理上因痰致瘀的相互交结的格局。痰瘀互为因果，气血相辅相成，痰瘀既成，气血必病，气病碍血，血凝阻气，致使痰瘀胶结之势越甚。社会的飞速进步，生活水平的不断提高，工作、生活、家庭的多重压力，运动量的减少，过食肥甘厚味，多是形成痰瘀的重要因素。瘀阻心脉，血行不畅，心失所养则心悸怔忡，正如《素问•痹论》云："心痹者，脉不通，烦则心下鼓。"每遇屡治不效的心悸，稍佐活血化瘀之品，多有灵验。林佩琴《类证治裁•怔忡惊恐论治》云："如痰火盛，心下怔忡者，温胆汤加炒黄连、山栀、当归、贝母。如寒痰停蓄心下而怔忡者，姜术汤。如痰迷心窍惊悸者，温胆汤，甚者朱砂消痰饮。"痰郁久化火，上扰心神致心悸。故心悸是一个比较复杂的疾病，分类较多，如何从中医角度执简驭繁，抓住关键点，用对主方，是非常重要的。

第四节　冠心病心绞痛（胸痹）

冠心病是指冠状动脉粥样硬化，使管腔狭窄、闭塞，致心肌缺血、缺氧引起的心脏病。心绞痛是冠脉供血不足，心肌急剧的、暂时的缺血缺氧引起的一组临床症候群。中医古代文献中就有"胸痹、心痛病"的记载。可见作为冠心病心绞痛的现代中医病名由来已久，对"胸痹心痛"的论述也颇为丰富。胸痹的临床表现最早见于《黄帝内经》。《灵枢•厥病》："真心痛，手足清至节，心痛甚，旦发夕死，夕发旦死。"这种真心痛讲的就是胸痹的重证。在汉代张仲景《金匮要略》正式提出胸痹的名称，并且进行了专门的论述。胸痹心痛以胸骨后或心前区发作性闷痛为主，亦可表现为灼痛、绞痛、刺痛或隐痛、含糊不清的不适感等，持续时间多为数秒钟至15分钟之内。若疼痛剧烈，持续时间长达30分钟以上，休息或服药后仍不能缓解，伴有面色苍白，汗出，肢冷，脉结代，甚至旦发夕死，夕发旦死，为真心痛的证候特征。

本病的发生多与寒邪内侵，饮食不当，情志失调，年老体虚等因素有关。其病机有虚实两方面；实为寒凝、气滞、血瘀、痰阻，痹遏胸阳，阻滞心脉；虚为心脾肝肾亏虚，心脉失养。《医林改错》有此论述："元气既虚，必不能达于血管，血管无气，必停留为瘀"。本病的治疗原则应急则先治其标，后治其本；先祛邪，然后再扶正；必要时可根据标本的主次，兼顾同治。祛邪常以活血化瘀、辛温通阳、理气化痰为主，扶正常用温阳补气、益气养阴、补脾益肾为法。随着现代研究的不断深入，目前许多医家认识到补肾药的重要价值，并提出胸痹心痛的病机是本在心，却根于肾。肾中精气不足，元气则虚衰，气血运行的原始推动力不足，导致血瘀阻滞心脉，故可见因肾虚而导致血瘀内停的胸痹心痛，在治疗方面提出了"心肾同治"的观点，要求"欲养心阴，必滋肾阴；欲温心阳，必助肾阳"的观点。近代医家或通过实验研究或通过临床观察，运用补肾法治疗胸痹心痛病得到了很好的疗效，也直接验证了从肾论治胸痹心痛病的有效性及心肾两脏的相关性。

典型病案一

胡某，男，57岁，干部。主因"心前区疼痛10余年，加重6年"，于1997年6月30日来诊。

患者1991年曾发生前间壁心肌梗死，经治疗病情缓解。但不久心绞痛又频繁发作，活动、情绪及天气变化，均可诱发，故于1997年初行冠状动脉造影，示冠状动脉三支多处病变，回旋支动脉瘤。血压偏低，多在90/60mmHg上下。心电图检查示陈旧性心肌梗死，ST-T异常，频发室性期前收缩。服用"阿司匹林、双嘧达莫、硝酸异山梨酯"等药效果不明显，故请求中医诊治。

初诊：1997年6月30日

来诊时主诉心前区疼痛不适，反复发作，伴心悸、头晕乏力、胸闷气短、眠差不安，精神差，面色萎黄，舌紫黯，苔薄白，脉沉细无力。

患者曾发生心肌梗死，此后心绞痛反复发作，检查发现冠状动脉多支狭窄。从患者表现来看，反复心绞痛属胸痹范畴，其病机当属心脉瘀阻；伴心悸、头晕乏力、胸闷气短、眠差不实，当属心气不足，气血不畅，心神失养的表现；舌紫黯脉沉细无力，为气虚血瘀之征。中医诊断：胸痹，证属心气亏虚，瘀阻心脉。治法益气养心，活血通脉。

处方：

生黄芪20g	党 参15g	炒白术15g	麦 冬15g
五味子6g	丹 参15g	川 芎15g	莪 术15g
红 花10g	郁 金15g	桂 枝6g	赤 芍15g

12剂，每日1剂，水煎分2次服。

二诊：1997年7月14日

上药服12剂，疼痛发作减少，自觉仍气短乏力，尿频，睡眠较差。舌脉无变化。药证相合，心气得长，心神未宁。上方去桂枝、红花、赤芍，加石菖蒲15g、黄连6g、肉桂3g、黄精15g，山萸肉12g等清心补肾之品，共奏补肾活血，益气养心之功。继服12剂。

处方：

生黄芪20g	党 参15g	炒白术15g	麦 冬15g
五味子6g	丹 参15g	川 芎15g	莪 术15g
郁 金15g	肉 桂3g	山萸肉12g	石菖蒲15g
黄 连6g	黄 精15g		

12剂，每日1剂，水煎分2次服。

三诊：1997年7月28日

再服12剂，心慌气短好转，疼痛发作明显减少，睡眠改善，偶有期前收缩，体力增加。效不更方，上方再进18剂，症状缓解，疼痛无发作，期前收缩基本消失。

按语

胸痹的发生多与寒邪内侵、饮食不当、情志失调、年老体虚等因素有关。其病机有虚实两方面，因寒凝、气滞、血瘀、痰浊，痹阻胸阳，阻滞心脉而致病者属实；因心脾两虚、肝肾不足，心脉失养而致病者属虚。本病在其形成和发展过程中，大多先实后虚，或因虚而致实，因而临床多表现为虚实夹杂。也就是说，此病大多是在脏腑或气血不足这一基础上，本例患者在劳累过度、饮食失节、情志失调等因素影响下，加重气血亏虚，导致心气衰弱，心气亏虚兼之肾不纳气，气为血之帅，气虚则血运无权，无以濡养脏腑九窍、四肢百骸，瘀阻脉络，痰瘀互结而成胸痹；或产生痰浊、瘀血、食积、气结等致病因素，抑或招致外邪乘虚而入，客犯心脉，都可引起心神失养、心脉不畅甚至心脉痹阻，这就是发生冠心病及其各种并发症的病理机制。因此治疗当区分病与证、虚与实，但属实证者虽当用攻法，但不可一味专攻，应适当扶助正气，属虚证者虽当用补法，亦不可专恃补益，而应适当运用通法，补中寓通，补而不滞，方为通痹止痛的良方。

患者病史清楚，又经冠状动脉造影检查，诊断确切，在此基础上运用中医辨证论治，是典型的辨证与辨病相结合进行诊治的病例。综合脉证，参合中西，初诊给予益心气（药用黄芪、党参、白术、麦冬、五味子），通血脉（药用丹参、川芎、莪术、红花、郁金、赤芍），安心神（药用桂枝、五味子）之法，一可提高心肌收缩力，增强心肌耐缺氧能力；二可抗凝，促进血液流通，改善心脏灌注；三可稳定心肌兴奋性，抑制异位搏动。但患者复诊时心悸气短及早搏症状并没有明显改善，并伴有尿频、失眠等症状，二诊时遂加入肉桂、山萸肉、黄精等补肾益气之品，因而取得更好的效果。

典型病案二

李某，男，56岁，干部。主因"发作性心前区间痛3年余，加重1周"于1997年6月16日入院。

患者自1994年起反复发作心前区闷痛，并伴心悸，每次持续3～10分钟，经休息可自行缓解，或经口含硝酸甘油而迅速缓解。先后4次住院治疗，多次心电图检查均示胸导 V_1、V_2、V_5、V_6 T波低平，有时伴S-T段压低，诊断为"冠心病心绞痛"，分别经口服"硝酸异山梨酯（消心痛）、冠心苏合丸"等药及静脉滴注硝酸甘油病情缓解。近1周来，因工作紧张频繁发作心前区闷痛，伴头晕耳鸣、心慌乏力，睡眠不实。患者以往曾患原发性高血压及十二指肠球部溃疡。查体 Bp 150/86mmHg，心电图检查示 aVL、aVF 及胸导 V_1、V_2、V_5、V_6 T波低平，不完全右束支传导阻滞。诊断"冠心病，不稳定型心绞痛"。经住院给予静脉滴注"硝酸甘油"和口服"冠心苏合丸"，外贴"硝酸甘油膜"治疗，症状稍好转，但仍时有发作，请求中医药治疗。

初诊：1997年7月10日

见患者精神疲倦，言语声怯，面色少华，舌质黯红苔薄白，脉弦细。心主血脉，主神志，以阴血为体，神志为用；肝藏血，主疏泄，体阴而用阳。工作劳累，阴血耗伤，心气衰弱，行血不畅，因而导致胸闷、心痛发作，心神失养故出现心慌、眠差；阴血亏虚，阴不涵阳，肝阳上亢，故出现头晕、耳鸣。心电图示T波低平，为心脉不畅，心失所养，心气受损之证；舌黯红苔薄白脉细弦为心气衰弱，血脉不畅，阴血不足，肝阳上亢之象。中医诊断：胸痹，证属气虚血瘀，阴虚阳亢；法当活血通脉，滋肾平肝。

处方：

生黄芪15g	党 参15g	麦 冬15g	丹 参15g
石菖蒲15g	赤 芍15g	郁 金15g	红 花10g
钩 藤(后下)15g	菊 花15g	桑寄生15g	枸杞子15g

14剂，每日1剂，水煎分2次服。

二诊：1997年7月24日

心前区闷痛发作明显减少，头晕减轻，仍感乏力、眠差，血压降至139/83mmHg，心电图检查较前改善，舌脉同前。药证相符，效不更方，只需加强滋阴补肾功效，原方加生地、酸枣仁。

处方：

生黄芪15g	党 参15g	麦 冬15g	丹 参15g
石菖蒲15g	赤 芍15g	郁 金15g	红 花10g
钩 藤(后下)15g	菊 花15g	桑寄生15g	枸杞子15g

生　地 15g　　　酸枣仁 15g

14 剂,每目 1 剂,水煎分 2 次服。

三诊:1997 年 8 月 7 日

乏力、睡眠改善,心绞痛基本缓解,血压稳定,仍时感头晕、耳鸣。舌质黯红苔薄白,脉细。此瘀滞已通,肝阳未平。上方去郁金、赤芍,加白芍、当归、珍珠母。

处方:

生黄芪 15g	党　参 15g	麦　冬 15g	丹　参 15g
石菖蒲 15g	菊　花 15g	钩　藤 15g^(后下)	红　花 10g
白　芍 15g	酒当归 15g	桑寄生 15g	枸杞子 15g
生　地 15g	酸枣仁 15g	珍珠母 15g^(先煎)	

8 剂,每日 1 剂,水煎分 2 次服。

四诊:1997 年 8 月 14 日

诸症悉平,睡眠良好,头晕耳鸣缓解,体力增强,心绞痛未发作。

按语

《景岳全书》:"心本乎肾,所以上不宁者,未由不因乎下,心气虚者,未由不因乎精。"肾为先天之本,水火之宅,内藏真阴,"五脏之阴,非此不能滋",心血依赖肾之阴精而补充,肾之阴精亏虚,心阴失于濡养。脉道失润,可致本病。冠心病临床多有肾虚之候,张仲景之"胸痹心痛责其极虚"的论点是治疗的关键。另外,肝之疏泄、藏血功能相互协调是心主血脉的根本保证。肝所"藏"之血充盈可以使心与血脉得以濡养;肝气条达疏泄有度可保持心脉通畅,气血和调。可见胸痹病位在心与肝、肾有极密切关系。中医有"心主血,肝藏血,肾主精,精血互生,乙癸同源"之说。

本例患者临床以心悸、眠差,头晕、耳鸣、舌黯红苔薄白、脉细弦为临床特点,为阴血亏虚,阴不涵阳,肝阳上亢之证,治以活血通脉,滋肾平肝。黄芪、党参、麦冬益气养阴复脉;丹参、赤芍、红花活血通脉;石菖蒲、郁金清心安神;钩藤、菊花平潜肝阳;桑寄生、枸杞子滋补肝肾之阴以潜阳。诸药合用,滋水涵木,通利止痛。

典型病案三

关某,男,54 岁,干部。主因"胸闷、心前区疼痛 2 年余",于 1999 年 3 月 11 日来诊。

自 1996 年底常感心前区隐痛,胸闷不适,有时连及左侧肩背部。多因紧张劳累而诱发,每次持续 10 余分钟,经休息或口含硝酸甘油缓解。多次心电图检查有时可发现心电图不正常 T 波。既往患原发性高血压,常感头晕头胀,血压波动在 131~161mmHg/82~101mmHg,长期服用硝苯地平或单硝酸异山梨酯,血压控制不稳定。嗜好烟酒 20 年。

初诊:1999 年 3 月 11 日

来诊时诉时有胸闷、心痛,头晕汗出,眠差不实,神疲乏力,耳鸣,出汗多,舌红苔薄,脉细数。心主血脉,主神志,以阴血为体,神志为用;肝藏血,主疏泄,体阴而用阳。工作劳累,阴血耗伤,心气衰弱,行血不畅,因而导致胸闷、心痛发作,心神失养故出现眠差不实;阴血亏虚,阴不涵阳,肝阳上亢,故出现头晕耳鸣。汗为心之液,心气阴不足,阳不抱阴,故多汗。心电图示 T 波低平,为心脉不畅,心失所养,心气受损之证。舌红苔薄白脉细弦为气阴不足,肝阳偏亢之象。中医诊断:胸痹,证属气阴两虚,血脉不畅,拟法当益气养阴,活血通脉。

处方：

党　参 15g	麦　冬 15g	五味子 6g	丹　参 15g
石菖蒲 15g	酒当归 15g	酸枣仁 15g	赤　芍 15g
白　芍 15g	生　地 15g	浮小麦 15g	合欢皮 10g
山萸肉 12g			

6剂，每日1剂，水煎分2次服。

二诊：1999年3月18日

服药6剂，睡眠改善，精神好转，胸闷减轻，心前区疼痛仍时有发作，头晕、汗出、耳鸣，舌红，苔薄白，脉细。药证相符，上方有效，在补肾安神基础上加强活血通脉与平潜肝阳之力，上方加川芎、珍珠母。

处方：

党　参 15g	麦　冬 15g	五味子 6g	丹　参 15g
石菖蒲 15g	酒当归 15g	酸枣仁 15g	赤　芍 15g
白　芍 15g	生　地 10g	浮小麦 15g	合欢皮 10g
山萸肉 12g	川　芎 15g	珍珠母^(先煎) 15g	

6剂，每日1剂，水煎分2次服。

三诊：1999年3月25日

胸闷缓解，心痛偶有发作，睡眠良好，头晕减轻，仍自觉乏力汗出，耳鸣，舌红苔薄白，脉细。此为气阴不足，心火独亢，上方加生黄芪、黄连，去浮小麦。

处方：

党　参 15g	麦　冬 15g	五味子 6g	丹　参 15g
石菖蒲 15g	酒当归 15g	酸枣仁 15g	赤　芍 15g
生　地 10g	生黄芪 15g	合欢皮 10g	山萸肉 12g
川　芎 15g	珍珠母^(先煎) 15g	黄　连 6g	

6剂，每日1剂，水煎分2次服。

四诊：1999年4月1日

胸闷心痛无发作，睡眠良好，精神体力改善，头晕消失，汗出减少，耳鸣减轻。心电图检查未见异常。

按语

对于本病的病因病机，古人有《类证治裁》曰："胸痹，胸中阳微不运，久则阴乘阳位而为痹结也。其证胸满喘息，短气不利，痛引心背，由胸中阳气不舒，浊阴得以上逆，而阻其升降，甚则气结咳唾，胸痛彻背。夫诸阳受气于胸中，必胸次空旷，而后清气转远，布息展舒。胸痹之脉，阳微阴弦，阳微知在上焦，阴弦则为心痛。此金匮千金均以通阳主治也。"

对于本病的治疗，《金匮要略》强调以宣痹通阳为主的治疗方法，注重用瓜蒌、薤白为主组成宣通类方，至今仍有非常重要的指导意义。《世医得效方·心痛门》提出以苏合香丸芳香温通的方法治"卒暴心痛"。后世医家又先后提出了活血的治疗方法，如《证治准绳·诸痛门》提出用大剂红花、桃仁、降香、失笑散等治疗死血心痛，《时方歌括》用丹参饮治心腹诸痛，《医林改错》提出用血府逐瘀汤治疗胸痹心痛等等。《诸病源候论·心痛病诸候》曰"心痛者……伤之而痛为真心痛，朝发夕死，夕发朝死……若诸阳气虚，少阴之经气逆，谓之阳虚阴厥,亦令心痛,其痛引喉是也",强调了心肾之间的关系,需要心肾同治。

本例患者临床特点为:不寐,神疲乏力,耳鸣多汗,舌红苔薄,脉细数,病史2年余。为在病久气血不足基础上,复因劳累和饮食不节等引起心气衰弱,阴血耗伤,进而导致血行不畅,心脉瘀滞,从而引发心绞痛;同时因烟酒之害、劳神之累,使肾阴不涵肝阳,肝阳上亢,而有血压升高、头晕耳鸣。所以治疗以益气通脉为主,滋肾平肝为辅,以期阴阳平衡,气血和畅,因而取得良好效果。生脉饮可益气养阴,养心安神,故取该方加减。石菖蒲、当归、酸枣仁、合欢皮等药可滋养阴血,养心安神,丹参、赤芍、川芎可活血通脉,山萸肉、生地、黄连、珍珠母可补肾、清心、平肝,浮小麦固表止汗,生黄芪加强益气之力,诸药合用益肾养阴、活血通脉、平肝潜阳、清心止汗,相互配合,药简而效佳。

典型病案四

徐某,男,61岁,干部。主因"心前区憋闷疼痛1年余",于1992年4月3日就诊。

患者1年前心前区憋闷疼痛,伴心悸气短,失眠烦躁、恐惧,每于劳累或情绪波动即心绞痛发作频繁,其疼痛放射至左肩背,每次持续2~5分钟,发作时经含服"硝酸甘油片"始可缓解。曾在当地医院查心电图示:窦性心律,不正常心电图T波。既往有高血压病史7年,家族中其母有高血压、冠心病病史。

初诊:1992年4月3日

症见胸闷气短,心悸自汗,时有心前区隐痛,劳累后发作明显,神情恐惧,失眠烦躁,偶发期前收缩,神疲易乏,二便尚调,舌质淡黯,苔薄白,脉细弦,偶有结代。诊断:冠心病,心绞痛。中医诊断:胸痹,辨证为心气不足,心失所养,神不守舍,治宜滋肾养心,安神定志。

处方:

黄　精10g	茯　苓10g	石菖蒲10g	远　志10g
麦　冬10g	煅龙骨(先煎)15g	五味子6g	淮小麦10g
丹　参10g	炙甘草5g	大　枣5枚	

12剂,每日1剂,水煎分2次服。

二诊:1992年4月15日

神情较前安稳,精神尚好。胸闷气短,心前区隐痛见减,然易疲乏,夜寐不实,过累或休息差时,偶有期前收缩,活动易汗,舌质淡黯,苔薄白,脉细弦偶结代。遵前法疏方再进,稍加补肾之品以增酸甘敛阴之效。

处方:

黄　精10g	茯　苓10g	川　芎10g	山萸肉10g
酸枣仁10g	麦　冬10g	煅龙骨(先煎)15g	五味子6g
淮小麦10g	丹　参10g	炙甘草5g	大　枣5枚

12剂,每日1剂,水煎分2次服。

三诊、四诊时,患者体力日渐增强,胸闷心悸不明显,心绞痛及期前收缩发作次数减少。药见效机,故守法守方,继服。

五诊:1992年5月14日

上药连服月余,心绞痛未再复发,心律复常,余症改善,舌淡黯、苔薄白,脉细弦。复查心电图示:窦性心律,大致正常心电图。嘱停汤剂,改投天王补心丹、愈风宁心等丸药调理巩固。

按语

本病的基本病因病机为"本虚标实"，从正气论常为心、脾、肝、肾四脏的虚损为本，从邪气论主要是气滞、血瘀、痰浊、寒凝的痹阻为标。心阳不振，则血行不畅，留瘀为阻；脾虚不健，则精微外泄，痰浊内留；肾阳不足，则无力推动心气，使心阳衰微；肾阴亏虚则心脉失养，导致水不涵木，肝阳上亢。一般痹阻轻者，常无症状或疼痛轻而短，重者可见阳气虚脱之危证。

对其治疗，大凡通阳宣痹，化浊豁痰，温阳补气，益气养阴，活血化瘀诸法，用之临床，或效或不效。对此，著名老中医高辉远认为，近年来一味应用活血化瘀法治之，有时可缓解于一时，但久则反损心气，减复如故。有时需稍加补肾之品以增酸甘敛阴，益心气之效。

本例患者临床以胸闷气短、心悸自汗，神情恐惧为特点，偏于心肾气阴两虚，心神不宁，投养心定志汤，去桂枝、川芎、延胡，加酸枣仁、小麦为治。方中黄精、麦冬、五味子、山萸肉酸甘化阴以滋肾阴辅以茯苓养心脾；菖蒲、远志通心窍以定志；龙骨、酸枣仁镇静以安心神；再加丹参、川芎活血理气止痛，以起治标之作用；小麦、炙甘草、大枣增其养心安神、和中缓急之功。全方合用，补中有通，通中有补，标本兼顾。连投药剂，使患者心气得补，心阴得养，心神得安，故心痛缓解，心脉转复，而获良效。可见此方能发古人之所未发，补前人之所未备，其巧妙化裁古方，既切中胸痹心痛病情，又不失真人、东垣、仲景之心法，真可谓是活用古方之典范，极值后学师法。

第五节　心肌梗死（真心痛）

急性心肌梗死是由于冠状动脉突然堵塞，血流中断，心肌严重缺血以致局部坏死。中医属于"真心痛"范畴。真心痛的记载最早见于《灵枢·厥病》曰："真心痛，手足青至节，心痛甚，旦发夕死，夕发旦死。"

真心痛的病机分虚、实两方面，实为寒凝、痰阻、气滞、血瘀，痹阻胸阳，阻滞心脉；虚为心脾肝肾虚损，心脉失养。病之初期往往由于阴寒之邪乘虚侵袭、寒凝气滞，或湿痰内蕴痰阻脉络、气滞血瘀、胸阳失展而发心痛；若久病不已，必心阴亏虚，心气不足，心阳不振，或肝肾虚衰，心不调气虚无以行血，阴虚则脉络不利，均可使气血运行失畅，出现真心痛。《诸病源候论·心痛候》曰："心为诸脏之主而藏神，其正经不可伤，伤之而痛，为真心痛，朝发夕死，夕发朝死。心有支别之络脉，其为风冷所乘，不伤于正经者，亦令心痛，则乍间乍甚，故成疹不死。"指出真心痛较之于一般的胸痹病位深、病情重、病死率较高。在真心痛形成和发展过程中，大多先实而后致虚，亦有先虚而后实者。但临床表现多虚实夹杂，治疗应遵循《证治汇补·心痛》记载"初病宜温宜散，久宜补宜和"之法。

中医学认为："肾藏精，主骨生髓。"心肾相关，心主血脉，精血同源，血脉的生成与肾精关系密切。通过补肾生精、活血化瘀治疗可能起到促进血脉新生的作用。现代许多研究表明补肾活血法对急性心肌梗死有确切的治疗作用，中药可作用于多个环节。有研究报道由熟地、当归、菟丝子、丹参、鸡血藤、川芎和益母草等组成的补肾活血方，其对心肌梗死具有较好的疗效，能够起到抑制炎症、稳定斑块的作用。另有研究报道，由淫羊藿、丹参等组成的补肾活血方，可以早期发挥调节心室重构的作用，改善心脏功能，有效防治急性心肌梗死后心力衰竭的发生。

典型病案一

杨某,女,48岁,工人。因"左侧胸部剧烈疼痛4小时"于1995年2月17日入院。

患者因过劳,近4小时左侧胸部剧烈疼痛,心悸,大汗出,遂来院急诊。体检:T 36℃,P 96次/min,Bp 162/90mmHg。双肺呼吸音清,心脏稍向左侧扩大,偶有期前收缩,心尖部有Ⅱ级收缩期吹风样杂音。心电图提示为急性下壁心肌梗死,偶有室性期前收缩。

初诊:1995年2月17日

症见左胸心前区压榨样持续性剧痛不解,并向左肩臂放射,气短,头晕,无力,心悸,大汗,四肢发凉。舌淡白,苔薄白,脉象沉细弦。诊断:冠心病,急性下壁心肌梗死。中医诊断:真心痛,辨证为气滞血瘀,心脉阻塞,阳虚欲脱之证。治宜补肾温阳,益气活血之法。

处方:

制附子^(先煎)12g　　肉　桂10g　　桃　仁12g　　丹　参20g

红　参^(另煎兑服)10g　　麦　冬15g　　五味子8g

3剂,每日1剂,水煎顿服。另用苏合香丸1丸,温开水送服。

二诊:1995年2月20日

服用3剂后痛大减,仍胸闷胀,时作痛片刻,感口苦,小便赤。舌质转红,脉象弦。证属痰热瘀血结于心脉。改用清热化痰,活血化瘀之法。

处方:

半　夏9g　　苦　参15g　　全瓜蒌15g　　桃　仁12g

红　花15g　　生蒲黄^(包煎)9g　　五灵脂12g　　赤　芍20g

6剂,每日1剂,水煎分2次服

三诊:1995年2月26日

上方服6剂,胸闷痛稍轻,仍未愈,活动后气短无力,多汗。舌质转淡,脉沉弦无力。复用温阳益气,活血化瘀法。

处方:

制附子^(先煎)12g　　肉　桂10g　　生黄芪30g　　桃　仁12g

丹　参20g　　赤　芍20g　　红　参^(另煎兑服)8g

6剂,每日1剂,水煎分2次服。

上方服1个半月,心电图提示为陈旧性下壁心肌梗死。症状基本消失出院。

按语

本病的发病原因,多与平素过食肥甘、寒温失常、情绪急躁、劳逸失调等有关。心、肝、脾、肾亏虚或生理功能低下(阴虚、阳虚或阴阳两虚),遂使痰浊、气滞、血瘀而致血行不畅,脉络痹阻,不通则痛。其中内脏亏虚是本病之本,痰浊、气滞、血瘀为本病之标。临床多为正虚邪实,虚实相兼出现。故"补"与"通"是治疗本病的两大法则。补法是:偏阳虚者,重温其阳;偏阴虚者,重滋其阴;阴阳两虚者,分其主次,予以阴阳兼顾。通法是:气滞者行其气,血瘀者活其血,痰阻者豁其痰。通是治标,补是治本。具体运用时往往标本同治,通补兼施。但以补而不滞,滋而不腻,逐邪而不伤正为原则。

本病例系急性下壁心肌梗死,属心肾阳虚欲脱之证,急以附子、肉桂、人参补肾温阳益气;丹参、桃仁活血化瘀,并用苏合香丸温通开窍。二诊舌质转红,并出现痰热,故改用半夏、瓜蒌、苦参清热、燥湿、化痰；桃红、失笑散（蒲黄、五灵脂）活血化瘀。三诊舌质转淡，仍以温阳益气、活血化瘀论治，以初诊方酌加黄芪（未用丸药），进服月余，症状基本消失出院，心电图提示为陈旧性下壁心肌梗死。

疼痛是冠心病的主要症状，治疗上首先应以止痛为要务。根据"痛无补法"及"通则不痛"的原则，在病情急剧发作时，当以通阳、泄浊、散结、化瘀，行气等法治疗标实。在正虚邪实，虚象比较明显时，则需用补虚药以调整脏腑气血阴阳之偏，但仍宜通补兼施。病情缓解期，应以补虚为主，当需结合活血化瘀，通阳散结之品维持一段时间。以通泄余邪，巩固疗效，防止复发。可见"通"法对治疗冠心病有一定效果，也是非常重要的一个途径，所以中国中医研究院提出"通补兼施"或"通-补-通"交替应用的办法，值得重视。舌诊对胸痹的辨证还有一定意义。如舌苔薄白或白滑，多系寒邪为病。肥胖之体兼见咳唾痰多，而舌苔白腻者，为痰浊内蕴；由白腻转黄者，则为化热之象。如舌质紫黯、有瘀斑或瘀点者，为瘀阻心脉。如舌质青紫而舌苔白滑者，为阴寒内盛、阳虚欲绝之候。临床可结合其他表现，综合分析。

典型病案二

蔡某，男，67岁，干部。主因"心前区闷痛1天，阵发绞痛3小时"，于1989年11月17日急诊入院。

患者旧有"冠心病心绞痛"5年，平时服用"硝酸甘油、硝酸异山梨酯"等药物，病情尚稳定。病于1天前因过劳后即感心前区闷痛不适，稍觉短气，遂含"服硝酸甘油片、速效救心丸"，症状有所缓解。昨日晚餐后，突然心前区阵发绞痛，并向左肩背及上肢放射，同时伴憋闷短气，大汗出，持续约3小时，虽再服上述药物加"麝香保心丸"等未见缓解，而由家人护送来院急诊。心电图提示"冠心病、急性前壁心肌梗死"而收入病房。查体：T 36℃，P 98次/min，BP 98/60mmHg。营养中等，神清，面色苍白，痛苦面容。胸廓对称，心界叩无扩大。心音低钝，律齐，各瓣膜未闻及病理性杂音。双肺呼吸音清，未闻及干湿性啰音。腹软，肝脾未触及，四肢末梢皮温稍低，特求中医会诊配合治疗。

初诊：1989年11月19日

患者面色苍白，胸闷气短，心前区时有隐痛，烦躁口干，汗出疲乏，皮肤湿冷，四肢欠温，舌质淡黯，苔薄欠津，脉沉细无力。中医诊断：真心痛，证属心之阴阳两伤，病势危笃，颇有厥脱之虞，当急以阴阳双固，与西医共同抢救。

处方：

人 参(另煎兑服)10g	制附子(先煎)15g	麦 冬15g	五味子8g
干 姜10g	玉 竹10g	煅龙牡(先煎)各15g	丹 参15g
延胡索10g	炙甘草8g		

3剂，每日1剂，水煎分2次服。

二诊：1989年11月22日

投3剂药后，血压渐趋平稳，四末转温，汗出减少。但仍胸闷气短，心前区不适，头昏口干，神疲乏力，精神欠振，二便尚调，舌质淡黯，苔薄少津，脉沉细无力。病有转机，气阴元阳始复。继守上方改西洋参(另煎兑入)8g，制附子(先煎)10g，干姜5g。

处方：

西洋参(另煎兑入)8g　　制附子(先煎)10g　　麦　冬15g　　　五味子8g

干　姜5g　　　　　玉　竹10g　　　　煅龙牡(先煎)各15g　　丹　参15g

延胡索10g　　　　　炙甘草8g

4剂，每日1剂，水煎早、晚分服。

三诊：1989年11月26日

服4剂，精神转佳，心前区疼痛已得缓解，口干减。胸闷仍在，时有心悸，神疲倦怠，动则汗出，二便尚调，舌质淡黯，苔薄欠津，脉沉细。

处方：

西洋参(另煎兑入)8g　　制附子(先煎)8g　　生黄芪15g　　　延胡索10g

干　姜10g　　　　　玉　竹10g　　　　煅龙牡(先煎)各15g　　丹　参15g

炙甘草8g

6剂，每日1剂，水煎分2次服。

四诊：1989年12月2日

又服6剂，体力明显恢复，汗止肢温，惟时口干，胸闷不适，心悸眠差，大便偏干，舌质淡红，苔薄欠津，脉细。复查心电图示：冠心病、前壁心肌梗死恢复期。阳气渐复，阴津始生，故当改投益气养阴、安神定志之法。

处方：

太子参15g　　　　　麦　冬15g　　　　五味子5g　　　丹　参15g

珍珠母(先煎)15g　　瓜蒌仁15g　　　　火麻仁15g　　　淮小麦10g

玉　竹10g　　　　　煅龙骨(先煎)10g　　酸枣仁10g　　　炙甘草5g

大　枣5枚

6剂，每日1剂，水煎早、晚分服。

五诊：1989年12月8日

改方服6剂，心悸已宁，睡眠安稳，口干大减，大便转软，余症平稳，舌淡黯，苔薄白，脉细弦无力。再守上方去珍珠母、龙骨，加赤芍10g、川芎10g，以增其活血通脉之功。每日1剂，水煎早、晚分服。

六诊：1989年12月14日

投以益气养阴、活血安神之品6剂，精神、食欲好，气力增。自感下床活动轻松，舌脉同上。遵前方又治月余，症状基本消失，病情平稳出院。

按语

本案是以心前区阵发性绞痛，憋闷气短，汗出肢冷为主，属心阳衰竭，累及心阴，颇有阴阳欲脱之势。斯时非大剂人参固气、附子回阳，不足以挽回垂危之候，又增黄芪甘温补气，更助人参之力；再伍干姜温中散寒，使参附回阳救逆之力益大；麦冬、玉竹既可养阴生津，又可防姜、附燥烈之性；龙骨、牡蛎、五味子最善敛汗固脱；丹参、延胡索养血活血，理气止痛；炙甘草和中益气，有补正安中之效。全方共奏益气回阳，坚阴固脱之功。待阳气渐复，阴气始生的心肌梗死恢复阶段，改投益气养阴、安神定志之剂为治，使病情日趋稳固，终以益气活血调治而病向安。案中前后处方用药，始终紧扣病机，步步深入，终使危笃之证，化险为夷，病入坦途。

典型病案三

谭某,女,69 岁。主因"胸闷、心痛反复发作 3 年,加重 3 天",于 2009 年 2 月 4 日急诊入院。

患者有"冠心病"3 年余,经常胸闷气短,心悸阵作,长期以抗凝、扩冠、降脂药物口服治疗。3 天前开始心前区绞痛明显加剧,发作频繁,持续时间长,入当地医院急诊。心电图检查诊断为"急性前壁心肌梗死",救治 3 天,病情仍无明显好转。查体:T 36.5℃,P 87 次 /min,BP 125/80mmHg。神清,面色苍白,痛苦面容,少量汗出。胸廓对称,心界叩无扩大。心音低钝,律齐,各瓣膜未闻及病理性杂音。双肺呼吸音清,未闻及干湿性啰音。腹软,无压痛及反跳痛,肝脾未触及,四肢末梢皮温低,特求中医会诊配合治疗。

初诊:2009 年 2 月 4 日

患者面色苍白,心痛时作,痛势颇剧,心烦不安,肢冷唇青,面色苍白,舌淡而紫,无苔,脉象微弱。西医诊断:冠心病 急性心肌梗死。中医诊断:真心痛,证属心阳不运,阴寒凝滞,心脉痹阻,有亡阳厥脱之虞。急以温阳散寒,活血通脉。方用参附汤加减。

处方:

红 参 10g　　制附子^(先煎)10g　　黄 精 15g　　五味子 5g
干 姜 10g　　细 辛 3g　　　　桂 枝 6g　　　丹 参 12g
川 芎 10g　　赤 芍 10g　　　　炙甘草 10g

3 剂,每日 1 剂,水煎分 3 次服。

二诊:2009 年 2 月 7 日

服药 3 剂后心痛大减,肢体转温,但仍有胸闷气窒,心悸阵作,舌红而紫,苔少,脉细涩。阴寒得散,心脉稍畅,心阳心阴两虚,治以温阳养阴,活血复脉。

处方:

太子参 20g　　制附子^(先煎)10g　　黄 精 15g　　五味子 5g
干 姜 10g　　郁 金 10g　　　　桂 枝 6g　　　丹 参 12g
川 芎 10g　　赤 芍 10g　　　　炙甘草 10g　　麦 冬 10g

7 剂,每日 1 剂,水煎早、晚分服。

三诊:2009 年 2 月 14 日

药后心痛、心悸消失,偶有胸闷不适之感,神倦,口干,舌红而紫,少苔,脉细涩,心气心阴不足,心脉不畅。益气养阴,补肾活血。

处方:

太子参 20g　　炙黄芪 15g　　生 地 12g　　五味子 5g
山萸肉 15g　　麦 冬 10g　　桂 枝 6g　　　丹 参 20g
赤 芍 10g　　炙甘草 10g

14 剂,每日 1 剂,水煎分 2 次服。

按语

真心痛病机与胸中阳气受损,痰浊、瘀血之邪乘其阳位有关。胸中阳气依赖于肾中精气的滋助而贯心脉、助血行,五脏六腑之功能活动也无不依赖于肾中精气的推动而发挥正常功能。正常情况下中年之后人体肾气逐渐亏虚。如果调养失度,情志失节或伐之过极等因素，肾中精气无以通达全身鼓舞五脏之阳，可致气血不足，胸阳不振，痰浊不化，血脉瘀滞而酿成胸痹、真心痛等症。由此可见，本病属本虚标实之证，肾虚血瘀是本病的根本病机所在。

本案患者"冠心病"3年余，心绞痛时有发作，心血瘀阻，心脉不畅，此次发作仍寒凝血滞所致，心阳不运，阴寒凝滞，心脉痹阻，亡阳厥脱渐至，故心痛时作，痛势颇剧，心烦不安，肢冷唇青，脉象微弱，治疗急用参附汤加细辛、干姜回阳救逆，五味子、黄精滋阴敛阳，桂枝、丹参、川芎、赤芍温通血脉。使阳气回复，阴寒得散、血脉渐通。但心阳心阴两虚，心脉通而未畅，故继以温阳养阴，活血复脉治之。三诊心痛、心悸消失，偶有胸闷不适之感，神倦，口干，提示心阴心气不足之象较为明显，仍有心脉不畅之征，故治以生脉散加减益气养阴，补肾活血。

总之，全方补肾益气、活血通络功效，既治其本，泉源不竭；又治其标，血脉畅通。全方通补兼施、标本兼顾，实践证明常能取得较好的疗效。

第六节　肥厚型心肌病（胸痹）

肥厚型心肌病是以左心室或右心室肥厚为特征，常为不对称性肥厚并累及室间隔，左心室血液充盈受阻、左心室舒张期顺应性下降为基本病态的心肌病。临床表现多样，可有心悸、心前区闷痛、劳力性呼吸困难的症状，并可出现晕厥甚至猝死，晚期出现左心衰的表现。逐步的左室重构是肥厚性心肌病自然史中的必然发展过程。

本病病位虽在心，但其本在肾，且心肾阳虚、痰瘀互结于心为其重要病机。中医学中无肥厚型心肌病的记载，依据其症状及临床表现归属于"胸痹""心悸""喘证"等范畴。目前认为肥厚型心肌病多因先天禀赋、七情失常、六淫外袭、外力损伤等导致。其主要病机多考虑为心之气血阴阳亏虚，日久耗气伤阴，气虚运血无力，阴津失布，引起瘀血、痰饮内停于心；且疾病后期涉及肺、脾、肾气阳不足，可加重痰瘀内停。心脉痹阻，心失所养则心悸气短；血瘀经脉，"不通则痛"故胸闷胸痛；血不上奉，元神失聪则动摇不定，头晕目眩，甚则短暂晕厥；若痰瘀痹阻心脉猝然加重，致阴阳之气不相顺接，气机骤然逆乱，则厥脱不复；心脉痹阻日久，由心及肺、肾，致心肾气阳不足，水饮内停，凌心射肺，则见水肿、咳喘。改病初期正气存内，尚能抵御外邪，疾病多以实证为主，病机为血瘀气滞，痰浊阻结，治疗以活血化瘀，软坚散结为主；若病程日久，形成虚实夹杂之证，治疗当以扶正补心为主，兼顾调理肺、脾、肾，活血消癥、化痰散结贯穿于治疗始终。

典型病案

蒋某，男，40岁。主因"反复胸闷、心悸、活动后喘促10余年，加重伴憋气、乏力1周"，于2014年8月8日入院。

患者于10余年前无明显诱因出现胸闷、气短、乏力，休息后缓解，在医院查心脏彩超提示左室壁非对称性肥厚，考虑非梗阻型肥厚型心肌病，服用"酒石酸美托洛尔（倍他乐克）"治疗后症状改善不明显，其后症状反复发作，尤其夜间发作明显。一周前因夜班劳累后出现胸闷、憋气加重，遂前来住院诊疗。否认高血压及糖尿病史，有家族肥厚型心肌病病史。查体：形体偏胖，神志清楚，精神不振，口唇轻度发绀，血压106/75mmHg，双肺呼吸音略粗，左肺底可闻及少许湿啰音,心率 78 次 /min,律齐,心尖区可闻及Ⅱ级收缩期吹风样杂音,腹软,无压痛及反跳痛,肝脾未触及,双下肢轻度水肿。心电图:电轴左偏,左心室高电压,Ⅰ、aVL、$V_1 \sim V_6$ ST 段下移,T 波倒置。心脏彩超:右室内径 22mm,左房内径 52mm,左室舒张末内径 68mm,左室收缩末内径 42mm,室间隔厚度 15mm,左室后壁厚度 6.8～14.2mm,左室流出道 31mm,左心室射血分数(LVEF)60%。根据临床表现及超声检查,肥厚型非梗阻性心肌病诊断明确,入院后西医治疗给予改善心肌代谢,使用 β 受体阻滞剂抗心律失常,但症状改善效果不理想,故请中医科会诊。

初诊:2014 年 8 月 8 日

症见胸闷、憋气、心悸,活动后喘促、胸痛,精神差、乏力、健忘,口干欲饮,睡眠差、多梦易惊醒,食后腹胀,双下肢轻度水肿,大便溏、尿少,舌黯红、苔白腻,脉弦滑。中医诊断:胸痹,主要为本虚标实之证,阳气亏虚为本,痰瘀为标,急则治其标,故治疗以通阳宣痹、祛瘀化痰为主。

处方:

全瓜蒌 15g	薤 白 10g	法半夏 10g	桂 枝 10g
茯 苓 15g	生白术 15g	炙甘草 10g	丹 参 15g
川 芎 10g	赤 芍 15g	陈 皮 20g	生黄芪 20g
枳 实 10g	厚 朴 10g	杏 仁 10g	

7 剂,每日 1 剂,水煎分 2 次服。

二诊:2014 年 8 月 15 日

症见胸闷、憋气明显改善,精神转佳,声音较前有力,胸痛未作,但仍然口干欲饮,睡眠差、多梦易惊醒,食后腹胀,双下肢轻度水肿,大便溏、尿少,舌黯红、苔白腻,脉弦滑。治疗仍以宣通心阳、祛瘀化痰为主,兼以补肾助阳。

处方:

全瓜蒌 15g	薤 白 10g	法半夏 10g	桂 枝 10g
茯 苓 15g	生白术 15g	炙甘草 10g	丹 参 15g
川 芎 10g	赤 芍 15g	陈 皮 20g	生黄芪 20g
肉 桂 6g	干 姜 6g		

7 剂,每日 1 剂,水煎分 2 次服。

三诊:2014 年 8 月 22 日

症见胸闷较前减轻,憋气已不明显,精神佳,声音有力,胸痛未作,但有仍睡眠差、梦多,食后腹胀,双下肢轻度水肿,大便溏、尿少,舌黯红、苔白腻,脉弦滑。现胸闷、憋气症状明显好转,病缓则治其本,以温补心肾之阳气为主,兼以化瘀祛痰、利水消肿。

处方:

制附子^(先煎)10g	肉 桂 6g	干 姜 6g	桂 枝 10g
生白术 15g	茯 苓 10g	炙甘草 6g	陈 皮 10g
川 芎 10g	鸡血藤 15g	丹 参 15g	赤 芍 20g
生苡仁 20g	泽 泻 15g	酸枣仁 15g	

7 剂,每日 1 剂,水煎分 2 次服。

四诊:2014 年 8 月 29 日

症见轻微活动后无胸闷、憋气,晚上醒来次数减少,双下肢水肿消退,大便溏,尿增多,舌黯红、苔白腻,脉弦滑。治疗有效,续服上方。

处方:

制附子^(先煎)10g	肉　桂6g	干　姜6g	桂　枝10g
生白术15g	茯　苓10g	炙甘草6g	酸枣仁15g
川　芎10g	鸡血藤15g	丹　参15g	赤　芍20g
生苡仁20g	泽　泻15g	莪　术10g	郁　金10g

7剂,每日1剂,水煎分2次服。

五诊:2014年9月4日

胸闷、憋气不明显,睡眠及饮食可,双下肢水肿消,大便偏稀,尿多,舌黯红、苔白,脉弦。因患者肥厚型心肌病病史较长,后期治疗应本虚与标实并重,治宜温通心肾、祛瘀化痰、软坚散结,以资调理。

处方:

制附子^(先煎)10g	干　姜6g	桂　枝10g	生白术10g
茯　苓10g	炙甘草6g	郁　金15g	莪　术10g
浙贝母15g	玄　参10g	生牡蛎^(先煎)30g	陈　皮10g
丹　参15g	川　芎10g	茯　苓10g	炙甘草6g

7剂,每日1剂,水煎分2次服。

按语

中医认为该病的病机关键在肾元亏虚,心失所养,久病入络,痰瘀互结,为本虚标实之证。肾为先天之本,内藏元阳育元阴,肾阴肾阳以肾中精气为物质基础,是五脏阴阳之本,肾阳对心气的激发、推动作用至关重要。肾间命门之火是心的功能活动的原动力,命门之火主水,肾中精气因此得以气化,对于体内津液的输布和排泄,维持体内津液代谢的平衡,起着极为重要的调节作用。若肾精亏虚,命门火衰,五脏失养,气化失常,则气血、津液运化、散布失常,痰湿、瘀血之邪随之滋生。心肾同属少阴,心位居于上为阳主火,肾位居于下为阴属水,位于下者,以升为顺,位于上者,以降为和,《素问·六微旨大论》云:"升已而降,降者为天;降已为升,升者为地。天气下降,气流于地;地气上升,气腾于天。"像宇宙天地一样,只有水火既济,升降如常,才能心肾协调。先天禀赋不足,脏腑衰弱,肾元亏虚,阴精不足,虚火内炽,灼津炼液,为痰为瘀;肾气虚弱,气不化津,清从浊化,聚湿成痰;肾阳虚衰,五脏之阳化生无源,心气不足或心阳不振,血运无力,心失所养,可见胸闷、心悸;气血不和,心脉不通,瘀血凝滞,胸阳不振,津液失布,聚液为痰,痰浊痹阻心脉,痰瘀互结,发为此病。

本病患者有肥厚型心肌病病史十余年,初诊时胸闷、憋气、心悸,活动后喘促、胸痛,精神差、乏力,双下肢轻度水肿,病情较急,急则治其标,故以通阳宣痹、祛瘀化痰为主,方用瓜蒌薤白半夏汤合桂枝通阳宣痹化浊,桂枝、茯苓、生白术、炙甘草组成苓桂术甘汤温阳化饮、健脾利湿,枳实、厚朴行气散结、消痰除满,杏仁、桔梗宣肺平喘,茯苓、白术、陈皮健脾祛湿化痰,川芎、赤芍、丹参活血化瘀。行气、祛痰、活血并行,宽胸与通阳相协,故效果显著,复诊时即胸闷、憋气明显好转,加肉桂、干姜温心阳,再服7剂巩固疗效。三诊时病缓则治其本,以温补心肾之阳气为主,兼以化瘀祛痰、利水消肿,方药用附子、肉桂、桂枝上助心阳、下补肾阳治其本，茯苓、白术、陈皮利水消肿，川芎、鸡血藤、丹参活血通络，酸枣仁、夜交藤、炙远志宁心安神。五诊：时患者症状均好转，因患者肥厚型心肌病病史较长，后期治疗应本虚与标实并重，治宜温通心肾、祛瘀化痰、软坚散结，以兹调理。

因该病属痰瘀互结，积于体内，依据《黄帝内经》"留者去之，结者散之"之旨，应选用活血化痰、软坚散结之中药，以期达到痰消瘀散，积证自除的目的。因肥厚型心肌病乃心肌细胞肥大所致，相当于中医的癥瘕积聚，《金匮要略·五脏风寒积聚病脉证并治》云："积者，脏病也，终不移。"符合本病病理性质顽固、心病久而不愈的特点，故活血消癥、化痰散结应贯穿治疗始终，可选用全瓜蒌、半夏、枳实、浙贝母、玄参、生牡蛎、丹参、川芎、莪术等。

第七节　缩窄性心包炎（水肿）

缩窄性心包炎是因各种原因引起心包脏、壁层炎症、纤维素性渗出物沉积，并逐渐机化增厚、挛缩甚至钙化，压迫心脏和大血管根部，使心脏舒张期充盈受限，从而导致右心房、腔静脉压增高及心排出量降低等一系列循环功能障碍。临床表现继发于患者全身血液的循环障碍，常见症状为乏力、劳力性呼吸困难、食欲不振、上腹胀满或疼痛，体征有心率增快、心音减低、颈静脉怒张、肝大、腹水、下肢水肿以及吸气时颈静脉更加怒张。

缩窄性心包炎病位在心包，与心密切相关，且涉及肺、脾、肾三脏，病机为本虚标实之证，本虚为气血阴阳的亏虚，标实包括气滞、瘀血、痰饮和水湿。中医学中无"缩窄性心包炎"的病名，依据其症状及体征归可属于中医"怔忡""悬饮""喘证"等范畴。心包是心脏的外膜，包裹着心脏，附有络脉，以通行气血，心包具有保卫心脏并能反映心脏某些功能的作用，心脏是五脏六腑的主宰，不能轻易受到邪气的伤害，故当邪气侵犯时，首先由心包承受，以避免或减轻心脏受到损伤，即心包能"代心受邪"。缩窄性心包炎的病因病机为人体正气不足，外感六淫或感染痨虫，其邪辗转，乘于心包，侵蚀心包壁。心包受损，久之影响到心的功能，导致心血不畅，心气、心阳受损，心神不宁，从而出现心悸怔忡。疾病久延而病重者，因阳气亏虚、精血亏损可发展到肺、脾、肾三脏虚损，肺气不足、肾虚不纳可导致呼吸困难，脾肾阳虚、水湿泛滥可致水肿。缩窄性心包炎的病理表现为心包的脏、壁层增厚，病程过久常出现心肌萎缩和纤维变性，部分患者可见钙质沉积和钙化斑块，相当于中医局部气血不畅、痰湿阻滞形成的癥瘕积聚。故治疗上应根据患者的证型或补益气血、滋阴温阳，或理气活血、祛痰利湿，后期还应注重消癥散结。

典型病案

江某，男，78岁。主因"劳累后呼吸困难、胸闷、心慌5年，双下肢水肿进行性加重1个月"，于2015年3月10日入院。

患者于2010年初无明显诱因出现低热、畏寒等症状在当地医院治疗，诊断为"结核性胸膜炎"，服用抗结核药治疗。此后反复出现劳累后呼吸困难，伴有胸闷、心慌、乏力。一个月前无明显诱因出现双下肢水肿、呈凹陷性，并进行性加重，同时出现颜面部水肿、心悸、气短。查体：T 36.7℃，P 98次/min，R 21次/min，BP 96/70mmHg，精神萎靡，颜面水肿，口唇发绀，颈静脉怒张，双肺呼吸音粗，可闻及细小哮鸣音，心尖搏动位置不明显，触诊心尖搏动减弱，无震颤、心包摩擦感，叩诊心界无明显扩大，心率98次/min，律齐，心音低钝，腹部膨隆、腹肌软，未见腹壁静脉曲张，全腹无压痛反跳痛，肝脏肋下两指可及，质韧，肝颈回流征阳性，肝肾区无压痛叩击痛，脾肋下未触及，双下肢中度凹陷性水肿。辅助检查：血常规显示轻度贫血，肝功能示低蛋白血症；心脏彩超示心包回声稍增厚、增强，双房、右室稍大，肺动脉增宽，左室收缩功能减退，心包微量积液；胸部 CT 示心脏体积稍增大，心包密度增高，符合缩窄性心包炎改变；腹部 B 超提示瘀血性肝肿大。根据临床表现和检查诊断为"缩窄性心包炎"，因患者年事已高，一般情况差，不适合做心包剥离手术，故采用药物保守治疗，西医给以吸氧、抗炎、利尿等治疗，症状稍有缓解，但效果不甚明显，停药后症状易反复，故请中医科会诊。

初诊：2015 年 3 月 10 日

症见疲乏无力，精神萎靡、畏寒肢冷，面色黧黄、口唇紫黯，食欲不振、心悸、失眠，呼吸困难、动则喘息，或伴咳嗽咳痰，面部和下肢水肿，大便稀、小便短少。舌质黯红苔白，脉沉细无力。中医诊断：水肿，证属心肾阳虚、气血瘀滞、水湿内停，治疗当以温阳健脾、利水逐饮为先，辅以益气活血。

处方：

桂　枝 10g	生白术 15g	茯　苓 15g	泽　泻 15g
生黄芪 20g	葶苈子^(包煎)10g	大　枣 6枚	陈　皮 20g
制附子^(先煎)10g	炮　姜 10g	泽　兰 10g	冬瓜皮 15g
丹　参 15g	川　芎 10g	炙甘草 6g	

7 剂，每日 1 剂，水煎分 2 次服。

二诊：2015 年 3 月 17 日

症见尿量增多，颜面部和双下肢水肿明显减轻，自觉呼吸较前通畅，但仍然乏力、气短，食欲欠佳、腹胀，睡眠差，舌、脉同前。治疗加滋阴补肾之品，以阴中求阳，并加强活血。

处方：

桂　枝 10g	生白术 15g	茯　苓 15g	炙甘草 6g
生黄芪 20g	陈　皮 20g	冬瓜皮 15g	泽　兰 10g
制附子^(先煎)10g	炮　姜 10g	山萸肉 15g	淫羊藿 15g
炒山药 10g	丹　参 15g	川　芎 10g	赤　芍 20g

10 剂，每日 1 剂，水煎分 2 次服。

三诊：2015 年 3 月 27 日

症见早起颜面部和双下肢水肿已无，但下午脚踝部轻度水肿；心悸、胸闷减轻，呼吸较前通畅，精神转佳，大便通畅、小便多；尚有乏力、气短，食欲欠佳、睡眠差，面色黧黄、口唇黯暗，舌质黯红苔白，脉沉细。大量使用温阳逐水、渗湿利水之品易伤阴耗气，故治以益气养阴为主，兼温阳活血利水。

处方：

生黄芪 20g	生白术 15g	党　参 15g	麦　冬 15g
五味子 6g	桂　枝 10g	茯　苓 15g	炙甘草 6g
山萸肉 15g	淫羊藿 15g	赤　芍 10g	川　芎 10g
丹　参 15g			

14 剂，每日 1 剂，水煎分 2 次服。

四诊：2015 年 4 月 10 日

症见呼吸困难已明显改善，能够适量活动，无胸闷、咳嗽，水肿完全消失，纳食可，二便通畅，睡眠好转，精神佳，舌质黯红苔白，脉细。守方续服，综合调理。

处方：

党　参 15g	麦　冬 15g	五味子 6g	生黄芪 20g
桂　枝 10g	生白术 15g	茯　苓 15g	炙甘草 6g
山萸肉 15g	淫羊藿 15g	赤　芍 10g	酒当归 15g
丹　参 15g	川　芎 10g	焦三仙^各 10g	

14 剂，每日 1 剂，水煎分 2 次服。

按语

本例患者为老年男性，体虚劳倦内伤，精神萎靡、畏寒怕凉，食欲不振，乃脾肾阳气不足，无以温煦机体，维持正常的新陈代谢；呼吸困难、动则喘息、胸闷心悸，表明胸中阳气不振，肺失宣降，心阳无力推动气血；面部和下肢水肿为阳虚致津液布散失常，运化转输失职所致；面色黯黄、口唇紫黯、舌质黯乃气滞血瘀之象。首诊治疗当以温阳健脾、利水逐饮为先，辅以益气活血。方用苓桂术甘汤合葶苈大枣泻肺汤加减，药用生黄芪、生白术益气健脾利水，茯苓、泽泻、冬瓜皮淡渗利水，葶苈子合大枣泻肺逐饮，川芎、丹参、泽兰行气活血利水，桂枝合炙甘草温阳化气、通行血脉，附子、炮姜温脾肾之阳，诸药合用，以治标为主，行气、活血、逐饮、利水并用，益气与温阳兼顾。复诊时水肿和呼吸困难减轻，治疗加山萸肉、淫羊藿滋阴补肾，以阴中求阳。三诊时患者病情稳定，因大量使用温阳逐水、渗湿利水之品易伤阴耗气，出现气短、乏力等症状，故治以益气养阴为主，兼温阳活血利水，以生脉散合苓桂术甘汤加减，并兼顾肾阴肾阳和活血。四诊时考虑到该疾病为长期消耗性疾病，致诸脏俱损，气血双亏，故加益气养血之品，综合调理。本例患者为年近八旬的老者，体质较差，通过西医治疗效果不佳，且经评估认为不能耐受手术，预后较差，故采用中药治疗，获得较为理想的疗效。

第八节　心包积液（心水）

心包积液指由于各种原因导致心包腔内积液急性、亚急性或慢性渗漏，导致液体增加超过正常（大于 50ml），并诱发心包炎症性表现、临床或影像学心脏压塞，伴或不伴有原发性疾病表现的一种心包疾病综合征。

心包积液以心悸、胸闷、呼吸困难、颈静脉怒张、肝大、腹水为主要临床表现，中医古代文献中无"心包积液"病名，现代医家对其归属的命名看法不一，归纳起来有"心水""痰饮""支饮""悬饮"等。"心水"病名首见于《金匮要略·水气病脉证并治》："心水者，其身重而少气，不得卧，烦而躁，其人阴肿。"且《金匮要略·痰饮咳嗽病脉证并治》指出"水在心，心下坚筑、短气，恶水不欲饮"和"水停心下，甚者则悸，微者短气"。"痰饮"的概念亦首见于《金匮要略·痰饮咳嗽病脉证并治》，篇中描述了"四饮"，其中"支饮"，是指因饮邪停留胸膈而致"咳逆倚息，短气不得卧，其形如肿"的支饮之象。

心包积液病位在心，但其病本在肾，涉及脾和肺。肺为水之上源，脾主运化，肾为水之下源，三焦主通调水道。若外邪侵袭，饮食起居失常；或劳倦内伤，均可导致心阳不振，肺

各
论

不通调，脾失转输，肾失开合，终至膀胱气化无权，三焦水道失常，水失所主，不循常道，停聚心包，发为心包积液。肺脾肾功能失调，日久必导致血瘀、痰浊、水邪滞留为害，加重心阳虚。此外，血液循环障碍会导致液体渗出到心包，由血瘀导致水停。由此可见，心包积液为本虚标实之证，以心阳不振，脾肾阳虚为本，痰浊、血瘀、水停为标。故治疗上根据标本缓急，或以行气利水、化痰逐瘀治标为先，兼顾治本，或以益气温阳、健脾补肾，培补治本，兼以治标，且补肾温阳、活血利水是心包积液的基本原则。

典型病案一

赵某，男，68 岁。主因"间断胸闷、气促半年，加重伴呼吸困难及双下肢轻微水肿 1 个月"，于 2013 年 5 月 16 日入院。

患者半年前无明显诱因出现胸闷、气促，活动或休息时均有发作，程度进行性加重，逐渐出现双下肢水肿，夜间睡眠不能平卧。于 1 个月前入住当地医院，经超声检查提示为大量心包积液，行心包穿刺术，引出大量淡黄色积液，行病理涂片未见肿瘤细胞，行风湿免疫系列、肿瘤系列、结核等相关检查，未见明显异常。患者穿刺后症状缓解出院。半月后患者再发胸闷气促、下肢水肿等症状，遂来我院就诊。查体：T 36.5℃，P 106 次 /min，R 21 次 /min，BP 88/56mmHg，面色晦暗，口唇发绀，双肺呼吸音粗，可闻及细小哮鸣音，心率 106 次 /min，律齐，心尖搏动位置不明显，触诊心尖搏动减弱，无震颤、心包摩擦感，心界向两侧扩大，卧位时心底浊音界增宽，心音低而遥远，腹部膨隆，腹肌软，未见腹壁静脉曲张，全腹无压痛反跳痛，肝脾肋下未触及，双下肢轻度凹陷性水肿。辅助检查：心脏彩超：心包腔内见液性暗区，前心包 11mm，后心包 20mm，左侧心包 25mm，心尖部 10mm，右房室瓣少量反流，左室舒张功能减退。入住我科后行心包穿刺置管术，引出淡黄色引流液约 500ml，并行穿刺液常规、生化、肿瘤标记物、脱落细胞学检查，提示蛋白阳性，余未见明显异常。结核菌素试验阴性，复查甲状腺功能、风湿系列未见明显异常。

初诊：2013 年 5 月 16 日

症见面色晦暗，胸闷气促，活动后加重，心下堵闷，伴咳嗽，腹满不欲食，腹满时有恶心，脚踝部轻度水肿，小便少，大便不畅，夜间睡眠不能平卧。舌淡黯，局部有瘀斑，苔白，脉沉细。西医诊断为中量心包积液，中医诊断为：心水，证属心阳不振，脾肾阳虚，水气内停，气化不利。治以温阳化气，健脾温肾，利水消肿。给予真武汤合五苓散加减。

处方：

制附子(先煎)12g	桂 枝 15g	茯 苓 15g	泽 泻 15g
猪 苓 15g	生黄芪 20g	生白术 15g	干 姜 9g
大 枣 6 枚	防 己 15g	车前子(包煎)15g	陈 皮 10g
冬瓜皮 15g	炙甘草 6g		

5 剂，每日 1 剂，水煎分 2 次服。

二诊：2013 年 5 月 21 日

患者服药 5 剂后胸闷气促明显改善，咳嗽减少，纳食较前改善，小便增多，大便变软，心包穿刺引流管每日均有引流液引出，量逐渐减少。但脚踝部仍轻度水肿，复查心脏超声提示仍有中量心包积液。舌淡黯，局部有瘀斑，苔白，脉沉细。治疗加活血化瘀之品。组成温阳化气、健脾温肾、活血利水之方。

处方：

制附子(先煎)12g	桂　枝15g	茯　苓15g	泽　泻15g
猪　苓15g	生黄芪20g	生白术15g	干　姜9g
大　枣6枚	防　己15g	车前子(包煎)15g	陈　皮10g
冬瓜皮15g	炙甘草6g	丹　参15g	川　芎10g
桃　仁10g	红　花10g		

7剂，每日1剂，水煎分2次服。

三诊：2013年5月28日

患者服药7剂后胸闷、气促已不明显，夜间睡眠尚能平卧，咳嗽、腹胀无，纳食佳，小便多，大便畅，心包穿刺引流量逐渐减少至每日100ml以下，脚踝部水肿也日益减轻，复查心脏超声提示少量心包积液。舌脉同前。治疗有效，去防己、车前子，防大量利水药伤阴，并减干姜、制附子、桂枝剂量，续服7剂。

处方：

制附子(先煎)10g	桂　枝10g	茯　苓15g	泽　泻15g
猪　苓15g	生黄芪20g	生白术15g	干　姜6g
大　枣6枚	陈　皮10g	冬瓜皮15g	丹　参15g
炙甘草6g	桃　仁10g	红　花10g	川　芎10g

7剂，每日1剂，水煎分2次服。

四诊：2013年6月4日

患者服药7剂后诸症缓解，无需心包穿刺引流量，复查心脏超声未见积液。舌淡苔白，脉细。去温燥伤阴药，加益气健脾养血之品，综合调理。出院后随诊，患者一般状态良好，可从事一般体力活动，无特殊不适感。

处方：

生黄芪20g	党　参10g	生白术15g	酒当归15g
生　地10g	白　芍10g	茯　苓15g	陈　皮10g
川　芎10g	丹　参15g	鸡内金10g	大　枣3枚
生　姜6g	炙甘草6g		

14剂，每日1剂，水煎分2次服。

按语

外邪侵袭，饮食起居失常，或劳倦内伤，脏腑功能失调，均可导致心阳不振，肺不通调，脾失转输，肾失开合，终至膀胱气化无权，三焦水道失常，水失所主，不循常道，停聚心包，发为心包积液。可见"心水"病位在心，同时与脾、肺、肾等脏腑密切相关，气、血、水三者失调共为因果。心气、心阳不足，鼓舞无力可致气滞血瘀；脾主健运，上输水谷精微于肺，运化失司则痰湿内生，上贮于肺；肺朝百脉，主通调水道，肺气亏虚或感受外邪，则见水液输布失常，失于宣肃，有形之水饮、痰浊留滞心包；若感受外邪，则心包先受之，邪犯心包，气机失调，血行不畅，可见痰饮、瘀血停滞而为病。

本患者胸闷气促为水停心下，阻滞胸阳，气机不展，水湿犯脾则腹满不欲食，水湿停聚于脚踝部则浮肿。辨证为心阳不振，脾肾阳虚，水气内停，气化不利。治以温阳化气，健脾温肾，利水消肿，给予真武汤合五苓散加减。方中附子、干姜大辛大热，温肾暖脾、以助阳气，桂枝合炙甘草温阳化气、通行血脉，茯苓、泽泻、猪苓、冬瓜皮淡渗利水，生黄芪、生白术、陈皮益气健脾利水。患者面色晦暗、舌淡黯表明患者有血瘀，水能致血行不畅，血瘀亦能致水停，《金匮要略·水气病脉证并治》中亦提出"血不利则为水"，故应血水同求，血行则气机畅通、水液得布，复诊时加活血化瘀之桃仁、红丹、丹参、川芎以活血利水，治疗上侧重温通心阳兼顾健脾补肾、活血利水。肾阳得复、脾土得温，心阳蒸腾、气化水行，两次就诊后患者胸腔积液即明显减少，胸闷气促等症状大为好转，获得较为理想的疗效。四诊时去温燥伤阴之药，加益气健脾养血之品，综合调理。

大部分心包积液由于量少未出现心脏压塞，人体内已有潜在病理变化但没有明显临床表现，传统中医望、闻、问、切四诊很难发现，多属于无症之病，早期辨病困难，当临床出现咳逆倚息，短气不得卧，其形如肿时多属疾病的危重期，因此，心包积液应强调既要辨"已病"，更要辨"未病"。无症之病的心包积液，在传统中医望、闻、问、切四诊基础上，重视体格检查和实验室检查，将 X 线、B 超、CT 等技术引进中医学诊治领域，借助西医理化手段可以早期非常准确和敏感地发现心包积液。当心包积液量达到一定程度时，患者会出现呼吸困难、咳嗽、胸痛等表现，严重时查体可出现典型的心脏压塞贝克三联征（低血压、心音遥远、颈静脉怒张），此时需要紧急行心包穿刺术以减轻心包腔内压力抢救生命。

典型病案二

范某，女，78 岁。主因"胸闷、心悸气短 5 年，加重伴双下肢水肿半年"，于 2010 年 10 月 27 日入院。

患者于 2005 年出现胸闷胸痛、心悸气短，经当地医院诊断为"心肌梗死"，应用药物治疗好转（具体药物不详）。近半年来病情加剧，出现面部及双下肢水肿，西医诊断为"陈旧性心肌梗死合并心衰"，于 2010 年 10 月 27 日来我院心内科诊治。查体：呼吸 22 次 /min，双肺呼吸音粗，可闻及细小哮鸣音，心率 98 次 /min，心律齐，血压 142/88mmHg，心界向两侧扩大，双下肢凹陷性水肿。辅助检查：心电图示：陈旧性前间壁心肌梗死；心脏彩超：心包腔内见液性暗区，前心包 10mm，后心包 22mm，左侧心包 24mm，心尖部 12mm，右房室瓣少量反流，左室舒张功能减退。患者要求中药辅助治疗，故请中医科会诊。

初诊：2010 年 10 月 30 日

症见面色㿠白、神志倦怠，胸闷气短、心慌心悸、自汗，心前区隐痛、咳嗽痰多，声音低沉，下肢水肿、腰酸尿少，形体肥胖。舌体偏大，舌质黯淡，舌苔白腻滑，脉象沉细无力。中医诊断为胸痹、心水。证属气虚血瘀，阳虚水泛证。治以益气化瘀、温阳利水为法。

处方：

生黄芪 30g	炒白术 20g	茯　苓 20g	桂　枝 6g
葶苈子^(包煎)15g	杏　仁 10g	丹　参 20g	赤　芍 10g
川　芎 15g	淫羊藿 15g	巴戟天 15g	人　参^(另煎兑服)10g
大　枣 6g	炙甘草 6g		

7 剂，每日 1 剂，水煎分 2 次服。

二诊：2010 年 11 月 7 日

服上药 7 剂后，胸闷气短、心前区隐痛明显好转，尿增多，咳嗽咯痰减少；心慌心悸、自汗减轻；但面色㿠白，神志倦怠，声音低沉，下肢水肿。舌质黯淡，舌体偏大，舌苔白腻，沉细无力。血压 135/85mmHg，心率 90 次 /min。疗效初见，上方加车前子 15g、泽泻 15g 加强利尿消肿之力。

处方：

生黄芪 20g　炒白术 15g　茯　苓 20g　桂　枝 6g
葶苈子（包煎）15g　杏　仁 10g　丹　参 20g　赤　芍 10g
川　芎 15g　淫羊藿 15g　巴戟天 15g　人　参（另煎兑服）10g
大　枣 6g　炙甘草 6g　车前子（包煎）15g　泽　泻 15g

7 剂，每日 1 剂，水煎分 2 次服。

三诊：2010 年 11 月 14 日

服上方 7 剂后，双下肢水肿开始消退，胸闷心慌、自汗基本消失；心前区隐痛基本控制；面色转红，精神转佳，体力有所恢复。舌质黯淡，舌苔白，脉象沉细。血压 130/80mmHg，心率 85 次 /min。药已中病，继服 14 剂。

处方：

生黄芪 20g　炒白术 15g　茯　苓 20g　桂　枝 6g
葶苈子（包煎）15g　杏　仁 10g　丹　参 20g　赤　芍 10g
川　芎 15g　淫羊藿 15g　巴戟天 15g　人　参（另煎兑服）8g
大　枣 6g　炙甘草 6g　车前子（包煎）15g　泽　泻 15g

14 剂，每日 1 剂，水煎分 2 次服。

四诊：2010 年 11 月 28 日

服上药 14 剂后，病情继续恢复，胸闷气短、心前区隐痛未再发作；咳嗽咯痰基本平息；面色红润，精神好；心慌心悸、自汗消失；下肢水肿基本消退。声音有力，舌质淡红，舌苔薄白，脉沉细缓和。血压：130/70mmHg，心率 80 次 /min。患者病情稳定，巩固疗效，续服 7 剂。

处方：

生黄芪 20g　炒白术 15g　茯　苓 20g　桂　枝 6g
葶苈子（包煎）15g　杏　仁 10g　丹　参 20g　赤　芍 10g
川　芎 15g　淫羊藿 15g　巴戟天 15g　人　参（另煎兑服）8g
大　枣 6g　炙甘草 6g　车前子（包煎）15g　泽　泻 15g

7 剂，每日 1 剂，水煎分 2 次服。

按语

患者素体肥胖，心肌梗死病史 5 年，心阳不足、痰湿阻滞，胸阳不展，气机瘀阻，故胸闷气短、胸口隐痛；阳虚不运，痰饮失化，肺失宣降，故咳嗽痰多；心气虚弱，故心悸，自汗；肾虚气不化水，脾虚健运失司，水湿停留，故面肢浮肿，腰酸尿少；舌黯淡胖，苔白腻滑，脉沉细无力，均为心肾阳虚，水湿泛滥之象。患者陈旧性心梗合并心衰，中医诊为胸痹、心水，属气虚血瘀，阳虚水泛证，治疗以益气化瘀、温阳利水为基本治法。方中以人参补元气、益心气，生黄芪、白术健脾气、补肺气，促进气血运行；丹参、赤芍、川芎活血化瘀、理气止痛，葶苈子宽胸行水利水，桂枝通阳化气，淫羊藿、巴戟天助阳化气；白术、茯苓健脾胜湿、淡渗利水；杏仁宣肺化痰止咳，大枣一为补脾气，二为缓解葶苈子的峻烈之性，炙甘草调和诸药。以上诸药，共奏益气化瘀、温阳利水之功效。二诊加泽泻、车前子，以加强利水消肿，提高疗效。四诊时心脾肾阳已复，气畅血行，痰湿得化，水饮消退，心脉畅顺，故诸症明显好转，续服7剂巩固治疗。

心包积液病因复杂多样，心包本身及全身疾病均可导致心包积液的形成。心包积液的症状差异较大，临床表现可轻可重，轻者无明显症状或偶有心悸、气短而自愈，重者可出现心脏压塞，甚至休克，危及生命。心包积液患者应接受X线检查、心脏超声和C反应蛋白检查，对于疑诊为包裹性心包积液、心包增厚、心包肿块以及合并其他胸部疾病者，建议行心脏CT和MRI检查。西医学心包穿刺液理化检查的结果如蛋白定量、黏蛋白定性、细胞总数、细胞分类及液体的外观、比重、凝固性等，可以将心包积液分为渗出液和漏出液。

漏出液为淡黄色、稀薄、透明状，非炎症所致，病因以心力衰竭、尿毒症、心肌梗死后综合征、肾病综合征、肝硬化、甲状腺功能低下为主；渗出液为血性、脓性、乳糜性等，为炎症、肿瘤、化学或物理性刺激引起，病因以结核性、肿瘤性、病毒性、化脓性多见。漏出液中医多属本虚标实，以本虚为主，脾肾阳虚证为最常见的证型，温化痰饮的主要治疗原则，方以苓桂术甘汤、五苓散等加减；炎症渗出液以结核为多见，大多数结核病引起的心包积液为血性，病机多属阴虚肺燥，化热伤阴损伤血络，日久损及脾肾，治疗首当滋阴清热，兼祛痰化瘀，方以葶苈大枣泻肺汤及小青龙汤泻肺逐饮，加用益气养阴之品；细菌感染引起心包积液多见黄色、脓性、血性，多属邪热逆传心包，邪毒炽盛，治以清热凉血、解毒开窍为主，方以清宫汤、犀角地黄汤加减，邪盛伤正，损伤气阴者，可用益气养阴之品；肿瘤性积液病程长，反复发作，心包积液以血性多见，表现为虚实夹杂的证候，为肺脾肾亏虚，痰瘀互结及阴虚内热，瘀毒内生，治疗以扶正祛邪为主。

参 考 文 献

[1] 王丽颖，李元，李娜，等. 1508例高血压病患者中医证候分布调查研究[J]. 中华中医药杂志，2010，25（12）：1960-1963.

[2] 王阶，李军，姚魁武，等. 冠心病心绞痛证候要素与应证组合研究[J]. 中医杂志，2007，（10）：920-922.

[3] 罗良涛，赵慧辉，王娟，等. 中医医院冠心病慢性心力衰竭患者中医证候要素分布特点分析[J]. 北京中医药大学学报，2014，37（2）：130-134.

[4] 胡德胜，郭伟星，于杰. 心血管疾病活血化瘀论治[J]. 中西医结合心脑血管病杂志，2006，（1）：66-67.

[5] 邹旭，潘光明，盛小刚，等. 慢性心力衰竭中医证候规律的临床流行病学调查研究[J]. 中国中西医结合杂志，2011，31（7）：903-908.

[6] 叶康，薛金贵，方宏钧. 补肾活血法治疗高血压病的研究进展[J]. 中西医结合心脑血管病杂志，2017，15（10）：1187-1189.

[7] 王阶，熊兴江，刘巍. 补肾法治疗高血压病[J]. 中国中药杂志，2013，38（9）：1277-1279.

[8] 刘杰. 高血压的病因病机及辨证分型[J]. 现代中西医结合杂志，2010，19（1）：120-121.

[9] 中国高血压防治指南修订委员会. 中国高血压防治指南2010[J]. 中华高血压杂志，2011，19（8）：701-743.

[10]《中国高血压基层管理指南》修订委员会. 中国高血压基层管理指南（2014年修订版）[J]. 中华健康管理学杂志，2015，（1）：10-30.

[11] 中华医学会心血管病学分会，中华心血管病杂志编辑委员会. 中国心血管病预防指南[J]. 中华心血管病杂志，2011，39（1）：3-22.

[12] 褚岩珺，刘志军. 从高血压指南及中医辨证论治看血压管理的重要性[J]. 中医学报，2016，31（2）：221-224.

[13] 吴兆苏，霍勇，王文，等. 中国高血压患者教育指南[J]. 中华高血压杂志，2013，21（12）：1123-1149.

[14] 张叶青，邬渊敏，谈宏强. 田俊主任医师治疗高血压病经验 [J]. 中国中医急症，2011，20（8）：1237，1239.

[15] 李洁，曹月华，宋业琳，等. 补肾活血汤治疗老年高血压病肾虚血瘀证的临床研究 [J]. 世界中西医结合杂志，2014，9（2）：169-171，174.

[16] 杜林，秦应娟. 补肾活血法治疗原发性高血压肾损害50例 [J]. 辽宁中医杂志，2011，38（1）：112-113.

[17] 王庆其，韩燕，陈敏，等. 顽固性高血压病案——名老中医教学查房实录（13）[J]. 浙江中医杂志，2016，51（9）：676-677.

[18] 陈四清. 周仲瑛医案——从风阳痰火论治高血压病 [J]. 江苏中医药，2007，（1）：37.

[19] 孟伟，王希法，马苏林，等. 基于古籍医案文献数据的心力衰竭用药分析 [J]. 中华中医药杂志，2014，29（3）：898-900.

[20] 刘小渭，孙金桥. 补肾活血法治疗慢性心力衰竭的思路与方法 [J]. 山西中医学院学报，2005，（2）：55-56.

[21] 陈伟伟，高润霖，刘力生，等.《中国心血管病报告2016》概要 [J]. 中国循环杂志，2017，32（6）：521-530.

[22] 王慧，孔令信，张锐，等. 补肾活血汤治疗慢性充血性心力衰竭的临床研究 [J]. 中西医结合心脑血管病杂志，2016，14（8）：866-868.

[23] 李洁，郑艳. 补肾活血汤治疗慢性心力衰竭的临床研究 [J]. 中国中医急症，2012，21（8）：1221-1222.

[24] 李洁，唐明，宋业琳. 补肾活血汤治疗慢性心力衰竭的临床观察 [J]. 世界中西医结合杂志，2012，7（4）：314-316.

[25] 冯新玲，张翀，王朝阳，等. 衷中参西辨病辨证论治心力衰竭 [J]. 中华中医药杂志，2016，31（6）：2084-2086.

[26] 孟媛，毛秉豫，韦汉文. 西医辨病与中医辨证相结合的慢性心衰辨证论治 [J]. 浙江中医药大学学报，2017，41（6）：474-477.

[27] 葛均波，徐永健. 内科学 [M].8版. 北京：人民卫生出版社，2013.

[28] 李玲孺，倪诚，姚海强，等. 第十三讲　心律失常的中医治疗 [J]. 中医药通报，2014，13（1）：3-10.

[29] 鲁英杰，张明. 阵发性室上性心动过速中医辨证论治浅析 [J]. 实用中医内科杂志，2012，26（1）：58-59.

[30] 齐建兴，郭双庚. 适应性调律治疗难治性心律失常体会 [J]. 中医杂志，2015，56（14）：1254-1256.

[31] 纪昌义，刘子喜. 针刺内关、巨阙穴治疗阵发性室上性心动过速60例 [J]. 中国中医急症，2005，（9）：870.

[32] 赵安社. 室性早搏的中医病因病机探讨 [J]. 中医临床研究，2012，4（2）：66-67.

[33] 祁慧霞，牛天福，李娟. 中医治疗室性期前收缩的研究进展 [J]. 中西医结合心脑血管病杂志，2011，9（12）：1501-1502.

[34] 简鹏. 室性早搏的中西医研究进展 [J]. 中医临床研究，2016，8（19）：146-148.

[35] 任皎洁，李家存，李应东. 心律失常的中医治疗现状与反思 [J]. 中西医结合心血管病电子杂志，2015，3（16）：19，21.

[36] 丁碧云. 徐经世治疗心律失常证治规律探讨 [J]. 中西医结合心脑血管病杂志，2011，9（1）：112-114.

[37] 陈柯萍. 心血管急症救治（6）缓慢性心律失常的诊断和处理（续5）[J]. 中国循环杂志，2014，29（4）：244-246.

[38] 魏华民，吴红金. 中药抗心律失常的临床与基础研究进展 [J]. 中西医结合心脑血管病杂志，2015，13（2）：152-158.

[39] 陈铭泰，欧莉君，黄若兰，等. 从经典学术源流探析补肾祛邪法于冠心病的应用 [J]. 辽宁中医杂志，2017，44（8）：1612-1614.

[40] 杨永刚. 从肾论治胸痹心痛病及导师经验总结 [J]. 北京中医药大学. 2013.

[41] 李娟. 补肾活血法治疗冠心病心绞痛疗效评价 [J]. 湖南中医药杂志，2016，32（6）：62-163.

各

论

[42] 徐德嵩. 补肾活血法治疗冠心病 84 例临床观察 [J]. 中国中医药科技, 2006, 13（2）: 98.

[43] 杨霞, 陈学忠. 导师陈学忠补肾活血法治疗冠心病心绞痛经验 [J]. 中医临床研究, 2012, 4（11）: 63-64.

[44] 马绍波. 赵振利主任补肾活血法治疗冠心病的经验 [J]. 中国中医急症, 2015, 24（4）: 626-627.

[45] 曾垂义, 朱明军, 王振涛. 补肾活血法治疗老年冠心病患者远期疗效观察 [J]. 辽宁中医杂志, 2011, 38（5）: 701-743.

[46] 陈伟伟, 高润霖, 刘力生, 等.《中国心血管病报告 2016》概要 [J]. 中国循环杂志, 2017, 32（6）: 521-530.

[47] 苏润泽. 从证治变迁探析真心痛证治规律 [J]. 中国中医基础医学杂志, 2014, 20（10）: 1334 -1379.

[48] 童晓云, 杨忠奇, 冼绍祥, 等. 补肾活血方动员骨髓干细胞治疗急性心肌梗死的临床观察 [J]. 辽宁中医杂志, 2010, 37（10）: 1963-1965.

[49] 童晓云, 杨忠奇, 冼绍祥, 等. 补肾活血方动员急性心肌梗死大鼠骨髓干细胞的研究 [J]. 中国中医基础医学杂志, 2008, 14（8）: 588-591.

[50] 周桂桐, 张艳军, 范英昌, 等. 中医药对动脉粥样硬化斑块稳定性影响的研究近况 [J]. 天津中医药, 2007, 24（2）: 169-171.

[51] 戴国华, 战丽丽, 董占领. 心肌梗死患者血清 MMP-9 的表达特征及补肾活血中药干预作用 [J]. 天津中医药, 2015, 32（1）: 15-18.

[52] 杨伟峰, 陈靓, 崔海峰, 等. 补肾活血方对急性心肌梗死大鼠早期心功能及内皮素 -1、血管紧张素Ⅱ的影响 [J]. 中医杂志, 2014, 55（24）: 2139-2142.

[53] 李艳兵, 刘兴鹏. ACCF/AHA 肥厚型心肌病诊断治疗指南 2011 解读 [J]. 心血管病学进展, 2012, 33（4）: 464-467.

[54] 夏云龙, 陈菲菲, 杨延宗. 2011 年美国肥厚型心肌病诊治指南解析 [J]. 中国实用内科杂志, 2012, 32（7）: 525-528.

[55] 王骏. 2015 欧洲心脏病学会心包疾病诊断和治疗指南解读 [J]. 世界临床药物, 2016, 37（5）: 293-299.

[56] 冯新恒, 李昭屏, 李卫虹, 等. 缩窄性心包炎的临床及超声心动图特征—附 36 例病例报告及文献复习 [J]. 北京大学学报（医学版）, 2007,（6）: 642-644.

[57] 张辉, 郑荣琴, 郝宝顺. 缩窄性心包炎诊断指标及诊断流程分析 [J]. 中国全科医学, 2012, 15（26）: 3031-3033.

[58] 刘琨, 邓又斌. 超声诊断缩窄性心包炎的进展 [J]. 中国介入影像与治疗学, 2013, 10（2）: 116-119.

[59] 韩效伟, 孔祥菊, 吕菁. 慢性缩窄性心包炎——关于"腹胀、肝大、面部水肿、胸腹水、低蛋白血症"的病案讨论 [J]. 中国临床医生, 2002,（4）: 60.

[60] 金政, 都治伊, 魏伟超, 等. 邓铁涛"五诊·十纲"诊断思路在心包积液诊治中的应用 [J]. 广州中医药大学学报, 2017, 34（6）: 919-921.

[61] 卿立金, 吴伟, 周小雄, 等."五诊·十纲"理论指导心包积液辨证论治 [J]. 中西医结合心脑血管病杂志, 2017, 15（13）: 1664-1665.

[62] 鲁晓春, 李世英, 李小鹰. 450 例心包积液患者年龄相关病因构成的调查 [J]. 解放军医学杂志, 2005,（5）: 439-441.

[63] 关璐, 王春雷. 不明原因顽固性心包积液从支饮论治浅谈 [J]. 中医药学报, 2014, 42（2）: 105-106.

[64] 王创畅, 吴伟, 方俊锋. 39 例大量心包积液中西医临床诊治分析 [J]. 新中医, 2012, 44（11）: 31-32.

[65] 杨荣源, 刘添文, 李际强. 102 例恶性胸腔积液患者中医证候的临床分析 [J]. 辽宁中医杂志, 2009, 36（6）: 870-872.

（李 敏 秦 丽）

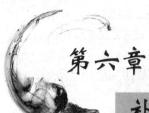

第六章

补肾活血法在泌尿系统疾病中的临床应用

泌尿系统疾病指肾、输尿管、膀胱、尿道病变所致排泄代谢产物、调节水电解质及酸碱平衡、维持机体内环境稳定等功能失调,其主要表现在泌尿系统本身,如尿急、尿痛、尿色的改变等,亦可表现在高血压、水肿、贫血等其他方面。临床常见肾病综合征、肾小球肾炎、慢性肾功能不全、泌尿系感染、泌尿系结石及急性肾衰竭等泌尿系疾病。

西医学中泌尿系统疾病主要属于中医的"水肿""关格""血尿""癃闭""淋证""虚劳"等范畴。其发病病机主要包括外邪侵袭正邪相争、脏腑功能失调、气血运行紊乱、经络受损等,既有急性邪实正虚之重证,也有疾病迁延日久、正虚余邪未尽的慢性病证。从临床表现、生理及病机演变等角度分析,肾虚血瘀是泌尿系统疾病最常见最根本的病机。

首先,从临床表现角度分析,泌尿系统疾病诸如肾病综合征、肾小球肾炎、慢性肾衰竭等临床症状、体征和实验室检查常表现相似,在中医理论中它们多数也有共同临床表现:腰膝酸软、神疲乏力、记忆力减退、排尿异常、头晕耳鸣等肾虚表现及面色黧黑、口唇青紫、肌肤甲错、舌质紫黯、紫斑、舌下脉络曲张等血瘀表现。可以说泌尿系统疾病的临床表现与肾虚及血瘀密切相关。

其次,从生理角度分析,泌尿系统与中医所指的肾功能、血液运行有着重要的联系。中医对"肾"的内涵比较广,早在西汉时期中医对"肾"就有了详尽的认识。《素问·上古天真论》曰"肾者主水",《素问·逆调论》曰"肾者水脏,主津液",《素问·脉要精微论》云"腰者肾之府",《灵枢·背腧》云"肾腧在十四椎之间,皆挟脊相去三寸所,则欲得而验之,按其处,应在中而痛解,乃其俞也"。中医认为,"肾主骨生髓,其华在发、开窍于耳及二阴,在志为恐,在液为唾,肾与膀胱相表里"。中医认为肾系是指肾和与肾直接相关联的脏腑官窍等组织结构的总称,包括肾、膀胱、尿道、二阴、腰府、命门、天癸等。肾通过"主水液"功能主持和调节人体水液代谢的生理功能;肾与膀胱相络属,膀胱的生理病理皆与肾密切相关。可见,通过肾的生理功能和特性,中医学将肾系脏腑官窍等组织联结成一个有机的整体系统;而"肾"这个有机的整体系统在解剖结构和功能上与西医学中的泌尿系统具有高度的一致性。生理上,肾与血均为生命活动的基本物质及动力,血生化源于脾、统于心、藏于肝、宣于肺、施泻于肾,血的正常化生与循行是五藏功能协调重要因素,与肾尤为相关。西医学中的泌尿系统也需要在中医所指的"血液"的正常运行下才能完成其调节水液代谢等功能。

再次,在泌尿系统疾病的演变过程中,肾虚血瘀是最常见的病因病机之一。肾虚与血瘀在泌尿系统疾病的发展过程中密切相关,互为因果。肾系疾病多迁延日久、正气渐耗,西医学手段治疗过程中又反复应用抗生素或苦寒清利之品，损伤阳气，阳虚寒凝，血行不畅而成瘀；再者湿热流恋不解，治疗过程中应用皮质激素或辛燥之品，耗伤气阴，气虚则血行无力，阴虚则血黏不行，故而成瘀。另一方面，血瘀可加重肾虚。血液在脉中环周不休、流行不止，输送营养，代谢废物，一旦瘀血内停，废物蓄积体内，有碍肾阴肾阳的化生，而加重肾虚。正如古人所言"久病及肾、久病多瘀""五脏之伤，穷必及肾"。肾系疾病迁延缠绵不愈，日久则形成血瘀病理产物蓄积停滞体内，遂成因虚致实的病理变化，加重其不良预后。肾系疾病均具有虚实错综复杂、病程长、病情反复、预后不佳等特点。

肾虚血瘀是泌尿系统疾病的关键病机，临证必须补肾治其本、活血治其标，标本同治，重视补肾活血，才能从根本上扭转泌尿系统疾病的发展。近年来中医医家对肾虚血瘀的病机认识也逐渐深刻，现代研究也进一步证实补肾活血化瘀法在泌尿系统疾病的治疗上取得了较好的疗效。李立等在慢性肾炎治疗经验总结中认为肾虚血瘀是慢性肾炎发病内因，存在于慢性肾炎全过程。焦剑等认为肾虚血瘀是肾性血尿发生的病理基础，而脾肾两虚、瘀阻肾络为最主要的病因病机。马丽等应用补肾活血法治疗慢性肾衰竭获得良效，不仅能够显著改善水肿、小便不利等临床症状，而且能提高血红蛋白，降低血肌酐、血尿素氮，延缓肾衰进程。张新辉等应用补肾活血法治疗复发性原发性肾病综合征患者获良效，总缓解率可达95%左右。王志良认为糖尿病肾病发病病机为脾肾亏虚、瘀血阻滞，应用补肾健脾、活血化瘀达到很好的临床效果。王元选用川续断、狗脊、当归、红花等补肾活血药物治疗痛风性肾病获良效。

尽管慢性肾系疾病的中医病机复杂，证候繁多，临证把握难度大，但长期以来众医家对其认识基本一致：肾虚血瘀构成肾病综合征、慢性肾小球肾炎、肾衰竭等多种慢性泌尿系统疾病的基础，补肾活血法是泌尿系统疾病的根本性治疗方法。补肾活血法是补肾与活血的有机结合，通过补肾加强活血，利用活血益于补肾，两者相互协同，从而达到改善肾虚血瘀的病理状态，使机体阴阳平衡、邪去正存。经过大量临床实践，我们总结出补肾活血的基础方：肉苁蓉、熟地黄、当归、赤芍、川芎、丹参、山萸肉、制首乌、水蛭等，治疗泌尿系统疾病疗效甚佳。随着近些年对中药的研究愈加深入，诸如水蛭、川芎、肉苁蓉、当归、丹参等补肾活血药物对肾病的药理作用更加明确。水蛭素治疗以血尿为临床表现的免疫球蛋白A型肾病（IgA肾病），在改善IgA肾病血尿、蛋白尿方面非常具有优势，对肾脏有一定保护作用。肾病综合征患者普遍存在高凝状态、凝血因子异常，水蛭内含的水蛭素具有抗凝、降低血脂、降低胆固醇、扩张毛细血管、增加外周血流量、抗血小板聚集等作用，对肾病综合征的血液流变学有广泛的作用，明显降低全血黏度、抑制血小板聚集等，改善肾病综合征高凝状态；肉苁蓉具补肾益精壮阳功效，《本草经疏》称之为滋肾补精血之要药，研究表明其对人体神经内分泌系统有调整作用，改善机体阳虚的状态，对肺、肾及免疫等系统均有保护作用；当归配伍黄芪能够有效抑制肾小球硬化的发生、发展和恶化，保护改善肾功能，且当归联合黄芪显著抑制肾小球基底膜增厚，增强滤过屏障的保护作用，恢复正常的电荷屏障。川芎中含有川芎嗪，可缓解肾细胞脂质过氧化受损，减少肾脏细胞凋亡数量，对肾小球基底膜起到保护效果。丹参成分中含有丹酚酸能使肾血管舒张，血流量增加，保护肾脏，抗肾纤维化。在科技快速发展的背景下，应用分子生物学、细胞生物学、最新的提取检测技术研究补肾活血药物中各种成分的作用机制，随着对其药理的更加深入，为补肾活血法治疗泌尿系统疾病提供更有力的科学依据。

第一节　肾病综合征（水肿）

肾病综合征是以大量蛋白尿（尿蛋白＞3.5g/24h）、低蛋白血症（血浆白蛋白＜30g/L）伴或不伴水肿、高脂血症等为临床表现的一组症候群，按其发病原因的不同可将其分为原发性肾病综合征和继发性肾病综合征两种。继发性肾病综合征病因常见于糖尿病肾病、狼疮性肾炎、乙肝相关性肾炎、肾淀粉样变性、紫癜性肾炎等；原发性肾病综合征（PNS）以排除继发性病因为依据而确诊。中医学中并没有"肾病综合征"的病名，当归属于中医学"水肿""腰痛"等范畴，病位在肺脾肾，关键在肾。其病因病机特点为本虚标实，本虚以肾虚为本，兼有脾虚、肺虚，正如《景岳全书》中所言："凡水肿等证，乃肺脾肾相干之病，盖水为至阴，故其本在肾。"标实以水湿、湿热、瘀血多见，然而水湿、湿热、瘀血等标实之邪是肾小球疾病发展过程中产生的病理产物，血瘀则作为标邪之首，与其他标实之邪相干为病。

肾虚则气化功能失司，精血津液失于输布，封藏固摄失调，精微外泄，水湿停聚，泛溢肌肤，而发水肿。肾虚与血瘀密切相关，肾虚会导致瘀血的产生，共同组成肾病综合征的关键病机：①因先天禀赋不足、肾气未充，或因年老体弱、肾气渐衰，或因房劳无度、耗伤肾气，或因肾病日久、迁延不愈，均可致肾气亏虚，肾气不足，气虚则血运无力，血行不畅，滞缓不行而成瘀。②肾阴亏虚，首先肾精不足，气血生化之源匮乏，气亏血虚，经脉不充，血行滞缓而成瘀；其次肾阴亏虚，虚火炼液，血液黏滞不行致瘀，且阴虚者燥热，灼伤津液，阴液亏少，血液循行于脉中，脉道失养，不能载血循经运行于周身，血虚致瘀；再次虚火扰动阴血，迫血妄行，血不循经行于脉外而致瘀；血瘀与阴虚并见，两者互为因果，瘀热内蕴耗伤阴津则加重血瘀。③患者或素体阳虚，或年老体弱，或久病难愈，或房事不节，或其他脏腑病变累及肾阳，阴盛则寒，肾阳不能温养血脉，寒则气收，血行不畅成瘀；肾阳亏虚，气化失司，津液运行不畅，津血同源，则血行不畅而瘀滞脉络；或肾阳亏虚，气化无权，气机阻滞不畅，气血运行紊乱，血液妄行，而致血瘀。

血瘀常发生在肾系各种病变的末期，正如《素问•痹论》所言"病久入深，荣卫之行涩，经络时疏，故不通"之理；《医林改错》将其概括为"久病入络为血瘀"。现代研究发现肾小球疾病皆有肿胀、增生、纤维化等病理改变，病变末期更为严重，逐渐发展成为肾小球硬化、玻璃样变而最终导致为固缩肾。肾小球疾病病程中不仅久病能入络，新病亦入络成为血瘀，慢性肾小球疾病自始至终普遍存在着血瘀证。可以说"污秽之血为血瘀""内结为血瘀""离经之血为血瘀""久病入络为血瘀"等病理状态在肾小球疾病过程中的普遍存在。现代研究对肾病综合征的病机认识与历代医家的有关阐述基本一致：肾虚血瘀，是一种肾虚为本，血瘀为标，是对"肾病综合征"本虚标实病机的高度概括。

肾病综合征病机错综复杂，各位医家临床分型并不完全一致。中华中医药学会将肾病综合征分为风水泛滥、湿热蕴结、肾络瘀阻、脾肾阳虚、肝肾阴虚五个证型。然而临证之时，肾虚血瘀则是肾病综合征病程中最为主要的、基本的发病机制。叶任高认为肾虚血瘀为肾病综合征的主要病机，久病入络，气血循行不畅，脉络痹阻，瘀血内生；亦可因气虚而不统血，血不循经而致瘀。钱滨认为本病累及肺脾肾三脏，重点在肾，肾虚则封藏固摄失司，而致精气外泄，加之本病病程冗长，久病成瘀，瘀血阻滞肾络。宋立群主张本病正虚与邪实并存，内因主要是脾肾两虚，肾气虚则气化无权，无力蒸腾水液，水液停聚，肾虚则封藏固摄失司，精微外泄；脾虚则气机不利，无力运化水液，脾失传输，水液停聚；脾肾气虚，气血运行无力，无力推动血液，瘀滞脉络致瘀。肾病综合征以肾虚为主，肾虚又往往加重血瘀，应用补肾活血之法自当是治疗本病、防病复发的釜底抽薪之举。郑文博等通过应用川芎、桃仁、赤芍、红花、黄芪、水蛭、益母草、牛膝等活血化瘀药物治疗肾病综合征，总有效率达92.1%，血浆白蛋白、24小时尿蛋白定量等指标亦有明显改善。刘瑞勇采用补肾化瘀中药（生地黄、知母、丹参、茯苓、地骨皮、牛膝、地龙等）治疗肾病综合征，治疗组疗效优于对照组，且能够提高激素的治疗效果、降低激素的副反应。刘洪等通过黄芪、当归、水蛭、丹参、川芎、莪术、茯苓、生地黄、知母等补肾活血中药联合激素和环磷酰胺治疗肾病综合征患者，总有效率可达92.11%。尹亚东等通过应用补肾活血清热药物治疗16例肾病综合征患者均取得了满意的疗效。从各医家的经验来看，主要以补肾活血为基本治则，进行辨证加减，在临证中均能取得良好的效果；补肾活血法治疗肾病综合征有独特优势，不仅能够有效改善临床症状，联合激素治疗时可有效降低激素毒副作用，这对中医药在肾病综合征的全程治疗具有指导性。

典型病案一

张某，女性，47岁，主因"间断性眼睑浮肿及腰痛、乏力6年"，于2016年12月21日就诊。

患者于2010年4月20日晨起发现双眼轻度浮肿，日间消退，未给予重视。1周后发现活动后双下肢踝部也轻度水肿，就诊于当地医院化验尿常规见尿蛋白（+++），于5月9日住院治疗，诊断为"肾病综合征"，肾穿刺活检病理为膜性肾病I期，给予激素等综合治疗后好转出院继续药物治疗。患者自发病间断出现双下肢水肿及腰痛、乏力，定期复查尿常规，仍见间断性尿蛋白。刻诊：患者乏力、腰酸痛明显，眼睑浮肿，饮食、睡眠可，盗汗、口干，无发热、胸痛，无恶心、呕吐，无尿频、尿急、尿痛及肉眼血尿，体重无明显变化。大小便正常。

查体所见：全身皮肤无黄染及出血点，全身浅表淋巴结未触及肿大，眼睑浮肿，双肺无异常，心率72次/min，律齐，心脏各瓣膜听诊区未闻及杂音。腹软，无压痛及反跳痛，未触及包块，无移动性浊音，肝肾区无叩击痛，肠鸣音正常4次/min。脊柱及四肢无畸形，双下肢无水肿。尿常规提示红细胞计数5～10个/HP；尿蛋白（++）；24小时尿蛋白定量示6.4g。

初诊：2016年12月21日

症见疲倦、乏力，眼睑浮肿，腰膝酸软、疼痛不适，纳可，眠可，伴盗汗、口干，二便尚调，舌质紫黯少津，舌底脉络迂粗，脉沉细。中医诊断为水肿，证属肾阴亏虚，治疗应以滋补肾阴为主要治疗原则。

处方：

熟 地 15g	肉苁蓉 10g	当 归 10g	赤 芍 10g
川 芎 10g	杜 仲 10g	怀牛膝 12g	川 断 15g
独 活 10g	山萸肉 15g	制首乌 10g	旱莲草 15g
陈 皮 6g	甘 草 6g		

7剂，每日1剂，水煎分2次服。

二诊：2016年12月28日

症见腰膝酸软较前好转，仍有疲倦、乏力、腰痛，精神状态略好转，纳可、眠佳、二便调，舌淡黯，苔薄红，舌底脉络迂粗，脉沉细。期间化验尿常规：红细胞5～10个/HP；24小时尿蛋白定量为5.5g。服前方7剂，肾虚的临床表现仅略有好转，效果欠佳，考虑其病日久不愈成瘀,有舌底脉络迂粗等瘀血表现,正如王清任所言:"元气即虚,必不能达于血管,血管无气,必停留而瘀。"故治疗可加用丹参、三七加强活血化瘀;考虑气为血之帅,故加用黄芪、党参等健脾益气之品。全方以滋阴补肾、益气健脾、活血化瘀为主要治疗原则。

处方:

肉苁蓉 10g	山萸肉 15g	当 归 10g	赤 芍 10g
川 芎 10g	杜 仲 10g	怀牛膝 12g	川 断 15g
独 活 10g	丹 参 20g	熟 地 15g	制首乌 10g
黄 芪 15g	党 参 15g	生白术 12g	茯 苓 15g
三七粉(冲)3g	炙甘草 6g		

7剂,每日1剂,水煎分2次服。

三诊:2017年1月4日

症见偶有疲倦、乏力,腰膝酸软疼痛症状好转,一般情况可,复查24小时尿蛋白定量由5.5g减少为2.8g;舌淡红,苔薄,脉弦细,舌底脉络迂粗较前减轻。复查尿常规示镜检下红细胞0～5个/HP。服前方后,患者诸症均有好转,继续以滋补肾阴、益气健脾、活血化瘀为主要治疗原则。

处方:

肉苁蓉 10g	山萸肉 15g	当 归 10g	赤 芍 10g
川 芎 10g	杜 仲 10g	怀牛膝 12g	川 断 15g
独 活 10g	丹 参 20g	熟 地 15g	制首乌 10g
黄 芪 15g	党 参 15g	生白术 12g	茯 苓 15g
三七粉(冲)3g	炙甘草 6g		

7剂,每日1剂,水煎分2次服。

四诊:2017年1月11日

症见腰膝酸软、疼痛、周身疲倦、乏力等症状继续有所好转,舌淡红,苔薄白,脉细,化验尿常规示镜检下红细胞0～5个/HP;尿蛋白(+)。治疗以滋阴补肾、益气健脾、活血化瘀为主要原则。因患者仍有腰膝酸软、周身疲倦、乏力等肾虚表现,故在原方基础上加强补肾;而舌底脉络迂粗明显减轻,故减轻丹参用量、不再应用三七以减轻活血力量。

处方:

肉苁蓉 15g	熟 地 20g	当 归 10g	赤 芍 10g
川 芎 10g	杜 仲 10g	怀牛膝 12g	川 断 15g
独 活 10g	丹 参 15g	生白芍 15g	山萸肉 15g
金樱子 15g	白芡实 15g	枸杞子 15g	炒山药 10g

7剂,每日1剂,水煎分2次服。

五诊:2017年1月18日

症见偶有腰膝酸软、疼痛、周身乏力等症状继续有所好转,偶感腰酸,纳可、眠佳、二便调。舌淡红,苔薄白,脉弦细。化验尿常规示镜检下红细胞0～3个/HP;尿蛋白(-)。治疗以滋补肾阴、补气活血为主要治疗原则。

处方:

肉苁蓉 15g	熟 地 20g	当 归 10g	赤 芍 10g

各

论

川 芎 10g	杜 仲 10g	怀牛膝 12g	川 断 15g
独 活 10g	丹 参 15g	生白芍 15g	山萸肉 15g
金樱子 15g	白芡实 15g	枸杞子 15g	炒山药 20g

7 剂，每日 1 剂，水煎分 2 次服。

六诊：2017 年 1 月 25 日

患者服上药 7 剂后，自觉症状不明显，精神佳，纳可、眠佳、二便调。舌淡红，苔薄白，脉弦。复查验尿常规示镜检下红细胞 0～3 个 /HP；尿蛋白（-）。治疗用六味地黄丸，嘱其继服 2 个月以巩固临床疗效，并间断监测尿常规等检验。

按语

肾病综合征临床表现以水肿、腰痛为多见，属中医"水肿""腰痛"等疾病范畴。人体水液代谢有赖于肺气的通调、脾气的传输、肾气的开合及膀胱的气化；若脏器虚衰，水液不行，则成水肿，其涉及肺、脾、肾三脏，以肾脏虚衰最为关键。脏器功能失常，水液内停，病久兼有血瘀。本病属本虚标实，虚实夹杂之证，本虚以肾虚为主，标实以瘀血最为关键。笔者认为在重视肾虚的基础上也应重视对邪实的研究，瘀血是病变持续发展和肾功能进行性减退的重要原因。故在临床辨证中应掌握正虚与邪实的标本缓急，主次轻重，认清根本，在补的过程中，还要注意活血化瘀药的应用，因为"血瘀"贯穿于病变的过程。

本例患者初诊有水肿、腰膝酸软、疼痛，疲倦、乏力，故诊断为水肿。肾主水，肾虚则水液输布异常，水液不循常道，潴留体内而成水肿；腰为肾之府，肾主骨生髓；肾精亏虚，骨髓不充，腰府失荣，则见腰酸、腰痛而腿膝无力；肾精亏虚，肾水不能上济于心，心肾无以交通，水亏于下，火炎于上，阴液被扰，不能自藏而外泄作汗，故见盗汗、口干；舌质紫黯少津，舌底脉络迂粗，脉沉细属阴精不足、瘀血阻滞之征。证属肾精亏耗、阴虚血瘀，治宜滋阴补肾、活血化瘀，宜选用熟地、肉苁蓉、山萸肉、制首乌、杜仲、牛膝、独活、旱莲草等补肾强腰、滋阴养血，选用当归、芍药、川芎、丹参等调补气血、活血通络，为标本兼顾、扶正祛邪之方。后加以益气补脾去湿、益肾填精固摄之品，具有逐步改善症状、消除蛋白尿的作用。

典型病案二

梁某，男性，57 岁，主因"双下肢水肿反复发作 2 年，加重 1 个月"于 2015 年 7 月 27 日就诊。

患者于 2013 年 5 月无明显诱因出现双膝以下对称性凹陷性水肿，自行口服中药治疗后双下肢水肿症状略好转，后未系统诊治。2015 年 6 月 5 日双下肢水肿症状加重，小便短少，就诊于当地医院查尿常规示蛋白（+++）；血清白蛋白 28g/L；肾功能示尿素氮 6.5mmol/L，肌酐 99μmol/L，尿酸 340μmol/L；血脂示胆固醇 15.8mmol/L，甘油三酯 1.86mmol/L；肾穿刺活检病理考虑为膜性肾病Ⅰ期，该院诊断为"肾病综合征"。住院期间予糖皮质激素及利尿、降脂等药物对症治疗，双下肢水肿进行性加重，就诊我院。刻诊：颜面、躯干、双下肢凹陷性水肿，双下肢尤重，腹部胀满不适，周身乏力，口干咽燥，大便尚可，小便短少。查体所见，全身皮肤无黄染及出血点，全身浅表淋巴结未触及肿大。双侧眼睑轻度浮肿，双肺无异常，心率 78 次 /min，律齐，心脏各瓣膜听诊区未闻及杂音；腹软，腹部膨隆，无肌紧张，无压痛及反跳痛，未触及包块，移动性浊音阳性，肝脾肾区无叩击痛，肠鸣音正常；双下肢对称性凹陷性水肿。尿常规示尿蛋白（+++）、红细胞（镜检）（+）、白细胞（镜检）（±）；24 小时尿蛋白定量测定 4.86g；肾功能示尿素氮 8.2mmol/L、肌酐 126.8μmol/L。

初诊：2015 年 7 月 27 日

症见颜面、躯干、双下肢凹陷性水肿，双下肢尤重，腹部胀满不适，周身乏力，口干咽燥，手足心热，纳少，小便短少，舌质红，有瘀斑，边有齿印，苔少，脉沉细。经综合分析，中医诊断为水肿，证属肾脾两虚、津液耗伤，予以补肾健脾养阴中药治疗。

处方：

肉苁蓉 10g	山　药 20g	旱莲草 15g	女贞子 15g
黄　芪 20g	茯　苓 15g	党　参 15g	白　术 15g
生　地 20g	当　归 10g	赤　芍 10g	麦　冬 15g
白茅根 20g	炙甘草 6g		

7 剂，每日 1 剂，水煎分 2 次服。

二诊：2015 年 8 月 4 日

服药后患者小便逐渐增多，次日尿量 1 300ml，第三日后尿量达到 2 000ml，服 6 剂后，颜面、躯干、双下肢凹陷性水肿明显缓解，但双下肢肿胀感仍较明显，口干咽燥、手足心热明显好转，舌淡黯、苔少，有瘀斑，脉沉细。咽部无充血，腹部平软。尿常规示蛋白（++）；24 小时尿蛋白定量 2.20g。肾功能示尿素氮 8.0mmol/L、肌酐 118.1μmol/L。服前方后肾脾亏虚之征较前明显好转，但舌黯、有瘀斑为血瘀之象，且久病入络，下肢肿胀感也与瘀血导致经络不通有关。辨证属肾脾两虚、瘀阻津伤，予以补肾健脾、祛瘀养阴中药治疗，重用活血化瘀之品。

处方：

肉苁蓉 10g	山　药 20g	旱莲草 15g	女贞子 15g
黄　芪 20g	茯　苓 15g	党　参 15g	白　术 15g
生　地 20g	当　归 10g	赤　芍 10g	麦　冬 15g
白茅根 20g	炙甘草 6g	水　蛭 6g	丹　参 20g

7 剂，每日 1 剂，水煎分 2 次服。

三诊：2015 年 8 月 11 日

服药后诸症再减，乏力、颜面、躯干、双下肢凹陷性水肿明显缓解，口干等情况亦明显改善，小便增多，每日可达 2 500ml，下肢肿胀感减轻，舌淡黯、苔白，脉沉细。证属肾脾两虚、瘀阻津伤，守原方以补肾健脾、祛瘀养阴中药治疗。

处方：

肉苁蓉 10g	山　药 20g	旱莲草 15g	女贞子 15g
黄　芪 20g	茯　苓 15g	党　参 15g	白　术 15g
生　地 20g	当　归 10g	赤　芍 10g	麦　冬 15g
白茅根 20g	炙甘草 6g	水　蛭 6g	丹　参 20g

7 剂，每日 1 剂，水煎分 2 次服。

四诊：2015 年 8 月 18 日

服药后双下肢轻微水肿，腹胀，偶有胸闷，舌淡黯、苔白腻，脉沉细。追问病史，患者于家中与人争执，伴有胸闷、腹胀等肝郁之症，继续健脾补肾、祛瘀养阴中药治疗，辅以疏肝理气药物治疗，继守原方加佛手、香橼各 10g。嘱患者保持情绪舒畅，避免气怒。

处方：

肉苁蓉 10g	山 药 20g	旱莲草 15g	女贞子 15g
黄 芪 20g	茯 苓 15g	党 参 15g	白 术 15g
生 地 20g	当 归 10g	赤 芍 10g	麦 冬 15g
白茅根 20g	炙甘草 6g	水 蛭 6g	丹 参 20g
佛 手 10g	香 橼 10g		

7剂，每日1剂，水煎分2次服。

五诊：2015年8月25日

症见腹胀、胸闷明显缓解，双下肢水肿较前明显缓解，复查尿常规未见明显异常，24小时尿蛋白定量0.85g。仍守原方继服1月，以资巩固。后随访1年余未见复发。

按语

肾病综合征属中医学"水肿"范畴，本病发病率较高，临床上较常见。现代医学中糖皮质激素为肾病综合征的首选药物。中医学认为激素属"纯阳温燥"之品，大剂量长期应用，阳热之性耗损阴液，阴不制阳，出现阴虚火旺之象；另一方面，激素性热温燥，耗气伤阴，气虚则血行无力，滞缓成瘀，故糖皮质激素往往加重肾病综合征的血瘀表现。

本例患者曾应用激素治疗，因长期应用激素，故出现口干咽燥、手足心热、舌质红、少苔、脉沉细等阴虚火旺症状，同时伴有周身浮肿、乏力、舌有瘀斑等症，证属肾脾两虚、瘀阻津伤，此时宜滋养肾阴、健脾化瘀。方中以肉苁蓉、女贞子、生地、旱莲草等补肾强腰、滋阴养血，当归、芍药、丹参、水蛭等活血通络；水蛭能够有效降低肾病综合征患者的高凝状态，改善微循环灌注；黄芪补气，现代研究黄芪活性成分黄芪多糖、黄芪皂苷、黄芪黄酮类成分等对肾脏病的治疗提供了物质基础，茯苓、党参、白术以健脾益气。另外方中重用白茅根，也是利水消肿效果显著的主要用药，李时珍《本草纲目》中言"白茅根甘，能除伏热，利小便……乃良物也"，张锡纯在治疗阳虚不能化阴或湿热壅滞所致之水肿中自创白茅根汤，重用白茅根鲜品500g。刘加宽用大剂量白茅根（鲜品800g，干品500g）治疗急性肾炎，利尿效果显著，治愈率可达80.0%。全方标本兼顾、扶正祛邪，逐步缓解水肿、乏力等症状，消除蛋白尿。

典型病案三

杨某，男，57岁。主因"双下肢水肿3年余"于2016年6月2日就诊。

患者2013年1月无明显诱因出现双下肢水肿、双足麻木，久立活动后加剧，于当地医院诊断为"肾病综合征"，规范使用激素冲击治疗，双下肢水肿等症状较前明显缓解，当激素（醋酸泼尼松片）用量减至15～25mg时双下肢水肿再次出现，后加量服用激素后水肿等症状再次缓解，后长期维持泼尼松30mg对症治疗。2016年3月泼尼松再次减量至25mg，出现双下肢水肿加重、腹部胀满等不适，查腹部彩超提示腹水最深处7cm。刻诊：脱发明显，周身乏力，腰膝酸软，口干不苦，食寐可，夜尿次数多，色黄，泡沫多，大便正常。查体所见，全身皮肤无黄染及出血点，浅表淋巴结未触及肿大；面部及眼睑无浮肿，双肺无异常，心率69次/min，律齐，各瓣膜听诊区未闻及杂音；腹部稍膨隆，腹软，无肌紧张，无压痛及反跳痛，未触及包块，肝脾肋下未触及，肝脾肾区无叩击痛，肠鸣音正常。双下肢及阴囊水肿。

初诊：2016年6月2日

症见精神欠佳,周身乏力,腰膝酸软,口干不苦,手足心自觉发热,入夜尤甚,自诉脱发明显,腹部稍膨隆,下肢及阴囊水肿明显,眼睑、面部未见明显水肿,纳眠可,夜尿次数多,色黄,泡沫多,大便尚可,舌红,苔花剥,舌侧瘀斑,脉细数。尿常规示尿蛋白(+++)、24小时尿蛋白定量4.9g。中医诊断为水肿,证属水湿内蕴、瘀血阻络。

处方:

白 术15g	黄 柏10g	肉苁蓉10g	杜 仲10g
当 归10g	赤 芍10g	丹 参15g	麦 冬15g
水 蛭6g	党 参15g	茯 苓10g	炙甘草6g

7剂,每日1剂,水煎分2次服。

二诊:2016年6月10日

精神尚可,乏力、手足心自觉发热、腰膝酸软等症状无好转,口干不苦、下肢及阴囊仍水肿,夜尿1～3次,舌淡红边有齿痕,花剥苔,脉细。

患者服前方后效果不佳,考虑虽然患者下肢、阴囊水肿,但一般水湿内蕴之证以全身功能低下伴见寒象为主症,该患者反见一系列热象,恐因长期口服西药激素,所致肾阴虚火旺之征;且瘀血阻络,影响水液代谢,导致下肢及阴囊水肿。辨证为肾阴亏虚、瘀血阻络、水湿内停。宜着重补肾活血、健脾利湿。

处方:

熟 地20g	山萸肉15g	黄 柏15g	肉苁蓉10g
杜 仲10g	当 归15g	赤 芍15g	丹 参15g
川 芎10g	制首乌10g	水 蛭6g	黄 芪20g
党 参15g	白 术15g	茯 苓15g	炙甘草6g

14剂,每日1剂,水煎分2次服。

三诊:2016年6月24日

精神尚可,乏力、手足心自觉发热、腰膝酸软、水肿等症状较前明显缓解,仍易感冒,感受外邪后咽痛,夜尿1～3次,舌淡红边有齿痕,花剥苔,脉细,考虑患者体虚、卫表不固之因,原方加防风10g组成玉屏风散以益气固表,继服。

处方:

熟 地20g	山萸肉15g	黄 柏15g	肉苁蓉10g
杜 仲10g	当 归15g	赤 芍15g	丹 参15g
川 芎10g	制首乌10g	水 蛭6g	黄 芪20g
党 参15g	白 术15g	茯 苓15g	炙甘草6g
防 风10g			

14剂,每日1剂,水煎分2次服。

随访 2016年8月25日

患者诉上方坚持服用,目前病情稳定,精神状态、面色均可,纳眠可,小便基本正常,夜尿约1～2次。尿常规示尿蛋白(+)、24小时尿蛋白定量1.01g。嘱原方继续服用。

按语

肾病综合征的确是临床上常见的难治性疾病,目前西医治疗无法获得满意的疗效,中医药在其治疗上具有十分积极的作用;大量的临床实践证明,中西医有机结合优势互补,治疗肾病综合征可取得更满意的临床疗效。在使用维持剂量的激素的基础上，辨证辅以中药治疗，一则可巩固疗效，在激素减量后不出现反跳现象；二则可提高机体免疫力，降低应用激素导致的感染、胃肠道副反应等发生几率。在西药激素的作用之下，患者常常出现阴虚火旺的症状，予滋阴降火中药加以辨证治疗，标本兼顾，可获佳效。

难治性肾病综合征是指原发性肾病综合征经泼尼松正规治疗8周无效者，包括激素抵抗型和激素依赖型。本例患者为激素依赖型原发性肾病综合征，临床表现以水肿为主要特征，属于中医学"水肿"范畴，水肿病的发生与肺脾肾三脏关系密切，正如《景岳全书》所言："凡水肿等证，乃肺脾肾三脏相干之病，盖水为至阴，故其本在肾；水化于气，故其标在肺；水唯畏土，故其制在肺，今肺虚则气不化精而化水，脾虚则土不制水而反克，肾虚水无所主而妄行。"因肾虚水无所主，妄行泛滥于肌肤，而见患者下肢及阴囊水肿明显，腰为肾之府，肾虚腰失所养而见腰膝酸软。发为肾之余，今肾精亏虚，毛发失荣，故见脱发。肾病及脾，脾失运化，气血生化之源不足，肢体失于濡养，故疲倦乏力。舌侧瘀斑，脉细均为脾肾亏虚夹瘀血之象。久病必瘀，久病入络，瘀血阻络也会导致水液代谢障碍从而出现水肿。当激素减量时出现反跳现象，可发挥中医药的优势，进行辨证施治，以急则治其标、缓则治其本为原则，宜健脾益气、滋肾养阴、活血化瘀之法。方中山萸肉、熟地补益肾精，当归、川芎、首乌以养血活血，丹参、水蛭活血化瘀通络，四君子汤加黄芪可健脾益气扶正，黄芪、防风、白术可提高机体免疫功能；及时预防感染隐患，更有利于病情稳定。

第二节　慢性肾小球肾炎（尿血）

肾小球肾炎是以肾小球损害为主的变态反应性炎症疾病，以血尿、蛋白尿、高血压和水肿等为主要临床表现，临床常以反复发作肉眼血尿或持续镜下血尿（镜检下可见每高倍视野红细胞3个以上且红细胞有明显的变形、破损，畸形，红细胞畸形率在80%以上）为主要特征，原发性多见于IgA肾病、隐匿性肾炎、遗传性肾炎、薄基底膜肾病等；继发性则多见于狼疮性肾炎、乙肝相关性肾炎、过敏性紫癜性肾炎等。本病具有起病隐匿、反复发作、迁延不愈、反复加重等特点，随着病情缓慢进展，会出现不同程度肾功能减退、高血压、贫血等，最终发展为慢性肾衰竭。本病归属于中医学"尿血""血尿""血证""虚劳"范畴，病位主要在肾和膀胱，病性虚实夹杂，虚证以肾虚为本，实证以瘀血、湿热、风热等为主。

慢性肾小球肾炎往往病程漫长，其病机和证候错综复杂。现代学者大多认为肾小球肾炎血尿的病因最常见的为肾阴亏虚和瘀血内阻。首先，因肾阴亏虚，虚火内扰，迫血妄行，血溢水道所致。《素问·六节藏象论》："肾者，主蛰，封藏之本。"肾主水、主津液，与三焦、肺、脾、膀胱等脏腑共同调节水液代谢。肾虚封藏失职，加之肾阴亏虚，阴虚火旺，虚火内扰，灼伤肾与膀胱脉络，迫血妄行而致血尿。可以说肾虚是慢性肾小球肾炎血尿的基本病因。其次，久病致瘀。久病致阳气衰微、气血亏虚、气血运行不畅或津亏不运，均可致瘀，进而瘀血阻滞经脉，血液不得归经引发血尿。瘀血停滞，阻遏气机，加重脏腑功能失调，临床多有血小板凝集、血黏稠度增高、纤维蛋白沉积和微循环障碍等情况，这也符合西医学理论，正所谓"瘀血不去，出血不止"。另外，肾小球肾炎病变与微循环障碍密切相关，瘀血既是肾小球肾炎的病理产物，又是该病迁延难愈的重要致病因素之一。所以在血尿的治疗过程中，不能妄投收涩止血之品，应坚持主张"止血而不留瘀"的指导思想。

据上所述，慢性肾小球肾炎血尿具有"虚、瘀"的病机特征，该病病程冗长，久病体虚，耗伤肾阴，阴不制阳、阴虚燥热，致虚热内灼，热伤肾与膀胱血络，迫血妄行。元阴已亏，正气亏耗，卫外之力不足，正如"正气存内，邪不可干，邪之所凑，其气必虚"，故易受外邪侵袭，或风、或湿，入里化热，实热又与原本阴虚之虚热夹杂，灼伤阴液，阴血运行不畅，壅滞脉中，加之病程日久，久病气血亏虚，气虚、血虚无力推动血行，血瘀加重脉络瘀阻，则使病情复杂缠绵难愈，血不能循经而行，出血不止。故肝肾阴虚、瘀血阻络为临床最多见之证候。且西医学通过电镜和免疫荧光检查证实，大部分慢性肾小球肾炎患者肾小球中都有免疫复合物的沉积，同时多数患者存在着血液黏度增高及微循环和红细胞凝集的现象。瘀血既是肾小球肾炎血尿的病理产物，又是该病的病因。因此慢性肾小球肾炎的基本病机为肾阴亏虚、瘀血阻络。

慢性肾小球肾炎的中医辨证分型仍比较混乱，辨证标准尚未统一，现在虽大多研究者参照中华中医药学会制定《慢性肾小球肾炎诊疗指南》中的分型标准分为本证和标证，本证包括脾肾气虚、肺肾气虚、脾肾阳虚、肝肾阴虚、气阴两虚，标证包括水湿证、湿热证、血瘀证、湿浊证。然而临床实践以肾阴亏虚、瘀血阻络为基础病机的患者居多，应用滋补肾阴、祛瘀止血法治疗慢性肾小球肾炎亦获得了确切的近期疗效。马居里认为隐匿性血尿为虚、热、瘀三者共同作用，主张治疗儿童无症状性血尿应用滋肾化瘀清利汤加减，临床疗效显著。孙郁芝教授认为，形成血尿的根本原因是肾阴亏损、脾肾两虚，热邪伤络是其诱发或加重主要因素，瘀血是其病理产物，亦是血尿反复发作的内因之一。张琪教授认为肝肾阴虚或气阴两虚是其本，湿热毒邪是其标。王建明教授认为肾性血尿病位在肾，病机概括为热、瘀、虚，外感风热、热毒内蕴、扰动血室；湿热下注，瘀毒蕴结，扰动血络，迫血妄行而溺血；或久病热病之后，正气亏虚，气虚不能摄血而尿血。刘冬梅采用补肾、健脾利湿、活血化瘀法治疗慢性肾炎患者，结果显示治疗组患者腰酸、水肿、尿血等症状明显缓解。张昱认为慢性肾炎为"虚""瘀"相结合，治以健脾补肾、祛风利水、活血解毒为主要原则，虚实兼顾，攻补并施，收获良效。马丽娟等在治疗慢性肾炎主张健脾补肾的同时，应兼活血祛瘀通络，认为水蛭等虫类药物有调节免疫、改善凝血机制等功效，对缓解慢性肾炎的病理改变有一定作用。诸多医家采用补肾祛瘀法治疗慢性肾小球肾炎患者过程中，其头晕、咽喉肿痛、口干口苦、腰膝酸软、腰痛、双下肢水肿、大便干结、小便黄赤、手足心热、舌红少苔等临床症状均可得到有效缓解。而对于治疗顽固性慢性肾小球肾炎血尿，还应着重强调滋养肾阴、活血化瘀。因此，该疾病治疗过程中，补肾活血法应贯彻始终，兼顾扶正和祛邪，使得标本同治，以提高临床疗效。

典型病案一

冯某，男，64岁，主因"小便短赤伴尿血反复发作、进行性加重1个月余"于2016年11月10日初诊。

患者2016年10月6日因着凉后鼻塞、流涕、头痛、咽部疼痛等不适，自行口服"感冒清热冲剂"对症治疗后，上述症状略缓解，随后出现小便短赤带血，就诊于当地医院，查尿常规示镜下红细胞（+++），24小时尿蛋白定量0.8g。给予抗生素对症治疗后鼻塞、咽痛等症状缓解，但仍持续蛋白尿和镜下血尿，红细胞形态为以小细胞为主的变形红细胞，尿异形红细胞比例80%，伴腰酸，肾功能正常，无双下肢水肿及高血压，在当地医院诊断"隐匿性肾小球肾

各

论

炎"。经治疗无效而来诊。刻诊：神疲乏力，腰膝酸软，头晕耳鸣，小便短赤，尿频尿急，盗汗，发病以来体重无明显变化。查体：神清语利，全身皮肤、黏膜无黄染及出血点，周身浅表淋巴结未触及肿大。眼睑无浮肿，双肺无异常，心前区无隆起，心尖搏动无弥散，未触及震颤，叩心界无扩大，心率 80 次 /min，律齐，各瓣膜听诊区未闻及病理性杂音。腹软，无压痛、反跳痛、无肌紧张，肝脾肋下未触及，无移动性浊音，肝脾肾区无叩击痛，肠鸣音正常，双下肢无水肿。尿常规提示：镜检下红细胞满视野，畸形红细胞占 80% 以上。

初诊：2016 年 11 月 10 日

症见小便短赤，尿频尿急，盗汗，神疲乏力，腰膝酸软，头晕耳鸣，大便尚可，纳可，眠差，舌质红，少苔，舌面有瘀斑，脉细数。

本证以尿频尿急、短赤为辨证要点。湿热蕴结膀胱，热迫尿道，故尿频尿急、短赤。湿热内蕴，膀胱气化失司，故尿液短赤。湿热伤络则尿血。湿蕴郁蒸，波及肾脏，则见腰膝酸软。中医诊断为尿血，证属膀胱湿热证，治宜清热利湿止血。

处方：

小 蓟 10g	生 地 20g	藕节炭 10g	蒲 黄 10g
栀 子 10g	淡竹叶 10g	滑 石 15g	当 归 15g
茜 草 12g	炙甘草 6g		

7 剂，每日 1 剂，水煎分 2 次服。

二诊：2016 年 11 月 18 日

神疲乏力、腰膝酸软、头晕耳鸣、盗汗症状加重，小便仍短赤，大便尚可，纳可，眠差，舌质红，少苔，舌面有瘀斑，脉细数。尿常规提示：镜检下红细胞满视野，畸形红细胞占 80% 以上。

服前方后诸证加重，考虑本病基础病机为肾虚血瘀，故不应以清利湿热为法，而应治以补肾活血。本患者肾阴不足，髓海亏虚，骨骼失养，故腰膝酸痛、眩晕耳鸣。肾水亏虚，水火失济则心火偏亢，心肾不交而见眠差。肾阴亏虚，虚热内生，故见盗汗、舌红少津、脉细数等症。久病生瘀，故舌面有瘀斑。故证属肾阴亏虚、血瘀内停，治宜补肾滋阴、活血止血。

处方：

山萸肉 10g	菟丝子 15g	熟 地 15g	女贞子 15g
生 地 15g	黄 芪 15g	丹 参 15g	白茅根 20g
茜 草 15g	知 母 15g	益母草 15g	三七粉^(冲)3g
当 归 10g	炙甘草 6g		

7 剂，每日 1 剂，水煎分 2 次服。

三诊：2016 年 11 月 25 日

乏力、头晕耳鸣较前好转，小便短赤情况亦较前好转，间断晨起见血尿，但夜间仍盗汗，纳眠均可，大便正常，舌质偏红，少苔，舌面有瘀斑，脉细数。血压：120/75mmHg，尿常规检查提示：镜检下红细胞 30～35 个 /HP，畸形红细胞占 80% 以上。证属肾阴亏虚、血瘀内停，效不更方，继续治以补肾滋阴、活血止血。

处方：

| 山萸肉 10g | 菟丝子 15g | 熟 地 15g | 女贞子 15g |
| 生 地 15g | 黄 芪 15g | 丹 参 15g | 白茅根 20g |

茜　草15g　　　知　母15g　　　益母草15g　　　三七粉^(冲)3g

当　归10g　　　炙甘草6g

7剂，每日1剂，水煎分2次服。

四诊：2016年12月5日

乏力、头晕耳鸣等症状明显好转，盗汗消失，舌质淡红，苔薄白，舌面有瘀斑，脉细数。血压：120/75mmHg，尿常规检查提示：镜检下红细胞15～20个/HP。病情平稳，继续服用上方7剂，监测尿常规等情况。

五诊：2016年12月15日

头晕、耳鸣、乏力、盗汗等症状基本消失，无明显不适。舌淡红苔薄白，脉细弱。尿常规示镜检下红细胞1～2/HP。继续服用上方7剂，后予口服知柏地黄丸以巩固疗效。随访半年，病情稳定，未见复发。

按语

慢性肾小球肾炎为临床常见病、多见病，血尿是其主要特征，多表现为显微镜下血尿，病程基础主要是免疫性增殖性损害。导致其发病的最常见原因是感染，血尿常在感冒或咽痛等症状以后出现或加重，而其外感症状得到控制后，血尿也不同程度的减轻。本病病位在肾，与脾、肺、肝、膀胱等脏腑有关，属本虚标实之证。肾小球肾炎早期血尿，多因感受风热时毒之邪，循经下迫肾、膀胱，伤及血络，致迫血妄行，血从尿出，以实证为主。若失治误治，病情迁延，缠绵久病，则邪热郁积，耗气伤阴，久病及肾，转为肾阴不足之虚证；或久病气虚不行、津亏不运亦可致瘀，离经之血必有瘀，瘀血内阻，血不归经，而致出血。所以在慢性肾炎综合征反复发作，迁延不愈过程中，病情以肾阴亏虚为本，瘀血内阻为标，虚实夹杂，本虚标实，治疗不能妄投收涩止血之品，治疗全程应贯彻"补肾活血"的指导思想。

本例患者外感之后出现血尿，外感是其诱发因素，肾阴不足、瘀血阻络是致病根本。腰为肾之府，肾阴亏虚导致肾精不足，腰府失荣，骨失充养，症见神疲乏力、腰膝酸软；肾阴亏虚，虚火内生，阴液被扰，不能自藏而外泄作汗，故见盗汗；舌少津、有瘀斑、脉细属阴精不足、瘀血阻滞之征象。本例患者辨证为肾阴亏虚、瘀血内阻，治法宜补肾滋阴、活血止血。方中白茅根凉血止血；丹参、三七粉活血散瘀；茜草助君药凉血止血，兼能祛瘀，使血止不留瘀；肾虚为基本病机，脾虚不能统摄在血尿的发生发展过程中起了重要的作用，故方中重用女贞子、菟丝子、山萸肉滋阴补益肝肾，当归、黄芪益气健脾补虚。全方共奏滋阴补肾、活血止血之功。中药治疗肾病血尿，主要是通过增强患者身体免疫功能，改善体虚的体质状态，降低血液黏滞度，改善微循环，控制诱发因素，减少血尿复发，阻断病程发展，保护肾脏功能，改善患者预后。

典型病案二

许某，男性，21岁。主因发现镜下血尿2年余，进行性加重1个月余，于2016年7月20日就诊。

患者2014年3月出现尿频尿急，就诊于当地医院，查尿常规示镜下RBC 6～8/HP，未系统诊治。2016年6月初外出感冒后，出现发热、恶寒、咽痛等不适，就诊当地医院，查尿常规示RBC（+++），遂住院予抗生素等药物治疗，镜下血尿等情况未见明显好转，并见面色赤红，心烦，入寐难，夜间口干，盗汗，大便调，尿有热感等症。后一直于当地中医院门诊服中药治疗，自诉当地医院曾用"犀角地黄汤、参芪地黄汤"凉血滋肾，以及"知柏地黄丸、四妙丸"等清热利湿制剂中药治疗，病情时好时坏，每劳累及外感后症状加重，休息后可自行缓解，尿常规检验镜下红细胞在（+～++）之间。7月9～16日军训，患者自觉腰酸加重，无肉眼血尿，2016年7月20日复查尿常规示镜下RBC（+++），就诊我院。刻诊：面色晦暗，腰酸，泡沫尿，易汗出，心烦，入睡难，时有口腔溃疡，尿色黄，时尿频急，近期体重无明显变化。查体：神清，全身皮肤无黄染及出血点，浅表淋巴结未触及肿大。眼睑无浮肿，双肺无异常，双肺叩诊呈清音，双肺呼吸音正常，心前区无隆起，心率68次/min，律齐，心脏各瓣膜听诊区未闻及杂音。腹软，未见明显胃肠形及蠕动波，腹部无压痛及反跳痛，未触及包块，肝脾肋下未触及，无移动性浊音，肝区及双肾区无叩击痛，肠鸣音正常4次/min，双下肢无水肿。尿常规检验提示镜检下红细胞40～45/HP，畸形红细胞占80%以上。

初诊：2016年7月20日

症见面色晦暗，腰酸，泡沫尿，易汗出，心烦，入睡难，时有口腔溃疡，尿色黄，时尿频急，大便一日2～3次。舌黯红，舌体略胖大，舌边可见齿痕，苔黄腻，脉弦滑。中医诊断为尿血，证属心火下移膀胱，治疗当宜清心火、利湿热。

处方：

| 生 地 15g | 竹 叶 10g | 通 草 10g | 白茅根 20g |
| 三七粉（冲）3g | 当 归 10g | 莲子心 3g | 生甘草 8g |

7剂，每日1剂，水煎分2次服。嘱忌辛辣之品。

二诊：2016年7月27日

心烦、口腔溃疡等症状略缓解，腰酸、泡沫尿、易汗出等症状未有明显改善，尿色黄，偶尿频急，大便每日2～3次。舌黯，边有齿痕，苔白，脉弦滑。尿常规示镜检下红细胞（+）。诸症提示心火已除，但仍有肾阴亏虚、瘀血内阻之征。治宜滋养肾阴、活血止血。

处方：

生 地 15g	白茅根 20g	山萸肉 10g	菟丝子 15g
女贞子 15g	熟 地 15g	丹 参 15g	茜 草 15g
知 母 15g	益母草 20g	三七粉（冲）3g	当 归 10g
黄 芪 15g	炙甘草 6g		

7剂，每日1剂，水煎分2次服。嘱忌辛辣之品。

三诊：2016年8月3日

心烦、口腔溃疡、入睡难症状明显缓解，腰酸、泡沫尿、易汗出等症状亦明显减轻，尿色黄，偶尿频急，大便每日2～3次。舌黯略胖大，边有齿痕，苔白，脉弦滑。尿常规检验提示镜检下红细胞（+），余未见异常。辨证：肾阴亏虚、瘀血内阻。治宜滋养肾阴、活血止血。

处方：

生 地 15g	白茅根 20g	山萸肉 10g	菟丝子 15g
女贞子 15g	熟 地 15g	丹 参 15g	茜 草 15g
知 母 15g	益母草 20g	三七粉（冲）3g	当 归 10g
黄 芪 20g	炙甘草 6g		

7剂，每日1剂，水煎分2次服。嘱忌辛辣之品。

四诊：2016年8月10日

患者服上方 7 剂后腰酸、泡沫尿、易汗出等症状明显缓解，未诉其他不适，尿色淡黄，偶尿频急，大便每日 2～3 次。舌黯略胖大，边有齿痕，苔白，脉弦滑。尿常规检验提示镜检下红细胞为阴性。证属肾阴亏虚、瘀血内阻。宗前法，守原方继服 1 月，以资巩固。后随访 1 年余未复发。

按语

慢性肾小球肾炎，简称慢性肾炎，以血尿、蛋白尿、水肿为基本临床表现，起病方式各异，病情迁延不愈，可伴有不同程度肾功能不全，最终将发展为具有肾功能恶化倾向的一组肾小球疾病。依据其临床特点，属于中医学的"尿血""肾风""水肿""腰痛"等范畴。从中医学角度讲，慢性肾小球肾炎主要是各种原因导致的肾、脾、肝等脏腑功能虚损基础上，风、寒、湿、热等邪气乘虚而入所致；或急性肾炎失治误治，迁延难愈，反复发作，久病伤肾发展而来。本病病位在肾，涉及肝、脾、肺、三焦、膀胱等脏腑，病变为肾体受损，肾主水功能失调，封藏功能失司，肾阴、肾阳功能紊乱，出现腰痛、尿血、尿浊、水肿、眩晕等症，并涉及肝脾等脏腑，呈虚损劳衰的病程进展。病理表现为正虚，以脾肾亏虚为主，有偏阴虚与偏阳虚之不同。病程中因正气不足，气血失调，易受风、寒、湿、热等外邪侵入，产生热毒、湿热、血瘀、痰湿、气郁等兼夹证，以血瘀为主要实邪。本病具有病症复杂，迁延加重、变化多端等特点。

本例患者诊断为慢性肾小球肾炎，其方证为心经热盛、热移于小肠所致。心火亢盛、循经上炎，症见面赤、口舌生疮、心胸烦热、入睡困难；心与小肠相表里，心火下移小肠，泌别失职，乃见小便短赤、频急；心火与原本阴虚之虚热夹杂，灼伤阴液，阴血壅滞脉中成瘀，故舌黯红、脉弦滑。心火上炎而又阴液不足，故治法不宜苦寒直折，而宜清心与养阴兼顾，利水以导热下行，使蕴热从小便而泄，予导赤散辅以滋阴活血之品。患者复诊后心火已清，后继以滋补肾阴、化瘀止血药物对症治疗以解诸证。复诊时考虑离经之血成瘀，加以丹参、三七粉、益母草活血散瘀；茜草凉血止血祛瘀可助君药达"血止不留瘀"之功；女贞子、菟丝子、山萸肉滋补肝肾。全方共奏滋补肾阴、活血止血之功。

典型病案三

孙某，女，42 岁，患者以"尿血反复发作 2 年，进行性加重 3 天"为主诉于 2015 年 8 月 20 日就诊。

患者 2013 年因呼吸道感染后出现肉眼血尿，就诊于当地医院，查尿常规示镜下红细胞（+++），诊断为"慢性肾小球肾炎"，予中成药等药物对症治疗治疗，血尿情况有所缓解。之后血尿时轻时重，未予系统诊治，3 天前因感冒出现肉眼血尿，故来诊。

初诊：2015 年 8 月 20 日

症见小便频数，尿血，血色鲜红，无尿痛，周身乏力明显，伴腰膝酸软，手足心热，口干咽燥，咽痛，纳差食少，大便不成形，舌体正常，舌质红，苔少，舌边有瘀点，脉细数。查体：BP 120/80mmHg，咽部黏膜红肿，眼睑无浮肿，双肺无异常，双肺叩诊呈清音，双肺呼吸音正常，心前区无隆起，心率 70 次/min，神清，面色无华，双肾区无叩击痛，双下肢无水肿。检查尿常规示红细胞 40 以上/HP，畸形红细胞占 80% 以上。中医诊断为尿血，证属脾虚兼瘀血阻络，治法为健脾化瘀。

处方：

太子参 20g　　茯　苓 15g　　山　药 15g　　黄　芪 25g

丹　皮 10g　　杜　仲 10g　　炙鳖甲 20g　　白茅根 15g

旱莲草 15g　　鸡血藤 10g　　水　蛭 6g　　桔　梗 10g

炙甘草 6g

14 剂,每日 1 剂,水煎分 2 次服。

二诊:2015 年 9 月 4 日

小便频急、赤黄、少气乏力等症状缓解,咽痛亦缓解、咽部仍有红肿,手足心热、口干咽燥等情况同前,纳可,大便略溏,舌质红,苔少,舌边有瘀点,脉细数。尿常规;镜检下红细胞 15～25 个 /HP。患者舌边瘀斑明显,考虑病程日久,迁延不愈,病久及肾,且有瘀阻脉络,继续以健脾补肾、祛瘀养阴为主要治疗原则,辅以活血化瘀之品。

处方:

熟地黄 25g　　茯　苓 15g　　山　药 15g　　山萸肉 12g

丹　皮 12g　　杜　仲 10g　　炙鳖甲 20g　　白茅根 15g

旱莲草 15g　　鸡血藤 10g　　太子参 20g　　黄　芪 25g

水　蛭 6g　　桔　梗 10g　　丹　参 15g　　炙甘草 6g

14 剂,每日 1 剂,水煎分 2 次服。

三诊:2015 年 9 月 18 日

自觉小便频急、赤黄、少气乏力症状明显好转,仍有乏力感,二便调,舌质淡红,瘀斑较前明显淡化,苔少,脉弱。尿常规镜检下红细胞 3～5 个 /HP,邪热已渐去,此时宜继续扶正为主,佐以化瘀。

处方:

熟地黄 25g　　茯　苓 15g　　山　药 15g　　山萸肉 12g

丹　皮 12g　　杜　仲 10g　　炙鳖甲 20g　　白茅根 10g

旱莲草 15g　　鸡血藤 10g　　太子参 20g　　黄　芪 25g

水　蛭 6g　　桔　梗 10g　　丹　参 15g　　炙甘草 6g

7 剂,每日 1 剂,水煎分 2 次服。

四诊:2015 年 9 月 25 日

小便频急、赤黄、少气乏力症状明显好转,二便调,舌质淡红,瘀斑较前明显淡化,苔少,脉弱。尿常规;镜检下红细胞 3～5 个 /HP。邪热已渐去,效不更方,继续以补肾活血为法治疗。

处方:

熟地黄 25g　　茯　苓 15g　　山　药 15g　　山萸肉 12g

丹　皮 12g　　杜　仲 10g　　炙鳖甲 20g　　白茅根 10g

旱莲草 15g　　鸡血藤 10g　　太子参 20g　　黄　芪 25g

水　蛭 6g　　桔　梗 10g　　丹　参 15g　　炙甘草 6g

14 剂,每日 1 剂,水煎分 2 次服。

五诊:2015 年 10 月 17 日

小便赤黄、少气乏力症状明显好转,二便调,舌质淡红,瘀斑较前明显淡化,苔少,脉弱。尿常规镜检下红细胞 0～2 个 /HP,续服前方 14 剂巩固疗效,嘱患者预防外感,切勿劳累。

按语

慢性肾小球肾炎,病因繁多,具有起病缓慢、渐进迁延、病程冗长的临床特点,临床表现时轻时重,可伴随不同程度的水肿、高血压及肾功能减退,实验室检查尿常规可伴随不同程度的血尿、蛋白尿及管型尿。本病常呈缓慢迁延进展,其肾功能减退逐渐进展,终致肾衰竭,临床治疗效果不佳,预后较差。该病多久病体虚,耗伤肾阴;由于阴不制阳、阴虚燥热,致虚热内灼,热伤肾与膀胱血络,迫血妄行。由于阴血运行不畅,壅滞脉中,加之病程日久,久病气血亏虚,气虚、血虚无力推动血行,血瘀加重脉络瘀阻,则使病情复杂缠绵难愈。

本例患者素体脾肾亏虚,易感受外邪,病久脾气虚弱,运化失司,阴血乏源,肾不固精,气阴两虚,导致气虚失摄、阴虚乏源而血不循经之血尿;血尿反复发作耗伤气阴,再加外感,实热之邪与阴虚之虚热相互交恋,蕴结于内,加重气阴损伤,迫血妄行故而肉眼血尿;脾肾亏虚日久,肢体失于濡养和温煦,症见神疲倦怠乏力;腰为肾之府,肾脉循行贯腰脊,肾虚致腰部络脉失养,则腰膝酸软;气虚则脾胃升降失调,受纳、运化功能失常,故见纳差食少;阴虚则阴不制阳、虚火内生,故见手足心热;脾虚湿盛故见大便溏;舌质红、苔少、脉细数皆为气阴两亏之征。慢性肾小球肾炎迁延日久,正所谓"久病入络""久病必瘀",必然引起血瘀,故见舌边有瘀点。治法为凉血止血、化瘀通络、益气养阴。方中地黄味甘性寒,能生津,有养阴润燥生津作用;山萸肉酸、涩、微温,入肝、肾经,可补益肝肾、固经止血;脾气虚,脾不统血,茯苓、山药、太子参、黄芪以健脾益气;炙鳖甲味咸、性微寒,入肝肾经,以滋阴潜阳、退热除蒸。全方共奏滋阴补肾、健脾益气、活血止血之功。中药治疗肾病血尿,主要是通过改善患者脾肾亏虚的体质状态,增强免疫功能,控制诱发因素,保护肾脏功能,改善患者生活质量。

第三节 慢性肾衰竭(关格)

慢性肾衰竭是由多种原因引起的肾脏损害和进行性恶化的结果,主要表现为肾功能减退,水、电解质、酸碱平衡紊乱,代谢产物和毒素潴留及机体内分泌失调而出现的一系列全身中毒表现。临床常见乏力、恶心、呕吐、水肿、少尿甚至无尿等症状,其预后差,病死率高。中医古籍中并无"慢性肾衰竭"的记载,唐代医籍《黄庭内景五脏六腑图》首次出现"肾衰"一词:"人之色黄黑者,肾衰也。"《备急千金要方》中也有"肾衰"的记载,但均较为零散。根据古籍的描述及本病的临床表现及演变规律,可归于中医学"关格"范畴。

慢性肾衰竭的病因多由水肿、淋证、腰痛、消渴、肾石等疾病迁延缠绵不愈、反复发作发展而来。脾失运化水液之能,肾失气化开合之职,最终肾脏阴阳衰惫,水湿内蕴体内化浊,浊毒内蕴日久成瘀。血瘀与肾虚一起作为慢性肾衰的基本病机,始终贯穿于该病发生发展的全过程,肾虚和血瘀在临床上并不是完全孤立的,而是密切相关。肾虚导致血瘀,血瘀加重肾虚,肾虚为因,血瘀是果;反过来,瘀血又作为致病因素加重肾虚的程度,形成恶性循环,致使本病迁延难愈,预后不佳。总而言之,本病的核心病机是肾元虚衰、瘀血内阻。

慢性肾衰竭是多系统受累的一种疾病,中医病机复杂,证候繁多、复杂,其正虚诸型仍难以统一,临证辨证把握难度大。1987年9月全国中医肾衰研讨会首次为慢性肾衰竭制定了《慢性肾衰中医辨证分型和疗效判定标准》,2002年《中药新药临床研究指导原则》制订了慢性肾衰的辨证分型标准,按照本虚为纲、标实为目将慢性肾衰分为脾肾气虚证、脾肾阳虚证、脾肾气阴两虚证、肝肾阴虚证、阴阳两虚证；兼夹标实五型：湿浊、湿热、水气、瘀血、风动。肾衰其病程实质是一个渐进的过程，在病变发展的不同阶段其病机、证型亦发生动态变化，虽然处同一病变阶段的不同个体亦是存在一定差异性的可能，但同一病因的慢性肾衰病机的演变过程仍然具有某种趋向或规律。张琪认为慢性肾衰的病位主要在脾肾两脏，脾肾亏虚是湿浊产生的基础，瘀血是基本病理表现及产物，并归纳为化浊泄热、活血解毒、健脾补肾、温阳泄浊四法加以论治。张宗礼认为慢性肾衰以脾肾两脏亏虚为本，水湿、血瘀为标，脾肾两虚、水湿、瘀血贯穿于整个慢性肾衰病程始终，故治疗上强调补肾健脾、活血化瘀。刘明认为慢性肾衰病程多绵长，久病多虚，后期多累及多个脏腑功能，以脾肾两脏虚损为主，病程中常因湿浊、瘀血等病理因素壅滞而发病，最终形成"湿、瘀、虚"的虚实夹杂之证。陈以平认为慢性肾衰从积辨治的思路，"虚、痰、瘀、毒"四大病机学说，"虚"是始动因素，痰、瘀是病理基础，而毒是加重瘀积不可忽视的方面，主张消补兼施、标本同治，尤其在治标上，常重用莪术、三棱、鳖甲破血消积化瘀。何立群强调慢性肾衰从瘀论治，通过大样本临床观察发现在慢性肾病中血瘀证比例占到67%，贯穿于慢性肾衰的整个病程，并结合慢性肾脏病的微观病理改变，提出在早中期慢性肾衰应予以活血抗纤的治疗，且临床疗效显著。孙伟认为瘀、毒病机伴随慢性肾衰整个病程，重用鱼腥草、白花蛇舌草、黄芪等，主张应用益肾清利活血法治疗慢性肾衰。王小琴强调"阴虚"是肾病辨证中的重要环节，各种原因导致的慢性肾衰，在治疗时都应注重养阴和护阴，并提出治疗慢性肾衰竭的养阴八法。杨洪涛教授则提出"治肾首辨阴阳，温扶阳气为先"的观点，治肾当以温扶阳气为大法，佐以清热、化瘀、通络、利湿、解毒、祛浊之法。郑平提出慢性肾衰的病机关键是脾肾衰败、湿浊潴留贯穿疾病演变过程，临床上可以分为肾病及脾、浊气上逆；肾病及心、心阳不振；肾病及肝、肝风内动；肾病及肺、肺肾两竭四种类型，分别予以标本同治。

综上所述，虽然临床上分有膀胱湿热、肺热壅盛、肝郁气滞、浊瘀阻塞、脾气不升、肾阳衰惫等证候，且当代医家辨治慢性肾衰无论在辨治思想和学术观点均各有所侧重，但均建立在慢性肾衰本虚标实辨证的基础上，本虚以肾虚为主，在病程早期以气虚为先，后期则以肾阴虚、肾阳虚为主；血瘀是肾衰病机中的"标"，贯穿疾病始终。治疗应补虚泻实、标本兼治，补肾活血之法自然成为慢性肾衰竭的基本治则。现代研究亦表明，血瘀是病变持续发展和肾功能进行性衰退的重要因素，活血化瘀药物具有抗变态反应性、调节机体免疫功能、改善肾脏循环、促进肾脏功能修复和纤维蛋白吸收作用。

典型病案一

林某，女性，47岁，主因"间断疲乏、腰痛10年余，加重1周"，于2014年10月21日就诊。

2004年因疲乏，腰痛，小腹疼痛，伴尿隐血（++），尿蛋白（++）于当地医院诊断为"尿路感染"，输抗生素对症治疗后疲乏、腰痛等症状缓解。2008年感冒后再次出现腰痛、周身乏力等不适，且血肌酐、尿素氮等肾功能各项指标轻度升高（具体不详），输液治疗后症状改善。2013年再次出现乏力、腰痛、肾功能异常等情况，就诊于当地医院诊断为"慢性肾病综合征"，予免疫抑制、改善肾功能等药物对症治疗。2014年10月14日因受凉后出现乏力、腰痛等不适，伴肾功能指标异常升高就诊当地医院，该院诊断为"肾衰竭"，予保肾等药物治疗症状略好转后出院。为行进一步检查及治疗就诊我院。刻诊：周身乏力、腰痛明显，头痛，心烦胸闷，寐差梦多，饮食可，大便正常，小便不畅，点滴而下。查体所见：全身皮肤无黄染及出血点，浅表淋巴结未触及肿大。眼睑无浮肿，双肺无异常，心率 78 次 /min，律齐，各瓣膜听诊区未闻及杂音。腹软，无肌紧张，左侧小腹轻压痛，无反跳痛，未触及包块，肝脾肋下未触及，无移动性浊音，肝脾肾区无叩击痛，肠鸣音正常，脊柱及四肢无畸形，双下肢轻度水肿。月经史：末次月经 2014 年 10 月 18 日，32 日一行，经期 3～5 天不等，色黑，量少，血块多，伴有痛经。既往患者有高血压病史 6 年，平素服用缬沙坦，血压控制于正常范围。化验肾功能示肌酐 195.86μmol/L，尿酸 552μmol/L。

初诊：2014 年 10 月 21 日

症见周身疲倦、乏力，小腹胀满、偶有疼痛，腰膝酸痛不适，纳可，眠差，伴盗汗、口干，大便尚调，小便不畅、点滴而下，舌质紫黯，苔白，舌根部稍腻，舌底脉络迂粗，脉沉细。中医诊断为"关格"，证属肾精亏虚、瘀血内阻。治法：补肾活血。

处方：

肉苁蓉 10g	熟　地 20g	当　归 15g	赤　芍 15g
川　芎 10g	杜　仲 10g	怀牛膝 15g	川　断 10g
独　活 10g	丹　参 15g	山萸肉 10g	水　蛭 6g
泽　泻 10g	酒大黄 6g	炙甘草 6g	

14 剂，每日 1 剂，水煎分 2 次服。

二诊：2014 年 11 月 4 日

症见大便次数增多，但不稀溏，小腹压痛已缓解，仍腰膝酸软，乏力、盗汗、小便不畅等症状好转，双下肢畏寒，舌质紫黯，苔白，舌根部稍腻，舌底脉络迂粗，脉沉细。肾功能示肌酐 187.87μmol/L，尿酸 508μmol/L。患者双下肢畏寒，考虑加用桂枝温通经络，亦有助于活血化瘀；同时加用三七以加强活血之力。用益肾活血、温经通络之法。

处方：

肉苁蓉 10g	熟　地 20g	当　归 15g	赤　芍 15g
川　芎 10g	杜　仲 10g	怀牛膝 15g	川　断 10g
独　活 10g	丹　参 15g	山萸肉 10g	水　蛭 6g
泽　泻 10g	桂　枝 10g	炙甘草 6g	酒大黄 6g
三七粉(冲) 3g			

14 剂，每日 1 剂，水煎分 2 次服。

三诊：2014 年 11 月 21 日

症见腰膝酸软、乏力、盗汗、小便不畅等症状缓解，双下肢畏寒减轻，大便次数增多，舌质紫黯情况较前好转，苔白，舌根部稍腻，舌底脉络迂粗，脉沉细。2014 年 11 月 18 日行经，经量较前增多，色鲜红，血块亦减少，痛经亦改善。肾功能示肌酐 176.87μmol/L，尿酸 487μmol/L。考虑经期减少应用活血药物，治疗以补肾为主。

处方：

肉苁蓉 10g	熟　地 20g	当　归 15g	赤　芍 15g
川　芎 10g	杜　仲 10g	怀牛膝 15g	川　断 10g
独　活 10g	丹　参 10g	山萸肉 10g	泽　泻 10g
桂　枝 10g	酒大黄 6g	炙甘草 6g	

14 剂，每日 1 剂，水煎分 2 次服。

四诊：2014 年 12 月 05 日

服药期间感觉很好，现已能从事家务，腰膝酸软、乏力、盗汗、双下肢畏寒等症状明显改善，大便每日 3～4 次，色黄，成形，小便正常，舌质紫黯情况较前好转，苔白，舌底脉络迂粗情况较前改善，脉沉细。肾功能；肌酐 170.20μmol/L，尿酸 423μmol/L。治疗加强补肾活血之功。

处方：

肉苁蓉 10g	熟　地 20g	当　归 15g	赤　芍 15g
川　芎 10g	杜　仲 10g	怀牛膝 15g	川　断 10g
独　活 10g	丹　参 15g	山萸肉 10g	泽　泻 10g
桂　枝 10g	酒大黄 6g	炙甘草 6g	三七粉(冲)3g

14 剂，每日 1 剂，水煎分 2 次服。

五诊：2014 年 12 月 19 日

因工作过于劳累，近来头晕，口中乏味，双下肢畏寒、微肿，大便每日 2 次，小腿抽筋，舌质黯淡，苔白，舌底脉络迂粗，脉沉细。肾功能示肌酐 179.67μmol/L，尿酸 495μmol/L。治疗上加强温补肾阳，同时大黄加量以加强活血祛浊。全方以温肾活血祛浊为主。

处方：

肉苁蓉 10g	熟　地 20g	当　归 15g	赤　芍 15g
川　芎 10g	杜　仲 10g	怀牛膝 15g	川　断 10g
独　活 10g	丹　参 15g	山萸肉 10g	泽　泻 10g
生大黄 10g	炙甘草 6g	制附片(先煎)10g	三七粉(冲)3g

14 剂，每日 1 剂，水煎分 2 次服。

六诊：2015 年 1 月 5 日

症见头晕、口中乏味、双下肢畏寒等症状较前好转，大便每日 2 次，小便泡沫多，小腿偶有抽筋，舌质黯淡，苔白，舌底脉络迂粗减轻，脉沉细。肾功能示肌酐 165μmol/L，尿酸 452μmol/L。治疗继续以温补肾阳并活血为主。

处方：

肉苁蓉 10g	熟　地 20g	当　归 15g	赤　芍 15g
川　芎 10g	杜　仲 10g	怀牛膝 15g	川　断 10g
独　活 10g	丹　参 15g	山萸肉 10g	泽　泻 10g
生大黄 10g	炙甘草 6g	制附片(先煎)10g	三七粉(冲)3g

14 剂，每日 1 剂，水煎分 2 次服。

七诊：2015 年 1 月 20 日

自服中药，口服西药已减少，目前所服药物为缬沙坦。服药后小便泡沫减少，精力较前大有好转，服药期间大便次数较多，舌黯苔白，舌底静脉瘀紫。肾功能示；肌酐 156.3μmol/L，尿酸 445μmol/L。治疗以温肾活血为主则。

处方：

肉苁蓉 10g	熟　地 20g	当　归 15g	赤　芍 15g
川　芎 10g	杜　仲 10g	怀牛膝 15g	川　断 15g
独　活 15g	丹　参 15g	山萸肉 10g	泽　泻 10g

生大黄10g　　炙甘草10g　　肉　桂10g　　三七粉^(冲)3g

14剂，每日1剂，水煎分2次服。

随访：2015年3月20日

患者诉上方坚持服用，病情稳定，精神状态、面色均可，纳眠可，小腿近来少有抽筋；小便基本正常，夜尿每晚约2次，月经色、量、质均可。已参加平日日常工作。2015年3月12日肾功能示肌酐123μmol/L，尿酸436μmol/L。嘱原方继续服用。

按语

慢性肾衰竭是因各种肾脏疾病经久不愈所致，久病必瘀，久病必虚，故本病主要病机为本虚标实，虚实夹杂；本虚多见脾肾亏损，标实多为瘀血、浊毒、水湿、湿热。患者大都久病致虚，因虚致实，实邪伤正，最终标本虚实互为因果，恶性循环，致使本病迁延难治。临床在重视肾虚的基础上也应重视对血瘀病机的研究，正如《医林改错》所言"元气即虚，必不能达于血管，血管无力，必停留而瘀"；随着病情发展，气虚进展至阳虚，阳虚则不温，"血气者……寒则泣不能留""血得寒则凝"，血液运行缓慢，进而"结块"成瘀，故病变后期临床上常见面色紫黯、唇绀、腰部刺痛、痛有定处、肌肤甲错或肢体麻木等症状。可以说，瘀血和肾虚两方面的变化则为病变持续发展和肾功能进行性减退的重要原因。在临床辨证中应掌握正虚与邪实的标本缓急，主次轻重，认清根本，对证用药，在补的过程中，还要注意活血化瘀药的应用。

本例患者舌下静脉迂曲，腰部酸痛、少腹按压疼痛、大便不畅、月经后期、经量少、痛经，双下肢抽筋、水肿、畏寒，其证属肾精亏耗、瘀血内阻，本方以滋肾阴、化瘀血为主要原则，佐以利湿泄浊。方中丹参味苦，气微寒，归心脾两经，可活血化瘀、行气止痛，并有补血不留瘀，活血不伤正的特点。肌酐高、血尿酸高，故加入大黄，增强活血作用，可使血清肌酐等肾脏相关指标下降；近年来研究表明，大黄具有改善氮质代谢的作用，还能抑制肾小球系膜DNA和蛋白质的合成，具有延缓慢性肾衰竭进展的作用。牛膝味甘，微苦，性平，归肝肾经，可补益肝肾、强筋骨、活血祛瘀，正如《药品化义》所言："牛膝，味甘能补，带涩能敛，兼苦直下，用之入肾。"山萸肉，味酸，微温，归肝肾经，可滋补肝肾；牛膝、山萸肉、泽泻相配，利水而不伤正，补益而不敛邪；丹参、当归、赤芍、川芎、水蛭等活血化瘀药物，可改善肾脏微循环，减轻肾小球病变，阻止肾小球纤维化，改善肾功能。纵观全方，配伍严谨，补益而不敛邪，祛邪而不伤正，补益之药多药性平和，无温燥伤阴或滋腻伤阳之弊，活血之药多以小剂量为主，防止耗血动血。全方共奏滋补肾阴、活血化瘀、健脾降浊之功，以改善氮代谢，保护肾单位，纠正肾衰引起的钙磷代谢异常等作用，从而降低血肌酐等指标、改善临床症状、提高患者生活质量。

典型病案二

孙某，男，70岁，主因"双下肢水肿1年，加重1个月余"于2015年9月18日就诊。

患者2014年8月无明显诱因出现双下肢对称性水肿，伴有周身乏力、厌食，于当地医院诊断为"高血压肾病"，予保护肾功、降压等药物对症治疗，双下肢水肿情况略有好转，其后未系统治疗。2015年8月无明显诱因出现双下肢水肿症状进行性加重，予利尿、保护肾功能等药物对症治疗后不缓解，后为进一步系统诊治就诊我院。刻诊：周身乏力，腰膝酸软，双下肢对称性凹陷性水肿，偶有头晕，无咳嗽、咳痰、手足心热，纳差食少，尿中泡沫多,大便秘结,夜寐可。查体所见,血压 180/100mmHg,精神不振,全身皮肤无黄染及出血点,浅表淋巴结未触及肿大。眼睑无浮肿,双肺无异常,心率 80 次/min,律齐,各瓣膜听诊区未闻及杂音。腹软,无肌紧张,无压痛及反跳痛,未触及包块,肝脾肋下未触及,无移动性浊音,肝脾肾区无叩击痛,肠鸣音正常,脊柱及四肢无畸形,双下肢中度水肿。既往史:高血压 20 年,平素口服降压药(硝苯地平控释片 30mg/d),自诉血压控制不佳,最高可达210/100mmHg;2014 年于外院行眼底检查示高血压眼底病变;否认糖尿病及冠心病等病史,无食物药物过敏史。血生化检查:血肌酐 165μmmol/L,尿常规示尿蛋白(++)。

初诊:2015 年 9 月 18 日

症见周身乏力,腰膝酸软,双下肢对称性凹陷性水肿,手足心烦热,偶有头晕,无咳嗽、咳痰、尿血等不适,口腔有异味,纳少,偶有恶心感,尚未出现呕吐,夜寐可,小便色黄,量正常,尿中泡沫多,大便秘结,舌质黯,苔腻,脉沉弦。西医诊断:慢性肾功能不全(CKD3 期)良性小动脉性肾硬化症。中医诊断为"关格",证属脾肾两虚、湿浊内阻。治法:补益脾肾、通腑泄浊。嘱患者勿劳累,避免感冒。

处方:

熟 地 15g	肉苁蓉 10g	山萸肉 10g	白 术 12g
法半夏 10g	佩 兰 10g	山 药 15g	生大黄 9g
太子参 15g	黄 芪 20g	陈 皮 10g	砂 仁(后下)6g
丹 皮 12g	茯 苓 15g	益智仁 6g	

7 剂,每日 1 剂,水煎分 2 次服。

二诊:2015 年 9 月 25 日

周身乏力、腰膝酸软略缓解,双下肢对称性凹陷性水肿、手足心烦热较前略减轻,大便次数增多,每日 1~2 次,色黄,成形,口腔仍有异味,进食量较前增多,无恶心、呕吐、头晕,夜寐可,小便色黄,量正常,尿中泡沫多,舌质黯,苔腻,脉沉弦。近 3 日监测血压平稳(135~150/90~95mmHg),2015 年 9 月 24 日查肾功能示肌酐 157.87μmol/L;尿常规示尿蛋白(++)。

患者诸证有所缓解,但疗效不甚满意,患者本身脾虚、肾虚之证明确,考虑到肾虚日久,元气不足,无力推行血液,可致血瘀,故有舌质黯等瘀血内停之征。中医辨证:脾肾两虚、湿浊血瘀。以补益脾肾、活血化瘀、通腑泄浊主要治疗原则。予降压药物对症治疗,规律监测血压,低盐、低脂、优质蛋白、高钙低磷饮食,勿劳累,避免感冒。

处方:

熟 地 15g	肉苁蓉 10g	山萸肉 10g	白 术 12g
法半夏 10g	佩 兰 10g	山 药 15g	丹 参 15g
太子参 15g	黄 芪 20g	陈 皮 10g	砂 仁(后下)6g
丹 皮 12g	茯 苓 15g	生大黄 9g	水 蛭 6g

炙甘草 6g

14 剂,每日 1 剂,水煎分 2 次服。

三诊:2015 年 10 月 9 日

双下肢对称性凹陷性水肿、手足心烦热、周身乏力、腰膝酸软较前略缓解,大便次数增多,每日 1~2 次,色黄,成形,口腔仍有异味,纳可,进食量正常,夜寐可,小便色黄,量正常，尿中泡沫多，舌质黯情况较前缓解，苔白，舌后半部分腻，脉沉弦。近1周监测血压平稳（130～145/90～92mmHg）。证属脾肾两虚、湿浊血瘀。继续以补益脾肾、活血化瘀、通腑泄浊主要治疗原则。

处方：

熟　地15g	肉苁蓉10g	山萸肉10g	白　术12g
法半夏10g	佩　兰10g	山　药15g	丹　参15g
太子参15g	黄　芪20g	陈　皮10g	砂　仁$^{(后下)}$6g
丹　皮12g	茯　苓15g	生大黄9g	水　蛭6g
炙甘草6g			

7剂，每日1剂，水煎分2次服。

四诊：2015年10月16日

周身乏力明显，双下肢水肿、手足心烦热、腰膝酸软等情况较前明显缓解，大便次数增多，每日1～2次，色黄，成形，口腔仍有异味，纳可，进食量正常，夜寐可，小便色黄，量正常，尿中泡沫多，舌质黯，苔白，舌后半部分腻，脉沉弦。2015年10月14日查肾功能示肌酐132.6μmol/L，尿常规示尿蛋白（+）。证属脾肾两虚、湿浊血瘀。继续以补益脾肾、活血化瘀、通腑泄浊主要治疗原则，加用五味子加强养阴固肾。

处方：

熟　地15g	肉苁蓉10g	山萸肉10g	白　术12g
法半夏10g	佩　兰10g	山　药15g	丹　参15g
太子参15g	黄　芪20g	陈　皮10g	砂　仁$^{(后下)}$6g
丹　皮12g	茯　苓15g	生大黄9g	水　蛭6g
五味子5g	炙甘草6g		

7剂，每日1剂，水煎分2次服。

五诊：2015年10月23日

患者因家中事务与人争犯口舌，情绪不畅后出现周身乏力、胸闷、夜不能寐，双下肢水肿、手足心烦热、腰膝酸软等情况较前减轻，口腔仍有异味，大便每日1～2次，色黄，成形，纳呆，进食量少，小便色黄，量正常，尿中泡沫多，伴有尿频、涩痛，舌质黯，苔黄，舌后半部分腻，脉沉弦。近1周监测血压波动于（140～160/95～100mmHg），2015年10月22日查肾功能示肌酐125.6μmol/L；尿常规示尿蛋白（++）。证属脾肾两虚、湿浊血瘀、肝郁气滞，以补益脾肾、活血化瘀、疏肝理气为主要治疗原则。加用制香附疏肝理气，加用萹蓄、瞿麦清利下焦湿热，并嘱其保持情绪舒畅，避免劳累、气闷。

处方：

熟　地15g	肉苁蓉10g	山萸肉10g	白　术12g
法半夏10g	佩　兰10g	山　药15g	丹　参15g
太子参15g	黄　芪15g	制香附10g	丹　皮12g
茯　苓15g	生大黄9g	水　蛭6g	萹　蓄10g
瞿　麦10g	炙甘草6g		

7剂，每日1剂，水煎分2次服。

六诊：2015年10月30日

周身乏力、胸闷情况明显好转，精神状态好，情绪佳，夜寐安，无尿频，尿涩痛减轻，双下肢水肿、手足心烦热、腰膝酸软、口腔异味等情况亦较前缓解，大便每日2～3次，色黄，成形，进食量少，小便色黄，量正常，尿中泡沫多，伴有舌质黯，苔黄，舌后半部分略腻，脉弦。近1周监测血压波动于（125～140/90～95mmHg），2015年10月29日查肾功能示肌酐111.6μmol/L；尿常规示尿蛋白（+）。证属脾肾两虚、湿浊血瘀。继续以补益脾肾、活血化瘀为主要治疗原则。嘱患者继续保持情绪舒畅，避免感冒、劳累。

处方：

熟 地15g	肉苁蓉10g	山萸肉10g	白 术12g
法半夏10g	佩 兰10g	山 药15g	丹 参15g
太子参15g	黄 芪15g	砂 仁(后下)6g	丹 皮12g
茯 苓15g	生大黄9g	水 蛭6g	当 归12g
制首乌10g	五味子5g	炙甘草6g	

7剂，每日1剂，水煎分2次服。

七诊：2015年11月10日

双下肢水肿、手足心烦热、腰膝酸软、口腔异味等情况亦较前明显缓解，小便泡沫减少，色黄，量正常，精力较前大有好转，夜寐安，大便每日2～3次，色黄，成形，进食量正常，伴有舌质黯，苔白，舌后半部分稍腻，脉弦。近1周监测血压基本波动于正常范围内，2015年11月09日查肾功能示肌酐109.3μmol/L；尿常规示尿蛋白（+）。治疗以补肾活血降浊为主则。

处方：

熟 地15g	肉苁蓉10g	山萸肉10g	白 术12g
法半夏10g	佩 兰10g	山 药15g	丹 参15g
太子参15g	黄 芪15g	砂 仁(后下)6g	丹 皮12g
茯 苓15g	生大黄9g	水 蛭6g	当 归12g
制首乌10g	五味子5g	炙甘草6g	

14剂，每日1剂，水煎分2次服。

随访 2015年12月25日

患者诉上方坚持服用，病情稳定，精神状态、面色均可，纳眠可，双下肢亦无明显水肿，小便基本正常。且自服中药，口服西药已减少，兼服中成药物及西药缬沙坦。嘱原方继服，继续予降压药物对症治疗，规律监测血压，嘱其低盐低脂低蛋白、高钙低磷饮食，保持情绪舒畅，避免感冒、劳累。

按语

中医古籍中未见慢性肾衰竭的专门论述，但根据其临床症状及其发生、发展和转归等特点，应属于中医学"关格""癃闭""水肿""虚劳"等范畴，但慢性肾衰实质是一个复杂的疾病，上述单一病证很难涵盖，因此在《中医临床诊疗术语》中明确提出，将其命名为"慢性肾衰"，在《2013年版慢性肾衰竭（慢性肾衰）诊疗指南（修改草案）》中，亦应用"慢性肾衰"作为慢性肾衰竭的中医病名。慢性肾衰是多种疾病发展的结局，其病因繁杂，其病机被多种角度阐释，但总的概括为"本虚标实"。"本虚"主要为肾虚，继而脾肾两虚，终致气血阴阳俱虚；标实则指体虚感受外邪或者无力调整自身代谢，最终酿成湿浊血瘀蕴结于体内，主要为瘀血；日久从而形成正愈虚、邪愈实，寒热夹杂、虚实互见，病情缠绵难愈。总之，慢性肾衰的病机本质为脾肾亏虚、湿浊瘀毒内蕴。无论病程进展到什么程度，治疗上在不忘虚劳本质，重点强调补肾健脾的基础上，同时重视以"活血化瘀降浊"的治疗方法祛除标实。

本案患者为老年男性，既往高血压病史 20 余年，长期血压控制不佳，因此治疗的关键在于控制高血压原发病，同时予中医药治疗。患者病程冗长，脾肾两虚，以致于腰府失养，故腰膝酸软、乏力，加用熟地、肉苁蓉、黄芪、太子参等补益脾肾；三焦水液不畅，水邪泛溢肌肤，故双下肢水肿明显，方中运用佩兰、茯苓等化湿利水消肿；大便秘结不畅、舌苔厚腻，胃肠排毒功能欠佳，邪无出路，则用大黄以通腑泄浊。首先服用健脾益肾中药后，疗效未获满意，后考虑到患者病程日久，久病必血瘀，瘀阻经络，则舌质黯淡，则用丹参、水蛭等活血化瘀；情绪不畅、肝气不舒，心肾不交，则有夜寐不安、胸闷等，加用制香附以疏肝理气；尿频、尿痛则因湿热注于下焦，加用瞿麦、萹蓄以清热利湿；诸药同用，共奏补肾活血、祛邪降浊之功，以此通过药物治疗和饮食调摄，以达到减轻症状，改善肾功能，延缓肾衰发展的目的。

典型病案三

李某，女，58 岁，主因"慢性肾炎 10 余年，发现肾功能异常并进行性加重 3 年余"，于 2014 年 6 月 13 日就诊。

2004 年因无明显诱因出现双下肢水肿、血压升高（血压最高 170/100mmHg），就诊于当地医院查尿常规示尿蛋白（+++），肾脏穿刺活检病理考虑非 IgA 系膜增生性肾炎，长期予控制血压、糖皮质激素等药物对症治疗后双下肢水肿症状较前缓解，血压稳定于 136/85mmHg 左右，复查尿常规示尿蛋白（−）/（+）。2011 年 6 月查体时发现肾功能异常（尿素氮 15.2mmol/L，肌酐 120μmol/L，尿酸 415μmol/L），未予重视，未行系统检查及治疗。2014 年 5 月再次复查血生化示尿素氮 22.2mmol/L，肌酐 279μmol/L，尿酸 579μmol/L；尿常规示尿蛋白（+++），潜血（+）；腹部超声示双肾体积缩小，符合慢性肾脏损害，左肾多发性囊肿。为行进一步检查及治疗就诊我院。刻诊：周身乏力、腰膝酸痛明显，饮食可，睡眠差，口干，便秘，夜尿频。查体所见，测血压 150/90mmHg，全身皮肤无黄染及出血点，浅表淋巴结未触及肿大。眼睑无浮肿，双肺无异常，心率 76 次/min，律齐，各瓣膜听诊区未闻及杂音。腹软，无肌紧张，无压痛及反跳痛，未触及包块，肝脾肋下未触及，无移动性浊音，肝脾肾区无叩击痛，肠鸣音正常。脊柱及四肢无畸形，双下肢水肿。

初诊：2014 年 6 月 13 日

症见双侧腰部酸痛，双下肢水肿，寐差，夜尿频数 3～4 次，泡沫多，大便偏干，口干，舌质黯红、苔淡黄，脉细。中医诊断为关格，证属脾肾两虚、湿浊瘀阻。治则：补益脾肾、活血化瘀。嘱其保持情绪舒畅，避免劳累、感冒。

处方：

熟　地 15g	肉苁蓉 10g	淫羊藿 10g	白　术 12g
鬼箭羽 15g	佩　兰 10g	菟丝子 15g	丹　参 15g
太子参 15g	黄　芪 20g	水　蛭 6g	当　归 12g
制首乌 10g	五味子 5g	酒大黄 6g	炙甘草 6g

14 剂，每日 1 剂，水煎分 2 次服。

二诊：2014 年 6 月 27 日

各论

双侧腰部酸痛、双下肢水肿较前缓解，寐尚可，夜尿频数 2~3 次，泡沫多，大便偏干，口干，舌质黯红、苔淡黄，脉细。血生化示尿素氮 14.2mmol/L，肌酐 243.6μmol/L，尿酸 468μmol/L，证属脾肾两虚、湿浊瘀阻。治则以补益脾肾、活血化瘀为主，加强通便治疗。同时嘱其保持情绪舒畅，避免劳累、感冒。

处方：

生熟地^各15g	肉苁蓉 10g	淫羊藿 10g	白　术 12g
鬼箭羽 15g	佩　兰 10g	菟丝子 15g	丹　参 15g
太子参 15g	黄　芪 20g	水　蛭 6g	当　归 12g
制首乌 10g	酒大黄 10g	火麻仁 10g	炙甘草 6g

14 剂，每日 1 剂，水煎分 2 次服。

三诊：2014 年 7 月 15 日

双侧腰部酸痛、双下肢水肿、口干较前明显缓解，夜尿频数 2~3 次，泡沫多，大便每日 3~5 次，食欲尚可，寐尚可，舌质红、苔淡黄，脉细。2014 年 7 月 14 日血生化示尿素氮 13mmol/L，肌酐 157μmol/L，尿酸 425μmol/L，证属脾肾两虚、湿浊瘀阻。治则以补益脾肾、活血化瘀为主。同时继续嘱其保持情绪舒畅，避免劳累、感冒。

处方：

熟　地 15g	肉苁蓉 10g	淫羊藿 10g	茯　苓 15g
鬼箭羽 15g	佩　兰 10g	菟丝子 15g	丹　参 15g
太子参 15g	黄　芪 20g	水　蛭 6g	当　归 12g
制首乌 10g	酒大黄 10g	泽　兰 10g	炙甘草 6g

14 剂，每日 1 剂，水煎分 2 次服。

随访：2014 年 9 月 15 日

患者因搬家，就诊不便，未来就诊，但仍上方坚持服用，病情稳定，精神状态、面色均可，纳眠可，双下肢亦无明显水肿，小便基本正常。2014 年 9 月 11 日血生化示尿素氮 11.4mmol/L，肌酐 105μmol/L，尿酸 402μmol/L。嘱原方继服，保持情绪舒畅，避免感冒、劳累。

按语

慢性肾衰可由多种肾脏疾病发展所致，慢性肾炎是最常见病因，肾虚湿热瘀毒是本病的基本病机环节，慢性肾衰病变主脏在肾，肾虚是诸脏虚损的核心，湿热瘀毒是病情演变的重要病理因素。肾虚和血瘀是慢性肾衰的基本病机，两者密切相关。肾虚导致血瘀，血瘀加重肾虚，肾虚为因，血瘀是果；反过来，瘀血又作为致病因素加重肾虚的程度，形成恶性循环，致使本病迁延难愈，预后不佳。总而言之，本病的核心病机是肾元虚衰、瘀血内阻。

本例患者以下肢浮肿、腰部酸痛、夜尿增多为主症，四诊合参，辨证为脾肾两虚、湿浊瘀阻。方中黄芪益气走表、利水消肿；白术、茯苓健脾淡渗利湿；淫羊藿、肉苁蓉、菟丝子、熟地补肾摄精壮腰；大黄以通腑泄浊；病程日久，舌体黯，提示血瘀内阻，鬼箭羽、泽兰、水蛭活血化瘀、改善循环；患者口干明显，提示阴分不足，则佐以生地黄养阴清热，并防温肾药与利水药伤阴之虑。诸药合用，共奏益肾健脾、活血祛瘀之功，全方标本兼治，补虚泻实，温而不燥，补而不滞，利水不伤阴，血行则水行，湿浊去，瘀血消，诸症可减。

崔某，女，69 岁，主因"发现血清肌酐升高并进行性加重 2 年余"，于 2015 年 10 月 13 日就诊。

2013 年 5 月开始无明显诱因间断出现眼睑及双下肢水肿，休息后减轻，劳累后加重，伴乏力，腰痛腰酸，时有头痛，曾就诊于当地医院查血肌酐升高（具体不详），在当地医院长期服用保肾药物（有西药及中成药，具体不详），下肢水肿及腰酸腰痛症状时轻时重，自诉血压均处于正常范围内。2015 年 10 月初就诊于当地医院，抽血检验发现肾功能异常（尿素氮 14.1mmol/L，肌酐 199μmol/L，尿酸 440μmol/L）；尿常规示尿蛋白（++），潜血（+）；腹部超声示双肾体积缩小，符合慢性肾脏损害。为行进一步治疗就诊我科。刻诊：周身乏力、腰酸腰痛，食欲尚可，睡眠差，畏寒，时有头痛，大便秘结，小便点滴不爽，排出无力。查体所见，测血压 145/86mmHg，全身皮肤无黄染及出血点，浅表淋巴结未触及肿大。眼睑轻度浮肿，双肺无异常，心率 93 次 /min，律齐，各瓣膜听诊区未闻及杂音。腹软，无肌紧张，无压痛及反跳痛，未触及包块，肝脾肋下未触及，无移动性浊音，肝脾肾区无叩击痛，肠鸣音正常。脊柱及四肢无畸形，双下肢水肿。

初诊：2015 年 10 月 13 日

症见双侧腰酸腰痛，双下肢水肿，周身乏力，食欲尚可，睡眠差，畏寒，时有头痛，大便秘结，小便点滴不爽，排出无力，舌质红略黯、苔白，脉细涩。中医诊断为"关格"，证属肾阳虚损、脾虚湿盛。治则：温补肾阳、健脾祛湿。嘱其避免劳累、感冒。

处方：

肉苁蓉 10g	补骨脂 10g	炒杜仲 10g	熟　地 15g
怀牛膝 15g	淫羊藿 10g	白　术 12g	茯　苓 15g
菟丝子 15g	党　参 15g	当　归 12g	炒山药 20g
炒薏仁 25g	炙甘草 6g		

7 剂，每日 1 剂，水煎分 2 次服。

二诊：2015 年 10 月 20 日

双下肢水肿较前明显减轻，腰酸腰痛减轻，大便秘结基本缓解，小便较前通畅；仍时有头痛，乏力，舌质略黯、苔白，脉细涩。证属脾肾两虚、瘀血内阻。治则以健脾补肾、活血化瘀为主。同时继续嘱其避免劳累、感冒。

处方：

熟　地 15g	肉苁蓉 10g	补骨脂 10g	炒杜仲 10g
怀牛膝 15g	淫羊藿 10g	白　术 12g	茯　苓 15g
党　参 15g	生黄芪 20g	当　归 12g	炒山药 20g
炒薏仁 25g	炙甘草 6g	丹　参 15g	川　芎 10g

7 剂，每日 1 剂，水煎分 2 次服。

三诊：2015 年 10 月 27 日

双下肢水肿继续减轻，未再出现眼睑水肿，腰酸腰痛减轻，大便正常，小便较前通畅；头痛未再发作，乏力减轻，睡眠好转，舌质略黯、苔白，脉细涩。检验肾功能异常（尿素氮 10.9mmol/L，肌酐 158μmol/L，尿酸 419μmol/L）。证属脾肾两虚、瘀血内阻。治则继续以健

各

论

脾补肾、活血化瘀为主。

处方：

熟　地 15g	肉苁蓉 10g	补骨脂 10g	炒杜仲 10g
怀牛膝 15g	淫羊藿 10g	白　术 12g	茯　苓 15g
党　参 15g	生黄芪 20g	当　归 12g	炙甘草 6g
丹　参 15g	川　芎 10g	山萸肉 10g	枸杞子 10g

14 剂，每日 1 剂，水煎分 2 次服。

随访：2015 年 12 月 15 日

患者因回外地老家，就诊不便，未来就诊，但仍上方坚持服用，病情稳定，精神食欲及睡眠均可，眼睑及双下肢无明显水肿，无腰酸腰痛，无头痛，大小便基本正常。嘱原方继服，定期复查肾功能及血压等，避免感冒、劳累。

按语

慢性肾衰的发生多由多种疾病反复治疗不愈、疾病迁延日久而生。是以脾肾虚衰、气化不利，浊邪壅塞三焦，导致小便不通的病症。慢性肾衰病理性质为本虚标实，病变主脏在肾和脾，脾肾虚衰为本，湿浊为标，久病入络，湿浊日久阻络，则见瘀血。肾虚和血瘀是慢性肾衰的基本病机，两者密切相关。

本例患者以眼睑及双下肢水肿，乏力，腰痛腰酸，时有头痛为主症，四诊合参，辨证为脾肾两虚、湿浊内盛。方中白术、茯苓健脾淡渗利湿；淫羊藿、肉苁蓉、菟丝子、熟地补肾摄精壮腰，其中肉苁蓉还可温肾通便，改善患者大便秘结症状；病程日久，久病入络，头痛，舌黯，提示血瘀内阻，丹参、川芎活血化瘀、减轻头痛。诸药合用，共奏健脾补肾、活血祛瘀之功。

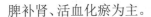

参 考 文 献

[1] 李立. 补肾活血汤治疗慢性肾炎 120 例 [J]. 吉林中医药，2010，24（4）：15-16.

[2] 焦剑. 张大宁教授治疗肾性血尿的经验 [J]. 天津中医药，2014，31（3）132-133.

[3] 马丽，车树. 补肾活血法治疗慢性肾功能衰竭 55 例临床观察 [J]. 吉林中医药，2011，31（8）：766-767.

[4] 张新辉. 中西医结合治疗复发性原发性肾病综合征 43 例 [J]. 山西中医，2010，26（4）：24.

[5] 王志良. 中医补肾活血法治疗糖尿病肾病的临床研究 [J]. 中医临床研究，2014，25（6）：98-99.

[6] 王元，邓跃毅. 补肾活血法治疗痛风性痛风的疗效观察 [J]. 临床肾脏病杂志，2014，14（6）：374-375.

[7] 李开龙. 水蛭素治疗以血尿为主要表现的免疫球蛋白 A 型肾病的随机对照临床研究 [J]. 中西医结合学报，2008 6（3）：19-20.

[8] 苏斌，王志斌，宋程程，等. 水蛭抗凝血作用实验研究 [J]. 山东中医杂志，2014，33（11）：920-923.

[9] 王丽彦. 水蛭为主治疗肾病综合征 24 例 [J]. 中医药学报，2002，02：18.

[10] 胡佳琦，冯佳媛. 肉苁蓉的化学成分和药理作用 [J]. 中医临床研究，2012，4（15）：26-27.

[11] 张贤梅，张莹雯. 当归补血汤对高糖条件下系膜细胞增殖及乙酰肝素酶表达的影响 [J]. 武汉大学学报（医学版），2011，32（5）：569-572.

[12] 龚宇，张莹雯. 当归补血汤含药血清对高糖条件下肾小球系膜细胞增殖的影响 [J]. 中西医结合研究，2011，3（4）：175-178.

[13] 金玉青，洪远林，李建蕊，等. 川芎的化学成分及药理作用研究进展 [J]. 中药与临床，2013，4（3）：44-48.

[14] ZHANG Y, LV F, JIN L, et al. MG53 participates in ischaemic postconditioning through the RISK signalling pathway[J]. Cardiovascular R es, 2011, 91 (1): 108-115.

[15] 中华中医药学会. 中医内科常见病诊疗指南——西医疾病部分 [M]. 北京: 中国中医药出版社, 2008: 190-192.

[16] 闵存云. 叶任高教授治疗肾病综合征的临床经验 [J]. 中国中西医结合肾病杂志, 2002, 3 (7): 378.

[17] 钱滨. 中医辨证治疗肾病综合征30例临床初探 [J]. 中国现代药物应用, 2008, 2 (14): 35-36.

[18] 宋立群, 张宜默. 疏血通注射液治疗原发性肾病综合征临床观察 [J]. 中华中医药学刊, 2010, 28 (1): 29-31.

[19] 郑文博, 陈一川, 彭献代, 等. 活血化瘀方治疗肾病综合征瘀血证临床研究 [J]. 环球中医药, 2014, 7 (4): 297-299.

[20] 刘瑞勇. 滋肾解毒化瘀方对原发性肾病综合征激素治疗的减毒增效作用 [D]. 郑州: 河南中医学院, 2011.

[21] 刘洪, 蔡其玲, 杨敬, 等. 芪蛭汤联合激素和环磷酰胺治疗肾病综合征临床观察 [J]. 中国中医急症, 2012, 21 (7): 1038-1040.

[22] 尹亚东, 刘书红. 自拟方治疗肾病综合征28例 [J]. 光明中医, 2013, 28 (1): 98.

[23] 张锡纯. 医学衷中参西录 [M]. 石家庄: 河北人民出版社, 1977: 160-162.

[24] 刘加宽. 白茅根汤治疗急性肾炎40例 [J]. 安徽中医学院学报, 1994, 13 (3): 27.

[25] 张伯臾. 中医内科学 [M]. 上海: 上海科学技术出版社, 1991, 228.

[26] 蔡仿. 慢性肾小球肾炎应用激素前后的中医证候变化及主要证候的若干特点 [D]. 南京: 南京中医药大学, 2009: 4.

[27] 中华中医药学会. 慢性肾小球肾炎诊疗指南 [J]. 中国中医药现代远程教, 2011, 5 (9): 129-130.

[28] 向英歌, 迟金亭. 马居里治疗肾性血尿的经验 [J]. 陕西中医 2008, 24 (6): 3-4.

[29] 孙郁芝. 血尿的中医结合治疗 [J]. 中华肾脏杂志, 1991, 7 (3): 18.

[30] 徐巍, 张玉梅. 张琪教授对IgA肾病血尿的认识及辨治经验 [J]. 中国中西医结合肾病杂志, 2002, 3 (4): 194-195.

[31] 王建明. 从"热、虚、瘀"论治肾炎血尿经验 [J]. 江西中医药, 2001, 32 (2): 12.

[32] 刘冬梅. 补肾利湿方治疗慢性肾炎蛋白尿25例临床观察 [J]. 云南中医中药杂志, 2009, 30 (3): 39-40.

[33] 张昱. 加味黄芪赤风汤治疗慢性肾炎蛋白尿50例临床观察 [J]. 中国医药导报, 2007, 4 (36): 137.

[34] 马丽娟, 王莎莎, 赵宏渡, 等. 选配虫类药治疗慢性肾小球肾炎60例 [J]. 陕西中医学院学报, 2006, 29 (2): 30-31.

[35] 戴昭秋, 唐锦囊. 慢性肾衰竭的中医药治疗研究进展 [J]. 甘肃中医学院学报, 2012, 29 (6): 80-82.

[36] 刘宏伟. 慢性肾衰中医辨证分型和疗效判定标准——全国中医肾衰研讨会讨论通过 [J]. 中医药信息, 1991 (2): 27-28.

[37] 郑筱萸. 中药新药临床研究指导原则 [M]. 北京: 中国医药科技出版社, 2002: 163-168.

[38] 张佩青, 李淑菊. 张琪教授对慢性肾衰竭的辨证论治规律研究 [J]. 中医药信息, 2010, 27 (5): 39-40.

[39] 张男男, 张宗礼. 张宗礼教授治疗慢性肾衰经验 [J]. 四川中医, 2014 (5): 4-5.

[40] 李琳. 刘明教授运用中医药治疗慢性肾衰经验总结 [D]. 沈阳: 辽宁中医药大学, 2006.

[41] 刘玉宁. 陈以平教授从毒、痰、瘀、积论治肾病经验 [J]. 中国中西医结合肾病杂志, 2007, 8 (12): 686-687.

[42] 张昕贤, 陈刚, 何立群. 何立群教授从瘀论治慢性肾脏病经验 [J]. 中医药信息, 2011, 28 (5): 72-73.

[43] 宋永亮, 孙伟. 孙伟教授从毒论治慢性肾功能不全 [J]. 浙江中医药大学学报, 2010, 34 (4): 554-555.

[44] 王小琴. 养阴八法治疗慢性肾衰竭 [J]. 江苏中医药, 2007, 39 (7): 4-6.

各

论

[45] 王小琴. 慢性肾脏病的阴虚机理及临床证治 [J]. 中医药学报, 2008, 36 (4): 25-27.

[46] 武士锋, 赵普莉, 杨洪涛. 杨洪涛教授运用附子温阳治疗慢性肾脏病的经验 [J]. 中国中西医结合肾病杂志, 2009, 10 (11): 945-947.

[47] 高建东, 王琛, 侯卫国. 郑平东治疗慢性肾功能衰竭经验 [J]. 中医杂志, 2008, 49 (6): 498.

[48] 朱文锋, 王永炎. 中医临床诊疗术语疾病部分 [M]. 北京: 中国中医药出版社, 1997: 121-122.

（冯　宇　崔艺馨）

第六章　补肾活血法在泌尿系统疾病中的临床应用

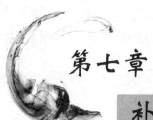

第七章

补肾活血法在神经系统疾病中的临床应用

神经系统疾病的主要临床表现为运动、感觉、反射、自主神经及高级神经活动功能障碍，包括在中医学脑病范畴中。中医所说的脑不仅仅指颅脑内具体的脑组织，也包括脑的生理功能、病理变化。脑为髓海，元神之府，通过气血经络等与人体密切相连，是人体生命活动的根本，主宰生命活动、精神活动、感觉运动等。

中医对于"肾、脑"的关系认识深刻，脑由精髓汇聚而成，而髓由精化，肾由精藏，肾与脑关系密切。肾精主要指先天之精，需要后天之精的充养才能充盈，故脑髓的充盈与肾脏及其他脏腑关系密切，肾精充，脑髓满，脑能发挥其正常生理功能。明代张景岳《类经》曰："精藏于肾，肾通于脑，脑者阴也，髓者骨之充也，诸髓皆属于脑，故精成而后脑髓生""督脉者……贯脊属肾，上额交巅上，入络脑……入循膂络肾。"督脉之别络与足少阴肾经并行贯脊属肾，上头络脑，下项后挟脊复络于肾，明确提出了肾脑相关。《难经·二十八难》中说："督脉者，起于下极之俞，并于脊里，上至风府，入属于脑。"肾脑相连，人体各项生理活动得以正常进行。

肾脑在不仅生理上密切相关，在病理上也紧密相连。《黄帝内经》曰："肾者，主蛰，封藏之本，精之处也。"肾在下主骨、藏精、生髓，髓注于骨腔充实滋养骨髓，维持人运动功能："脑为髓海"，髓充于脑，人之记性，皆在脑中，唐容川《内经精义》曰："益肾生精，化为髓，而藏之于脑中。"脑髓依赖于肾精的充实，《素问·逆调论》曰"肾不生则髓不能满"，清代何梦瑶《医碥》曰"在下为肾，在上为脑，虚则皆虚"，如肾精亏虚则脑髓空虚，张锡纯《医学衷中参西录》言："人之脑髓空者，知觉运动俱废。"《灵枢·海论》"髓海有余，则轻劲多力，自过其度；髓海不足，则脑转耳鸣，胫酸眩冒，目无所见，懈怠安卧"，肾精充足，则髓有所养，髓海有余，肾精不足，脑失所养、失其用，不能正常行使其功能。补肾可使肾精充盈，髓海有余，《石室秘录·分治法》曰："补肾则上荫于脑……肾一足则气即奔腾而不可止。"肾生髓，髓养骨充脑，以统元神、出技巧，《医林改错·气血合脉说》云："目视耳听，头转身摇，掌握足步，灵机使气之动转也。"只有肾精充、脑髓才满，方可"伎巧出焉"。

肾为先天之本，为一身阴阳之根，肾与其他脏腑关系密切，其他脏腑功能均受肾脏影响，且其他脏腑久病会累及肾脏。《灵枢·本神》指出："肾藏精，精舍志，肾气虚则厥，实则胀，五脏不安。"肾与脑、肝、脾关系尤其密切。肾、脑通过经络相连，病理、生理上密切相关，肾藏精主骨生髓，脑为髓海，脑髓的充盈与否依赖于肾精的盛衰，肾精充则脑髓足，脑髓主神智、思维、运动等活动，肾精空虚则脑髓空，脑失所养、所用，出现行动、语言、思维等异常。随着年龄增长，肾中精气由盛至虚，《素问·上古天真论》曰："女子七岁，肾气盛，齿更发长……七七，任脉虚，太冲脉衰少，天癸竭……丈夫八岁，肾气实，发长齿更……八八……则齿发去。"40岁肾中精气始衰，60岁大衰。肾藏精，精血同源，精能化血，血能生精，瘀血的成因复杂，与肾关系密切，年老肾精亏损，血液生化乏源，导致血虚，脉道失于充盈，血行缓慢，久则成瘀；肾气虚，对血液运行、推动之力减弱，血行不畅，形成血瘀；肾阴虚亏致阴血不足，脉道不充，血脉滞涩成瘀，且阴虚易生内热，炼液为瘀，《金匮要略·肺痿肺痈咳嗽上气病脉证治》曰"热之所过，血为之凝滞"；肾阳虚则温煦、气化乏力，阳虚则内寒，脉道失于温养，血得寒则凝，凝滞为瘀，《素问·调经论》"寒独留，则血凝泣，凝则脉不通"；无论是肾之精气阴阳哪方面亏损均可导致血行瘀滞。《古今图书集成·医部全录》云："血液'生化于脾，总统于心，藏于肝脾，宣布于肺'，更须要'施泄于肾'。"明代张介宾《景岳全书》曰"凡人之气血，犹源泉也，盛则流畅，少则壅滞，故气血不虚则不滞，虚则无有不滞者"。清代王清任《医林改错》中指出"元气既虚，必不达于血管，血管无气，必停留而瘀"。

血有营养和滋润全身的生理功能，血在脉中循环，内至脏腑，外至皮肉筋骨，如环无端，运行不息，不断地对全身各脏腑组织器官起到充分的营养和滋润作用，以维持正常生理活动。如果血液运行不流畅或迟缓，均可使血液滞而成瘀，形成血瘀。血瘀阻滞在脏腑或经络等局部，会出现疼痛、肿块，甚至功能障碍，血瘀停滞于筋脉，可使筋脉失养，停滞于脾，影响脾之运化，脾阳不升，水运障碍可化湿成痰；停滞于肝脏，影响肝主疏畅，肝失条达，气机失调，气行不畅，无力推动血液运行，进一步影响血液运行；停滞于肾脏，影响肾主水、主纳气的生理功能；停滞于肺，影响肺主气，朝百脉，通调水道；停滞于脑，可影响脑主神志生理功能，造成一系列症状。五脏受累，久则及肾，最后加重肾脏病变，肾虚与血瘀互为因果，导致病情难愈。

肾与脑关系密切，肾虚血瘀是脑病的重要病因病机，中风、头痛、眩晕、耳鸣、健忘、痴呆、不寐、多寐、郁证、癫证、狂证、颤证、痉证等病证发病时都具有肾虚血瘀的临床表现，临床上以补肾活血法治疗上述病证，往往取得较好疗效，是中医药治疗神经系统疾病的特色之一。

第一节 帕金森病（颤证）

帕金森病（Parkinson disease，PD）又称震颤麻痹，好发于中年以上，以黑质纹状体通路为主的变性疾病，临床主要表现为进行性运动迟缓、肌强直、震颤、姿势反射障碍及脑脊液中高香草酸含量降低。造成原发性帕金森病的黑质纹状体通路变性的解释有很多种，但仍然不明确，目前治疗主要是改善症状，尚无阻止本病自然进展的良好方法，中医药治疗是今后治疗的重要环节。

帕金森病在中医古籍上无相同病名，有相似的症状描述。归属于"颤证""颤振""拘证""振掉""身震摇"等病范畴。中医学关于帕金森病的记载首见于《黄帝内经》，"肘挛""拘挛""振掉"是关于帕金森病病名最早描述，"不得屈伸""头倾视深""背曲肩随""转摇不能""屈伸不能，行则偻附""不能久立，行则振掉"是对帕金森病姿势异常描述，张仲景《伤寒杂病论》中"身为振振摇"，"头摇"；汉代华佗《中藏经·论筋痹》、唐代孙思邈《备急千金要方》、宋代《太平惠民和剂局方》、张从正《儒门事亲》、明代王肯堂《证治准绳·杂病》、张景岳《类经·疾病类》中均有相关描述。"诸暴强直,皆属于风""诸风掉眩,皆属于肝"是关于帕金森病的病机描述。此后历代医家从症状、病因病机、理法方药等方面多有描述,其病因病机复杂,古今众多医家对其认识不同,治法各异,常见的病因病机有肝肾阴虚、阳虚生风,血虚生风、肝阳上亢、风痰上扰、脾虚痰瘀、风寒入侵、邪毒痰血等之说,认为其发生发展主要与肝、脾、肾等脏腑失调相关,多属于本虚标实,本虚指肝脾肾亏损,尤其是肾虚为主,标实为在此基础上产生风、痰、瘀等。

西医学研究证实,帕金森病发病率随年龄的增长而增加,老年人肾虚的发生率也随着年龄增长而增加,这与中医主张随着年龄增长肾中精气的由盛转衰的观点一致。《素问·阴阳应象大论》指出:"年四十而阴气自半也,起居衰矣。年五十,体重,耳目不聪明矣。年六十,阴痿,气大衰,九窍不利,下虚上实,涕泣俱出矣。"同时《黄帝内经·脉要精微论》记载"骨者髓之府,不能久立,行则振掉,骨将惫矣"的记载,"振掉"的发病与年龄密切相关,这是帕金森病病机肾虚理论起源。明代孙一奎《赤水玄珠》谓颤振"非寒禁鼓栗,乃木火上盛,肾阴不充,下虚上实,实为痰火,虚则肾虚"。赵献可《医贯·痰论》论"震颤"时曰:"肾虚不能制水,则水不归源,如水逆行,洪水泛滥而为痰。"明确提出帕金森病的病机为肾虚。

肾为先天之本,一身阴阳之根,肾、脑通过经络相连,病理、生理上密切相关,肾藏精主骨生髓,脑为髓海,脑髓的充盈与否依赖于肾精的盛衰,肾精充则脑髓足,肾精空虚则脑髓空,脑失所养、所用,出现行动、语言、思维等异常,如行动迟缓,肢体震颤,情绪、思维、意识障碍,重者可出现活动受限,痴呆等症状,张锡纯《医学衷中参西录》曰:"人之脑髓空者,知觉运动俱废,因脑髓之质,原为神经之本源也"。

肾与其他脏腑关系密切,其他脏腑功能均受肾脏影响,且其他脏腑久病会累及肾脏。肾与脑、肝、脾关系尤其密切。肾藏精,肝藏血,精血同源,《素问·五运行大论》曰"北方生寒,寒生水,水生咸,咸生肾,肾生骨髓,髓生肝",肝肾同源,两者是母子关系,通过经络相连,张介宾《类经·藏象类》曰:"肝肾为子母,其气相通也"。肾阴虚,水不涵木,肝失所养,肝阴血亏虚,肝阳化风,可出现手指甚至肢体颤抖,走路姿势异常等症状,肾虚是产生肝风的基础。脾为后天之本,肾是先天之本,肾之精气,依赖于脾之水谷精微之充养,脾气血之化生,依赖于肾阳之蒸腾气化,两者精气血互生、互相影响,密切相关。肾虚之肾阳不足,导致脾阳虚,一方面脾失健运,气血生化乏源,又可致肾失充养;另一方面不能制约水湿,聚湿成痰,痰浊内生,痰浊瘀阻脉络,形成血瘀,痰浊蒙蔽心窍,上扰神明,出现脑失所养之征象。肾虚是产生肝风、痰浊、瘀血的基础。

肾为先天之本,为一身阴阳之根,肾藏精,精血同源,精能化血,血能生精,瘀血的成因复杂,与肾关系密切,随着年龄增长肾中精气由盛至虚,年老肾精亏损,血液生化乏源,导致血虚,脉道失于充盈,血行缓慢,久则成瘀;肾气虚,对血液运行、推动之力减弱,血行不畅,形成血瘀;肾阴虚亏致阴血不足,脉道不充,血脉滞涩成瘀,且阴虚易生内热,炼液为瘀;肾阳虚则温煦、气化乏力,阳虚则内寒,脉道失于温养,血得寒则凝,凝滞为瘀,《素问·调经论》"寒独留,则血凝泣,凝则脉不通",无论是肾之精气阴阳哪方面亏损均可导致血行瘀滞。

帕金森病患者有肾虚基础,病久导致血瘀。血液在脉道中畅通无阻,流布全身维持人体正常生命活动,血液循环障碍或离经之血积于体内都称为"瘀"。瘀血形成后,难以消散,瘀血不去新血不生,脏腑经络失于濡养。血液瘀阻在不同部位出现不同症状,瘀血瘀阻于筋脉,则筋脉失养,导致肢体僵硬,动作迟缓;瘀阻于脾胃,则脾胃运化失司,水运障碍,聚而成痰成湿，可见纳呆、口多流涎、脾胃气血化生不足，清阳不升，脑髓失养，可见头目不清、神疲乏力；瘀阻于肝，则气机郁滞，经脉瘀阻，可见抑郁、口苦、胁痛；瘀阻于心，可见胸闷、气短、心悸；瘀阻于肺，肺失宣降，可见咳嗽咳痰；瘀阻于脑，脑络不通，可见认知障碍及其他神智、言语等有关症状。

帕金森病患者临床表现与瘀血阻滞停留于各处表现一致，尤其是疾病后期，随着疾病进展，患者症状逐渐加重，由单侧肢体发展为双侧肢体、累及躯干，符合中医"久病则虚，久病则瘀"的临床特点。临床上可见帕金森病患者多兼有血瘀阻络之象，尤其是疾病后期，如肢体僵硬、麻木、疼痛，动作迟缓，震颤模式固定，面色、舌质黯，脉涩。在肾虚基础上导致血瘀。但是瘀血久化热，进一步耗伤脏腑阴精，虚者更虚，瘀者更瘀，临床上可见随着病程增加帕金森病患者症状增多、加重。肾虚是本、血瘀是标，肾虚为因，血瘀是果。反过来，血瘀日久可导致或加重肾虚，两者互为因果，交织在一起。

典型病案一

患者李某，男性，84岁，主因"行动迟缓7年余，加重伴四肢僵硬、吞咽困难2年"，于2011年4月11日就诊。

患者于2004年2月开始无明显诱因出现左上肢轻度抖动，后来症状进行性加重，出现左上肢屈曲，无法伸直，伴右上肢抖动，走路经常摔倒，行动迟缓，起立困难，日常生活轻度受限，面部表情减少，情绪易激动、脾气暴躁，语言重复，便秘、多汗等不适，就诊于我院神经内科，诊断为"帕金森病"，给予"多巴丝肼片、帕罗西汀片"等药物治疗，症状有所缓解。目前口服多巴丝肼片250mg 3/日。自发病以来，无发热，无头痛，无恶心、呕吐，无肢体抽搐，无言语不利、口角歪斜，无一侧肢体活动不便，无腹痛、腹泻、腹胀等不适，体重无明显减轻。目前有双上肢轻度抖动、行动迟缓，腰膝酸软，言语重复、便秘、大便3～4日一行，排便费力，多汗，疲乏，无力，腹胀，饮食欠佳，睡眠差，夜尿多。查体所见：意识清楚，应答切题，言语欠流利，时有重复，双上肢静止震颤，全身皮肤无黄染及出血点，浅表淋巴结未触及肿大，双肺呼吸音清，未闻及干湿性啰音，心率80次/min，律齐，各瓣膜听诊区未闻及病理性杂音，腹软，无压痛、反跳痛，肝脾肋下未触及，无移动性浊音，肠鸣音正常，脊柱及四肢无畸形，四肢肌肉轻度萎缩，肌力稍低，肌张力呈铅管样增高，双下肢无水肿。颅脑CT提示老年性脑改变，胸部X线提示老年性心肺改变，血常规、血生化提示正常。

初诊：2011年4月11日

症见双上肢轻度抖动、行动迟缓，言语重复、神疲、乏力，腰膝酸软，便秘、多汗，纳差，腹胀，睡眠差，夜尿多。舌淡黯有少许瘀斑，边有齿痕，舌底脉络迂曲，脉沉细弱。西医诊断：帕金森病；中医诊断：颤证。证属脾肾亏虚，气虚血瘀，治宜补肾活血、健脾益气。

处方：

肉苁蓉 10g	熟 地 10g	山茱萸 15g	制首乌 10g
赤 芍 10g	川 芎 10g	丹 参 15g	水 蛭 6g
白 术 10g	茯 苓 12g	炙甘草 6g	蜈 蚣 1条
山 药 15g	当 归 10g	生黄芪 20g	火麻仁 10g

7剂 每日1剂，水煎分2次服。

二诊：2011年4月18日

患者服用上药7剂后，便秘、多汗较前改善，双上肢轻度抖动、行动迟缓，言语重复、神疲、乏力，纳差，腹胀，睡眠差，夜尿多。舌淡黯有少许瘀斑，边有齿痕，舌底脉络迂曲，脉沉细弱。

上方有效，效不更方，继续服用上方14剂。

三诊：2011年5月2日

患者服用上药14剂后，便秘、多汗，纳差、神疲、乏力、腰膝酸软、言语重复、腹胀较前有改善，有双下肢沉重感，行动迟缓，双上肢轻度抖动减轻，饮食、睡眠较前改善，夜尿多。舌淡黯，舌底脉络迂曲，脉沉细弱。治疗继续以补肾活血、健脾益气为主。

处方：

肉苁蓉 10g	熟　地 10g	山茱萸 15g	制首乌 10g
赤　芍 10g	川　芎 10g	丹　参 15g	水　蛭 6g
白　术 10g	茯　苓 12g	炙甘草 6g	蜈　蚣 1条
山　药 15g	当　归 10g	生黄芪 20g	火麻仁 10g
决明子 10g	牛　膝 15g		

14剂　每日1剂，水煎分2次服。

四诊：2011年5月16日

患者服用上药14剂后，便秘改善、大便二日一行，多汗，纳差、神疲、乏力、腰膝酸软较前有明显改善，双上肢轻度抖动较前减轻，有双下肢沉重感，行动迟缓，言语重复，睡眠可，夜尿次数较前减少。舌淡黯，舌底脉络迂曲，脉沉细。治疗继续以补肾活血、健脾益气为主，增加补肾药物。

处方：

肉苁蓉 10g	熟　地 10g	山茱萸 15g	制首乌 10g
赤　芍 10g	川　芎 10g	丹　参 15g	水　蛭 10g
白　术 10g	茯　苓 12g	炙甘草 6g	蜈　蚣 1条
生山药 15g	当　归 10g	生黄芪 20g	火麻仁 10g
杜　仲 10g	牛　膝 15g	决明子 10g	

14剂　每日1剂，水煎分2次服。

五诊：2011年5月31日

患者服用上药14剂后，目前轻度双上肢抖动，轻度乏力及双下肢沉重感，行动迟缓，言语重复、纳可，睡眠可，二便正常。舌黯，脉沉细。治疗继续以补肾活血、健脾益气为主。

效不更方，继续服用上方28剂。

六诊：2011年6月30日

患者服用上药28剂后，目前轻度双上肢抖动，双下肢沉重感明显减轻，行动迟缓较前减轻，言语重复、纳眠可，二便正常。舌黯红，脉细。治疗继续以补肾活血、健脾益气为主。

处方：

肉苁蓉 10g	熟　地 10g	山茱萸 15g	制首乌 10g
赤　芍 10g	川　芎 10g	丹　参 15g	水　蛭 6g
白　术 10g	茯　苓 12g	炙甘草 6g	蜈　蚣 1条
山　药 15g	当　归 10g	生黄芪 20g	火麻仁 10g

各

论

杜　　仲 10g

14 剂　每日 1 剂,水煎分 2 次服。

之后坚持服用中药,逐渐减少多巴丝肼片用量。

七诊: 2011 年 10 月 15 日

患者目前轻度双上肢抖动,双下肢轻度沉重感,行动迟缓,言语重复、纳眠可,大便二日一行,小便正常。舌黯红,脉细。坚持服用中药,多巴丝肼片停用。

按语

帕金森病是中老人常见的疾病之一,笔者在临床工作中对帕金森病进行了深入研究,在辨证辨病相结合的整体思路下,以现代系统论为指导,以肾脑相关理论为基础,提出肾虚为发病之本,血瘀为发病之标,肾虚血瘀是帕金森病的主要病因病机,以补肾活血法治疗帕金森病。临床上收效甚佳。在临床辨证中注意掌握其标本缓急,主次轻重,对症用药,在补肾基础上,重视活血化瘀药物应用,补肾活血贯穿于整个治疗之中。

本例患者老年男性,病史长,初诊见双上肢轻度抖动、行动迟缓,腰膝酸软,言语重复,疲乏、无力。肾主骨生髓,肾精亏虚则脑髓空虚,《灵枢·海论》"髓海有余,则轻劲多力,自过其度;髓海不足,则脑转耳鸣,胫酸眩冒,目无所见,懈怠安卧"。肾精充足,则髓有所养,髓海有余;肾精不足,脑失所养、失其用,情绪、思维、意识障碍,重者可出现痴呆;肾精亏损则出现筋骨疲惫,转摇不能,出现行动迟缓,肢体震颤;情绪、思维、意识障碍,重者可出现活动受限,痴呆等症状,腰为肾之府,则腰府失荣,出现腰膝酸软。脾气血之化生,依赖于肾阳之蒸腾气化,肾精亏虚,脾失健运,脾气不足,消化迟缓,中焦气机不畅,则出现腹胀,脾气虚,肢体失养,则出现疲乏、无力,脾气不足,胃气亦弱,胃的腐熟功能失职,出现纳差。老年人肾气不固,膀胱失约,则出现夜尿频,本病例患者根据症状、舌脉辨证为脾肾亏虚,气虚血瘀,治宜补肾活血、健脾益气。方中肉苁蓉、熟地、山茱萸、制首乌共同配伍来补肾填精益脑;当归、赤芍、川芎、丹参、水蛭活血化瘀、祛瘀生新。张锡纯认为,蜈蚣之物,节节有脑,乃物类之至异者,是以性能入脑,善理脑髓神经,使不失其所司,而痫痉之病自愈。其走窜之力最速,内而脏腑,外而凡气血凝聚之处皆能开之,引诸药上行。蜈蚣祛风止痉,通络止痛,解毒散结,开气血之凝聚,党参、白术、茯苓、炙甘草为四君子汤,起到健脾益气作用,临床疗效显著。

典型病案二

患者刘某,男性,86 岁,主因"四肢活动不灵 9 年,行走困难 7 年",于 2015 年 4 月 17 日就诊。

患者于 2006 年 2 月无明显诱因出现四肢活动不灵,以左侧肢体明显,偶出现双上肢无规律震颤,很快自动消失,做一切精细动作困难,如系纽扣等难以完成,言语出现缓慢,走路时呈小碎步状态,在我院神经内科诊断为"帕金森病",给予"多巴丝肼(美多芭)"治疗,症状有所好转。但患者未能坚持服药,症状进行性加重,于 2010 年 2 月出现行走困难,夜间睡觉不能翻身,下蹲及起立困难,给予"多巴丝肼、盐酸金刚烷胺"治疗,症状有所缓解。2013 年因突发言语不利住院,诊断为"脑梗死",经过治疗后无肢体偏瘫及偏身感觉障碍,但言语不清,后来出现不能独立行走,需要有人搀扶,双上肢震颤,反应迟钝,小便频数,大便偏干,4~5 日一行(目前应用多巴丝肼片 312.5mg,每日 2 次)。自发病以来,无发热,无头痛,无恶心、呕吐,无咳嗽、咳痰,无胸闷、憋气,无肢体抽搐,无口角歪斜,无腹痛、腹泻、腹胀等不适,体重无明显减轻。目前一般状况偏差,活动困难,言语不利,双上肢震颤,无意识障碍,时有咳嗽、咳痰,流涎,夜间加重,无肢体抽搐,便秘,大便3～4日一行,排便费力,汗出正常,无疲乏、无力,无腹痛、腹胀,饮食可,睡眠差,小便数,大便偏干。查体所见:意识清楚,构音不清,言语不利记忆力、计算力、定向力均减退,双上肢静止震颤,四肢肌张力增高,肌力减低,四肢腱反射消失,全身皮肤无黄染及出血点,浅表淋巴结未触及肿大,双肺呼吸音粗,未闻及干湿性啰音,心率88次/min,律齐,各瓣膜听诊区未闻及病理性杂音,腹软,无压痛、反跳痛,肝脾肋下未触及,无移动性浊音,肠鸣音正常,双下肢无水肿。颅脑CT提示陈旧性脑梗死;胸部X线提示双肺纹理增粗,紊乱,血常规提示正常;血生化提示碱性磷酸酶偏高,血清白蛋白稍低。

初诊:2015年4月17日

症见活动困难,不能独自起立、走路,言语不利,双上肢震颤,时有咳嗽、咳痰,流涎,夜间加重,无意识障碍,纳眠可,夜尿多,便秘。舌紫黯,苔白厚腻,脉滑涩。西医诊断:帕金森病;中医诊断:颤证,证属肾虚血瘀、气滞痰阻,治宜补肾活血、理气化痰。

处方:

肉苁蓉10g	熟　地10g	山茱萸10g	制首乌10g
赤　芍10g	川　芎10g	丹　参10g	水　蛭6g
半　夏10g	陈　皮10g	茯　苓15g	蜈　蚣1条
炙甘草6g	生白术10g	苍　术10g	香　附10g
生大黄(后下)6g	桔　梗8g	吴茱萸3g	五倍子3g

7剂　每日1剂,水煎分2次服。

二诊:2015年4月25日

患者服用上药7剂后,咳嗽、咳痰较前有轻度改善,便秘有所改善,有双上肢震颤、行动困难,言语不利,流涎,纳可,睡眠可,夜尿多,便秘。舌紫黯,苔白厚腻,脉滑涩。治疗继续以补肾活血、理气化痰为主,调整补肾活血、理气化痰药物剂量。

处方:

肉苁蓉10g	熟　地10g	山茱萸10g	制首乌10g
赤　芍10g	川　芎10g	丹　参15g	水　蛭8g
半　夏10g	陈　皮10g	茯　苓15g	蜈　蚣1条
炙甘草6g	生白术10g	苍　术10g	香　附10g
生大黄(后下)6g	桔　梗8g	吴茱萸3g	五倍子3g

14剂　每日1剂,水煎分2次服。

三诊:2015年5月15日

患者服用上药14剂后,咳嗽、时有咳痰较前有轻度改善,有双上肢震颤、行动困难,言语不利,流涎,纳可,睡眠可,夜尿多,目前大便2～3日一行。舌紫黯,苔薄白腻,脉滑涩。治疗继续以补肾活血、理气化痰为主。

上方有效,效不更方,继续服用上方14剂。

四诊:2015年5月30日

患者服用上药14剂后,咳嗽、时有咳痰较前有轻度改善,有双上肢震颤较前有所减轻、行动困难，言语不利，流涎较前有轻度改善，纳可，睡眠可，夜尿多，大便2日一行。舌紫黯，苔薄白，脉涩。治疗继续以补肾活血、理气化痰为主（目前应用多巴丝肼片312.5mg 2/日）。

处方：

肉苁蓉10g	熟　地10g	山茱萸10g	制首乌10g
赤　芍10g	川　芎10g	丹　参15g	水　蛭10g
半　夏10g	陈　皮12g	茯　苓15g	蜈　蚣1条
炙甘草6g	生白术10g	苍　术10g	香　附10g
桔　梗8g	覆盆子15g	生大黄^(后下)6g	

14剂　每日1剂，水煎分2次服。

五诊：2015年6月15日

患者服用上药14剂后，咳嗽、时有咳痰较前有改善，双上肢震颤较前有所减轻、行动困难，言语不利、流涎较前有明显改善，纳可，睡眠可，夜尿多，大便2日一行。舌紫黯，苔薄白腻，脉滑涩。治疗继续以补肾活血、理气化痰为主（目前应用多巴丝肼片250mg 2/日）。上方去桔梗，继续服用28剂。

处方：

肉苁蓉10g	熟　地10g	山茱萸10g	制首乌10g
赤　芍10g	川　芎10g	丹　参15g	水　蛭10g
半　夏10g	陈　皮12g	茯　苓15g	蜈　蚣1条
炙甘草6g	生白术10g	苍　术10g	香　附10g
覆盆子15g	乌　药10g	益智仁15g	生大黄^(后下)6g

28剂　每日1剂，水煎分2次服。

六诊：2015年7月15日

患者服用上药28剂后，双上肢震颤较前有所减轻，起立困难有轻度改善，行动困难，走路需要搀扶，言语不利、夜间流涎明显减少，纳可，睡眠可，夜尿多有所缓解，大便2日一行。舌黯，苔薄白，脉涩。治疗原则不变，继续以补肾活血、理气化痰为主，（目前应用多巴丝肼片250mg 2/日）上方有效，效不更方，逐渐减少多巴丝肼片用量。

按语

帕金森病属中医"颤证"范畴，肾与脑生理上相关，病理上相连，其病因病机复杂，肾虚血瘀是其中最重要病机之一，治疗上强调补肾活血法为主，根据患者具体情况辨证治疗。

本例患者初诊见活动困难，不能独自起立、走路，言语不利，双上肢震颤，时有咳嗽、咳痰，流涎，夜间加重，无意识障碍，纳可，睡眠可，夜尿多便秘。舌紫黯，苔白厚腻，脉滑涩。患者老年人，素体肾气不固，肾主骨生髓，肾精亏损则出现筋骨疲惫，转摇不能，肢体震颤，活动困难，不能独立起立、行走。病程长，脏腑功能失调，在肾虚基础上，脾失健运，化湿生痰，痰浊上泛，出现流涎，痰浊上阻清窍，神识受蒙则出现言语不利，肾气不固，膀胱失约，则出现夜尿频，痰湿阻肺，肺气不宣则出现咳嗽，咳痰。本病例患者根据症状、舌脉辨证为肾虚血瘀，气滞痰阻，治宜理气化痰、补肾活血。方中半夏、陈皮、苍术、香附、党参、白术、茯苓、炙甘草等众药以苍附导痰汤加减，起到理气健脾化痰作用，肉苁蓉、山茱萸共同配伍来补肾填精，赤芍、川芎、丹参活血化瘀、祛瘀生新，水蛭、蜈蚣祛风止痉，通络止痛，解毒散结，开气血之凝聚，尤其是水蛭，《神农本草经》谓其"主逐恶血瘀血，破血积聚"，张锡纯《医学衷中参西录》更谓水蛭"但破瘀血而不伤新血,纯系水之精华生成"。桔梗增强理气之功,气行则血行,共奏理气化痰、补肾活血之效,使疗效佳。

典型病案三

患者赵某,女,60岁,主因"双上肢不自主抖动3年余",于2013年5月10日就诊。

患者于2010年2月无明显诱因出现双上肢不自主抖动,伴有言语迟缓、行动迟缓,头晕、疲倦、乏力,双下肢无力感明显,声音低微,失眠、多梦,记忆力下降,四肢、腰背部怕冷,夜尿频繁,3~4次/夜,大便干,2~4日一行,在外院诊断为"帕金森病",予以"多巴丝肼、金刚烷胺"等口服药物治疗后症状有所减轻,目前应用多巴丝肼片0.25g每日3次。自发病以来,无发热,无头痛,无恶心、呕吐,无咳嗽、咳痰,无胸闷、憋气,无口角歪斜,无腹痛、腹泻、腹胀等不适,体重无明显减轻。目前一般状况可,双上肢不自主抖动,言语低微,行动迟缓,头晕、疲倦、乏力,双下肢无力感明显,声音低微,盗汗、失眠、多梦,记忆力下降,四肢、腰背部怕冷,夜尿频繁,大便干,无意识障碍,无咳嗽、咳痰,流涎,无腹痛、腹胀,饮食可,睡眠差。查体所见:意识清楚,声音低微,记忆力、计算力、定向力正常,双上肢静止震颤,双下肢肢肌张力正常,肌力正常,双上肢肌力正常,肌张力稍高,四肢腱反射正常,全身皮肤无黄染及出血点,浅表淋巴结未触及肿大,双肺呼吸音粗,未闻及干湿性啰音,心率80次/min,律齐,各瓣膜听诊区未闻及病理性杂音,腹软,无压痛、反跳痛,肝脾肋下未触及,无移动性浊音,肠鸣音正常,双下肢无水肿。

初诊:2013年5月10日

症见双上肢不自主抖动,言语低微,行动迟缓,乏力,双下肢尤重,头晕、疲倦,声音低微、盗汗、失眠、多梦,记忆力下降,四肢、腰背部怕冷,夜尿频繁,大便干,舌黯红苔少乏津,有瘀斑,脉细涩。西医诊断:帕金森病;中医诊断:颤证,辨证为肾虚痰瘀互结,治法以滋肾阴、补肾阳、活血化瘀祛痰为主。

处方:

熟地黄15g	山茱萸15g	肉苁蓉15g	巴戟天10g
附 子(先煎)6g	肉 桂10g	石 斛15g	麦 冬15g
五味子6g	石菖蒲15g	远 志15g	茯 苓10g
丹 参15g	川 芎10g	赤 芍10g	

14剂 每日1剂,水煎分2次服。

二诊:2013年5月24日

患者自诉神疲气短、夜尿频多症状减轻,口干而不欲饮,夜寐难安,盗汗多梦,其他症状无明显变化。舌黯红苔少乏津,有瘀斑,脉细涩。

处方:

熟地黄15g	山茱萸15g	肉苁蓉20g	巴戟天10g
附 子(先煎)6g	肉 桂10g	石 斛15g	麦 冬15g
五味子6g	石菖蒲15g	远 志15g	茯 苓10g
生地黄15g	丹 参15g	川 芎10g	赤 芍10g

14剂 每日1剂,水煎分2次服。

三诊:2013年6月10日

患者双上肢不自主抖动，双下肢乏力减轻，神疲气短、腰寒肢冷、盗汗多梦改善明显，睡眠改善，夜尿每晚2～3次，大便难解，舌质黯红少苔，脉细涩。原方加制何首乌10g，全当归10g，继续服用7剂。

处方：

熟地黄15g	山茱萸15g	肉苁蓉20g	巴戟天10g
附　子(先煎)6g	肉　桂10g	石　斛15g	麦　冬15g
五味子6g	石菖蒲15g	远　志15g	茯　苓10g
生地黄15g	丹　参15g	川　芎10g	赤　芍10g
何首乌10g	全当归10g		

7剂　每日1剂，水煎分2次服

四诊：2013年6月17日

患者双上肢不自主抖动，双下肢乏力减轻，行动较前灵活，神疲气短、腰寒肢冷、盗汗多梦较前改善明显，睡眠改善，夜尿每晚2～3次，大便2日一行，舌质黯红少苔，脉细涩。

效不更方，原方继服，随访后改丸药。

按语

患者老年女性，年老体虚，症见双上肢不自主抖动，中医诊断为颤证，西医诊断为帕金森病。患者言语低微，行动迟缓，乏力，双下肢尤重，头晕、疲倦，声音低微，盗汗、失眠、多梦，记忆力下降，四肢、腰背部怕冷，夜尿频繁，大便干，结合舌脉，辨证为肾阴阳两虚，血瘀痰结证，处方选用地黄饮子加减，奏滋肾阴、补肾阳、开窍化痰之功，结合帕金森病肾虚血瘀的病机特点，活血化瘀药物贯穿其中，使瘀血去新血生，水火相济，痰瘀得除。

方中熟地黄补血养阴，填精益髓，古人云其大补五脏真阴，大补真水，《本草纲目》云"填骨髓，长肌肉，生精血，补五脏内伤不足，通血脉，利耳目，黑须发"；山茱萸补益肝肾，收敛固涩，本品酸微温质润，温而不燥，补而不峻，补益肝肾，既能益精，又可助阳，为平补阴阳之要药；肉苁蓉补肾助阳，润肠通便，《神农本草经》云其"主五劳七伤，补中，除茎中寒热痛，养五脏，强阴，益精气，妇人癥瘕，久服身轻"；巴戟天补肾助阳，强筋骨，祛风湿，《神农本草经》云其"强筋骨，安五脏，补中，增志，益气"；附子可上助心阳，中温脾阳，下补肾阳，为回阳救逆第一品药，上述诸药补肾益精填髓，为主药；肉桂，补火助阳，散寒止痛，温经通脉，引火归原，为治疗命门火衰之要药；麦冬滋养胃阴，又善养肺阴；五味子上敛肺气，下滋肾阴，益气生津，补肾宁心；石菖蒲、远志、茯苓开窍化痰，交通心肾；丹参、川芎、赤芍活血化瘀、祛瘀生新，诸药合用，阴阳并补，化瘀祛痰，标本兼顾，水火既济，则病可愈。二诊时患者自诉服药后症状好转，仍有口干而不欲饮，夜寐难安，盗汗多梦等症状，为阴虚有热，加用生地黄清热凉血，重用山茱萸、肉苁蓉加强滋阴温阳之效，使阴阳相调。三诊时患者自诉服药后症状好转，仍有神疲气短症状，结合舌脉，原方加用制何首乌、全当归以补益精血。四诊时患者自诉症状改善明显，故以原方继续，增强疗效。

第二节　吉兰-巴雷综合征（痿病）

吉兰-巴雷综合征，又名急性炎性多发神经根神经病，临床上以对称性弛缓性麻痹、脑神经损伤为主要表现。本病发病前常有上呼吸道或消化道感染，患者有发热、腹泻等先兆症状。主要症状有运动障碍如肢体及四肢瘫痪。其麻痹症状多从下肢开始，逐渐波及双上肢，部分患者也可从一侧到另一侧，也有极少数患者症状仅局限于双下肢，以后趋于稳定。瘫痪一般近端较重，四肢肌张力低下，腱反射减弱或消失，腹壁、提睾反射多正常，少数可因锥体束受累而出现病理反射征，后期可出现肌肉萎缩，颈部肌肉瘫痪，患者常表现为抬头无力。本病有20%～30%患者可出现呼吸肌麻痹，主要累及膈肌、肋间肌，表现为语音低微、咳嗽无力、不能平卧、胸闷、气短、呼吸运动减弱、双肺呼吸音低。重症患者可因严重低氧血症或出现重症肺炎等呼吸道严重并发症而死亡。

本病属中医学"痿证"或"痹证"范畴，病因有内外之分，风寒湿热毒邪袭于外，肺脾肝肾损于内。本病辨证应首辨虚实。"虚"者多为肺脾气虚，阳明络损，或肝肾不足，精血亏虚，筋脉失养；"实"者多为风寒湿热毒邪，阻滞经络，筋脉不通。初期由于风寒湿热阻络，气血壅滞，不通则痛，故常见肢体疼痛；后期气虚血弱，筋脉失养，荣卫行涩，瘀血内生，血液不达四末出现手足麻木。正虚患者先天禀赋多不足，肝肾、气血亏虚、肺脾气虚，外邪中寒湿为重要致病因素。外感与内伤互相关联，日久不愈皆可及肝肾，在正气不足的情况下感受风寒湿热病邪而致。六淫之邪化热化火，灼伤津液，气血亏虚；一方面无以养五脏，润筋肉，利关节；一方面气虚无以运血，气血凝滞，瘀阻脉络造成肢体无力。督脉之阳虚损不能总督一身之阳经，阳虚则鼓动无力，渗灌不能，十二经脉运行散乱，不得约束，则会出现颓废无力，弛纵不收，发为痿证。

目前较为统一的观点认为本病的发生与肝、肾、肺、脾关系密切，其根本以肾虚为主，肾为先天之本，为一身阴阳之根，肾藏精，精血同源，精能化血，血能生精，瘀血的成因复杂，与肾关系密切，年老肾精亏损，血液生化乏源，导致血虚，脉道失于充盈，血行缓慢，久则成瘀；肾气虚，对血液运行、推动之力减弱，血行不畅，形成血瘀；肾阴虚亏致阴血不足，脉道不充，血脉滞涩成瘀，且阴虚易生内热，炼液为瘀；肾阳虚则温煦、气化乏力，阳虚则内寒，脉道失于温养，血得寒则凝，凝滞为瘀；无论是肾之精气阴阳哪方面亏损均可导致血行瘀滞。故肾精不足，血气不畅，瘀血形成，肢体筋脉、肌肉失养是痿证发生的关键。

肾虚血瘀是本病病机之关键，故治当以补肾助阳，活血化瘀为法。尤其在慢性吉兰-巴雷综合征后遗症期，患者之痿证多表现为肌肉萎缩、筋脉拘急、行走不利、筋骨失养。总由风、痰、湿、热等病因杂致，气血相互壅滞乃成血瘀，不能濡养筋脉。疾病后期，病久则及肾，肾虚则髓虚，不能充养筋骨。虚实夹杂而成吉兰-巴雷综合征之痿，这与传统意义上的治痿独取阳明之道有所差别，但本质上也是一致的，肾为先天，脾为后天，先天充实，后天也得以滋养。

根据作者多年的临床经验，组成了补肾活血方，在日常对于吉兰-巴雷综合征的治疗上，取得了显著的疗效，补肾活血方基本组成为肉苁蓉，熟地，当归，赤芍，川芎，丹参，山茱萸，制首乌，水蛭等，临床中根据患者具体病情辨证分析，灵活加减。方中肉苁蓉，熟地，山茱萸补肾助阳，养精益血，充养肢体筋脉及肌肉，加上行气药物的应用，使气血津液得以正常运行，机体得复。故补肾活血法在治疗吉兰-巴雷综合征的应用还是非常广泛的。

典型病案一

患者张某，女性，25岁。因"四肢无力7天，伴呼吸困难4天"，于2016年12月29日就诊。

患者于 2016 年 12 月 22 日前在外打工期间突发四肢无力瘫痪，呼吸困难，就诊当地医院行气管切开、机械通气后送入 ICU，查脑脊液确诊为"吉兰 - 巴雷综合征"，病前半月有腹泻病史。查体：T 37.6℃，P 90 次 /min，无自主呼吸，BP 132/96mmHg，双肺散在湿啰音，双眼闭合不良，四肢肌力 0 级，腱反射消失，病理征（-），血常规示 WBC 17.0×10⁹/L，N 82%，L 18%，电解质、肝肾功能、血糖正常，入院后经抗感染、营养神经、机械通气等综合治疗，至 2016 年 12 月 29 日仍无自主呼吸，遂请中医会诊，联合治疗。时测 T 39℃，血常规提示 WBC 22.0×10⁹/L，N 90%，多次痰培养为铜绿假单胞菌，对各种抗生素耐药，遂停用抗生素，单用中药治疗。

初诊：2016 年 12 月 29 日

症见：患者呼吸机辅助呼吸，体温最高 39℃，无寒战，舌红，苔白，脉弦数，西医诊断：吉兰 - 巴雷综合征，中医诊断：痿证，证属痰热郁肺，脾肺气机失常，治宜清肺化痰。

处方：

黄　芩 15g	麦　冬 18g	鱼腥草 30g	山栀子 10g
桔　梗 10g	桑白皮 15g	川贝母 15g	知　母 10g
瓜蒌仁 15g	陈　皮 10g	茯　苓 15g	冬瓜仁 30g
炙甘草 6g	紫花地丁 18g		

7 剂，每日 1 剂，水煎分 2 次服。

二诊：2017 年 1 月 6 日

患者服上方 7 剂后热退，血常规示 WBC 8.7×10⁹/L，N 76%，痰培养阴性。

处方：

炙麻黄 10g	桂　枝 9g	党　参 9g	石　膏 30g
干　姜 9g	川　芎 10g	炙杏仁 12g	生甘草 6g
桑白皮 15g	鱼腥草 15g	酒当归 15g	全瓜蒌 15g
防　风 10g	黄　芩 15g		

7 剂，每日 1 剂，水煎分 2 次服。每日 1 剂。

三诊：2017 年 1 月 13 日

患者服上方 7 剂后有自主呼吸，后继续服用上方，1 月 22 日自主呼吸完全恢复。于 1 月 23 日成功拔管后肢体肌力开始恢复，舌淡黯，苔薄白，脉弦细滑，治疗应转以补肾健脾活血为主，用滋补肾精、益气活血为法。

处方：

肉苁蓉 10g	赤　芍 15g	丹　参 20g	山茱萸 15g
党　参 15g	白　术 15g	茯　苓 15g	炙甘草 6g
当　归 10g	川　芎 10g	熟地黄 10g	生黄芪 40g
地　龙 6g	牛　膝 10g	桃　仁 10g	红　花 6g

7 剂，每日 1 剂，水煎分 2 次服。每日 1 剂。

另加制马钱子研末装胶囊 0.3g/ 粒，每次 2 粒，每日 3 次。

四诊：2017 年 1 月 20 日

四肢肌力恢复正常，偶感腰酸，纳眠可，二便调，舌淡红，苔薄白，脉细，治疗加补肾健脾固摄之品。

处方：

肉苁蓉10g	赤　芍15g	丹　参20g	山茱萸15g
党　参15g	白　术15g	茯　苓15g	炙甘草6g
当　归10g	川　芎10g	熟地黄10g	生黄芪30g
地　龙6g	怀牛膝10g	枸杞子10g	炒山药10g

7剂，每日1剂，水煎分2次服。每日1剂。

后服上方2月余，自觉四肢无力症状完全好转，嘱继续服六味地黄丸，期间随访，均无复发。

按语

吉兰-巴雷综合征属于中医痿证或痹证的范畴，其病因病机有虚实两个方面，虚者以肺脾气虚或肝肾阴亏为主，实者与湿热邪毒为主，与肺脾肝肾有关，日久不愈，累及肝肾，最后导致肾精亏虚，筋脉失养。肾虚是其发生的根本，肾虚日久导致血液生化乏源，血行缓慢，久则成瘀。肾虚与血瘀互为因果，贯穿于本病发生的始终。

本患者诊断明确，青年女性，发病急，病程短，发展迅速。四诊合参，为外邪侵袭肺卫，肺主气司呼吸，肺病则一身气机逆乱，气血阴阳失调，宣降失司，痰热内生，符合痿证发病特点，治疗上以清肺化痰为主。以黄芩、川贝、冬瓜仁、瓜蒌仁有清肺化痰之功，紫花地丁、鱼腥草有清热解毒之用。知母、栀子清热泻火，配合川贝清肺化痰止咳。桔梗、陈皮开宣肺气，舒畅气机，桑白皮泻热平喘，全方共奏清泻肺热化痰，调畅气机之功。二诊时舌淡红苔薄白，脉滑，针对不同主证，改用续命汤加减后患者有自主呼吸，肌力有所恢复，后舌淡黯，苔薄红，脉弦细滑，改用补肾活血方剂来滋补肾精，益气活血，水火共济，且以补肾活血方药长期应用，固本培元，使疾病痊愈，其中马钱子短期小量应用通络作用强，《医学衷中参西录》云："开通经络通达关节之力，远胜于他药。"疗效显著。

典型病案二

患者李某，男，44岁，主因"双上肢无力半年"，于2015年12月3日来诊。

患者2015年6月无明显诱因突发双上肢无力，不能持重物，就诊于当地医院，查体：双上肢肌力Ⅲ级，行腰穿，提示脑脊液蛋白分离，诊断为"吉兰-巴雷综合征"，予激素治疗，后症状有所改善，但仍有双上肢无力，活动后加重，休息后减轻，伴四肢末端麻木，痛感正常，余无明显不适。近2月突发后背疼痛，诊为"带状疱疹"。为进一步中医治疗，来我科就诊。

初诊：2015年12月3日

症见双上肢无力，口苦，四肢末端麻木，后背部散在红色水疱，局部破溃结痂，周围无红肿，疼痛。纳眠可，二便调，舌黯苔薄白，脉沉细弱。患者中年男性，肾气渐衰，脾气不足，肾气不足，瘀血内阻，随气升动，阻于腠理，故可见上诸症，舌脉佐证。西医诊断：吉兰-巴雷综合征，中医诊断：痿证。辨证为脾肾亏虚，瘀血阻络，故治以益气健脾，补肾活血，通络为法。

处方：

生黄芪20g	当　归10g	赤　芍15g	川　芎10g
全　蝎6g	水　蛭6g	女贞子10g	山茱萸10g
制首乌15g	枸杞子10g	熟　地15g	土茯苓15g
茯　苓15g	党　参15g	丹　参10g	生白术15g

蒲公英 15g

14剂，每日1剂，水煎分2次服。

二诊：2015年12月17日

患者服上方后双上肢力弱减轻，纳眠可，仍有右胁部疼痛，舌淡黯苔白，脉沉细。

处方：

生黄芪 20g	当 归 10g	茯 苓 15g	川 芎 10g
全 蝎 6g	水 蛭 6g	女贞子 10g	山茱萸 10g
制首乌 15g	枸杞子 10g	熟 地 15g	生白术 15g
赤 芍 10g	三 棱 10g	莪 术 10g	茯 苓 15g
党 参 15g	忍冬藤 15g	蒲公英 15g	元 胡 10g

14剂，每日1剂，水煎分2次服。

三诊：2016年1月4日

患者服上方后双上肢力弱减轻，纳眠可，仍有右胁部疼痛，后背带状疱疹均较前明显好转。纳眠可，二便调，舌黯红，苔薄黄，脉沉细。继续以补肾活血通络法为主。

处方：

生黄芪 20g	全 蝎 6g	水 蛭 6g	女贞子 10g
山茱萸 10g	制首乌 15g	枸杞子 10g	熟 地 15g
生白术 15g	赤 芍 10g	三 棱 10g	莪 术 10g
忍冬藤 15g	仙鹤草 15g	蒲公英 15g	威灵仙 15g

14剂，每日1剂，水煎分2次服。

患者服上方后诸症均较前明显好转，其后口服六味地黄丸及大黄䗪虫丸，随访期间未再复发。

按语

吉兰-巴雷综合征，其病因病机，应紧扣"虚""实"两端。"虚"者多为脾气虚，肝肾阴亏，精血不足，筋脉失养；"实"者多为湿热毒邪，瘀阻络道，筋脉阻滞。初期由于湿热阻络，气血壅滞，不通则痛，故常见肢体疼痛；后期气虚血弱，血运无力，荣卫行涩，瘀血自生，血液不达四末，肌肤失养而多致手足麻木。本病虽以肾虚血瘀为主要病机，但仍需在辨病的基础之上加以辨证，病证结合，掌握正虚与邪实的标本缓急，主次轻重，认清根本，在疾病不同阶段对症下药。"血瘀"贯穿于病变的过程，在治疗过程中，还要注意活血药的应用。

本病病久入肾，根据患者症状，四诊合参，辨证为脾肾不足，瘀血内停，治疗以益气健脾，补肾活血为法，以黄芪、党参、茯苓、白术四君子汤加减，益气健脾，熟地、当归、川芎四物汤加减，养血活血，女贞子、枸杞子、山茱萸、何首乌滋阴补肾。肉苁蓉补肾助阳，《神农本草经》云其"主五劳七伤，补中，除茎中寒热痛，养五脏，强阴，益精气，妇人癥瘕，久服身轻"；巴戟天补肾助阳，强筋骨，祛风湿，《神农本草经》云其"强筋骨，安五脏，补中，增志，益气"；诸药补肾益精，填精固本。丹参、川芎、赤芍活血化瘀、祛瘀生新，三棱、莪术破血逐瘀，行气止痛。忍冬藤配伍蒲公英，清热解毒止痛，配伍黄芪、当归奏解毒和内托之效，如神效托里散，使疮疹解，疼痛止。威灵仙善游走，通经络止痛力强，《本草正义》谓其"以走窜消克为能事，积湿停痰，血凝气滞，诸实宜之"。诸药合用，阴阳并补，化瘀祛痰，清热解毒，通络止痛，标本兼顾，水火既济，则病可愈。

第三节　坐骨神经痛

坐骨神经痛是指在坐骨神经的分布区内（自腰骶，经臀部沿大腿后侧，小腿外侧至足外侧）以拘挛、刺痛为主要临床表现的疾病，其中下肢伸展、弯腰、咳嗽时疼痛加重。多见于中老年人，男性多于女性，多为单侧起病，病势较急。患者可出现腰背部酸痛、僵直感。多数患者在发病前数周可出现走路、运动时下肢短暂疼痛。此后疼痛逐渐加重，进而发展为剧烈疼痛。疼痛由腰部、臀部、髋部开始向下沿大腿后侧、腘窝、小腿外侧、足背扩散。患者在持续性疼痛的基础上有一阵阵加剧的烧灼样或者针刺感，夜间尤甚，严重影响患者的工作及生活质量。

本病中医属"痹证"的范畴。痹者，闭也，阻塞不通之意。《素问·痹论》云："风寒湿三气杂至，合而为痹也。其风气胜者为行痹，寒气胜者为痛痹，湿气胜者为著痹也。"指出了痹证的外因。《灵枢·百病始生》云："风雨寒热不得虚，邪不能独伤人。卒然逢疾风暴雨而不病者，盖无虚，故邪不能独伤人。此必因虚邪之风，与其身形，两虚相得，乃客其形。"只有在人体阴阳失调，营卫不和，气血不足，正气内虚的条件下，外邪方能入而为患，外邪是条件，内虚是根本，正所谓"正气存内，邪不可干"。

坐骨神经痛属中医"痹证"的范畴，但与痹证又不完全相同。首先，疼痛的范围固定在坐骨神经分布区，以一侧疼痛为主，临床部分患者可见双侧发病。在病变范围内有游走性，但不累及全身其他部位，病变的范围一般说来较痹证小，比较固定。其次，部分疼痛有烧灼感的患者，局部可不红肿发热，甚至切诊患肢反凉，是阴虚于内，阳浮于外的虚热。再次，坐骨神经痛多发于40岁以上，夜间痛甚，部分患者有慢性腰痛史。年过四十，肾精亏虚，天癸渐竭，血液生化乏源，导致血虚，脉道失于充盈，血行缓慢，久则成瘀；肾气虚，对血液运行、推动之力减弱，血行不畅，形成血瘀；肾阴虚亏致阴血不足，脉道不充，血脉滞涩成瘀，元阴元阳逐渐衰微，肾府失于温养濡润而出现腰部疼痛，昼日阳气胜，夜间阳气衰，肾之阴阳虚弱均能引起夜间疼痛加甚。再者，坐骨神经痛以下肢拘急疼痛、屈伸不利，伸时痛甚为特点。《素问·长刺节论》云："病在筋，筋挛节痛，不可以行，名曰筋痹。"说明坐骨神经痛同筋脉直接联系。一般的痹痛是指多处关节、肌肉疼痛、麻木、关节肿大、重着，两者有区别。临床上无论是气血虚弱或是肝肾亏损，都导致筋脉肌肉关节不得温养而呈拘急疼痛。寒性收引，易伤阳气且具凝泣之性，常使筋脉收缩而疼痛，气血运行不畅而疼痛。再次，腰椎骨质增生、椎间盘突出等腰椎部病变或局部外伤，是坐骨神经痛的主要原因之一，而腰椎骨质增生和椎间盘突出多呈骨质退行性改变，是机体功能低下、衰老的表现。肾主骨，腰为肾府，腰部病变同肾功能虚弱密切相关。最后，坐骨神经痛的部位同足太阳膀胱经的循行路线相近，肾与膀胱相表里，经气相通，坐骨神经受肾和膀胱经气的灌注。肾精不足，肾的气化功能不足，筋脉肌肉失于温养濡润则疼痛，日久肌肉张力减退，甚至肌肉萎缩。况有外邪循经而入，使气机不能畅达也同样发生疼痛。综上所述，坐骨神经痛乃气血虚弱，肝肾亏损，经脉失养，"不荣则痛"；风、寒、湿、热等外邪乘虚而入，影响气机，阻滞经脉，"不通则痛"。

坐骨神经痛，中医除按一般痹证辨证论治外，更应注重肝肾气血不足的病因，重在调补。无论是肾之精气阴阳哪方面亏损均可导致血行瘀滞。明代张介宾《景岳全书》曰"凡人之气血，犹源泉也，盛则流畅，少则壅滞，故气血不虚则不滞，虚则无有不滞者"。清代王清任《医林改错》中指出"元气既虚，必不达于血管，血管无气，必停留而瘀"。气行则血行，气滞则血瘀，加之气滞血瘀使肌体失于温养，不荣则痛、不通则痛，进而出现腰痛。瘀血致病，疼痛固定不移，舌紫或瘀斑；气血运行不畅而机体失养，故患肢刺痛、麻木；气血瘀阻而脉沉细涩。引起坐骨神经痛的原因多为腰椎骨质增生和椎间盘突出，多属退行性病变，是肝肾功能低下、机体衰老的反应，因而调理肝肾、活血益气是治疗坐骨神经痛的重要方法。

根据作者多年的临床经验，采用补肾活血法为主，辨证加减治疗本病，补肾活血方基本组成为：肉苁蓉，熟地，当归，赤芍，川芎，丹参，山茱萸，制首乌，水蛭等。全方共奏补肾益精，益气活血之效，在治疗坐骨神经痛方面取得了较好的疗效。

典型病案一

患者白某，女，23岁，主因"左下肢疼痛3天"于2016年11月21日就诊。

患者因3天前着凉后突然腰部酸痛，继而沿左下肢后中向足背放射，活动弯腰时痛剧，呈持续性钝痛，不能直立，来我院骨科就诊，诊断为"坐骨神经痛"，给予营养神经，活血化瘀等药物口服，效果差，为求进一步中医治疗，来我科就诊。现患肢麻木无力，伴心悸、失眠、纳差。身体左倾，左下腰痛，走路困难，夜间疼痛尤甚。舌淡红，苔薄白，脉弦细数。查体示：脊柱及四肢关节无畸形，患肢感觉正常，腓肠肌中点、髁点等处压痛明显，直腿抬高试验阳性。既往无关节病病史，有潮湿地居住史。

初诊：2016年11月21日

症见：腰部酸痛，沿左下肢后中向足背放射，呈持续性钝痛，活动时加重，夜间加重，不能直立，且肢麻木无力，伴心悸紧张，失眠纳差。舌淡红，苔薄白，脉弦细数。西医诊断：坐骨神经炎。中医诊断：痹证（风寒湿型），辨证：肝肾阴虚，风湿瘀结。治法益气养心，补益肝肾，祛风除湿，活血通络。

处方：

肉苁蓉 10g	丹 参 20g	山茱萸 15g	炙甘草 6g
独 活 10g	威灵仙 10g	当 归 10g	川 芎 10g
熟地黄 10g	地 龙 6g	牛 膝 10g	桃 仁 10g
红 花 6g	枸杞子 15g	炙黄芪 20g	党 参 15g
麦 冬 15g	五味子 6g		

7剂，每日1剂，水煎分2次服。

二诊：2016年11月28日

7剂后即可独立行走，左腿疼痛大减，精神转佳，心悸消失，仍感左下肢麻木沉重，前方基础上去益气养心药物，加强活血通络药物的应用，仍以补益肝肾，祛风除湿，活血通络为法。

处方：

肉苁蓉 10g	丹 参 20g	山茱萸 15g	炙甘草 6g
独 活 10g	威灵仙 10g	伸筋草 20g	当 归 10g
川 芎 10g	熟地黄 10g	地 龙 6g	牛 膝 10g
桃 仁 10g	红 花 6g	鸡血藤 20g	

7剂，每日1剂，水煎分2次服。

三诊：2016 年 12 月 5 日

患者服上药续进 7 剂后，自觉腰腿疼痛麻木明显好转，仍觉沉重，偶感腰酸，舌黯红苔薄白，脉细，治疗以温通经脉，滋补肾精为主。

处方：

肉苁蓉 10g	丹　参 20g	山茱萸 15g	炙甘草 6g
独　活 10g	威灵仙 10g	伸筋草 20g	当　归 10g
川　芎 10g	熟地黄 10g	地　龙 6g	牛　膝 10g
桃　仁 10g	红　花 6g	鸡血藤 20g	桂　枝 6g
桑寄生 15g			

7 剂，每日 1 剂，水煎分 2 次服。

四诊：2016 年 12 月 12 日

患者服上药 7 剂，诉腰腿疼痛麻木消失，觉口干，纳眠欠佳，小便频数细涩，大便正常。治疗加补肾固摄之品。

处方：

肉苁蓉 10g	丹　参 20g	山茱萸 15g	炙甘草 6g
桑寄生 15g	知　母 10g	当　归 10g	白　芍 15g
熟地黄 10g	夜交藤 15g	牛　膝 10g	桃　仁 10g
红　花 6g	鸡血藤 20g	芡　实 15g	覆盆子 15g

7 剂，每日 1 剂，水煎分 2 次服

患者症状明显减轻，间服此方，后长期服用济生肾气丸治疗，诉坐骨神经痛未再复发。

按语

坐骨神经痛属于中医痹证范畴，主要症状为腰背部疼痛僵直感，运动时下肢痛，甚至放射至大腿后侧。有的患者在疼痛基础之上出现烧灼感或针刺感，其主要病因病机在气血虚弱、肝肾亏虚、筋脉失养的基础上，感受风寒湿热等外邪，影响气机，气血运行不畅，出现不通则痛，不荣则痛。

本患者为青年女性，有潮湿地居住史，受凉史，症见腰腿酸痛，左下肢及足背放射，活动后加剧，舌淡红苔薄白，脉弦细数，辨证为肝肾阴虚，风湿侵袭，治疗以补肝肾，祛风除湿，活血通络为主。初诊时患者由于紧张，有心悸等不适，予黄芪、党参、麦冬、五味子，以生脉散来益气养心。以肉苁蓉补肾助阳，《本草汇言》曰："肉苁蓉养命门，滋肾气，补精血之要药也。"山茱萸补益肝肾之阴，两者配伍有补肾填精益髓之功。丹参、川芎、红花活血行气止痛，配伍增强活血祛瘀之功。当归、熟地补血养血，活血止痛，填精益髓。独活祛风湿止痛，威灵仙祛风湿、通经络、止痹痛，《本草正义》谓其"以走窜消克为能事，积湿停痰，血凝气滞，诸实宜之"。两者配伍祛风除湿，解除痹痛。牛膝补肝肾，活血祛瘀，强筋骨，且善下行，为诸药引经药，全方共奏补益肝肾，祛风除湿之功，本患者在此基础之上适当调整，根据病情变化，辨证分析。后期增强温通经脉、滋补肾精药物，效果理想。

典型病案二

韩某，60 岁，女。主因"右下肢疼痛 25 天"，于 2010 年 12 月 1 日就诊。

患者 25 天前无明显诱因出现右下肢疼痛，从腰臀部向下呈放射性，影响生活。伴畏

各
论

寒，口干较重，大便困难，舌质红苔白厚腻，脉缓。患者一直服用"腰痛宁"及"布洛芬"等药物，停药即疼痛加重。在外院行腰椎 CT 示：腰椎骨质增生，腰 3～4、腰 4～5 椎间盘脱出 4～5mm，诊断为"腰椎间盘突出症，坐骨神经痛"。查体：右下肢直腿抬高试验阳性。有潮湿地居住史。

初诊：2010 年 12 月 1 日

症见右下肢疼痛，从腰臀部向下呈放射性，畏寒，口干较重，大便困难，舌质红苔白厚腻，脉缓。中医诊断为痹证，证属脾肾不足，痰瘀内阻，治以健脾补肾，化痰祛瘀。

处方：

女贞子12g	炒苡仁20g	白　术15g	茯　苓20g
知　母12g	怀牛膝20g	肉苁蓉10g	山茱萸15g
当　归10g	白　芍15g	半　夏10g	陈　皮15g
桃　仁10g	红　花10g		

14 剂，每日 1 剂，水煎分 2 次服。

二诊：2011 年 1 月 5 日

患者右下肢疼痛，从腰臀部向下呈放射性，畏寒，口干较重，大便困难，舌质红苔白厚腻，脉缓。

处方：

半　夏10g	赤　芍15g	炒苡仁20g	白　术15g
茯　苓20g	知　母12g	生　地15g	怀牛膝30g
肉苁蓉10g	山茱萸15g	当　归10g	威灵仙15g
陈　皮15g	桃　仁10g	红　花10g	丹　参20g
川　芎10g			

14 剂，每日 1 剂，水煎分 2 次服。

三诊：2011 年 1 月 19 日

患者右下肢疼较前明显缓解，从腰臀部向下呈放射性，畏寒，口干减轻，大便困难缓解，舌质红苔白腻，脉缓。效不更方。

处方：

半　夏10g	赤　芍15g	炒苡仁20g	白　术15g
茯　苓20g	知　母12g	生　地15g	怀牛膝30g
肉苁蓉10g	山茱萸15g	当　归10g	威灵仙15g
陈　皮15g	桃　仁10g	红　花10g	丹　参20g
川　芎10g			

14 剂，每日 1 剂，水煎分 2 次服。

四诊：2011 年 2 月 4 日

患者右下肢疼较前明显缓解，口干，大便困难较前缓解，舌质红苔白厚腻，脉缓。

处方：

半　夏10g	赤　芍15g	炒苡仁20g	白　术15g
茯　苓20g	知　母12g	生　地15g	怀牛膝30g
肉苁蓉10g	山茱萸15g	当　归10g	威灵仙15g

陈　皮15g　　桃　仁10g　　红　花10g　　丹　参20g

川　芎10g　　玄　参15g

14剂,每日1剂,水煎分2次服。

患者在续服此方30剂后疼痛基本缓解,未诉其余不适,其后随访,疼痛症状均未再复发。

按语

坐骨神经痛属于中医的"痹证""腰腿痛"范畴。《诸病源候论·腰脚腿疼痛候》说:"肾气不足,受风邪之所为也,劳伤则肾虚,虚则受于风冷,风冷与真正气交争,故腰脚疼腿痛。"故其病因多为正虚基础上,遭受外邪或风寒湿邪侵袭,病机为肾虚经脉阻滞,气血不畅。肾主骨,腰为肾府,腰部病变同肾功能虚弱密切相关,坐骨神经痛的部位同足太阳膀胱经的循行路线相近,肾与膀胱相表里,经气相通,坐骨神经受肾和膀胱经气的灌注。肾精不足,肾的气化功能不足,筋脉肌肉失于温润则疼痛,日久肌肉张力减退,甚至肌肉萎缩。况有外邪循经而入,使气机不能畅达也同样发生疼痛。气血虚弱,肝肾亏损,经脉失养,"不荣则痛";风、寒、湿、热等外邪乘虚而入,影响气机,阻滞经脉,"不通则痛"。坐骨神经痛除按一般痹证的规律辨证论治外,更应注重气血虚弱、肝肾亏损的实质,重在调补。

此患者初诊因居住潮湿,年龄偏大,平素脾肾亏虚,痰湿内生,治以补肾健脾,化痰祛瘀,以二陈汤为主方加减,益气健脾化痰,增加补肾活血通络之品,达到逐步改善症状,消除痹痛的目的。加用怀牛膝、威灵仙加强补肝肾,强筋骨的作用;丹参、川芎、桃仁、红花活血通络;生地、玄参、麦冬滋阴增液,清热通腑。合用有补肾舒筋止痛之效,后期增加益气补脾去湿,益肾填精固摄之品,疗效显著。

第四节　脑梗死后遗症（半身不遂）

脑梗死即缺血性脑卒中,是由于脑部血液供应障碍、缺血缺氧引起的局限性脑组织缺血性坏死或脑软化,是一种常见的中老年疾病,约占全部脑血管意外的55%~80%,已成为第三大致病原因及首位致残病因。其后遗症多见半身不遂,口眼歪斜,舌强语謇或失语,偏身麻木等症。

本病属中医"中风""偏枯""偏身不用""风痱"等病症范畴。"中风"一词最早记载于《黄帝内经》,《灵枢·刺节真邪》曰:"虚邪偏客于身半,其入深,内居荣卫,营卫稍衰,则真气去,邪气独留,发为偏枯。"

在《素问·脉解》中就提出:"内夺而厥,则为喑俳,此肾虚也。"首先提出本病以肾虚为本。金元之后,以肾虚立论的医家越来越多。朱丹溪认为中风乃"精血衰少,水不涵木"所引起,"予尝见中风之证,多是老年因怒而成。盖老年肾水真阴衰,火寡于畏,适因怒动肝火,火无所制,得以上升,心火得助,邪热暴甚,所以僵仆不知人事。火载痰上,所以舌强不语,口眼歪斜,痰涎堕盛也。"(《丹溪心法附余·中风》);明代张景岳倡导"非风"之说,强调"内伤积损"是导致本病的根本原因,认为"人于中年之后,多有此证,其衰可知……根本衰则人必病,根本败则人必危矣。所谓根本者,即真阴也"。而"治此之法,只当以培补元气为主"(《景岳全书》)。均强调中风的根本原因是水不涵木,导致肝阳上亢,阳气失所御制遂亢盛而生肝风。

缺血性中风的发生部位在脑,张山雷《中风斠诠·自序》中有所论述:"凡猝倒昏瞀,痰气上壅之中风，皆由肝火自旺，化风煽动，激其气血，并走于上，直冲犯脑，震扰神经。"脑由先天之精所化生，又为后天肾精所转化。《灵枢·经脉》曰："人始生，先成精，精成而脑髓生。"髓之生成皆由肾精所化，肾中水精得以命火激发，则直接入督脉注入脊髓，上行于脑，泌其津液以润养脑髓。肾中精气充盈，髓化生有源，髓海得养，髓海充足，则脑之功能健全，脑所主之功能得以正常发挥，则精力充沛，耳聪目明，思维敏捷，动作灵巧。再者肾寓元阴元阳，为五脏之本，气血生化之根，十二经脉之基，生元神而藏于脑，肾精足则髓足，髓足则脑充，发挥其寓化神机、帅遣阴阳、荣营四肢百骸、辖管五脏六腑、行使统帅之功。

反之若肾精不足，髓海空虚，则脑失所养，产生种种病变，《素问·逆调论》"肾不生则髓不能满"；陈修园《医学从众录》指出："肾为肝之母，而主藏精，精虚则髓海空虚而头重。"均从病理角度反证了脑髓必须靠肾精化生，髓海得满，脑的生理功能才得以发挥。

肾精不足，脑络瘀阻，则肢体活动不利。《灵枢·海论》曰："髓海有余，则轻劲多力，自过其度；髓海不足，则脑转耳鸣，胫酸眩冒，目无所见，懈怠安卧。"张锡纯在《医学衷中参西录·论脑贫血的治法》中更是明确地指出因髓海不足而导致肢体偏废的机制："人之脑髓空虚者……甚或猝然昏厥，知觉运动俱废，因脑髓之质，原为神经之本源也。"肾阳之蒸腾气化正常，津液代谢正常，其清者才能"和合而为膏，内渗入骨空"，发挥其濡养作用而"补益脑髓"。

治病必求于本，治疗缺血性中风，需以补肾培元为基本大法，佐以活血通络。治疗及预防缺血性中风，多使用滋养肝肾之品，使肾精得补，髓海获济；配合活血通络药物能够使脑络得通，脑神荣养，神机复灵。

补肾活血法是在上述的原则上，由肉苁蓉、熟地、当归、赤芍、川芎、丹参、山茱萸、制首乌、水蛭等药物组成。具有补肾填精、活血化瘀的功效。临床治疗时仍根据患者具体情况进行，辨证论治，随证加减。

典型病案一

宋某，男性，53 岁，退休工人。因"右侧肢体活动不利伴言语障碍 3 个月余"，于 2014 年 3 月 15 日就诊。

患者于 2013 年 12 月 11 日上午自觉头晕不适伴右侧肢体乏力，至当地医院门诊就诊，时测血压 170/110mmHg，予降压等对症治疗后略好转。后回家当晚晕倒家中，呼之不应，急送至医院，查头颅 CT 示：左侧大脑半球颞顶密度明显降低，左侧脑室受压，中线右移，脑沟变浅。急诊以"左侧大脑中动脉供血区脑梗死、脑疝"收治病房，全麻下行左侧去骨瓣减压术，患者术后一直处于昏迷状态。后至某院行高压氧及进一步康复促醒治疗，于 2014 年 1 月底逐渐出现意识朦胧，呼唤可睁眼，遗留右侧肢体活动不利伴言语障碍。患者既往有高血压病史半年，最高血压 170/110mmHg，血压控制欠佳，否认其他慢性内科疾病史。目前患者神清，右侧肢体活动不利，言语障碍，胃纳可，小便调，大便不畅，夜寐尚安。专科检查：神志清，精神可，言语障碍，无法应答，记忆力、定向力、判断力无法测出。颈软，转颈耸肩可，布鲁津斯基征（简称布氏征）阴性，双额纹对称，眼球各项活动未受限，眼震（-），双侧瞳孔等大等圆，对光反射灵敏。右侧鼻唇沟略浅，鼓腮右侧漏气，伸舌不能配合。双侧肢体肌张力正常，左上肢腱反射（+），双下肢腱反射未引出。右侧上、下肢肌力 0 级，左侧肢体肌力 Ⅴ 级。双侧病理征未引出，全身皮肤针刺感对等，共济试验无法完成。辅助检查：2014 年 3 月 12 日本院头颅 MRI 示：左侧大脑中动脉供血区大片梗塞，左侧大脑中动脉及其分支未见显示,考虑栓塞。

初诊:2014 年 3 月 15 日

症见:右侧肢体活动不利,言语障碍,大便干。舌质黯红,舌苔白腻,脉弦涩。西医诊断:脑梗死恢复期;左侧颅脑去骨瓣减压术后;原发性高血压 3 级,极高危。中医诊断:中风病,证属肾虚血瘀,痰瘀阻络,治以补肾活血,化痰通络为主。

处方:

生黄芪 30g	酒当归 10g	丹 参 20g	川 芎 10g
山茱萸 15g	红 花 12g	丹 皮 10g	赤 芍 15g
石菖蒲 15g	肉苁蓉 15g	远 志 15g	杜 仲 15g
怀牛膝 15g	益智仁 20g	元 参 15g	地 龙 15g
桃 仁 12g	炙甘草 6g	决明子 15g	

30 剂,每日 1 剂,水煎分 2 次服。

二诊:2014 年 4 月 15 日

患者服上方 30 剂复诊,测血压:140/90mmHg,右侧肢体活动不利,肌力Ⅰ级,言语欠流利,对答切题,大便干,2~3 日 1 次,舌质黯红,舌苔薄白,脉弦涩。前方去丹皮、赤芍,加酒大黄 10g 通便。

处方:

生黄芪 30g	酒当归 10g	丹 参 20g	川 芎 10g
山茱萸 15g	红 花 12g	决明子 15g	酒大黄 10g
石菖蒲 15g	肉苁蓉 15g	远 志 15g	杜 仲 15g
怀牛膝 15g	益智仁 20g	元 参 15g	地 龙 15g
桃 仁 12g	炙甘草 6g		

30 剂,每日 1 剂,水煎分 2 次服。

三诊:2014 年 5 月 15 日

患者服药 30 剂后,饮食睡眠及大小便良好,右侧肢体肌力Ⅱ级,仍语言欠流利,痰量较多。前方加陈皮 12g,半夏 10g,生白术 10g,茯苓 12g,去元参,嘱其继续服药 1 月。

处方:

生黄芪 30g	酒当归 10g	丹 参 20g	川 芎 10g
山茱萸 15g	红 花 12g	决明子 15g	茯 苓 12g
石菖蒲 15g	肉苁蓉 15g	远 志 15g	杜 仲 15g
怀牛膝 15g	益智仁 20g	半 夏 10g	地 龙 15g
桃 仁 12g	炙甘草 6g	酒大黄 10g	陈 皮 12g
生白术 10g			

30 剂,每日 1 剂,水煎分 2 次服。

患者服药 1 月后自觉症状较稳定,语言不利较前改善,继续随访半年,症状较稳定。

按语

脑梗死属于中医"中风"范畴,该病好发于中老年,常在气血亏虚的基础上,遇到劳倦内伤、嗜食厚味烟酒诱因触发,从而引起脏腑失调,气血逆乱,直冲犯脑,其病位在脑,而肝肾久虚,气血不足是其发病的基础。肾与脑关系密切,肾藏精,主命门之火,肾精能生髓充脑,肾精充则脑髓得养，才能发挥其正常功能。作者在治疗本病时常采用补肾活血方为其基础，随证加减。本患者为中老年男性，病程长，主证为一侧肢体活动不利，言语障碍，舌质黯红，舌苔白腻，脉弦涩。辨证为肾虚血瘀，痰瘀阻络。在补肾活血方基础上佐以益气化痰通络之品，方中以肉苁蓉、山茱萸补肾助阳，滋补肝肾，为养命门、滋肾气之品。杜仲、怀牛膝补肝肾，祛瘀通络，强筋骨，尤其是牛膝善下行，引诸药归原。当归、川芎、赤芍、红花养血补血，活血化瘀而不伤正。远志、石菖蒲化痰宁心安神，两者与益智仁配伍起到开窍宁心安神，耳目聪明的作用。重用黄芪补气，使气行血行，瘀祛络通。地龙通经活络，力专善走，周行全身，以行药力。后期痰多，予二陈汤加减以益气健脾化痰，取得较好的治疗效果。

典型病案二

陈某，女，74 岁，退休。主因"左下肢无力伴头晕 1 个月余"于 2016 年 4 月 6 日就诊。

患者 1 个月前无诱因突然摔倒，左下肢乏力，站立不能，伴头晕，无视物旋转，无意识障碍，无黑矇，无言语謇涩。外院查头颅 MR：右侧颞顶叶及侧脑室旁新鲜梗死灶，脑内多发腔隙灶及缺血灶，诊断为"脑梗死（右侧颞叶）"，住院对症治疗后，病情较前改善出院。目前患者无恶寒发热，无咳嗽咳痰，偶有胸闷，无胸痛，无心悸气促，无恶心呕吐，无腹痛腹泻，无尿少肢肿。既往有糖尿病史 2 年，平素未服药控制，血糖控制欠佳。否认高血压病、高脂血症、冠心病、哮喘、慢支等内科疾病史。体格检查：BP 186/92mmHg，HR 79 次 /min，T 36.7℃，左侧深感觉稍弱，左下肢肌力Ⅳ+，余肢体肌力正常，左侧巴宾斯基征阳性，其余无明显异常。辅助检查：血、尿常规、肝肾功能、血脂正常；糖化血红蛋白 11.2%；心电图、胸片无殊；头颅 MRI 示右侧颞顶叶大片梗塞灶及缺血低灌注区；TCD 大脑前动脉、双侧椎基底动脉血流速度减低；血管超声示双侧颈动脉、腹主动脉、双下肢动脉斑块形成。腹部 B 超示脂肪肝。

初诊：2016 年 4 月 6 日

症见：左侧肢体乏力，偶有头晕，伴下肢轻微麻木刺痛，盗汗，夜寐欠安，夜尿频多，大便干结，4～5 日 1 次。舌质淡、苔稍黄腻，脉细弱无力。西医诊断：脑梗死，2 型糖尿病，高血压病 3 级、极高危。中医诊断：中风病，中经络（阴虚血瘀证）。辨证为肾阴不足，瘀血阻络，治以滋阴补肾，活血化瘀。

处方：

生黄芪 20g	酒当归 10g	柏子仁 10g	生白术 15g
赤　芍 20g	桃　仁 10g	红　花 10g	地　龙 10g
天　麻 12g	川　芎 10g	女贞子 15g	吴茱萸 4g
枳　实 10g	酒大黄 6g	肉苁蓉 15g	覆盆子 20g

炙甘草 6g

14 剂，每日 1 剂，水煎服。

二诊：2016 年 4 月 20 日

患者服上方 14 剂复诊，测血压 150/80mmHg，左侧肢体乏力，肌力Ⅳ级，无明显头晕，上肢轻度麻木刺痛，眠不实，大便日 1 次。舌质淡、苔薄微黄，脉细弱。前方去天麻，加知母 15g。

处方：

生黄芪 20g	酒当归 10g	柏子仁 10g	生白术 15g

赤 芍 20g	桃 仁 10g	红 花 10g	地 龙 10g
川 芎 10g	女贞子 15g	吴茱萸 4g	枳 实 10g
肉苁蓉 15g	覆盆子 20g	炙甘草 6g	知 母 15g
酒大黄 6g			

30 剂,每日 1 剂,水煎服。

三诊:2014 年 5 月 20 日

患者服药 30 剂后,左侧肢体麻木刺痛感明显减轻,睡眠略改善,无头晕,二便调,舌质淡、苔薄白,脉细弱。前方加炒枣仁 20g,去吴茱萸、酒大黄。

处方:

生黄芪 20g	酒当归 10g	柏子仁 10g	生白术 15g
赤 芍 20g	桃 仁 10g	红 花 10g	地 龙 10g
川 芎 10g	女贞子 15g	枳 实 10g	肉苁蓉 15g
覆盆子 20g	炙甘草 6g	知 母 15g	炒枣仁 20g

30 剂,每日 1 剂,水煎服。

患者服药后自觉睡眠逐渐改善,症状稳定,自行按原方再服 30 剂。其后随访半年,症状平稳。

按语

本病属于中医"中风""偏枯"的范畴,最早见于《黄帝内经》。后世医家对此病不断研究,认识到本病的发生与真气不足,肝肾亏虚有密切的关系。病位在脑,但其根本为肾虚,叶天士指出"肾阴虚,收纳无权,肝阳炽,虚风蒙窍,乃上实下虚之象"。笔者在临床上重视补肾药物的应用,效果颇佳。本患者为老年女性,老年人随着年龄增长,肾中精气由盛转虚,肾藏精,精能化血,血能生精。肾精亏损,血液生化乏源,脉道失于滋养,血行缓慢,肾阴虚,阴血不足,易化生内热,炼液成瘀。方中以肉苁蓉、覆盆子、女贞子补肾滋阴填精,以酒当归、赤芍、川芎、桃仁、红花补血活血祛瘀,生黄芪补气使血气得行,女贞子入肝肾经,补益肝肾,配以柏子仁养心安神,地龙通经活络周行全身,以行药力,枳实、大黄理气泻热通便。本患者年龄大,肝肾亏虚,瘀血阻络,在补肾活血,益气养血基础上佐以通络药物,使偏废肢体尽快恢复,共奏滋阴补肾,益气活血,化瘀通络之功。

典型病案三

李某,男,57 岁,职员。因"右侧肢体麻木无力 3 个月",于 2012 年 6 月 18 日就诊。

患者 3 个月前无诱因出现右侧肢体麻木、无力。查头颅 CT:左侧基底节新发梗塞灶,脑内多发腔隙性梗塞灶及缺血灶。诊断为"脑梗死(左侧基底节)",经住院对症治疗后症状改善出院。患者现为求进一步康复治疗就诊。既往有糖尿病史 10 余年,口服二甲双胍治疗,未规律监测血糖。高血压病史 8 年,血压最高 170/100mmHg,否认冠心病、哮喘、慢支等内科疾病史。体格检查:T 36.8℃,BP 160/90mmHg,HR 80 次/min,右侧深感觉稍弱,右下肢肌力Ⅲ+,余肢体肌力正常,巴宾斯基征阳性,其余无明显异常。辅助检查:血、尿、便常规、肝肾功能正常;糖化血红蛋白 9.6%;心电图、胸片无殊;头颅 MRI 示左侧基底节大片梗塞灶及缺血低灌注区。血管超声示双侧颈动脉粥样硬化。双下肢动脉彩超提示双下肢动脉粥样硬化斑块形成。

初诊：2012年6月18日

症见：右侧肢体乏力、麻木感，双腿行走无力，言语清晰，自汗，入睡困难，小便可，大便干结，自行口服通便药物，大便2～3日1次。舌质红、苔稍黄腻，脉细弱无力。西医诊断：脑梗死；2型糖尿病；高血压病2级，极高危；下肢动脉粥样硬化。中医诊断：中风病，中经络。辨证为阴虚火旺，瘀阻脉络。治以滋阴补肾、益气活血、化瘀通络。

处方：

生 地 20g	丹 皮 15g	赤 芍 20g	川 芎 10g
丹 参 15g	生白术 10g	桃 仁 10g	枳 实 10g
红 花 10g	地 龙 10g	牛 膝 15g	党 参 15g
酒大黄 6g	肉苁蓉 15g	覆盆子 20g	炙甘草 6g
茯 苓 15g			

14剂，每日1剂，水煎服。

二诊：2016年7月3日

患者服上方14剂复诊，言语稍清，右侧肢体活动不利，肢体麻木感已明显减轻。小便正常，大便1～2日1次。舌质红，苔黄稍腻，脉细弱。测血压140/80mmHg，右侧肢体乏力，肌力Ⅳ级，上方丹参改为20g。

处方：

生 地 20g	丹 皮 15g	赤 芍 20g	川 芎 10g
丹 参 20g	生白术 10g	桃 仁 10g	枳 实 10g
红 花 10g	地 龙 10g	牛 膝 15g	党 参 15g
酒大黄 6g	肉苁蓉 15g	覆盆子 20g	炙甘草 6g
茯 苓 15g			

30剂，每日1剂，水煎服。

三诊：2014年8月3日

患者服药30剂后，症状明显改善，言语渐清，肢体活动不利麻木明显好转，未诉头晕，二便调，无口干、口苦，舌质黯，苔薄黄，脉弦细。查体：神清，构音障碍，右侧肢体肌力Ⅳ级，肌张力正常，右侧巴宾斯基征（+）。原中药汤剂去生地，加黄芪30g、酒当归20g、木瓜12g、葛根15g继服30剂后停用。同时嘱患者继续适当行康复锻炼。

处方：

生黄芪 30g	丹 皮 15g	赤 芍 20g	川 芎 10g
丹 参 20g	生白术 10g	桃 仁 10g	枳 实 10g
红 花 10g	地 龙 10g	牛 膝 15g	党 参 15g
酒大黄 6g	肉苁蓉 15g	覆盆子 20g	炙甘草 6g
茯 苓 15g	木 瓜 12g	葛 根 15g	酒当归 20g

30剂，每日1剂，水煎服。

患者继续服药30剂后，言语不利及肢体麻木感均有好转，二便调。自行继续按原方服用1月，其后随访半年，症状平稳。

按语

笔者认为，卒中之病机，本虚标实为主，本虚者，肝肾不足。《黄帝内经·素问·阴阳应象大论》云："年四十，而阴气自半也，起居衰矣。"然卒中发病之不同阶段，当予以分清标本主次，急性期，治标为主；恢复期，标本兼顾；后遗症期，治本为主。治本者，调补肝肾，益气养血；治标者，息风通络化痰。中医药在治疗卒中后遗症期较有优势。该患者年过半百，内伤积损，肝肾阴虚，水不涵木，风阳内窜，上犯清窍，内走四末，清窍受蒙，脉络不畅，血行停滞，瘀滞脉中，筋骨失养，故有肢体活动不利，肌肤不仁；肝肾阴虚，不能润肠，故而大便不畅；老年人随着年龄的增长，维持、调节阴阳平衡的功能逐渐衰退，开始出现肾中精气虚衰，肝阳偏亢、阴气不足等病理特征。故年老者常常存在水不涵木、肝阳偏亢的病理体质倾向。此外，年老者，津液输布不利，易成痰饮，痰之所聚之处，血行不畅，易成壅塞，故常常痰瘀互见，闭阻脉络；常常诸病缠身，迁延不愈，久则气病及血，气滞血瘀络阻，经脉瘀塞；又老年人易病久正气耗损，脏腑之络空虚，病邪乘虚内袭，久病不愈，甚则积聚成形。老年人的体质和老年病病机特征常常具有肝肾阴虚，痰瘀阻络的特点，故治疗中多采用"滋水涵木、活血化瘀"等治疗原则。

本患者中老年男性，症见右侧肢体麻木无力，舌质红，苔稍黄腻，脉细弱。在气血虚弱基础上瘀血内阻，治疗时以八珍汤为主方加减，重点在于气血双补。方中重用黄芪，补益元气，意在气旺则血行，瘀去络通。生地既可活血，又可养阴润燥，还可通便（《神农本草经》），与枳实、白芍合用，照顾便秘兼症。丹皮、赤芍凉血活血，桃仁、红花活血化瘀，肉苁蓉、覆盆子、牛膝滋补肝肾之阴，尤其是牛膝，补肝肾之阴，祛瘀通络，强筋骨，且引诸药下行。木瓜舒筋活络。诸药合用，共奏益气活血、补肝益肾、化瘀通络之功。

第五节　癫痫（痫病）

癫痫是一组由神经元突然异常放电所引起的短暂大脑功能失调的慢性综合征，根据异常神经元放电所涉及的部位以及放电扩散的范围不同，临床上可有短暂的运动、感觉、意识、自主神经等障碍，其发病机制尚不十分明确，治疗上大部分以对症治疗、控制发作为主，中医药治疗也是重要方法之一。

中医对癫痫的最早记载首见于在长沙马王堆汉墓出土的《五十二病方》中，其中有"婴儿病"的描述。《黄帝内经》认为癫痫为"胎病"，属"巅疾"，首次提出先天因素对癫痫发病的影响，阐明了癫痫发作与脑的内在联系。《素问·奇病论》说："人生而有病癫疾者……病名为胎病。此得之在母腹中时，其母有所大惊，气上而不下，精气并居，故令子发为癫疾也。"清代陈复正在《幼幼集成·痫证》亦说："夫病至于痫，非察于先天不足，即由于攻伐过伤。"说明先天禀赋不足也是小儿癫痫的重要成因。《素问·长刺节论》中有"病初发，岁一发，不治月一发，不治月四五发"的记载，说明本病有缠绵难愈、反复发作的临床特点。历代中医在内经理论基础上不断加以积累创新，认为痫病的病因除了与先天因素有关，还与痰浊内生、七情失调、脑窍外伤、六淫外袭等因素有关。

痫病的病位主要在脑，涉及肝、肾、心、脾等多个脏腑，尤其与肾精亏损的关系最为密切，"肾者，作强之官，伎巧出焉"。所谓伎巧，即指人的智慧与技能。肾主骨生髓通脑，肾中精髓是脑灵机记性的物质源泉。痫病患者或由于先天不足，禀赋薄弱，肾中先天之精不充；或由于后天久病不愈、诸虚劳损，情志伤耗，或药毒为害，致使肾中后天之精亏损，难以化生和充养脑髓，脑髓空虚，神机失运。《医林改错》云："小儿无记性者，脑髓未满，高年无记性者，脑髓渐空。"肾虚精亏不能由督脉上济于脑，致脑髓失养，为癫痫智力下降的主要病理基础。

癫痫病位在脑，但与肝肾密切相关。《素问·至真要大论》云"诸风掉眩，皆属于肝"。《医宗必读》中即有"乙癸同源，肝肾同治"的理论观点。肝肾同源，肝藏血，肾藏精，肝属木，肾属水，肾为肝之母。"壮水之源，木赖以荣"，肾水亏虚，不能涵木，而致肝风内动，故平肝需先补肾水。

瘀血阻络为痫病的重要发病因素。如《血证论》所云"一切不治之证，终以不善祛瘀之故"。瘀血形成或因外伤于脑，致使气血瘀滞；或由于痫病反复发作，久病成瘀；或痰浊留滞，壅阻脑络，则血行不畅，滞而成瘀；且肾虚最终也导致血瘀。两者互为因果，互相影响。《医林改错·癫狂痫总论》中认为痫病为气滞血瘀，也主张以活血化瘀为法。活血化瘀法治癫痫渐被后世医家所重视。

癫病患者肾虚精亏，使人体内环境失调，终致瘀血内阻，督脉不畅，脑髓受损，脑之清窍不清，元神失聪出现神思迟钝等认知方面的障碍。临床多表现为虚实兼见的病理现象。故在治法上，要采取相应的综合措施。否则单纯滋阴填精，长时期应用易滋腻碍脾，助湿生痰，非但难以显效，反致患者食少纳呆，腹胀苔腻，诸证丛生；或单纯化痰、活血、息风开窍，长期应用性燥滑利之品，易损伤精血津液。因此治疗上，以补肾填精益智为主，佐以化痰息风、活血通络，一方面填补肾中精髓以补充髓之化源，促进髓充于脑，增强脑的思维、记忆功能；另一方面，息风定痉、豁痰开窍、活血化瘀，以铲除留滞之病邪，做到扶正祛邪，攻补兼施，使肾精充盈，风痰瘀诸邪化解，髓海充满，神机畅运从而达到止病定痉健脑益智的效果。作者认为癫痫病的发病是在肾虚精亏，脑髓失养的基础上，同时伴有瘀血内阻，故多使用补肾活血法来治疗此病。

补肾活血法是在上述的基础上，由肉苁蓉、熟地、当归、赤芍、川芎、丹参、山茱萸、制首乌、水蛭等药物组成。具有补肾填精、活血化瘀的功效，在临证中加用平肝息风、化痰降浊、醒脑开窍等治法，辨证施治，随证加减。

典型病案一

刘某，男，53岁，主因"间断发作性意识丧失20余年，加重1年"于2014年5月21日就诊。

患者20余年前无明显诱因突发意识丧失，双目上视，口吐白沫伴肢体强直抽搐，昏仆在地，持续约2分钟后清醒，醒后意识恢复如常，对发病过程没有记忆。此后间断出现以上症状，发作时间不固定。当地医院诊断为"癫痫"，口服"丙戊酸镁片、拉莫三嗪、托吡酯片"等药物治疗，并多次到各地专科医院就诊行治疗，仍不能完全控制病情发作。2012年3月在当地医院行脑电图、颅脑MRI等发现颅内癫痫病灶，行颅内癫痫病灶切除术，术后未再出现四肢抽搐、口吐白沫等症状，仍间断出现意识丧失、持物不稳、口唇不自主震颤，每次持续约1分钟左右症状可缓解，醒后如常人。2013年3月再次出现意识丧失、昏仆在地，双眼上视，口吐白沫，肢体抽搐等症状，持续约7小时左右，移动体位时苏醒，醒后患者即出现左侧肢体麻木乏力症状。近1年来发作频率明显增高，共发作10余次，每次持续约10～20分钟。患者既往于1岁时曾患有"脑膜炎"，已治愈，否认其他病史。患者就诊后行脑电图：基本节律以低-中幅8～10Hz α节律为主，分布在顶、枕、中央区，两半球可见多量阵发短、中程 4～6Hz 低 - 中波幅 θ 波节律，其间可见少量发作性尖波，调节幅度较差，左右基本对称，中度节律失调，视反应抑制差。

初诊：2014 年 5 月 21 日

症见：精神欠振，情绪低落，气高息粗，烦躁不安，饮食欠佳，睡眠欠佳，盗汗，便秘，小便可。舌质红，苔黄腻，脉弦滑。中医诊断：痫病，辨证属肝肾亏虚，痰瘀互结证。治宜滋养肝肾，通络化痰。

处方：

熟　地 10g	山茱萸 15g	山　药 15g	龟　板 15g
清半夏 12g	胆南星 8g	陈　皮 15g	枳　实 10g
竹　茹 10g	石菖蒲 9g	茯　神 12g	郁　金 10g
柴　胡 12g	大　黄 10g	地　龙 12g	全　蝎 6g
丹　参 10g	赤　芍 10g	川　芎 10g	酒当归 15g

上方 30 剂，每日 1 剂，水煎，分两次服用。西药暂不减量。

二诊：2014 年 6 月 21 日

上方服用 1 月后来复诊，服药期间癫痫发作 1 次，持续约 2 分钟后症状缓解，大便较前通畅，睡眠好转，情绪较平稳，食欲仍较差。舌质红，苔黄腻，脉弦滑。辨证仍属痰火扰动证。前方去大黄、竹茹，加焦神曲 15g、砂仁 6g，30 剂，每日 1 剂，分早晚两次服用。西药暂不减量。

处方：

熟　地 10g	山茱萸 15g	山　药 15g	龟　板 15g
清半夏 12g	胆南星 8g	陈　皮 15g	枳　实 10g
焦神曲 15g	石菖蒲 9g	茯　神 12g	郁　金 10g
柴　胡 12g	砂　仁(后下)6g	地　龙 12g	全　蝎 6g
丹　参 10g	赤　芍 10g	川　芎 10g	酒当归 15g

上方 30 剂，每日 1 剂，水煎，分两次服用。西药暂不减量。

三诊：2014 年 7 月 21 日

该方服用 1 月后来复诊，服药期间有发作性左上肢不自主抽搐 1 次，持续 30 秒左右，发作期间患者意识清楚，复查脑电图未见明显异常。舌质黯红，苔薄黄，脉弦滑。据患者临床症状及检查情况，癫痫发作依据尚不足，嘱其继续观察。目前仍考虑辨证在肾虚血瘀的基础之上出现痰火扰动，中药前方加合欢皮 15g、黄连 8g 以安心神、清心火。建议停用拉莫三嗪片，继续口服丙戊酸钠片及托吡酯片。

处方：

熟　地 10g	山茱萸 15g	山　药 15g	龟　板 15g
清半夏 12g	胆南星 8g	陈　皮 15g	枳　实 10g
焦神曲 15g	石菖蒲 9g	茯　神 12g	郁　金 10g
柴　胡 12g	砂　仁(后下)6g	地　龙 12g	全　蝎 6g
丹　参 10g	赤　芍 10g	川　芎 10g	酒当归 15g
合欢皮 15g	黄　连 8g		

上方 30 剂，每日 1 剂，水煎，分两次服用。

各　论

2年期间定期行电话随访，中药汤剂服用半年后停用，逐渐减少丙戊酸钠片及托吡酯片用量，一直未见癫痫发作，已能恢复正常工作生活。嘱其停用中药汤剂，原方改为水丸继续服用，服药2年无发作后停药。

按语

癫痫属于中医"痫病"范畴，其发病与先天禀赋不足，痰浊内生，或外伤脑窍，或七情失调，气血运行不畅，感受外邪等多种因素有关。其病位在脑，与肝脾肾等多个脏腑有关，其中与肾脏关系尤为密切。多因先天不足或后天失养导致肾气不足，肾藏精，主骨生髓，肾气不足，肾精亏损，髓海失充，影响脑正常生理活动。肾虚与血瘀、痰浊互为因果，导致病情反复发作，缠绵难愈。在治疗过程中根据患者症状、舌脉来辨证论治。在补肾活血的基础上，根据标本缓急，给予化痰开窍醒脑或滋阴柔肝、通络息风之品。

本例患者为中年男性，病程长，症见突发意识丧失，双目上视，口吐白沫，肢体强直抽搐，昏倒在地，醒后意识如常，气高息粗，烦躁不安，便秘，舌红苔黄腻脉弦滑，辨证为肝肾亏虚，痰瘀互结。方中山茱萸补益肝肾，《雷公炮炙论》谓其"壮元气，秘精"。熟地养血滋阴，补精益髓，《本草纲目》谓其"填精髓，长肌肉，生精血"。龟板滋阴益肾，养血补心，《本草通玄》曰："龟甲大有补水制火之功，故能强筋骨，益心智。"三者配伍，益精填髓，补先后天之不足，为主药。半夏、陈皮配伍，理气健脾和胃，燥湿化痰散结。竹茹、胆南星配伍清热燥湿化痰。石菖蒲开窍宁神，《重庆堂随笔》："石菖蒲舒心气，畅心神，怡心情，益心智，妙药也。"当归、丹参、川芎、赤芍养血活血祛瘀而不伤正。地龙、全蝎化瘀通络，力善专行，周行全身。大黄清热化积，全方共奏补肾活血化瘀通络之功，临床疗效显著。

典型病案二

高某，男，38岁，主因"间断发作性意识丧失、四肢抽搐15年，加重1年"，于2012年11月24日就诊。

患者15年前无明显诱因突发意识丧失，四肢抽搐，肢体强直，双目上翻，口吐白沫，牙关紧闭等，无发热，约20分钟后症状缓解，意识恢复，事后自觉神疲乏力，对发病过程无法回忆。在当地人民医院查脑电图示双侧脑半球散在棘慢波，磁共振未见明显异常。患者在发病前约2月曾患病毒性脑炎，已治愈。考虑为脑炎后继发癫痫发作，给予口服丙戊酸钠片（200mg，每日3次）治疗。病情未得到明显控制，每月发作3～4次，每次持续5～10分钟不等，发作时症状同前。曾多次于各知名脑病专科医院及综合医院就诊，诊断为"难治性癫痫"，给予口服"卡马西平片（0.1g，每日3次）、拉莫三嗪片（50mg，每日2次）、托吡酯片（75mg，每日2次）"等治疗，效果不佳。5年前在当地医院行双侧颞叶切除术，术后病情仍无明显好转。近1年来患者上述症状发作更为频繁，平均每周发作1～2次，每次持续约2分钟左右，同时出现记忆力下降、反应迟钝、言语较少等症状。

患者就诊后行脑电图检查示双侧脑半球各区散在棘、尖波，非对称性分布，轻度节律失调，视反应抑制差。

初诊：2012年11月24日

症见：发病为突发意识丧失，四肢抽搐，肢体强直，双目上翻，口吐白沫，牙关紧闭，喉中痰鸣等，持续1～2分钟可自行缓解，伴头晕、耳鸣，健忘，烦躁，言语迟钝。舌质红，舌体胖大有瘀斑，苔白腻，脉弦滑。中医诊断：痫病，辨证属肝肾亏虚，痰瘀互结证。治宜滋养肝肾，通络化痰。

处方：

熟　地20g	山茱萸15g	龟　板15g	丹　参20g
清半夏12g	茯　苓20g	陈　皮12g	石菖蒲10g
远　志10g	炒白术15g	天　麻15g	川　芎8g
白芥子6g	钩　藤12g	地　龙12g	香　附10g
蜈　蚣1条	全　蝎6g	合欢皮12g	

上方取28剂，每日1剂，水煎，分两次服用。西药暂不减量。

二诊：2012年12月22日

上方服用28剂后来复诊，服药期间癫痫发作两次，肢体抽动幅度减小，持续时间缩短，症状较前减轻。情绪较前改善，睡眠及大小便可。舌质红，苔白腻，脉弦滑。辨证属痰瘀闭阻证，前方去茯苓，加黄芩15g、胆南星8g以助化解痰热。西药拉莫三嗪减量应用，丙戊酸钠片及托吡酯片维持原剂量应用。

处方：

熟　地20g	山茱萸15g	龟　板15g	丹　参20g
清半夏12g	黄　芩15g	陈　皮12g	石菖蒲10g
远　志10g	炒白术15g	天　麻15g	川　芎8g
白芥子6g	钩　藤12g	地　龙12g	香　附10g
蜈　蚣1条	全　蝎6g	合欢皮12g	胆南星8g

上方取14剂，每日1剂，水煎200ml，分早晚两次服用。

三诊：2013年4月20日

上方服用4个月后来复诊，癫痫发作频率明显下降，约每1～2月1次，情绪较前改善。舌红、苔薄黄，舌上瘀斑减轻，脉细滑，嘱停中药汤剂，更改原方为水丸长期服用。西药逐渐减量。

1年后随后电话回访，自诉目前整体状况良好，1年来未再发作癫痫，目前已能够正常工作。嘱患者继续坚持服用水丸1年，并注意日常饮食调理，定期随访病情稳定。

按语

癫痫病位在脑，与肝肾尤其是肾关系密切。且肝肾同源，《医宗必读》中即有"乙癸同源，肝肾同治"的理论观点。本患者虽为中青年男性，但病程长，日久肝肾阴虚，在此基础上痰浊、瘀血产生，痰瘀互结，互相影响，日久又可加重脏腑功能失调，加重肝肾亏虚。在治疗上以滋养肝肾之阴为基础，增以活血化瘀，化痰通络之品，方中熟地、山茱萸、龟板配伍滋补肝肾之阴且填精益髓。丹参、川芎具有活血化瘀之功。白术、茯苓、陈皮、半夏、石菖蒲、远志合用，以涤痰汤加减来健脾燥湿化痰，宁心开窍安神。地龙，《开宝本草》谓："疗诸风瘾疹及中风半身不遂、口眼㖞斜、语涩、手足抽搐。"全蝎、蜈蚣、地龙息风通络止痉，三种虫类药物合用，活血化瘀通络，通络之力强，有利于肢体恢复。全方共奏滋阴补肾，活血化瘀，涤痰通络之功，随后根据症状变化，随证加减，效果更佳。

典型病案三

高某，女，3岁，主因"反复高热惊厥半年"于2012年12月24日就诊。

患者2012年5月受凉感冒后出现高热，体温39.5℃，并突然出现的全身肌肉阵挛性抽搐，双眼上翻，意识丧失，持续时间约1分钟，过后意识恢复如常。经对症退热、镇静等药物治疗后未再发作。2012年11月再次于感冒后出现高热，伴恶心呕吐、神志丧失、全身肌肉阵挛性抽搐，双眼上翻等症状。2012年12月13日于当地医院行颅脑MRI示右侧颞叶小岛叶异常信号，24小时脑电图：（清醒描记）基本节律以θ波为主，左中央区、顶区可见稍多中高波幅尖慢复合波。视力反应存在。（睡眠描记）可见有明显NREM-REM周期性改变，而且时间上前者大于后者，在大脑前头部可见对称的峰波及Sigma节律。在整个睡眠各个阶段中EEG上均可见上述异常放电，浅睡期最多。结论示中度异常脑电图。西医诊断癫痫。给予口服抗癫痫药物治疗。

初诊：2012年12月24日

症见：智力较正常儿童低下，发育迟缓，形体消瘦，烦躁，口干咽痛，易惊，胆怯，纳可，夜寐欠安，大便偏干，小便调。舌质红，苔薄黄，脉弦细。西医诊断：癫痫。中医诊断：痫病，辨证属肝肾亏损，痰瘀互结，治宜滋养肝肾、化痰通络。

处方：

生白芍6g	五味子2g	阿 胶6g	生龟板8g
生 地6g	麦 冬8g	天 麻6g	钩 藤6g
僵 蚕6g	地 龙8g	郁 金6g	茯 神8g
石菖蒲6g	益智仁6g	远 志6g	炙甘草2g

上方取20剂，熬制糖浆900ml，每服15ml，每日3次。口服抗癫痫药物暂不减量。

二诊：2013年1月14日

服药期间出现1次发热伴抽搐，体温38.5℃，发作时意识模糊、全身肌肉轻度阵挛抽搐，持续时间约2～3秒后缓解，无头晕头痛，无恶心呕吐。情绪较前好转，食欲可，夜寐易醒，无咽痛，咽部略红，大便质偏干，每日一行，小便调。舌红苔薄黄，脉弦细，辨证仍属肝肾亏损，痰瘀互结，治宜滋养肝肾、化痰通络。前方去天麻、钩藤，加炒枣仁10g，郁金、浙贝母各6g，磁石（先煎）10g。取20剂，熬制糖浆900ml，每服15ml，每日3次。

处方：

生白芍6g	五味子2g	阿 胶6g	生龟板8g
生 地6g	麦 冬8g	炒枣仁10g	郁 金6g
僵 蚕6g	地 龙8g	郁 金6g	茯 神8g
石菖蒲6g	益智仁6g	远 志6g	炙甘草2g
浙贝母6g	磁石（先煎）10g		

上方取20剂，熬制糖浆900ml，每服15ml，每日3次。

服药1月后症状稳定，未再发作癫痫，原方继续服用。2014年5月复查脑电图正常，嘱其停用西药，继续口服中药治疗。

三诊：2014年12月8日

患儿癫痫已近1年未再发作，继续服用中药汤剂半年，后改为散剂治疗3年。

按语

本病发生与肾气不足、血行不畅、经络不通有关。肾为先天之本，主骨生髓藏精，是人体一身阴阳之根本，五脏阴阳化生均有赖于肾中阴阳的充盛，肾之精气可上达化髓充脑。

《医学衷中参西录》云：“精不足者，补之以味，皆上行至脑，以为生化之源。”肾中精气为化生脑髓的物质基础。若肾不生髓，脑海空虚，或肾失气化，痰浊内生，蒙闭清窍，均可致脑功能失常，神明失主，神乱而发为癫痫；脑髓不充，多伴语言迟缓，智力不全，神情呆钝。故脑功能活动正常的前提条件是肾功能正常。

经络不通，血行不畅能够导致癫痫发生。造成经络不通的病理因素主要为痰、瘀两种。《婴童百问》有记载：“血滞心窍，邪气在心，积惊成痫。”朱丹溪在《丹溪心法·痫》有言：“无非痰壅涎塞，迷闷孔窍。”多在先天禀赋虚弱基础之上，或因七情内伤致气郁、气滞，或因肝火旺盛，炼液成痰，或因外伤致瘀血内停，致气血运行不畅，心、脑失于濡养。痰瘀在痫病致病过程中贯彻始终，两者互相影响，互相制约，瘀血能够导致痰浊出现，痰浊也能够使瘀血产生。痰瘀互结，在体内蓄积日久，反过来又加重脏腑功能失调。五脏之伤，久必及肾，肾为气血之根，水火之脏，故肾为之主。肾阴不足则水亏血少，肾阳不足则气弱无力，血行不畅停滞而血瘀，瘀血日久，亦能化为痰水。治疗以补肾填精，活血化瘀通络为主，辨证加减。肢体痉挛者，辅以滋阴养肝，通经活络，加用酸敛柔阴之品，软瘫者，加用温经通络之品。在治疗过程中时刻不忘调理脾胃，以后天补先天。

在临证施药时，也需遵循急则治标，缓则治本的原则，善用化痰解痉类中药控制病情发作，并合理利用虫类药物搜风剔络的特点，达到息风解痉的功效，天麻、钩藤等息风止痉，配合磁石等重镇安神类药物应用，达到息风止痉，安神定志的功效；麦冬、五味子益气养阴，阿胶、龟板补肾阴，白芍、五味子滋肝肾，合用肝肾双补；远志、石菖蒲化痰宁心安神；僵蚕、地龙化痰通络力强，力专善行，通达全身，全方攻补兼施，以达到培元固本，治病求源之目的。

第六节　老年性痴呆（呆证）

老年性痴呆属中医“善忘”“健忘”“呆病”“痴呆”等范畴，是在衰老的基础上发生的。中医对老年性痴呆的病症早在《黄帝内经》便有描述，《灵枢·海论》云：“髓海不足，则脑转耳鸣，胫酸眩冒，目无所见，懈怠安卧。”至明代《景岳全书·杂证谟·癫狂痴呆》，详细论述了本病的临床表现：“痴呆症……言辞颠倒，举动不轻，或多汗，或善愁，其证千奇百怪，无所不至。脉必或弦，或数，或大或小，变易不常。”而清代陈士铎的《辨证录·呆病门》描述“呆病如病而默默不言，如饥而悠悠如失也，意欲颠而不能，心欲狂而不敢”“与人言则无语神游，背人则低声泣诉”等。

老年性痴呆的早期，往往表现为近记忆障碍、学习能力下降、缺乏主动性以及视空间定向障碍，生活尚可自理，常持续1～3年。随着病情发展进入中期，患者人格和智能改变日益明显，出现大脑皮质受损症状，如失语、失用、失认等，可能出现妄想，生活基本不能自理。而进入后期，生活完全不能自理，痴呆症状明显，可有明显的肌强直、震颤、摸索和吸吮反射、大小便失禁，甚至出现癫痫样发作。

脑为“髓海”“元神之府”，居于颅内，由脑髓汇聚而成，为精髓及神明汇集发出之所在，支配着精神思维活动，主持感觉运动和主管精神意志。痴呆、健忘皆因脑髓空虚。《医述·杂证汇参》记载：“脑为髓海……脑髓纯者灵，杂者钝，耳目皆由以禀令，故聪明焉。”可知唯有脑清，方能神识清明，灵动机敏，主持有度。《本草纲目·辛夷》曰“脑为元神之府”，《本草备要·辛夷》言“人之记性，皆在脑中，小儿善忘者，脑未满也。老人渐忘者，脑渐空也”，

各

论

率先认识到脑主思维记忆。王清任不但提出脑病的病机是"脑气虚，脑缩小""高年无记性者，脑髓渐空"，还阐述了脑与记忆、视觉、嗅觉、听觉、语言等的关系，使中医对脑的认识更加完善。

肾藏精，精生髓，髓上聚为脑。肾乃先天之本，人之生长壮老已，皆赖肾精、肾气盛衰之变化，而脑主思维记忆功能亦依赖肾精充实。《灵枢·经脉》云："人始生，先成精，精成而脑髓生"。《灵枢·海论》记载："髓海有余，则轻劲多力，自过其度；髓海不足，则脑转耳鸣，胫酸眩冒，目无所见，懈怠安卧。"清代程国彭于《医学心悟》亦提及："肾主智，肾虚则智不足……故喜忘其前言。"《医林改错》记载："高年无记性者，脑髓渐空。"人在壮年之时，之所以神清体健、耳聪目明，正是肾气充足的原因；若人年老肾虚，髓海空虚，则脑中无物，发为痴呆。

正因肾虚为本病之根本，古人对于益智健脑皆以补肾药为主，比如《辨证录》之生慧汤，《太平圣惠方》之圣惠益智丸等。而以补肾为主治疗老年痴呆获得较好疗效也从反面验证了大脑的衰老、老年痴呆的病机确是以肾虚为主。现代对中药药理的研究，发现许多补肾药物，如五味子、鹿茸、刺五加等皆有改善神经细胞功能及代谢的功能。

肾不仅藏精生髓，还有膀胱足太阳之脉在上络脑，在下络肾；督脉贯脊属肾上入络脑，以使肾中之水行脊至脑而为髓海。故认为老年性痴呆之病机与其病位在脑，肾虚髓减、神机失用乃其根本。年老肾精亏虚而气化无源，无力温煦、推动、激发脏气，精不化血或阴血不充，致阴亏血少，脏腑失养，而致三焦气化不利，血失流畅，脉道涩滞乃致血瘀。《类证治裁》曰："血瘀于内，而善忘如狂。"瘀血上阻脑气则脑络不通，清窍失灵，发为痴呆。血瘀是老年性痴呆发生发展的重要病理因素。清代王清任指出，瘀血阻窍，可引起神识不清、日夜颠倒、表情呆痴等症。若年老气虚，则气不行血，瘀血阻络，脑失濡养；又或情志不舒，肝郁气结，则血脉瘀滞，清窍失养，发为痴呆。本病证虚实相间、以虚为本。肾虚髓减，则神明失养，神机失用，再加之血瘀上扰清窍，则发为痴呆。

正因老年性痴呆的发生发展以肾虚精亏为本、血瘀为标，则治呆必需补肾活血。由于老年人的器官功能衰退，对药物的吸收、排泄等作用相较年轻时有较大改变，加上个体之间的差异，应注重后天培育、谨防腻滞、慎用攻伐。作者以补肾活血法治疗老年痴呆，疗效显著。补肾活血方，是在上述的原则上，由肉苁蓉、熟地、当归、赤芍、川芎、丹参、山茱萸、制首乌、水蛭等药物组成，具有补肾填精、活血化瘀的功效。临床治疗时仍根据患者具体情况进行辨证论治，随证加减。

典型病案一

患者刘某，男，72岁，主因"记忆力持续下降、行为性格改变、智力障碍2年"，于2015年10月19日初诊。

患者于2013年开始出现记忆力逐年下降，遗忘明显，性格改变，疑心重，经常担心家中失窃，同时出现轻度智力障碍，反应迟钝，语言表达欠清，时有词不达意。颅脑CT示脑萎缩。西医诊断：老年性痴呆（阿尔茨海默病），脑萎缩。经西医多方治疗无明显效果。家属代述，患者间断头晕头痛，失眠健忘，时有幻觉，脱发明显，形体消瘦，语言表达失常，须发皆白，颜面及双手有较多老年斑。饮食正常，小便可，时有便秘。查体：全身浅表淋巴结未触及，双肺呼吸音清，未闻及明显干湿性啰音，心率90次/min，律齐，各瓣膜未闻及杂音，腹部无明显压痛及反跳痛，双下肢无水肿。

初诊：2015 年 10 月 19 日

症见：脱发明显，形体消瘦，语言表达失常，须发皆白，颜面及双手有较多老年斑。饮食正常，小便可，时有便秘。舌质紫黯，舌苔白厚腻，脉沉迟。西医诊断：老年痴呆（阿尔茨海默病）；中医诊断：呆证，证属肾虚痰瘀阻络，治以补肾填精益髓，活血化痰通络。

处方：

熟　地 15g	山茱萸 10g	益智仁 10g	麦　冬 10g
五味子 6g	石菖蒲 12g	远　志 10g	肉苁蓉 10g
巴戟天 12g	杜　仲 10g	怀牛膝 10g	丹　参 15g
川　芎 10g	地　龙 10g	胆南星 10g	丹　皮 10g
赤　芍 15g	甘　草 6g		

30 剂，每日 1 剂，水煎分 2 次服。

二诊：2015 年 11 月 18 日

患者服上方 30 剂，语言基本可表达清楚，睡眠明显改善，服药期间情绪较平稳，大便 1～2 日 1 次，舌质紫黯，舌苔白腻，脉沉迟。于前方加龟板 15g，加强滋阴之力。

处方：

熟　地 15g	山茱萸 10g	益智仁 10g	麦　冬 10g
五味子 6g	石菖蒲 12g	远　志 10g	肉苁蓉 10g
巴戟天 12g	杜　仲 10g	怀牛膝 10g	丹　参 15g
川　芎 10g	地　龙 10g	胆南星 10g	丹　皮 10g
赤　芍 15g	甘　草 6g	龟　板 15g	

30 剂，每日 1 剂，水煎分 2 次服。

三诊：2015 年 12 月 18 日

患者服药 30 剂后，妄想已消失，精神轻松，疑心明显减轻，饮食睡眠良好，近期时有咳嗽咯痰，为白色黏痰，量不多，易咯出，无明显咳嗽、胸闷、胸痛等症状，舌质紫黯，舌苔白腻，脉沉迟。前方加陈皮 15g。

处方：

熟　地 15g	山茱萸 10g	益智仁 10g	麦　冬 10g
五味子 6g	石菖蒲 12g	远　志 10g	肉苁蓉 10g
巴戟天 12g	杜　仲 10g	怀牛膝 10g	丹　参 15g
川　芎 10g	地　龙 10g	胆南星 10g	丹　皮 10g
赤　芍 15g	甘　草 6g	龟　板 15g	陈　皮 15g

30 剂，每日 1 剂，水煎分 2 次服。

四诊：2016 年 1 月 19 日

患者服药 30 剂后，咳痰明显减少，精神状态已恢复常态，面色红润，双手及颜面部老年斑明显减少，嘱其继续按原方服药 1 月。之后随访半年，症状平稳，未再复发。

按语

老年性痴呆属中医"善忘""健忘""痴呆"范畴，是在衰老基础上发生的，随着年龄的增长，肾中精气由盛至虚，40 岁肾中精气始衰，60 岁肾中精气大衰，而肾为先天之本，为一身阴阳之根，且肾与其他脏腑关系密切，互相影响。其他脏腑病久可累及肾脏。肾虚是本病

各
论

发生的根本。本病病位在脑，肾与脑关系密切，在生理、病理上紧密相连。肾生髓，髓养骨充脑，以统元神，出伎巧，只有肾精充，脑髓满，脑才能发挥其正常生理功能。在治疗本病时，常以补肾药物为主，根据其症状来随证加减。在此过程中常佐以活血化瘀药物，不管肾精不足还是阴阳失调，均可导致或加重血瘀，活血化瘀药物的应用也是一个重要环节。

本患者目前主症见记忆力下降，性格变化，反应迟钝，言语表达不清，舌质紫黯，苔白厚腻，脉沉迟，辨证为肾虚血瘀兼痰浊，在治疗上以熟地、巴戟天、山茱萸、肉苁蓉为主药，合用滋补肝肾之阴，养血益精填髓，起到壮元气、填骨髓、生精血的作用。丹参、川芎、丹皮、赤芍活血化瘀，兼凉血，避免滋腻。杜仲牛膝补肝肾强筋骨。远志、石菖蒲开窍化痰，宁心安神。益智仁具有暖肾固精之用，《本草正义》曰"益智仁，温补脾肾，而尤以固涩为主"。地龙，活血通络活络，其力善走，以行药力。全方起到补肾活血、化痰通络的作用。后期根据患者症状适当调整药物或佐以滋阴之品或加大化痰之力，起到较好的效果。

典型病案二

患者张某，男，71岁，主因"行为异常、记忆认知障碍1年余"，于2014年3月12日就诊。患者平素性情急躁易怒，1年前因老伴去世，所受打击较大，出现行为异常，经常无明显诱因出现呼喊怒骂，打人毁物，事后方知，时而出现记忆认知障碍。有高血压病史。颅脑CT：脑萎缩；腔隙性脑梗死。西医诊断：老年性痴呆（阿尔茨海默病），腔隙性脑梗死，脑萎缩。曾使用血栓通、营养神经等药物均无明显疗效。家属代述其外出时而迷失方向，思维经常无故中断，健忘，反应迟钝，常大声呼喊怒骂，不识亲人，自觉头重如裹，身重喜卧，无头痛，无恶心呕吐，无肢体麻木、抽搐，饮食如常，睡眠较多，小便可，大便日行1～2次。查体：全身浅表淋巴结未触及，双肺呼吸音清，未闻及明显干湿性啰音，心率80次/min，律齐，各瓣膜未闻及杂音，腹部无明显压痛及反跳痛，双下肢无水肿。

初诊：2014年3月12日

症见：健忘，反应迟钝，常大声呼喊怒骂，不识亲人，自觉头重如裹，身重喜卧，无头痛，无恶心呕吐，无肢体麻木、抽搐，饮食如常，睡眠较多，小便可，大便日行1～2次。舌质紫黯，有瘀斑，苔黄厚腻，脉沉滑数而有力。西医诊断：老年性痴呆（阿尔茨海默病），中医诊断：呆证，证属肾气亏虚，痰瘀内阻，蒙蔽清窍。治以补肾行气，豁痰化瘀，开窍醒神。

处方：

肉苁蓉10g	熟 地10g	制首乌10g	山茱萸15g
香 附10g	胆南星10g	赤 芍10g	半 夏8g
川 芎10g	陈 皮10g	丹 参12g	苍 术10g
石菖蒲12g	远 志12g	生大黄5g	炙甘草6g

14剂，每日1剂，水煎分2次服。

二诊：2014年3月26日

服上方14剂后，狂躁症状明显好转，头重如裹症状及喊骂现象明显减轻。但服药后大便次数较多，每日日行5～6次，质稀，舌质紫黯，有瘀斑，苔黄厚腻，脉沉滑数而有力。于前方中去大黄，加炒白术12g，茯苓15g。

处方：

肉苁蓉10g	熟 地10g	制首乌10g	山茱萸15g

香　附 10g　　胆南星 10g　　赤　芍 10g　　半　夏 8g

川　芎 10g　　陈　皮 10g　　丹　参 12g　　苍　术 10g

石菖蒲 12g　　远　志 12g　　炙甘草 6g　　炒白术 12g

茯　苓 15g

14 剂，每日 1 剂，水煎分 2 次服。

三诊：2014 年 4 月 9 日

服上方 14 剂后，神志已明显清楚，并对家属所述为其表现深感懊悔，但仍记忆力较差，嘱其继续坚持服药。舌质紫黯，有瘀斑，苔黄厚腻，脉沉滑数而有力。前方加地龙 10g。

处方：

肉苁蓉 10g　　熟　地 10g　　制首乌 10g　　山茱萸 15g

香　附 10g　　胆南星 10g　　赤　芍 10g　　半　夏 8g

川　芎 10g　　陈　皮 10g　　丹　参 12g　　苍　术 10g

石菖蒲 12g　　远　志 12g　　炙甘草 6g　　炒白术 12g

茯　苓 15g　　地　龙 10g

14 剂，每日 1 剂，水煎分 2 次服。

四诊：2014 年 4 月 23 日

服上方 14 剂后，记忆力较前改善，能够回忆起大部分近期所发生事情，嘱其继续坚持服药，舌质紫黯，有瘀斑，苔黄厚腻，脉沉滑数而有力。前方加益智仁 12g。

处方：

肉苁蓉 10g　　熟　地 10g　　制首乌 10g　　山茱萸 15g

香　附 10g　　胆南星 12g　　赤　芍 10g　　半　夏 8g

川　芎 10g　　陈　皮 10g　　丹　参 12g　　苍　术 10g

石菖蒲 12g　　远　志 12g　　炙甘草 6g　　炒白术 12g

茯　苓 15g　　地　龙 10g　　益智仁 12g

14 剂，每日 1 剂，水煎分 2 次服。

五诊：2014 年 5 月 7 日

继服上方 14 剂后，思维明显清楚，外出后能够自行回家，且不再迷失方向，能够进行其力所能及的家务劳动，但劳动后有腰膝酸软无力感，要求继续服药，以巩固疗效。

处方：

肉苁蓉 10g　　熟　地 10g　　制首乌 10g　　山茱萸 15g

香　附 10g　　胆南星 12g　　赤　芍 10g　　半　夏 8g

川　芎 10g　　陈　皮 10g　　丹　参 12g　　苍　术 10g

石菖蒲 12g　　远　志 12g　　炙甘草 6g　　炒白术 12g

茯　苓 15g　　地　龙 10g　　益智仁 12g

14 剂，每日 1 剂，水煎分 2 次服。

守方继续服药 3 月余，自觉思维敏捷，精力旺盛，停药后随访 2 年期间病情一直稳定。

按语

本病多见于老年人，且病程长，常伴有其他疾病，脏腑功能受损。本身老年人肾中精气大衰，出现肾虚征象，在他脏疾病基础上易影响到肾，出现久病及肾的情况。本例患者有高血压病史多年,肝脾受损,先天之本虚损,加之后天之本虚弱,痰浊瘀血产生,蒙蔽脉络,阻碍气机运行,蒙蔽清阳,出现行为异常,呼喊怒骂,打人毁物等症状,在治疗上以补肾化痰为主,佐以行气活血、开窍醒神之品。方中熟地、巴戟天、山茱萸、肉苁蓉为主药,滋补肝肾之阴,养血益精填髓;半夏、陈皮、香附、苍术、白术、茯苓等药为苍附导痰汤加减;胆南星燥湿化痰,理气散结;远志、石菖蒲宁心安神,化痰开窍;地龙、水蛭为虫类药,活血通络,周行全身力强,令浊去痰通,凡久病血凝气滞不行,经络闭塞不通,皆可用之。川芎、丹参活血化瘀。全方共奏补肾行气、豁痰化瘀、开窍醒神之功。

典型病案三

张某,男,78岁。主因"记忆下降,反应迟钝3年余"于2013年8月10日就诊。

患者2010年4月患"脑梗死"后,出现半身不遂,经治1个月肢体功能恢复正常,但渐见记忆下降,反应迟钝,并呈进行性加重,西医诊断为"血管性痴呆",经多方治疗不效。患者表情呆滞,反应迟钝,沉默寡言,记忆力、计算力、识别力、判断力均明显减退,纳少,口泛痰涎,无头晕头痛,无恶心呕吐,无肢体活动不利。查体全身浅表淋巴结未触及,双肺呼吸音清,未闻及明显干湿性啰音,心率86次/min,律齐,各瓣膜未闻及杂音,腹部无明显压痛及反跳痛,双下肢无水肿。

初诊:2013年8月10日

症见:舌质黯,有瘀点,苔白厚,脉沉弦滑。西医诊断:血管性痴呆;中医诊断:呆证,证属于痰瘀互阻、肾精不足,治以补肾活血为主,佐以化痰通络。嘱其配合脑力训练,适劳逸,畅情志,忌肥甘厚味。

处方:

肉苁蓉 10g	熟　地 10g	制首乌 10g	山茱萸 12g
郁　金 15g	丹　参 15g	香　附 10g	益智仁 15g
陈　皮 12g	石菖蒲 12g	远　志 10g	茯　苓 15g
姜半夏 10g	鸡内金 15g	生白术 10g	炙甘草 6g
川　芎 10g			

14剂,每日1剂,水煎分2次服。

二诊:2013年8月24日

服用上药后,纳食增加,舌苔稍退,余症稍有改善。察其舌质黯、有瘀点、苔白稍厚,脉沉弦滑。此痰浊渐去也,故治宜化痰祛瘀、疏通经络之法。调整处方如下:

处方:

肉苁蓉 10g	熟　地 10g	制首乌 10g	山茱萸 12g
郁　金 15g	丹　参 15g	香　附 10g	益智仁 15g
陈　皮 12g	石菖蒲 12g	远　志 10g	茯　苓 15g
姜半夏 10g	鸡内金 15g	生白术 10g	炙甘草 6g
川　芎 10g	酒当归 15g		

30剂,每日1剂,水煎分2次服。

三诊:2013年9月23日

服上方1个月后,认知功能较前有改善,反应较前灵敏,记忆力稍有改善,纳食可。察其舌质黯、有瘀点、苔薄白，脉沉弦滑。此脾胃健运，脉道渐通，则其虚可补。治宜补肾益髓、增进智能为主，佐以祛瘀化痰之法。调整处方如下：

处方：

肉苁蓉10g	熟　地10g	制首乌10g	山茱萸12g
郁　金15g	丹　参15g	香　附10g	益智仁15g
陈　皮12g	石菖蒲12g	远　志10g	茯　苓15g
姜半夏10g	鸡内金15g	生白术10g	炙甘草6g
川　芎10g	酒当归15g	枸杞子15g	制首乌15g

30剂，每日1剂，水煎分2次服。

四诊：2013年10月23日

服上方1个月后，认知功能及记忆力有明显改善，饮食及大小便可，仍舌质偏黯、有瘀点、苔薄白，脉沉弦滑。

处方：

肉苁蓉10g	熟　地10g	制首乌10g	山茱萸12g
郁　金15g	丹　参15g	香　附10g	水　蛭6g
陈　皮12g	石菖蒲12g	远　志10g	茯　苓15g
姜半夏10g	鸡内金15g	益智仁15g	炙甘草6g
桃　仁12g	红　花12g	川　芎10g	酒当归15g
生白术15g			

30剂，每日1剂，水煎分2次服。

以上方随症加减治疗3个月，患者智能恢复明显，认知功能改善明显，临床症状减轻明显，可进行简单日常操作。

按语

本病患者多见于老年人。年逾花甲，肾气日衰，肾精亏虚而气化无源，无力温煦、推动、激发脏气，精不化血或阴血不充，致阴亏血少，脏腑失养，而致三焦气化不利，血失流畅，脉道涩滞乃致脑脉瘀阻，清阳之气被遏，元神被扰，神机失用，而致呆傻愚笨。中焦脾胃为水谷精微生化之源，亦为生痰之源，痰浊瘀血阻滞于脉道，可使血行黏滞，血脉不畅。痰瘀祛，血脉通，脑髓充，元神得养，呆病渐愈。

本患者症见记忆力下降，反应迟钝，沉默寡言，纳少，舌质黯，苔白厚腻，脉沉弦滑。治疗上以补肾活血为主，佐以化痰通络之品。全方以熟地、肉苁蓉、制首乌、山茱萸配伍来补肾养血、益精填髓为主药，佐以丹参、川芎、桃仁、红花活血化瘀；二陈汤加减理气健脾化痰；石菖蒲、远志涤痰宁心安神；鸡内金助脾之运化，增加祛痰之力；水蛭破血逐瘀，叶天士谓"久则邪正混处其间，草木不能见效，当以虫蚁疏之"；益智仁，温脾开胃摄唾，暖肾固精缩尿，《本草正义》谓其"温补脾肾，而尤以固涩为主"。全方配伍起到补肾活血、化痰开窍之功。

第七节　重症肌无力

重症肌无力是属于神经肌肉传导障碍的自身免疫性疾病，主要累及神经肌肉接头突触后膜上的乙酰胆碱受体。临床表现为活动后加重、休息后减轻、晨轻暮重的骨骼肌无力。

全身肌肉均可受累，部分眼肌型患者可出现单纯的眼肌受累。较重者呼吸肌受累出现肌无力危象，危及生命。

重症肌无力属于中医"痿证"范畴，我国古代文献对痿证的认识源远流长。根据其临床表现不同，分属不同的中医病症，如眼睑无力或下垂的眼肌型重症肌无力患者，属中医"睑废"或"睑垂"范畴；伴复视者属中医"视歧"范畴；出现吞咽困难、饮水咳呛、言语无力、言语不清者则属"暗痱"范畴；颈肌型患者抬头无力，属中医"头倾"范畴；大部分患者表现为四肢瘫软无力，属中医"痿证"范畴；肌无力危象则属"大气下陷"，而总的多以痿证论之。

重症肌无力以横纹肌无力为主要临床特点，其确切的发病机制目前仍不清楚。中医学认为，人身肌肉的正常运动依赖于气，而气化之源于脾肾。脾居中焦，是人体升降之枢纽，能运化水谷精微而产生"中气"。脾在体为肉，开窍于口，上连睑胞，乃气血生化之源，五脏六腑、四肢百骸赖以输布长养；肾为髓之海，藏真阴而寓元阳，对调节全身阴阳平衡极为重要，故视为"先天之本"，其在体为骨，瞳神、声音亦赖肾气所注。前人有"脾胃之能生化者，实由肾中元阳鼓舞，而元阳以固密为贵，其所以能固密者，又赖脾胃生化阴精以涵育耳"（《医门棒喝》）的论述，说明脾胃之转枢与肾的蒸腾气化功能相辅相成，才能维持清阳发腠理，浊阴走五脏，清阳实四肢，浊阴归六腑的生理功能。若因饮食不节、房室劳倦过极、寒温失调、先天禀赋不足，或大病久病之后而致脾肾虚损；脾虚运化失司，气血乏源，不能输布于五脏六腑、四肢百骸；肾虚元阴元阳败伤，阴阳失衡，人体功能活动紊乱、下降，骨、瞳神及声音等自然无以举用，遂致本病发生。

成人重症肌无力80%～90%的患者以眼睑下垂、复视等为首发症状，在儿童则几乎全部病例均以眼肌受累为主，表现为睑废、睑垂或视歧。睑胞为"肉轮"，脾之所司，中气虚则睑下垂，《银海指南·气病论》云"中气不足，为眼皮宽纵"；瞳神为"水轮"属肾，目得精血而能视。《灵枢·大惑论》云："精散则视歧，视歧见两物。"说明眼睑下垂、复视主要是由于脾肾两虚，气血阴精亏损所致。《灵枢·海论》曰："气海不足，则气少不足以言。"若脾之中气与肾之元气下陷亏损则语声低沉，舌萎而言语乏力，吞咽又为脾肾经脉所布，故咀嚼、吞咽困难在脾、在肾。《灵枢·口问》指出："上气不足……头为之苦倾，目为之眩"。若元气大衰，精气不能上承则头倾前坠。病久阳气不能布于四末，阴血不能营养肌肉，则四肢怠堕不收，全身肌肉无力。动则耗气伤精，静则精气渐复，故该病以病态疲劳为基本征象，以时休时作为其特点。病久阴血日减，阳气日衰，则运动障碍加重，虽经休息，亦难以完全复原。脾虚生痰，肾虚无以纳气，日久及肺，出纳无权，则呼吸困难。痰蒙心窍或外邪乘虚而侵，引动肝风，则见抽搐、昏迷等危症，甚至阴阳离决、气息奄奄欲脱，危及生命。但总以脾肾亏损为其基本病机。

肾之精气阴阳亏损均可导致血行瘀滞。《古今图书集成·医部全录》云："血液'生化于脾，总统于心，藏于肝脾，宣布于肺'，更需要'施泄于肾'。"明代张介宾《景岳全书》曰"凡人之气血，犹源泉也，盛则流畅，少则壅滞，故气血不虚则不滞，虚则无有不滞者"。清代王清任《医林改错》中指出"元气既虚，必不达于血管，血管无气，必停留而瘀"。痿病病程多长，久病必入络，可出现肌肤甲错、两目暗黑等虚劳干血的表现。重症肌无力患者后期因肌肉失用性萎缩可出现肌萎缩、肌肤不仁、肌肤甲错等血瘀征象，本病后期的治疗上多在温补脾肾的基础上加用活血通络之剂，攻补兼施，寓活血于补肾之中。

患者李某,男,43岁,主因"双眼睑下垂3年余",于2005年5月8日就诊。

患者3年前无明显诱因出现双眼睑下垂,就诊于当地医院诊断为"重症肌无力",曾用"新斯的明、氢化可的松"等西药及中药治疗,病情略有好转,停药后疾病复发,病势逐渐加重,生活不能自理,病家到处求医,又曾用西药"环磷酰胺、麻黄素"等及配制的中药治疗,3个月后病情大有好转,生活渐能自理,但在逐渐停药之后病情又复发,遇感冒发热,病势加重,出现四肢无力,咀嚼不灵活,吞咽费力。后应用新斯的明治疗,同时要求中药治疗。

初诊:2005年5月8日

症见:面容苍白,精神萎靡,眼角轻度下垂,语言低微,视物昏花,腰膝酸软,肩背沉重举伸受限,吃饭用筷艰难,咀嚼不灵活,行动无力,舌苔薄白、舌质淡、脉沉弱无力。西医诊断:重症肌无力(西医);中医诊断:痿证,证属脾肾亏虚,治疗以健脾补肾、益气活血为主,拟益气活血与补脾肾并举。

处方:

炙黄芪50g   红 参15g   熟地黄15g   肉苁蓉15g
山茱萸10g   附 子(先煎)9g   肉 桂15g   丹 参15g
红 花10g   乳 香8g   没 药8g   炙马钱子(装胶囊吞服)0.3g
生甘草6g   白 术12g   茯 苓15g

10剂,每日1剂,水煎分2次服,嘱其西药逐渐减量。

二诊:2005年5月18日

本例患者初诊时面色苍白,眼睑下垂,咀嚼不灵活,行动无力,拟益气活血与补肾并举效果不佳,考虑升提之力不足,予升麻、葛根升阳举陷。服药后诉病情较前无显著变化。舌淡,苔薄白,脉沉细无力。上方加用升麻6g、葛根15g。

处方:

炙黄芪50g   红 参15g   熟地黄15g   肉苁蓉15g
山茱萸10g   附 子(先煎)9g   肉 桂15g   丹 参15g
红 花10g   乳 香8g   没 药8g   炙马钱子(装胶囊吞服)0.3g
生甘草6g   白 术12g   茯 苓15g   升 麻6g
葛 根15g

10剂,每日1剂,水煎分2次服。

三诊:2005年5月28日

患者肩背活动较前轻快,考虑升举之力见效,患者仍有眼睑抬举费力,继予前方补肾活血升阳举陷,嘱继服10剂。

处方:

炙黄芪50g   红 参15g   熟地黄15g   肉苁蓉15g
山茱萸10g   附 子(先煎)9g   肉 桂15g   丹 参15g
红 花10g   乳 香8g   没 药8g   炙马钱子(装胶囊吞服)0.3g
生甘草6g   白 术12g   茯 苓15g   升 麻6g
葛 根15g

10剂,每日1剂,水煎分2次服。

四诊:2005年6月10日

病情好转,自觉全身有力,早晨起床及大小便能自理,肩背活动较前轻快,咀嚼食物较前灵活,舌淡红,苔薄白,脉沉细,每日能步行1km,依方继用10剂。

处方:

炙黄芪50g	红 参15g	熟地黄15g	肉苁蓉15g
山茱萸10g	附 子(先煎)9g	肉 桂15g	丹 参15g
红 花10g	乳 香8g	没 药8g	炙马钱子(装胶囊吞服)0.3g
生甘草6g	白 术12g	茯 苓15g	升 麻6g
葛 根15g			

10剂,每日1剂,水煎分2次服。

五诊:2005年6月21日

病情续见好转,自觉头清目明,精神振奋,每日能步行1km。每日只服新斯的明60mg,中药仍以上方10剂水煎。

处方:

炙黄芪50g	红 参15g	熟地黄15g	肉苁蓉15g
山茱萸10g	附 子(先煎)9g	肉 桂15g	丹 参15g
红 花10g	乳 香8g	没 药8g	炙马钱子(装胶囊吞服)0.3g
生甘草6g	白 术12g	茯 苓15g	升 麻6g
葛 根15g			

10剂,每日1剂,水煎分2次服。

六诊:2005年7月2日

行动已如常人,能坚持半日工作,以上方加苍术、泽泻、鹿角胶、龟板、当归、陈皮、砂仁、枳壳、扁豆、净胎盘一具,做丸剂。

处方:

生黄芪50g	红 参15g	熟地黄15g	肉苁蓉15g
山茱萸10g	附 子(先煎)9g	肉 桂15g	丹 参15g
红 花10g	乳 香8g	生甘草6g	升 麻6g
葛 根20g	苍 术10g	泽 泻15g	鹿角胶20g
龟 板20g	当 归15g	陈 皮15g	砂 仁6g
枳 壳10g	扁 豆10g	紫河车20g	没 药8g
炙马钱子(装胶囊吞服)0.3g			

丸剂,1丸,3/日,服药2个月后,疗效巩固,未见反复。

按语

重症肌无力属中医"痿证"范畴,以肌无力为其主要特点。其病因与饮食不节、寒温失常、房劳过度等因素有关,与脾肾两脏关系密切。脾位于中焦,是升降之枢纽,在体为肉,肾位于下焦,为髓海,在体为骨,为先天之本。脾肾两脏互相影响,维持清阳发腠理、实四肢生理功能。若脾肾生理功能异常,脾虚不能运化、输布精微,肾虚精气不能上承,阳气不能达于四末,阴血不能营肌肉,则出现全身肌肉无力。脾肾亏虚是关键,在此基础上瘀血痰浊产生。

本患者为中年男性，病程长，主症见精神萎靡，眼角轻度下垂，语言低微，腰膝酸软，咀嚼不灵活，舌苔薄白，质淡，脉沉细无力，辨证为脾肾亏虚，治以健脾补肾益气活血。方中以熟地、肉苁蓉、山茱萸、附子、肉桂为主药，补肾助阳。重用黄芪红参补气升阳，使气行血行。丹参、红花活血化瘀，白术、茯苓健脾助运化。乳香善活血伸筋，没药偏散血化瘀，《本草纲目》云"散血消肿，定痛生肌，二药每每相兼而用"。马钱子通络散结，消肿定痛，《医学衷中参西录》谓："马钱子开通经络，通达关节之力远胜他药。"本方既补先天之精，又益后天之气，使精气合化，神乃自生。肾脾为先后天之本，温补脾肾之阳，使精气得以合化，然后充养肌肤，健立百骸，再辅以舒筋和血之品，使筋脉俱得其养。故能使能使病肢复健，此峻补先后天之妙用也。

典型病案二

龙某，男性，38岁，主因"四肢乏力，左眼睑下垂伴饮食咳呛2年"，于2016年3月5日就诊。

患者2年前无明显诱因出现左侧眼睑下垂，四肢乏力，活动加重，休息缓解。饮食呛咳。曾于多家医院诊断为"重症肌无力"。服用"泼尼松"等西药，效果不明显。诊见左侧眼睑下垂，语言不利，咀嚼无力，四肢乏力，朝轻暮重，神疲气短，畏寒，夜尿多，饮食呛咳，舌苔薄白，舌质紫黯，脉沉涩无力。新斯的明试验阳性，眼肌疲劳试验阳性，反射和感觉无异常。胸部X线片示胸腺无异常。

初诊：2016年3月5日

症见：左侧眼睑下垂，语言不利，咀嚼无力，四肢乏力，朝轻暮重，神疲气短，畏寒，夜尿多，饮食呛咳，舌苔薄白，舌质紫黯，脉沉涩无力。西医诊断：重症肌无力（全身型）。中医诊断：痿证，辨证属脾肾两虚、痰瘀夹杂，治宜健脾益气、补肾温阳，佐以活血通络。

处方：

黄 芪60g	山 药40g	人 参15g	制附片（先煎）9g
当 归12g	白 术15g	茯 苓15g	巴戟天12g
淫羊藿30g	肉苁蓉30g	菟丝子20g	鹿茸粉（冲服）3g
鸡血藤30g	红 花5g	竹 茹10g	三七粉（冲服）6g
僵 蚕15g	柴 胡6g	升 麻6g	甘 草6g

制马钱子粉（胶囊）0.3g。

7剂，每日1剂，水煎分2次服。

以此方随证加减，连续服用半年，病情稳定好转后改服丸剂，每次6g，每日3次，连服1年。左眼睑下垂消失，眼肌疲劳试验阴性，饮食呛咳消失，四肢乏力明显好转，能参加一般体力劳动。随访2年无复发。

按语

重症肌无力的病因和致病机制尚不明确，多数患者除肌无力外，多伴有精神萎靡、体弱、面色苍白或黄，纳呆，盗汗、自汗或夜尿多等，当属脾肾两亏之象。成年期出现肌无力，但盗汗、纳呆等症不明显，伴畏寒、阳痿、夜尿多，脉络瘀滞者为多。因感冒之后发病，属脾肾两虚夹瘀证者为多。肌无力患儿偏于阴虚，治疗宜用脾肾阴虚证方加减。方用六味地黄丸合生脉饮加减。成人偏于脾肾阳虚夹瘀型之证为多，治疗用补中益气汤合桂附地黄汤加减。重症肌无力之疗效与全身健康情况相关，体况欠佳者难愈。在日常生活调养方面，嘱咐患者适寒温，预防感冒，调情志，避免精神刺激，适度活动，避免劳累。

本患者为青年男性，症见左侧眼睑下垂，语言不利，咀嚼无力，四肢乏力，神疲气倦，畏寒，夜尿多。证属脾肾两虚，痰瘀夹杂，治宜脾肾双补，活血化瘀，化痰通络。方中以四君子汤理气健脾化痰。山药益气健脾祛湿。制附片、巴戟天、淫羊藿、肉苁蓉、菟丝子、鹿茸，补肾益精填髓。大剂量黄芪，补气使气行血行，痰瘀得化。当归、鸡血藤补血养血，红花、三七活血化瘀通络。柴胡、升麻量小以升阳举陷。白僵蚕化瘀通络力强，可行走攻窜，疏通搜剔。马钱子通络散结透达关节之力强。全方先后共补，瘀去痰消，效果佳。

第八节　头痛(头风)

头痛是指由于外感六淫或内伤杂病，致使脉络绌急或失养，清窍不利所引起的以患者自觉头部疼痛为临床特征的一种常见病证。头痛病名首载于《黄帝内经》，书中提出"脑风""首风"之说，并且指出外感和内伤是头痛的主要病因。《黄帝内经》认为六经的病变皆能导致头痛。汉代张仲景在《伤寒论》中论述了太阳、阳明、少阳及厥阴病头痛特点，并提出相关的治法方药。金元时期李东垣在《东垣十书》中将头痛分为外感头痛和内伤头痛。徐春甫在《古今医统大全·头痛大法分内外之因》中指出："头痛自内而致者，气血痰饮、五脏气郁之病，东垣论气虚、血虚、痰厥头痛之类是也；自外而致者，风寒暑湿之病，仲景伤寒东垣六经之类是也。"至清代王清任《医林改错·头痛》论述血府逐瘀汤证时指出瘀血在头痛发病中的重要作用之后，中医对头痛的认识日趋丰富。

头痛在临床上极为常见，严重者可影响正常的工作、学习和生活质量。头痛是既可以是一个独立病证，也可继发于其他疾病。属中医"头风""头痛"，"厥头痛"等范畴，也有"头角痛""额角上痛"之说，相当于西医学的偏头痛、肌肉收缩性头痛、精神性头痛、头痛型癫痫及三叉神经痛等。

头为"诸阳之会""清阳之府""精明之府"，又为髓海之所在，居于人体之最高位，五脏精华之血，六腑清阳之气皆上注于头，手足三阳亦上会于头，感受外邪或脏腑功能失调或因外伤，气血运行不畅，瘀阻脑络则发头痛；或初为风、寒、火、痰致病，发头痛，病久缠绵，入络入血而致瘀，瘀阻于上，清气不升，浊气不降，气血壅滞，闭塞不通，不通则痛，故"瘀血阻络"为头痛主要病机。

肾虚元气不足，无力推行血液，每致气虚血瘀；肾阳不足，不能温养血脉，常使血寒而凝；肾阴不足，虚火炼液，可致血稠而滞；肾精不足，水不涵木，经脉失养，血管硬化，也可使脉不通、血不流。正如清代医家王清任所言"元气既虚，必不能达于血管，血管无气，必停留而瘀"。再因"血气者，喜暖而恶寒，寒则气不能流，温则消而去之"，肾阳虚衰，阴寒内盛，寒则气收，血行不畅，亦可致血瘀。血之源头在于肾，肾精不足，血源匮乏则血少，少则血液运行迟缓。正如张锡纯所言："或纵欲过度，气血亏损，流通于周身者，必然迟缓，血即因之而瘀。"

血脉流通，病不得生，人体以气血流通为贵，人的精神活动无不依赖血液的供给。正如《景岳全书·血证》所言，血液"灌溉一身，为四肢之用，为筋骨之柔和，为肌肉之丰盛，以至滋脏腑、安神魂、润颜色、充营血，津液得以通行，二阴得以通畅，凡形质所在，无非血之用也。是以人有此形，惟赖此血"。血液在血脉中，流行不止、环周不休，输送营养，濡润脏腑，代谢废物。瘀血停滞，血行不畅，使脏腑得不到正常的滋养，功能减退，随瘀血加重，血脉进一步受阻；脏腑不能濡养，久而久之他脏及肾，导致肾虚，肾虚与血瘀，互为因果，使病缠绵难愈。

作者认为，脑依赖肝肾精血的濡养及脾胃运化水谷精微的充盈，头为诸阳之会，其正常者当清气上升、浊阴下降，反之则头痛发作矣。肾虚血瘀，血脉瘀阻，气血运行不畅，髓海空虚，脑失所养不荣而致头痛，故头痛以肾虚、血瘀为多见。治疗以补肾活血为主。补肾活血法是在上述的原则上，由肉苁蓉、熟地、当归、赤芍、川芎、丹参、山茱萸、制首乌、水蛭等药物组成。具有补肾填精、活血化瘀的功效。临床治疗时仍根据患者具体情况进行辨证论治，随证加减。

典型病案一

王某，男，45岁，主因"间断发作左侧头痛11年，加重1年"，于2012年12月5日初诊。

患者2001年无明显诱因出现头痛，为刺痛，疼痛部位在左侧枕部，无恶心、呕吐，无头晕，口服止痛药或休息后症状可缓解，未行系统诊治。近1年来发作较频，1月发作1～2次，持续2～3天，疼痛较剧烈，伴有恶心，服用西药无效，休息后缓解不明显。查头颅CT未见明显异常。患者既往有高血压病史1年，最高血压160/100mmHg，未系统服药降压，否认其他慢性内科疾病史。患者神清，头痛部位固定不移，面色晦暗，时有腰酸，下肢乏力，无肢体活动不利，无言语障碍，纳可，二便调，夜寐尚安。查体：全身浅表淋巴结未触及，双肺呼吸音清，未闻及明显干湿性啰音，心率80次/min，律齐，各瓣膜未闻及杂音，腹部平软，无明显压痛及反跳痛，双下肢无水肿。神经系统查体：颈软，转颈耸肩可，布氏征阴性，双额纹对称，眼球各项活动未受限，眼震（-），双侧瞳孔等大等圆，光反射灵敏。伸舌活动正常。双侧肢体肌张力、肌张力正常，四肢腱反射正常。双侧病理征未引出。

初诊：2012年12月5日

症见：头痛部位固定不移，面色晦暗，时有腰酸及下肢乏力。脉沉涩，舌质紫黯边有瘀斑。西医诊断：头痛，血管性头痛（?）；高血压2级。中医诊断：头痛，证属瘀血阻滞，肾气亏虚。治以补益肾气、活血通络为主。

处方：

熟　地12g	制首乌15g	山茱萸15g	肉苁蓉15g
牛　膝10g	川　芎10g	柴　胡10g	桃　仁12g
红　花10g	赤　芍10g	枳　壳10g	丹　参20g
当　归15g	地　龙15g	甘　草6g	

14剂，每日1剂，水煎分2次服。

二诊：2012年12月19日

服药2周后，头痛发作频率较前明显减少，面色较前好转，仍有腰酸乏力感，继续遵原方，加强补益肾气功效。

处方：

| 熟　地20g | 制首乌15g | 山茱萸15g | 肉苁蓉15g |
| 牛　膝10g | 川　芎10g | 柴　胡10g | 丹　参20g |

赤　芍10g　　枳　壳10g　　当　归15g　　炒山药15g

覆盆子20g　　甘　草6g

14剂,每日1剂,水煎分2次服。

三诊:2013年1月3日

服药14剂头痛基本消失,腰膝酸软明显减轻。舌质黯红,舌苔薄白,脉沉。调整处方如下:

处方:

熟　地12g　　制首乌12g　　山茱萸12g　　肉苁蓉15g

牛　膝10g　　川　芎10g　　柴　胡10g　　丹　参15g

赤　芍10g　　枳　壳10g　　当　归15g　　炒白术15g

茯　苓20g　　甘　草6g

每日1剂,水煎分2次服。

守方连服30剂,头痛完全消失。随访二年,未见复发。

按语

头痛属中医"头风"范畴。头痛是临床上常见的自觉症状,既可单独出现,又可出现在多种急慢性疾病之中。其病因多为六淫之邪外袭,上犯巅顶,邪气稽留,阻遏清阳,或内伤导致气血逆乱,瘀阻经络,脑失所养,发为疼痛。与肝脾肾关系密切。虽与肝脾肾三脏关系密切,但脑为髓海,肾精充实,脑髓得养。肝脾两脏与肾脏关系尤为密切,肝脾病变均可影响肾脏发挥其正常功能,故治疗头痛时作者常从补肾入手。

本例患者出现头痛,刺痛,固定不移,伴腰酸软,下肢无力,面色晦暗,舌紫黯脉沉涩。加之患者病程长,辨证为瘀血阻滞,肾气亏虚,以补肾活血药物为主药来随证加减。以熟地、山茱萸、肉苁蓉、制首乌配伍补肾助阳且填精益髓。丹参、川芎、桃仁、红花具有活血化瘀之功。柴胡、枳壳疏肝理气,调畅气机。白术、茯苓健脾燥湿化痰。地龙咸寒,活血化瘀通络,通络之力强,《本草纲目》云:"其性寒下行,治足疾而通经络也。"加强活血药物化瘀通络之力,使瘀血去,经络通,头痛愈。全方共奏补肾活血化瘀涤痰通络之功,随后根据症状变化,随证加减,效果更佳。

典型病案二

孟某,女,40岁,主因"发作性右侧头痛7年",于2012年5月11日就诊。

患者7年前无明显诱因出现右侧头痛,疼痛部位在右侧头顶部,多为跳痛,有时为刺痛,疼痛较剧烈,严重时伴有恶心呕吐及头晕、心悸、烦躁,2~3月发作1次,持续约1天,发作时服用西药无效,休息后缓解不明显。多次于外院就诊,效果不明显。查头颅CT未见明显异常。脑血流图;左侧颈动脉轻度血容量不足,颈动脉、椎动脉两侧波幅不对称。患者否认高血压、糖尿病、冠心病等慢性内科疾病史。患者神清,头痛部位固定不移,多为跳痛,时有刺痛,无肢体活动不利,无言语障碍,纳可,二便调,夜寐差。全身浅表淋巴结未触及,双肺呼吸音清,未闻及明显干湿性啰音,心率76次/min,律齐,各瓣膜未闻及杂音,腹部平软,无明显压痛及反跳痛,双下肢无水肿。神经系统查体:颈软,转颈耸肩可,布鲁津斯基征阴性,双额纹对称,眼球各项活动未受限,眼震(-),双侧瞳孔等大等圆,光反射灵敏。伸舌活动正常。双侧肢体肌张力、肌张力正常,四肢腱反射正常。双侧病理征未引出。

初诊：2012 年 5 月 11 日

症见：面色萎黄，头痛部位固定不移，多为跳痛，时有刺痛。舌质黯边有瘀斑，苔少，脉沉涩。西医诊断：偏头痛，血管性头痛(?)中医诊断：头痛，为瘀血阻络，肾阴亏虚，瘀阻头部，经络不通，病程日久，郁久化热，耗竭阴液，进一步耗竭肾中之阴，而成肾阴亏虚之证。治以补益肾精，兼以活血通络。

处方：

生　地20g	制首乌15g	山茱萸15g	肉苁蓉15g
川　芎15g	牛　膝10g	酒当归15g	天　麻10g
柴　胡10g	桃　仁10g	红　花10g	赤　芍10g
枳　壳8g	细　辛3g	炙甘草6g	

7 剂，每日 1 剂，水煎分 2 次服

二诊：2012 年 5 月 18 日

服药 1 周后头痛较前明显减轻，睡眠仍较差，时有腹泻，为稀便，日 2～3 次，无腹痛，舌质黯红，舌苔薄白，脉沉迟。

处方：

熟　地20g	制首乌12g	山茱萸12g	肉苁蓉15g
川　芎10g	牛　膝10g	酒当归10g	益智仁15g
柴　胡10g	红　花10g	白　芍10g	炒白术15g
茯　苓20g	防　风8g	枳　壳6g	炙甘草6g

7 剂，每日 1 剂，水煎分 2 次服

上方继续服用 2 周后头痛基本消失，无腹泻，再连服 1 个月巩固治疗。随访至今未复发。

按语

头痛原因复杂，不外乎外感和内伤两大类，《证治准绳·头痛》曰："深而远者为头风，其痛作止不常，愈后遇触复发也。"头痛虽与肝脾肾三脏关系密切，但久病入肾，最后各脏病变均可导致肾之气血阴阳亏虚，脑髓失充失养，气血运行不畅，瘀血阻滞，不荣则痛，不通则痛。治疗以补肾活血通经为主，使肾气肾精充足，脑髓得养，气血运行通畅，头痛则愈。

本患者辨证为肾阴亏虚，瘀血阻络，治疗上强调肝肾同源，滋补肝肾。以制首乌、山茱萸、肉苁蓉养血滋阴，补益肝肾，填精益髓。以王清任血府逐瘀汤加减活血化瘀。柴胡、枳壳来疏肝理气，调畅气机，使气行血行，瘀血可去。细辛祛风散寒止痛，逐瘀引血下行。全方注重补益肾精，活血化瘀通络，且无耗伤阴血之弊。

典型病案三

周某，男性，66 岁。主因"反复头痛 30 余年"，于 2013 年 6 月 10 日就诊。

患者 30 余年前因头部受外伤后出现左侧头部疼痛，行头颅 CT 提示轻微脑震荡，未见颅内有明显缺血灶、软化灶，曾多次于各地行中西医治疗，症状均未见明显好转。疼痛部位在左侧头部，常常发作，午后为甚，感冒受凉后疼痛加重。患者发现血压升高 10 余年，血压最高 170/100mmHg，口服降压药血压控制尚可。否认糖尿病、冠心病等慢性内科疾病史。

查体：全身浅表淋巴结未触及，双肺呼吸音清，未闻及明显干湿性啰音，心率 78 次/min，律齐，各瓣膜未闻及杂音，腹部平软，无明显压痛及反跳痛，双下肢无水肿。神经系统查体：

颈软，转颈耸肩可，布鲁津斯基征阴性，双侧额纹对称，眼球各项活动未受限，眼震（-），双侧瞳孔等大等圆，光反射灵敏。伸舌活动正常。双侧肢体肌张力、肌张力正常，四肢腱反射正常。双侧病理征未引出。

初诊：2013 年 6 月 10 日

症见：左侧头痛，受凉后头痛加重，舌质紫，舌苔白，脉沉细涩。西医诊断：偏头痛，高血压 2 级；中医诊断：头痛，证属瘀血阻络，肝肾亏虚证。该患者证属瘀血阻滞清窍，病程日久，肝肾亏损，肝肾精亏不能荣养清窍，不通不荣则头痛反复。治以活血通络，补益肝肾。

处方：

制首乌 20g	山茱萸 10g	枸杞子 10g	川　芎 12g
羌　活 10g	天　麻 10g	细　辛 3g	赤　芍 10g
桃　仁 10g	红　花 10g	香　附 10g	牛　膝 10g
柴　胡 10g	炙甘草 6g		

14 剂，每日 1 剂，水煎分 2 次服。

二诊：2013 年 6 月 24 日

服药 2 周后复诊，头痛发作频率较前减少，舌质黯红，舌苔薄白，脉细涩。守原方治疗，略调整处方。

处方：

制首乌 20g	山茱萸 10g	枸杞子 10g	川　芎 12g
钩　藤 10g	天　麻 10g	细　辛 3g	赤　芍 10g
桃　仁 10g	红　花 10g	香　附 10g	牛　膝 10g
炙甘草 6g			

14 剂，每日 1 剂，水煎分 2 次服

三诊：2013 年 7 月 28 日

继续服药 2 周后头痛无明显发作，为巩固治疗再次复诊。舌黯红，舌苔薄白，脉细。调整处方。

处方：

制首乌 20g	山茱萸 10g	枸杞子 10g	川　芎 12g
钩　藤 10g	天　麻 10g	细　辛 3g	赤　芍 10g
桃　仁 10g	红　花 10g	香　附 10g	牛　膝 10g
炙甘草 6g	生黄芪 15g	酒当归 10g	

7 剂，每日 1 剂，水煎分 2 次服

患者继续服药 1 月，随诊 1 年未再复发。

按语

头为诸阳之会、元神之府，是脏腑经络功能活动的主宰，是调节全身气血的重要基地，机体感受外邪或是脏腑功能失常皆可通过经脉影响到头部而产生一系列症状，其中头痛是经常出现的症状。头痛又称头风，风、寒、湿、热、痰饮、瘀血均可阻络成为病因。又因头位最高，风热最易侵犯上位，头首当其冲。风邪夹寒、夹湿侵袭头部，治疗不当，久而从阳化热，脉满则痛；阳热易耗竭阴液，而成阴虚之证，最终耗竭肾中之阴，而成肾阴亏虚之证。头为脑髓所居，其主在肾，肾为藏精之所，主生长、发育，常不足。其他脏腑功能失常时每每

涉及肾之阴精不足，而致头痛变证发生。肝藏血，肾藏精，肝肾亏损，精不化血，或气虚血亏，以至血脉凝滞不通。作者认为，"瘀血阻络"是本病的主因，同时又与肾气亏虚，尤其是肾阴亏虚相关。而肝肾同源，故治疗应肝肾同治。法当滋补肝肾，健脑生髓，同时随证予辛温通络，活血通窍等，标本兼治。

本患者根据舌脉辨证为肝肾亏虚，瘀血阻络，以何首乌、山茱萸、枸杞子滋补肝肾之阴，尤其重用何首乌，《本草纲目》云"此物气温味苦涩，苦补肾，温补肝，涩能收敛精气，所以能养血养肝，固精益肾，健筋骨，为滋补良药"，起到滋阴补肾，补益精血之功。赤芍、桃仁、红花、川芎活血祛瘀之力尤强，瘀祛而阴血不伤。牛膝破瘀通经，引瘀下行，诸药合用，能直达血脉，活血通络，瘀祛病除，且无耗血伤阴之弊。细辛止痛息风，《本草正义》"其芳香最烈，最开结气，宣泄郁滞，而能上达巅顶，通利耳目，旁达百骸，无微不至"。全方共奏滋补肝肾，活血化瘀，通络止痛之功，使肝肾补，瘀血去，头痛除。活血化瘀药经现代药理研究证明，有舒张血管，降低血管阻力，加速微循环的功能，并能降低毛细血管通透性及血小板聚集力与吸附力，降低血脂，对血液黏度有调节作用。

第九节　多发性硬化

多发性硬化是一种以中枢神经系统白质脱髓鞘为主要特点的自身免疫性疾病。以肢体瘫痪、感觉异常、视力障碍等发作性症状为主要临床表现。

中医无相应病名，历代医家常根据其不同的症状，将其归属于"痿证""痹证""瘖痱""眩晕"等病范畴。对其病因病机认识尚不统一。邓铁涛教授指出多发性硬化是由于先天禀赋不足，而后天失调，或内伤劳倦，并情志刺激；或外邪所伤；或病后失养导致脾胃受损以致气血亏虚，筋脉失养；或疾病失治误治；或痰、瘀、风邪、湿热阻滞经络所致。詹文涛亦认为本病由于先天禀赋不足，后天失调导致，并指出本病的特征是本虚标实，本虚是脾胃亏虚、肝肾阴虚为主，标实则是以内生风、痰、火、湿、瘀为主，而肝肾阴虚、脾胃亏虚是本病的主要病理基础。黄迪君认为多发性硬化病机特点为湿痰瘀阻，五脏亏虚。早期以湿热弥漫、痰瘀阻络为主，后期以瘀血痰阻为主，兼五脏亏虚，晚期则以五脏亏虚为主，兼血瘀阻络，血瘀阻络贯穿病程始终。郑绍周认为肾虚是多发性硬化的主要病机。樊永平通过多年临床研究指出本病的病机主要是虚证，以肾阴阳不足和脾气亏虚较为多见。其中肾阴亏虚型（肝肾阴亏型）占总数的 50% 以上，次之是肾阳不足型，约占 35%，脾气亏虚型的临床表现是最轻，其所占比例最少，严重损伤神经功能者常见脾肾阳虚或者肾阳不足。临床上纯虚纯实证型比较少见，虚实夹杂为主。标实以出现频次由高到低依次排列为瘀证、痰证、热证、湿证、水停、腑实以及痰蒙窍闭。痰瘀往往是上述三型的伴发病机，但贯穿于整个疾病的始终。综上所述，本病病位在脑，病因多责之先天禀赋不足、后天失调，发病与肾、肝、脾有关，尤其与肾关系密切。本病多以正虚为本，邪实为标，正虚则以肝肾阴虚、肾阳虚及脾气亏虚为主，邪实则主要以瘀、风、湿、痰为主。

肾主骨生髓，髓会于脊柱成脊髓，会于脑窍为脑髓，故在五脏之中，多发性硬化与肾的关系最为密切，《素问·痿论》云："肾气热，则腰脊不举，骨枯而髓减，发为骨痿。"因此，多发性硬化的中医病机为五脏失衡，核心在肾，肾虚髓亏是本。肾精亏虚，髓海不充，精血不能互相转化，筋骨血脉失于濡养，清窍失养。肾为先天之本，主藏精，先天禀赋不足或后天失养或久病伤肾，出现肾精亏虚，精不化血，髓海不充，则脑转耳鸣，腰膝酸软。肾阳亏虚则骨骼肌肉筋脉失养，出现畏寒肢冷，甚至肌肉无力，萎缩。瘀血也是本病的一个重要因素，肾精亏虚，精亏血少，血行不畅，留滞成瘀，肾虚是其发病之本，血瘀是主要因素，两者互为因果，导致疾病难愈，出现复发率高的特点。

而作者将此病概括总结为大多以肾虚、气虚、血瘀综合所见为主，肾虚、气虚是病之本，血瘀是病之标，故补肾益气、活血化瘀为治疗大法。由此开创补肾活血方，此方由肉苁蓉、淫羊藿、熟地、当归、赤芍、川芎、丹参、山茱萸、制首乌、水蛭等药物组成。现代药理研究证实方中药物可从不同方面调节免疫和内分泌功能。如淫羊藿可促进抑制性 T 细胞产生，可抑制 T、B 淋巴细胞的增殖；熟地也可促进抑制性 T 细胞的功能，从而明显促进细胞免疫并对外周血 T 淋巴细胞具有双向调节作用，既能促进肾上腺皮质激素的合成，还能减轻糖皮质激素对垂体 - 肾上腺皮质系统功能和形态的影响。临床研究表明，补肾活血方能减轻多发性硬化患者的临床症状，减轻神经系统受损所出现的体征，减轻激素的副反应，尤其能明显减少多发性硬化的复发次数。

典型病案一

张某，女性，39 岁，主因"反复肢体麻木、无力、视力下降 5 年余，四肢无力加重 3 天"，于 2015 年 4 月 9 日就诊。

患者于 2010 年 9 月无明显诱因出现左上肢麻木，约 6～7 天后平脐处出现皮肤疼痛及束带感，并逐渐出现左下肢麻木无力，10 月 4 日出现小便费力，来我院，经磁共振检查发现颅内及上胸髓内多发片状长 T2 信号，脑脊液蛋白增高，寡克隆区带阳性，诊为"中枢神经系统炎性脱髓鞘病"，予激素（甲泼尼龙）、人免疫球蛋白等治疗，后症状渐缓解。2012 年 1 月感冒后出现左眼视力下降，进行性加重至完全失明，在外地医院诊为"视神经炎"给予激素及人免疫球蛋白等治疗，左眼视力恢复至 0.7。2012 年 5 月感冒后出现右下肢无力，再次入我院确诊为"多发性硬化"予激素、人免疫球蛋白等治疗，后右下肢无力渐好转，此后应用 β 干扰素间断治疗，2013 年 2 月出现右眼视力下降，入我院予激素、人免疫球蛋白等治疗后好转，2015 年 4 月 6 日无明显诱因双侧肢体无力，以左侧为著，伴麻木感，行走困难，步态不稳，尚能持物，无头痛、头晕，无饮水呛咳，吞咽困难，尿便障碍，在外口服泼尼松、卡马西平，注射腺苷钴胺治疗，效果差，遂来中医科就诊。

初诊：2015 年 4 月 9 日

症见双侧肢体无力，以左侧为著，伴麻木感，行走困难，步态不稳，尚能持物，无头痛、头晕，无饮水呛咳，吞咽困难，尿便障碍，双眼视力下降，伴有黑点，小便尚可，大便干硬，舌质紫黯少津，舌底脉络迂曲，脉沉细。西医诊断：中枢神经系统炎性脱髓鞘病；中医诊断：痿证，证属脾肾亏虚、瘀血阻络，治以补益脾肾、活血化瘀。

处方：

肉苁蓉 15g	熟 地 20g	山茱萸 15g	巴戟天 10g
附 子^(先煎)9g	当 归 15g	怀牛膝 15g	川 芎 10g
茯 苓 15g	淫羊藿 15g	鹿角胶^(烊化)10g	丹 参 15g
郁 金 10g	生白术 15g	乌 药 10g	

14 剂，每日 1 剂，水煎分 2 次服。

二诊：2015年4月23日

患者服上药14剂后，一般情况尚可，四肢麻木较前略有好转，肢体无力及视力下降，视物黑点仍同前。左侧肢体乏力，行走不稳，纳食可，眠多，二便调，舌淡黯边有齿痕，脉弦细。

处方：

肉苁蓉 15g	熟　地 20g	山茱萸 15g	巴戟天 10g
附　子^(先煎)9g	当　归 15g	怀牛膝 15g	川　芎 10g
茯　苓 15g	淫羊藿 15g	鹿角胶^(烊化)10g	丹　参 15g
郁　金 10g	生白术 15g	乌　药 10g	白　芍 15g
党　参 10g	密蒙花 10g	水　蛭 6g	

30剂，每日1剂，水煎分2次服。

三诊：2015年5月25日

患者服上药30剂，仍觉四肢无力，左侧尤甚，但程度较前均减轻，仍有视物模糊，视物黑点消失，近两周来自觉双眼干涩，夜间盗汗，日间怕冷，小便频数，舌淡胖苔薄黄边有齿痕，脉弦滑。

处方：

肉苁蓉 15g	熟　地 20g	山茱萸 15g	巴戟天 10g
附　子^(先煎)9g	当　归 15g	怀牛膝 15g	川　芎 10g
茯　苓 15g	淫羊藿 15g	鹿角胶^(烊化)10g	丹　参 15g
郁　金 10g	生白术 15g	乌　药 10g	白　芍 15g
党　参 10g	密蒙花 10g	水　蛭 6g	枸杞子 15g
菊　花 10g			

30剂，每日1剂，水煎分2次服。

四诊：2015年6月27日

患者服上药30剂，仍觉四肢无力，左侧尤甚，但程度较前均减轻，仍有视物模糊，视物黑点消失，双眼干涩已消失，小便频数，舌淡胖苔白边有齿痕，脉弦滑略细。

处方：

肉苁蓉 15g	熟　地 20g	山茱萸 15g	巴戟天 10g
附　子^(先煎)9g	当　归 15g	怀牛膝 15g	川　芎 10g
茯　苓 15g	淫羊藿 15g	鹿角胶^(烊化)10g	丹　参 15g
郁　金 10g	生白术 15g	乌　药 10g	白　芍 15g
党　参 10g	密蒙花 10g	水　蛭 6g	枸杞子 15g
菊　花 10g	覆盆子 10g		

28剂，每日1剂，水煎分2次服。

五诊：2015年7月25日

患者服上药28剂，病情稳定，仍觉四肢无力，左侧尤甚，但程度较前均减轻，仍有视物模糊，视物黑点消失，近3日出现头痛，受风后尤甚，流清涕，咳嗽，无咳痰，二便可，舌淡胖苔白边有齿痕，脉弦滑略细。

处方：

| 肉苁蓉 15g | 熟　地 20g | 山茱萸 15g | 巴戟天 10g |

附　子^(先)9g	当　归 15g	怀牛膝 15g	川　芎 10g
茯　苓 15g	淫羊藿 15g	鹿角胶^(烊化)10g	丹　参 15g
郁　金 10g	生白术 15g	乌　药 10g	白　芍 15g
党　参 15g	密蒙花 10g	水　蛭 6g	枸杞子 15g
菊　花 10g	覆盆子 10g	细　辛 3g	炙甘草 6g

14 剂，每日 1 剂，水煎分 2 次服。

六诊：2015 年 8 月 15 日

患者服上药 14 剂，病情稳定，自觉四肢力量较前明显增强，视物较前清晰，无视物黑点，纳眠可，二便调，舌淡胖苔白腻边有齿痕，脉弦滑略细。

处方：

肉苁蓉 15g	熟　地 20g	山茱萸 15g	巴戟天 10g
附　子^(先煎)9g	当　归 15g	怀牛膝 15g	川　芎 10g
茯　苓 15g	淫羊藿 15g	鹿角胶^(烊化)10g	丹　参 15g
郁　金 10g	生白术 15g	白　芍 15g	党　参 15g
水　蛭 6g	枸杞子 15g	菊　花 10g	覆盆子 10g
细　辛 3g	炙甘草 6g	生山药 15g	

28 剂，每日 1 剂，水煎分 2 次服。

患者服上方后自觉四肢无力症状较前明显好转，视物清晰，视物黑点未再复发，纳眠可，二便调，舌淡苔薄白，脉弦细。

按语

多发性硬化，目前病因尚不明确，常在一定诱因，如感冒发热、疲劳手术、情绪变化等条件下发病，其病变涉及部位较广，症状不一，主要与神经受损的严重程度有关，且随着疾病病程的延长，病情反复，有加重的趋势，故目前尚无法治愈。中医药也是越来越受到重视，中医虽无专门病名，对其病因病机认识也不统一，归纳起来是本虚标实，与肝脾肾三脏有关，在脏腑虚损的基础上产生瘀血、痰浊，互相影响，使疾病缠绵难愈。

本患者为青年女性，病程长，结合双侧肢体无力，麻木，行走困难的主症及舌质紫黯，少津，舌底脉络迂曲，脉沉细，辨证为脾肾亏虚，瘀血阻络。以肉苁蓉、熟地、山茱萸、巴戟天、附子、淫羊藿、鹿角胶为主药，滋补肾阴，壮肾阳补肾益精填髓。四君子汤益气健脾。四物汤养血活血，滋阴润燥。丹参、川芎活血化瘀，瘀血去，经络通。水蛭其味咸苦，有破血通经，逐瘀消癥之功效，张锡纯《医学衷中参西录》指出："为其原为噬血之物故善破血；为其气腐，其气味与瘀血相感召，故但破瘀血而不伤新血。"牛膝补肝肾，强筋骨，引药下行，全方共奏补肾活血，化瘀通络之功，临床疗效显著。

典型病案二

郭某，女，65 岁，主因"两胁肋部刺痒不适，束带感 2 年余"，于 2015 年 6 月 3 日就诊。

患者 2013 年淋雨后出现两胁肋部刺痒不适，伴束带感，就诊于当地医院，行颈椎磁共振示：脊髓内异常信号（$T_3 \sim T_5$），诊断为"脱髓鞘性脊髓病"，予激素（甲泼尼龙）、人免疫球蛋白等治疗，后症状渐缓解。遗留有前胸束带感，双手指尖发胀，右下肢僵硬感。为求中医治疗，来我科就诊。

初诊：2015 年 6 月 3 日

症见：前胸束带感，双手指尖发胀，右下肢僵硬感。舌黯苔白腻，脉弦滑。患者中老年女性，肾气渐衰，湿邪侵袭，蕴积于内，毒邪内伏，败坏形体，故见胁肋肌肤刺痒、束带，血瘀滞于经络，经络不通，可见指尖麻胀，西医诊断：中炎性脱髓鞘病；中医诊断：痿证，辨证为肾虚血瘀、湿毒内蕴，治以益肾化浊、解毒活血通络。

处方：

肉苁蓉 15g	熟　地 15g	山茱萸 12g	巴戟天 10g
香　附 10g	当　归 20g	牛　膝 15g	茯　苓 20g
淫羊藿 15g	萆　薢 10g	生白术 15g	丹　参 15g
柴　胡 10g	枳　壳 10g	川　芎 10g	生薏仁 15g
白　芍 15g	陈　皮 12g		

14 剂，每日 1 剂，水煎分 2 次服。

二诊：2015 年 6 月 17 日

患者服上药 14 剂，病情稳定，左侧前胸、左肋刺痒，右肩、后背怕凉，双手指尖发胀，两侧小指麻木，纳可，眠安，夜尿 2 次，大便 2 日 1 次，质可，舌黯红苔白腻，右脉弦滑，左脉弦细。

处方：

肉苁蓉 15g	熟　地 15g	山茱萸 12g	巴戟天 10g
红　花 10g	当　归 20g	牛　膝 15g	茯　苓 20g
淫羊藿 15g	萆　薢 10g	生白术 15g	丹　参 15g
柴　胡 10g	枳　壳 10g	川　芎 10g	生薏仁 15g
白　芍 15g	陈　皮 12g	香　附 10g	丝瓜络 15g
桃　仁 10g			

28 剂，每日 1 剂，水煎分 2 次服。

三诊：2015 年 7 月 29 日

患者服药期间平稳，双肩部怕冷，紧绷感，腰部束带感，纳眠可，夜尿 2 次，大便排出乏力，不尽感，舌黯红苔白腻，脉沉细。上方加附子 9g、红花 10g。

处方：

肉苁蓉 15g	熟　地 15g	山茱萸 12g	巴戟天 10g
附　子(先煎)9g	当　归 20g	怀牛膝 15g	茯　苓 20g
淫羊藿 15g	萆　薢 10g	生白术 15g	丹　参 15g
柴　胡 10g	枳　壳 10g	川　芎 10g	生薏仁 15g
白　芍 15g	陈　皮 12g	香　附 10g	丝瓜络 15g
桃　仁 10g	红　花 10g		

28 剂，每日 1 剂，水煎分 2 次服。

四诊：2015 年 8 月 30 日

患者服药期间平稳，未见明显进展，双肩部怕冷，紧绷感，腰部束带感，纳眠可，夜尿 2 次，大便排出乏力，不尽感，舌黯红苔白腻，脉沉细，上方加水蛭 6g、蜈蚣 1 条。

处方：

| 肉苁蓉 15g | 熟　地 15g | 山茱萸 12g | 巴戟天 10g |

附 子^(先煎)9g	当 归 20g	怀牛膝 15g	茯 苓 20g

附　子^(先煎)9g　　当　归 20g　　怀牛膝 15g　　茯　苓 20g

淫羊藿 15g　　　草　薢 10g　　生白术 15g　　丹　参 15g

柴　胡 10g　　　枳　壳 10g　　川　芎 10g　　生薏仁 15g

白　芍 15g　　　陈　皮 12g　　香　附 10g　　丝瓜络 15g

桃　仁 10g　　　红　花 10g　　水　蛭 6g　　　蜈　蚣 1 条

28 剂，每日 1 剂，水煎分 2 次服。

五诊：2015 年 9 月 30 日

患者服药期间平稳，前胸两胁肋部刺痒及双手指尖发胀较前明显好转，腰部束带感较前明显缓解，纳眠可，二便可，舌淡黯苔白稍腻，脉沉细。效不更方，上方继服。

处方：

肉苁蓉 15g　　　熟　地 15g　　山茱萸 12g　　巴戟天 10g

附　子^(先煎)9g　　当　归 20g　　怀牛膝 15g　　茯　苓 20g

淫羊藿 15g　　　草　薢 10g　　生白术 15g　　丹　参 15g

柴　胡 10g　　　枳　壳 10g　　川　芎 10g　　生薏仁 15g

白　芍 15g　　　陈　皮 12g　　香　附 10g　　丝瓜络 15g

桃　仁 10g　　　红　花 10g　　水　蛭 6g　　　蜈　蚣 1 条

28 剂，每日 1 剂，水煎分 2 次服。

患者其后每两日服上方一剂，自觉前诸证较前明显好转，未再明显进展，后服六味地黄丸及大黄䗪虫丸治疗，随访期间均未见复发及进展。

按语

多发性硬化在中医尚无专门病名，但根据其症状的不同将其归属于"痿证""痹证""眩晕""青盲"等病范畴，中医对本病的治疗也有了初步的认识和积累。在辨证论治的基础上，通过中医药的治疗可以减少复发，改善症状，减轻西药治疗副作用，提高生活质量。多数医家认为本病为本虚标实证，虽然病位不一，但多与先天不足，后天失养，脏腑功能失调与血痰湿热毒等蕴结有关。治疗上强调标本兼治。

本患者为中老年女性，根据症状、舌苔、脉象，综合辨证为肾虚血瘀，湿毒内蕴，方以肉苁蓉、熟地、山茱萸、巴戟天、附子阴阳双补，益精填髓。患者感受湿邪，日久湿邪内蕴于胁部，以柴胡疏肝散加减疏肝理气，使气行血行。白术、茯苓、生薏仁健脾去湿化痰。丹参、川芎、桃仁、红花、活血化瘀通络。草薢利湿浊去风湿，舒筋通络，《本草纲目》"草薢，足阳明、厥阴经药也。厥阴主筋属风，阳明主内属湿，草薢之功，长于祛风湿，所以能治缓弱顽痹、遗浊、恶疮诸病之属风湿者"。本患者病程两年余，病程长，久病则血凝滞不行，经络闭塞不通，非草木之品所能宣达，故加用水蛭、蜈蚣此虫类药物，其善行走攻窜，通达经络之功效强，诸药合用，可以补肾益精，化瘀祛湿通络，使病趋于痊愈。

典型病案三

霍某，女，31 岁，主因"右下肢无力 3 个月"于 2016 年 12 月 1 日就诊。

患者 2016 年 9 月因劳累受凉，产后 8 个月开始出现右下肢无力，小腿部尤甚，就诊于北京某医院，行磁共振检查（未见检查报告及影像学），诊断为"脱髓鞘病"，并予激素冲击治疗，症状未见明显好转。刻下症见：曲颈时自觉右肋部感觉异常，怕冷，手足发凉，右侧小腿部无力,便秘便干,小便调。查体:右侧远端肌力Ⅳ-级,余肢体肌力未见明显异常。

初诊:2016 年 12 月 1 日

症见曲颈时自觉右肋部感觉异常,怕冷,手足发凉,右侧小腿部无力,便秘便干,小便调。舌淡黯,苔薄白,脉沉细。患者生产后耗伤正气,先天之本亏虚不足,易感受寒邪,气血阻滞,不能推动正气温煦肢体,故可见上诸症,舌脉佐证。西医诊断:炎性脱髓鞘病;中医诊断:痿证,辨证为气血亏虚、肾阳不足、寒湿内蕴、瘀血阻络,故治疗以补气养血益精,温经通络祛瘀。

处方:

肉苁蓉 15g	熟 地 20g	独 活 15g	当 归 15g
茯 苓 20g	鹿角霜 10g	丹 参 15g	巴戟天 10g
制附片(先煎)10g	白 芍 15g	桂 枝 10g	牛 膝 15g
生白术 15g	川 芎 10g	生黄芪 20g	桑寄生 15g
杜 仲 15g			

14 剂,每日 1 剂,水煎分 2 次服。

二诊:2016 年 12 月 15 日

患者服上方后病情稳定,曲颈时自觉右肋部有物往下走窜感,时有心慌,怕冷,手足发凉,右侧小腿部无力,眠差,大便干,小便可。舌黯苔薄白,脉沉细。

处方:

肉苁蓉 15g	熟 地 20g	独 活 15g	当 归 15g
茯 苓 20g	鹿角霜 10g	丹 参 15g	巴戟天 10g
制附片(先煎)10g	白 芍 15g	桂 枝 10g	牛 膝 15g
生白术 15g	川 芎 10g	生黄芪 20g	桑寄生 15g
杜 仲 15g	覆盆子 20g		

28 剂,每日 1 剂,水煎分 2 次服。

三诊:2017 年 1 月 14 日

患者服上方后病情稳定,偶有头痛,其他诸症较前明显好转,纳眠可,二便调。舌黯苔稍白,脉细。上方黄芪改为 30g,酒当归改为 20g。

处方:

肉苁蓉 15g	熟 地 20g	独 活 15g	当 归 20g
茯 苓 20g	鹿角霜 10g	丹 参 15g	巴戟天 10g
制附片(先煎)10g	白 芍 15g	桂 枝 10g	牛 膝 15g
生白术 15g	川 芎 10g	生黄芪 30g	桑寄生 15g
杜 仲 15g	覆盆子 20g		

28 剂,每日 1 剂,水煎分 2 次服。

患者其后诸症较前明显好转,未再明显进展,口服金匮肾气丸治疗,近一年随访,均未见复发及进展。

按语

多发性硬化具有易复发、致残率高的特点。中医据其临床表现,以肢体无力或瘫痪为主者称为"痿证",以视力下降,复视或失明者称为"视瞻昏渺",以吞咽困难为主者称为"喑痱"。

中医药，特别是补肾、活血化瘀药物，在调节机体免疫方面具有很大作用。治疗上多采用益肾化浊，解毒活血通络，祛其邪毒浊毒为标，补其肾虚之本，解其瘀血、痰浊、寒邪之标。

方中以巴戟天、附子、肉苁蓉、鹿角霜温补肾阳。四物汤养血活血，滋阴润燥。黄芪益气。桂枝温经通络。白术、茯苓益脾气补后天，以滋养先天。杜仲、牛膝、桑寄生补肝肾，强筋骨，尤其是牛膝引血下行，引诸药直达病所，共奏益气养血，补肾益精，活血化瘀，祛瘀通络之效。

第十节　运动神经元病

运动神经元病是一种选择性侵犯脊髓前角运动神经元、脑干后组运动神经核、大脑皮质的慢性进行性神经系统变性疾病。临床上可分为肌萎缩侧索硬化，进行性肌萎缩、进行性延髓麻痹和原发性侧索硬化。本病以肌无力、肌萎缩、肌束不自主颤动，并见肌张力增高、腱反射亢进、病理征阳性为主要表现。随着患者的病情进展，部分患者会出现吞咽困难、饮水呛咳、言语不清等症状，部分患者病情的进展可见延髓麻痹的表现，最终多死于呼吸衰竭或重症呼吸道感染等。其发病机制不清楚，缺乏有效治疗方法，预后差。

运动神经元病，临床表现缺乏特异性，中医缺乏相关病名，多依据疾病症状和特点命名疾病，故而有"痿病""痿证""喑痱"等病名出现。患者以肌无力、肌萎缩为主症，则属中医"痿证"范畴。以出现肌束颤动为主症时，中医认为此为"肌肉𥆧动"，出现肌张力增高，呈痉挛性瘫痪，并伴有四肢肌肉萎缩，属中医"痉病""痿痉并病"等。疾病后期，累及延髓，出现"舌痱不能语，足废不能用"等症状，应归属于中医"喑痱"较为适合。

本病其病因及发病机制目前尚不明确。中医认为，本病与湿热浸淫经脉、过劳损血耗髓、饮食失宜、七情过激、痰湿瘀血内停等病因相关。但多数医家认为该病与五脏关系密切，尤以肝、脾、肾三脏为重，《素问·痿论》有描述："肝主身之筋膜，脾主身之肌肉，肾主身之骨髓。"三脏受损或邪气侵袭可生"筋痿""肉痿""骨痿"。肾气亏虚，水不涵木，肝失所养，发为"筋厥"，故患者可见筋骨失荣，肌肉萎缩。本病之因，多与肝、脾、肾亏损有关。肝主筋藏血，经脉之所宗；脾主肌肉，为后天之本，气血生化之源，气血之枢纽；肾主骨、藏精，为五脏六腑之本。一旦将息失宜，喜怒劳逸，或房事过度，肾阴亏损，则骨髓衰竭而发为"骨痿"。命门火衰，三焦不化，肺气不宣，阳气不达而见吞咽麻痹之症。肾气虚弱，水不涵木，肝血失养，血不濡筋，而发为"筋痿"。感受温热毒邪或病毒耗气伤津，皆令"肺热叶焦"，不能布送津液以润五脏，遂致四肢筋脉失养，痿弱不用。

《素问·太阴阳明论》曰："脾病不能为胃行其津液，四肢不得禀水谷气，气日以衰，脉道不利，筋骨肌肉，皆无气以生，故不用焉。"脾胃乃后天之本，与肾之先天之本相互依赖、相互滋养。出现手足痿弱无力。随着病情的进一步加重，若脾胃虚不能奉养先天肾精，肾气亏虚，无力助脾健运，会出现脾肾两虚的症状，如吞咽困难、舌肌萎缩、构音障碍、口角流涎等。脾胃收纳运化失职，亦不能行气血、濡筋骨，四肢肌肉失养而痿弱无力，所以气血化生乏源则无力司呼吸和行气血。患者会有肢体僵硬无力、呼吸困难等症状出现。气虚无力行血，瘀血内停，痹阻经脉，可见气短、少气和舌质紫黯等，终至呼吸肌麻痹而亡。所以，筋痿、骨痿、麻痹为本证之标，真阳亏损、肝木失调为本证之本。

肾精亏虚则不能濡养筋骨，筋骨失养则四肢痿废、言语不利。肾阳不足则脾阳衰弱，不能濡养经脉，出现肌肉痿废不用等症状。肾阴虚则"水不涵木"，肝血失养，血不濡筋，发为"筋痿"。肾阴不足则肝火亢盛，肝经之火循经上炎于咽喉。肝经络于舌本，肝火循经上炎以至言语含糊，饮水呛咳，舌肌纤颤，后期肾髓受累，肺金失养，宗气无以行于息道，以致构音障碍，甚至不能言语。阳不化气，阴难成形，则会表现出退行性病变。

　　本病以肌肉无力为主要症状，当以元气亏虚为主要病因，尤其是肾虚为根本，且本病患者皆有不同程度、不同部位的肌肉萎缩情况出现，符合中医阳不化气、阴难成形的理论，故而肾气亏虚是本病的基本病机。肝肾同源，脾肾为先后天之本，互相滋养，相互为用，不论是外邪侵袭或内伤脏腑，不论是先天禀赋不足或后天失养，他脏病之，最后伤及肾脏，造成肾虚。肾虚，肾气不足，推动无力，血行缓慢，久则成瘀。肾阳虚，温煦无力，寒凝成瘀。肾阴虚日久，耗伤阴血，阴虚化热，热灼成瘀。在肾虚基础易生血瘀。血瘀日久，血行缓慢，脏腑失养，不能发挥其正常生理功能，易加重肾虚。血瘀与肾虚互相影响，使病缠绵难愈，故本病虽与肝脾肾三脏有关，但本质上是本虚标实之证，肾虚为本，血瘀为标。

　　作者结合临床多年经验，提出肾虚血瘀是本病临床常见证型，并总结了独特的补肾活血方，应用于临床实际，取得了很好的疗效。补肾活血方主要组成：肉苁蓉、熟地、当归、赤芍、川芎、丹参、山茱萸、制首乌、水蛭等。

典型病案一

　　刘某，男性，52岁，主因"四肢肌萎缩无力2年，加重伴胸闷气短8个月"，于2014年9月12日就诊。

　　患者2012年无明显诱因出现右下肢无力，逐渐加重并累及左下肢及双上肢肌萎缩无力、伴肌肉跳动，无明显疼痛、麻木，8个月前出现胸闷气短，咳痰无力，大便无力，逐渐加重，曾于当地各医院诊断为"肌萎缩侧索硬化"，予"丁苯酞"等治疗，效果不理想，为求中医治疗，来我科就诊。既往有肺门淋巴结核，慢性气管炎，肺气肿病史。肌电图：广泛神经元损伤。

　　初诊：2014年9月12日

　　症见：四肢肌萎缩无力，全身稍瘦，胸闷气短，咳嗽无力，大便无力，纳食一般，眠可，舌淡红，苔白，脉沉细无力。中医诊断为痿证，辨证为脾肾亏虚，气血不足，痰瘀阻络，治以补肾健脾，益气活血，养肺化痰。

　　处方：

生黄芪 40g	生晒参 10g	生白术 15g	茯　苓 15g
当　归 20g	白　芍 15g	鹿角胶^(烊化) 10g	巴戟天 10g
肉苁蓉 15g	熟　地 20g	山茱萸 10g	知　母 10g
草　薢 15g	红景天 10g	石菖蒲 10g	川　芎 10g

14剂，每日1剂，水煎分2次服。

　　二诊：2014年9月26日

　　服上药后患者四肢肌萎缩无力较前无明显变化，仍咳嗽无力，喉中痰鸣，现使用呼吸机辅助呼吸，纳食一般，眠差，大便无力，近日口舌生疮，舌黯红苔薄黄腻，脉沉细无力。

　　处方：

生黄芪 40g	太子参 10g	生白术 15g	茯　苓 15g

各论

当　归20g	白　芍15g	黄　柏6g	巴戟天10g
肉苁蓉15g	熟　地20g	山茱萸10g	知　母10g
萆　薢15g	红景天10g	石菖蒲10g	生栀子15g

14剂,每日1剂,水煎分2次服。

三诊:2014年10月9日

服上药后患者四肢肌萎缩无力较前无明显变化,行走无力,双大腿、肋部肌肉紧张,跳动,仍咳嗽无力,喉中痰鸣,白天间断使用呼吸机辅助呼吸,纳食一般,眠差,大便无力,口舌生疮减轻,舌黯红苔白,脉沉细无力。

处方:

法半夏10g	陈　皮10g	白芥子6g	茯　苓15g
苏　子10g	浙贝母10g	生白术15g	苍　术10g
当　归20g	白　芍15g	生黄芪40g	灵　芝10g
肉苁蓉15g	熟　地20g	山茱萸10g	知　母10g
炒枣仁30g	紫　菀15g	石菖蒲10g	生栀子15g
香　附10g

14剂,每日1剂,水煎分2次服。

四诊:2014年10月25日

服上药后患者四肢肌萎缩无力较前无明显变化,行走无力,双大腿、肋部肌肉紧张,跳动,咳嗽较前明显好转,白天间断使用呼吸机辅助呼吸,辅助时间较前明显缩短纳食一般,眠差,大便无力,舌暗红苔白,脉沉细无力。

处方:

生黄芪40g	生晒参10g	生白术15g	茯　苓15g
当　归20g	白　芍15g	鹿角胶(烊化)10g	巴戟天10g
肉苁蓉15g	熟　地20g	山茱萸10g	知　母10g
苍　术10g	红景天10g	石菖蒲10g	炙香附10g

14剂,每日1剂,水煎分2次服。

五诊:2014年11月15日

服上药后患者四肢肌萎缩无力较前好转,仍有肌肉跳动,咳嗽较前明显好转,已经可以脱离呼吸机辅助呼吸,纳食一般,眠可,大便无力,舌黯红苔白,脉沉细无力。

处方:

生黄芪40g	生晒参10g	生白术15g	茯　苓15g
当　归20g	白　芍15g	鹿角胶(烊化)10g	巴戟天10g
肉苁蓉15g	熟　地20g	山茱萸10g	知　母10g
苍　术10g	红景天10g	石菖蒲10g	炙香附10g
半　夏10g	陈　皮12g

14剂,每日1剂,水煎分2次服。

患者间服上方,病情诉未再进展,其后随访,均诉病情稳定,未再进一步恶化。

按语

运动神经元病是一种神经系统变性疾病,由于其发病机制不清楚,目前尚无特效治疗,西医常用的治疗有免疫抑制剂、神经生长因子、利鲁唑、拉莫三嗪等，效果也尚不理想。呼吸肌受累时，应用人工辅助呼吸等治疗为主，预后不佳，中医药治疗是研究和应用的热点。

本患者诊断为肌萎缩侧索硬化，是最常见的运动神经元病。诊断明确，结合舌脉，四诊合参，中医诊断为痿证，辨证为脾肾亏虚，气血不足，痰瘀阻络。方中以苍附导痰汤加减益气健脾化痰，以养后天。以四物汤养血活血。以鹿角胶、巴戟天、熟地、肉苁蓉、山茱萸补肾益精，阴阳双补。大剂量黄芪补气升阳，使气行则血行流畅，瘀血去，新血生。《珍珠囊》"黄芪甘温纯阳，其用有五，补诸虚不足，一也；益元气，二也；壮脾胃，三也；去肌热，四也；排脓止痛，活血生肌，内托阴疽，为疮家圣药，五也"。生晒参可大补元气，补脾益肺，与黄芪等药配伍，可补肺中元气，肺气旺则四脏之气皆旺，精自生而形自胜，知母配黄柏，可泻肺滋肾。苏子、白芥子，温肺化痰，利气散结，止咳平喘，使瘀去肺清，全方共奏，温肾健脾，益肺化痰，活血通络之功，使病情稳定，进展得到控制。

典型病案二

王某，男，50岁，主因"右侧肢体活动不利，进行性加重1年"，于2015年7月29日就诊。

患者2014年无明显诱因出现右手指活动不利，持物不稳，未予重视。其后症状逐渐加重，表现为右手虎口肌肉萎缩，肉跳，起步缓慢，声音沙哑，二便控制弱，2015年6月就诊于当地医院，查肌电图示：右侧正中神经源性损害。诊断为"肌萎缩侧索硬化，运动神经元病"，予"丁苯酞"治疗，效果一般。为求中医治疗，来我科就诊。

初诊：2015年7月29日

症见：右侧肢体无力，上肢虎口肌肉萎缩，肉跳，纳眠可，二便难控，舌黯红，脉弦细滑。中医诊断为痿证，辨证为脾肾亏虚，脉络瘀阻，治以补肾健脾，活血通络。

处方：

生黄芪40g	生白术15g	生薏仁15g	茯　苓30g
熟　地30g	山茱萸12g	巴戟天10g	淫羊藿15g
补骨脂10g	附　子(先煎)9g	赤　芍15g	川　芎10g
丹　参10g			

14剂，每日1剂，水煎分2次服。

二诊：2015年8月15日

患者服上方后病情稳定，症见右侧肢体无力，持物不稳，上肢虎口肌肉萎缩，肉跳，起步缓慢，易跌倒，纳眠可，二便难控，舌黯红苔白，脉沉弦细滑，舌肌纤颤。

处方：

生黄芪40g	生晒参10g	生白术15g	生薏仁15g
茯　苓30g	熟　地30g	山茱萸12g	巴戟天10g
淫羊藿15g	补骨脂10g	附　子(先煎)9g	肉　桂6g
石菖蒲10g	远　志10g	鹿角胶(烊化)10g	知　母10g
赤　芍15g	牛　膝15g	川　芎10g	丹　参10g
杜　仲15g	桑寄生15g		

14剂，每日1剂，水煎分2次服。

三诊：2015年8月30日

患者服上方后病情稳定，右手力量稍增加，汗出减少，仍有肉跳，起步缓慢，易跌倒，纳眠可，二便难控，舌黯红苔白，脉沉弦细滑，舌肌纤颤。

处方：

生黄芪40g	生晒参10g	生白术15g	生薏仁15g
茯苓30g	熟地30g	山茱萸12g	巴戟天10g
淫羊藿15g	补骨脂10g	附子(先煎)9g	肉桂6g
石菖蒲10g	远志10g	鹿角胶(烊化)10g	知母10g
赤芍15g	牛膝15g	红景天10g	五加皮10g

14剂，每日1剂，水煎分2次服。

四诊：2015年9月15日

患者服上方后病情稳定，右手力量稍增加，汗出减少，仍有肉跳，起步缓慢，易跌倒，纳眠可，二便难控，舌黯红苔白，脉沉弦细滑，舌肌纤颤。患者症状减轻，效不更方，继续上方。

处方：

生黄芪40g	生晒参10g	生白术15g	生薏仁15g
茯苓30g	熟地30g	山茱萸12g	巴戟天10g
淫羊藿15g	补骨脂10g	附子(先煎)9g	肉桂6g
石菖蒲10g	远志10g	鹿角胶(烊化)10g	知母10g
赤芍15g	牛膝15g	红景天10g	五加皮10g

14剂，每日1剂，水煎分2次服。

五诊：2015年9月30日

患者服上方后病情稳定，右手力量稍增加，汗出减少，仍有肉跳，起步缓慢，易跌倒，纳眠可，二便难控，舌黯红苔白，脉沉弦细滑，舌肌纤颤。

处方：

生黄芪50g	生晒参10g	生白术15g	生薏仁15g
茯苓30g	熟地30g	山茱萸12g	巴戟天10g
淫羊藿15g	补骨脂10g	附子(先煎)9g	肉桂6g
石菖蒲10g	远志10g	鹿角胶(烊化)10g	知母10g
赤芍15g	牛膝15g	红景天10g	五加皮10g
川芎15g	水蛭6g		

28剂，每日1剂，水煎分2次服。

患者其后间断服用此方，后又服右归丸及大黄䗪虫丸治疗，随访病情稳定，未有进展。

按语

运动神经元病，由于其临床表现无特异性，有肌肉萎缩无力，构音障碍，吞咽困难等，中医无专门病因病名，常归于"痿证""痉病""喑痱"等病范畴，其病因病机复杂，古代医家有肺热叶焦，湿热，痰湿，气虚，瘀血，阴虚火旺之说，《临证指南医案》中指出本病为肝肾肺胃四经之病，虽其病因病机复杂，但其脏腑亏虚，尤其是肾虚，为其发病根本，在此基础上产生血瘀，两者又互为因果，是疾病缠绵难愈。

本患者辨证为痿证，脾肾亏虚，脉络瘀阻，治疗上以健脾补肾，活血化瘀通络为主。以附子、巴戟天、补骨脂、淫羊藿、熟地、山茱萸为主药，补肾阳滋肾阴，益精填髓，使髓海充，气血足。杜仲，牛膝、桑寄生补肝肾，强筋骨，通经络。以白术、茯苓、生薏仁来健脾助运，与治痿独取阳明，说法一致。培补后天之本，助脾运化，精微输布以濡养五脏。大剂量黄芪、生晒参补气，培升肺脾肾之元气，使气行则血行。赤芍、川芎，丹参、水蛭活血化瘀通络。水蛭，首见于《神农本草经》，谓其"逐恶血，瘀血，月闭，破血瘕积聚"，其行走攻窜，通达经络，疏通搜剔之功，远非草木植物所能及。诸药合用，共奏补肾活血，健脾通络之功，患者应用此方治疗后效果尚理想，病情稳定，未有进展。

典型病案三

李某，男性，60岁，主因"言语不清，饮水呛咳，全身乏力2年"，于2015年4月11日就诊。

患者2013年4月上旬无明显诱因出现言语不清，声音嘶哑，就诊于当地医院，行头颅CT提示未见明显异常，后就诊于我院，查肌电图提示广泛神经源性损害，考虑为"运动神经元病"，予"丁苯酞、依达拉奉"治疗，后言语不清、饮水呛咳进行性加重。患者为进一步寻求中医治疗，来我科门诊就诊。

初诊：2015年4月11日

症见言语不清、饮水呛咳、伸舌不能，夜尿1~2次，大便溏，舌肌纤颤，萎缩，舌黯，口唇紫黯，苔白腻，脉沉细。中医诊断为痿证，辨证为肾虚血瘀、痰浊阻络，治以补肾活血、祛痰通络。

处方：

熟　地20g	山茱萸12g	茯　苓30g	石菖蒲10g
胆南星10g	巴戟天10g	肉苁蓉15g	肉　桂6g
枳　实10g	生黄芪30g	生白术15g	牛蒡子10g
陈　皮12g	牛　膝15g	炙甘草6g	半　夏10g

14剂，每日1剂，水煎分2次服。

二诊：2015年4月28日

患者自觉服用前方后症状较前略有好转，仍有言语不清、饮水呛咳，均较前好转，偶有咳痰，色黄质黏，觉气虚乏力，伴口角流涎，夜间汗出明显，头胸尤甚，二便调，舌肌纤颤，萎缩，苔白腻，脉细数。

处方：

熟　地20g	山茱萸12g	茯　苓30g	石菖蒲10g
胆南星10g	巴戟天10g	肉苁蓉15g	肉　桂6g
枳　实10g	生黄芪30g	生白术15g	牛蒡子10g
陈　皮12g	牛　膝15g	炙甘草6g	淫羊藿15g
牛蒡子10g	鹿角胶(烊化)10g	五味子6g	半　夏10g
知　母10g	赤　芍15g	川　芎10g	

28剂，每日1剂，水煎分2次服。

三诊：2015年5月28日

患者自觉服用前方后肉跳减轻，乏力症状减轻，仍有言语不清、饮水呛咳，均较前好转，夜间汗出明显，头胸尤甚，纳眠可，二便调，舌肌纤颤，萎缩，苔白，脉弦细。

处方：

熟　地 20g	山茱萸 12g	茯　苓 30g	石菖蒲 10g
胆南星 10g	巴戟天 10g	肉苁蓉 15g	肉　桂 6g
枳　实 10g	生黄芪 30g	生白术 15g	牛蒡子 10g
陈　皮 12g	牛　膝 15g	炙甘草 6g	淫羊藿 15g
牛蒡子 10g	鹿角胶^(烊化) 10g	五味子 6g	半　夏 10g
知　母 10g	赤　芍 15g	川　芎 10g	太子参 10g
丹　参 10g			

28 剂，每日 1 剂，水煎分 2 次服。

四诊：2015 年 6 月 30 日

患者自觉服用前方后肉跳减轻，乏力症状减轻，仍有言语不清、饮水呛咳，均较前好转，夜间汗出明显，头胸尤甚，纳眠可，二便调，舌肌纤颤，萎缩，苔白，脉弦细。

处方：

熟　地 20g	山茱萸 12g	茯　苓 30g	石菖蒲 10g
胆南星 10g	巴戟天 10g	肉苁蓉 15g	肉　桂 6g
枳　实 10g	生黄芪 30g	生白术 15g	牛蒡子 10g
陈　皮 12g	牛　膝 15g	炙甘草 6g	淫羊藿 15g
牛蒡子 10g	鹿角胶^(烊化) 10g	五味子 6g	半　夏 10g
知　母 10g	赤　芍 15g	川　芎 10g	太子参 10g
麦　冬 10g	丹　参 10g		

28 剂，每日 1 剂，水煎分 2 次服。

五诊：2015 年 7 月 31 日

患者自觉服用前方诸症均较前有所好转，仍有言语不清、饮水呛咳，夜间汗出有所减轻，头胸尤甚，纳眠可，二便调，舌肌纤颤，萎缩，苔白，脉弦细。效不更方，同四诊方。

患者其后间服此方，随访期间未诉进展，言语较前转清，伸舌缓慢，舌肌萎缩较前好转。

按语

运动神经元病是由于运动神经元受到损伤，逐渐导致全身瘫痪，并丧失吞咽和语言能力，最后因呼吸困难呼吸衰竭而死亡。成人通常在 30～50 岁发病，男性多于女性，有部分患者有阳性病史，常为染色体显性遗传。运动神经元病为"痿证"一种，以独取阳明为基本治疗大法，根据病因影响部位不同可分为脉、筋、肉、骨、皮痿等。而此例患者多属肉痿和筋痿，患者脾气虚，气虚则无力鼓动血行，血行不畅，痰浊内生，阻滞脉道，则造成瘀血之证；或因精血亏虚，血虚则脉道干涩，血流不畅成瘀。瘀血的形成方式各有不同，但多以本虚为主，瘀血仅是疾病后期形成的病理产物。故补肾活血之法在临床上治疗此类疾病获得良好疗效。瘀血在病程早期已悄然生成。故选药多用肉苁蓉补肾助阳，《神农本草经》云其"主五劳七伤，补中，除茎中寒热痛，养五脏，强阴，益精气，妇人癥瘕，久服身轻"；巴戟天补肾助阳，强筋骨，祛风湿，《神农本草经》云其"强筋骨，安五脏，补中，增志，益气"；附子可上助心阳，中温脾阳，下补肾阳，为回阳救逆第一品药；肉桂，补火助阳，散寒止痛，温经通脉，引火归原，为治疗命门火衰之要药；麦冬滋养胃阴，又善养肺阴；五味子上敛肺气，下滋肾阴，益气生津，补肾宁心；涤痰汤加减健脾理气，开窍化痰；丹参、川芎、赤芍活血化瘀、祛瘀生

第七章　补肾活血法在神经系统疾病中的临床应用

新，诸药合用，阴阳并补，化瘀祛痰，标本兼顾，水火既济，则病可愈。

参 考 文 献

[1] 许金波，韩辉，吕丹丽，等. 运用地黄饮子治疗帕金森病经验 [J]. 广州中医药大学学报，2017，9，34（5）758-760.

[2] 王庆其，陈敏，张振贤，等. 脑梗死案——名老中医教学查房实录（6）[J]. 浙江中医杂志，2016，51（1）：3-4.

[3] 王庆其，项志兵，宋丽，等. 脑梗死案——名老中医教学查房实录（12）[J]. 浙江中医杂志，2016，51（7）：480-481.

[4] 黄孔杰，黄迎红. 补肾填精为主治疗中风后遗症 [J]. 吉林中医药，1995，（2）：8.

[5] 黎鹏程，卢丽丽. 程丑夫教授从瘀论治疑难病验案3则 [J]. 中医药导报，2015，21（19）：79-81.

[6] 李成文，杜正浩. 丁甘仁治疗中风医案特色 [J]. 辽宁中医杂志，2009，36（12）：2169-2170.

[7] 王庆其，王秀薇，王少墨，等. 脑梗死、冠心病案——名老中医教学查房实录（7）[J]. 浙江中医杂志，2016，51（2）：86-87.

[8] 曹静，樊永平，丁成赟. 癫痫中医临床症状观察 [J]. 北京中医药大学学报，2007，30（4）：285-288.

[9] 李树成，郭慧. 李春辉老中医治疗癫痫病经验介绍 [J]. 新中医，2011，43（8）：189.

[10] 刘东. 刘殿禄老中医治疗小儿癫痫脑瘫经验介绍 [J]. 新中医，1996（4）：5-6.

[11] 蔡建新，叶冬兰，张绍莲. 张介安老中医思辨癫痫经验 [J]. 中国中医急症，2009，18（6）：933-934.

[12] 崔德芝，张恭新，朱振铎. 老年性痴呆的中医理论探讨 [J]. 山东中医杂志，2006，25（10）：655-657.

[13] 王玉璧，王玉秀，郭蕾，等. 老年性痴呆的中医文献研究 [J]. 中国中医基础医学杂志，2011，17（8），852/859.

[14] 胡起超，于涛，韩景献. 老年性痴呆中医证候及病因病机探析 [J]. 陕西中医，2010，31（5）：576-577.

[15] 常学辉，刘瑞娟. 李鲤教授治疗老年性痴呆经验 [J]. 中国中医药现代远程教育. 2016，14（18），60-62.

[16] 王东建，洪庆祥. 林水淼治疗老年性痴呆经验举隅 [J]. 中医文献杂志，2011（3）：41-42.

[17] 张晋，刘荣，董健等. 名老中医治疗老年性痴呆经验评述 [J]. 中医药信息，2001，18（3）：1-2.

[18] 赵湘筠. 髓海不足　气衰魄离—中医对老年性痴呆的认识 [J]. 上海中医药杂志，1994，（5）：24-25.

[19] 田立，唐可清. 王宝光治疗老年性痴呆经验 [J]. 山东中医杂志，1998，17（2）：80.

[20] 刘明芳，李浩，刘剑刚，等. 中医虚瘀浊毒与老年性痴呆 [J]. 中医杂志，2010，51（7）：651-654.

[21] 吴迪，王玥. 中医论治老年性痴呆探骊发微 [J]. 四川中医，2016，34（4）：15-18.

[22] 杨昕，何明大. 中医对老年性痴呆的认识和治疗 [J]. 中医药导报，2009，15（8）：82-84.

[23] 唐寒芬，何明大. 探讨老年性痴呆的中医认识 [J]. 中医中药，2011，8（22）：100-101.

[24] 赵永烈，王玉来，王爱成. 头痛病证的中医药治疗探讨 [J]. 中医药学刊，2006，（5）：862.

[25] 华荣，李郑生，张彦红，等. 李振华教授辨治瘀血头痛经验 [J]. 中医药学刊，2006，（7）：1212-1213.

[26] 宋雅琳. 任仲传老师治疗偏头痛临床治疗经验 [J]. 光明中医，2014，29（1）：27-28.

[27] 林强. 金梦贤老中医治疗头痛临床经验 [J]. 光明中医，2016，31（8）：1080-1081.

[28] 邱仕君. 邓铁涛教授对多发性硬化症的辨治经验新中医 [J]. 新中医，2000，32（8）：9-10.

[29] 李青，詹青，琚坚. 詹文涛教授辨证治疗多发性硬化经验 [J]. 北京中医药大学学报，2003，10（1）：18-20.

[30] 钟晓鸣，黄迪君. 黄迪君教授治疗多发性硬化之经验 [J]. 针灸临床杂志，2006，20（6）：44-45.

[31] 张高泽，宫洪涛，孔令霞. 郑绍周治疗多发性硬化经验 [J]. 当代名医，2006，47（10）：758.

[32] 樊永平. 多发性硬化的中医药病症结合治疗 [J]. 中华中医药杂志，2007，22（5）：289-292.

[33] 林通国. 中药治疗肌萎缩侧束硬化症三例 [J]. 广西中医药, 1983 (2): 23.

[34] 马国靖. 地黄饮子治疗运动神经元病 1 例 [J]. 中国中医药现代远程教育, 2014, 12 (3): 122.

[35] 李燕娜, 陈万根. 从肝风论治运动神经元病 [J]. 中医药研究, 1996, (1): 29-30.

[36] 苏国良, 张金生, 洪永. 益气强肌汤治疗肌萎缩侧索硬化症 25 例 [J]. 中西医结合心脑血管病杂志, 2006, 4 (5): 452-453.

[37] 谢仁明. 运动神经元病中医辨治及临床疗效评价标准研究思路 [J]. 北京中医药大学学报, 2003, 26 (5): 22-25.

[38] 曾常春, 刘子志, 张志敏. 李任先教授治疗肌萎缩侧索硬化症经验 [J]. 新中医, 2002, 34 (3): 12-13.

（郭云霞　蒲香蓉　李一鸣）

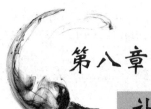

第八章

补肾活血法在妇科疾病中的临床应用

补肾活血法在妇科疾病中应用极为广泛，《素问·上古天真论》记载："女子七岁，肾气盛，齿更发长。二七而天癸至，任脉通，太冲脉盛，月事以时下，故有子。三七，肾气平均，故真牙生而长极。四七，筋骨坚，发长极，身体盛壮。五七，阳明脉衰，面始焦，发始堕。六七，三阳脉衰于上，面皆焦，发始白。七七，任脉虚，太冲脉衰少，天癸竭，地道不通，故形坏而无子也。"是对女性生理的详细阐述。至东汉时期，针对妇女一些疾病有了明确的诊断及治疗，有些方药甚至沿用至今。宋朝以后中医对妇科疾病的认识趋于完整，相继出现了如《妇人大全良方》《傅青主女科》等妇科方面的专著，较为全面地阐述了妇科疾病的中医药治疗。

肾与女性的生理病理存在密切相关性，早在《黄帝内经》中就已提出"肾者……精之处也"（《六节脏象论》）、"精者，身之本也"（《金匮真言论》），《傅青主女科》亦认为"经水出诸肾"，从生理特性来看，肾主生殖，冲为血海，任主胞胎，冲任本隶属于肾，肾藏精，精化血，肾为精血之海，谓称"精血同源"。妇科疾病与女性生殖系统密切相关，在调经种子门中，补肾阴以充实月经胎孕之物质基础，补肾阳，促进温煦气化，以助经孕胎产功能的正常发挥。

"瘀血"是妇科疾病最为常见的病理产物：肾精不足，血源匮乏，致脉道枯涩而血虚血瘀；肾气亏损，无力推动，脉中血行不畅，日久瘀血阻络；肾阳虚损，阴寒凝结，瘀血内生。瘀血形成，阻滞脉络，化精乏源，进一步加重肾虚的情况。

由此可见，肾虚、血瘀互为因果，肾虚血瘀是妇科疾病发生、发展、演变过程中的重要病理环节，"调经之要，贵在补脾胃以资血之源，养肾气以安血之室，知斯二者，则尽善矣"，临床上常见的妇科疾病如慢性盆腔炎、原发性痛经、子宫肌瘤、复发性流产、不孕症、子宫内膜异位症、多囊卵巢综合征、功能失调性子宫出血等，几乎都存在肾虚血瘀的病症特点，对于辨证为肾虚血瘀证者，运用补肾活血法治疗，疗效显著，这也是异病同治理论在妇科领域的良好体现。

西医学研究进一步证实补肾活血化瘀法在子宫内膜异位症、功能失调性子宫出血、闭经、停经、痛经、排卵期出血等疾病的治疗上取得了较好的疗效，并且经大量临床实践和科学实验研究证明效果肯定。随着研究手段不断进步，对于中药的机制研究也越来越深入，研究发现补肾益气活血药物可促进胎盘组织产生一氧化氮，而一氧化氮减少已被公认为是妊娠高血压综合征（妊高征）发病机制中的一个主要环节，该发现为用该法治疗妊高征提供了科学支持。研究发现，补肾活血中药可以通过抑制特异性免疫损伤，使卵巢内残存的少数滤泡能得以复苏，从而恢复部分卵巢功能，达到防治卵巢早衰的作用。

活血化瘀是中医药领域研究的热点，中药药理研究证实活血药丹参能活血补血，祛瘀止痛，除烦安神，丹参中含有脂溶性成分多达40余种，对多种组织的损伤都具有促进修复作用；川芎辛散温通，既能活血又能行气，为血中气药，能上达巅顶，下达血海，外侧皮毛，旁通四肢，善走窜而无黏滞之态，走而不守，对常见妇科疾病均有较好的疗效，特别是痛经、难产、胞衣不下等情况；当归含有的阿魏酸具有抗脂质过氧化作用，能直接消除自由基、抑制氧化反应和自由基反应，并能与生物膜磷脂结合，保护膜脂质拮抗自由基对组织的损害，以促进组织修复；赤芍能除血痹，破坚积，可以解痉挛、镇痛及抗组织炎症。补肾药肉苁蓉，具有补肾阳，益精气，治妇人癥瘕，能增强免疫力，调节内分泌，促进生长发育，具有抗衰老的作用；补骨脂中的补骨脂酚具有雌激素样作用，能增强阴道角化，增加子宫重量，能够用于治疗子宫内膜容受性低造成的不孕或流产；牛膝流浸膏或煎剂对离体家兔子宫不论已孕、未孕均有兴奋作用，对收缩无力的小鼠离体子宫，则使收缩加强，对猫的未孕子宫呈弛缓作用，而对已孕子宫则发生强有力的收缩，牛膝根有较强的抗炎消肿作用。

有研究发现，通过中药聚类分析，以下药对是防治妇科疾病中最常见的。三棱、莪术：三棱，为血中气药，擅长破血中之气，莪术为气中血药，两药相辅相成，相许为用，共奏破血行气，消积止痛之功；赤芍、桃仁：两药配伍，活血力量明显增强，通行血脉，还可引血下行，使瘀阻之血得以下行；桂枝、牡丹皮：温中的桂枝遇到清热的丹皮，使得桂枝温而不燥，丹皮清热而不寒凉，两者相互为用，经气经脉得以通达，起到散瘀消癥化癥的作用；枳壳、青皮：两者配伍应用，能行气消胀，消积除满，对气滞血瘀型癥瘕尤为适合；水蛭、牛膝：两者配伍，具有破血逐瘀、活血消癥的作用，用于治疗血瘀型癥瘕；红花、白芍：红花，具有良好的活血化瘀作用，可通行血脉，但单纯用之，又恐耗血伤血，故配白芍，体现了养血活血的功效；败酱草、薏苡仁：两药相伍，用于久治不愈的带下甚效，临证时宜加大两者用量，久服效；海藻及昆布：昆布咸寒，破积软坚，散瘿瘤瘰疬，消导力强，海藻利水泄热，软坚散结，偏于有形之实证，常相须为用；皂角刺、白芥子：两药参合为用，软坚散结，消痰破积；白术、白芍：白术健脾不伤阴，白芍柔肝不滋腻，两药合用，一阳一阴，共奏柔肝健脾，调和月经之效。

第一节　子宫肌瘤（癥瘕）

子宫肌瘤（又称子宫平滑肌瘤），属于良性肿瘤，在各类妇科肿瘤中发病率最高，育龄期妇女发病率约为20%～25%，多见于30～50岁，临床以子宫增大、月经失调、腰酸、腹痛、白带异常为主要症状，约有近20%～40%的子宫肌瘤患者因月经异常而求医，手术及激素治疗为目前临床最常用的治疗手段，常规保守治疗多以抗孕激素控制肿瘤生长，米非司酮与黄体酮受体和糖皮质激素受体结合，有很强的抗黄体酮作用，但此类治法副作用多。手术治疗创伤大，尤其不合适有生育要求的青年女性，且术后复发也是常见的临床问题。中医药治疗本病，虽然不如米非司酮、促性腺激素释放激素类似物能在短时期内缩小肌瘤体积、抑制子宫出血，却能控制肌瘤的增长和新的肌瘤的出现，远期疗效显著，在改善月经不调、白带、腰酸等临床症状方面突显其治疗优势，具有停药后不易复发的特点。

子宫肌瘤属中医"癥瘕"范畴，中医历来对本病认识较为广泛，在本病的治疗上积累了丰富的经验。历代各位妇科医家对本病均有见解，《校注妇人良方》曰："妇人腹中瘀血者，由月经闭积，或产后余血未尽，或风寒滞瘀，久而不消，则为积聚癥瘕矣。"很好地阐述了本病的病机所在。气机失宣，则呈气滞，气滞则血运不畅，日久瘀血内阻，瘀血既阻滞气机使阳气不能外达，又阻止阳气得到正常营血的滋润和濡养。瘀血日久，则易及肾，肾虚气化失常，津液凝滞，则呈痰湿。"气无形不能结块，结块者，必有形之血也"，可见子宫肌瘤形成与气滞、血瘀、痰凝、湿阻相关，亦与本虚体质密不可分。肾主生殖，为人体阴阳之本，冲任之本在肾，肾虚则冲任不充，血海失司，旧血瘀滞胞宫，积久成癥，由于子宫肌瘤病程过长，日久及肾，形成肾虚血瘀，故补肾活血、化瘀消癥法亦成为治疗子宫肌瘤的常用方法。

我们认为子宫肌瘤是以肾虚为本，寒凝、痰湿、血瘀、气滞是致病关键，治疗应以补肾益精，调理冲任为主，结合活血化瘀、散寒温胞、软坚散结、理气止痛。结合女性的生理特点，治疗应强调分期。经期以化瘀、调经、止痛为主，在非经期则以温补肾阳、活血化瘀、软坚散结、消癥治本为主，以彻底消除病灶。临床常用的补肾药物有：山茱萸、肉苁蓉、菟丝子、首乌、巴戟天、鹿角片、熟地、仙茅、淫羊藿等。有文献报道，补肾活血方（炙鳖甲、菟丝子、巴戟天、当归、熟地、夏枯草、生牡蛎、八月札、莪术、鹿角片、炙甘草）治疗肾虚血瘀型子宫肌瘤患者 63 例，总有效率为 96.8%。

典型病案一

李某，女性，38 岁，主因"阴道出血 20 余天"于 2014 年 8 月 13 日就诊。

患者阴道出血 20 余天，量不多，淋漓不尽，行妇科超声示：子宫前位，大小约 5.4cm×6.6cm×3.5cm，子宫前壁可见一低回声结节，大小约 5.2cm×4.2cm，内膜厚约 0.3cm，宫腔线显示清晰，宫腔内未见明显异常回声。双卵巢显示清楚，未见异常。于妇科就诊，查体：外阴已婚式，发育正常；阴道通畅。宫颈光滑；子宫前位，偏大，活动欠佳；双附件未触及明显异常。诊断：子宫肌瘤。建议行手术切除治疗，患者拒绝，要求服用中药，遂来我科就诊。

初诊：2014 年 8 月 13 日

症见：腰部酸困，自觉下腹隐痛不适，全身乏力，怕冷，既往月经基本规律，纳可，睡眠尚可，大小便正常，舌质淡边有齿痕，苔薄白，脉弦细无力。中医诊断：癥瘕，证属肾阳不足，冲任失调，气滞血瘀。治以温补肾阳，调理冲任，活血祛瘀。

处方：

熟 地 15g	肉 桂 6g	淫羊藿 15g	仙 茅 15g
当 归 10g	川 芎 9g	白 芍 12g	柴 胡 10g
三 棱 10g	莪 术 10g	炙甘草 6g	香 附 10g
益母草 10g			

7 剂，每日 1 剂，水煎分 2 次服。

二诊：2014 年 8 月 20 日

患者服药 7 剂复诊，诉服药 3 剂后阴道出血停止，下腹痛较前改善，怕冷症状消失，仍觉乏力，腰部酸困，纳眠可，大小便正常。舌质淡边有齿痕，苔薄白，脉弦细无力。前方服用腹痛缓解，患者诊断为子宫肌瘤，本病以肾虚为本，该患者腰部酸困，乏力，舌质淡边有齿痕，苔薄白，脉弦细无力均为肾虚之象。患者阳虚症状明显改善，治疗上继续以补肾活血为主，因已形成癥瘕，故佐以软坚散结之品。

处方：

当 归 10g	川 芎 9g	白 芍 12g	柴 胡 10g
三 棱 10g	莪 术 10g	炙甘草 6g	香 附 10g
益母草 10g	熟 地 15g	山茱萸 10g	菟丝子 15g

14 剂，每日 1 剂，水煎分 2 次服。

三诊：2014 年 9 月 4 日

患者服药 14 剂，诉腰酸乏力感明显减轻，未觉下腹痛，纳可，睡眠安，大小便正常。舌质淡红，苔薄白，脉弦细。前方治疗有效，继守前方治疗。

四诊：2014 年 9 月 20 日

患者服药 14 剂，诉诸症消失，纳可，睡眠安，大小便正常。舌淡红苔薄白，脉沉滑。患者 1 周前月经来潮，经量正常，经期 6 天。复查妇科超声：子宫前位，大小约 3.3cm×2.8cm×3.2cm，子宫前壁可见一低回声结节，大小约 2.6cm×2.9cm，内膜厚约 0.3cm，宫腔线显示清晰，宫腔内未见明显异常回声。经后当以温补肾气为主，调整治疗用药如下：

处方：

山茱萸 10g	山 药 15g	熟 地 15g	菟丝子 15g
怀牛膝 15g	枸杞子 15g	当 归 10g	川 芎 10g
白 芍 15g	赤 芍 15g	桃 仁 10g	丹 皮 10g

10 剂，每日 1 剂，水煎分 2 次服

五诊：2014 年 9 月 30 日

患者服药 10 剂，无不适感，纳可，睡眠安，大小便正常。舌淡红苔薄白，脉沉滑。患者症状消失，诉中药煎煮繁琐，要求服用中成药，继以桂枝茯苓丸巩固。嘱患者 2 月后复查妇科超声。

六诊：2014 年 12 月 3 日

患者服药 2 月，复查妇科超声示：子宫、附件未见异常。

按语

子宫肌瘤属于中医"癥瘕""腹痛""石瘕"范畴，《妇人大全良方》云："妇人腹中瘀血者，由月经闭积或产后余血未尽或风寒凝瘀，久而不消，则为积聚癥瘕也。"妇女经期产后，血室正开，胞脉空虚，风寒之邪乘虚而入，寒凝则血瘀，气血瘀阻，瘀积成块；或忧思恼怒，脏腑失调，血气不和，瘀血停滞，积而成瘕。瘀久必虚，故本病多伴有本虚表现，治疗上除了活血化瘀外，更应注重补益正气。

该患者初诊时症见：腰部酸困，下腹隐痛不适，全身乏力，舌质淡边有齿痕，苔薄白，脉弦细无力，四诊合参，符合肾虚的表现，肾气不固，瘀血内阻，血不循经，故见月经淋漓不尽，因此治疗当以补肾活血为原则，方中四物汤养血调补冲任，山茱萸、菟丝子、枸杞子补肾安冲，莪术、三棱散结逐瘀，经过近 2 月的治疗，症状明显缓解，复查妇科超声示子宫肌瘤较前缩小约一半，后用桂枝茯苓丸巩固，以达到活血化瘀消癥的目的。

典型病案二

王某，女性，38 岁，主因"间断下腹隐痛不适 1 年"，于 2016 年 10 月 8 日就诊。

患者于 2015 年 8 月因生气后出现下腹隐痛不适，疼痛可放射至腰背部，未予重视，遇

暖疼痛可缓解，后每遇情绪不畅时便觉下腹隐痛，月经期自觉小腹发凉，月经量多，色黯，血块多，患者平素工作压力较大，急躁易怒，纳食可，睡眠尚可，大小便调，舌黯淡苔薄白，脉沉弦。行妇科 B 超示：子宫大小正常，可见多个低回声结节，大者约 3.2cm×4.6cm，后方回声衰减，边界清晰。

初诊：2016 年 10 月 8 日

症见下腹隐痛不适，心烦易怒，纳食可，腰酸，小腹发凉，睡眠尚可，大小便调，舌黯淡苔薄白，脉沉弦。中医诊断：癥瘕，证属肝郁气滞，治疗当以疏肝解郁、调畅气机为主。

处方：

木　香6g	香　附10g	延胡索12g	白　芍15g
柴　胡10g	当　归10g	赤　芍15g	川楝子15g
莪　术10g	郁　金10g		

7 剂，每日 1 剂，水煎分 2 次服。

二诊：2016 年 10 月 15 日

患者服药 7 剂，自觉心烦明显减轻，情绪稳定，但下腹部不适感较前无明显变化，仍觉小腹发凉，纳眠可，大小便正常，舌黯淡苔薄白，脉沉。患者肝郁情况较前改善，四诊合参，治疗以养血活血化瘀为主，佐以温肾暖宫之品。

处方：

柴　胡10g	当　归10g	白　芍15g	赤　芍15
茯　苓15g	白　术15g	香　附10g	莪　术10g
川　芎10g	熟　地15g	附　子^(先煎)6g	

7 剂，每日 1 剂，水煎分 2 次服。

三诊：2016 年 10 月 22 日

患者服药 7 剂，偶感下腹部隐痛不适，无心烦易怒，服药期间月经来潮，经量、血块较前减少，小腹发凉改善，舌黯淡苔薄白，脉沉滑。综合上诉变化，考虑患者肝郁情况基本缓解，治疗上调整为以补肾温阳，调理冲任，活血化瘀为主。

处方：

肉苁蓉10g	熟　地15g	当　归10g	赤　芍15g
川　芎10g	丹　参15g	山茱萸10g	制首乌10g
生黄芪15g	茯　苓15g	僵　蚕10g	肉　桂6g

14 剂，每日 1 剂，水煎分 2 次服。

四诊：2016 年 11 月 5 日

患者服药 14 剂，下腹不适基本消失，纳可，眠安，二便调，舌黯淡，苔薄白，脉沉。患者症状改善，治疗应在补肾的基础上，加以逐瘀的药物，以促进散结的效果。

处方：

菟丝子15g	当　归10g	巴戟天10g	熟地黄20g
党　参15g	黄　芪15g	莪　术15g	香　附10g
山茱萸10g	赤　芍15g	丹　皮10g	

14 剂，每日 1 剂，水煎分 2 次服。

五诊：2016 年 11 月 19 日

患者服用上方 14 剂,目前无明显不适感,纳可,睡眠安,二便调,舌淡红苔薄白,脉沉。前期治疗有效,拟继续以补肾温阳,调理冲任为法,患者诉因公出国工作半年,恐无法继续服用汤剂,嘱患者继续服用金匮肾气丸、血府逐瘀丸,月经来潮停服血府逐瘀丸。

六诊:2017 年 3 月 1 日

患者连续服药 3 月,复查腹部超声未见异常,后未再继续吃药。目前无任何不适,月经量正常,无腹痛、腹胀,纳眠可,二便调。

按语

本例患者平素急躁易怒,每遇生气或情绪不畅时出现下腹疼痛不适,考虑为肝郁气滞,气机不畅,故初诊时以疏肝解郁,调畅气机为主,情绪明显缓解。癥瘕是女性最常见的妇科疾病之一,肾虚血瘀是本病最主要的病机,本病属本虚标实,肾虚为本,血瘀为标,还可兼气滞、寒湿、肝郁等。因此肝郁症状缓解后,治疗应侧重于补肾益精,调理冲任,在补益肾精的同时注重补气,使气壮则血流,气血运行通畅则癥瘕易消。

患者初诊、二诊治疗以行气为先,但不应忘记血瘀是癥瘕形成的决定性因素,活血化瘀同时配以疏肝理气药,如木香、香附、延胡索理气止痛,柴胡、白芍疏肝解郁、柔肝止痛。气滞日久,则血行不畅,日久生瘀,久瘀及肾,故患者舌质黯淡,脉沉,在后面的四诊,注重固本培元,补益肾气,方能从根本上治疗本病。

典型病案三

施某,女性,38 岁,主因"子宫肌瘤 2 年,发现盆腔积液 4 个月",于 2010 年 7 月 23 日就诊。

患者 2008 年体检时发现子宫肌瘤,间断服药治疗,效果不佳,2010 年 3 月 16 日行妇科超声示:子宫肌瘤,盆腔积液。右侧卵巢长径 3.0cm,左侧卵巢长径 2.8cm。子宫后方可见液性暗区,直径 1.8cm。形体偏瘦,皮肤干涩,食欲、睡眠尚可,大小便正常。

初诊:2010 年 7 月 23 日

症见:多梦,形体消瘦,面色无华,皮肤干涩,月经周期正常,质黏。舌红,边有齿痕,苔薄白,脉细涩。中医诊断:癥瘕,证属阴血亏虚、瘀毒内结,治以滋阴养血、解毒散结。

处方:

杜　仲 12g	黄　芪 12g	丹　参 7g	山慈菇 10g
猫爪草 10g	薏苡仁 15g	芡　实 15g	葶苈子 10g
山茱萸 10g	山　药 15g	西洋参 12g	炒枣仁 15g
生　地 10g	白　芍 10g	生甘草 5g	阿　胶(烊化)10g

7 剂,每日 1 剂,水煎分 2 次服。

二诊:2010 年 7 月 30 日

服前方后,病情稳定,皮肤干涩缓解,便稀,质黏,多梦,舌红边有齿痕,苔少,脉细稍涩。调方如下:

处方:

制首乌 15g	黄　芪 12g	丹　参 7g	山　药 15g
猫爪草 10g	薏苡仁 15g	芡　实 15g	山茱萸 10g
茯　神 15g	炒枣仁 15g	生甘草 5g	神　曲 15g

车前子10g　　生龙齿15g　　西洋参6g

7剂，每日1剂，水煎分2次服。

三诊：2010年8月6日

患者服上方后病情稳定。舌淡边有齿痕，苔花剥，脉细稍涩。欲求嗣。调方如下：

处方：

制首乌15g　　黄　芪12g　　丹　参7g　　寄　生10g

川　断10g　　薏苡仁15g　　芡　实15g　　山茱萸10g

生甘草5g　　当　归10g　　路路通10g　　鸡内金6g

车前子10g

14剂，每日1剂，水煎分2次服。

按语

　　子宫肌瘤属中医学"癥瘕"的范畴，是有形之实邪，以胞中结块为主要特征，治疗以"实者攻之""结者散之"为原则；盆腔积液，属中医学"腹痛""痰饮""癥瘕"的范畴，"寒者热之""虚则补之"为其主要治法。子宫肌瘤常合并盆腔积液，寒凝、血瘀、痰湿、气滞是此类疾病的关键致病因素，治则在消癥散结的同时更应注重补肾活血的应用。

　　本例患者兼有子宫肌瘤及盆腔积液病史2年余，初诊症见形体消瘦，面色无华，皮肤干涩，月经周期正常，质黏。舌红，边有齿痕，苔薄白，脉细涩。属阴血亏虚，总的病机为正虚邪实，虚实夹杂。患者阴虚血亏，无力推动，瘀血内停，日久及肾，故治疗应在滋阴养血的治则下更注重补肾活血药物的应用，方中山慈菇、猫爪草、解毒散结；生薏苡仁、炒芡实补脾祛湿；葶苈子、车前子利水渗湿；阿胶、制首乌益肾养血填精。共奏滋补肾养血，解毒散结，祛瘀利湿，养精种子之效。

典型病案四

　　张某，女性，42岁，主因"月经量增多8年余"于2013年6月15日就诊。

　　患者于2005年起无明显诱因出现月经量增多，色红，无腹痛，当地医院行妇科超声检查见子宫前壁肌瘤，大小约3.5cm×2.6cm，余未见异常。间断服用中药，服药期间有效，停药几月后月经量再次增多。末次月经2013年6月10日，经行已5天，月经量仍较多，且有增多趋势，色鲜红，夹杂少量血块。

　　初诊：2013年6月15日

　　症见：患者面色㿠白，自觉乏力明显，月经量增多，色鲜红，夹杂少量血块，无腹痛，末次月经2013年6月10日，经行已5天，月经量仍较多，且有增多趋势。纳眠尚可，二便调。舌淡，苔薄白，脉细数。中医诊断：癥瘕，证属冲任不固，治以固涩冲任、益气养血。

　　处方：

熟　地10g　　　　党　参15g　　川　芎10g　　当　归10g

山　药10g　　　　益母草10g　　血余炭10g　　藕节炭10g

三七粉^(冲服)3g　　赤　芍12g　　白　芍12g　　阿胶^(烊化)10g

7剂，每日1剂，水煎分2次服。

　　二诊：2013年6月22日

　　患者诉服药2剂后，血量即明显减少，服药4剂出血基本控制，又服1剂血全止。今日又出现少量阴道出血,量不多,下腹隐痛,乏力缓解。效不更方,仍予前方7剂服用。

三诊:2013年6月29日

患者诉服药3剂出血停止,第2日上午血量又增多,其况如前,少腹时痛,夹有血块,腰酸困不适,舌黯红,苔薄白,脉细数,患者久病及肾,肾虚无力推动,日久瘀血内阻,辨证为肾虚血瘀,予以补肾活血之法。

处方:

熟　地15g	旱莲草15g	茜草根15g	菟丝子10g
鹿角霜10g	怀牛膝10g	当　归10g	三七粉^(冲服)3g
杜　仲10g	川　芎6g		

7剂,每日1剂,水煎分2次服。

四诊:2013年7月6日

患者诉服上药当晚,排出血块及黏膜样物较多,其后腹痛即止,血崩亦除。现自觉四肢无力、腰酸不适感基本消失,舌黯红苔薄白,脉沉细。证属肾气不足,气血亏虚,治当补肾固冲,益气养血。

处方:

熟　地15g	旱莲草15g	白　芍10g	菟丝子10g
鹿角霜10g	怀牛膝10g	当　归10g	三七粉^(冲服)3g
杜　仲10g	川　芎6g	寄　生10g	川　断10g
黄　芪10g			

7剂,每日1剂,水煎分2次服。

五诊:2013年7月13日

患者服药后未再出现阴道出血,无腹痛、腰酸、乏力感,自觉精神状态明显改善,纳眠可,二便调,舌黯红苔薄白,脉沉。继续予前方补肾益气,养血调冲。

六诊:2013年8月20日

患者按上方连续服用3周后,月经来潮,月经量基本正常,6天已净,无明显不适。予寿胎丸合血府逐瘀丸巩固治疗2月。

2月后患者随诊,复查妇科超声提示子宫肌瘤缩至1.3cm×0.9cm,期间月经来潮,经量、周期、经期均恢复正常。

按语

该患者以月经量多为首发症状,初诊时因出血量多,面色㿠白,舌淡,苔薄白,脉细数,乃气随血脱之象,急则治其标,初诊及二诊采用益气养血法以固涩冲任,益气养血,先控制崩漏。待病情控制,缓则治其本,患者患病日久,久病及肾,肾虚不固,故崩漏不止。肾虚气化失常,津液凝滞,则呈痰湿。"气无形不能结块,结块者,必有形之血也",故形成肌瘤等有形之邪。因此在后面的治疗上采用补肾活血之法,收效显著。

综上可知,中医治疗贵在辨证。肾主生殖,为先天之本,肾精充足、肾阳旺盛,女精充足,卵泡方能成熟,本例患者病程8年余,久病必虚,肾气不盛,封藏失司,冲任失固,经血失于固摄,故经行量多。气虚日久,推动无力,瘀血内生,瘀血阻滞,新血不归,加重月经过多,同时可见夹杂血块。因此,本病治疗时紧紧抓住肾虚和血瘀,始终以补肾益气,化瘀止血为主,注重标本兼治,在祛瘀的同时注重补益肾气,病患方能祛除。

第二节 慢性盆腔炎(腹痛)

慢性盆腔炎是指女性内生殖器及其周围结缔组织、盆腔腹膜的慢性炎症，包括子宫内膜炎、输卵管炎、输卵管卵巢脓肿、盆腔腹膜炎，以下腹坠胀，疼痛，腰骶不适，月经紊乱，白带增多为主要临床表现，可导致不孕。流产、不良性卫生习惯、多个性伴侣等情况是本病常见的诱因，多在患者免疫力低下时发病。本病病程长，容易迁延不愈。盆腔内炎性渗出、器官粘连、增生是其主要病理改变。葡萄球菌、链球菌、大肠埃希菌、厌氧菌、衣原体、支原体等为常见的致病菌。

中医学认为，本病由于平素体质虚弱或经期、产后胞脉空虚，七情内伤、饮食劳倦、房事不节、劳伤气血或手术创伤等，导致邪毒乘虚入侵，留滞胞宫、胞络及冲、任、带三脉之间，与气血相搏而发。分为湿热瘀结证、气滞血瘀证、肾虚血瘀证、寒湿瘀滞证、气虚血瘀证五个证型。属本虚标实，以脾肾不足为本，以湿热、气滞、寒湿、瘀血为标。

本病以下腹坠痛，腰骶酸痛不适，月经紊乱，白带增多为主要表现，腹痛可在劳累、长时间站立、性交及月经前后加重，约20%~30%的患者会出现继发性不孕，随病情进展，不孕率呈上升趋势。本病无特异性实验室检验指标，血常规、阴道分泌物检查可提示存在炎性改变。妇科超声可见附件增宽、增厚情况，或有炎性肿物。组织病理学可见大量炎性组织增生。

慢性盆腔炎属于中医"腹痛""痛经""带下""月经不调"及"不孕"范畴。因其病程较长，往往虚实错杂，寒、湿、热、虚、瘀多种病机混杂，大量研究证明慢性盆腔炎患者的血液处于高凝状态，瘀血气滞久稽下焦、冲任及胞宫，使得肾精不得输布，阻碍肾气生成，导致肾之阴阳两虚。历代医家对本病的论述较多，最早记载于《素问•骨空论》"任脉为病……女子带下瘕聚"，《灵枢•水胀》"石瘕何如……石瘕生于胞中，寒气客于子门，子门闭塞，气不得通，恶血当泻不泻……状如怀子，月事不以时下"，《妇人大全良方》"夫妇人小腹疼痛者，此由胞络之间夙有风冷，搏于血气，停结小腹，因风虚发动，与血相击，故痛也"，《血证论》云"瘀血不行，则新血断无生理，故凡血证，总以祛瘀为要"，《三因极一病证方论》中有"多因经脉失于调理，产褥不善调护，内伤七情，外感六淫，阴阳劳逸，饮食生冷，遂致营卫不输，新陈干忤，随经败浊，淋露凝滞，为瘕为痕"，可见血瘀胞脉、肾精亏虚是罹患本病的基础。

除了上述血瘀胞脉的病机外，本病的常见病因病机还有：肝肾不足、感染邪毒、湿热瘀结、气滞寒湿凝滞。辨证论治是中医药治疗慢性盆腔炎最常用的方法之一，根据常见证型，该病的主要治法为：清热利湿、理气活血、补肾活血、温经散寒、健脾益气。常用的方剂为：易黄汤、桂枝茯苓丸、当归芍药散、血府逐瘀汤、丹栀逍遥散等。

因慢性盆腔炎易反复发作，临床上常采取中药口服配合中药灌肠、中药离子导入、针灸推拿、穴位注射、微波疗法等联合治疗，通过多种途径、多方法治疗，发挥药物最大疗效的作用，较单纯口服中药效果更佳。近年来，中西医都在寻找治疗慢性盆腔炎的最佳方案，从局部到整体考虑，内与外合治，标与本兼治，月经周期疗法，情感及气功疗法等，以活血化瘀，提升机体免疫力，改善组织微循环，从而使盆腔炎治愈率得到明显提高，减少本病的复发率。

各论

张某,女性,38岁,主因"人流术后8个月,间断下腹疼痛3个月",于2010年6月12日就诊。

患者于2009年10月行人流术,过程顺利,术后恢复尚可。平素工作压力大,易感冒。2010年3月11日受凉后出现下腹疼痛,伴坠胀感,尿频,低热,就诊于北京某妇产医院,行妇科超声提示盆腔炎性包块。应用头孢呋辛钠、替硝唑等抗感染治疗,并配合理疗及中药治疗,疼痛有所缓解。1周前劳累后再次出现下腹疼痛不适,可放射至双侧臀部,伴腰酸、双下肢麻木,尿频,低热,乏力,盗汗。查体所见,全身皮肤无黄染及出血点,浅表淋巴结未触及肿大。眼睑无浮肿,巩膜无黄染,心肺无异常,腹软,无肌紧张,左下腹压痛及反跳痛,未触及包块,肝脾肋下未触及,无移动性浊音,肝脾肾区无叩击痛,可触及条索状包块,无反跳痛,肝脾肋下未触及,移动性浊音阴性,肠鸣音正常,双下肢无水肿。查血常规示白细胞 9.6×10^9/L,中性粒细胞85%。尿常规:白细胞满视野。

初诊:2010年6月12日

症见:自觉持续少腹坠痛,疼痛可放射至骶尾部,低热,乏力,腰酸,盗汗,精神佳,纳可,眠差,尿频,大便调。舌黯红苔薄白,脉弦。血常规示:白细胞 9.6×10^9/L,中性粒细胞85%。尿常规:白细胞:满视野。中医诊断:腹痛,证属肾阴亏虚、瘀血内阻之候,治以滋补肾阴、行气活血、化瘀止痛。

处方:

山茱萸10g	生 地15g	当 归10g	赤 芍15g
知 母10g	丹 皮15g	桃 仁10g	红 花15g
黄 柏10g	红 藤30g	败酱草15g	蒲公英15g

7剂,每日1剂,水煎分2次服。

二诊:2010年6月19日

患者服药7剂,一般情况好转,无发热、尿频,阵发性下腹隐痛不适,乏力,盗汗,神佳,纳可,眠差,大小便调。舌黯红苔薄白,脉弦。患者平素工作压力大,治疗上加以理气健脾、疏肝解郁之品。

处方:

黄 柏10g	生 地15g	当 归10g	赤 芍15g
知 母10g	丹 皮15g	桃 仁10g	红 花15g
山茱萸10g	红 藤30g	败酱草15g	蒲公英15g
延胡索10g	白 芍15g	柴 胡10g	钩 藤^(后下)15g

7剂,每日1剂,水煎分2次服。

三诊:2010年6月26日

患者服药7剂,腹痛基本消失,盗汗、乏力改善,纳可,眠安,大小便调。舌黯红苔薄白,边有齿痕,脉弦细。复查尿常规未见异常,血常规示:白细胞 4.2×10^9/L,中性粒细胞65%。治疗以滋阴补肾为法。复查尿常规未见异常。

处方:

| 山茱萸10g | 寄 生15g | 当 归10g | 赤 芍15g |

知 母 10g　　丹 皮 15g　　桃 仁 10g　　红 花 15g

黄 柏 10g　　生 地 15g　　川牛膝 15g　　山 药 15g

枸杞子 10g

14 剂,每日 1 剂,水煎分 2 次服。

四诊:2010 年 7 月 10 日

患者服上药 14 剂后,无腹痛、盗汗,纳可、眠佳、二便调。舌淡红,苔薄白,脉弦细。患者症状基本消失,效不更方,治疗仍用上方继服。

五诊:2010 年 7 月 24 日

患者服上药 14 剂后,无不适表现,治疗期间未出现感冒、盆腔感染等情况,纳可、眠佳、二便调。舌淡红,苔薄白,脉弦。后续以六味地黄丸继服 2 个月以巩固治疗。

按语

慢性盆腔炎多由急性期治疗不彻底或不及时,反复发作,日久转为慢性,亦有因患者机体抵抗力低下,起病即为慢性者。《妇人大全良方》:"夫妇人小腹疼痛者,此由胞络之间凤有风冷,搏于血气,停结小腹,因风虚发动,与血相击,故痛也。"说明本病的发生是由于经期胞宫、胞脉空虚,外邪内侵,客于胞宫,留于冲任,致气血凝滞、阻塞不通。本虚标实为本病的特点,患者必有本虚,再感受外邪才能发病,肾藏精,主生殖,肾虚女子胞宫失养,瘀阻胞络,不通则痛。

本例患者既往工作压力大,长期劳累,素体正气不足,故易患感冒,故属于后者情况。慢性盆腔炎的发展过程中,可因患者先天禀赋、长期用药所伤、病机转化等不同,或兼夹寒邪凝滞、湿热蕴结,或兼损脾肾两脏,或日久形成癥瘕,但始终以血瘀气滞为其核心病机。

本例患者平素正气不足,故反复发作,肾虚不荣,故见腰酸,血瘀日久,经脉失养,故见双下肢麻木,因炎症期,故初诊在补肾活血的同时加以清热解毒之品,取得了较好的疗效。感染症状消失后,当以补肾活血之法以治本。

典型病案二

林某,女性,33 岁,主因"间断小腹疼痛 1 年",于 2015 年 6 月 5 日就诊。

患者于 2014 年 5 月行人流术,手术过程顺利,术后 10 天出现下腹部隐痛不适,间断发热,体温最高 38℃,无寒战,带下色黄,量多,当地医院就诊考虑"盆腔炎",予消炎药,腹痛改善,体温恢复正常,此后遇到劳累后上述症状反复出现,欲求中医药治疗随来我院就诊。

初诊:2015 年 6 月 5 日

症见:小腹隐痛,坠胀不适,面色晦暗,腰膝酸软,月经先期,月经量少,色黯,血块较多,月经来潮时腹痛加重,食欲差,大便溏稀,睡眠可,舌红苔白腻,脉弦细。综观脉证,中医诊断:腹痛,证属脾肾不足、湿浊内蕴,治以补肾健脾、祛湿活血为主。

处方:

山茱萸 10g　　山 药 15g　　茯 苓 15g　　丹 参 12g

赤 芍 10g　　白 芍 10g　　丹 皮 10g　　败酱草 15g

薏苡仁 20g　　木 香 6g

7 剂,每日 1 剂,水煎分 2 次服用。

二诊:2015 年 6 月 12 日

患者服用上述药物 7 剂后来诊,诉药后诸证减轻,舌红苔白略腻,脉弦细。继以补肾健脾,益气活血为法。

处方:

山茱萸 10g	山　药 15g	茯　苓 15g	丹　参 12g
赤　芍 10g	白　芍 10g	丹　皮 10g	红　藤 12g
薏苡仁 15g	黄　芪 12g	桑寄生 10g	川　断 10g

14 剂,每日 1 剂,水煎分 2 次服用。

三诊:2015 年 6 月 26 日

患者服用上述药物 14 剂后来诊,期间月经来潮,经量较前略有增加,血块较前减少,腹痛情况基本消失,仍感乏力,腰膝酸软,舌黯红苔薄白,脉弦细。证属肾虚血瘀,继以补肾活血之法治疗。

处方:

山茱萸 10g	山　药 15g	茯　苓 15g	丹　参 12g
赤　芍 10g	黄　芪 12g	桑寄生 10g	川　断 10g
枸杞子 15g	益母草 10g	熟　地 15g	

14 剂,每日 1 剂,水煎分 2 次服用。

四诊:2015 年 7 月 10 日

患者服用上方 14 剂,乏力感明显减轻,症状消失,已无明显不适,精力充沛,面色红润。舌淡红苔薄白,脉弦。随访至今,患者病情未见反复。

按语

慢性盆腔炎在临床上较为常见,多数医家认为主要与脾肾不足、气滞血瘀有关,兼有湿热、寒湿、热毒等,本病属本虚标实。本例患者在发病前曾行人流术,损伤气血,加之病程 1 年余,久病伤及脾肾,脾肾不足,正气亏虚,日久瘀浊内阻,瘀阻胞宫,不通则痛,故见下腹隐痛;脾虚中焦不利,脾失健运,故纳呆、体倦乏力;肾虚下焦不利,故见腰膝酸软;脾虚湿浊内蕴,故见大便溏稀。因夹有湿浊,故在起初的治疗以补肾健脾为主,并辅以祛湿化浊之品,二诊过后湿浊得以控制,治疗当以治本为主,本例患者为脾肾亏虚,故后面的治疗以补脾肾为主,考虑到气虚日久必瘀浊内生,治疗上还应配合活血化瘀之法。

败酱草、红藤为治疗痈疖要药,具有清热解毒、化瘀止痛的作用,临床研究发现其对于附件炎腹痛有较好的治疗作用,因此,在急性期辅以此类药物能更快地控制炎症。当炎症控制后则应以扶正为本,本例患者在后期治疗中未再使用清热药物,而是以补肾活血为主要治疗原则,整个诊治过程体现了中医"标本兼治"的概念。

典型病案三

郑某,女性,35 岁,主因"间断小腹胀痛不适 2 年",于 2015 年 1 月 22 日就诊。

患者自 2013 年起无明显诱因出现两侧下腹部胀痛不适感,伴下腹坠胀,未予治疗,上症反复发作,伴腰骶部发凉,四肢欠温,平素带下正常,月经初潮 13 岁,月经周期 26～28 天,经期 5～7 天,月经量少,色黯红,夹血块,末次月经 2015 年 1 月 9 日。平素带下正常。就诊妇科,行妇科专科检查:外阴正常,阴道通畅,内可见中等量分泌物,色白,宫颈光滑,宫体后位,正常大小,活动好,左附件增厚,轻压痛,右附件未见异常。妇科超声示:经阴道盆腔扫查膀胱不充盈,子宫后位,大小形态如常,肌壁回声均匀,宫腔线显示清晰,宫腔内未见明显异常回声;双卵巢显示清楚,未见异常;双附件区未见异常回声。

初诊:2015年1月22日

症见:两侧下腹部胀痛不适感,伴下腹坠胀,腰骶部发凉,四肢欠温,纳食可,睡眠安,大小便正常。舌淡黯,苔薄白,脉弦略滑。中医诊断:腹痛,证属肾气亏虚、血瘀寒凝,治疗当以温补肾气,化瘀通络为主。

处方:

乌 药 10g	肉 桂 8g	小茴香 10g	香 附 10g
延胡索 10g	五灵脂 15g	路路通 15g	鸡血藤 30g
茯 苓 20g	赤 芍 15g	熟 地 15g	巴戟天 15g
杜 仲 15g	山茱萸 10g		

7剂,每日1剂,水煎分2次服用。

二诊:2015年1月29日

患者服药7剂,诉下腹痛有所减轻,腰骶部发凉感较前改善,纳食可,睡眠安,大小便正常。舌淡黯,苔薄白,脉弦滑。患者肾虚血瘀寒凝,应用温肾散寒,活血化瘀之品后症状改善,继守前方治疗。

三诊:2015年2月12日

患者服药14剂,期间月经来潮,本次月经量较前增多,色黯红,血块较前减少,偶感下腹隐痛,无下腹坠胀感,四肢温度可,无腰骶部发凉感,舌淡黯,苔薄白,脉弦滑。患者腹痛基本消失,去通络止痛药物,加强活血治疗,调整处方如下。

处方:

乌 药 8g	肉 桂 6g	小茴香 8g	香 附 10g
茯 苓 20g	赤 芍 15g	熟 地 15g	巴戟天 15g
杜 仲 15g	山茱萸 10g	当 归 15g	川 芎 10g

7剂,每日1剂,水煎分2次服用。

四诊:2015年2月19日

患者服药7剂,本周无下腹痛,自觉无明显异常,纳食可,睡眠安,大小便正常。舌淡黯,苔薄白,脉弦滑。舌淡红苔薄白,脉和缓有力。患者无明显不适,要求服用中成药物,予金匮肾气丸巩固治疗。

3月后电话随访,患者无不适情况发生。

按语

慢性盆腔炎多因素体不足,脾胃虚弱,或平素忧思郁结,或烦劳过度,或饮食不节,损及后天之本,脾胃运化失司,内生湿浊,下注于胞宫胞脉,因而本病易反复发作,迁延不愈;或因脏腑气血不足、加之分娩、流产、月经后,胞脉空虚而感受病邪,邪经阴户侵袭并壅过于胞宫、胞脉时,导致血行不畅,日久生瘀。瘀血阻于胞络,故见本病以下腹痛为主要症状。湿瘀停于体内日久必会导致正气亏虚,肾为先天之本,胞脉胞络湿瘀之邪久留必伤于肾,肾主生殖,肾精充足、肾阳旺盛,女精充足,卵泡方能成熟,肾虚精血匮乏,冲任气血不足,可直接导致月经失调、闭经、不孕等。这与本病常可出现月经紊乱、不孕症或宫外孕等并发症的临床表现相符合。

本例患者初诊时表现为下腹痛、腰骶部发凉，四肢不温，舌淡黯，脉弦均为肾阳不足，寒凝血瘀的表现，予温肾阳、散寒凝、活瘀血治疗后，患者症状明显改善，寒凝会加重血瘀的情况，瘀血阻络，不通则痛，故温肾散寒之后，血瘀情况改善，加之并用活血药物，起到标本兼治的作用，疗效显著。"正气存内，邪不可干"，本病治疗上遵循中医整体观念，辨病与辨证相结合的原则，以止痛为主导，温肾健脾，化瘀除湿为治疗原则，祛邪扶正固本兼施，提高患者机体免疫力，促进炎症消散，最终达到治疗本病，防止复发的目的。

典型病案四

孙某，女性，40岁，主因"白带增多、下腹隐痛不适5个月余"，于2016年2月3日就诊。

患者2015年9月因加班劳累后出现下腹隐痛不适，白带量多，色黄，有异味，瘙痒感，遂就诊于当地医院，行妇科检查及阴道分泌物检查，考虑为"急性盆腔炎"，予抗生素治疗1周，症状消失。此后患者自觉白带量较前增多，色黄白相兼，下腹隐痛不适，劳累后明显，月经正常，伴腰酸困不适，双下肢无力，小便色黄，量少，尿频，间断服用"妇科千金片"，开始症状可缓解，近期再次服用，效果不佳，遂来我院就诊。

初诊：2016年2月3日

症见：下腹隐痛不适，白带量多，色黄白相兼，轻度瘙痒感及异味，腰酸困不适，双下肢无力，小便色黄，量少，尿频，舌淡胖可见瘀斑，苔薄黄，脉沉涩细。中医诊断：腹痛，证属肾阳亏虚、瘀血内阻，治以温肾活血、化瘀止痛，佐以清热药物。

处方：

山茱萸10g	山　药15g	淫羊藿15g	菟丝子15g
杜　仲10g	肉　桂6g	茯　苓12g	桃　仁10g
蒲公英15g	赤　芍15g	败酱草15g	红　藤30g

7剂，每日1剂，水煎分2次服用。

二诊：2016年2月10日

患者服药7剂，自觉下腹隐痛感减轻，白带量减少，仍觉腰酸困不适，双下肢无力，大小便正常，舌淡胖可见瘀斑，苔薄白，脉沉弦细。继续以温肾活血，化瘀通络为主。

处方：

山茱萸10g	山　药15g	淫羊藿15g	菟丝子15g
杜　仲10g	肉　桂6g	茯　苓12g	桃　仁10g
赤　芍15g	鹿角胶10g	熟　地15g	

14剂，每日1剂，水煎分2次服用。

三诊：2016年2月24日

患者服药14剂，近1周无下腹痛，白带量可，色白，腰酸困不适感基本消失，精神佳，纳食及睡眠均正常，大小便正常。舌淡黯，瘀斑较前减少，苔薄白，脉沉弦。患者症状缓解，仍有瘀血内停之象，继以前方温肾活血，化瘀通络。

处方：

山茱萸10g	山　药15g	淫羊藿15g	菟丝子15g
杜　仲10g	肉　桂6g	茯　苓12g	桃　仁10g
赤　芍15g	当　归15g	熟　地15g	川　芎10g

三七粉^{（冲服）}3g

三七粉^(冲服)3g

14 剂，每日 1 剂，水煎分 2 次服用。

四诊：2016 年 3 月 20 日

患者服药 14 剂后自觉上述症状均基本消失，遂继续服用 7 剂以巩固治疗。舌淡红，少量瘀斑，苔薄白，脉沉弦有力。患者诸症消失，嘱其每日睡前服用三七粉 3g，勿食用寒凉食物。

电话随访 3 个月无复发。

按语

慢性盆腔炎具有病程迁延反复、劳累后易复发的特点，日久必致正虚邪盛，虚实夹杂。本病患者大多数首先长期反复接受抗生素治疗，中医也大多行清热解毒治疗，日久致脾肾阳气受损，寒湿凝滞，气血不畅、瘀血内阻，该患者初诊时属于此类情况，半年来反复应用妇科千金片等清热药物，就诊时腰酸困不适，双下肢无力，尿频，舌淡胖可见瘀斑，苔薄黄，脉沉涩细，四诊合参，证属肾阳亏虚，瘀血内阻，经过辨证论治，采用温肾助阳，活血通络中药治疗后，患者临床症状消失，随访三个月未见复发。

本病多存在长期炎症刺激，因而纤维结缔组织增生，致盆腔器官及周围组织粘连固定，抗生素局部吸收困难，且长期反复应用会导致抗生素耐药及菌群失调等情况，导致治疗效果欠佳，病情反复的情况发生。中医认为本病多为本虚标实，菟丝子、淫羊藿补肾助阳，对提高人体非特异性免疫力和特异性免疫力都有显著效果；蒲公英、败酱草、红藤清热解毒、活血化瘀，具有较强的抗细菌、抗衣原体的作用；赤芍、当归、川芎具有活血祛瘀之功，能改善子宫、附件局部微循环，有利于炎症控制。

第三节　子宫内膜异位症（痛经）

子宫内膜异位症（endometriosis，EMT）是指有活性的内膜细胞种植在子宫内膜以外的位置而形成的一种女性常见妇科疾病。异位内膜可发生于全身任何部位，卵巢、子宫直肠凹、宫骶韧带为最常见的部位。本病多发生于育龄期女性，25～45 岁为主要发病年龄，青春期前不发病，绝经后异位的病灶可逐渐萎缩退化。生育少、生育晚者发病率较生育多、生育早者明显增多。近年来本病发病有明显增高的趋势。

临床症状以经期或经期前后小腹疼痛、不孕症为主要临床表现，随病程呈进行性加重，亦有月经干净时发生腹痛者，伴有经量增多、经期延长、月经淋漓不尽，经色紫黯，血块较多。异位部位不同，还可以出现相应的症状，如膀胱内异位症表现为尿频、尿痛；肠道内异位症可出现腹痛、腹泻、周期性少量便血；子宫直肠陷凹、阴道直肠隔异位症可出现性交痛（深部触痛），经期排便次数增加、腹痛等。实验室检查：①血清 CA125 测定，可随内膜异位症期别发生变化，作为监测子宫内膜异位症治疗疗效的敏感指标；②抗子宫内膜抗体（EMAb）：是一种以子宫内膜为靶抗原，产生一系列免疫病理反应的自身抗体，是子宫内膜异位症的标志抗体。影像学检查：①B 超：可确定卵巢及子宫内膜异位囊性包块的大小、形态、质地、与周围组织之间的关系；②磁共振成像（MRI）：可直观了解病变的范围、起源及侵犯的结构，对病变进行正确的定位，因对软组织具有较强的显示能力，因此 MRI 对于诊断子宫内膜异位症及了解盆腔病变及粘连情况均有较大的诊断价值。

综合上述发病特点，育龄期妇女以进行性痛经或不孕为临床表现，妇科检查可扪及盆腔包块,血清 CA125、EMAb 异常,结合妇科超声、盆腔磁共振结果即可诊断本病。本病的发病机制尚不明确,被普遍认可的是子宫内膜种植学说,与机体的免疫功能、遗传因素、环境因素有关,治疗手段以手术及激素治疗为主,但因治疗本身的局限性,可出现体重增加、抗皮质激素、低雌激素血症等反应,加之手术费用高且易复发等问题,并不适合所有的患者。

子宫内膜异位症属中医的"癥瘕""痛经""不孕"范畴。中医对本病的认识由来已久,早在《金匮要略》中就有痛经相关的记载,张景岳更详实地提出"经行腹痛,证有虚实。实者或因寒滞,或因血滞,或因气滞,或因热滞;虚者有因血虚,有因气虚。然实痛者多痛于未行之前,经通而痛自减;虚痛者于既行之后,血去而痛未止,或血去而痛益甚","实中有虚,虚中亦有实,此当于行气禀质兼而辨之。当以察言,言不能悉也",明确指出痛经的病因及辨证。《证治准绳》曰:"血瘀之聚……小腹里急苦痛……深达腰腹……此病令人无子。"因此本病的病因病机多为素体肾气不足,或房劳过度,或多产损伤肾气,肾虚冲任不固,气虚血行无力,日久瘀滞形成,瘀血内停,阻于胞宫,不通则痛。本病以肾虚血瘀为本,可有气滞、气虚、阳虚、湿热等兼证,如情志不畅,肝气不舒,可加重经血瘀滞,子宫胞络不通;素体禀赋不足,脾胃虚弱,或产后大出血气血不足,气虚下陷,瘀浊内阻于胞宫;脾肾阳虚,温化失司,痰湿内蕴下焦,与经血相搏,蕴结胞中,而发为痛经。

肾气亏虚,正气不足,瘀血内停,离经之血流于胞脉胞络,泛于子宫之外,随着肾之阴阳消长转化而定期发作,异位的子宫内膜不易消散,亦不易吸收,同时本病病程长,缠绵难愈,易损伤肾气,瘀血内停,精血乏源,又可加重肾虚,肾虚与血瘀相兼并存且互为因果,因而其导致的痛经属顽疾,较难治愈。本病治疗以"急则治其标,缓则治其本"的原则,经期以活血化瘀、理气止痛为主,经前经后以益气补肾、活血化瘀为主,根据月经周期按阶段分别用药,疗效较好。

异位的子宫内膜在性激素作用下,可以周期性产生局部剥脱、出血与坏死,这些剥脱出血的组织相当于"离经之血",留滞而形成瘀,加之此类出血极难排出体外,滞留于体内,阻滞气机升降,气机不通,不通则痛,故而出现痛经的临床表现。因此,气滞血瘀也是本病的病机所在,在治疗时除了注重补肾活血,还应注意理气药物的应用。

典型病案一

李某,女性,28 岁,主因"痛经 3 年余",于 1998 年 10 月 20 日就诊。

患者于 1995 年起出现痛经,呈进行性加重,经前几天小腹坠痛明显,呈剧痛,喜温,伴四肢厥冷,汗出形寒,经净痛止。月经量多,夹有血块,时而伴有腰骶疼痛、肛门坠胀。外院妇科检查:宫体中位,正常大小,子宫右侧扪及一肿块。妇科 B 超提示右侧卵巢一肿块,大小约 3cm×3cm×4cm,妇科确诊为"子宫内膜异位症"。每次均服用止痛药物,因患者尚未生育,拒绝行手术及激素治疗,故而寻求中医药治疗。

初诊:1998 年 10 月 20 日

患者正值临经之兆,症见小腹坠痛,疼痛难忍,四肢厥冷,汗出形寒,纳可,眠欠安,二便尚调,舌淡胖边有瘀斑,苔薄白,脉弦涩。中医诊断:痛经,证属肾阳不足、瘀血内阻,治宜温补肾阳、活血化瘀。

处方:

| 肉苁蓉 10g | 熟 地 15g | 当 归 10g | 赤 芍 15g |

川　芎 10g　　杜　仲 10g　　山茱萸 10g　　莪　术 15g

丹　皮 10g　　荔枝核 15g　　延胡索 10g　　吴茱萸 6g

桂　枝 6g

6剂，每日1剂，水煎分2次服。

二诊：1998年10月26日

服药3剂，月经来潮，痛经较前略减，舌淡边有瘀斑，苔薄白，脉弦涩。嘱患者月经干净后再服上方，直至月经来潮停服。

三诊：1998年11月19日

患者服药20剂，诉痛经减轻，无四肢厥冷、汗出形寒等症状，此次月经期血块较前减少。舌淡胖边有瘀斑，苔薄白，脉弦涩。患者症状减轻，继予温补肾阳、活血化瘀。

处方：

肉苁蓉 10g　　熟　地 30g　　当　归 10g　　赤　芍 15g

川　芎 10g　　杜　仲 10g　　山茱萸 10g　　莪　术 15g

丹　皮 10g　　荔枝核 15g　　川　断 15g　　吴茱萸 6g

桂　枝 6g

6剂，每日1剂，水煎分2次服。

四诊：1999年2月10日

患者诉近几月经行无恙，继续前方治疗，未再出现痛经，月经周期、经量均正常。复查妇科B超提示右侧卵巢包块明显缩小。

按语

子宫内膜异位症以经期或经期前后小腹疼痛、进行性加重为主要临床表现，病因病机以肾虚血瘀为主，情志抑郁、气滞不畅，或经行产后受寒、血遇寒凝，或房事不节、肾气受损，或脏腑功能不振、气血运行不畅，或手术创伤、冲任受损、血不归经，或瘀血阻滞，或瘀痰互结，或瘀而化热，或瘀阻脉络、伤及冲任而致子宫内膜异位症。本病的治疗当根据月经周期按阶段分别用药，"急则治标"，月经期以温经活血止痛为主，"缓则治本"，在非月经期当以补肾化瘀为主要治法，认清根本，对症用药，在补的过程中，还要注意活血化瘀药的应用，因为"血瘀"贯穿于病变的过程。

本例患者症见经行腹痛，腹冷喜温，四肢厥冷，故诊断为痛经。肾虚冲任不固，气虚血行无力，日久瘀滞形成，瘀血内停，不通则痛，故见腹痛，血块较多；冲任不固，故经行量多；肾阳不足，阳虚则寒甚，胞脉失温煦，腹冷喜温；阳虚不足外达四末，故见四肢厥冷，舌淡胖边有瘀斑，苔薄白，脉弦涩属肾虚血瘀之象。因此，证属肾阳不足，血瘀内阻，治宜温补肾阳，活血化瘀，方以肉苁蓉、山茱萸、熟地、牛膝、杜仲等补肾养血，当归、芍药、川芎等调补气血、活血通络，并佐以荔枝核、延胡索、吴茱萸等温经止痛，收效后继以补肾养血活血巩固治疗，取得较好的疗效。

典型病案二

文某，女性，23岁，主因"经行腹痛5年余，加重1年"，于2015年1月27日就诊。

患者于高中时出现经行腹痛，月经第1～2日小腹坠胀疼痛，得温痛减，下腹部发凉喜暖，近1年疼痛剧烈，发作时伴面色苍白，四肢不温，冷汗淋漓，恶心呕吐，每次需服止痛药。14 岁初潮，周期 25～28 天，经期 4～5 天，血量适中，色黯红，有血块，舌黯苔薄白、边有瘀点，脉细弦。行妇科 B 超示：经腹壁及经直肠盆腔扫查，膀胱充盈良好，子宫前位，大小 5.9cm×3.9cm×5.4cm，肌壁回声均匀，内膜厚约 0.3cm，宫腔线显示清晰，宫腔内未见明显异常回声；子宫左后方可见一囊性结构，大小约 7.6cm×5.2cm×6.0cm，边界清楚，与左卵巢关系密切，内透声差，可见密集点状回声，CDFI 未见血流信号；右卵巢显示清楚，未见异常；右附件区未见异常回声。盆腔 MRI 示：中线偏左侧（子宫后上方）巨大囊性病灶伴出血、左侧卵巢多个小囊性病灶伴出血，考虑左侧卵巢区多发巧克力囊肿可能性最大。查 CA125：232.2μ/ml，CA19-9：283.6μ/ml。妇科就诊，查体示：外阴发育正常，未婚型；肛诊：左侧附件触及一大小约 8cm×6cm 的肿物，宫底部与左侧附件粘连固定，与周围边界欠清，无压痛。右附件未触及明显包块。诊断为"左侧卵巢子宫内膜异位症"。建议手术治疗，患者拒绝行手术治疗，遂就诊中医行保守治疗。

初诊：2015 年 1 月 27 日

症见：月经第 1～2 天腹痛，小腹坠胀不适，得温痛减，下腹部发凉喜暖，发作时伴面色苍白，冷汗淋漓，恶心呕吐，平素四肢不温，纳可，睡眠安，大小便正常。舌黯苔薄白、边有瘀点，脉细弦。中医诊断：痛经，证属寒凝血瘀证，治以活血化瘀，温经止痛，消癥散结。

处方：

丹　参 10g	山茱萸 10g	赤　芍 12g	白　芍 12g
肉　桂 6g	茯　苓 12g	莪　术 10g	乌　药 10g
吴茱萸 3g	小茴香 6g	夏枯草 12g	肉苁蓉 10g

7 剂，每日 1 剂，水煎分 2 次服。

二诊：2015 年 2 月 3 日

患者服药 7 剂，诉四肢不温感减轻，纳可，睡眠安，大小便正常。舌黯苔薄白、边有瘀点，脉细弦。患者症状缓解，继守前方治疗。

三诊：2015 年 2 月 10 日

患者服药 7 剂，今晨月经来潮，腹痛较前减轻，无冷汗淋漓，恶心呕吐，舌黯苔薄白、边有瘀点，脉弦滑。证属阳虚寒凝，血瘀内阻，患者正值月经期，治疗上以暖宫散寒，活血化瘀为主。

处方：

川　芎 10g	肉苁蓉 10g	延胡索 10g	肉　桂 6g
赤　芍 15g	山茱萸 10g	莪　术 10g	小茴香 6g
乌　药 10g	五灵脂 10g	炮　姜 6g	

7 剂，每日 1 剂，水煎分 2 次服。

四诊：2015 年 2 月 17 日

患者服药 7 剂，月经已净，本次月经期间腹痛较前明显缓解，无小腹发凉，四末温度正常，纳眠可，大小便正常，舌黯红苔薄白，舌边瘀点较前减少，脉弦滑。患者月经已结束，治疗当以温补肾气为主。

处方：

| 熟　地 15g | 山茱萸 10g | 山　药 15g | 茯　苓 15g |
| 川　芎 10g | 菟丝子 15g | 杜　仲 15g | 肉　桂 6g |

当　归10g　　香　附10g

14剂，每日1剂，水煎分2次服。

五诊：2015年3月5日

患者服药14剂，无明显不适，纳眠可，大小便正常，舌黯红苔薄白，脉沉弦有力。患者阳虚血瘀情况明显改善，继续前方补肾活血治疗。

六诊：2015年4月5日

患者因去外地，无法就诊，按前方服药28剂，目前感觉无不适，四肢温度正常，纳眠可，大小便正常。舌淡红苔薄白，脉沉滑有力。今日复查妇科超声示：经腹壁及经直肠盆腔扫查膀胱充盈良好，子宫前位，大小5.7cm×4.1cm×5.2cm，肌壁回声均匀，内膜厚约0.4cm，宫腔线显示清晰，宫腔内未见明显异常回声。子宫附件未见异常。

按语

子宫内膜异位症常见于育龄期妇女，因子宫内膜异位到子宫腔以外部位生长而发病，临床多以慢性下腹痛、痛经、性交痛、不孕及月经不调为主要表现，是妇科疑难病之一。该患者初诊时表现为小腹坠胀疼痛，得温痛减，下腹部发凉喜暖，四肢不温，舌黯苔薄白、边有瘀点，脉细弦。属于中医阳虚体质，寒邪客于胞脉，致胞脉气血凝滞，冲任损伤，气血失和，经血不循常道而逆行，离经之血留结于下腹，脉络不通，不通则痛，故见痛经。

本病治疗的关键在于调经止痛，缓消癥瘕。患者表现为阳虚，因此在经期治疗应以温经散寒，活血止痛，而非经期治疗则以补肾温经活血，消癥散结为主。经期以少腹逐瘀汤合艾附暖宫丸化裁，非经期则以肾气丸合血府逐瘀汤加减，分期治疗，方能取得更好的疗效，也是中医治病辨证论治的体现。

典型病案三

陈某，女性，31岁，主因"婚后2年未孕"，于2014年3月3日就诊。

患者结婚后2年，未采取避孕措施，一直未怀孕，初潮13岁，平素月经周期基本规律，周期25～28天，月经量少，色黯夹有血块，痛经，需服"去痛片"止痛。我院行妇科超声示：经阴道盆腔扫查膀胱不充盈，子宫后位，大小形态如常，肌壁回声均匀，内膜厚约1.1cm，宫腔线显示清晰，宫腔内未见明显异常回声；双卵巢显示清楚，未见异常；右附件区未见异常回声；左附件区见一多房囊性包块，呈迂曲管状，大小约4.7cm×4.3cm×4.3cm，边界清楚，内透声好，CDFI未见血流信号。血性腺六项未见异常。妇科就诊，专科检查：外阴已婚式，阴道无异常，宫颈光，宫体中位，大小正常；后穹窿可触及结节，触痛明显；左侧附件可触及一约5cm×5cm大小肿块，质中，压痛明显。建议行手术治疗，患者因尚未生育，遂来我科寻求中医药治疗。末次月经2014年2月25日。舌黯苔薄白，脉弦细。

初诊：2014年3月3日

症见：偶感下腹隐痛不适，四肢怕冷，月经量少，色黯夹有血块，痛经，纳可，眠一般，大便溏，小便调，舌黯胖水嫩，苔薄白，脉弦细。中医诊断：痛经，证属肾阳亏虚、瘀阻胞宫，治疗当以补肾温阳、活血化瘀为主。

处方：

熟　地15g　　山茱萸10g　　山　药15g　　肉　桂6g
茯　苓15g　　吴茱萸3g　　　当　归10g　　丹　参15g

益母草 10g　　莪　术 10g　　菟丝子 15g　　覆盆子 15g

7剂，每日1剂，水煎分2次服。

二诊：2014年3月10日

患者服药7剂，自觉四肢怕冷症状改善，大便质黏，纳眠可，小便调，舌黯胖苔薄白，脉弦细。治疗继续以补肾温阳，活血化瘀为主。

处方：

熟　地 15g　　山茱萸 10g　　山　药 15g　　肉　桂 6g

茯　苓 15g　　吴茱萸 3g　　当　归 10g　　丹　参 15g

益母草 10g　　莪　术 10g　　菟丝子 15g　　覆盆子 15g

薏苡仁 20g

7剂，每日1剂，水煎分2次服。

三诊：2014年3月17日

患者服药7剂，自觉四肢怕冷症状基本消失，大便溏稀情况改善，纳眠可，小便调，舌黯淡苔薄白，脉弦滑。患者月经即将来潮，治疗以温经通络，暖宫止痛为主，调整处方如下：

处方：

炮　姜 8g　　延胡索 10g　　五灵脂 10g　　赤　芍 12g

小茴香 9g　　蒲　黄 10g　　肉　桂 6g　　熟　地 15g

山茱萸 10g　　菟丝子 15g　　覆盆子 15g

7剂，每日1剂，水煎分2次服。

四诊：2014年3月24日

患者服药5剂，月经来潮，腹痛感较前明显减轻，月经量略增多，血块减少，纳眠可，大小便调，舌淡红苔薄白，脉滑。患者正值月经期，治疗上以补肾温经通络为主。

处方：

炮　姜 8g　　赤　芍 12g　　丹　参 10g　　益母草 10g

小茴香 9g　　肉　桂 6g　　熟　地 15g　　巴戟天 10g

山茱萸 10g　　菟丝子 15g　　覆盆子 15g

14剂，每日1剂，水煎分2次服。

五诊：2014年4月7日

患者服药14剂，无腹痛感，目前精神、食欲、睡眠可，大小便正常。舌淡红苔薄白，脉滑。治疗继续以补肾温阳，活血化瘀为主。

处方：

熟　地 15g　　山茱萸 10g　　山　药 15g　　肉　桂 6g

茯　苓 15g　　吴茱萸 3g　　当　归 10g　　丹　参 15g

益母草 10g　　莪　术 10g　　菟丝子 15g　　覆盆子 15g

21剂，每日1剂，水煎分2次服。

六诊：2014年4月28日

患者连服上方21剂，本次月经来潮无腹痛感，月经量尚可，少量血块，无小腹发凉、四肢不温情况，食欲、睡眠可，大小便正常。舌淡红苔薄白，脉弦滑有力。复查妇科超声示：经阴道盆腔扫查，膀胱不充盈，子宫后位，大小形态如常，肌壁回声均匀，内膜厚约 0.6cm，宫腔线显示清晰，宫腔内未见明显异常回声。双卵巢显示清楚，未见异常。双附件区未见异常回声。

2月后电话随诊，患者诉已妊娠40天。

按语

子宫内膜异位症临床以痛经、不孕、月经紊乱及性交痛为主要表现，在育龄期妇女中的发病率高达10%，病因尚不明确，本例患者则同时表现为痛经及不孕，符合本病的临床表现，结合其影像学检查即可明确诊断。

本病多以瘀血内停为致病关键点，因此活血化瘀，散结消癥应贯穿治疗始终，子宫内膜异位症患者的血液具有"浓、稠、黏、聚"的特性，血流缓慢而致瘀血停滞，脉络不通，不通则痛，故而本病临床主要表现为痛证。"肾为先天之本，藏精主生殖"，肾精影响人体发育和生殖，主宰着天癸的至与竭，肾精充足，则冲任得养，二脉流通，经血渐盈，应时而下，孕育子嗣。肾虚、血瘀是本病治疗的关键，现代药理研究也证明补肾药如菟丝子、覆盆子等，能调节神经内分泌功能，改善卵巢的排卵功能。

我们应用补肾活血方根据女性月事规律调整治疗用药，使冲任得养，月经规律，有助于受孕，因此在治疗继发性不孕时，应注重本质的调节，方能起到事半功倍的效果。

典型病案四

邓某，女性，31岁，主因"结婚4年未避孕未孕，左下腹痛2个月余"，于2014年12月25日就诊。

患者既往月经规律，周期28天一行，经期6~7天，经量正常，经色黯红，少量血块，无痛经。近半年经量较前减少，伴经行腹痛。末次月经2014年12月1日，6天净，量少，色红，有血块，经期腹痛需卧床休息。2008年8月因左侧卵巢囊肿破裂于当地医院行开腹手术，术后2个月卵巢囊肿复发。2010年6月因右侧卵巢囊肿于当地医院再次行开腹右侧卵巢囊肿剥除术，术后病理（2010年6月20日）：交界性黏液性乳头状囊腺瘤，可疑微小浸润，另见卵巢黄体血肿和子宫内膜异位性囊肿。辅助检查：2013年12月查CA125 32.60IU/ml（<35.00IU/ml）。2012年12月18日盆腔B超检查：左附件区可见3.1cm×2.4cm无回声结节，内可见密集点状回声。

初诊：2014年12月25日

症见：左下腹刺痛，疼痛不放射，纳可，眠可，大便1~2日一行，偏干，小便正常。舌黯红，脉细滑。中医诊断：不孕，证属毒热瘀结、冲任阻滞，治以滋阴清热，化瘀解毒，调理冲任。

处方：

北沙参15g	石斛10g	夏枯草12g	柴胡5g
茜草12g	墨旱莲15g	金银花12g	生甘草5g
连翘10g	菟丝子15g	蒲黄炭10g	续断15g

14剂，每日1剂，水煎分2次服。

二诊：2015年1月22日

患者诉首诊药后诸症减轻，腹痛基本消失。诉近半年月经量少，可见血块，末次月经2014年12月31日。纳可，眠佳，二便调。舌黯红，苔薄白，脉细滑。患者经前方治疗，目前热象不明显，患者患病时间长，正气匮乏，故目前治疗以补肾助阳，调理冲任为主。

处方：

菟丝子 15g	车前子 10g	百　合 12g	蛇床子 3g
熟　地 10g	女贞子 15g	墨旱莲 15g	细　辛 3g
夏枯草 12g	三　棱 10g	当　归 10g	生甘草 5g

7 剂，每日 1 剂，水煎分 2 次服。

三诊：2015 年 1 月 29 日

服药 7 天自觉精神状态较前改善，腹痛未再出现，纳可，眠佳，二便调。舌黯红，脉细滑。本次月经来潮，经量较前有所增多，仍有血块，患者诸症改善，现有生育要求，继续予补肾固冲法治疗，目前正值经期，少佐活血化瘀之品。

处方：

菟丝子 15g	椿根皮 6g	苎麻根 6g	阿　胶(烊化)10g
熟　地 10g	女贞子 15g	墨旱莲 15g	续　断 15g
三　棱 10g	当　归 10g	生甘草 5g	月季花 6g
薏苡仁 15g	丹　参 10g	鸡内金 6g	

7 剂，每日 1 剂，水煎分 2 次服。

四诊：2015 年 2 月 5 日

患者本次就诊诉因受凉，偶感腹痛，纳可，眠欠安，便秘。2015 年 1 月 30 日行性激素检查：FSH 10.68mIU/ml，LH 11.05mIU/ml，E_2 23.04pg/ml。舌黯苔白，脉沉细。患者多次行卵巢手术治疗，手术损伤致瘀血内生，瘀血阻络，不通则痛，遇冷寒凝，腹痛更明显，故治疗以补肾活血为主。

处方：

当　归 10g	菟丝子 15g	香　附 10g	续　断 15g
女贞子 15g	墨旱莲 15g	椿根皮 6g	阿　胶(烊化)12g
苎麻根 6g	薏苡仁 15g	生甘草 5g	鸡内金 6g
三七粉(冲服)3g			

7 剂，每日 1 剂，水煎分 2 次服。

五诊：2015 年 2 月 12 日

患者服药病情稳定，未诉明显不适，纳眠可，大小便正常，舌黯苔白，脉沉细。

处方：

女贞子 15g	杜仲炭 10g	墨旱莲 15g	菟丝子 15g
细　辛 3g	三　棱 10g	夏枯草 12g	续　断 15g
乌　药 6g	生甘草 5g	车前子 10g	熟　地 10g

14 剂，每日 1 剂，水煎分 2 次服。

六诊：2015 年 2 月 26 日

患者纳可，眠佳，二便调，舌黯红，苔薄白，脉细滑。治以健脾补肾，固护冲任。

处方：

太子参 12g	桑寄生 15g	续　断 15g	阿　胶(烊化)12g
菟丝子 15g	椿根皮 5g	山　药 15g	苎麻根 6g
覆盆子 15g	香　附 10g	炒白术 10g	莲　须 5g

14 剂,每日 1 剂,水煎分 2 次服。

七诊:2015 年 3 月 12 日

患者末次月经 2015 年 1 月 27 日,今查血 HCG 12 124.00IU/L,妇科超声示:宫内早孕。纳眠可,二便调,舌淡红,苔薄白,脉滑。予固肾安胎治疗。

处方:

墨旱莲 15g	菟丝子 20g	黄 芩 10g	阿 胶(烊化)12g
侧柏炭 15g	椿根皮 6g	桑寄生 15g	砂 仁(后下)3g
苎麻根 6g	莲 须 5g	荷 叶 10g	生甘草 5g

服药至孕 12 周。

电话随访,患者于 2015 年 11 月 4 日顺产 1 女,母女平安。

按语

该患者既往因卵巢囊肿破裂行 2 次手术,胞脉受损,气血壅滞,气滞血瘀,不通则痛,故见痛经。首诊时根据舌脉症辨证为毒热蕴结,瘀血阻络,冲任不通,治疗以清热滋阴、活血化瘀、通络散结为主,佐以益精填髓之续断、菟丝子。二诊时患者诸症减轻,基础体温有上升趋势,在滋阴补肾的同时,少佐温补肾阳之品,以鼓动肾阳,促进卵子排出;继予活血养血,疏肝散结之品以改善肝郁血瘀证。因患者有生育要求,三诊时予补肾清热固冲治疗,佐以薏苡仁、鸡内金利湿,化瘀浊。四诊因势利导,活血通经,少佐养阴益气之品以弥补月经过后气血两虚状态。五、六诊时,瘀热之证已减轻,任脉已通,而冲脉尚未充盛,故予健脾益气,补肾固冲治疗。七诊时,舌淡红,脉细滑,提示精血充足,或已受孕,故治疗以固肾清热安胎为主,后患者得子,疾病痊愈。

子宫内膜异位症属于中医"痛经""癥瘕""不孕""月经不调"范畴,其主要病理变化为异位内膜会产生周期性出血及周围组织增生、纤维化。异位内膜的周期性出血及脱落之内膜,属于血不循常道,为"离经之血",因不能及时排出体外或吸收化解,蓄积病灶局部,蕴久成瘀,结而成块,因此,祛瘀为本病治疗的关键所在。肾精充足,方能孕育,因此无论患者初诊时辨证如何,在整体治疗过程中,补肾亦为不可缺少的治疗方法,该患者的整个治疗过程很好地体现了补肾活血在子宫内膜异位症治疗中的作用及地位。

典型病案五

崔某,女性,21 岁,未婚。主因"经行腹痛进行性加重 2 年余,发现盆腔包块 2 个月余",于 2016 年 7 月 30 日就诊。

患者于 2 年前无明显诱因出现经行腹痛,起初未予重视,症状逐渐加重,每次均需要服用止痛药物方能缓解,近 2 个月出现腹痛伴腹胀、恶心、呕吐,呕吐物为胃内容物,服用止痛药物疼痛缓解不明显,月经量多,色红,血块较多。既往月经规律,初潮 13 岁,月经周期 28~30 天,经期 5~7 天,量多,色红。妇科超声示:经腹壁及经直肠盆腔扫查,膀胱充盈良好,子宫前位,大小 5.5cm×3.6cm×5.6cm,肌壁回声均匀,内膜厚约 0.5cm,宫腔线显示清晰,宫腔内未见明显异常回声;子宫右后方可见一囊性结构,大小约 5.1cm×4.3cm×6.8cm,边界清楚,与右卵巢关系密切,透声差,可见密集点状回声,CDFI 未见血流信号;左卵巢显示清楚,未见异常。查血 CA125:138.9U/ml,CA19-9:161.2U/ml。妇科就诊,查体示:外阴发育正常,未婚型;肛诊右侧附件触及一大小约 5cm×6cm 的肿物,宫底部与左侧附件粘连固定，与周围边界欠清，无压痛。左附件未触及明显包块。诊断为右侧卵巢子宫内膜异位症。建议手术治疗，患者未婚，拒绝手术治疗，遂寻求中医药治疗。

初诊：2016年7月30日

症见：面色萎黄，少气懒言，右下腹隐痛不适，肛门坠痛，末次月经2016年7月8～15日，月经来潮时伴腹胀腹泻，恶心，食欲差，口干，大便质黏，排便不爽。舌红少津，苔干厚，脉细弦。中医诊断：癥瘕，证属湿热内蕴、瘀阻胞宫，治疗以清热化湿，活血化瘀为主。

处方：

川　芎 10g	生　地 15g	熟　地 15g	当　归 10g
白　芍 15g	赤　芍 15g	黄　连 6g	陈　皮 10g
半　夏 10g	枳　壳 10g	竹　茹 6g	薏苡仁 20g

7剂，每日1剂，水煎分2次服。

二诊：2016年8月6日

患者服药7剂，腹痛明显缓解，食欲转好，无恶心、腹胀感，大便质黏情况改善，舌红苔略厚，脉细滑。患者湿热症状改善，月经即将来潮，治疗以温宫通络，活血化瘀为主。

处方：

川　芎 10g	生　地 15g	熟　地 15g	当　归 10g
白　芍 15g	赤　芍 15g	怀牛膝 15g	山茱萸 10g
泽　泻 10g	茯　苓 12g	炮　姜 6g	延胡索 10g

7剂，每日1剂，水煎分2次服。

三诊：2016年8月13日

患者服药7剂，月经2016年8月7日来潮，本次月经来潮腹痛程度较前明显减轻，疼痛时间缩短至2天，伴轻度恶心，无腹胀腹泻，月经量多，色红，血块较前减少，舌淡红苔薄白，脉细滑。前期治疗有效，患者患病时间较长，目前湿热表证已解，久病必虚，因此治疗上以补肾健脾，活血化瘀为主。

处方：

川　芎 10g	生　地 15g	熟　地 15g	当　归 10g
白　芍 15g	赤　芍 15g	怀牛膝 15g	山茱萸 10g
泽　泻 10g	茯　苓 12g	菟丝子 15g	淫羊藿 15g

20剂，每日1剂，水煎分2次服。

四诊：2016年9月3日

患者服药20剂，目前无任何不适，纳眠可，大小便调，舌淡红苔薄白，脉细滑。患者月经即将来潮，调整用药为温宫通络，活血化瘀。

处方：

川　芎 10g	生　地 15g	熟　地 15g	当　归 10g
白　芍 15g	赤　芍 15g	怀牛膝 15g	山茱萸 10g
泽　泻 10g	茯　苓 12g	炮　姜 6g	延胡索 10g

7剂，每日1剂，水煎分2次服。

五诊：2016年9月10日

患者服药7剂，目前月经已净，本次月经腹痛不明显，无恶心、腹泻，纳眠可，大小便调，舌淡红苔薄白，脉滑有力。今日复查妇科超声示：膀胱充盈良好，子宫前位，大小 5.4cm×3.7cm×5.8cm，肌壁回声均匀，内膜厚约 0.4cm，宫腔线显示清晰，宫腔内未见明显异常回声。子宫右后方可见一囊性结构，大小约 1.1cm×1.3cm×1.2cm，边界清楚，与右卵巢关系密切，透声差，可见密集点状回声，CDFI 未见血流信号。左卵巢显示清楚，未见异常。查血 CA125：35.5U/ml，CA19-9：41.8U/ml。超声提示异位病灶较前明显缩小，结合患者临床症状，目前治疗有效，继续按前补肾健脾、活血化瘀方进行治疗。

六诊：2016 年 10 月 2 日

患者服药 21 剂，本次月经来潮未出现腹痛，月经量正常，少量血块，经行无恶心、呕吐，无腹泻、腹胀，舌淡红苔薄白，脉细滑。继续服用桂枝茯苓丸治疗。

七诊：2017 年 1 月 3 日

患者诉近 3 月未再出现经行腹痛，纳眠可，大小便正常，舌淡红苔薄白，脉和缓有力。今日复查妇科超声示：膀胱充盈良好，子宫前位，大小 5.1cm×3.9cm×5.9cm，肌壁回声均匀，内膜厚约 0.7cm，宫腔线显示清晰，宫腔内未见明显异常回声。双侧卵巢及附件未见异常。

按语

子宫内膜异位症临床以月经失调、痛经、不孕、癥瘕为四大主症，其中未育的子宫内膜异位症患者主要以周期性腹痛、胃肠道症状和不规则出血为主要临床表现，约有 39.53% 的患者出现经行腹痛。很多医家认为本病从本质上来说，乃是一种阳证、热证、实证。该患者以经行腹痛为首发症状，初诊时表现为湿热内蕴，瘀阻胞宫之象，符合临床对本病的认识。湿热毒邪侵袭冲任血海，与血搏结，扰动血海、冲任，可导致冲任受损，故出现月经失调；瘀血阻络胞脉，脉络不通，气血运行受阻，故见痛经；如瘀阻胞宫、胞脉，日久结聚，发为癥瘕，治疗仍以活血化瘀消癥为主。另外，本患者为未孕青年女性，因此，治疗还应当注意补肾固本，以防攻伐太过损伤正气，影响日后受孕。根据患者月经周期的生理客观规律，有重点地进行辨证辨病相结合的治疗，起到祛邪不伤正的作用，最终达到治疗的目的。

典型病案六

刘某，女性，35 岁，主因"痛经 5 年，婚后 2 年未避孕未孕"，于 2016 年 1 月 21 日就诊。

患者自 2011 年起间断出现经行腹痛，未予治疗，症状逐渐加重，需服用止痛药物方能缓解，月经时自觉怕冷，手足不温，下腹冷痛坠胀不适，月经周期规律，28～30 天一行，月经期 5～7 天，月经量较前减少，可见血块，2014 年结婚，婚后未行避孕措施，一直未孕。行妇科超声示：子宫前位，大小 5.1cm×3.8cm×5.6cm，肌壁回声均匀，内膜厚约 0.5cm，宫腔线显示清晰，宫腔内未见明显异常回声；左卵巢旁可见一囊性结构，大小约 3.3cm×2.7cm×4.1cm，边界清楚，透声差，可见密集点状回声，CDFI 未见血流信号；右卵巢显示清楚，未见异常。右附件区未见异常回声。盆腔 MRI 示：中线偏左侧（子宫后上方）囊性病灶，左侧卵巢可见小囊性病灶，考虑：左侧卵巢区巧克力囊肿可能性最大。查 CA125：123.6U/ml，CA19-9：118.7U/ml。丈夫行精液检查未见异常。诊断"子宫内膜异位症"，为求中医药治疗遂来就诊，末次月经 2016 年 1 月 10 日。

初诊：2016 年 1 月 21 日

症见：面色㿠白，形体偏胖，乏力，手足不温，月经期明显，纳眠可，大小便调，舌黯胖边有齿痕，苔白，脉沉涩。中医诊断：不孕，证属肾阳不足、瘀血内停、痰湿内蕴，治以温肾化痰，活血化瘀。

处方：

山茱萸 10g 山 药 15g 补骨脂 15g 菟丝子 15g

杜 仲 10g 丹 参 15g 鸡血藤 15g 茯 苓 15g

肉 桂 6g 小茴香 6g 当 归 15g

7 剂，每日 1 剂，水煎分 2 次服。

二诊：2016 年 1 月 31 日

患者服药 7 剂，自觉乏力感有所减轻，纳眠可，大小便正常，舌黯胖边有齿痕，苔白，脉沉涩。继守前方治疗。

三诊：2016 年 2 月 14 日

患者按前方服药 14 剂，2 月 8 日月经来潮，此次月经来潮疼痛程度较前有所缓解，未像之前手足不温及怕冷，月经中血块较前减少，色鲜红，舌黯边有齿痕，苔薄白，脉弦滑。患者服药期间月经来潮，痛经及怕冷感均有所改善，月经结束，应注重补肾治疗。

处方：

山茱萸 10g 山 药 15g 补骨脂 15g 菟丝子 15g

杜 仲 10g 丹 参 15g 鸡血藤 15g 淫羊藿 15g

仙 茅 15g 当 归 10g 川 芎 10g

14 剂，每日 1 剂，水煎分 2 次服。

四诊：2016 年 3 月 4 日

患者服药 14 剂，目前无怕冷感，大小便正常，舌黯胖边有齿痕，苔白，脉弦滑。因患者月经即将来潮，本次调方加以活血通络之品。

处方：

山茱萸 10g 淫羊藿 15g 补骨脂 15g 菟丝子 15g

桃 仁 10g 赤 芍 10g 川 芎 10g 延胡索 10g

炮 姜 8g 小茴香 6g 肉 桂 6g

7 剂，每日 1 剂，水煎分 2 次服。

五诊：2016 年 3 月 11 日

患者服药 7 剂，服药第 3 剂时月经来潮，本次腹痛感明显减轻，仅觉下腹坠胀隐痛不适，无下腹发凉、手足不温，经量基本正常，舌淡红苔薄白，脉弦滑有力。

患者正值月经期，继守前方加强温肾活血通络治疗。

六诊：2016 年 3 月 18 日

患者服药 7 剂，本次就诊精神佳，诉近日体力好，未再出现乏力感，纳眠可，大小便正常。舌淡红苔薄白，脉弦滑有力。复查妇科超声示：子宫前位，大小 5.2cm×3.9cm×5.5cm，肌壁回声均匀，内膜厚约 0.6cm，宫腔线显示清晰，宫腔内未见明显异常回声；左卵巢旁可见一囊性结构，大小约 1.8cm×1.2cm×2.0cm，边界清楚，透声差，可见密集点状回声，CDFI 未见血流信号；右卵巢显示清楚，未见异常。右附件区未见异常回声。左侧囊肿较前明显缩小。

处方：

山茱萸 10g 山 药 15g 补骨脂 15g 菟丝子 15g

杜　仲 10g　　丹　参 15g　　鸡血藤 15g　　淫羊藿 15g
当　归 10g　　川　芎 10g　　香　附 6g

14剂，每日1剂，水煎分2次服。

七诊：2016年4月18日

患者按上方服用28剂，月经未来潮，遂行超声提示宫内早孕。

2017年1月患者顺产一男婴，体健。

按语

子宫内膜异位症属于中医"痛经""不孕""癥瘕"范畴，此病多虚实夹杂，《景岳全书·妇人规》云："瘀血留滞作癥，惟妇人有之，其证则或由经期，或由产后……或积劳积弱，气弱而不行。"《傅青主女科》云："妇人有下身冰冷，非火不暖，交感之际，阴中绝无温热之气。人以为天分之薄也，谁知是胞胎寒之极乎。"《圣济总录》云："女子所以无子，系冲任不足，肾气虚寒故也。"可见本病与肾虚血瘀关系密切。因此，治疗应以补肾调冲任、活血化瘀为基本，兼清热、化痰、软坚以治其标，最终达到标本同治的目的。

本例患者初诊时面色㿠白，形体偏胖，乏力，手足不温，舌黯胖边有齿痕，苔白，脉沉涩。明显的肾阳不足，瘀血内停之象，因此整个治疗以温肾填精、活血通络为治则，在此基础上随症加减，取得了较好的疗效。现代药理研究发现杜仲、菟丝子具有内分泌样作用，能调节性腺轴，使其恢复正常功能；桃仁、赤芍等活血化瘀药能改善微循环，溶解纤维蛋白，促进包块吸收，调节免疫功能，增强吞噬细胞的功能，防止组织粘连，从而改善盆腔环境，调理脏腑功能。

第四节　卵巢囊肿（癥瘕）

卵巢囊肿是发生于女性生殖器常见的肿瘤，任何时期均可发病，形态多样，既可见于一侧也可两侧多发，发病率约为15%，临床以小腹坠胀，腰腹疼痛，月经紊乱或不孕为主要表现。包括真性囊肿及非赘生性囊肿。真性囊肿又分为良性和恶性；非赘生性囊肿有：滤泡囊肿、黄体囊肿、黄素囊肿、多囊卵巢、巧克力样囊肿等。查体可触及肿块，可有压痛，妊娠试验、肿瘤标志物、妇科超声、盆腔MRI、CT等检验检查方法可以确诊。

卵巢囊肿多为良性，一般认为包块直径大于5cm，持续半年不消失者，或妊娠合并卵巢肿瘤，或有癌症病史的卵巢肿瘤患者，或绝经期卵巢肿瘤患者宜首选手术治疗，对于囊肿为源自卵巢的卵泡或黄体的潴留性囊肿，中医中药治疗效果较理想。

西医学尚未明确本病的发病机制，治疗上以手术为主，近年来微创治疗因其创伤小的特点，成为主要的治疗方法，腹腔镜手术相对于其他几种治疗方式而言具有创伤小、副作用少和手术费用较低廉等优势，但研究发现，腹腔镜下卵巢囊肿剥除术后，手术侧与对侧卵巢相比初级卵泡数目明显减少，从而影响排卵和生育功能。中医药因无需手术、疗效佳、毒副作用小等优势，逐渐受到广大患者的喜爱。临床普遍认为囊肿大于5cm，或生长迅速者应采用手术治疗，对于囊肿小于5cm，或者不愿接受手术的患者可采用中药保守治疗，中医药在卵巢囊肿的治疗上积累了较为丰富的经验。

卵巢囊肿属于中医"癥瘕""积聚""肠蕈"范畴。《三因极一病证方论》阐述本病"多因经脉失于将理，产褥不善调护，内作七情，外感六淫，阴阳劳逸，饮食生冷，遂致荣卫不输，新陈干忤,随经败浊,淋露凝滞,为瘕为痕",本病多由于妇女在经期或产后调养不当,内伤七情,外感六淫之邪,导致脏腑功能紊乱,气机失调,产生"痰、湿、瘀"有形之邪,阻滞胞脉,聚而成痕,日久结块而成癥瘕。《妇科玉尺》:"妇人积聚之病虽属多端,而究其实,皆血之所为。"瘀阻日久,耗伤肾气,肾气亏虚,冲任失养。因此,本病多与气滞、血瘀、痰凝、湿滞有关,肾虚血瘀是本病发生的主要环节,补肾益精,活血祛瘀,理气行血,散结消癥之法应贯穿治疗始终。活血化瘀药物的应用可以使瘀血消,络脉畅,从而使气机运行通畅,癥瘕消散。

《医宗金鉴》指出:"凡治诸癥积,宜先审身形之壮弱、病势之缓急而治之,如人虚则气血衰弱,不任攻伐,病势虽盛,当先扶正气,而后治其病;若形证具实,宜先攻其病也。"本病多为本虚标实,治疗应在祛邪的同时注重正气的顾护。本病的中药治疗以活血化瘀药、补虚药及清热药使用率较高,其中,活血化瘀占使用率的第一位,破血消癥因其具有破血逐瘀、消癥散结的功效而占据活血化瘀类药中最常见的类型,以莪术为代表的破血药成为治疗卵巢囊肿的首选药物,但因此类药物多苦寒辛咸,因此不宜久服,临床上常应用补益药,此类药物可制约破血药的耗气、动血、伤阴等问题,还可以治疗卵巢囊肿病程迁延中本虚的问题。补益药中补气药最为常用,如黄芪、山药,在临床应用较为广泛,补肾药物也是较常见的补益药,如淫羊藿、山茱萸等。

除了中药内服外,中医药外治法治疗本病也取得了较好的效果,这些外治法能弥补内治法服药困难的不足,同时应用还可增加疗效。中药灌肠、外敷、熏蒸、离子导入及针灸等外治法已广泛应用于临床,通过局部给药,药物吸收快,且对胃肠道刺激小,活血化瘀类中药为最常见的局部给药类型,桃仁、赤芍、血竭、三棱等常作为此类疾病外治法的首选药物。

典型病案一

陈某,女性,24岁,主因"停经3个月余",于2010年4月4日就诊。

患者于2010年1月起出现停经,末次月经2009年12月25日,既往月经周期基本规律,经期延长,经量少,痛经,2008年曾有2月停经史,未予治疗,后月经自然来潮,当地医院行妇科B超示:右侧附件区58mm×62mm囊性包块,左侧附件区48mm×52mm囊性包块,考虑卵巢囊肿。当地医生建议手术治疗,患者为求中医保守治疗,遂来我院就诊。

初诊:2010年4月4日

症见:形体消瘦,面色无华,四肢不温,自觉乳房胀痛不适,白带量多、质地清晰,食少纳呆,大便质软,排便不爽,舌质淡黯,边尖可见瘀点,苔白腻,脉沉滑。中医诊断:癥瘕,证属本虚标实,脾肾不足,寒湿瘀凝滞。治疗当以温肾健脾,祛湿化瘀为主。

处方:

桃　仁 10g	红　花 10g	柴　胡 10g	赤　芍 15g
白　芍 15g	香　附 10g	乌　药 10g	苍　术 10g
茯　苓 15g	薏苡仁 30g	荔枝核 15g	橘　核 15g
巴戟天 15g	淫羊藿 15g	山茱萸 10g	

7剂,每日1剂,水煎分2次服。

二诊:2010年4月11日

患者诉服药后4日月经来潮,经量少,色黯,血块较多,经期7天,月经开始2天腹痛明显,余症均有所缓解,舌淡,苔白润,脉沉细。患者月经已来潮,治疗上当以温肾散寒,健脾化湿为主,暂不用活血化瘀之品。

处方:

党 参20g	茯 苓15g	白 术15g	半 夏10g
陈 皮10g	木 香6g	山茱萸10g	肉苁蓉10g
草豆蔻12g	巴戟天15g	薏苡仁30g	

7剂,每日1剂,水煎分2次服。

三诊:2010年4月18日

患者服药1周,自觉白带量较前减少,四肢不温情况基本改善,食欲增加,面色较前红润,大小便正常,舌淡红苔薄白,脉沉。效不更方。

四诊:2010年4月25日

患者诉诸症减轻,纳眠可,大小便正常,舌淡红苔薄白,脉沉滑,考虑为月经前,将用药调整为温肾健脾,活血化瘀为主。

处方:

桃 仁10g	红 花10g	柴 胡10g	赤 芍15g
白 芍15g	香 附10g	乌 药10g	橘 核15g
茯 苓15g	薏苡仁30g	荔枝核15g	山茱萸10g
巴戟天15g	淫羊藿15g	肉苁蓉10g	

14剂,每日1剂,水煎分2次服。

五诊:2010年5月10日

患者服药14剂,5月6日月经来潮,经量较前增多,偶有血块,无腹痛感,本次未觉小腹发凉,经期6天,纳眠可,大小便正常,因在外出差,未按时复诊,舌淡红苔薄白,脉沉。治疗上继续以温肾散寒,健脾化湿为主。

处方:

党 参20g	茯 苓15g	白 术15g	半 夏10g
陈 皮10g	木 香6g	山茱萸10g	肉苁蓉10g
草豆蔻12g	巴戟天15g	大 枣15g	

14剂,每日1剂,水煎分2次服。

六诊:2010年5月24日

患者服用上方14剂,白带正常,无不适,纳眠可,大小便正常,舌淡红苔薄白,脉和缓有力。患者因工作需要,无法服用汤药,嘱患者服用金匮肾气丸维持。

七诊:2010年9月1日

患者服用金匮肾气丸3个月,复查妇科超声示:子宫附件未见明显异常。

按语

卵巢囊肿属中医"癥瘕"范畴,多与脾肾不足为本,痰瘀湿阻互结于胞宫为标,因此本病治疗当以"经前当理气活血,化瘀散结治其标;经后当温补脾肾,祛湿化痰治其本"为原则。

该患者虽有月经来潮,但既往月经存在不调的情况,为先天肾气不足,天癸虽至,肾精不充,若遇外邪入侵或饮食失调或情志内伤等情况,常可致肾气更虚、冲任失调,胞宫、胞脉血行不畅,瘀血形成,日久形成癥瘕。患者脾肾不足,寒湿凝滞,故见乳房胀痛不适,白带量多、质地清晰,四肢不温;瘀血阻滞胞宫、胞络,脉络不通,故见痛经、月经量少,色黯。舌质淡黯，可见瘀点，苔白腻，脉沉滑，辨证为脾肾不足，寒湿凝滞。予温肾健脾，祛湿化瘀治疗，患者临床症状明显改善。当月经来潮，治疗侧重点转向化瘀止痛散结，在补肾助阳、温经散寒的基础上加以活血化瘀散结之品，旨在化胞宫瘀阻，以达到消癥瘕之功效。

典型病案二

赵某，女性，36岁，主因"继发性不孕1年余"，于2016年11月18日就诊。

患者于2010年顺产一健康男孩，2015年初拟生二胎，未采取避孕措施，至今未孕，2015年6月当地医院行妇科超声示：左侧卵巢囊肿38mm×45mm。遂行左侧卵巢并囊肿切除术。术后3个月复查超声提示右侧卵巢有一大小22mm×18mm的囊肿。曾服用右归丸3个月，复查超声提示右卵巢囊肿消失，但患者一直未孕，2016年10月当地医院复查妇科B超示：左卵巢缺如，右侧卵巢有一大小约25mm×32mm的囊肿，少量盆腔积液。

初诊：2016年11月18日

症见：形体肥胖，面色㿠白，腰腹酸痛，得热痛减，月经后期，量少色淡，倦怠乏力，纳食尚可，多梦，大便溏稀，末次月经2016年11月16日，舌质淡胖边有齿痕，苔白，脉沉弦。中医诊断：癥瘕，证属脾肾两虚、寒凝湿阻，治疗以补肾健脾，祛湿通络为法。

处方：

山茱萸10g	肉苁蓉10g	山 药20g	熟 地15g
茯 苓15g	菟丝子15g	益母草10g	丹 参15g
杜 仲15g	香 附15g	薏苡仁30g	

7剂，每日1剂，水煎分2次服。

二诊：2016年11月25日

患者服药7剂，自觉腰腹酸痛感减轻，大便成形，仍感乏力倦怠，舌质淡胖边有齿痕，苔薄白，脉沉弦。患者症状改善，效不更方，继守前方治疗。

三诊：2016年12月15日

患者服药20剂，自觉乏力感明显减轻，偶觉腰酸，无腹痛感，近2日感乳房胀痛不适，恐月经即将来潮，舌淡红边有齿痕，苔薄白，脉沉滑。患者脾肾不足情况改善，经前当理气活血，化瘀散结，故治以温肾暖宫，活血化瘀为法。

处方：

桃 仁10g	红 花10g	柴 胡10g	赤 芍15g
白 芍15g	香 附10g	乌 药10g	橘 核15g
茯 苓15g	薏苡仁30g	荔枝核15g	山茱萸10g
熟 地15g	川 芎15g	当 归10g	

7剂，每日1剂，水煎分2次服。

四诊：2016年12月22日

患者服药7剂，服药2剂时月经来潮，经量较前增加，色红，无腹痛，纳眠可，大小便正常，舌淡红边有齿痕，苔薄白，脉沉滑。经后当补肾健脾，温经化湿治其本，故继以前方补肾健脾，益气养血，少佐活血通络之品。

处方：

山茱萸10g	肉苁蓉10g	山 药20g	熟 地15g

茯　苓15g　　菟丝子15g　　益母草10g　　丹　参15g

当　归10g　　党　参15g　　大　枣15g

28剂,每日1剂,水煎分2次服。

五诊:2017年1月21日

患者服药28剂,今日月经来潮,本次未感乳房胀痛不适,纳食可,睡眠佳,大小便正常。舌淡红,苔薄白,脉滑有力。患者正值经期,治疗当以温肾暖宫,活血化瘀为法。

处方:

桃　仁10g　　红　花10g　　当　归10g　　赤　芍15g

白　芍15g　　香　附10g　　乌　药10g　　橘　核15g

茯　苓15g　　山茱萸10g　　菟丝子15g　　牛　膝15g

熟　地15g　　川　芎15g

7剂,每日1剂,水煎分2次服。

六诊:2017年1月28日

患者服药7剂,目前月经已干净,诉月经量正常,面色红润,诉服药以来体重下降约5kg,纳食可,睡眠佳,大小便正常。舌淡红,苔薄白,脉滑有力。继以2016年12月22日处方补肾健脾,益气养血。

七诊:2017年2月25日

患者服药28剂,月经至今未来潮,自觉食欲佳,今日行妇科超声示:卵巢囊肿消失,宫腔内有胚囊,发育良好。早孕试验呈阳性。

按语

卵巢囊肿多与气滞、血瘀、痰凝、湿滞有关,肾虚血瘀是本病发生的主要环节,补肾益精,活血祛瘀,理气行血,散结消癥之法应贯穿治疗始终。临床以小腹坠胀,腰腹疼痛,月经紊乱或不孕为主要表现,本例患者曾有生产经历,本次不孕考虑为卵巢囊肿导致的继发性不孕。

患者肾气不足,脾阳不振,寒湿运化失司,久成瘀积,故反复出现卵巢囊肿,寒湿、瘀血阻于胞脉,胞脉闭塞,不能摄精成孕。"益火之源,以消阴翳",以补肾健脾固冲为治则,使得肾气充,脾阳振,以确保生化有源,该患者初诊时面色㿠白,形体肥胖,腰腹酸痛,舌质淡胖边有齿痕,苔白,脉沉弦,均为脾肾阳虚的表现,经温肾健脾治疗后,诸症得到改善。卵巢囊肿以"湿、痰、瘀"为标,在温肾健脾的同时,亦应注重祛湿、化痰、散瘀,以达到标本兼顾的目的,故在患者月经期,以益气养血,活血化瘀之桃红四物汤加减,更有利疏通胞脉闭塞的情况。患者经过治疗月经周期正常,月经量恢复正常,经调病除,则胎孕可成。

典型病案三

李某,女性,42岁,主因"发现卵巢囊肿3个月余",于2016年1月18日就诊。

患者近半年来因工作压力较大,情绪低落,常自觉少腹坠胀不适,胸闷,善叹息,倦怠乏力,失眠多梦,面色无华,心烦易怒。月经前后不定期,经量时多时少,色黯,间有血块,带下量多,色黄,略有腥味。舌质淡红可见瘀点,苔薄黄,脉弦细。当地医院妇科就诊,行妇科检查:子宫前位,正常大小,无压痛,子宫右侧可触及一鸡蛋大小的包块,表面光滑,活动度可,压痛明显,余无异常。妇科超声示:右侧卵巢可见一混合性包块,部分呈实性,部分液性，大小约51mm×38mm×40mm，边界清，内部分布不均匀强化，子宫及左侧附件未见异常。当地医院建议行手术治疗，患者拒绝，欲行中医药保守治疗，来我院门诊就诊。

初诊：2016年1月18日

症见：形体偏瘦，面色无华，倦怠乏力，少腹坠胀不适，胸闷，气短，情绪低落，善叹息，心烦易怒，带下量多色黄，失眠多梦，纳食一般，大小便调，舌质淡红可见瘀点，苔薄黄，脉弦细。中医诊断：癥瘕，证属肝郁气滞、湿热内阻，治疗当以疏肝解郁，清热祛湿为主。

处方：

当　归10g　　生　地10g　　川　芎10g　　赤　芍15g
白　芍15g　　柴　胡10g　　香　附10g　　丹　参15g
郁　金10g　　蒲公英15g　　黄　柏10g

7剂，每日1剂，水煎分2次服。

二诊：2016年1月25日

患者服药7剂，自觉心烦症状减轻，情绪低落改善，带下量减少，色略黄，下腹坠胀感减轻，余无变化，纳可，多梦，大小便调，舌质淡红可见瘀点，苔薄黄，脉弦细。患者症状改善效不更方，继守前方治疗。

三诊：2016年2月1日

患者服药6剂，月经来潮，经量尚可，血块较以往减少，胸闷、气短明显减轻，心情佳，睡眠改善，纳食可，大小便调，舌淡红可见瘀点，苔薄白，脉弦滑。患者月经来潮，治疗当以理气活血为主。

处方：

当　归10g　　生　地10g　　川　芎10g　　赤　芍15g
白　芍15g　　桃　仁10g　　红　花10g　　丹　参15g
牛　膝15g　　菟丝子15g　　山茱萸10g

7剂，每日1剂，水煎分2次服。

四诊：2016年2月8日

患者服药7剂，月经已结束，本次月经经量正常，血块较以往减少，色黯红，月经期无明显下腹坠胀不适感，纳眠可，大小便调，舌淡红，瘀点较前减少，苔薄白，脉弦滑。患者目前肝郁情况不明显，经后当以补肾健脾，温经化瘀为主。

处方：

当　归10g　　生　地10g　　川　芎10g　　赤　芍15g
白　芍15g　　丹　参15g　　牛　膝15g　　菟丝子15g
山茱萸10g　　肉苁蓉10g　　茯　苓15g

14剂，每日1剂，水煎分2次服。

五诊：2016年2月22日

患者服药14剂，形似常人，心情愉悦，无腹部不适感，带下色白，量少，无异味，纳可，眠佳，大小便调，舌淡红苔薄白，脉弦。患者自觉熬药麻烦，要求服用中成药，予六味地黄丸善后。

六诊：2016年3月22日

患者服药1月，此次就诊未诉不适，期间月经28天来潮，经量可，无下腹坠胀不适感，舌淡红苔薄白,脉弦有力。今日复查妇科超声右侧卵巢囊肿消失。

按语

卵巢囊肿是妇科常见的良性肿瘤,其发病因素虽有诸多方面,但最主要的病机则是寒凝、气滞、血瘀,与肝、脾、肾密切相关。本例患者因工作不顺利、压力大导致肝气不疏,气机郁滞,故见胸闷,气短,情绪低落,善叹息;气郁日久,血行不畅,形成瘀血,瘀血既阻滞气机使阳气外达,又阻止阳气得到正常营血的滋润和濡养,故见面色无华,倦怠乏力,少腹坠胀不适;瘀血日久化热,湿热内生,故见带下量多色黄,失眠多梦,心烦易怒。初诊时以肝郁气滞,湿热内阻为主要病机,以疏肝解郁,清热祛湿为治则,疗效明显,患者服药14剂,肝郁及湿热的情况均改善。

肾虚血瘀是癥瘕发生的主要环节,在患者肝郁湿热证得到改善后,应以辨病为主,故后续治疗注重补肾健脾,温经化瘀,尤其在经期加强活血化瘀的力度,旨在将瘀浊清理干净以达到消癥的目的。此类疾病虽有不同证型表现,但治疗上应辨病与辨证相结合,方能达到最佳疗效。

典型病案四

胡某,女性,38岁,主因"婚后5年未孕",于2012年8月22日就诊。

患者婚后5年未避孕未孕,患者于2007年因右侧卵巢囊肿行囊肿摘除术,术后常感头晕、耳鸣、乏力,睡眠欠佳,曾服用中药(具体不详)治疗,症状稍缓解。近3年出现月经不调,月经周期先后不定,月经量少,经期小腹疼痛不适。妇科检查示:双侧输卵管通而不畅。妇科超声示:子宫前位,大小52mm×48mm×45mm,实质欠均匀,后壁见点状强回声;左侧卵巢28mm×30mm,边界清,右侧卵巢38mm×39mm,可见液性回声,内有散在不规则强回声光点,壁较厚,形态欠规则。

初诊:2012年8月22日

症见:畏寒肢冷,腰酸膝软,耳鸣目眩,倦怠乏力,夜不安寐,纳食一般,大小便如常。月经昨日来潮,量少色黯红,夹有血块,经前两天感少腹不适,行经时下腹胀满疼痛。舌淡黯,苔薄白,脉沉细弱。中医诊断:不孕,证属肾阳不足,肝血亏损,冲任失调,寒瘀内阻胞宫。因处于经期,以温经止痛,散寒化瘀为主。

处方:

肉 桂 3g	干 姜 3g	当 归 10g	赤 芍 12g
川 芎 5g	生蒲黄 10g	五灵脂 10g	没 药 3g
小茴香 3g	延胡索 10g	泽兰叶 5g	茺蔚子 10g
绿萼梅 5g			

5剂,每日1剂,水煎分2次服。

二诊:2012年8月27日

服药后患者经行较前通畅,血块减少,少腹疼痛不甚,腰酸亦有所减轻。经水渐净,而眩晕耳鸣、肢软无力、失眠神倦等虚证依然,舌淡黯,苔薄白,脉沉细弱,两尺无力。拟调补肝肾,充养血海。予温补肾阳,养血柔肝,调和冲任。

处方:

淫羊藿 15g	山茱萸 12g	巴戟天 12g	当归身 12g

茯　苓 10g	女贞子 12g	墨旱莲 15g	炒杜仲 12g
菟丝子 12g	熟　地 12g	赤白芍[各]10g	丹　参 10g
炙鳖甲 12g	牡　蛎 30g	制香附 5g	炙甘草 3g

7 剂,每日 1 剂,水煎分 2 次服。

三诊:2012 年 9 月 3 日

患者诉腰酸基本缓解,无腹痛,眩晕耳鸣、肢软无力、失眠神倦等症较前有所改善,舌淡黯,苔薄白,脉沉细弱,两尺无力。继续予温补肾阳,养血柔肝,调和冲任。

处方:

淫羊藿 15g	山茱萸 12g	巴戟天 12g	当归身 12g
茯　苓 10g	女贞子 12g	墨旱莲 15g	炒杜仲 12g
菟丝子 12g	熟　地 12g	赤白芍[各]10g	丹　参 10g
制香附 5g	炙甘草 3g	枣　仁 15g	炙鳖甲 12g
牡　蛎 30g			

7 剂,每日 1 剂,水煎分 2 次服。

四诊:2012 年 9 月 10 日

患者诉腰酸基本缓解,偶感眩晕耳鸣、肢软无力,睡眠情况较前明显改善,舌淡红,苔薄白,脉沉细弱。继续予温补肾阳,养血柔肝,调和冲任。患者症状明显改善,肝肾不足,气血亏虚之症得以缓解,继以前方治疗直至月经来潮。

五诊:2012 年 9 月 19 日

患者今日月经来潮,此次月经来潮前无少腹不适感,行经时亦未感觉下腹胀满疼痛。纳眠可,舌淡红,苔薄白,脉滑数有力。因患者正值月经期,平素月经量少,治疗上应佐以活血化瘀之品。

处方:

肉　桂 3g	干　姜 3g	当　归 10g	赤　芍 12g
川　芎 5g	淫羊藿 15g	山茱萸 12g	巴戟天 12g
当归身 12g	茯　苓 10g	女贞子 12g	墨旱莲 15g
菟丝子 12g	熟　地 12g	炒杜仲 12g	莪　术 10g

5 剂,每日 1 剂,水煎分 2 次服。

如此调治 5 月余,患者诸羸虚之证渐以消失,月经亦转正常。复查妇科超声:子宫前位,大小 59mm×45mm×42mm,实质尚均匀,未见明显团块;左卵巢 30mm×25mm,右卵巢 31mm×29mm,边界清楚。子宫附件未见明显异常。又调理月余,因停经逾 40 天,做妊娠试验为阳性。此后再作产前调理,后足月顺产。

按语

本例患者 5 年前行卵巢囊肿摘除术,术后常感头晕,耳鸣,乏力,虽当时未留有诊疗记录,但结合患者的病史及症状,考虑存在气血亏虚的情况,加之病程较长,肾气不足,无以充养,故一直未孕;冲任失调,胞宫、胞脉血行不畅,瘀血形成,故反复出现癥瘕。

患者初诊时症见:畏寒肢冷,腰酸膝软,耳鸣目眩,倦怠乏力,舌淡而黯红,苔薄白,脉沉细弱。证属肾阳不足,肝血亏损,冲任失调,寒瘀内阻胞宫,寒瘀内阻胞宫可致经行不畅,"急则治标",以温经止痛、散寒化瘀为治疗原则,方中泽兰、茺蔚子、绿萼梅更能加强调经活血之力。平时则重在治本，用二仙汤、四物汤、二至丸诸方化裁。方中以二仙汤温肾阳、补肾精、调冲任，山茱萸、杜仲、菟丝子补肝肾、益精血、强腰膝、固下元；以四物汤合二至丸补血养阴而柔肝。肝得血养则血海充盈，丹参、香附则理气行血，牡蛎、鳖甲同用则可消积散癥，与培补肝肾之品合用则能调和冲任。如此则肝肾精血充盈，冲任调达，太冲脉盛，月事以时而下。

典型病案五

马某，女性，32岁，主因"月经量减少1年余"，于2016年5月7日就诊。

患者自2015年起无明显诱因开始出现月经量减少，色淡黯，月经周期规律，约25～28天一行，月经期5～7天，下腹坠痛不适，小腹发凉，喜暖，平素食欲及睡眠欠佳，行妇科超声示：子宫前位，大小5.2cm×4.1cm×5.9cm，肌壁回声均匀，内膜厚约0.6cm，宫腔线显示清晰，宫腔内未见明显异常回声；左卵巢旁可见一囊性结构，大小约6.5cm×5.7cm×7.1cm，边界清楚，透声差，可见密集点状回声，CDFI未见血流信号。右卵巢显示清楚，未见异常。右附件区未见异常回声。西医建议手术治疗，患者为行中药保守治疗遂来就诊。末次月经2016年5月1日。

初诊：2016年5月7日

症见：体倦乏力，腰膝酸软，月经量少，色黯淡，每日使用护垫即可，月经来潮时下腹冷痛，得暖痛减，白带量多，色白清稀，食欲一般，睡眠欠佳，多梦，舌淡胖色黯，苔薄白，脉沉细。中医诊断：癥瘕，证属脾肾阳虚，治疗当以温煦脾肾为主。

处方：

熟　地15g	山茱萸10g	枸杞子15g	菟丝子15g
鹿角胶15g	山　药12g	杜　仲15g	肉　桂6g
当　归12g	附　子6g		

7剂，每日1剂，水煎分2次服。

二诊：2016年5月14日

患者服药7剂，自觉乏力感、腰膝酸软减轻，白带较少，食欲可，睡眠一般，多梦，舌淡胖色黯，苔薄白，脉沉细。治疗继以温煦脾肾，益精填髓为主。

处方：

熟　地15g	山茱萸10g	枸杞子15g	菟丝子15g
鹿角胶15g	山　药12g	杜　仲15g	肉　桂6g
当　归12g	附　子6g	党　参15g	枣　仁15g

14剂，每日1剂，水煎分2次服。

三诊：2016年5月28日

患者按上方服药14剂，自觉腰膝酸软明显缓解，无乏力感，食欲可，睡眠佳。今晨月经来潮，自觉下腹冷痛、坠胀感较以往减轻，舌黯红苔薄白，脉弦滑。患者正值月经期，调整治疗以活血化瘀，温阳通络为主。

处方：

| 熟　地15g | 山茱萸10g | 枸杞子15g | 菟丝子15g |
| 鹿角胶15g | 山　药12g | 杜　仲15g | 肉　桂6g |

当　归 12g　　附　子 6g　　丹　参 15g　　香　附 12g

莪　术 10g

7 剂,每日 1 剂,水煎分 2 次服。

四诊:2016 年 6 月 4 日

患者服药 7 剂,月经已净,诉本次月经量较前增多,目前无明显不适,舌黯红苔薄白,脉弦滑。治疗继续以补肾活血为主。

处方:

熟　地 15g　　山茱萸 10g　　枸杞子 15g　　菟丝子 15g

鹿角胶 15g　　山　药 12g　　杜　仲 15g　　肉　桂 6g

当　归 12g　　川　芎 10g　　鸡血藤 15g　　香　附 10g

14 剂,每日 1 剂,水煎分 2 次服。

五诊:2016 年 6 月 20 日

患者服药 14 剂,目前无明显不适,食欲、睡眠可,舌黯红苔薄白,脉弦滑有力。继守前方治疗。

六诊:2016 年 7 月 14 日

因患者在外地,就诊不便,按前方服药 21 剂,期间月经来潮,经量基本恢复至 2 年以前水平,无下腹冷痛感,复查妇科超声:子宫前位,大小 5.2cm×4.1cm×5.9cm,肌壁回声均匀,内膜厚约 0.5cm,宫腔线显示清晰,宫腔内未见明显异常回声。左卵巢旁可见一囊性结构,大小约 2.1cm×1.9cm×1.1cm,边界清楚,透声差,可见密集点状回声,CDFI 未见血流信号。右卵巢显示清楚,未见异常。右附件区未见异常回声。左侧卵巢囊肿较前明显缩小。舌淡红苔薄白,脉沉弦有力。患者经过补肾活血治疗,卵巢囊肿明显缩小,临床症状消失,舌脉明显改善,治疗以活血消癥为主。

处方:

熟　地 15g　　山茱萸 10g　　枸杞子 15g　　菟丝子 15g

鹿角胶 15g　　山　药 12g　　杜　仲 15g　　莪　术 8g

当　归 12g　　川　芎 10g　　鸡血藤 15g　　赤　芍 15g

28 剂,每日 1 剂,水煎分 2 次服。

七诊:2016 年 8 月 14 日

患者按上方服用 28 剂,月经量恢复,当地医院查妇科超声示子宫及双侧附件未见明显异常。舌淡红苔薄白,脉弦滑,以桂枝茯苓丸通阳散结,活血化瘀巩固治疗。

按语

卵巢囊肿的临床表现为不同程度的下腹部不适、坠胀、疼痛、白带增多、月经不调等。肾虚血瘀是本病发生的主要环节,补肾益精,活血祛瘀,理气行血,散结消癥之法应贯穿治疗始终。

本例患者以月经量减少为主要症状,伴有下腹坠胀冷痛,白带量多,符合卵巢囊肿的临床表现,经过妇科超声检查明确为卵巢囊肿。四诊合参,中医辨证为脾肾阳虚,因此采用温补肾阳的右归丸进行加减,取得了较好的疗效。右归丸出自《景岳全书》,为治疗肾阳不足、命门火衰的代表方。方中以附子、肉桂、鹿角胶培补肾中之元阳,以熟地、山茱萸、枸杞子、山药等滋阴补肾、益精填髓,以达到"阴中求阳"的作用。菟丝子、杜仲补肾健腰膝,当归养血和血,使元阳得以归原。卵巢囊肿存在瘀血阻滞胞脉的情况,因此,在温阳补肾的同时,亦注重活血化瘀、通络散结,在温肾助阳的同时佐以莪术、赤芍与丹参以增加消癥化积,活血化瘀之效。

第五节 复发性流产(滑胎)

复发性流产(recurrent spontaneous abortion,RSA)指同一性伴侣连续发生 2 次及 2 次以上的自然流产。复发性流产多为早期流产,晚期流产发生率低。本病病因尚不明确,属于难治性疾病。南北朝时期的《产经》最早将其称之为"数落胎",隋代巢元方也注意到了怀孕"恒腰痛者"喜堕胎的现象。《诸病源候论·妊娠数堕胎候》"若血气虚损者,子脏为风冷所居,则血气不足,故不能养胎,所以致胎数堕"。将气血虚损、胎失所养作为滑胎的病因病机,为后世医家认识本病奠定了理论基础。《叶天士女科》:"妊娠有三月而堕者,有六七月而堕者,有屡孕屡堕者,由于气血不足,名曰滑胎。"首次提出滑胎病名。明代王纶《明医杂著·续医论》曰:"妇人半产,多在三个月,及五月七月,除跌仆损伤不拘外,若前次三个月而堕,则下次必如期复然。"明确指出本病好发于妊娠早期。

复发性流产的病因较为复杂,疗效不理想,目前已成为临床上难治性不育的主要原因。本病与遗传、感染、免疫、内分泌因素及子宫内环境异常等因素有关,早期复发性流产常见原因为胚胎染色体异常、免疫功能异常、黄体功能不全、甲状腺功能低下等;晚期复发性流产常见原因为子宫解剖异常、自身免疫异常、血栓前状态等。临床应用低分子肝素及阿司匹林治疗有遗传性血栓形成倾向或抗磷脂综合征的习惯性流产效果显著;用孕激素治疗黄体功能不全型复发性流产取得了一定的效果。

复发性流产属中医"滑胎"范畴。中医认为本病为脾肾亏虚、气血不足、血热、血瘀、情志因素等原因致冲任受损,胎元不固,胎儿陨落。肾藏精,主生殖,属天癸之源,冲任之本,气血之根,月经产生及孕育胎儿均与肾气密切相关。正如《圣济总录》所记载"女子无子,由于冲任不足,肾气虚弱故也",《医学衷中参西录》所记载"男妇生育皆赖肾气作强,肾旺自能萌胎也",胎儿的形成和正常的生长发育,依赖于母体先天肾气的充盛,肾气盛,天癸至,任脉通,太冲脉盛,月事以时下,经调而子嗣,随着肾气虚衰,天癸亦渐竭,经断而无子,因此,补肾安胎法是临床最常见的治法。研究发现,应用中药寿胎丸治疗滑胎,黄体酮和人绒毛膜促性腺激素(β-HCG)均显著升高,提示寿胎丸可能通过促进早孕期胎盘分泌人绒毛膜促性腺激素,改善黄体功能,起到治疗早期先兆流产的作用。临床上常在补肾的基础上加健脾、疏肝、活血、清热、宁心等治法,取得了较好的疗效。

妇人以血为本,而血的生成、统摄与运行,有赖于气的生化和调节,肾气不足,气化不利,日久瘀血内停,可导致胞脉瘀阻不通,影响排卵、运卵、受孕而致不孕症的发生。《石室秘录》云:"任督之间倘有癥瘕之症,则精不能施,因外有所障也。"《备急千金要方》云:"瘀血内停……恶血内漏。"均明确指出瘀血是无子原因之一。药理实验证明活血化瘀中药可通过改善细胞免疫和体液免疫来调节紊乱的凝血机制,阻止血栓形成,改善胎盘微循环,从而提高妊娠的成功率。并且,活血化瘀中药当归、丹参、赤芍、红花等治疗复发性流产,在提高患者胎儿的活产率的同时,妊娠结局未见不良报道。因此,血瘀在复发性流产的发病机制上也占有较为重要的地位,治疗时应注重适当加以活血药物。

陈某,女性,25岁,主因"习惯性流产2年",于2015年3月8日就诊。

患者诉21岁结婚,婚后产1女,产后1年再次怀孕,怀孕2个月因劳累,自然流产,此后共怀孕2次,均未超过3个月便自然流产。曾于当地医院行妇科超声未见明显异常,查性腺五项未见异常。平素月经后期,经量多,色黯,夹杂血块,易疲劳,当地医院行中药治疗,效果不佳,遂于我院门诊就诊。

初诊:2015年3月8日

症见:形体偏瘦,面色萎黄,腰膝酸软,月经后期,经量多,色黯,夹杂血块,经前乳房胀痛,易疲劳,纳眠尚可,大小便调,舌淡黯苔白,脉沉弦。中医诊断:滑胎,证属肝肾亏虚、冲任失调,治疗当以补益肝肾,解郁固冲为主。

处方:

当　归 10g	茯　苓 15g	柴　胡 10g	党　参 15g
白　术 10g	山茱萸 10g	杜　仲 15g	熟　地 15g
菟丝子 15g	川　断 15g	山　药 15g	香　附 10g

7剂,每日1剂,水煎分2次服。

二诊:2015年3月15日

患者服药7剂,诉乏力感减轻,纳眠可,大小便调。舌淡黯苔白,脉沉弦。患者症状改善,效不更方,继守前方治疗。

三诊:2015年4月1日

患者服药14剂,3月28日月经来潮,经前乳房胀痛感较前减轻,月经量无改变,但血块有所减少,疲劳感基本消失,无腰酸感,舌淡黯苔薄白,脉沉滑。患者肝郁症状基本缓解,仍有月经量多,现以经后血虚,肾气不足为主要表现,治疗当以温肾养血,活血化瘀为主。

处方:

党　参 15g	茯　苓 10g	白　术 10g	大　枣 15g
当　归 10g	川　芎 10g	山茱萸 10g	杜　仲 15g
菟丝子 15g			

28剂,每日1剂,水煎分2次服。

四诊:2015年5月1日

患者服药28剂,目前无明显不适,4月26日月经来潮,经前无乳房胀痛感,月经量正常,偶有血块,精神佳,面色如常,舌淡红苔薄白,脉和缓有力。患者诸症均消失,继守前方治疗。

五诊:2015年6月15日

患者服药30剂,但月经尚未来潮,自觉近日食欲差,恶心,舌淡红苔薄白,脉滑数有力,行尿妊娠试验:阳性。患者已受孕,鉴于患者既往习惯性流产病史,治疗益气养血,固肾安胎为主,以补中益气丸合寿胎丸调理。

处方:

| 菟丝子 15g | 川　断 15g | 寄　生 15g | 阿　胶^(烊化)6g |
| 黄　芪 15g | 党　参 15g | 白　术 10g | 大　枣 15g |

陈　皮6g

7剂,每日1剂,水煎分2次服。

电话随访,患者服药至受孕6个月后未再服药,2016年2月顺产1男婴,体健。

按语

该患者多次流产,损伤肾精,气血亏虚,冲任不固,出现月经不调,故即便受孕,也易流产,"夫妇人受孕,本于肾气之旺也",说明妊娠的关键在于肾气。调经之要,首重补肾,次则调肝;调肝之法,疏肝解郁为先。患者初诊时症见形体偏瘦,面色萎黄,腰膝酸软,月经后期,经量多,色黯,夹杂血块,经前乳房胀痛,易疲劳,舌淡黯苔白,脉沉弦。当属肝肾不足,以逍遥散疏肝养血,佐以山茱萸、杜仲、菟丝子、熟地等补肾固冲,使肝郁得解,冲任得固,肾精得补,经血调和。在受孕后,为防止习惯性流产再次发生,以补气升提、固肾安胎之法,方选补中益气丸合寿胎丸化裁,使肾精充足,本固血充,胎可安。

现代药理研究表明,寿胎丸可以通过降低患者外周血CD80、CD86 mRNA转录水平表达、增加吲哚胺2,3过氧化酶(IDO)mRNA表达及蛋白水平调节复发性自然流产患者树突状细胞功能。动物实验发现,寿胎丸对于黄体抑制流产模型具有提高雌激素水平、增强黄体功能、维持妊娠的作用。中药菟丝子通过其黄酮类有效部位逆转流产胎盘,菟丝子总黄酮可能通过调节母胎界面内分泌、升高雌激素水平、促进主动脉平滑肌细胞凋亡,发挥对血管的保护作用。

典型病案二

李某,女性,32岁,主因"反复流产5次",于2015年1月13日就诊。

患者婚后曾怀孕5次,均在3个月内发生自然流产,曾用中西药保胎皆未奏效,先发生少量阴道出血等先兆流产迹象,经保胎对症治疗,效果不佳,自觉腰酸。现已怀孕二月余,近日再次出现少量阴道出血,夹有少量血块,腰酸不适,无明显腹痛,恐再次出现流产,遂来就诊。

初诊:2015年1月13日

症见:孕11周,近日间断少量阴道出血,夹有血块,量少,腰酸不适,纳食欠佳,恶心,无腹痛,精神状态尚可,睡眠欠佳,大小便调,舌淡边有瘀点,苔薄白,脉弦滑。中医诊断:滑胎,证属肾虚血瘀胞宫、胎失所载,治以补肾活血,祛瘀安胎。

处方:

杜　仲10g	续　断15g	桑寄生15g	熟　地15g
制首乌10g	当　归10g	川　芎10g	白　芍12g
菟丝子15g	苏　叶10g	枸杞子15g	泽　兰10g
砂　仁6g (后下)			

3剂,每日1剂,水煎分2次服。

二诊:2015年1月16日

患者诉服药后血量略增多,色紫黯,恶心、腰酸感有所缓解,脉滑而缓,考虑此为瘀祛之象,暂不更改处方,续服3剂,并嘱其随诊。

三诊:2015年1月19日

患者诉药服1剂后出血明显减少,未见血块,恶心基本消失,3剂药服完后出血已停止,

偶感腰酸。舌淡红苔薄白,脉滑而缓。调方如下:

处方:

续 断15g　　桑寄生15g　　熟 地15g　　菟丝子15g

丹 参15g　　当 归10g　　川 芎10g　　山茱萸10g

肉苁蓉10g　　枸杞子15g　　覆盆子15g

14剂,每日1剂,水煎分2次服。

四诊:2015年2月5日

患者服药14剂,诉腰酸消失,未再出现阴道出血,食欲恢复,无明显不适,舌淡红苔薄白,脉滑有力。按患者既往流产时间规律,目前已孕14周,患者服药后感觉良好,要求继续服药,上方服用后症状改善,效不更方,继守前方治疗。

五诊:2015年2月19日

患者继续服药14剂,无不适情况,孕16周患者停药,目前无先兆流产征兆,舌淡红苔薄白,脉滑有力。

后电话随访,2015年8月顺产1女婴,健康。

按语

肾为先天之本,主藏精、生殖,系胞胎,所以肾气的盛衰不仅关系到能否受孕,还影响到妊娠后胎元固系及胚胎的生长发育。此患者曾出现过多次自然流产,肾精亏虚,气血乏源,冲任不固,日久因虚致瘀,在妊娠后,冲任汇聚精血于胞脉以供养胎,更增加了血瘀的情况,故见血行脉外,夹杂血块。肾精亏虚,故见腰酸、乏力,瘀血不去,停于胞脉,阻碍新孕,胎元难以固系而致屡孕屡堕。流产之后,肾气更虚,无力推动,血行不畅,瘀血新生,阻于胞脉、胞宫,恶性循环。因此,补肾活血是保胎成功的关键,该患者舌淡边有瘀点,苔薄白,脉弦滑为肾虚血瘀之象,故以补肾活血,祛瘀安胎之法,可达到保胎成功的目的。

该患者辨证为肾虚血瘀,治疗上以补肾精、化瘀血为主要原则,予菟丝子、熟地、覆盆子以补肾填精,川芎、当归活血化瘀,佐以白芍增强补益肝肾、添精益髓、养血活血之功效,诸药合用,达到肾精充足、胞脉通畅、胞宫充盈的效果。经脉调顺,肾气充盛则受孕后胎儿稳固,不易滑脱。现代药理研究发现补肾药能提高垂体对下丘脑的反应,调节内分泌功能,改善低雌激素环境,促卵泡发育成熟;活血药能改善子宫及卵巢供血,维持卵巢内分泌平衡,从而起到安胎的作用。

典型病案三

李某,女性,35岁,主因"人流术后自然流产2次",于2013年4月7日就诊。

患者2010年行人工流产,此后有2次妊娠后自然流产情况,皆为孕12周左右出现胚胎停育,末次胎停时间为2013年1月。平素月经4~6天/26~28天,自人流后月经量少,色黯淡。末次月经2013年3月8日。妇科超声示:子宫前位,大小51mm×45mm×47mm,实质均匀,子宫壁未见异常回声;左卵巢30mm×26mm,边界清,右卵巢34mm×37mm,回声均匀,形态欠规则。

初诊:2013年4月7日

症见:患者平素易疲劳困倦,自觉腰酸、腰痛,面色黄,眼眶发黑,纳眠可,二便调。舌淡苔白,脉细。患者诉自末次胎停育行清宫术后一直避孕,中药调理后再行妊娠,以防再次出现胎停育情况。中医诊断：滑胎，证属脾肾两亏、冲任不足，治疗当以培补脾肾，固护冲任为主。

处方：

桃　仁10g	红　花10g	当　归12g	川　芎12g
丹　参15g	川牛膝30g	益母草10g	赤白芍^各12g
香　附15g	菟丝子25g	黄　芪15g	肉苁蓉10g
炙甘草6g			

7剂，每日1剂，水煎分2次服。

二诊：2013年4月14日

服药后于4月10日月经来潮，量较前稍增，色深，仍觉腰酸痛，神疲乏力。舌淡苔白，脉沉细。考虑此为经后，精血亏虚，冲任虚损，故治疗以培补脾肾，补益气血为主。

处方：

菟丝子30g	杜　仲15g	续　断15g	桑寄生15g
当　归15g	熟　地15g	白　术12g	茯　苓15g
肉苁蓉10g	黄　芪15g	党　参15g	山茱萸10g
枸杞子15g			

14剂，每日1剂，水煎分2次服。

三诊：2013年4月28日

患者服药后诉神疲乏力感较前减轻，腰酸、腰痛感基本消失，纳眠可，二便调。舌淡红苔薄白，脉沉细。患者虚损症状改善，提示前方治疗有效，治疗当继续以培补脾肾，补益气血为主。

处方：

菟丝子30g	杜　仲15g	续　断15g	桑寄生15g
当　归15g	熟　地15g	白　术12g	茯　苓15g
肉苁蓉10g	黄　芪15g	党　参15g	山茱萸10g
枸杞子15g	鹿角霜10g		

14剂，每日1剂，水煎分2次服。

四诊：2013年5月12日

患者于5月8日月经来潮，经量较前增多，色黯红，此次月经来潮无乏力、腰酸感，自觉精神佳，纳眠可，二便调，舌淡红苔薄白，脉沉滑。患者症状表现及舌脉情况均提示脾肾虚改善，前方服药无不适情况，因患者拟外地出差1月，故嘱其按前方继续服药。

五诊：2013年6月30日

患者6月初月经未来潮，当地医院行尿妊娠试验（+），昨日劳累后出现少量阴道出血，遂急来就诊。无腹痛、腰酸感，纳眠尚可，舌淡红苔薄白，脉滑数有力。患者阴道出血，为先兆流产之象，故治疗当以安胎止血为主。

处方：

菟丝子30g	杜　仲15g	续　断15g	桑寄生15g
当　归15g	旱莲草15g	白　术12g	茯　苓15g
肉苁蓉10g	黄　芪15g	党　参15g	山茱萸10g

枸杞子 15g　　女贞子 10g　　黄芩炭 15g　　阿　胶^(烊化)6g

7剂,每日1剂,水煎分2次服。

六诊:2013年7月10日

患者服药4剂后未再出现阴道出血情况,无不适表现,无腹痛、腰酸感,纳眠尚可,舌淡红苔薄白,脉滑数有力。复查妇科超声提示胚胎存活。患者要求继续服药保胎,治以补肾健脾,固冲安胎。患者目前无阴道出血情况,前方去黄芩炭、阿胶等止血之品。

七诊:2013年9月10日

患者服药2个月,无不适主诉,行产检提示胎儿正常,纳眠可,二便调,舌淡红苔薄白,脉滑有力。

电话随访,患者2014年3月顺产一男婴,体健。

按语

滑胎,以气血虚弱,脾肾亏虚,肝郁气滞及房劳过度为主要原因。该患者年龄偏大,肾气已不足,加之曾有2次自然流产病史。本病的治疗关键在于"治未病",《素问·四气调神大论》曰"是故圣人不治已病治未病,不治已乱治未乱",此之谓也。因此在治疗过程中应注重补脾益肾,调理冲任,在未孕之前,培补其虚,以防胎元再堕。该患者症见腰酸乏力,月经量少,色黯,舌黯淡苔薄白,脉沉细,均为脾肾不足之象,加之曾行人工流产,气血更虚,因此治疗上:补肾以滋先天而使胎有所旺;健脾以助后天,巩固胎元;益气而使胎有所载;养血而使胎有所长,方能气血充盛,冲任协调,胎元以固。

本病的病机为肾虚血瘀,胎失所养。治疗应以补肾填精、活血化瘀为法,清代名医张锡纯所创"寿胎丸"即为此类疗法的典型代表方,针对肾虚血瘀型滑胎显著疗效。本例患者在未孕时即以寿胎丸加减进行治疗,同时亦应注重兼症的治疗,患者经补益脾肾治疗临床症状明显改善,得知受孕后去熟地、鹿角霜等以防温燥滋腻,并佐以固冲安胎之品,在出现先兆流产的情况时,更是酌情加以安胎止血之品,足以见得临证时辨证论治为中医治疗的根本所在。

典型病案四

张某,女性,31岁,主因"自然流产3次",于2010年1月10日就诊。

患者既往体检,曾经怀孕3次,均在12周左右出现自然流产的现象,既往月经基本规律,3~5天/26~28天,月经量少,色黯,夹杂血块,月经来潮时腰酸不适,下腹发凉,平素四肢不温,形体偏瘦,纳眠可,二便调。末次月经2010年1月1日,曾于外院行妇科超声示子宫及附件未见异常。性腺五项、甲状腺功能均未见异常。

初诊:2010年1月10日

症见:四肢不温,月经量少,色黯,形体偏瘦,纳眠可,二便调。舌黯淡苔薄白,舌边可见少量瘀点,脉沉细。中医诊断:滑胎,证属肾虚血瘀,治疗以补益肾气,活血化瘀为主。

处方:

山茱萸 10g　　肉苁蓉 10g　　补骨脂 10g　　赤　芍 15g

丹　参 12g　　菟丝子 15g　　寄　生 15g　　川　断 15g

杜　仲 10g　　牛　膝 10g　　当　归 10g　　益母草 10g

7剂,每日1剂,水煎分2次服。

二诊：2010年1月17日

患者诉服药后四肢不温感减轻，纳眠可，二便调，患者证属肾虚血瘀，治疗继续以补益肾气，活血化瘀为法。继续服用前方。

处方：

山茱萸 10g	肉苁蓉 10g	补骨脂 10g	赤　芍 15g
丹　参 12g	菟丝子 15g	寄　生 15g	川　断 15g
杜　仲 10g	当　归 10g	益母草 10g	

14剂，每日1剂，水煎分2次服。

三诊：2010年2月1日

患者前日月经来潮，本次月经量中血块较前减少，腰酸感改善，但月经量无变化，舌黯淡苔薄白，舌边可见少量瘀点，脉弦滑。患者正值经期，目前仍有血瘀胞宫，治疗以暖宫活血为主。嘱患者勿食寒凉食物。

处方：

桃　仁 10g	红　花 10g	熟　地 10g	赤　芍 12g
川　芎 10g	牛　膝 15g	当　归 10g	炮　姜 6g
小茴香 6g	菟丝子 20g	寄　生 15g	川　断 10g

7剂，每日1剂，水煎分2次服。

四诊：2010年2月8日

患者月经已净，四肢不温感消失，舌黯淡苔薄白，舌边瘀点较前减少，脉弦滑。患者经后，精血亏虚，冲任虚损，故治疗以培补脾肾，补益气血为主，佐以活血之品。

处方：

菟丝子 30g	杜　仲 15g	续　断 15g	桑寄生 15g
当　归 15g	旱莲草 15g	白　术 12g	茯　苓 15g
肉苁蓉 10g	川　芎 10g	丹　参 12g	

14剂，每日1剂，水煎分2次服

五诊：2010年2月22日

患者服药2周，目前无任何不适，纳眠可，二便调，舌淡红苔薄白，脉沉滑有力，继以前方补肾活血，益气养血。

处方：

菟丝子 30g	杜　仲 15g	续　断 15g	桑寄生 15g
当　归 15g	旱莲草 15g	白　术 12g	茯　苓 15g
肉苁蓉 10g	川　芎 10g	熟　地 12g	赤白芍^各 12g

14剂，每日1剂，水煎分2次服

六诊：2010年3月8日

患者服药2周，最近自觉困倦，食欲增加，月经未来潮，纳眠可，二便调，舌淡红苔薄白，脉滑有力。行尿妊娠试验（+），B超示宫内早孕。因患者曾有3次自然流产病史，证属肾虚血瘀，治疗上应注重补肾以滋先天而使胎有所旺。

处方：

| 菟丝子 30g | 杜　仲 15g | 续　断 15g | 桑寄生 15g |

当　归 15g　　旱莲草 15g　　白　术 12g　　茯　苓 15g

肉苁蓉 10g　　女贞子 10g　　黄　芪 10g

14 剂，每日 1 剂，水煎分 2 次服

七诊：2010 年 4 月 8 日

患者 2 日服药一剂，目前感觉良好，无不适主诉，纳眠可，二便调，舌淡红苔薄白，脉滑有力。考虑患者目前舌脉平和，嘱患者再服前方半月停药。

八诊：2010 年 7 月 1 日

患者目前一般情况良好，产检胎儿正常，目前已超过平素流产期，嘱放松心情，继续观察。

按语

患者初诊时四肢不温，月经量少，腰酸，舌黯边有瘀斑，加之曾自然流产 3 次，辨证为肾虚血瘀。"妊娠而横腰痛者，喜堕胎也"，符合患者病程情况，《女科经纶·胎前证》记载："王海藏曰：堕胎皆有气血虚损，不能荣养胎元而堕。或七情太甚，内火发动，火能消物而堕；或过伤劳役饥饱动胎而堕；或过于房事，触动其胎而堕；或劳力跌扑闪挫，伤动其胎而堕；或大怒悲哀伤动心肝之血而堕。然小产重于大产，由于胎脏损伤，胞系腐烂故也。治宜补虚生肌肉，养脏气，生新血，去瘀血为主。或素有堕胎之患者，宜按证治之。"可见引起滑胎的因素很多，但"妇人肾以系胞，而腰为肾之府，故胎妊之妇最虑腰痛，痛甚则坠，不可不防"。

本病以肾虚为本，肾为先天之本，藏精，为元气所在，气血之根，主生殖。肾藏精，精生血，精血互生。王清任在《医林改错》中说："元气即虚，必不能达于血管，血管无气，必停留而瘀。"肾和血的变化可导致肾虚血瘀的病机，肾虚冲任不固，胎失所系；女子以血为用，血以养胎，血瘀不畅，不能够濡养胎儿，必将导致胎动不安，甚至流产。因此，本例患者采用补肾活血法治疗滑胎，效果显著。

第六节　不　孕　症

女子婚后未避孕且配偶生殖功能正常，同居 1 年而未受孕者，称为不孕症。不孕症分为原发性不孕和继发性不孕，原发性不孕指患者从未妊娠，即"全不产"，继发性不孕指有过妊娠经历，而后出现不孕者，即"断续"。近年来，由于人们的生活节奏加快、环境饮食污染、社会压力增加及对生育要求的变化等因素，人们的生殖系统和内分泌系统均受到一定程度的影响，我国不孕症的发病率呈现逐年上升的趋势，且以发达地区更为严重，甚至有部分地区的不孕症发病率高达 20% 左右。

夫妇一方有先天或后天生殖器官解剖生理方面的缺陷或损伤，无法纠正而不能妊娠者，称为绝对性不孕；夫妇一方，因某些因素阻碍受孕，一旦纠正仍能受孕者，称为相对性不孕。造成不孕症的原因多为以下几点：输卵管堵塞、排卵障碍、免疫性因素、盆腔炎症、子宫内膜异位症等，其中多囊卵巢综合征、高泌乳素血症、无排卵性月经失调、卵泡黄素化综合征、卵巢早衰等下丘脑 - 垂体 - 卵巢轴功能失调的疾病是继发性不孕的常见原因，临床上常根据上述原因采取相应的治疗方法，但疗效并不理想。

本病属中医"无子""断续""癥瘕""月经不调"范畴。本病的病因为七情所伤、气滞血瘀、外邪入侵、寒凝瘀阻、湿热瘀阻、肾虚血瘀、气血不足等，病位在胞宫、胞脉、胞络，上

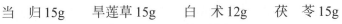

述各种原因可导致瘀阻冲任、胞脉、脉络，使得两精相搏障碍，导致不孕，本病与肝、脾、肾、冲任、密切相关。肾为先天之本，主生殖而藏精，《素问·上古天真论》指出："女子七岁，肾气盛……二七而天癸至，任脉通，太冲脉盛，故有子……五七，阳明脉衰，面始焦，发始堕……"肾气充沛，天癸成熟，冲任通畅，气血调和，则胞宫满溢，月事规律，能受孕生子。当先天或后天因素导致患者肾气不足时，"肾水（包括癸水）亏者，宫燥涸，禾苗无雨露之濡，亦或萎亏"，《素问·骨空论》曰："其女子不孕……督脉生病，治督脉。"督脉主一身之阳，阳虚不能温煦子宫，子宫虚冷，不能摄精成孕，由此可见肾气虚衰，影响天癸，使冲任失调，不能摄精成孕，导致不孕。《张氏医通·妇人门》云："因瘀积胞门，子宫不净，或经闭不通，成崩中不止，寒热体虚而不孕者。"现代人生活节奏快，工作压力大，情志不遂，日久肝郁气滞，女子以肝为用，肝郁日久，瘀血内生，冲任不能相互滋生，胞脉不畅，而致不孕；脾胃为后天之本，饮食不节可致脾胃受损，运化无力，痰湿内生，中焦气机不畅，阻滞冲任胞宫；气血不足，胞脉失养，均可导致不孕，而流产或月经后，瘀血留置胞宫、胞络，或感受寒凉致脉络凝滞，导致胞脉、胞络不通，也致不孕。因此，本病的治疗重点应以调经为本，以补肾、疏肝、健脾、化痰、祛瘀等法以调理冲任。

肾 - 天癸 - 冲任 - 子宫的调节与西医学的下丘脑 - 垂体 - 卵巢轴有相似之处，当调节出现紊乱，月经周期失去规律性，排卵功能出现异常即可导致不孕。不少临床医生根据此轴功能紊乱提出补肾填精、养血活血的治疗原则，均取得了较好的临床疗效。现代药理研究发现补肾中药具有促进卵泡发育及促排卵的作用。如中药右归丸可以促进肾阳虚动物模型的初级卵泡向生长卵泡发育。滋肾阴药（生地黄、山茱萸、女贞子、山药、泽泻、茯苓、知母）可使雄激素不孕大鼠 ASR 卵巢体积增大、卵泡发育并排卵，体外产生睾酮能力下降，糖耐量上升，血胰岛素和体重下降。

典型病案一 ···

李某，女性，30 岁，主因"婚后 2 年未孕"，于 2015 年 3 月 3 日就诊。

患者婚后 2 年未行避孕措施，一直未孕，既往月经规律，近 3 年月经周期缩短，约 20 日一至，经量正常，色红夹血块，月经经期 1 周，伴腰膝酸软，乏力，心烦易怒，盗汗，纳食尚可，夜寐欠佳，多梦，形体偏瘦。行性腺六项、妇科 B 超均未见异常，妇科检查无异常。子宫输卵管碘油造影通畅。舌红苔薄黄，脉弦细数。末次月经 2015 年 3 月 2 日，为求中医药治疗于我院门诊就诊。

初诊：2015 年 3 月 3 日

症见：形体瘦弱，心烦，多梦，腰膝酸软，乏力，盗汗，夜寐欠佳，纳可，二便调，舌红苔薄黄，脉弦细数。综观脉证，中医诊断：无子，证属肝郁气滞、肾阴亏虚，治以疏肝理气，补肾滋阴为法。

处方：

丹 参 10g	赤 芍 10g	山茱萸 10g	川 断 10g
香 附 10g	丹 皮 10g	益母草 10g	蒲 黄 10g
五灵脂 10g	木 香 6g		

7 剂，每日 1 剂，水煎分 2 次服用。

二诊：2015 年 3 月 10 日

患者服药 1 周,患者月经已干净,诉本次月经期间血块较以往减少,心烦、多梦症状改善,舌红苔薄黄,脉弦细。患者月经干净,因此治疗上应加强滋阴养血,补益肝肾。

处方:

熟　地 15g	山茱萸 10g	山　药 15g	茯　苓 15g
寄　生 10g	川　断 10g	女贞子 15g	旱莲草 15g
丹　皮 10g	郁　金 10g		

7 剂,每日 1 剂,水煎分 2 次服用。

三诊:2015 年 3 月 17 日

患者服药 1 周,周身症状明显改善,带下增多,舌淡红苔薄白,脉弦细。患者处于排卵期,当从阴中求阳,调理气血为主。

处方:

熟　地 15g	山茱萸 10g	山　药 15g	茯　苓 15g
菟丝子 10g	川　断 10g	丹　参 10g	赤　芍 15g
木　香 6g	覆盆子 15g		

7 剂,每日 1 剂,水煎分 2 次服用。

四诊:2015 年 3 月 24 日

患者服药 1 周,此次月经尚未来潮,周身症状基本消失,舌淡红苔薄白,脉弦滑。患者处于经前期,治疗上当以补肾助阳,疏肝化瘀为主。

处方:

丹　参 10g	赤　芍 10g	山茱萸 10g	川　断 10g
香　附 10g	丹　皮 10g	益母草 10g	蒲　黄 10g
杜　仲 10g	白　芍 15g	山　药 15g	

7 剂,每日 1 剂,水煎分 2 次服用。

五诊:2015 年 4 月 2 日

患者服药 1 周,本次月经于 2015 年 3 月 31 日来潮,月经量正常,血块明显减少,无明显不适症状,舌淡红苔薄白,脉滑数。因患者处于月经期,治以疏肝理气,补肾滋阴为法。按 3 月 3 日处方服药,因患者拟回老家,嘱患者按前方分别于月经期、排卵期及月经前期服药。

六诊:2015 年 7 月 20 日

患者回家后按时期服药,继续服药 3 月,月经恢复 28 日一行,目前停经 40 天,已证实妊娠。

按语

肾 - 天癸 - 冲任 - 子宫的调节与西医学的下丘脑 - 垂体 - 卵巢轴有相似之处,肾气虚衰,影响天癸,调节出现紊乱,冲任失调,排卵功能出现异常,不能摄精成孕,即可导致不孕。可见肾虚血瘀与本病的发生发展有着密切的相关性,补肾填精、养血活血是本病的基本治疗原则。

本例患者初诊时形体消瘦,心烦易怒,久婚不孕,肝郁气滞,瘀热内扰,血海不宁,故见月经先期而至,夹杂血块;肾精亏虚,故见腰膝酸软、盗汗;该患者月经先期 3 年余,肾阴亏虚,不能涵养心肝,故见心烦。不孕症患者有相当一部分表现为月经紊乱,因此辨证应结合月经期、量、色、质四方面特点,在月经期重在活血化瘀,将瘀浊、郁热等彻底排除;卵泡期重在滋阴补肾，保证生化有源；排卵期则从阴中求阳，注重调理气血，以促进重阴转阳；黄体期应将重点放在温补肾阳。该患者根据以上用药规律治疗，使经调病除，则胎孕可成。

典型病案二

张某，29岁，主因"婚后同居4年未避孕未孕"，于2016年6月10日就诊。

患者婚后4年，未避孕，未孕，平素月经，3～4月一行，经期5～7天，经量正常，色暗，少量血块，当地医院查性腺五项（月经第2天）示泌乳素增高（75μg/L），服用"溴隐亭"3周，复查泌乳素恢复正常。末次月经2016年4月19日，妇科B超：内膜厚度5.2mm，双侧卵巢呈多囊样改变。

初诊：2016年6月10日

症见：月经3～4月一行，经期5～7天，经量正常，色黯，少量血块，舌红苔薄黄，边有齿痕，脉滑数。中医诊断：无子，证属肝肾亏虚，治疗以滋补肝肾为主。

处方：

香 附 10g	陈 皮 9g	白 芍 12g	枸杞子 15g
熟 地 12g	山 药 10g	菟丝子 15g	柴 胡 6g
黄 精 15g	吴茱萸 3g	山茱萸 10g	

7剂，每日1剂，水煎分2次服用。

二诊：2016年6月24日

患者服药14天，诉白带量增多，舌淡红苔薄白，脉滑。因患者白带增多，经间期治疗上应注重温补肾阳，活血化瘀通络，促排卵。

处方：

杜 仲 10g	川 断 10g	肉苁蓉 10g	菟丝子 15g
当 归 10g	赤 芍 15g	丹 参 15g	山茱萸 10g
熟 地 15g	覆盆子 15g	淫羊藿 10g	

14剂，每日1剂，水煎分2次服用。

三诊：2016年7月8日

患者服药2周，就诊时诉近日乳房胀痛，心烦急躁，小腹坠胀不适，症似月经来潮前症状，此时应温煦子宫，方能促使月经来潮，子宫内余血浊液排出有利于后期阴阳的转化。应在前期补阳、活血化瘀的基础上加以疏肝理气之品。

处方：

杜 仲 10g	川 断 10g	肉苁蓉 10g	菟丝子 15g
当 归 10g	赤 芍 15g	丹 参 15g	柴 胡 10g
郁 金 10g	川楝子 15g	陈 皮 6g	

7剂，每日1剂，水煎分2次服用。

四诊：2016年7月15日

患者诉服药5剂，月经来潮，小腹胀痛不适，月经色黯，夹有血块，此时应活血化瘀，理气通经，乘势利导促进经血排出，佐以补肾滋阴之品固本生精。

处方：

桃 仁 10g	红 花 10g	当 归 10g	赤 芍 15g

川　芎 10g　　熟　地 15g　　山　药 15g　　丹　皮 10g

山茱萸 10g　　肉苁蓉 10g

7 剂，每日 1 剂，水煎分 2 次服用。

五诊：2016 年 7 月 22 日

月经干净，中药治疗方案按上述周期性加减，治疗 3 周期后妊娠。

按语

本例患者为原发性不孕，不孕一症，与肾关系最为密切，重在调补，结合患者所处生理周期特点灵活处方给药，根据本病为肾之阴阳、精气常不足的特点而补其不足，气滞血瘀予理气活血。通过补肾活血，有效地促进卵泡的发育和排出，恢复雌激素水平，从而提高受孕率。

名老中医夏桂成提出的补肾调周法在治疗不孕症上疗效较显著，其特点是：补调结合，适时调药，据所处经的不同时期，给予不一样的治疗，月经期后以补肾为主，调经安宫，育卵种子，既调整了月经周期，使子宫正常，月经周期正常稳定，又可使卵子发育完善，排卵正常，创造完美的孕育环境和条件，更有效提高受孕率及受孕质量。

综上所述，补肾调周法与西医学主张的人工周期疗法有相似之处，根据患者不同的生理时期选用不一样的中医治法，使治疗更有侧重点，依据不同的周期特点，采取不同的方药以补肾调周，达到促进卵泡的发育、促进卵子成熟，恢复雌激素水平，从而提高受孕率。该患者即采用此法立方，根据不同时期调整中药治疗原则，收效显著。

典型病案三

范某，女性，30 岁，主因"未避孕未孕 2 年余"，于 2015 年 3 月 5 日就诊。

患者曾于 2011 年行人工流产术，术后恢复可，性生活正常，一直未避孕，未怀孕，当地医院行妇科超声示：子宫前位，子宫体大小约 7.0cm×5.9cm×6.1cm，形态失常，前壁厚约 1.0cm，后壁厚约 4.0cm，后壁回声粗强不均。内膜厚约 0.8cm，宫腔内未见异常。宫颈可见多发囊性结构，大者直径约 1.6cm。右侧卵巢显示清楚，未见异常。左侧卵巢多发囊性包块，大者约 3.0cm×2.1cm×2.0cm，边界清楚，后方回声增强。子宫右侧可触及一鸡蛋大小的包块，表面光滑，活动度可，压痛明显，余无异常。右侧附件未见异常。盆腔 MRI 示：子宫体积增大，呈前倾前屈位，子宫右侧后壁及底壁结合带明显增厚，局部呈等 T1 稍短 T2 瘤样改变，大小约 36mm×38mm，DWI 呈等信号，增强扫描动脉期不均匀明显强化。子宫内膜未见增厚，宫颈见多发 17mm 以下短长 T1、长和短 T2 信号，无强化。左侧附件区见 25mm 以下短 T1 长 T2 信号，内见液平面，未见强化。盆腔内未见异常增大淋巴结影。血 CA125 7.1U/ml。行超声引导下子宫腺肌病消融治疗，术后恢复可，术后半年复查妇科超声未见明显异常，但至今仍未怀孕，遂来我院就诊寻求中药治疗。

初诊：2015 年 3 月 5 日

症见：心情烦躁，四肢不温，怕冷，冬季明显，夜尿多，平素月经规则，5～7/28～32 天，月经量少，色黯红，有血块，经前乳房胀痛，经前腹痛，末次月经 2015 年 3 月 1 日，舌黯淡苔薄白，脉弦细。中医诊断：断续，证属肾虚血瘀、肝郁气滞，治疗当以补肾活血，疏肝理气为主。

处方：

柴　胡 10g　　当　归 12g　　赤白芍[a] 15g　　菟丝子 15g

陈　皮10g　　山茱萸10g　　肉苁蓉10g　　淫羊藿12g

桃　仁10g　　红　花10g

7剂，每日1剂，水煎分2次服用。

二诊：2015年3月12日

患者诉烦躁心情有所舒缓，仍觉四肢不温，怕冷，夜尿频，纳眠可，二便调，舌黯淡苔薄白，脉弦细。继续予补肾活血，疏肝理气中药治疗。

处方：

柴　胡10g　　当　归12g　　赤白芍^各15g　　菟丝子15g

桂　枝6g　　山茱萸10g　　肉苁蓉10g　　淫羊藿12g

桃　仁10g　　红　花10g　　丹　参15g

14剂，每日1剂，水煎分2次服用。

三诊：2015年3月26日

患者服药14剂，自觉心情如常，四肢温度正常，夜尿1次，纳眠可，二便调，舌黯淡苔薄白，脉弦细。考虑患者月经即将来潮，本次加以活血化瘀之品。

处方：

茯　苓10g　　当　归12g　　赤白芍^各15g　　菟丝子15g

白　芍15g　　山茱萸10g　　肉苁蓉10g　　淫羊藿12g

桃　仁10g　　红　花10g　　丹　参15g　　桂　枝6g

三　棱10g　　莪　术10g

7剂，每日1剂，水煎分2次服用。

四诊：2015年4月3日

患者服药2剂，月经来潮，本次未出现乳房胀痛及痛经情况，月经量较前有所增加，色红，血块较多，纳眠可，二便调，舌黯红苔薄白，脉弦滑。患者就诊时月经基本干净，经净治疗应以补虚调气血为主。

处方：

茯　苓10g　　当　归12g　　赤白芍^各15g　　菟丝子15g

黄　芪15g　　山茱萸10g　　肉苁蓉10g　　淫羊藿12g

丹　参15g　　桂　枝6g　　杜　仲10g

14剂，每日1剂，水煎分2次服用。

五诊：2015年4月18日

患者服药14剂，未觉特殊不适，纳眠可，二便调，舌淡红苔薄白，脉弦细。患者临床症状消失，继续以补肾填精，益气养血治疗为主。

处方：

柴　胡10g　　当　归12g　　赤白芍^各15g　　菟丝子15g

覆盆子15g　　山茱萸10g　　肉苁蓉10g　　淫羊藿12g

桃　仁8g　　红　花8g　　丹　参15g

28剂，每日1剂，水煎分2次服用。

六诊：2015年5月18日

患者服药28剂，期间月经来潮，未出现乳房胀痛及痛经情况，月经量基本正常，色红，纳眠可,二便调,舌黯红苔薄白,脉弦滑有力。患者气血较前趋于平和,治疗以补肾填精,益气养血为主。

七诊:2015年6月20日

患者近日疲倦明显,月经至今未来潮,精神可,纳眠可,二便调,舌淡红苔薄白,脉滑数。行尿HCG试验阳性。患者已受孕,目前舌脉平和,暂停服中药。

后电话随访,患者顺产1男婴,母子平安。

按语

子宫腺肌病常在女性经期、产后,因血室开放、胞脉空虚,此时感受风寒邪毒,或七情所伤,或因房事不节,导致冲任失调,气血不和,瘀阻胞中。肾虚和血瘀常相互影响,本病多为本虚标实,以肾虚为本,血瘀为标。与肾、肝相关,肝肾功能失调、气血紊乱,冲任胞脉失养。肾气亏虚,推动无力,易致气滞血瘀,胞脉受阻,导致痛经不孕等症。

该患者素体肾虚,加之曾行子宫腺肌病消融治疗,气血更虚,肾阳不足,温煦失职,无力推动,血行迟滞,瘀阻胞宫、冲任。治疗以熟地、菟丝子、覆盆子、肉苁蓉、淫羊藿、山茱萸补肾;桃仁、丹参、赤芍、三棱、莪术活血化瘀;佐以柴胡、陈皮、白芍行气。共奏补肾填精、活血化瘀之效,使得胞脉通,肾气盛,得以养胎。

典型病例四

黎某,女性,32岁,主因"婚后2年未避孕未孕",于2013年6月13日就诊。

患者既往月经规律,婚后开始出现周期紊乱,约2~3月一行,经期5~7天,量少,色黯,血块较多,平素易怒,腰酸,月经前乳房胀痛不适,大便溏稀,易疲劳,末次月经2013年4月1日,行妇科超声示:子宫前位,子宫体大小约5.9cm×5.3cm×6.2cm,形态正常,子宫内膜厚约0.6cm,宫腔内未见异常。右侧卵巢显示清楚,大小约3.3cm×2.7cm,较大卵泡0.7cm×0.8cm,左侧卵巢大小约3.1cm×1.8cm,较大卵泡0.5cm×0.4cm,双卵巢呈多囊样改变。性腺五项示:促卵泡生成素:7.13U/L,促黄体生成素:13.19U/L,睾酮:0.75ng/ml。考虑多囊卵巢综合征。

初诊:2013年6月13日

症见:乳房胀痛不适,烦躁易怒,腰酸困,下腹坠胀不适,睡眠欠佳,纳食可,大便溏,小便色黄,舌红苔黄,脉弦滑。中医诊断:无子,证属肝肾阴虚,瘀血内停,治疗当以滋补肝肾,活血化瘀为主。

处方:

熟　地 15g	生　地 15g	菟丝子 15g	女贞子 15g
龟　板 15g	川　芎 10g	牛　膝 15g	当　归 12g
白　芍 15g	桃　仁 10g	三　棱 10g	莪　术 10g

7剂,每日1剂,水煎分2次服用。

二诊:2013年6月20日

患者服药5天月经来潮,诉月经量及颜色均较前改善,自觉情绪好转,无烦躁感,仍觉腰酸困不适,睡眠改善,舌黯红苔薄黄,脉弦滑。患者症状改善,月经已来潮,月经净后血海空虚,治疗应注重调补肝肾,滋阴养血为主。

处方：

熟　地15g	生　地15g	菟丝子15g	女贞子15g
龟　板15g	川　芎10g	牛　膝15g	当　归12g
白　芍15g	郁　金15g	泽　兰10g	山　药15g

14剂，每日1剂，水煎分2次服用。

三诊：2013年7月4日

患者服药14剂，诉近日情绪佳，腰酸困基本消失，睡眠可，大小便正常。舌淡红苔薄白，脉弦。患者症状明显改善，治疗以补肾活血，促排卵为主。

处方：

熟　地20g	菟丝子15g	女贞子15g	当　归15g
龟　板15g	川　芎10g	牛　膝15g	淫羊藿15g
桑　椹12g	益母草10g	丹　参15g	

14剂，每日1剂，水煎分2次服用。

四诊：2013年7月18日

患者服药后，本次就诊无明显不适，纳眠可，大小便正常，自觉体力及精神状态均较初诊时明显改善，舌淡红苔薄白，脉弦滑有力。患者月经即将来潮，治疗上在前方基础上加以益气活血药物，以调畅气血。

处方：

熟　地20g	菟丝子15g	女贞子15g	当　归15g
龟　板15g	川　芎10g	牛　膝15g	赤　芍15g
桃　仁10g	红　花10g	党　参15g	山　药15g

7剂，每日1剂，水煎分2次服用。

五诊：2013年7月25日

患者上次就诊回家当日便月经来潮，无腹痛、下腹坠胀感，无心烦、乳房胀痛，月经量基本正常，舌淡红苔薄白，脉弦滑有力。患者服药1月余，月经周期缩短，经量明显改善，治疗继续予补益肾精，活血化瘀，温通经脉，以改善临床症状，提高受孕率。

处方：

熟　地20g	菟丝子15g	女贞子15g	当　归15g
龟　板15g	川　芎10g	牛　膝15g	淫羊藿15g
桑　椹12g	益母草10g	丹　参15g	白　芍15g

14剂，每日1剂，水煎分2次服用。

六诊：2013年8月8日

患者本次就诊，复查妇科超声示：子宫前位，子宫体大小约5.7cm×5.1cm×6.3cm，形态正常，子宫内膜厚约0.5cm，宫腔内未见异常。右侧卵巢显示清楚，大小约3.1cm×2.5cm，较大卵泡0.3cm×0.2cm，左侧卵巢大小约2.8cm×1.5cm，较大卵泡0.3cm×0.4cm，双卵巢多囊改变程度较前减轻。舌淡红苔薄白，脉沉弦有力。继守前方治疗。

七诊：2013年10月8日

患者按上方服药2月，期间月经周期及经量均恢复正常。复查妇科超声提示双卵巢及附件均未见异常。患者病情疾病稳定，因经常出差，服药不便，予金匮肾气丸巩固治疗。

各论

八诊：2014年1月20日

患者本月月经未来潮，行早孕试验阳性。嘱其安心养胎，勿劳累，勿进食寒凉食物。

后电话随访，患者足月顺产一女婴，体健。

按语

《医学正传》曰："月经全借肾水施化，肾水既乏，则经血日以干涸……渐而至闭塞不通。"此患者婚后出现月经周期延长，2~3月一行，经量减少，初诊时症见腰酸困，下腹坠胀不适，舌红苔黄，脉弦滑，符合肾阴不足表现。肾气不足，气化不利，不能推动月经来潮及周期演变，推动无力，经脉不畅，冲任失调，以致月经稀发或闭经。同时，气化不利，导致肝疏泄失常、脾运化失司，故该患者症见经前乳房胀痛不适，大便溏稀，易疲劳，故予滋补肝肾，活血化瘀治疗后患者月经周期及经量恢复，上述症状消失。

肾为先天之本，藏精而寓元阳，肾虚元气不足，温煦不能，气化不利，推动无力，日久血失流畅，瘀血内停，故肾虚常可致血瘀，导致胞脉瘀阻不通，影响排卵、运卵而致不孕症的发生。临床上常重用菟丝子、川芎、熟地黄、龟板、当归、女贞子、白芍以补肾填精，活血化瘀，温通经脉，在改善临床症状的同时，恢复下丘脑-垂体-卵巢轴功能，提高受孕率。

典型病例五

李某，女，29岁。主因"结婚未避孕4年未孕"，于2015年6月3日就诊。

患者于2011年结婚，婚后未避孕4年未孕，于北京某医院检查输卵管造影显示：双侧输卵管通而不畅，因惧怕手术通液，欲服中药治疗，故来求诊。月经按月来潮，量中偏少，色红，5天净。平时带下偏多，色白，无明显异味。末次月经：2015年5月20日。

初诊：2015年6月3日

症见：偶感腰酸痛，月经来潮时明显，手足不温，怕冷，食欲可，睡眠一般，大便溏，夜尿频，舌淡红、苔腻偏白，脉沉滑数。中医诊断：无子，证属肾阳亏虚、胞脉阻塞，治以温肾助阳，化瘀通络。

处方：

熟　地 15g	山茱萸 10g	山　药 15g	茯　苓 15g
白　术 15g	肉　桂 6g	当　归 15g	附　子（先煎）5g
川　芎 15g	丹　参 15g	莪　术 10g	

7剂，每日1剂，水煎分2次服用。

二诊：2015年6月10日

患者服药7剂，自觉怕冷感减轻，仍感手足不温，大便较前改善，夜尿频，舌淡红、苔薄偏白，脉沉滑。患者症状改善，继以温肾助阳，化瘀通络为法治疗。

处方：

熟　地 15g	山茱萸 10g	山　药 15g	茯　苓 15g
白　术 15g	肉　桂 6g	当　归 15g	附　子（先煎）5g
川　芎 15g	丹　参 15g	淫羊藿 10g	仙　茅 10g

7剂，每日1剂，水煎分2次服用。

三诊：2015年6月17日

患者服药7剂，诉怕冷感基本消失，手足温度如常人，夜尿减少至每晚1次，大便调，舌淡红，苔薄白，脉沉滑。患者月经将至，治疗上加强活血化瘀。

处方：

熟　地15g	山茱萸10g	山　药15g	茯　苓15g
肉　桂6g	当　归15g	桃　仁10g	仙　茅10g
川　芎15g	丹　参15g	淫羊藿10g	莪　术8g

7剂，每日1剂，水煎分2次服用。

四诊：2015年6月24日

患者服药1剂月经来潮，经量较前增多，目前无怕冷、腰酸感，纳食、睡眠佳，大小便正常，舌淡红苔薄白，脉沉弦有力。

处方：

熟　地15g	山茱萸10g	山　药15g	茯　苓15g
当　归15g	淫羊藿10g	仙　茅10g	菟丝子15g
川　芎15g	丹　参15g	牛　膝15g	

14剂，每日1剂，水煎分2次服用。

五诊：2015年7月7日

患者服药14剂，目前无不适表现，纳眠佳，大小便正常，舌淡红苔薄白，脉沉弦有力。继守前方补肾通络治疗。

六诊：2015年9月1日

患者按上方服药30剂，8月月经未按时来潮，行尿HCG试验：阳性，妇科超声示宫内早孕。

电话随访，患者于2016年5月顺产一男婴，体健。

按语

《张氏医通·妇人门》记载"因瘀积胞门，子宫不净，或经闭不通，或崩中不止，寒热体虚而不孕者"，明确指出了虚与瘀是不孕症发生的重要因素，肾阳虚损，阴寒凝结，瘀血内生，冲任不能相互滋生，胞脉不畅，而致不孕，故本病的治疗重点应以补肾祛瘀，调理冲任为主。

本例患者因双侧输卵管不通导致不孕，初诊时表现为肾阳亏虚，胞脉阻塞之象，根据辨证予以温肾助阳，化瘀通络治疗，疗效显著，患者服药1月，诸症消失，后续治疗仍以补肾通络为主，通过活血化瘀，疏通瘀阻的胞络，使闭阻的输卵管得以畅通而受孕成功。

参 考 文 献

[1] 蔡立荣，李大金，孙晓溪，等.补肾活血法对小鼠实验性卵巢早衰防治作用的研究[J].中国中西医结合杂志，2001，21（2）：126.

[2] 陈玉芹，王民.常用活血化瘀类中药的应用分析[J]，中国医药指南，2014，12（27）：252-253.

[3] 刘雁峰.肖承悰教授学术思想与临床经验总结及交通心肾法治疗更年期综合征的临床研究[D].北京：北京中医药大学，2011.

[4] 滕杨，申美慧.中医药治疗卵巢囊肿的临床用药分析[J].江苏中医药，2017，49（6）：73-75.

[5] 李虹，魏熙.子宫肌瘤的中医药治疗进展[J].临床合理用药，2010，3（19）：152-153.

[6] 齐聪，钱赟，张勤华，等.补肾活血方治疗子宫肌瘤63例临床观察[J]，四川中医，2003，21（5）：45-46.

[7] 苗凌娜.癥瘕的辨治体会[J].中医临床研究，2011，3（7）：75-76.

[8] 杨建宇,李彦知,孙文政,等. 孙光荣教授调气活血抑邪汤临证验案 3 则 [J]. 中国中医药现代远程教育,2011,9(4):13-14.

[9] 冯彦君,谢京蕊,陈继兰,等. 慢性盆腔炎的中医药研究进展 [J]. 光明中医,2016,31(14):2142-2144.

[10] 杨晓娜. 活血化瘀法对慢性盆腔炎大鼠炎症细胞因子基金粘连相关免疫因子影响的研究 [D]. 济南:山东中医药大学,2009.

[11] 武志娟. 慢性盆腔炎中医常见证候规范化及 PRO 量表的研究 [D]. 济南:山东中医药大学,2014.

[12] 赵美荣,于燕,闫伟,等. 补肾活血法在妇科疾病治疗中的应用探讨 [J]. 中医药导报,2011,17(11):78-80.

[13] 吕红梅,单海欧. 子宫内膜异位症的诊断及治疗 [J]. 世界最新医学信息文摘,2016,16(42):205.

[14] 朱建设,何俊,吴富巨. 卵巢子宫内膜异位囊肿 CT 诊断 [J]. 现代医用影像学,2015,24(3):490-491.

[15] 李祥云. 子宫内膜异位症的中医药研究概况 [J]. 上海中医药杂志,2002,10:44-47.

[16] 杨明会,窦永起,吴整军,等. 赵冠英验案精选 [M]. 北京:学苑出版社,2003:250-251.

[17] 张锡珍. 李祥云教授治疗子宫内膜异位症的经验 [J]. 陕西中医,2000,21(9):410-411.

[18] 苑晶晶,李培培,滕秀香. 滕秀香教授辨证治疗子宫内膜异位症不孕症验案举隅 [J]. 中国临床医生杂志,2016,44(1):101-103.

[19] STAVROULIS AI,SARIDOGAN E,CREIGHTON S M,et al. Laparoscopic treatment of endometriosis in teenagers[J]. Eur J Obstet Gynecol Reprod Biol,2006(125):248-250.

[20] 濮凌云,滕秀香. 未育子宫内膜异位症验案 1 例报道 [J]. 中国临床医师杂志,2016,44(11):108-110.

[21] 陈建荣,谢守鹏. 中药综合治疗子宫内膜异位症 50 例临床观察 [J]. 中国误诊学杂志,2002,2(3):379-380.

[22] 王慧芳,武权生. 四逆散合四妙散治疗卵巢囊肿验案 1 则 [J]. 光明中医,2010,25(10):1791-1792.

[23] 乐杰. 妇产科学 [M].6 版. 北京:人民卫生出版社,2005:305-316.

[24] MUZII L,BIANCHIA,BELLATI F,et al. Histologic analysis of endometriomas: what the surgeon needs to know[J]. Fertil Steril,2007,87(2):362-366.

[25] 乐杰. 妇产科学 [M].7 版. 北京:人民卫生出版社,2007:83,391.

[26] 张晓莉,李伟莉. 中西医结合研究复发性流产病因 [J]. 辽宁中医药大学学报,2015,17(4):168-171.

[27] MITI G,NOVAKOV MIKI A,POVAZAN L,et al. Thromboprophylaxis implementation during pregnancy in women with recurrent foetal losses and thrombophilia[J]. Med Pregl,2011,64(9-10):471-475.

[28] 曲梅. 导师王翠霞运用寿胎丸加减治疗复发性流产经验总结 [D]. 沈阳:辽宁中医药大学,2012.

[29] 蔡宝宏. 补肾论治复发性流产的临床探析 [J]. 辽宁中医药大学学报,2009,11(4):88-89.

[30] 李景德. 活血化瘀法对免疫的影响 [J]. 天津中医,1993,(4):44-45.

[31] 张文文. 复发性流产运用中医补肾活血法的 Meta 分析 [D]. 广州:广州中医药大学,2019.

[32] 罗辉,杨国彦,刘建平. 应用活血化瘀法治疗复发性流产文献评价 [J]. 中医杂志,2012,53(16):1382-1386.

[33] 赖楠楠,李紫薇,王丽. 寿胎丸调节树突状细胞功能治疗 URSA 作用与机制研究 [J]. 中国免疫学杂志,2015,31(10):1337-1341.

[34] 郜洁. 寿胎丸的药物组成及其补肾安胎的药效学研究 [D]. 广州:广州中医药大学,2009.

[35] 马红霞,尤昭玲,王若光. 菟丝子总黄酮对大鼠流产模型血清 P、PR、Th1/Th2 细胞因子表达的影响 [J]. 中药材,2008,32(8):1201-1204.

[36] 张枫,李欢欢. 补肾活血法在治疗复发性流产中的临床意义 [J]. 中医临床研究,2014,6(10):62-63.

[37] 刘新敏,李光荣. 治疗排卵障碍性不孕经验 [J]. 中医杂志,2012,53(06):467-468.

[38] 华启天,朱笛霓,赵建础. 右归丸治疗肾阳虚不孕症的实验研究 [J]. 陕西中医, 1990, 11(1): 39.

[39] 张月萍,俞瑾,归绥琪. 雄激素致不孕大鼠发病机制及滋肾阴药对其促排卵的作用 [J]. 中华内分泌代谢杂志, 1994, 10(2): 98-101.

[40] 夏桂成. 夏桂成实用中医妇科学 [M]. 北京: 中国中医药出版社, 2009.

（王海明　窦永起）

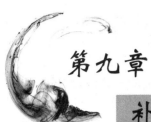

第九章

补肾活血法在男科疾病中的临床应用

男科学近年来逐渐受到重视，尤其专注于男性生殖系统以及泌尿科方面。主要涉及男性生殖结构与功能、男性生殖与病理、男性节育与不育、男性性功能障碍、男性生殖系统疾病和性传播疾病，是一门起步较晚的学科。在临床中常见的疾病为勃起功能障碍、射精功能障碍、男性不育、男性生殖器疾病、男性乳腺疾病、前列腺疾病等。虽然我国男科学起步较晚，目前有诸多不足与缺点，但得益于基础医学领域的新理论及新技术，近些年来男科学的发展尤为迅猛。

中医男科学学科体系形成于20世纪80年代，但其发展历史可追溯至秦汉甚至商周时期，当时的中医著作已经涉及部分男科疾病病名、治疗及有关病因、病机的内容，同时对男性的生殖发育等内容作了描述。随着时代的发展，各代医家慢慢丰富和充实男科学的内容，主要反映在相关病因病机的阐发，病症范围的扩大及治疗方法的增多，使中医男科学辨证施治完善全备，建立了一整套中医诊疗系统。

中医学认为肾藏精是其主要的生理功能，并主生长发育和生殖。肾藏精，精化气，肾精所化之气为肾气，肾精足则肾气充足，肾精亏则肾气衰弱。故而肾精的盛衰直接决定人体的生、长、壮、老等，也可影响人体生殖器官的发育，性功能的成熟和维持，以及生殖功能。肾气充则促使"天癸"成熟，在男子方面表现为"精气溢泻"，故阴阳和而有子。若肾精气亏虚，则元气亏虚，固摄无力，藏泻失宜，进而导致多种男性疾病的出现。现代中医临床中，我们发现肾虚与血瘀往往一同出现，或肾虚导致血瘀。《医林改错》中云"元气既虚，必不能达于血管，血管无气，必停留而瘀"，此中的元气就是肾气，肾气亏虚，无法固摄和推动血液，从而导致血瘀的出现；《素问·厥论》中"阳气衰于下，则为寒厥"，此意为肾阳亏虚，可见寒象，寒则使血液流速减慢凝结，而为瘀血："阴虚生内热"，热邪可耗伤人体津液，灼气伤血，也可生成瘀血。通过中医经典古籍中的实例，也能证明肾虚与血瘀的关系尤为密切。如《素问·上古天真论》中"肾者主水，受五脏六腑之精而藏之"，同时肾为气之根，对于久病体虚的患者，肾气已逐渐消耗不足，而肾精的盛衰决定着人体的生长、发育及衰老，故久病之人最终发展为虚，而虚最终就会导致血瘀。所以肾虚患者在治疗中多采用补肾活血化瘀的方法，同时根据患者症状、体征等，辅以其他对症治疗。

而在临床治疗中，我们常使用肉苁蓉、熟地、当归、赤芍、川芎、丹参、山茱萸、制首乌、水蛭等中药组成基础方，方中熟地味甘，性微温，归肝、肾经，滋补阴血，益精填髓，其含较少量的环烯醚萜类成分、糖类（单糖）等成分，这些均可增强骨髓造血功能，促进人体生精排精，进而提高精液量；山茱萸味酸、涩，性微温，入肝、肾经，故可补肝肾，涩精气，还可固虚脱，收敛游离精气；此两者为滋补肝肾之基础，协同扶助人体正气。丹参、川芎等药物，针对血瘀气滞等证而用，其中丹参味苦，性微寒，归心、肝经，既能祛瘀活血通络，又能清心除烦，其所含丹参酮Ⅰ、ⅡA、ⅡB、异丹参酮Ⅰ、ⅡA等能有效扩张外周循环血管，进而补充人体所需各种微量元素；川芎味辛，性温，可活血祛瘀；两者配伍可助精血相生，进而促进精液的排出，改善精子的活力和形态。此基础方以补肾为本，活血化瘀为标。临证时我们也根据病情灵活加以运用。若肾阳虚则加附子、肉桂；脾阴虚则加山药、茯苓；肾精亏虚者，加菟丝子、制首乌等；肝肾阴虚者加麦冬、玄参、白芍等药物；若阴虚火旺者，可予柴胡、地骨皮；若伴腰膝酸软者，加杜仲、川续断、枸杞子；若有腹泻，大便溏等症，加肉豆蔻、炒白术等药。同时我们在临床中，如患者勃起功能差，性欲低，加用淫羊藿、巴戟天、仙茅、肉苁蓉等药物；若患者精索静脉曲张或畸形精子率等病症，可加鸡血藤。如发生急性炎症，实热较重伴尿道灼热刺痛者，予金银花、蒲公英、紫花地丁等药物；如伴附睾头囊肿，鞘膜积液者可用水蛭、猪苓；如伴有前列腺增生者，可加昆布、海藻、荔枝核、王不留行、橘核等药物以求软坚散结，使腺体软化缩小。

第一节　前列腺增生症（癃闭）

前列腺增生症是老年男性常见病、多发病，发病率随着年龄的升高而逐渐递增，尤其近年来上升趋势尤为明显。其主要表现为排尿困难、尿频、尿线变细、尿淋漓，甚至发生血尿或尿潴留，还可诱发膀胱尿道结石、尿路感染、尿毒症、肾功能衰退等严重并发症，进而影响老年人的生活质量。现代西医学对其病因、病理机制的研究表明，年龄、激素是其发生发展的必需条件。西医的治疗手段目前大多采用手术治疗，术后效果较好，但该治疗手段对于老年患者并非毫无危险。

该病属中医学"癃闭""精癃"的范畴。《素问·上古天真论》云"五八，肾气衰，发堕齿槁……八八……则齿发去……"，"肾司膀胱"，其病位在膀胱，与三焦、肺、脾、肾的关系最为密切，中医文献及研究认为该病的发病基础为年老体衰、肾阳亏虚，肾气不足，瘀血、痰浊等是基本的病理因素，本虚标实则是本病的病机特点，治疗方面多从湿热蕴结，脾气虚弱，肾元亏虚，肝气郁滞，下焦瘀阻等方面论治。《素问·灵兰秘典论》曰"膀胱者，州都之官，津液藏焉，气化则能出矣"。其证明小便之所以能够排出，也有赖于膀胱的气化功能。而膀胱与肾相表里，膀胱的气化功能又依赖于肾的蒸化，正所谓"孤阴不生，孤阳不长"。故而本病患病者多为老年人，也因患者高龄，天癸日竭，肾气不足，膀胱气化无力，造成气化失常，清阳不升，浊阴不降，故日久影响机体气血运行，导致败精，进而产生湿浊内阻或瘀血内停等病理状态，这些均可造成尿道梗阻，使小便淋沥或点滴不出，发为癃闭。再则本病病程时间较长，"久病多虚""久病多瘀"，多种致病因素均可导致痰、浊、瘀的产生，这些病理产物在体内堆积，郁结日久则成积，发为本病，形成本虚标实的病机特点。生理情况下，我们所摄入的水谷通过胃的受纳、脾的运化、肺的肃降等过程而下达于肾，再通过肾的气化功能，清者上输于肺而输布全身，浊者下注膀胱而排出体外。若上述功能失调，则可导致癃闭发生。综合以上，我们认识到气虚则无力推动血液运化，日久致瘀；肾虚则气化不利，血瘀则水道不通，进而导致本病的发生。同时还因劳累、饮食不节或偏嗜、情志等问题，加重病情。

随着年龄的增长，前列腺增生的发病率也随之增加，同时肾虚血瘀症状也最为多见。正常的小便通畅，依赖于三焦气化的正常，而三焦气化的根本所在，则是肾所藏的精气。肾气化正常，则开阖有度。若肾的气化功能失常，则关门开阖不利，或气化不及，或固摄无权，可出现排尿困难、尿频和尿潴留等症状。由于患者体质或其他因素的差异影响，可能出现偏阳虚或偏阴虚的不同。年老体弱，或久病体虚，肾阳不足，命门火衰，"无阳则阴无以生"，致膀胱气化无权，而致小便不通或点滴不爽，排尿无力；或下元虚冷关门不利，而致尿频、夜尿尤甚，或小便自溢而失禁，夜间不觉而遗溺等症。或下焦积热，日久不愈，津液耗损，导致肾阴不足，"无阴则阳无以化"，也可出现排尿困难如小便频数不爽、淋漓不尽的症状。血瘀既是一种脏腑功能失调所导致的病理产物，也是一种重要的致病因素。瘀血败精，阻塞尿道，尿道不畅，可导致排尿困难，点滴而下或尿细如线，甚则阻塞不通、小腹胀满疼痛的症状。正如张景岳所言："或以败精，或以槁血，阻塞水道而不通也。"临床中舌紫黯或有瘀点、瘀斑，脉涩或结、代，这些均是血瘀证的征象。治疗上则以补肾活血化瘀为主，现代药理学研究证明，活血化瘀法可改善血流动力学异常，抑制炎性渗出和增生的结缔组织，血液流变学变化明显，降低血浆黏度，加速血液循环，改善局部充血、水肿，可具有使腺体软化和缩小的作用。临床中我们常用黄芪、党参以温补肾阳、加强膀胱的气化功能；莪术、川芎、赤芍等可以活血化瘀散结改善局部血运；熟地养血滋阴，补精益髓；丹参活血祛瘀、凉血消痈、养血安神，并能影响血流动力学，抗血栓形成，改善血液流变学，改善微循环。临床中，我们常常运用补肾活血法为主，加减组方，以老年肾虚为本，血瘀互结为标，标本兼治，以求能达到治疗本病的目的。

典型病案一

许某，男，76岁。主因"进行性排尿困难5年余，加重3个月"，于2016年1月17日就诊。

患者老年男性，2011年初出现排尿困难，当时排尿时间延长，未予重视。后排尿困难呈进行性加重，严重时出现尿潴留症状。2015年10月因尿潴留就诊于外院，经西医药物治疗，并针对尿潴留行留置导尿管治疗。但症状未能缓解，就诊时导尿管仍未拔除。在我院行直肠指诊：于直肠前壁触及增大的前列腺，表面光滑，质中，中央沟变浅。前列腺超声提示前列腺大小约4.5cm×4.3cm×3.2cm，膀胱残余尿约80ml。查体：形神憔悴，少气懒言，双肺查体未见明显异常，心律齐，各瓣膜未闻及杂音，小腹略膨隆，叩诊呈鼓音，压痛明显。

初诊：2016年1月17日

患者诉乏力，排尿费力，尿线细，射程短，余沥不尽，尿频尿急，少腹胀满，舌淡红，苔白，脉沉细涩。中医诊断为癃闭，证属年老体衰，肾气亏损，日久损及肾阳。治宜益气补肾，化瘀利尿通窍。同时继续留置导尿管治疗，并嘱患者每日清洗尿道口，防止尿路逆行感染。

处方：

菟丝子 12g	山茱萸 12g	怀牛膝 12g	车前子 15g
水　蛭 3g	桃　仁 10g	红　花 10g	党　参 15g
制附子 6g	生黄芪 20g	半枝莲 15g	淫羊藿 10g
炙甘草 6g			

7剂，每日1剂，水煎分2次服。

二诊：2016年1月24日

患者服药 7 剂后。家属诉患者尿量增多，24 小时排尿量曾达到 2 000ml，尿液呈黄色，精神转佳。同时诉乏力感较前明显好转，淋沥不尽感较前缓解。此系肾气逐渐恢复之象，但考虑患者病程较久，长期瘀滞，郁而化热，络脉已伤，故在原方基础上加用清热之品。

处方：

菟丝子 12g	山茱萸 12g	怀牛膝 12g	车前子 15g
水　蛭 3g	党　参 20g	半枝莲 15g	淫羊藿 10g
生黄芪 20g	盐知母 10g	黄　柏 10g	茜　草 10g
炙甘草 6g	白茅根 10g		

7 剂，每日 1 剂，水煎分 2 次服。

三诊：2016 年 2 月 3 日

患者服药 7 剂后。诉能自主排尿，已拔除导尿管。24 小时尿量达 1 500ml，尿色黄而不浊，未见血尿，但仍有小便余沥不尽感。体力正常，食欲及睡眠可，大便正常。治疗上仍以补肾活血为主，辅以化瘀。

处方：

菟丝子 12g	山茱萸 12g	怀牛膝 12g	车前子 15g
水　蛭 3g	党　参 20g	半枝莲 15g	肉苁蓉 10g
生黄芪 20g	川　芎 10g	丹　参 15g	制首乌 12g
炙甘草 6g	赤　芍 12g	熟　地 15g	

14 剂，每日 1 剂，水煎分 2 次服。

四诊：2016 年 3 月 4 日

患者共服上方 14 剂。诉不适症状明显缓解，排尿正常，无淋沥不尽，无尿急尿痛，无尿频等症状，体力正常，食欲及睡眠可，大便正常。直肠指诊：前列腺大小正常，质软，中央沟明显。前列腺超声示：前列腺体积约为 3.8cm × 3.2cm × 2.5cm。治疗上未予调整，原方继服。

五诊：2016 年 4 月 5 日

患者继续服用上方 28 剂。诉体力正常，未感乏力不适，小便正常，无尿急尿痛，无尿频，无淋沥不尽等，小便每日量约 1 500ml，大便正常。继续服用上方，间断随访患者未再出现排尿困难等症状。

按语

前列腺增生症是老年男性的常见病，随着年龄的增长，其发病率也随之增加，该病属于中医"癃闭"范畴。多以肾虚为本，血瘀为标，故本虚标实者多见。该例病案中，以淫羊藿、山茱萸、菟丝子等药物治疗，平补肾气，药性中和而不刚烈。桃仁、红花、水蛭、半枝莲等活血化瘀，行气通窍；其中《泉州本草》记载半枝莲有"清热、破瘀、行气、利水"之功，现代药理研究也证实半枝莲有抗菌消炎，以及利尿作用；据《神农本草经》记载，水蛭有"治恶血、瘀血……利水道"之功，该药可分泌组织胺样物质，可有扩张血管的作用，临床研究也证明本品对瘀血病灶有较强的吸收功效；以上两药相配伍，加强行气化瘀利尿的作用。车前子清热利尿，渗湿通淋；怀牛膝补肝肾，强筋骨，逐瘀通经，引血下行，作为引经之药。诸药合用，共奏温补肾阳、活血化瘀、利尿通窍的作用。在临床中我们可以随症加减，药证相合，切中病机，以期获得良效。

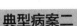

李某，男，84岁，主因"排尿不畅16年余，急性尿潴留3次"，于2015年11月24日就诊。

患者1999年开始出现夜尿增多，约每晚3次，并出现尿等待、尿流变细等，当时未予重视。后逐渐出现白天排尿频繁，排尿困难，甚至点滴不出，并出现尿潴留症状。曾至当地医院急诊治疗，留置尿管后尿液排出，予西药治疗后，症状略有缓解。外院行前列腺超声提示前列腺增生。此后尿潴留症状多次出现，病情逐渐进展，外院建议行手术治疗。患者及家属考虑患者本身年龄较大，不考虑手术治疗，要求仅以药物保守治疗为主。后因症状无明显改善，遂就诊于我院。查体：右肺可闻及湿啰音，左肺呼吸音清，未闻及明显干湿啰音或胸膜摩擦音，腹部略膨隆，下腹部叩诊呈鼓音。

初诊：2015年11月24日

患者诉夜尿次数多，约8～9次，排尿不爽，溺有余沥，大便秘结，约2～3天一行，时有咳嗽，动则气短，咳痰不爽。舌质黯淡，苔薄白，脉弦滑。中医诊断为癃闭，辨证考虑为肾气虚弱，血瘀阻滞，气化不利，水道不通，同时伴有痰热久伏，肺气不宣。治疗以补肾益气、活血化瘀为主，辅以清肺化痰宣通肺气。

处方：

淫羊藿10g	补骨脂10g	肉　桂5g	水　蛭3g
鱼腥草15g	丹　参10g	赤　芍10g	茯　苓10g
桃　仁10g	生黄芪20g	麦门冬10g	天门冬10g

7剂，每日1剂，水煎分2次服。

二诊：2015年12月4日

患者服用上方7剂后，诉排尿顺畅，大便秘结略有缓解，约2日一行，但仍时有咳嗽，动则气短，咳痰不爽。舌质黯淡，苔薄白，脉弦滑。查体：右肺仍可闻及湿啰音，左肺呼吸音清，未闻及明显干湿啰音或胸膜摩擦音，腹部略膨隆，无压痛及反跳痛，双下肢无水肿。治疗上加用大黄通便治疗。

处方：

淫羊藿10g	补骨脂10g	肉　桂5g	水　蛭3g
鱼腥草15g	丹　参10g	赤　芍10g	制首乌12g
桃　仁10g	生黄芪20g	麦门冬10g	天门冬10g
肉苁蓉15g	酒大黄3g		

7剂，每日1剂，水煎分2次服。

三诊：2015年12月15日

患者服用上方7剂后，诉排尿顺畅，夜尿约5～6次，咳嗽咯痰较前明显好转，大便润畅，约每日一次，舌淡薄白，脉弦滑。查体：右肺闻及散在湿啰音，左肺呼吸音清，未闻及明显干湿啰音或胸膜摩擦音，腹部略膨隆，无压痛及反跳痛，双下肢无水肿。遂减去清肺化痰药物，仍以补肾活血为基础组方。

处方：

| 淫羊藿10g | 补骨脂10g | 肉　桂5g | 水　蛭3g |
| 鱼腥草15g | 丹　参10g | 赤　芍10g | 制首乌12g |

桃　仁10g　　生黄芪20g　　酒当归15g　　熟　地15g

肉苁蓉15g

28剂,每日1剂,水煎分2次服。

四诊:2016年1月15日

患者共连续服用上方28剂后,诉排尿顺畅,夜尿减为1~2次。同时因患者注意保暖,未再发生咳嗽咯痰症状,食欲及睡眠可,大便润畅,约每日1次,舌淡苔白,脉弦。查体:右肺湿啰音消失,呼吸音清,左肺呼吸音清,未闻及明显干湿啰音或胸膜摩擦音,腹部略膨隆,无压痛及反跳痛,双下肢无水肿。原方去肉苁蓉换山药,以增加健脾功效。

处方:

山　药15g　　补骨脂10g　　肉　桂5g　　水　蛭3g

鱼腥草15g　　丹　参10g　　赤　芍10g　　制首乌12g

桃　仁10g　　生黄芪20g　　酒当归15g　　熟　地15g

14剂,每日1剂,水煎分2次服。

四诊:2016年2月10日

患者共服用上方14剂后,未再诉不适症状,排尿顺畅,大便正常,食欲及睡眠可,舌淡苔白,脉弦。查体:双肺呼吸音清,未闻及明显干湿啰音或胸膜摩擦音,腹部略膨隆,无压痛及反跳痛,双下肢无水肿。随继续服用原方治疗,未再更改处方。

按语

前列腺增生症的患者多为高龄患者,中医认为年事已高,脏气渐衰,阳气不足,气虚血运不畅,而致排尿困难。故在临床中患者多见尿频,排尿不爽,溺有余沥,甚则点滴不出,发为癃闭。该病案治疗中我们以补肾益气,活血化瘀,软坚散结为主要治疗法则。方中黄芪、淫羊藿益精补肾、活血益气;水蛭、桃仁活血化瘀、通阳行气;熟地滋阴补血,益精填髓;山药补脾养胃,生津益肺,补肾涩精;丹参祛瘀止痛,活血通经,该药可影响血流动力学,抗血栓形成,改善血液微循环;茯苓利水渗湿,药理研究证实其具有利尿作用,可使健康人的尿液增加,尿中排钠、排尿素量也增加。以上多种中药相互组合,共奏补肾益气,活血化瘀之功,标本兼治。

典型病案三

宋某,男,80岁,以"排尿困难5年余,加重1个月"为主诉,于2014年12月15日就诊。

患者2009年开始出现排尿困难,排尿时间延长,点滴而出,因自感年龄较大,排尿困难为正常现象,故未予重视,此后排尿困难呈进行性加重。2014年11月初因尿潴留曾于我院急诊就诊,进行导尿术治疗。此后服用非那雄胺(保列治)和坦索罗辛(哈乐)等药物治疗,但症状改善不明显,小便点滴排出,同时伴有尿频、尿痛症状,每次尿量不超过20ml,有时要挤压膀胱始能排出小便,伴有劳倦乏力,口渴不欲饮,口干口苦等症状,纳食尚可,大便正常。查前列腺超声提示:前列腺大小约为43mm×48mm×45mm,残余尿量约80ml,提示前列腺增生。查体:全身浅表淋巴结未触及肿大及压痛,双肺查体未见明显异常,心律齐,各瓣膜未闻及杂音,腹部平坦,无压痛及反跳痛,双下肢无水肿。

初诊:2014年12月15日

患者诉排尿困难,伴有尿频、尿痛、尿少症状,有时要挤压膀胱始能排出小便,伴有劳倦乏力，口渴不欲饮，口干口苦等症状，纳食尚可，大便正常。舌质黯红，苔黄腻，脉象弦数。中医诊断为癃闭，辨证为肾虚湿浊瘀阻，治当以补肾活血，清利湿浊为法。

处方：

肉苁蓉 15g	熟　地 15g	当　归 15g	赤　芍 10g
肉　桂 3g	炮山甲 10g	土鳖虫 10g	王不留行 10g
冬葵子 10g	车前子 15g	瞿　麦 10g	石　韦 12g
藿　香 10g	蒲公英 15g		

14 剂，每日 1 剂，水煎分 2 次服。

二诊：2014 年 12 月 28 日

患者共服用上方 14 剂后，诉小便量增多，每次约能排出 30ml，若挤压膀胱可排出 50ml 左右，其余症状缓解不明显，仍有尿急尿痛、排尿困难症状，仍伴有劳倦乏力，口渴不欲饮，口干口苦等症状，纳食尚可，大便正常。舌质黯淡舌苔黄，脉象弦数。原方加用益气之品，同时予川牛膝引药下行。

处方：

肉苁蓉 15g	熟　地 15g	当　归 15g	赤　芍 10g
炮山甲 10g	土鳖虫 10g	王不留行 10g	车前子 15g
瞿　麦 10g	石　韦 12g	党　参 15g	女贞子 15g
川牛膝 10g	炙甘草 6g	藿　香 10g	蒲公英 15g

14 剂，每日 1 剂，水煎分 2 次服。

三诊：2015 年 1 月 15 日

患者共服用上方 14 剂后，诉小便已无点滴，亦可不用挤压膀胱就能自主排出，但仍有尿频尿痛尿量少症状，诉乏力感略微缓解，仍有口干口苦感觉，大便正常。原方去清利湿浊之品。

处方：

肉苁蓉 15g	熟　地 15g	当　归 15g	赤　芍 10g
炮山甲 10g	水　蛭 3g	王不留行 10g	川牛膝 10g
车前子 15g	石　韦 12g	党　参 15g	炙甘草 6g
泽　泻 15g			

14 剂，每日 1 剂，水煎分 2 次服。

四诊：2015 年 1 月 30 日

患者共服用上方 14 剂后，诉尿频尿痛尿量少症状逐渐改善，排尿次数减少，尿量增加。同时诉乏力感逐渐减轻，无明显口干口苦感觉，纳食尚可，睡眠正常，大便正常。舌淡苔薄白，脉弦。继续加强补肾之药物。

处方：

肉　桂 3g	炮山甲 10g	水　蛭 3g	王不留行 10g
车前子 15g	石　韦 12g	熟　地 20g	当　归 15g
党　参 15g	川牛膝 10g	炙甘草 6g	泽　泻 10g
菟丝子 15g	枸杞子 12g		

14 剂，每日 1 剂，水煎分 2 次服。

五诊：2015年2月15日

患者共服用上方14剂后，诉不适症状逐渐改善，排尿次数减少，尿量增加。劳倦乏力感逐渐减轻，无明显口干口苦感觉，纳食尚可，睡眠正常，大便正常。舌淡苔薄白，脉弦。遂去山甲等动物药材，以防长期服用引起其他副作用。

处方：

肉苁蓉10g	酒当归15g	生黄芪20g	赤　芍10g
车前子15g	石　韦12g	熟　地20g	丹　参10g
党　参15g	川牛膝10g	炙甘草6g	制首乌10g
菟丝子15g	枸杞子12g		

7剂，每日1剂，水煎分2次服。

六诊：2015年2月23日

患者服用上方7剂后，未再诉不适症状，无明显乏力感，无口干口苦，无腹痛腹泻等症状，无排尿不适症状，排尿次数减少，尿量增加，无尿急尿痛症状，纳食尚可，睡眠正常，大便正常，舌淡苔薄白，脉弦。同时复查前列腺超声提示：前列腺大小约为41mm×46mm×45mm，残余尿量约10ml，提示前列腺增生。虽前列腺体积无明显变化，但患者症状明显改善，残余尿减少，患者非常满意。同时因临近春节，患者需返回老家，继续按原方服用。

按语

瘀血是前列腺增生的病理变化之一，病因病机复杂多端。该病病程较长，久病致虚致瘀，而活血化瘀是我们在临床中治疗前列腺增生症的主要方法之一。《景岳全书》："或以败精，或以槁血，阻塞水道也。"该病案中我们以补肾活血祛瘀为主要治疗法则，其中还应用一些个别中药，比如肉桂、穿山甲、王不留行等。我们取肉桂补火助阳、活血通经之功效，以求助于膀胱气化功能的恢复。正所谓"膀胱者，州都之官，津液藏焉，气化则能出矣"。同时肉桂温补肾阳，肾为水脏，膀胱为水腑，膀胱的气化也有赖于肾阳的温煦。穿山甲归肝经，性善走窜，搜风活络，同时又能活血散结，行瘀滞、消癥积、利九窍。《医学衷中参西录》载："穿山甲，味淡性平，气腥而窜，其走窜之性，无微不至，故能宣通脏腑，贯彻经络，透达关窍，凡血凝血聚为病，皆能开之……至癥瘕积聚，疼痛麻痹，二便闭塞诸症，用药治不效者，皆可加山甲引导。"而王不留行苦、平，其行血通经，善行血脉，消肿散结。综观全方，具有补肾温通、软坚散结、活血化瘀之功效，并根据患者症状及舌脉等，随症加减，临床中往往取得满意疗效。

典型病案四

刘某，男，62岁，主因"排尿困难近2年，加重半月余"，于2014年5月20日就诊。

患者2012年开始出现排尿困难，曾至外院就诊治疗，诊断为"前列腺增生症"。以往排尿困难发作时，曾予激素类药物治疗，排尿困难症状可改善。此次排尿困难近半月，予西药治疗无效。外院急诊曾行人工导尿术治疗，查尿常规提示蛋白质（+），红细胞镜检0～6个/HP，白细胞镜检3～5个/HP。直肠指诊：前列腺增生Ⅱ度，中央沟变浅，表面光滑无结节，质地稍硬伴压痛。当地医院建议行手术治疗。但患者考虑手术治疗较痛苦，人工导尿麻烦，遂就诊于我院。查体：全身浅表淋巴结未触及肿大及压痛，双肺查体未见明显异常，心脏听诊正常，心律齐，各瓣膜未闻及杂音，少腹膨隆，无压痛及反跳痛，腹部无包块，双下肢无水肿。

各论

初诊：2014 年 5 月 20 日

患者诉少腹膨隆、胀痛不适，小便困难，点滴如细线，一次小便常需半小时左右，且尿后不净，伴有腰膝酸软，畏寒肢冷。舌质淡有瘀斑，苔薄白，脉沉细而涩。中医诊断为癃闭，证属肾阳不足、气化不利，治当以补肾温阳，行气利水，化瘀散结治疗。

处方：

生黄芪 20g	党　参 15g	车前子 15g	川牛膝 10g
菟丝子 10g	山茱萸 10g	川贝母 10g	桃　仁 10g
桔　梗 10g	肉　桂 5g	水　蛭 3g	川　芎 10g
炙甘草 6g			

7 剂，每日 1 剂，水煎分 2 次服。

二诊：2014 年 5 月 28 日

患者服用上方 7 剂后，诉尿线增粗，尿量较前增多，尿后余沥减少，腰酸肢冷感略有缓解，但仍有尿不尽感觉，伴有尿频，无尿痛症状，食欲及睡眠可，大便正常。遂去肉桂，加用补血活血之品。

处方：

生黄芪 20g	党　参 15g	车前子 15g	川牛膝 10g
菟丝子 10g	山茱萸 10g	川贝母 10g	桃　仁 10g
桔　梗 10g	肉苁蓉 10g	水　蛭 3g	川　芎 10g
炙甘草 6g	熟　地 15g	酒当归 15g	

14 剂，每日 1 剂，水煎分 2 次服。

三诊：2014 年 6 月 15 日

患者共服用上方 14 剂，诉小便较前明显顺畅，同时腰膝酸软感较前明显好转，仍偶见畏寒感，食欲及睡眠可，大便正常。继续以上方为底方治疗。

处方：

生黄芪 20g	党　参 15g	车前子 15g	川牛膝 12g
菟丝子 10g	山茱萸 10g	制首乌 10g	桃　仁 10g
酒当归 15g	肉苁蓉 10g	水　蛭 3g	川　芎 10g
炙甘草 6g	熟　地 15g		

14 剂，每日 1 剂，水煎分 2 次服。

四诊：2014 年 7 月 1 日

患者共服用上方 14 剂后，诉小便顺畅如常人，未再发生尿潴留症状，同时无畏寒肢冷，腰膝酸软感觉，并诉体力较前明显好转，食欲及睡眠可，大便正常。

处方：

生黄芪 20g	党　参 15g	车前子 15g	熟　地 15g
菟丝子 10g	山茱萸 10g	制首乌 10g	桃　仁 10g
酒当归 15g	肉苁蓉 10g	水　蛭 3g	川　芎 10g
炙甘草 6g			

14 剂，每日 1 剂，水煎分 2 次服。

五诊：2014 年 7 月 16 日

患者共服用上方14剂后，未再诉明显特殊不适，无排尿困难发生，未再发生尿潴留症状，诉精神、体力等未见异常，食欲及睡眠可，大便正常。随继续口服原方治疗。

按语

前列腺增生症其病在膀胱，病本在肾，同时又与肺、脾、肝等脏器密切相关，气虚和肾虚是本病病理基础。"膀胱者，州府之官，津液藏焉，气化则能出矣"，多数临床医家均以"六腑以通为用"为原则，治疗该病过程中，既着眼于全身，又不忽视局部病变。该病案中，我们用党参、黄芪益气利水；菟丝子、山茱萸补益肝肾；车前子清热利尿，通利小便；桃仁活血祛瘀；川贝母能软坚散结。同时以"提壶揭盖"之法，用桔梗以提升肺气。川牛膝既能补肝肾，逐瘀通经，又可以引药下行，直达病所。诸药合用，共奏补肾调脾，活血散结，标本同治，水道通利，气化得行，小便自通，癥积消散。

典型病案五

刘某，男，35岁，主因"小腹憋胀、尿细如线1年余，加重1个月"，于2013年8月4日就诊。

患者1年前出现小腹憋胀、尿细如线，未经系统诊治，1个月前上述症状加重，伴有排尿无力。曾至外院行前列腺超声提示：前列腺体积增大，约为4.3cm×2.9cm×3.5cm，回声不均。当地医院诊断为"前列腺增生症"，建议予药物口服治疗，但患者拒绝行西医药物治疗。后就诊于我院，查体：全身浅表淋巴结未触及肿大及压痛，心肺查体未见明显异常，心脏各瓣膜听诊无杂音，腹平坦，无压痛及反跳痛，腹部无包块，双下肢无水肿。

初诊：2013年8月4日

患者诉腰膝酸软，小腹憋胀，尿频，尿急，尿道不适，尿等待，尿细如线，排尿无力，大便调，夜尿4～5次，纳眠可，舌质黯苔白腻，脉沉细涩。中医诊断为癃闭，证属肾虚血瘀，治疗当以补肾活血为法治疗。同时嘱患者注意调情志，保持尿道部位清洁卫生，多饮水不憋尿，避免久坐，适当运动，禁肥甘厚味辛辣刺激性食物，生活起居规律。

处方：

生苡仁15g	丹　参15g	川　芎10g	桃　仁10g
红　花10g	元　胡10g	路路通10g	王不留行10g
莪　术10g	黄　芪20g	荔枝核10g	熟　地20g
山茱萸12g	泽　泻10g	丹　皮10g	牛　膝12g
陈　皮6g	炒白术12g	炙甘草6g	

7剂，每日1剂，水煎分2次服。

二诊：2013年8月11日

患者服用上方7剂后，自述小腹憋胀、腰膝酸软、尿频等感觉减轻，尿急消失，但仍有尿道不适，尿等待，尿细如线，排尿无力症状，大便偏稀1天3～4次，夜尿2～3次，纳眠可，舌质黯苔白腻，脉沉细涩。加强补肾之品。

处方：

生苡仁15g	丹　参20g	川　芎10g	桃　仁10g
红　花10g	元　胡10g	路路通10g	王不留行10g
莪　术10g	黄　芪20g	荔枝核10g	熟　地20g

山茱萸 12g　　　泽　泻 10g　　　丹　皮 10g　　　牛　膝 12g

陈　皮 6g　　　炒白术 12g　　　炙甘草 6g　　　补骨脂 10g

制首乌 12g

7 剂,每日 1 剂,水煎分 2 次服。

三诊:2013 年 8 月 19 日

患者服用上方 7 剂后,诉小腹憋胀减轻,尿频,尿道不适,尿等待、腰膝酸软、尿细如线、排尿无力消失,大便调,夜尿 1~2 次,纳眠可,舌质黯苔白腻,脉沉细涩。

处方:

生苡仁 15g　　　丹　参 20g　　　川　芎 10g　　　赤　芍 10g

红　花 10g　　　元　胡 10g　　　制首乌 12g　　　王不留行 10g

莪　术 10g　　　黄　芪 20g　　　荔枝核 10g　　　熟　地 20g

山茱萸 12g　　　酒当归 15g　　　丹　皮 10g　　　牛　膝 12g

陈　皮 6g　　　炒白术 12g　　　炙甘草 6g　　　补骨脂 10g

14 剂,每日 1 剂,水煎分 2 次服。

四诊:2013 年 9 月 5 日

患者共服用上方 14 剂后。患者诉小腹憋胀、尿频明显减轻,大便调,夜尿 1 次,纳眠可,舌质红苔薄腻,脉沉细。

处方:

生苡仁 15g　　　丹　参 20g　　　川　芎 10g　　　赤　芍 10g

莪　术 10g　　　元　胡 10g　　　制首乌 12g　　　王不留行 10g

黄　芪 20g　　　荔枝核 10g　　　熟　地 20g　　　补骨脂 10g

山茱萸 12g　　　酒当归 15g　　　丹　皮 10g　　　牛　膝 12g

陈　皮 6g　　　炒白术 12g　　　炙甘草 6g

14 剂,每日 1 剂,水煎分 2 次服。

五诊:2013 年 9 月 20 日

患者共服用上方 14 剂后,患者未诉特殊不适,无小腹憋胀,无尿急尿痛,无排尿困难等症状,食欲及睡眠可,大小便正常。行前列腺超声示:前列腺大小正常,回声均匀。患者遂继续口服原方 14 剂,随访患者无特殊不适。

按语

通过临床经验,对该类患者宜采用补肾活血的治疗方法。补肾可使肾精充足,气化运行正常,开阖有度,排尿功能恢复正常:"气为血之帅,血为气之母",故阳气充足,可推动血液运行。活血化瘀类药物的应用,可改善前列腺局部的血液循环,解除尿道梗阻,尿道通畅。该例病案中,我们以丹参、川芎、桃仁、红花、王不留行、路路通等药物活血化瘀,疏通经络,改善前列腺局部血液微循环,缓解组织充血过程,消除炎症病灶;黄芪益气补中,推动血液运行改善血液循环;熟地滋阴补血,益精填髓;山茱萸补益肝肾,涩精固脱,牛膝性味平和补益肝肾活血利尿,引药下行;而荔枝核可软坚散结缩小前列腺体积;泽泻利小便,清湿热;陈皮理气健脾,燥湿化痰,使诸药滋而不腻;炙甘草补脾和胃,并且调和诸药。多种药物的应用,使扶正不留邪,祛邪不伤正,共同达到固肾益气活血祛瘀之功效。

第二节　勃起功能障碍（阳痿）

　　勃起功能障碍是指阴茎持续不能勃起或虽能勃起但不能维持勃起状态，此症状出现超过三个月，同时无法达到满意的性生活状况。其中性生活的满意程度则是指阴茎能勃起进入女方阴道，同时还要维持勃起充足的时间。随着年龄的增长，勃起功能障碍的发病率也随之升高，综合各文献报道，保守估计全球约有1.5亿男性受到该病不同程度的困扰，而且发病率开始有年轻化的趋势。西医一线治疗以性知识教育、内服药物或真空负压缩窄装置为主，尿道及阴茎海绵内药物治疗为二线治疗，阴茎假体植入则为三线治疗。中医认为，宗筋聚于前阴，故常以宗筋代指阴茎。男子青春期开始，"二八，肾气盛，天癸至，精气溢泻，阴阳和，故能有子"，随着肾气的充盛，天癸至，男性的内外生殖器及第二性特征开始发育，男子的阴茎也开始渐趋长大，从而有了性交的欲望及能力。"肾主生殖"，男性的生育能力及性功能与肾气密切相关，而阴茎的勃起则是由脏腑、经络及气血等相互协调的作用。同时肾气也随着年龄的增长而逐渐衰竭，"五八，肾气衰，发堕齿槁……七八，肝气衰，筋不能动。八八，天癸竭，精少，肾脏衰，形体皆极。"

　　阳痿的产生有以下病因。情志致病，影响肝的疏泄，导致肝气郁结，肝血运行失畅，不能灌溉宗筋；或忧思太过，劳伤心脾，致气血不足，宗筋失养。或因年老体衰，或因禀赋不足，素体阳虚，或因久病及肾，伤及元阳，使肾阳衰微，无力温煦鼓动宗筋，而致阳痿；或平素不节房事，肾精匮乏，阴虚火旺，虽能举但不坚，或甫触即痿，难行房事。同时阳痿的发生与全身多个脏器相关，与心、肝、脾、肾相关。恐则伤肾，惊则气乱，大惊卒恐，肾气逆乱，阳道立痿。因肺主一身之气，脾主运化水谷精微，为气血生化之源，两者是形成宗气至关重要的因素；肺病日久，或脾脏受损，均可宗气不足，不能下达于肾，而致阳痿；或饮食不洁（或不节），嗜食醇甘厚味，脾胃运化失常，聚湿下注，经络阻滞，从而影响宗筋的勃起。外在因素包括居住工作条件，如久居寒冷潮湿之地，或寒冷作业，这些均可致寒邪凝滞肝脉，影响宗筋的勃起；或跌扑损伤，伤及冲、任、督脉，致瘀血内阻，宗筋不能勃起。结合上述原因，各种病理产物累积成血瘀，最终成为肾虚血瘀、气血不荣之证，表现为阳痿。因此，阳痿的主要病机是肾虚血瘀。临床用药中，我们常常用一些活血化瘀药物，如桃仁、丹参、川芎、水蛭等，这些药物能降低血液黏度，改善微循环，抗动脉粥样硬化和组织纤维化等。同时还会使用一些补肾药物，如淫羊藿、肉苁蓉等，现代药理研究证明这些药物具有性激素样作用，对大鼠垂体性腺轴的影响显著，调节内分泌紊乱，可以促进睾丸具有提高血清睾酮水平，兴奋性功能的作用。

▎典型病案一

　　患者，男性，27岁，主因"阴茎无法勃起1年余"，于2016年2月3日就诊。

　　患者2014年底结婚，婚后夫妇同居未育，女方多次妇科检查未见异常。患者自诉婚后同房时阴茎勃起无力，性欲寡淡，每逢性交阴茎可勃起但不坚硬，难以插入阴道，或插入不久即痿软。后出现性交恐惧感，少有射精，或射精量少。患者曾自服五子衍宗丸等壮肾阳、补气血之方药20剂左右，觉腰部有力，但阴茎仍不易勃起。后又服用填肾精、壮肾阳为主的方药，虽有短暂几天阴茎能举，以后又成痿态。夫妻间多因此事争吵，但又无法向他人诉说。故逐渐开始恐惧同房，夫妻间逐渐疏远，少于交流。查体：全身浅表淋巴结未触及肿大及压痛，心肺查体未见明显异常，心脏各瓣膜听诊无杂音，腹平坦，无压痛及反跳痛，腹部无包块，双下肢无水肿。

初诊：2016年2月3日

患者面色无华，形体消瘦，头晕目眩，食欲不振，纳谷不馨，自汗，神疲欲寐，四肢酸软，动则尤甚，少腹坠胀，阴茎时有涩痛感，大便溏泄，小便时而短、时而清长。舌质淡，舌边稍红，苔薄白，脉细弦而弱。中医诊断为阳痿，证属肝失条达、郁而气虚，治宜疏肝益气，佐以活血化瘀。同时指导患者合理安排性生活，解除紧张、焦虑、恐惧情绪，并劝导女方合作和体谅。

处方：

柴 胡 15g	酒当归 10g	白 芍 10g	生黄芪 30g
党 参 20g	炒白术 10g	丹 参 10g	桃 仁 6g
红 花 6g	炙甘草 6g	制首乌 12g	

14剂，每日1剂，水煎分2次服。

二诊：2016年2月23日

患者共服用上方14剂后，自诉头晕目眩、神疲欲寐及四肢酸软等感觉较前明显缓解，但仍有阴茎不能勃起，或勃起不能坚挺，有时性交成功但时间短暂。形体消瘦，大便溏薄次数减少，小便略微正常。舌质淡，舌边稍红，苔薄白，脉细弦。遂调整处方，增加补肾之品。

处方：

柴 胡 15g	酒当归 10g	白 芍 10g	生黄芪 30g
党 参 20g	炒白术 10g	丹 参 10g	枸杞子 15g
菟丝子 15g	山茱萸 15g	炙甘草 6g	制首乌 12g
肉苁蓉 10g			

14剂，每日1剂，水煎分2次服。

三诊：2016年3月15日

患者共服用上方14剂后，诉未见头晕目眩、神疲欲寐及四肢酸软等感觉，形体充盈，且食欲良好。阴茎举而坚，性交成功且有欣快感。大便次数正常，未见溏薄，小便正常。舌质淡，苔薄白，脉细弦。

处方：

酒当归 10g	白 芍 10g	生黄芪 30g	熟 地 15g
党 参 20g	炒白术 10g	丹 参 10g	淫羊藿 10g
川 芎 10g	山茱萸 15g	炙甘草 6g	制首乌 12g
肉苁蓉 10g			

14剂，每日1剂，水煎分2次服。

四诊：2016年4月8日

患者共服用上方14剂后，面色红黄隐隐，形体充盈，行走有力，但诉近段时间因进食油腻之品过多，发生腹泻症状，约每日4次，无便血。舌淡苔薄白，脉弦。故加用和解健脾之品。

处方：

| 酒当归 10g | 白 芍 10g | 生黄芪 30g | 熟 地 15g |

党　参20g　　炒白术10g　　丹　参10g　　茯　苓15g

川　芎10g　　山茱萸15g　　炙甘草6g　　生山楂10g

生麦芽10g　　鸡内金15g

7剂，每日1剂，水煎分2次服。

五诊：2016年4月16日

患者上方服用7剂，诉腹泻症状消失，食欲较前恢复，食欲增强。同时患者诉夫妻性生活和谐，阴茎举而坚，近段时间未发生阳痿。舌淡苔薄白，脉弦。遂更改中药处方。

处方：

酒当归10g　　白　芍10g　　生黄芪30g　　熟　地15g

党　参20g　　炒白术10g　　丹　参10g　　肉苁蓉10g

川　芎10g　　山茱萸15g　　炙甘草6g　　制首乌12g

鸡内金10g

21剂，每日1剂，水煎分2次服。

六诊：2016年5月8日

患者共服用上方21剂后，未诉特殊不适，面色红黄隐隐，形体充盈，行走有力，且未见阳痿症状，性生活和谐，持续时间较长。舌淡苔薄白，脉弦。遂继续服用上方，未予更改用药。

按语

本例病案中，患者除肝郁气虚外还有肾精亏虚之征象。故郁去则诸症好转，肾复则阳举转坚。方中菟丝子甘、温，归肝、肾、脾经，滋补肝肾，具有温而不燥，补而不滞的特点，可用于阳痿的治疗。淫羊藿温补肾阳，有催淫作用，这种作用由于精液分泌亢进，精囊充满后，刺激感觉神经，间接兴奋性欲而起，同时该药物还具有一定的促进性腺功能的作用。因久病成瘀，我们在临床中，也加用些补血活血，甚至化瘀类药物，如当归补血活血，可改善阴茎海绵体局部微循环，有助于增强勃起的硬度；桃仁、红花、丹参、川芎等具有降低血液黏稠度、改善微循环、抗动脉粥样硬化及抗组织纤维化等作用。结合该例病案，虽有肾阳亏虚的表现，但我们对于阳痿的治疗过程中用药没有过于刚燥，以免耗损真阴，注意阴中求阳，适当辅以滋阴填精之品，以求阴阳调和。全方滋阴补肾，活血化瘀，疏肝解郁，切合当今性功能障碍的病机，临床随症加减可取得满意的疗效。

典型病案二

患者男性，34岁，已婚，主因"阳物举而不坚，坚而不久近1年"，于2015年11月10日就诊。

患者2013年结婚，婚后半年内，性生活正常，此后勃起功能逐渐减退。近2月间患者阴茎难以举起，曾予壮阳药物口服治疗，效果欠佳。诉平时腰膝酸软，头晕乏力，精神抑郁。患者于2010年曾因脑部外伤引起"癫痫"间断发作，时作时止，曾间断口服苯巴比妥类药物治疗2年余。其发作与情绪、饮酒关系密切。舌质红，苔薄白根部黄腻，脉弦细数。查体：全身浅表淋巴结未触及肿大及压痛，全身皮肤黏膜无黄染或出血，头部可见外伤疤痕，双眼等大等圆，口舌查体无异常，心肺查体未见明显异常，心脏律齐，各瓣膜听诊区未闻及杂音，腹部柔软，无压痛及反跳痛，四肢肌力、肌张力正常，深浅神经反射正常，双下肢无水肿。

初诊：2015年11月10日

患者症见腰膝酸软，头晕乏力，精神抑郁，余无特殊不适，纳食尚可，睡眠正常，大便偏干，一日一行，小便正常。舌质红，苔薄白根部黄腻，脉弦细数。中医诊断为阳痿，证属肝肾阴亏、痰瘀内扰，治宜滋补肝肾，涤痰泻火，化浊逐瘀。同时嘱患者戒烟戒酒，适量增加运动，避免情绪激动。

处方：

枸杞子10g　　山茱萸10g　　姜半夏10g　　胆南星10g

郁　金10g　　生栀子10g　　天　麻10g　　红　花10g

刺蒺藜20g　　沙苑子20g　　水　蛭3g　　丹　参15g

五味子6g　　黄　连6g

30剂，每日1剂，水煎分2次服。

二诊：2015年12月12日

患者共服用上方30余剂后，自诉感阴茎能勃起，性功能感较前恢复，成功性交1次，持续约6分钟。然阴茎举起仍受情绪影响，期间癫痫发作1次。舌质红，苔薄白，脉沉弦。仍以上方化裁，加用活血之品。

处方：

枸杞子15g　　山茱萸15g　　半　夏15g　　胆南星15g

郁　金15g　　天　麻15g　　制首乌20g　　石菖蒲6g

水　蛭3g　　丹　参15g　　五味子6g　　黄　连6g

蜈　蚣2条　　川　芎10g　　赤　芍15g

30剂，每日1剂，水煎分2次服。

三诊：2016年3月4日

患者因未至医院就诊，连续服用上方30剂，自诉抗癫痫药物减量后亦未曾发作，性功能恢复良好，能与妻子正常过性生活，时间与持久度均明显改善。但目前偶感腰酸乏力感，小便有淋漓不尽感，大便正常，每日一次。舌质略淡，舌苔薄白，脉弦细。遂增加补肾活血之品，减少祛痰药物。

处方：

郁　金15g　　制首乌12g　　石菖蒲6g　　熟　地15g

水　蛭3g　　丹　参15g　　川　芎10g　　赤　芍15g

枸杞子15g　　山茱萸15g　　半　夏15g　　胆南星15g

酒当归15g

21剂，每日1剂，水煎分2次服。

四诊：2016年3月30日

患者共服用上方21剂后，自诉腰酸乏力感明显缓解，无特殊不适，癫痫亦未再发作，性生活正常，未发生阳痿症状。舌淡苔薄白，脉弦细。治疗仍以上方继续服用。

五诊：2016年4月25日

患者继续服用上方，诉腰酸乏力感均未再次出现，抗癫痫药物逐渐减量已停服，癫痫症状亦未再发作。目前饮食合理，作息规律，性生活正常，未再发生阳痿症状。治疗上仍以原方口服治疗。

按语

肾精气的充盛是宗筋振奋的物质基础。此例病案中，患者病程日久，正气渐衰，脏腑功能失调受损；同时患者有药物应用史，且曾服壮阳之品。患者阴阳气血受损，痰、火、浊、瘀相互交杂阻滞，以至于形成本虚标实的病理基础。故在治疗中当以标本兼施为法，在方中以枸杞子、山茱萸、五味子等药物滋补肾精，濡养宗筋；胆南星、半夏、山栀子、天麻、黄连等疏肝潜阳，镇心安神；丹参、水蛭、红花、川芎等药物可活血化瘀，疏通经络。同时该患者还有癫痫病史，长期药物服用史，久病不愈，虚实夹杂。在治疗过程中，随时辨证论治，调整用药，使痰浊瘀火得以消散，从而使精血盈满，阳气畅达，病症皆除，以达康复。

典型病案三

马某，男性，38岁，已婚，主因"性功能淡漠，发现阳痿1年余"，于2015年5月7日就诊。

患者结婚后房事频多，近因家事不和，情志抑郁，性功能开始减退，渐成阳痿1年余。曾自服用鹿茸酒、龟龄集等药物，但效果均不明显，情绪更为烦躁，经常与爱人发生口角争吵。查体：全身浅表淋巴结未触及肿大及压痛，全身皮肤黏膜无黄染或出血，心肺查体未见明显异常，心律齐，各瓣膜听诊区未闻及杂音，腹部柔软，无压痛及反跳痛，四肢肌力肌张力正常，深浅神经反射正常，双下肢无水肿。

初诊：2015年5月7日

症见阳痿，偶举不坚，眩晕，感乏力疲劳，阴茎睾丸紫黑。舌质淡，苔白脉弦。中医诊断为阳痿，证属七情郁结，暗耗肾精，瘀浊内阻，宗筋不通，致阳事不举，治宜宣疏情志，补肾化瘀。同时嘱患者家属疏通思想，调和情志。

处方：

熟　地20g	山茱萸12g	枸杞子15g	菟丝子15g
石菖蒲10g	淫羊藿15g	蜈　蚣2条	水　蛭3g
丹　参15g	合欢皮15g	制香附6g	柴　胡10g
炒白术10g	生黄芪15g		

14剂，每日1剂，水煎分2次服。

二诊：2015年5月20日

患者共服用上方14剂后，自诉感阴茎能勃起，性功能较前恢复，阳痿大有起色，能勃起坚而入房，但仍有乏力疲倦不适感。舌质淡，苔薄白，脉沉弦。仍以上方化裁，加用活血补肾之品。

处方：

熟　地20g	山茱萸12g	枸杞子15g	菟丝子15g
石菖蒲10g	淫羊藿15g	蜈　蚣2条	水　蛭3g
丹　参15g	合欢皮15g	制香附6g	柴　胡10g
炒白术10g	生黄芪15g	川　芎10g	赤　芍15g

14剂，每日1剂，水煎分2次服。

三诊：2015年6月8日

患者共服用上方14剂后，自诉情志不舒感较前缓解，能与家人静心交流，争吵次数明显减少。同时患者诉体力较前明显好转，性生活时间与持久度均明显改善，大便正常，小便清长。舌质略淡，舌苔薄白，脉弦细。治疗上总以补肾活血化瘀为法治疗。

处方：

熟　地20g	山茱萸12g	枸杞子15g	菟丝子15g
石菖蒲10g	淫羊藿15g	水　蛭3g	赤　芍15g
丹　参15g	酒当归15g	生黄芪15g	川　芎10g
炒白术10g			

14剂，每日1剂，水煎分2次服。

四诊：2015年6月25日

患者共服用上方14剂后，自诉无特殊不适，性生活正常，未发生阳痿症状。舌淡苔薄白，脉弦细。治疗仍以上方继续服用。

五诊：2015年7月25日

患者继续服用上方，诉乏力感，情志不畅感等均未再次出现，目前饮食合理，作息规律，性生活正常，未再发生阳痿症状。治疗上仍以原方口服治疗。

按语

阳痿患者绝大多数有家庭夫妻关系欠佳，或经济拮据，或工作不顺，或人际关系紧张等，还有患者因情志致病，压抑太多，受惊恐，或急躁不安，情绪苦闷等因素。这些因素导致脏腑功能失调，肝血肾精亏耗，气机郁滞不畅，瘀浊内滞，阻塞宗筋，则成阳痿。同时肾和命门是生育力量所在，生命之本，阴阳互济，主宰生殖及生长发育。房劳过度，使肾精虚损，命门火衰，性功能衰退，也可致阳痿发生。对于该病案的治疗，肾为先天之本，以熟地、山茱萸、枸杞子、淫羊藿等药物补肾益精；丹参、蜈蚣、水蛭、合欢皮、柴胡、香附等药物活血化瘀，疏通情志，则宗筋畅通，阴茎可举。脾胃为后天之本，精血生化之源，故而用白术、党参等药物健脾、补益气血。并配合其余药物，共奏补肾活血化瘀，疏肝理气，调畅情志，共同治疗阳痿。

典型病案四

魏某，男，27岁，主因"性欲下降2年余"，2016年1月4日就诊。

患者已婚，结婚3年余。自身工作为销售人员，长期饮酒吸烟史。2013年底出现性欲下降，不欲房事。随后出现勃起不坚，射精潜伏期1～2分钟左右，未行任何治疗。2年来性欲下降症状逐渐加重，逐渐出现阴茎不能勃起。查体：形体消瘦，面色无华，全身浅表淋巴结未触及肿大及压痛，心肺查体未见明显异常，腹部平坦，无压痛及反跳痛，双下肢无水肿，阴囊大小正常，无异常。

初诊：2016年1月4日

患者自诉勃起硬度差，性欲低下，伴有尿频，尿急，无尿痛，纳眠可，大便偏软。舌质淡，苔腻，脉缓。中医诊断为阳痿，辨证为肾虚夹湿，兼有血瘀，当以补肾活血，祛湿化痰为主。

处方：

半　夏10g	厚　朴15g	茯　苓15g	苏　叶10g
瞿　麦15g	萹　蓄15g	仙　茅15g	熟　地20g
淫羊藿15g	当　归15g	白　术15g	白　芍15g
川　芎15g	泽　泻15g	炙甘草6g	

30剂,每日1剂,水煎分2次服。

二诊:2016年2月7日

患者因出差外地,连续服用上方30剂,期间尽量戒烟戒酒。诉性欲及勃起硬度较前好转,但勃起时间短,仍有尿急尿频感,无尿痛,食欲及睡眠尚可,大小便正常。舌质淡,苔白略腻,脉缓。上方加强活血通络之药。

处方:

半 夏10g	厚 朴15g	茯 苓15g	苏 叶10g
瞿 麦15g	萹 蓄15g	仙 茅15g	熟 地20g
淫羊藿15g	当 归15g	白 术15g	白 芍15g
川 芎15g	泽 泻15g	炙甘草6g	赤 芍10g
水 蛭3g			

14剂,每日1剂,水煎分2次服。

三诊:2016年2月22日

患者服用上方14剂,期间未饮酒吸烟。诉性欲及勃起硬度较前好转,性生活质量明显提高,尿频感基本消失,无尿痛,食欲及睡眠可,大小便正常。舌质淡,苔白略腻,脉缓。遂去通利之品,加强补肾药物。

处方:

水 蛭3g	制首乌6g	肉苁蓉15g	山茱萸15g
半 夏30g	厚 朴15g	茯 苓15g	熟 地20g
淫羊藿15g	当 归15g	白 术15g	白 芍15g
川 芎15g	泽 泻15g	炙甘草6g	赤 芍10g

14剂,每日1剂,水煎分2次服。

四诊:2016年3月17日

患者服用上方14剂,期间未饮酒吸烟。诉性欲及勃起硬度,以及持续时间较前明显好转,无性欲下降、不能勃起或久而不坚等情况发生,同时无尿急尿频尿痛症状,诉食欲及睡眠明显好转,大小便正常。舌质淡,苔白,脉弦。遂去祛湿理气之品,仅以补肾活血为主药物应用。

处方:

熟 地20g	丹 参10g	淫羊藿15g	当 归15g
白 术15g	川 芎15g	泽 泻15g	炙甘草6g
赤 芍10g	制首乌6g	肉苁蓉10g	山茱萸15g
水 蛭3g			

14剂,每日1剂,水煎分2次服。

五诊:2016年4月1日

患者继续服用上方14剂,诉性生活正常,夫妻和谐。未再发生阳痿症状,食欲及睡眠可,大小便正常。舌质淡,苔薄白,脉弦。遂继续口服原方治疗,未予调整。

按语

男性勃起功能障碍是最常见性功能障碍之一,虽然它不是一种危及生命的疾病,但与患者的生活质量密切相关,也是许多身体疾病的早期预警信号。中医称此病为"阳痿"或

"筋痿"，并积累了丰富的临床经验。该病案中，患者长期吸烟饮酒，脾失健运，湿热下注，痰浊内停；同时积聚成瘀，瘀阻下焦，血运不畅，故阴茎无法正常勃起，或勃起不坚。该病案中治疗的关键在于痰湿瘀阻，脾肾两虚，在治疗上以补肾活血，化痰祛瘀为法治疗。其中瞿麦、萹蓄利尿通淋，可使湿浊从下焦而出；川芎、当归、苏叶、厚朴补血活血，行气祛瘀，同时气行则血畅；淫羊藿、仙茅补肾阳，强筋骨。辨证论治，使痰瘀得化，肾精得补，阴器得坚，方能药到病除。

典型病案五

冯某，男，44 岁。主因"勃起困难 2 年余"于 2015 年 8 月 11 日就诊。

患者已婚 15 年余，自诉婚后性生活和谐。近 2 年来无明显诱因出现勃起困难，当时考虑年龄增大，开始出现勃起困难，未予重视。但因多次性生活时均出现勃起困难，至当地医院检查睾酮指标偏低。予药物治疗后未见明显缓解。患者诉腰部酸困不适，性欲低下，小便通畅，稍黄，阴囊不潮湿，大便偏稀，一日一行，食欲欠佳，饮食量少，睡眠尚可。舌淡苔白腻，舌下络脉怒张，脉细。遂就诊于我院。查体：全身浅表淋巴结未触及肿大及压痛，心肺查体未见明显异常，心脏各瓣膜听诊无杂音，腹平坦，无压痛及反跳痛，腹部无包块，双下肢无水肿，双侧睾丸对称，发育偏小。

初诊：2015 年 8 月 11 日

患者诉平时腰部酸困不适，性欲低下，睾丸发育偏小，小便通畅，稍黄，阴囊不潮湿，大便偏稀，一日一行，食欲欠佳，饮食量少，睡眠尚可。舌淡苔白腻，舌下络脉怒张。中医诊断为阳痿，辨证为肾虚血瘀证，治宜补肾活血，益气扶阳。另嘱患者忌辛辣、生冷、刺激性食物，放松心情，适度锻炼身体。

处方：

肉苁蓉 10g	熟 地 20g	当 归 15g	赤 芍 15g
川 芎 10g	丹 参 15g	山茱萸 12g	炒白术 15g
水 蛭 3g	桃 仁 10g	红 花 10g	泽 泻 10g
淫羊藿 10g	陈 皮 10g	炙甘草 6g	仙 茅 20g

7 剂，每日 1 剂，水煎分 2 次服。

二诊：2015 年 8 月 18 日

患者服用上方后，诉服药期间大便偏稀，约每日 2 次。服药期间未行房事，但有晨勃现象，余腰酸感略有缓解，食欲及睡眠可，大小便正常。舌淡紫苔白腻，脉细缓。继续以原方加减，增加补肾之品。

处方：

肉苁蓉 10g	熟 地 20g	当 归 15g	赤 芍 15g
川 芎 10g	丹 参 15g	山茱萸 12g	炒白术 15g
水 蛭 3g	桃 仁 10g	红 花 10g	泽 泻 10g
淫羊藿 10g	陈 皮 10g	炙甘草 6g	仙 茅 20g
肉豆蔻 15g	补骨脂 10g		

7 剂，每日 1 剂，水煎分 2 次服。

三诊：2015 年 8 月 25 日

患者服用上方 7 剂后。至我院检查，阴茎充血差。但诉大便成形，约一日一行，勃起较前有所改善。同时腰酸不适感较前明显缓解，食欲及睡眠可，大小便正常。舌淡偏紫，苔白腻，脉细。继续予上方加减，以补肾活血。

处方：

肉苁蓉 10g	熟　地 20g	当　归 15g	赤　芍 15g
川　芎 10g	丹　参 15g	山茱萸 12g	炒白术 15g
水　蛭 3g	桃　仁 10g	红　花 10g	泽　泻 10g
淫羊藿 10g	炙甘草 6g	仙　茅 20g	菟丝子 15g
肉豆蔻 15g	补骨脂 10g		

7 剂，每日 1 剂，水煎分 2 次服。

四诊：2015 年 9 月 1 日

患者服用上方 7 剂后。诉晨勃明显增加，性欲较强，但房事时勃起仍困难，并诉滑精一次，其余正常，食欲及睡眠尚可，大小便正常。舌淡苔白，脉弦。上方加用固涩之品。

处方：

肉苁蓉 10g	熟　地 20g	当　归 15g	赤　芍 15g
川　芎 10g	丹　参 15g	山茱萸 12g	炒白术 15g
水　蛭 3g	桃　仁 10g	红　花 10g	泽　泻 10g
淫羊藿 10g	炙甘草 6g	仙　茅 20g	菟丝子 12g
肉豆蔻 15g	补骨脂 10g	锁　阳 15g	芡　实 15g

14 剂，每日 1 剂，水煎分 2 次服。

五诊：2015 年 9 月 15 日

患者服用上方 14 剂后。诉诸症皆改善明显。晨勃明显，近期有过房事，性欲强，勃起明显好转，大便成形，约每日 1 次。遂上方减锁阳、桃仁、红花等药物。继续服用，3 个月后电话随访，诉夫妻性生活和谐。

按语

阳痿的发病率逐年上升，中医药治疗阳痿的疗效已得到患者的认可。同时将疾病与辨证相结合，结合症状、体征、体质、饮食、工作性质和生活环境等进行全面分析。强调基于肾虚血瘀，血瘀贯穿整个阳痿发病全程，寒、湿、热、痰、虚劳是重要的致病因素，同时特别强调七情参与疾病发展过程中的意义。因此，此病案中，在补肾活血祛瘀的基础上，根据病症不同，以疏肝解郁等治疗方法。该方药性中正平和，熟地、山茱萸补肝阴滋肾水；川芎、丹参、桃仁、红花活血化瘀，促进气血调和；淫羊藿、仙茅补肾阳，现代研究表明该类中药具有类性激素作用，可提升性欲；陈皮健脾理气，使诸药补而不滞，并能缓解紧张、焦虑情绪；炙甘草补脾和胃，兼调和诸药。在药物治疗的基础上，同时还需高度重视阳痿患者的焦虑、恐慌心理，不断鼓励，提高他们的自信心，以增强临床疗效。

典型病案六

赵某，男，41 岁。主因"阴茎勃起功能欠佳 4 年余"，于 2016 年 4 月 1 日就诊。

患者已婚，育有 1 子。既往性生活正常、和谐，阴茎勃起功能正常。2012 年初患者自感阴茎勃起痿软无力，自我考虑为近段时间劳累所致，故未予重视。但此后勃起痿软无力症状明显加重,开始自感恐慌,自购"五子衍宗丸"等药物治疗,效果不明显。随后曾至当地医院多次检查均未发现明显器质性病变,予西医治疗效果欠佳。后为求中医治疗就诊于我科,患者诉阴茎勃起欠佳,精神疲惫,背寒怕冷,四肢不温,头晕耳鸣,腰酸腿软,盗汗,舌红,苔淡白,脉沉弱。查体:全身浅表淋巴结未触及肿大压痛,心肺查体未见明显异常,心脏各瓣膜听诊无杂音,腹平坦,无压痛及反跳痛,腹部无包块,双下肢无水肿,双侧睾丸对称,无异常。

初诊:2016 年 4 月 1 日

患者诉阴茎勃起欠佳,精神疲惫,背寒怕冷,四肢不温,头晕耳鸣,腰酸腿软,盗汗,舌红,苔淡白,脉沉弱。中医诊断为阳痿,辨证为肾虚阳痿,治当以补肾活血,调和阴阳。并嘱患者服药期间勿行房事。

处方:

熟　地 20g	山茱萸 10g	肉苁蓉 12g	酒当归 15g
赤　芍 12g	生山药 15g	茯　苓 15g	牡丹皮 10g
泽　泻 10g	枸杞子 12g	石菖蒲 10g	远　志 10g
怀牛膝 12g	巴戟天 15g		

7 剂,每日 1 剂,水煎分 2 次服。

二诊:2016 年 4 月 9 日

患者服用上方 7 剂后,诉头晕耳鸣感、腰酸腿软及盗汗症状均较前明显减少,但仍感阴茎勃起欠佳,精神疲惫,背寒怕冷,舌淡红,苔淡白,脉沉。继续以补肾活血为主,加用温中之品。

处方:

熟　地 20g	山茱萸 10g	肉苁蓉 12g	酒当归 15g
赤　芍 12g	生山药 15g	茯　苓 15g	牡丹皮 10g
泽　泻 10g	枸杞子 12g	怀牛膝 12g	巴戟天 15g
桂　枝 10g			

14 剂,每日 1 剂,水煎分 2 次服。

三诊:2016 年 4 月 24 日

患者服用上方 14 剂后,诉背寒怕冷感好转,阴茎勃起较前好转,精力尚可,舌淡红,苔淡白,脉沉。中药加强补肾活血之品。

处方:

熟　地 20g	山茱萸 10g	肉苁蓉 12g	酒当归 15g
赤　芍 12g	生山药 15g	茯　苓 15g	制首乌 10g
枸杞子 15g	怀牛膝 12g	川　芎 10g	

7 剂,每日 1 剂,水煎分 2 次服。

四诊:2016 年 5 月 2 日

患者服用上方 7 剂后,诉手足温和,精神如常,同时诉阴茎勃起感明显好转,曾同房一次,夫妻双方感觉良好。事后诉偶感腰酸,无明显乏力感或无力感,食欲及睡眠可,大小便正常。舌淡苔淡白,脉弦细。中药继续以原方为主,以补肾活血为主治疗。

处方:

| 熟　地 20g | 山茱萸 10g | 肉苁蓉 12g | 酒当归 15g |

赤　芍 12g　　生山药 15g　　茯　苓 15g　　制首乌 10g

枸杞子 15g　　怀牛膝 12g　　川　芎 10g　　杜　仲 10g

14 剂，每日 1 剂，水煎分 2 次服。

五诊：2016 年 5 月 17 日

患者继续服用上方 14 剂后，诉性生活满意，未再发生阴茎痿软无力，无腰膝酸软，无乏力不适，食欲及睡眠可，大小便正常。舌淡苔白，脉弦细。为巩固疗效，嘱患者继续服用原方，未更改处方。随访半年，未诉不适症状。

按语

阳痿是男性性功能障碍疾病中最常见的疾病之一。我们在临床中发现该病多虚实并见，以虚为主，与心、肝、脾、肾相关，关键在肾。该病案中患者肾阴阳皆虚，在治疗中当阴中求阳，阳中求阴，阴阳双补，阴阳调和，方能奏效。多数临床研究表明治疗阳痿的高频中药以入肝、肾经居多，用药多为补益肝肾之品，呈"补肾壮阳，强筋益精""补肾壮精，收敛固涩"的特点。本患者有阴茎勃起欠佳，精神疲惫，背寒怕冷，四肢不温，头晕耳鸣，腰酸腿软，盗汗等症状，结合舌脉，辨证为肾虚阳痿，治疗以补肾为主，其中熟地补血虚不足兼补肾，山药强阴益气，山茱萸强阴益精而壮元气，同时山药还可健脾以充肾，牛膝、杜仲补益肝肾，壮筋健骨。该病案中，我们以补肾活血药物为主，既滋肾阴，又温肾阳，肾得补益，阳痿症状自除。

第三节　精索静脉曲张（筋瘤）

精索静脉曲张是一种常见的血管疾病，见于 18～35 岁的年轻人。是由于精索静脉的伸长、迂回和扭转等而引起的一系列疾病。主要表现为阴囊部位持续拉扯、坠胀及钝痛，站立或行走时明显，平卧或休息后可缓解。同时常伴有神经衰弱症状，可引起阳痿、早泄、性功能障碍等。在西医中，病因可分为原发性和继发性两类。原发性精索静脉曲张主要是由于精索静脉血流淤积而引起，由于人的直立姿势影响精索静脉回流，静脉壁及其周围结缔组织薄弱或提睾肌发育不全，静脉瓣膜缺损或关闭不全等，故而极易发生静脉曲张。继发性精索静脉曲张的病因可能是腹腔或腹膜后肿瘤，肾积水或异位血管等原因引起。

精索静脉曲张在中医被称为"筋瘤""筋疝""偏坠"等。正如《外科正宗·瘿瘤论》中："筋瘤者，坚而色紫垒垒，青筋盘曲，甚者结若蚯蚓。"本病的发生多属先天禀赋不足，或肝肾不足、外感寒湿、气滞血瘀、经脉失濡；或负重物而长途跋涉，经脉瘀滞、肝络受阻；或湿热下注，络脉失和；或脾虚气陷，血运无力等因素均可致睾丸失于濡养。其病位在肝、脾、肾三脏，与肝肾两经联系密切。《医林改错》云："元气既虚，必不能达于血管，血管无气，必停留而瘀。"气行则血行，气滞则血凝，气又依附于血，血虚则气虚。同时本病最突出的症状就是阴囊部位可触及扩张和扭曲的蔓状血管丛，这一临床表现与中医血瘀证高度一致。《医林改错》中云："青筋暴露，非筋也，现于皮肤者，血管也，血管青者，内有瘀血。"肾司二阴，肝脉络阴器，若房劳频繁，肾精亏耗，精不生血，肝肾亏虚则筋脉失养，从而形成气血虚弱，无力运化，肝郁血滞的病理基础。日久瘀血停滞，阻于络道，可使脉络暴露、弯曲，而成"筋瘤"。在西医治疗中，手术治疗是主要的治疗方法，能达到理想的治疗效果，也有一些（或联合）药物治疗。中医疗法主要以滋补肝肾，活血化瘀为主，同时结合疏肝、温补肾阳等疗法治疗，取得了比较显著的治疗效果。

典型病案一

陈某，男性，35岁。因"长年未育"，于2014年3月14日初诊。

患者结婚5年余，备育3年未育。婚后性生活正常，配偶妇科检查未见异常。患者曾于2012年7月9日就诊于外院，查精液常规示：量3.00ml，不完全液化，a级精子9.37%，b级精子8.23%，总活力19.21%，浓度7.94×10⁶/ml，精子总数23.82×10⁶，畸形率61.20%。查阴囊超声提示：右侧精索静脉呈迂曲状改变，最大管径0.25cm，屏气可探及血流，最大管径0.28cm，精索静脉曲张Ⅱ度。男性激素及染色体检查未见异常。外院诊断为"精索静脉曲张不育症，弱精子症"，曾先后给予"左卡尼汀、五子衍宗丸、迈之灵片"等药物治疗后精子质量未见明显改善，后就诊多家医院效果皆不明显。患者因工作关系久坐，且工作压力较大，嗜食辛辣食物。平时阴囊常感潮湿，平日全身乏力感明显，偶有腰酸，无腰痛不适，长时间行走或过度劳累后症状明显加重，休息后症状可缓解，偶感右侧睾丸坠胀疼痛，无尿频、尿余沥不尽等症，食欲一般，睡眠欠佳，入睡困难，大便稀溏，约每日2～3次，小便尚调。舌黯淡苔稍厚，脉虚弱。查体：形体略微消瘦，全身皮肤无黄染及出血点，浅表淋巴结未触及肿大或压痛，心肺查体未见明显异常，心率72次/min，律齐，各瓣膜听诊区未闻及杂音，腹部柔软，无压痛及反跳痛，未触及包块，无移动性浊音，肠鸣音正常，四肢肌力肌张力正常，双下肢无水肿。双睾丸大小和质地正常，右侧睾丸Ⅱ度精索静脉曲张，左侧睾丸正常。

初诊：2014年3月14日

症见易疲劳，全身乏力不适，偶有腰酸，无腰痛，休息后症状可缓解，偶感右侧睾丸坠胀疼痛，无尿频、尿余沥不尽等症，食欲一般，睡眠欠佳，入睡困难，大便稀溏，约2～3次/天，小便尚调。舌黯淡苔稍厚，脉虚弱。中医诊断为筋瘤，证属脾虚气陷，兼夹瘀滞，治以健脾益气，升清降浊。并嘱患者戒辛辣食物，适度运动，避免久坐。

处方：

生黄芪10g	酒当归15g	升 麻6g	柴 胡6g
党 参10g	熟 地15g	炙远志6g	石菖蒲6g
炒白术10g	枸杞子15g	川 芎6g	藿 香10g
厚 朴10g	陈 皮15g	鸡内金15g	

14剂，每日1剂，水煎分2次服。

二诊：2014年3月30日

患者共连续服用上方14剂后，查精液常规未见明显改善。一般情况尚可，诉全身疲乏感好转明显，食欲较前略有增多，睡眠有所改善，大便日1～2次，仍偏稀，小便偏黄，舌淡偏黯苔稍厚，脉细弱。考虑脾虚气陷明显改善，可调整处方以补肾为主，佐以祛瘀、健脾之药物。

处方：

肉苁蓉10g	熟 地15g	当 归15g	赤 芍10g
川 芎10g	丹 参15g	山茱萸12g	炒山药10g
炒白术10g	枸杞子15g	藿 香10g	厚 朴10g
炙甘草6g			

14剂，每日1剂，水煎分2次服。

三诊：2014 年 4 月 15 日

患者服上药 14 剂后，诉体力较前明显好转，仍偶感腰酸，性生活后略明显，同时食欲及睡眠可，大便较前好转，无稀便，小便正常。舌淡苔薄，脉细。查精液常规量 4.00ml，完全液化，a 级精子：15.37%，b 级精子：10.23%，总活力：33.21%，浓度：10.94×10^6/ml，精子总数：43.76×10^6，WBC：1-3/HP，畸形率：49.20%。治疗上继续沿用上方，并予红参 5g 每日泡水服用，告知患者可以服中药同时备育，继服 28 剂。

处方：

肉苁蓉 10g	熟　地 15g	当　归 15g	赤　芍 10g
川　芎 10g	丹　参 15g	山茱萸 12g	炒山药 10g
炒白术 10g	枸杞子 15g	藿　香 10g	厚　朴 10g
炙甘草 6g			

28 剂，每日 1 剂，水煎分 2 次服。

四诊：2014 年 5 月 13 日

患者因出差外地，服用上方 28 剂后就诊，查精液常规基本正常，自觉不适症状不明显，纳眠可，二便调。舌淡红，苔薄白，脉弦。继续服用中药调理。

2014 年 10 月来诊，诉其妻已孕 40 余天。

按语

精索静脉曲张通常好发于 18～35 岁的年轻人，发病率约为 15%，而且精索静脉曲张是导致男性不育的最大的原因。西医主要通过手术治疗，虽能缓解精索的静脉曲张，但对男性不育的治疗影响甚微。此外，手术治疗精索静脉曲张的复发率也较高。对于精索静脉曲张造成男性不育的机制，西医学研究表明是精索静脉血液回流受阻，引起睾丸缺血、缺氧，导致曲细精管直径变小、管壁增厚，严重时睾丸萎缩，产生精子功能下降，导致不育。这也与中医学者的"瘀血阻络，肾失充养"的观点相一致。活血化瘀可以改善睾丸、附睾功能及精子发生的微环境，促使缺陷精子得以修复为正常精子，同时可以改善前列腺、精囊腺等功能。因此，中医辨证治疗均以活血化瘀为主要思路。予丹参、川芎、桃仁、红花等药物活血化瘀，疏通经络；熟地滋阴补血，益精填髓；山茱萸补益肝肾，涩精固脱；藿香、厚朴燥湿化痰，使各种药物滋而不腻；炙甘草健脾益气，不断充养先天之本，同时调和诸药。

典型病案二

高某，男性，33 岁。因"阴部坠胀不适 1 年余"，于 2016 年 1 月 14 日初诊。

患者结婚 6 年余，备育 3 年未育。婚后性生活正常，配偶妇科检查未见异常。患者曾就诊于多家医院，诊断为"精索静脉曲张"，因不愿手术遂来我院求治。外院查精液常规示：量 3.10ml，不完全液化，a 级精子 8.97%，b 级精子 10.23%，总活力 19.2%，浓度 7.84×10^6/ml，精子总数 24.8×10^6，畸形率 60.20%。患者自觉容易疲劳、乏力，阴部坠胀不适，左侧睾丸隐痛，阴囊部位发凉，小便清长，舌苔白滑，舌边有瘀斑，脉象弦细。查体：形体略微消瘦，全身皮肤无黄染及出血点，浅表淋巴结未触及肿大或压痛，心肺查体未见明显异常，心率 72 次/min，律齐，各瓣膜听诊区未闻及杂音，腹部柔软，无压痛及反跳痛，未触及包块，无移动性浊音，肠鸣音正常，四肢肌力肌张力正常，双下肢无水肿。左侧精索静脉曲张呈Ⅱ度，能扪及曲张静脉似蚯蚓团状感觉，卧位消失，立位时可见阴囊皮肤松弛，两侧睾丸高低不对称。

初诊：2016年1月14日

患者自觉容易疲劳、乏力，阴部坠胀不适，左侧睾丸隐痛，阴囊部位发凉，小便清长，舌苔白滑，舌边有瘀斑，脉象弦细。中医诊断为筋瘤，证属寒凝肝脉、痰瘀阻滞，治疗当以温经散寒，化痰散瘀。并嘱患者戒辛辣食物，适度运动，避免久坐。

处方：

肉　桂6g	小茴香9g	桃　仁6g	荔枝核10g
柴　胡10g	郁　金10g	陈　皮10g	红　花6g
酒当归15g	赤　芍10g	半　夏10g	熟　地15g
生黄芪20g			

14剂，每日1剂，水煎分2次服。

二诊：2016年2月1日

患者服上方14剂后，感觉阴部坠胀不适感较前好转，阴囊部位发凉未出现，但仍有疲劳、乏力感，伴有左侧睾丸隐痛不适，小便量多，无异常，舌苔白滑，舌边瘀斑较前减少，脉象弦细。考虑患者寒凝症状较前改善，但仍存在疲劳乏力感，故在上方的基础上增加补肾之品。

处方：

肉苁蓉10g	熟　地10g	当　归10g	赤　芍10g
川　芎10g	丹　参15g	山茱萸12g	炒山药10g
炒白术10g	枸杞子30g	炙甘草6g	制首乌12g
水　蛭3g			

14剂，每日1剂，水煎分2次服。

三诊：2016年2月15日

患者服上方14剂后，诉阴部坠胀不适，阴囊潮冷感基本消失，左侧睾丸隐痛不适感较前缓解明显，同时体力较前明显好转。偶感间断腰酸不适，性生活后略明显，食欲及睡眠可，大便较前好转，无稀便，小便正常。舌淡苔薄，脉细。考虑寒凝肝脉症状明显改善，治疗上调整为补肾为主，辅以健脾理气之品。

处方：

肉苁蓉12g	熟　地15g	当　归10g	赤　芍10g
川　芎10g	丹　参15g	山茱萸12g	炒白术10g
枸杞子15g	炙甘草6g	制首乌12g	水　蛭3g

28剂，每日1剂，水煎分2次服。

四诊：2016年3月29日

患者共服用上方28剂后，曾于外院查精液常规基本正常，阴部坠胀不适、睾丸隐痛感基本消失，无明显乏力疲劳等感觉，纳眠可，二便调。舌淡红，苔薄白，脉弦。嘱患者继续服用上方中药调理，并适时同房。

此后随诊复查，半年后患者诉其妻已怀孕近2月。

按语

精索静脉曲张是指由于血液回流不畅，血流淤积而造成。本病总以血瘀为患，而内外因等均可形成本病，患病后血液运行受阻，血不养睾，精液无所化生而导致不育。本症虚实夹杂，而此例病案中，首诊时根据患者症状体征及舌脉等，辨证为肾虚夹瘀，寒滞厥阴，在用药中选用一些小茴香、吴茱萸、桂枝等疏肝理气的药物，以及当归、赤芍养血柔肝。经过积极的治疗后，患者寒凝症状缓解，治疗上随调整为以补肾活血为主，如加用丹参、牛膝、蜈蚣、水蛭等活血化瘀药物。该病案随证加减，共奏活血化痰、理气止痛、补肾活血等功效，以求肝寒得散、肾脉得养，精液正常，方能有子。

典型病案三

张某，男，28岁。主因"未育4年"，于2015年10月20日就诊。

患者既往为长途货车司机，已婚4年，婚后未避孕，但一直未育。近2年患者更改工作，离家近，未再出差或离家，但近2年仍未育。其妻曾至当地医院妇科检查正常。后就诊于我院，查体提示：全身皮肤无黄染及出血点，浅表淋巴结未触及肿大或压痛，心肺查体未见明显异常，心率72次/min，律齐，各瓣膜听诊区未闻及杂音，腹部柔软，无压痛及反跳痛，未触及包块，无移动性浊音，肠鸣音正常，四肢肌力肌张力正常，双下肢无水肿，外生殖器及第二性征发育正常，左侧精索静脉曲张Ⅱ度，可扪及似蚯蚓状的静脉团块，增加腹压时团块增大，卧位消失，立位时可见阴囊皮肤松弛，两侧睾丸高低不对称。精液检查：精液量为2.9ml；pH值7.1；精子密度 75.10×10^6/ml；液化时间20分钟，活力及分级为A级6.54%，B级29.00%，C级24.50%，D级39.96%，精子畸形率23.00%。

初诊：2015年10月20日

就诊时患者诉阴囊坠胀、疼痛不适，站立过久及劳累后加重，面色晦暗，舌质黯淡，苔薄，脉弦。中医诊断为筋瘤，辨证为肾虚脉络瘀阻，治当补肾活血化瘀止痛。

处方：

酒当归15g	熟　地15g	赤　芍10g	丹　参15g
桃　仁10g	红　花10g	元　胡10g	鸡血藤30g
黄　精15g	山茱萸12g	车前子15g	

14剂，每日1剂，水煎分2次服。

二诊：2015年11月4日

患者服用上方14剂后，诉阴囊坠胀、疼痛不适感均较前缓解，但站立过久或劳累后仍有加重感。舌质黯淡，苔薄，脉弦。遂加强补肾药物。

处方：

酒当归15g	熟　地15g	赤　芍10g	丹　参15g
制首乌12g	山茱萸12g	元　胡10g	鸡血藤30g
黄　精15g	车前子15g	生川续断15g	

14剂，每日1剂，水煎分2次服。

三诊：2015年11月19日

患者服用上方14剂后，诉服药后无明显阴囊坠胀或疼痛感，舌淡苔薄白，脉弦，食欲及睡眠可，大小便正常。查体无特殊，外生殖器及第二性征发育正常，双侧睾丸均未见精索静脉曲张，立位时可见阴囊皮肤松弛，两侧睾丸高低对称。复查精液常规：精液量3.5ml，pH值7.5，精子密度 103.24×10^6/ml，液化时间20分钟，A+B级＝21.00%＋19.00%，精子活率为58.00%，精子畸形率9.00%。继续以补肾活血为主方治疗。并嘱患者开始备孕，同时服药期间算好排卵期,以增加其妻受孕概率。

处方:

酒当归15g	熟 地15g	赤 芍10g	丹 参15g
制首乌12g	山茱萸12g	生黄芪20g	党 参10g
鸡血藤20g	威灵仙30g	车前子15g	

14剂,每日1剂,水煎分2次服。

四诊:2015年12月5日

患者继续服用上方14剂后,未诉明显特殊不适,无乏力不适,无阴囊坠胀、疼痛等感觉,行走或站立时未感阴囊坠胀或疼痛不适等,食欲及睡眠可,大小便正常。舌淡苔薄白,脉弦细。遂继续口服原方治疗。

五诊:2016年3月7日

患者继续服用上方达30剂,同时患者自身增强运动,戒烟戒酒等。3月7日再次就诊,并告知其妻超声检查提示已孕。

按语

静脉精索曲张是导致男性不育的常见病因之一,在临床中我们认识到该类疾病的病理特点为血瘀阻络。因此,在治疗过程中,活血化瘀应贯穿于疾病的整个治疗过程。该类中药能改善微循环和血液流变学特性,改善睾丸血供,促进组织营养代谢。此例病案中,精索静脉曲张,即"筋瘤"的诊断明确,治疗当以补肾活血化瘀、通络止痛为主。药物选择上以当归、桃仁、红花、丹参、元胡等药物活血祛瘀,通络止痛,同时又应用熟地、黄精、车前子、川续断等补益肝肾,填髓生精之品,以求"标本兼顾"。诸药合用,使肝经疏泄,瘀血祛除,精道通畅,故能有子。

典型病案四

李某,男,34岁,主因"2年未育,伴睾丸坠胀不适半年余",于2016年5月9日就诊。

患者结婚3年余,近2年来未避孕,夫妻之间性生活正常。其妻子曾有月经紊乱病史,但经中医药治疗后月经已规律,目前仍在间断口服中药巩固治疗。近半年来患者出现面色微黯,神疲乏力,伴有性情急躁,同时有阴囊睾丸坠胀不适,左侧睾丸时时隐痛,劳累或性生活后可加重,食欲欠佳,不思进食,失眠多梦,大便稀,次数多,约每日3次。舌质淡黯,边有齿痕,苔薄白,脉弦缓无力。体格检查:全身皮肤无黄染及出血点,浅表淋巴结未触及肿大或压痛,心肺查体未见明显异常,心律齐,各瓣膜听诊区未闻及杂音,腹部柔软,无压痛及反跳痛,未触及包块,无移动性浊音,肠鸣音正常,四肢肌力肌张力正常,双下肢无水肿,双侧睾丸发育正常,质地略软,附睾输精管正常,左侧精索静脉中度曲张,右侧精索静脉正常。外院彩超示:左侧精索静脉管径0.30cm,彩色多普勒超声(CDFI)可见静脉样血流,瓦氏试验可见返流,右侧精索静脉管径0.18cm。外院精液分析:量2.2ml,完全液化,酸碱度(pH)值7.2,活动率15.62%,前向运动精子[PR(A+B)]为6.94%、非前向运动精子[NP(C)]为8.68%、不动精子[IM(D)]为84.38%,正常形态精子为1.5%。

初诊:2016年5月9日

患者面色微黯,诉神疲乏力,性情急躁,同时有阴囊睾丸坠胀不适,左侧睾丸时时隐痛,劳累或性生活后可加重,食欲欠佳,不思进食,失眠多梦,大便稀,次数多,约每日3次。舌质淡黯,边有齿痕,苔薄白,脉弦缓无力。中医诊断为筋瘤,辨证为肝郁气滞,脾肾亏虚,治以疏肝解郁,脾肾双补。

处方:

熟　地20g	酒当归15g	川　芎15g	山茱萸12g
酒白芍15g	香　附10g	生黄芪30g	党　参15g
炒白术15g	升　麻10g	柴　胡10g	菟丝子12g
黄　精10g	覆盆子10g	炙甘草6g	陈　皮10g

14剂,每日1剂,水煎分2次服。

二诊:2016年5月23日

患者服用上方14剂后,诉神疲乏力感略有缓解,同时阴囊睾丸坠胀感也略有缓解,食欲较前恢复,睡眠尚可,失眠多梦明显减少,心情好转,大便仍偶有稀便,小便正常。舌质淡,边有少量齿痕,苔薄白,脉弦。调整治疗以补肾活血为主,加强健脾用药。

处方:

熟　地20g	酒当归15g	川　芎15g	山茱萸12g
生黄芪30g	党　参15g	炒白术15g	菟丝子12g
山　药15g	茯　苓15g	黄　精10g	覆盆子10g
炙甘草6g	鸡内金15g	生神曲15g	生麦芽15g

14剂,每日1剂,水煎分2次服。

三诊:2016年6月9日

患者服用上方14剂后,诉食欲较前明显好转,无神疲乏力感,阴囊睾丸坠胀感继续略有缓解,左侧睾丸仍有时时隐痛,劳累或性生活后可加重,大小便正常。舌淡苔薄白,脉弦滑。同时复查精液常规示:量2.5ml,完全液化,pH值7.4,活率33.96%,PR(A+B)为19.24%、NP(C)为14.72%、IM(D)为66.04%,正常形态精子为3%。调整原方,减去健脾之品,继续以补肾活血为主,辅以化瘀之品。

处方:

熟　地20g	酒当归15g	川　芎15g	山茱萸12g
赤　芍10g	水　蛭3g	制首乌12g	炙甘草6g
生黄芪30g	党　参15g	菟丝子12g	覆盆子10g
黄　精10g			

14剂,每日1剂,水煎分2次服。

四诊:2016年6月24日

患者服用上方14剂后,诉精力充沛,已无任何不适,阴囊睾丸坠胀不适感消失,同时左侧睾丸未感隐痛不适,大小便正常,舌淡苔薄白,脉弦滑。复查精液常规示:密度52.28×10^6/ml,活率53.91%,PR(A+B)为38.46%、NP(C)为15.45%、IM(D)为46.09%,正常形态精子为4.5%。彩超示左侧精索静脉管径0.25cm,右侧精索静脉管径0.18cm。嘱患者继续服用上方,用药暂未调整,同时嘱患者注意饮食规律,纠正不良生活习惯,多进行有氧运动。

五诊:2016年7月26日

患者服用上方30剂后,诉无任何不适感觉,精力充沛,性生活和谐,食欲及睡眠可,大小便正常。舌淡红苔薄白,脉弦。继续服用原方治疗。

2016年10月随访时，患者诉其妻已怀孕。

按语

该例病案中，结合症状、体征及超声检查综合诊断为精索静脉曲张，同时伴有精液指数异常。患者心情急躁，易木失条达，横乘脾土，脾失健运，脾胃运化失常，则使患者易疲乏，食欲减退，失眠多梦，并伴有大便性状改变。同时脾虚无力升举，遇劳或房事频繁后，阴囊睾丸坠胀不适感可加重。肝失疏泄，气不畅则血不行，不行则成瘀滞，瘀血阻滞精索，见睾丸隐痛不适；泄精不利而致不育。该患者以肝郁肾虚脾虚为本，血瘀为标，治以补肾活血，疏肝健脾为法。以柴胡疏肝散加减，疏肝理气，配以参苓白术散加减，健脾助运，熟地、山茱萸、菟丝子、覆盆子及黄精补肾益精，川芎、当归、赤芍活血补血祛瘀，尤其是水蛭现代药理研究其是凝血酶特效抑制剂，可使凝血酶失活而抑制血液凝固，具有强效的破血逐瘀功效。而服药后患者症状明显缓解，证明此法的有效性。同时还需注意嘱患者调畅情志，并增强运动锻炼，增强自身体质。

典型病案五

李某，男，29岁。主因"5年未育"，于2015年5月7日就诊。

患者2010年结婚，婚后未避孕，夫妻之间性生活和谐正常。患者多年一直从事站立的体力劳动工作。因长年未育，曾在外院查精液常规示：精液量3ml，pH值7.4，精子密度$26×10^6$/ml，A＋B级＝14.00%＋10.00%，精子活率为24.00%，精子畸形率54.00%。同时出现阴囊下坠不适感，站立过久及劳累后加重，并出现腰酸乏力感，伴有头晕，食欲减差。曾口服药物（具体药物不详）治疗，症状缓解不明显。后就诊于我院，查体：全身皮肤无黄染及出血点，浅表淋巴结未触及肿大或压痛，心肺查体未见明显异常，心律齐，各瓣膜听诊区未闻及杂音，腹部柔软，无压痛及反跳痛，未触及包块，无移动性浊音，肠鸣音正常，四肢肌力肌张力正常，双下肢无水肿，外生殖器及第二性特征发育正常，左侧精索扪及明显的静脉团块，增加腹压时团块增大。

初诊：2015年5月7日

患者症见阴囊下坠感，站立过久及劳累后加重，神疲乏力，头昏，纳差，伴腰酸痛，性功能减退，食欲及睡眠可，大小便正常。舌质黯淡，脉沉弱。西医诊断为左侧精索静脉曲张，中医诊断为筋瘤，辨证为肾虚血瘀，治疗当以补肾活血，振奋阳气为主。

处方：

生黄芪20g	熟 地20g	赤 芍10g	川 芎12g
当 归15g	丹 参15g	党 参15g	水 蛭3g
炒白术15g	淫羊藿15g	巴戟天15g	菟丝子12g
炙甘草6g			

14剂，每日1剂，水煎分2次服。

二诊：2015年5月22日

患者服用上方14剂后，诉头晕乏力感缓解明显，仍间断感腰酸不适，阴囊下坠感缓解，食欲及睡眠可，大小便正常，舌质黯，脉沉。考虑患者症状缓解，未调整处方，予原方继续口服治疗。

处方:

生黄芪20g　　熟　地20g　　赤　芍10g　　川　芎12g

当　归15g　　丹　参15g　　党　参15g　　水　蛭3g

炒白术15g　　淫羊藿15g　　巴戟天15g　　菟丝子12g

炙甘草6g

14剂,每日1剂,水煎分2次服。

三诊:2015年6月7日

患者服用上方14剂后。诉未发生头晕,腰酸乏力感较前明显缓解,阴囊下坠感较前缓解,食欲及睡眠可,大小便正常,舌质淡,苔薄白,脉弦。考虑患者目前症状缓解明显,治疗上以补肾活血为主方,调整补肾药物。

处方:

生黄芪20g　　熟　地20g　　赤　芍12g　　川　芎12g

当　归15g　　丹　参15g　　党　参15g　　水　蛭3g

炒白术15g　　制首乌12g　　炙甘草6g

14剂,每日1剂,水煎分2次服。

四诊:2015年6月23日

患者服用上方14剂后。诉不适症状均明显好转,无腰酸乏力感,无头晕不适,未再感阴囊坠胀不适感,夫妻之间性生活和谐,食欲及睡眠可,大小便正常。舌质淡,苔薄白,脉弦。同时复查精液常规示:精液量4ml,pH值7.5,精子密度102.24×10^6/ml,液化时间20分钟,A+B级=22.00%+21.00%,精子活率为58.00%,精子畸形率9.00%。继续按原方服用治疗。

处方:

生黄芪20g　　熟　地20g　　赤　芍12g　　川　芎12g

当　归15g　　丹　参15g　　党　参15g　　水　蛭3g

炒白术15g　　制首乌12g　　炙甘草6g

14剂,每日1剂,水煎分2次服。

五诊:2015年7月15日

患者继续服用上方14剂。未诉明显不适,无腰酸乏力,无头晕头痛,阴囊未再有坠胀不适感,性生活后无明显不适,食欲及睡眠可,大小便正常。舌淡红,苔薄白,脉弦细。嘱患者可继续服用原方治疗,同时建议患者增强运动,调畅情志,合理计算排卵日等。

半年后电话随访,诉其妻已怀孕。

按语

西医认为精索静脉曲张导致不育的关键是睾丸组织损伤和精液异常,中医认为本病的病理特点是瘀血阻滞。故在治疗中,活血化瘀药贯穿于疾病整个治疗过程之中。活血化瘀类药物能改善微循环和血液流变学特性,改善睾丸血供,促进组织营养代谢。在临床实践中,水蛭、丹参等活血化瘀药物会被使用;水蛭破血,逐瘀,专入血分,善于搜剔瘀血,同时水蛭含有水蛭素,能抵抗凝血,降低血液黏度。故而我们在临床中常常应用此物,能取得显著的疗效。

肾脏与该类疾病密切相关,在治疗本病时,除辨证施治外,还应考虑精液的具体情况,选择补肾精类药物。如果精子数量减少，存活率明显低者可加枸杞子、菟丝子等补肾填精，增强间充质细胞的生精能力。精子活力下降者，可加黄芪、人参、淫羊藿、补骨脂、巴戟天等药物益气血，补肾阳，据药理研究，这些药物都含有丰富的锌、锰、硒等微量元素，这些微量元素直接影响精子的生理功能，能明显促进性激素的分泌和精子的产生，促进DNA和生物功能蛋白的合成，增强和调节下丘脑-垂体-性腺轴的功能。

典型病案六

王某，男，27岁，主因"未育1年余"，于2015年6月19日就诊。

患者已婚近2年，婚后未避孕。近1年同房后偶感腰部酸困不适，性功能一般，性欲有，但勃起稍差，房事时间小于10分钟。患者未予重视，后出现阴囊坠胀不适，偶感疼痛，伴有尿急、尿黄，大便偏稀等症状。曾于外院查精液常规示：精液液化时间20分钟，液化状态：完全液化，pH值7.2，A级18%，B级28%，C级17%，D级37%，A+B级=46%，A+B+C=63%，精子密度18.62×10⁹/L，畸形精子97.5%。外院诊断为"精索静脉曲张伴畸形精子症"。曾予西医治疗，但效果不明显，遂就诊于我院。查体：全身皮肤无黄染及出血点，浅表淋巴结未触及肿大或压痛，心肺查体未见明显异常，心律齐，各瓣膜听诊区未闻及杂音，腹部柔软，无压痛及反跳痛，未触及包块，无移动性浊音，肠鸣音正常，四肢肌力肌张力正常，双下肢无水肿，外生殖器及第二性征发育正常，双侧精索扪及明显的静脉团块，增加腹压时团块增大。

初诊：2015年6月19日

患者诉腰部酸困不适，性功能一般，伴有阴囊坠胀不适，偶感疼痛，伴有尿急、尿黄，大便偏稀，约每日2～3次，睡眠可，食欲可，舌质淡苔白，脉细弦。中医诊断为筋瘤，辨证为脾肾两虚兼血瘀，治以温补脾肾，活血化瘀。

处方：

熟　地20g	丹　参20g	山茱萸12g	川　芎10g
生黄芪15g	淫羊藿15g	山　药15g	炒白术15g
川牛膝10g	桃　仁10g	红　花10g	泽　泻10g
沙苑子15g	炙甘草6g	陈　皮10g	

7剂，每日1剂，水煎分2次服。

二诊：2015年6月26日

患者服用上方7剂后，诉勃起硬度改善，精力明显好转，精神状态提高，但仍偶有腰部酸困不适，阴囊坠胀疼痛感，小便黄，大便或偏稀，日行1次，食欲及睡眠可。舌淡苔白，脉弦细。给予原方加用补血之品。

处方：

熟　地20g	丹　参20g	山茱萸12g	川　芎10g
生黄芪15g	淫羊藿15g	山　药15g	炒白术15g
川牛膝10g	桃　仁10g	红　花10g	泽　泻10g
沙苑子15g	炙甘草6g	陈　皮10g	鸡血藤15g

7剂，每日1剂，水煎分2次服。

三诊：2015年7月3日

患者继续服用上方 7 剂后，诉大便成形，日行 1 次，性欲好，勃起功能改善，同时诉腰部酸困感较前缓解，阴囊疼痛感缓解明显，但仍有坠胀不适，食欲及睡眠可，大小便正常。舌淡苔白，脉弦细。原方加用补肾药物。

处方：

熟 地 20g	丹 参 20g	山茱萸 12g	川 芎 10g
生黄芪 15g	制首乌 12g	淫羊藿 15g	山 药 15g
炒白术 15g	川牛膝 10g	桃 仁 10g	红 花 10g
沙苑子 15g	炙甘草 6g	陈 皮 10g	鸡血藤 15g
泽 泻 10g

7 剂，每日 1 剂，水煎分 2 次服。

四诊：2015 年 7 月 10 日

患者服用上方 7 剂后。复查精液常规示：精液量 3ml，精子活动力Ⅲ级，精子活动率 75%，精子计数 90×10^9/L，pH 值 7.0，30 分钟液化状态可液化，异常态精子 15%，其余指标正常。与之前相比，精液指标好转。并且患者诉腰酸困明显好转，阴囊坠胀不适感明显好转，未再发生阴囊疼痛，食欲及睡眠尚可，大小便正常。舌淡苔白，脉弦细。遂调整原方以补肾活血为主。

处方：

熟 地 20g	丹 参 20g	山茱萸 12g	川 芎 10g
生黄芪 15g	制首乌 12g	淫羊藿 15g	赤 芍 10g
川牛膝 10g	沙苑子 15g	炙甘草 6g	鸡血藤 15g

14 剂，每日 1 剂，水煎分 2 次服。

五诊：2015 年 8 月 1 日

患者服用上方 14 剂。诉近段时间未感明显不适，无乏力，无腰酸不适，未感阴囊坠胀疼痛不适，夫妻性生活正常、和谐，食欲及睡眠可，大小正常。舌淡苔白，脉弦细。嘱患者继续按原方服用。

半年后电话随访，诉其妻子已怀孕，一切正常。

按语

该例病案中，主要病机是脾肾两虚兼有血瘀。李东垣提出"胃虚元气不足诸病所生"，脾胃之气既伤，而元气亦不能充，而百病之所由生。故调节肾脏先天之本和脾胃后天之本并举，同时予活血化瘀治疗，改善精子形态，降低畸形率，提高受孕成功率。男子肾为本，与肝关系密切，精血同源，相互滋生。方中熟地甘、微温，归肝、肾经，滋阴补血，益精填髓，其环烯醚萜类、糖类等可增强骨髓造血系统功能，促进生精排精，提高精液质量；同时我们应用泽泻清湿热，防止熟地滋腻太过；川牛膝补肝肾，逐瘀通经，同时还可引药下行，直达精室。针对血瘀的病机，可应用丹参、川芎、桃仁、红花等药物。其中丹参苦、微寒，祛瘀止痛，活血通经，清心除烦，其所含物质等能有效扩大血管外周循环，如需补充人体微量元素；川芎味辛、温，活血行气，祛风止痛；桃仁、红花，常相须为用，以增强活血散瘀之功效；四者配伍可助精血相生，促进排精，提高精子的活力和形态。炙甘草甘、平，可调和诸药。结合该例病案，以补肾为本，活血化瘀为标，兼顾清利湿热，以求达到预期疗效。

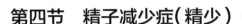

第四节　精子减少症（精少）

　　精子减少症是指精子数少于 2×10^7/ml 所引起生育能力低下的疾病，临床上较常见。其常见的发病原因多包括：内分泌异常时男性正常的生精功能依赖于下丘脑 - 垂体 - 性腺轴功能的正常来运作，如果其中任何一个环节发生障碍，都会影响男性生精功能；另外甲状腺、肾上腺疾病等因素也会通过引起内分泌因素而引起精子减少症；染色体畸形异常会影响精子活动率、密度等；隐睾也是引起男性精子精液异常的常见原因。其中隐睾男性不育率比较高，如果男性存在精子减少症，而且还有隐睾，要需及时治疗，否则会有很高几率引起不育。同时精索静脉曲张时，睾丸的局部温度升高，血管活性物质增加，而会影响到睾丸的生精功能；阴部温度过高、放射性物质影响、药物影响、医源性影响等因素都会引起精子减少；还可由于生殖道的感染，特别是附属生殖腺的慢性感染。以上这些均是影响精液异常的重要因素，可导致男性少精症。

　　中医理论认为，肾藏精，主生殖。《素问·六节藏象论》云："肾者，主蛰，封藏之本，精之处也。"《诸病源候论·虚劳少精候》中云："肾主骨髓，而藏于精，虚劳肾气虚弱，故精液少也。"先天禀赋不足，房事不节或五劳七伤，耗伤肾精，肾精不足，精亏血少，化生乏源则成本病。肾阳不足，气化无权，精子活力下降；脾肾阳虚，不能运化水谷精微，气血化生乏源，血少精亏致精子产生减少。《古今图书集成·医部全录》载有"血生化于脾，总统于心，藏于肝脾，宣布于肺，施泄于肾"，气血的产生、运行、贮藏与五脏密切相关，气血失和，病久及肾，亦可致精子减少；其次冲任二脉与生育直接相关，《灵枢·五音五味》有所论述："宦者去其宗筋（当指睾丸），伤其冲脉……故须不生。天宦不脱于血，而任冲不盛，宗筋不强，有气无血，唇口不荣，故须亦不生"。《医林改错》云："元气既虚，必不能达于血管，血管无气必停留而为瘀。"现代人工作生活特点是久坐、熬夜、饮食不节，这些均则可导致阴阳失调，气机不畅，痰湿阻络、湿热下注精室、热毒入络、寒凝血瘀，致气血不和，血脉瘀阻。《素问·调经论》说："血气不和，百病乃变化而生。"故本病病位主要在肾，主要病机为肾虚血瘀，以肾虚为本，血瘀为标，虚实夹杂，以虚、瘀、湿、热、毒为病理因素。肾虚包括肾气虚、肾阴虚、肾阳虚、肾精不足、肾阴阳两虚。

　　本病针对病机特点，以补肾活血为治疗原则，兼清热、利湿、解毒，并能调补脏腑，达到阴阳平衡，肾精充足而能有子。补肾活血方基本组成有：肉苁蓉、熟地、当归、赤芍、川芎、丹参、山茱萸、菟丝子等，方中肉苁蓉、山茱萸、熟地补肾填精；菟丝子补肾固精；当归、赤芍、川芎、丹参养血活血。根据病情，随症加减。肾精不足的加黄精、制首乌、龟板胶、鹿角胶资肾填精；肾阳不足的加附子、仙茅、锁阳等温肾壮阳；肾阴不足的加阿胶、枸杞；湿热下注加萆薢、车前子、土茯苓、黄柏清热利湿解毒；病久入络，瘀血明显者加水蛭、土鳖虫，加强逐瘀通络之功；心火旺盛的加黄连、石菖蒲清心降火；肝郁气滞的加柴胡、枸杞；脾胃虚弱加陈皮、炙甘草；肺阴不足加沙参、麦冬等。

　　全方共奏补肾固精与活血化瘀之功，补而不滞，兼顾他脏，调整机体阴阳平衡，改善精子产生的微环境，从而增加精子的数量，提高精子的成活率与活动度。现代药理研究证明补肾药物可以调节下丘脑 - 垂体 - 性腺轴，能提高睾丸对促性腺激素的反应性，提高性激素水平，使精液分泌亢进，调整性腺功能等。而且活血化瘀药能改善微循环，改善组织器官供氧，达到修复组织器官的目的，直接或间接地达到抗菌消炎的目的，还可降低毛细血管的通透性，减少炎症的渗出，促进炎症的吸收等。

典型病案一

张某，男，29岁，主因"婚后3年未育"，于2015年4月13日就诊。

患者2012年结婚，婚后性生活正常，未诉特殊不适，无阳痿早泄等症状，无腰膝酸软等。但婚后一直未育，女方妇检未发现异常。患者于2013年曾就诊于当地中医院诊断为"精子减少症"，间断服用中药治疗，未见明显疗效。此后患者逐渐出现性功能低下，性欲差，射精无力等症状并伴有面色㿠白，腰膝冷痛，四肢倦怠，大小便正常，舌质淡紫而胖，苔白而润，脉沉细无力。查体：全身皮肤无黄染及出血点，浅表淋巴结未触及肿大，心肺查体未见异常，腹软，无压痛反跳痛，未触及包块，肝脾肋下未触及，肝肾脾区无叩击痛，肠鸣音正常，脊柱四肢无畸形。外生殖器、睾丸、精索等均为正常。精液检查报告：精液量2ml，稀薄，精子计数3.4×10⁹/L，成活率20%，活动力Ⅱ级。

初诊：2015年4月13日

患者诉性功能低下，性欲差，射精无力，伴面色㿠白，腰膝冷痛，四肢倦怠，大小便正常。舌质淡紫而胖，苔白而润，脉沉细无力。精液检查报告：精液量2ml，稀薄，精子计数3.4×10⁹/L，成活率20%，活动力Ⅱ级，外生殖器、睾丸、精索等均正常。中医诊断为精少，辨证为肾虚血瘀，治宜温补肾阳，活血化瘀为法治疗。

处方：

肉苁蓉12g	熟　地12g	当　归10g	赤　芍12g
川　芎10g	丹　参10g	山茱萸10g	菟丝子10g
制附片10g	黄　精10g	淫羊藿10g	陈　皮10g

14剂，每日1剂，水煎分两次服。

二诊：2015年5月5日

患者服上方14剂，诉腰膝冷痛、四肢乏力感减轻，性功能有所提高，性欲增强，但目前食欲差，睡眠尚可，大小便正常。舌淡红，苔薄白，脉沉细。仍以补肾活血为治疗原则，加强益气健脾之功。

处方：

肉苁蓉12g	熟　地12g	当　归10g	赤　芍10g
川　芎10g	丹　参6g	山茱萸10g	菟丝子10g
淫羊藿10g	黄　精10g	生黄芪10g	党　参10g
炒白术10g	茯　苓10g	炙甘草6g	

14剂，每日1剂，水煎分两次服。

三诊：2015年5月20日

患者继续服用上方14剂后，诉全身症状基本消失，性功能正常，纳眠可，大小便正常。舌淡红，苔薄白，脉沉细。治疗总体原则不变，仍以补肾活血为治疗原则，加强补肾固摄之功。

处方：

肉苁蓉12g	熟　地12g	酒当归10g	赤　芍10g
川　芎10g	丹　参6g	山茱萸10g	淫羊藿10g

金樱子 10g　　芡　实 10g　　枸杞子 10g　　山　药 10g

14剂，每日1剂，水煎分两次服。

四诊：2015年6月10日

患者继续服用上方14剂后。诉全身症状消失，性功能正常，夫妻之间性生活和谐，纳眠可，大小便正常。舌淡红，苔薄白，脉细。再次化验精液常规示：精液量3ml，精子计数$85×10^9/L$，成活率83%，活动力良好。建议患者继续按上方服用。

后电话随访，诉其妻已孕。

按语

精子减少症是造成不育的主要原因之一，现代生活环境的变化，作息、饮食习惯的改变，工作特点以久坐为主，再加上滥服药物，导致机体阴阳失衡，泌尿生殖系统微环境的改变，影响精子的生成、活力及运输，这些因素综合导致不育的发生。中医认为"肾主藏精，主生殖"，本病的发生以肾虚为本，久病因虚致瘀，因湿热、热毒、寒凝等致瘀，以血瘀为标，虚实夹杂。《素问·上古天真论》中云"肾者主水，受五脏六腑之精而藏之"，治疗此病应标本同治，以补肾为主，所谓善补阳者必于阴中求阳，补肾阳不能忽视滋阴。《素问·痹论》曰："病久入深，荣卫之行涩，经络时疏，故不通。"怪病多痰、难病多瘀，还要注意活血化瘀药物的应用，同时兼清热、利湿、解毒及调补他脏，使补而兼清，补而不滞。为增强疗效，故应加入少量理气活血之品。肾为先天之本，脾为后天之本，先天后天治疗并重，脾肾双补，以求良效。

典型病案二

蒋某，男，30岁。主因"婚后4年未育"，于2008年9月14日就诊。

患者已婚4年余，婚后夫妻之间性生活和谐，且未避孕，未诉明显不适，但4年来一直未育。期间患者曾多次寻医求诊，服用过多种中药或偏方治疗，但均无效。女方曾至当地医院经妇科检查未发现异常，遂建议男方就医检查。外院查精液常规：精液量3ml，精子计数$3.75×10^9/L$，活动率25%，活动力Ⅱ级。腹部超声提示：前列腺大小正常，回声不均。前列腺液化验均属正常范围。性激素在正常范围。后患者就诊于我院，诉性欲正常，无明显特殊不适，无腰酸劳累感，平素小便频急，偶有小腹刺痛，尿道口有灼热感，小便色赤。尿常规阴性。查体：全身皮肤无黄染及出血点，浅表淋巴结未触及肿大，心肺查体未见异常，心律齐，各瓣膜无杂音，腹软，无压痛及反跳痛，未触及包块，肝脾肋下未触及，肝肾脾区无叩击痛，肠鸣音正常，脊柱四肢无畸形，直肠指诊检查前列腺体不肥大，外生殖器、睾丸、精索等均为正常。

初诊：2008年9月14日

患者未诉明显特殊不适，无腰酸乏力，无劳累感，但有小便频急，偶有小腹刺痛，尿道口有灼热感，小便色赤。舌质红，苔黄微腻，脉濡数。结合患者外院检验检查，中医诊断为精少，辨证为肾虚血瘀，湿热下注，治以补肾活血，清热利湿为法治疗。

处方：

肉苁蓉 12g　　熟　地 15g　　酒当归 10g　　赤　芍 10g

川　芎 10g　　丹　参 10g　　山茱萸 10g　　菟丝子 10g

黄　精 10g　　川牛膝 10g　　黄　柏 10g　　土茯苓 10g

7剂,每日1剂,水煎分两次服。

二诊：2008年9月23日

患者服用上方7剂后,诉小便频急感较前略好转,仍偶有小腹刺痛,小便时有灼热感,大便正常,食欲及睡眠可。舌质红,苔黄,脉濡数。继续加强清热利湿治疗,上方加车前子10g。

处方：

肉苁蓉12g	熟　地15g	酒当归10g	赤　芍10g
川　芎10g	丹　参15g	山茱萸10g	菟丝子10g
黄　精10g	川牛膝10g	黄　柏10g	土茯苓10g
车前子10g			

7剂,每日1剂,水煎分两次服。

三诊：2008年10月9日

患者继续服用上方7剂。诉小便正常,无明显灼热感,无明显小腹疼痛不适,食欲略欠佳,睡眠可,大便偏稀,次数约每日2次,舌质胖大,苔白略厚,脉濡。继续予补肾活血,清热利湿为法治疗,同时加强健脾利湿治疗。同时复查精液检查：精液量3ml,精子计数$45×10^9/L$,成活率50%,活动力Ⅱ级。

处方：

肉苁蓉12g	熟　地15g	酒当归10g	赤　芍10g
川　芎10g	丹　参10g	山茱萸10g	菟丝子10g
黄　精10g	川牛膝10g	黄　柏10g	茯　苓10g
炒白术10g	党　参10g	薏苡仁10g	生甘草6g

7剂,每日1剂,水煎分两次服。

四诊：2008年10月20日

患者服用上方7剂后。诉食欲较前好转,大便正常,其余无明显不适,无腰膝酸软,无劳累乏力感,无小便灼热感,舌质淡红,苔淡黄,脉濡。在前治疗基础上,考虑到湿热久则消耗阴精,治疗上应滋阴填精,加强补肾固摄。

处方：

肉苁蓉12g	熟　地15g	酒当归10g	赤　芍10g
川　芎10g	丹　参10g	山茱萸10g	菟丝子10g
黄　精10g	制首乌10g	金樱子10g	芡　实10g
茯　苓10g	炒白术10g	党　参10g	炙甘草6g

14剂,每日1剂,水煎分两次服。

五诊：2005年11月23日

患者服用上方14剂后。诉小便正常,其余无明显异常,无腰酸腿软,无乏力劳累感,夫妻之间性生活和谐,食欲及睡眠可,大便正常。舌淡红,苔薄白,脉濡。再次复查精液常规示：精液量3ml,精子计数$90×10^9/L$,成活率85%,活动力良好。嘱患者可继续按上方服用治疗,6个月后随访,诉其妻已怀孕。

按语

本例患者初诊症见精子量减少,活力下降,伴有小便频急,偶有小腹刺痛,尿道口有灼热感,小便色赤,舌质红,苔黄微腻,脉濡数。故诊断为精子减少症,辨证为肾虚血瘀,湿热

各

论

下注，虚实夹杂，治宜扶正祛邪，消补兼施，在治疗时应辨别病邪轻重缓急。以补肾活血法贯穿始终，予补肾活血方加黄柏、茯苓、车前子等补肾活血，清热利湿。在治疗过程中，党参、茯苓、白术、薏苡仁加强健脾利湿作用。湿热下扰精室，消耗阴精，治宜滋阴填精，补肾固摄。共奏补肾固摄，清热利湿，活血化瘀之功，使其阴阳和而有子。除给予药物治疗外，还要给予生活上和心理上的指导，如建议戒烟戒酒，避免熬夜，避免久坐等。同时还需向其配偶详细交代夫妻之间配合的重要性，要取得夫妻之间的了解与相互的配合。

典型病案三

李某，男，30岁。主因"2年未育，感腰酸乏力近半年"，于2015年3月14日就诊。

患者2013年结婚，婚后性生活正常、和谐，且未避孕。男方工作正常，作息规律。2014年初患者妻子曾独自至当地医院检查，检查结果提示女方未发现异常。建议患者本人就诊治疗，但患者拒绝。2014年10月份患者出现性生活后腰酸乏力，且性功能一般，性生活时间较前明显缩短。当时未予重视，但腰酸乏力感逐渐明显，且平时也有上述感觉。遂至医院就诊，查精液常规：外观淡黄色，性状稀薄，精液量2.5ml，精子活动力Ⅱ级，精子活动率20%，精子计数$3.6×10^9$/L，pH值6.5，精液液化时间20分钟，畸形精子20%，其余正常。诊断为"精子减少症"。后患者为求中医治疗就诊于我院。查体：全身皮肤无黄染及出血点，浅表淋巴结未触及肿大，心肺查体未见异常，心律齐，各瓣膜无杂音，腹软，无压痛及反跳痛，未触及包块，肝脾肋下未触及，肝肾脾区无叩击痛，肠鸣音正常，脊柱四肢无畸形。

初诊：2015年3月14日

患者外院诊断为精子量减少症，精子畸形伴活力下降。诉平时有腰酸乏力，性功能一般，性欲差，阴囊不潮湿，伴尿急，尿黄，晨勃稍差，睡眠可，饮食可，大便正常。舌淡红，苔薄黄，脉细弦。中医诊断为精少，辨证为肾虚血瘀兼湿热，治宜补肾活血，清热利湿。同时嘱患者节制房事，避免重体力劳动。

处方：

肉苁蓉12g	熟 地20g	酒当归15g	赤 芍10g
川 芎10g	丹 参10g	山茱萸10g	菟丝子10g
泽 泻10g	川牛膝10g	黄 柏10g	萹 蓄10g

7剂，每日1剂，水煎分两次服。

二诊：2015年3月23日

患者服用上方7剂后，诉性功能略改善，勃起功能稍差，仍有腰酸乏力感，小便仍可见尿急，尿黄，食欲及睡眠尚可，大便正常。舌淡红，苔薄黄，脉细弦。继续以补肾活血清热利湿为主，同时加强补肾药物。

处方：

肉苁蓉12g	熟 地20g	酒当归15g	赤 芍10g
川 芎10g	丹 参10g	山茱萸10g	菟丝子10g
泽 泻10g	黄 柏10g	制首乌10g	金樱子10g

7剂，每日1剂，水煎分两次服。

三诊：2015年4月2日

患者继续服用上方7剂后。诉勃起功能较前明显改善，性欲一般，腰酸乏力感缓解，尿急尿黄症状较前好转，食欲及睡眠可，大小便正常。舌淡红，苔薄白，脉弦细。复查精液常规示：精液量 3.5ml，精子计数 $50 \times 10^9/L$，活动率 55%，活动力Ⅱ级。继续以补肾活血为主，减去祛湿之品。

处方：

肉苁蓉 12g	熟　地 20g	酒当归 15g	赤　芍 10g
川　芎 10g	丹　参 10g	山茱萸 10g	菟丝子 10g
制首乌 10g	金樱子 10g	巴戟天 10g	仙　茅 10g

7 剂，每日 1 剂，水煎分两次服。

四诊：2015 年 4 月 12 日

患者服用上方 7 剂后。诉由于最近工作压力大，睡眠欠佳，易醒多梦，食欲尚可，其余腰酸乏力感如前，略有好转，尿急好转明显，大便正常。舌淡红，苔薄白，脉细数。遂加用安神之品。

处方：

肉苁蓉 12g	熟　地 20g	酒当归 15g	赤　芍 10g
川　芎 10g	丹　参 10g	山茱萸 10g	菟丝子 10g
制首乌 10g	金樱子 10g	巴戟天 10g	仙　茅 10g
炒枣仁 10g	煅龙骨 15g	煅牡蛎 15g	炙甘草 6g

14 剂，每日 1 剂，水煎分两次服。

五诊：2015 年 4 月 26 日

患者服用上方 14 剂后，诉睡眠较前明显好转，腰酸乏力感减轻，夫妻之间曾有一次性生活，夫妻双方满意，余无特殊不适，食欲尚可，大小便正常。舌淡红，苔薄白，脉弦细。更改为原方治疗，减去安神药物。

处方：

肉苁蓉 12g	熟　地 20g	酒当归 15g	赤　芍 10g
川　芎 10g	丹　参 10g	山茱萸 10g	菟丝子 10g
制首乌 10g	金樱子 10g	巴戟天 10g	仙　茅 10g

14 剂，每日 1 剂，水煎分两次服。

六诊：2015 年 5 月 15 日

患者继续服用上方 14 剂后，无明显特殊不适，精神状态佳，无腰酸乏力感，无尿急尿痛，食欲及睡眠可，大小便正常。复查精液常规示：精液量 3.5ml，精液颜色：乳白色，黏稠度：适中，pH 值 7.2，30 分钟液化完全，精子密度 $20.15 \times 10^9/L$，畸形精子 10%，其余指标正常。精液指标接近正常。予健脾补肾巩固疗效。

处方：

肉苁蓉 12g	熟　地 20g	酒当归 15g	赤　芍 10g
川　芎 10g	丹　参 10g	山茱萸 10g	菟丝子 10g
制首乌 10g	金樱子 10g	巴戟天 10g	仙　茅 10g
炒枣仁 10g	陈　皮 10g	炒白术 15g	茯　苓 10g

7 剂，每日 1 剂，水煎分两次服。

七诊：2015 年 5 月 25 日

患者服用上方7剂后,诉在外院复查精液常规正常。并诉目前感身体一切正常,未再出现腰酸乏力等不适,且食欲较前明显好转,睡眠可,大小便正常。舌淡,苔薄白,脉弦细。同时患者诉夫妻之间性生活和谐、正常。嘱患者可继续按原方服用。

按语

本例患者结婚2年未育,经检查诊断为精子减少症,结合腰酸乏力,性功能一般,性欲差,伴尿急,尿黄等症状,舌淡红,苔薄黄,脉细弦,故辨证为肾虚血瘀兼湿热。该例病案中虚实夹杂,虚则补之,实则泻之,虚实并治。治宜补肾活血,清热利湿。李东垣提出"胃虚元气不足诸病所生""脾胃之气既伤,而元气亦不能充,而百病之所由生。"故治疗以补肾活血为主,补肾的同时应兼调理脾胃,使肾精有所藏,从而改善了精子的形态,增加精子的数量,提高了受孕率。同时可嘱患者在服药期间忌食红茶、辣椒、白萝卜等食物。建议节制房事,避免重体力劳动。

典型病案四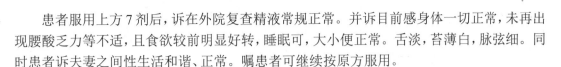

阎某,男,30岁。主因"婚后3年未育",于2013年5月20日就诊。

患者2000年结婚,婚后性生活正常,未避孕。但婚后一直未育,因家人催促,至当地医院就诊,女方经妇科检查未见异常。男方查前列腺液化验均属正常范围。精液检查报告:精液量2ml,稀薄,精子计数2.9×10^9/L,成活率20%,活动力Ⅱ级。当地诊断为"精子减少症",采用多种治疗无效,也曾就诊于当地中医诊所,服用中药汤剂治疗效果不佳。后就诊于我院,目前诉感腰酸乏力,无发热,无腹痛腹泻,食欲欠佳,睡眠尚可,大小便正常。查体:全身皮肤无黄染及出血点,浅表淋巴结未触及肿大,心肺查体未见异常,腹软,无压痛及反跳痛,未触及包块,肝脾肋下未触及,肝肾脾区无叩击痛,肠鸣音正常,脊柱四肢无畸形。

初诊:2013年5月20日

患者诉平时感腰酸乏力,无发热,无腹痛腹泻,食欲欠佳,睡眠尚可,大小便正常。舌黯苔薄,脉细弱。中医诊断为精少,辨证属肾虚血瘀,以补肾活血为法治疗。

处方:

肉苁蓉12g	熟 地20g	酒当归15g	赤 芍10g
川 芎10g	丹 参10g	山茱萸12g	菟丝子10g
枸杞子10g	覆盆子10g	生 地10g	女贞子10g
黄 精10g	淫羊藿15g	仙 茅10g	茯 苓12g

14剂,每日1剂,水煎分两次服。

二诊:2013年6月7日

患者服用上方14剂后,诉腰酸较前好转,食欲渐增,但感尿黄,阴囊潮湿感,余无特殊不适,睡眠尚可,大便正常。舌黯苔薄黄,脉细滑。考虑患者肾精渐充而有湿热下注,在原方基础上增加清热利湿药物。

处方:

肉苁蓉12g	熟 地20g	酒当归15g	赤 芍10g
川 芎10g	丹 参10g	山茱萸12g	菟丝子10g
枸杞子10g	覆盆子10g	生 地10g	女贞子10g
黄 精10g	淫羊藿15g	仙 茅10g	茯 苓12g

川牛膝 10g　　草　薢 15g　　蒲公英 15g　　黄　柏 12g

14 剂,每日 1 剂,水煎分两次服。

三诊:2013 年 6 月 23 日

患者继续服用上方 14 剂后,诉腰酸感消失,无尿黄、阴囊潮湿感,且体力增加,食欲恢复,睡眠尚可,大小便正常。舌淡苔薄,脉细。治疗以补肾活血,固肾养精为主。

处方:

肉苁蓉 12g　　熟　地 20g　　酒当归 15g　　赤　芍 10g

川　芎 10g　　丹　参 10g　　山茱萸 12g　　菟丝子 10g

枸杞子 10g　　覆盆子 10g　　生　地 10g　　女贞子 10g

黄　精 10g　　淫羊藿 15g　　仙　茅 10g　　茯　苓 12g

五味子 10g　　陈　皮 10g　　炙甘草 6g

14 剂,每日 1 剂,水煎分两次服。

四诊:2013 年 7 月 10 日

患者继续服用上方 14 剂。诉诸症消失,夫妻性生活正常,无明显不适,无腰酸不适,无发热,无腹痛腹泻,无阴囊潮湿等,食欲及睡眠可,大小便正常。舌淡苔薄白,脉弦细。复查精液常规示:精液量 4ml,质黏稠,精子计数 85×10^9/L,成活率 87%,活动力良好。嘱患者可继续按原方服用。

按语

精子减少症是男性不育的常见原因。"肾藏精,主生殖",唐代《备急千金要方》曰:"凡人无子,当为夫妻俱有五劳七伤,虚羸百病所致,故有绝世之殃"。房事不节或五劳七伤,耗伤肾精;脾肾虚衰,不能运化水谷精微,气血化生乏源,血少精亏,化精乏源则致精子产生减少。本患者证属肾虚血瘀,以肾虚为本,瘀血、湿热为标,治疗当扶正与祛邪并举,以补肾填精为本,活血祛瘀、清热利湿为标,标本兼顾,使肾中精气充实,机体阴阳平衡,提高精子的活动力与数量。方中山茱萸、菟丝子、枸杞子、覆盆子、五味子、生地、熟地、女贞子、黄精、淫羊藿、仙茅等药物补肾填精,扶阳助阴;配伍当归、川芎、赤芍、丹参活血化瘀通络;配伍黄柏、牛膝、草薢、蒲公英、茯苓清热利湿;茯苓、陈皮健脾益气,促使气血化生,血充精足。全方补中有通,补而不滞,共奏奇效。

典型病案五

吕某,男,29 岁,主因"婚后 3 年未育",于 2010 年 6 月 7 日就诊。

患者已婚,婚后性生活正常、和谐,且未避孕。但婚后一直未育。曾至当地医院就诊,女方经妇科检查未见异常。男方查精液常规:精液量 2ml,稀薄,精液 30 分钟液化,精子计数 3.6×10^9/L,成活率 25%,活动力 II 级。诊断为"精子减少症"。经过中西医治疗仍无效。因患者工作原因,平素心烦意乱,且睡眠欠佳,多梦、入睡困难。查体:全身皮肤无黄染及出血点,浅表淋巴结未触及肿大,心肺查体未见异常,腹软,无压痛反跳痛,未触及包块,肝脾肋下未触及,肝肾脾区无叩击痛,肠鸣音正常,脊柱四肢无畸形。

初诊:2010 年 6 月 7 日

患者平素心烦意乱,着急后有头痛不适感,睡眠欠款,多梦、入睡困难,无发热,无头晕,食欲尚可,大小便正常。舌红,苔薄少津,脉细数。中医诊断为精少,证属肾精不足、阴虚火旺,治以补肾填精,滋阴降火为法治疗。

处方:

肉苁蓉 10g	熟　地 15g	酒当归 10g	赤　芍 10g
川　芎 10g	丹　参 15g	山茱萸 10g	枸杞子 10g
生　地 10g	女贞子 10g	生山药 12g	炙龟板 20g
知　母 10g	黄　柏 10g	煅龙骨 30g	煅牡蛎 30g

14剂,每日1剂,水煎分两次服。

二诊:2010年6月23日

患者服用上方14剂后,诉睡眠较前稍改善,仍有心烦意乱感,着急后头痛症状减轻,无发热,无头晕,食欲尚可,大小便正常。舌红,苔薄黄,脉细数。以原方为基础,加强清热治疗药物。

处方:

肉苁蓉 10g	熟　地 15g	酒当归 10g	赤　芍 10g
川　芎 10g	丹　参 15g	山茱萸 10g	枸杞子 10g
生　地 10g	女贞子 10g	炙龟板 20g	黄　连 10g
知　母 10g	黄　柏 10g	煅龙骨 30g	煅牡蛎 30g

14剂,每日1剂,水煎分两次服。

三诊:2010年7月10日

患者继续服用上方14剂。诉睡眠改善明显,心烦意乱感减轻,无头痛头晕不适,无发热,食欲尚可,大小便正常。舌红,苔薄,脉细数。复查精液检查:精液量3.0ml,精子计数$75×10^9$/L,成活率70%,活动力Ⅱ级。遂减去安神药物,仍以补肾活血为主。

处方:

肉苁蓉 10g	熟　地 15g	酒当归 10g	赤　芍 10g
川　芎 10g	丹　参 15g	山茱萸 10g	枸杞子 10g
生　地 10g	女贞子 10g	黄　连 10g	知　母 10g
黄　柏 10g			

14剂,每日1剂,水煎分两次服。

四诊:2010年7月26日

患者继续服用上方14剂后,诉诸症消失,未诉特殊不适,食欲及睡眠可,大小便正常。舌淡红、苔薄白,脉弦细。加强滋肾固精作用。

处方:

肉苁蓉 10g	熟　地 15g	酒当归 10g	赤　芍 10g
川　芎 10g	丹　参 15g	山茱萸 10g	枸杞子 10g
生　地 10g	女贞子 10g	覆盆子 10g	金樱子 10g
炙甘草 6g			

14剂,每日1剂,水煎分两次服。

五诊:2010年8月15日

患者服用上方14剂后,诉夫妻之间性生活正常、和谐,且未诉特殊不适,未再发生头晕头痛,无心烦意乱感,食欲及睡眠可,大小便正常。舌淡红,苔薄,脉细。复查精液常规:精液量4ml，黏稠，精液30分钟液化，精子计数90×10⁹/L，成活率80%，活动力Ⅱ级。

按语

本例患者诊断明确为精子减少症，四诊合参，辨证为肾精不足、阴虚火旺证。主要病机为肾精不足，阴虚火旺，水火不济，虚火煎灼血液，血液瘀滞不畅，治则滋阴降火，补肾固精，活血化瘀。方中熟地黄滋阴补肾，填精益髓；炙龟板为血肉有情之品，峻补精髓；生地、女贞子、枸杞子补益肝肾；黄精滋肾固精；山茱萸、肉苁蓉补肾壮阳，以阳中求阴；知母、黄连、黄柏清热泻火，当归、川芎、赤芍活血化瘀，丹参活血凉血，促进局部血液循环，使补而不滞。龙骨、牡蛎除重镇安神外，合覆盆子、金樱子涩精固肾。诸味相协，共奏补益肝肾，滋阴降火之功。

典型病案六

张某，男，32岁，主因"婚后4年未育，诊断为精子减少症2年"，于2012年9月20日就诊。

患者2008年结婚，婚后性生活正常、和谐，未避孕，但一直未育。2010年患者曾至当地医院检查，精液常规示：精液量2ml，稀薄，精液30分钟液化，精子计数2.1×10⁹/L，成活率20%，活动力Ⅱ级。诊断为"精子减少症"。经西医治疗，效果不明显。曾口服中药治疗，也未育。后就诊我院，患者诉射精量少，腰膝酸软，神疲乏力，头晕耳鸣，面色苍白不华。查体：全身皮肤无黄染及出血点，浅表淋巴结未触及肿大，心肺查体未见异常，腹软，无压痛反跳痛，未触及包块，肝脾肋下未触及，肝肾脾区无叩击痛，肠鸣音正常，脊柱四肢无畸形，双下肢无水肿。

初诊：2012年9月20日

患者诉射精量少，伴有腰膝酸软，神疲乏力，头晕耳鸣，面色苍白不华，无发热，无腹痛腹泻，食欲及睡眠尚可，大小便正常。舌黯，苔薄白，脉沉涩。中医诊断为精少，证属肾精虚损、络脉瘀阻，治以补肾填精，活血通络为法用药治疗。

处方：

肉苁蓉12g	熟　地20g	酒当归15g	赤　芍10g
川　芎10g	丹　参10g	山茱萸10g	菟丝子10g
枸杞子10g	覆盆子10g	生　地10g	女贞子10g
黄　精10g	炒杜仲15g	炒川续断10g	川牛膝10g

14剂，每日1剂，水煎分两次服。

二诊：2012年10月8日

患者服用上方14剂后，诉腰酸乏力感较前改善，精液量较前增多，但面色仍苍白不华，食欲及睡眠可，大小便正常。舌黯，苔薄白，脉沉细。在上方基础上增加健脾益气中药。

处方：

肉苁蓉12g	熟　地20g	酒当归15g	赤　芍10g
川　芎10g	丹　参10g	山茱萸10g	菟丝子10g
枸杞子10g	覆盆子10g	生　地10g	女贞子10g
黄　精10g	炒杜仲15g	炒川续断10g	川牛膝10g
鹿角胶10g	茯　苓15g	陈　皮10g	炙甘草6g

各
论

14 剂,每日 1 剂,水煎分两次服。

三诊：2012 年 10 月 25 日

患者继续服用上方 14 剂后。诉诸症改善，无腰酸乏力感，无头晕头痛，面色红润有光泽，食欲及睡眠可，大小便正常。舌淡，苔薄白，脉沉细。复查精液常规：精液量 3ml，黏稠，精液 30 分钟液化，精子计数 96×10^9/L，成活率 93%，活动力 II 级。继续以上方补肾活血为法服用中药，以巩固疗效。

处方：

肉苁蓉 12g	熟　地 20g	酒当归 15g	赤　芍 10g
川　芎 10g	丹　参 10g	山茱萸 10g	菟丝子 10g
枸杞子 10g	覆盆子 10g	女贞子 10g	黄　精 10g
炒杜仲 15g	炒川续断 10g	川牛膝 10g	茯　苓 15g
陈　皮 10g	炙甘草 6g		

14 剂,每日 1 剂,水煎分两次服。

按语

本例患者证属肾精虚损，络脉瘀阻。治当滋补肾精，活血通络。肾主藏精，为人体生长、发育与生殖之根本。各种内外致病因素导致肾精消耗，精血运行不畅，瘀结不行，引发精子减少，导致不育。以肾精亏虚为本，瘀血阻络为标。故治疗以补肾填精，活血通络并重，其次注重阴阳互根之理，善于阴中求阳，阳中求阴。方中生地、女贞子、枸杞子补益肝肾；鹿角胶为血肉有情之品，补精填髓，黄精、覆盆子滋肾固精；山茱萸、肉苁蓉补肾壮阳，以阳中求阴；炒杜仲、炒川续断补肾强腰；茯苓、陈皮、甘草健脾益气，使气血化生有源；当归、川芎、赤芍、丹参活血化瘀，促进局部血液循环，使补而不滞。诸味相协，共奏补肾活血之功。笔者认为活血化瘀药物多选用药性缓和不峻之品，且宜中病即止，不可过剂。对久病入络及瘀血重症，则宜酌情加入土鳖虫、水蛭等逐瘀通络药物，往往获效甚捷。在临症中，要察证要详，辨证要准，辨清虚实，灵活变通，方可获理想疗效。

第五节　遗精（梦遗）

遗精是指不因性交而精液自行泄出的病症。西医分为生理性遗精和病理性遗精。生理性遗精是指未有性生活的成年男性每月遗精 1～2 次且不伴有其他不适感；病理性遗精则是指成年男子遗精次数频率达到每周 2 次以上或有正常性生活情况下仍经常遗精，且在遗精后伴有头晕神疲、腰酸腿软、心慌气短、记忆力减退等身体不适症状。其主要病因主要包括精神因素，由于性的要求过分强烈不能克制，特别是在睡眠前思淫引起性兴奋，长时间使性活动中枢神经受到刺激而造成遗精（如经常读淫书、淫画，导致冲动发生遗精）；体质虚弱，各脏器的功能不够健全，如大脑皮质功能不全，失去对低级性中枢的控制，而勃起中枢和射精中枢的兴奋性增强，也会发生遗精；局部病变，性器官或泌尿系统的局部病变，如包茎、包皮过长、尿道炎、前列腺炎等，这些病变可以刺激性器官而发生遗精。

中医对本病的记载首现于《黄帝内经》，《黄帝内经》称本病为"精时自下"。因梦而遗者称为"梦遗"；无梦而遗，甚至清醒时精自流出者称"滑精"。本病发生多由于情志失调、饮食不节、思欲太过、房劳过度、手淫等致肾气不能固摄。隋代巢元方《诸病源候论•虚劳失精候》指出："肾气虚损，不能藏精，故精漏失。"遗精多责于心、肝、肾，在《灵枢·本神》中就有记载："心怵惕思虑则伤神，神伤则恐惧自失……恐惧而不解则伤精，精伤则骨酸痿厥，精时自下。"指出因恐惧而遗精。或烦劳过度，多思妄想，致心火亢盛，心阴暗耗，心肾不交，水亏火旺，扰动精室，致使精液走泄。《金匮翼·梦遗滑精》云："动于今者，神摇于上，则精遗于下也。"《增补寿世保元》云"梦遗，此君火动而相火随之"。或房事不节，肾元亏损、精关不固；或嗜醇酒厚味，损伤脾胃，湿热下注，扰乱精室而遗。肾主藏精，肝司疏泄，生殖系统在经络联系上与肝肾关系密切，且肾之开阖依赖于肝失疏泄作用。当情志不舒则肝失条达，脏腑气机紊乱，气血逆乱；肝失疏泄而肾之开阖失司，精关失调，精道不畅或不固；或寒邪侵袭，下焦湿热、痰湿下注或久病体虚者均可致则血脉不畅，精瘀其室，均能发生遗精。

《景岳全书·遗精》曰："梦遗滑精，总皆失精之病，虽其证有不同，而所致之本则一。"两者病因病机基本一致，治则基本相同。《血证论》："遗精者，水病也"，"病水者，亦未尝不病血也"。肯定了精的调畅与否与血有密切关系。治疗应先辨虚实，次辨脏腑，治疗以补肾涩精、化瘀通络、调补心肾、滋阴清热或清利湿浊为治疗大法。

笔者经过多年临床实践经验，应用以补肾涩精，活血化瘀中药方组成为主，或兼调补心肾、滋阴清热或清利湿浊等治疗遗精，取得很好的疗效。基本组成有：肉苁蓉、熟地、当归、赤芍、川芎、丹参、山茱萸、菟丝子等，方中肉苁蓉、山茱萸、熟地补肾填精，菟丝子补肾固精，当归、赤芍、川芎、丹参活血化瘀。全方共奏补肾精、化滞精、去败精、生新精之功。根据病情，随症加减。肾精不足的加黄精、制首乌、龟板胶、鹿角胶资肾填精；肾阳不足的加附子、仙茅、锁阳等温肾壮阳；肾阴不足的加阿胶、枸杞；阴虚火旺证加知母、女贞子滋阴清热；湿热下注加黄柏燥湿清热，泽泻、萆薢健脾利湿，使浊邪败精有其出路；病久入络，瘀血明显者加牛膝、三棱、莪术、水蛭、土鳖虫，加强逐瘀通络之功；心火旺盛的加黄连、龙骨、牡蛎清心降火；肝郁气滞的加柴胡、枸杞；脾胃虚弱加陈皮、炙甘草；肺阴不足加沙参、麦冬；肾虚滑精日久加芡实、莲子肉等。

典型病案一

李某，男，26岁，未婚。主因"梦遗2年余"，于2015年9月6日就诊。

患者近两年来开始出现精液易泄，因梦而遗，每夜可达2次左右。因患者不愿就医，自行在医药网站购药治疗，但效果欠佳。梦遗状况无改善，并伴有头昏乏力，耳鸣腰酸，口干尿黄，夜寐多梦，心烦等感觉。后患者自觉症状明显加重，遂就诊于我院。查体：全身皮肤无黄染及出血点，浅表淋巴结未触及肿大，心肺查体未见异常，心律齐，各瓣膜听诊无杂音，腹软，无压痛剂反跳痛，未触及包块，肝脾肋下未触及，肝肾脾区无叩击痛，肠鸣音正常，脊柱四肢无畸形，双下肢无水肿。

初诊：2015年9月6日

患者因梦而遗，最多时达2次/夜，伴有头昏乏力，耳鸣腰酸，口干，夜寐多梦，心烦，食欲尚可，大小便正常。脉弦细数，舌红苔少。中医诊断为梦遗，证属心肾不交，阴虚火旺。治宜滋阴降火，固肾涩精为法治疗。

处方：

肉苁蓉12g	熟　地20g	酒当归15g	赤　芍10g
川　芎10g	丹　参15g	菟丝子10g	枸杞子10g

黄　连6g	生　地10g	知　母10g	黄　柏10g
煅龙骨15g	煅牡蛎15g	茯　苓10g	泽　泻15g
酸枣仁10g	川牛膝10g		

7剂，每日1剂，水煎分两次服。

二诊：2015年9月15日

患者服用上方7剂后，诉头昏乏力、耳鸣腰酸感较前稍减轻，但仍有梦遗症状，夜寐多梦、心烦感，食欲尚可，大小便正常。脉弦细数，舌红苔少。治疗上加强安神之品。

处方：

肉苁蓉12g	熟　地20g	酒当归15g	赤　芍10g
川　芎10g	丹　参15g	菟丝子10g	枸杞子10g
五味子10g	覆盆子10g	黄　连6g	生　地10g
知　母10g	黄　柏10g	煅龙骨30g	煅牡蛎30g
茯　苓10g	泽　泻15g	酸枣仁10g	川牛膝10g

7剂，每日1剂，水煎分两次服。

三诊：2015年9月25日

患者继续服用上方7剂后。诉梦遗症状减轻，睡眠转安，梦减少，仍有轻度乏力、腰酸感，食欲尚可，大小便正常。脉细，舌红苔少。遂继续加强补肾强腰之药物。

处方：

肉苁蓉12g	熟　地20g	酒当归15g	赤　芍10g
川　芎10g	丹　参15g	菟丝子10g	枸杞子10g
五味子10g	覆盆子10g	黄　连6g	生　地10g
知　母10g	煅龙骨30g	煅牡蛎30g	茯　苓10g
泽　泻15g	酸枣仁10g	炒杜仲10g	炒续断10g

7剂，每日1剂，水煎分两次服。

四诊：2015年10月8日

患者服用上方7剂后，诉诸症减轻，腰酸乏力感明显好转，无梦遗症状出现，但食欲差，食后腹胀，睡眠尚可，大小便正常。舌淡红，苔薄白，脉濡细。在前方基础上加消食健胃、健脾祛湿之药。

处方：

肉苁蓉12g	熟　地20g	酒当归15g	赤　芍10g
川　芎10g	丹　参15g	菟丝子10g	枸杞子10g
五味子10g	覆盆子10g	煅龙骨30g	煅牡蛎30g
茯　苓10g	陈　皮10g	炒麦芽10g	鸡内金10g
泽　泻15g	酸枣仁10g	炒杜仲10g	炒续断10g

7剂，每日1剂，水煎分两次服。

五诊：2015年10月19日

患者服用上方7剂后，诉食欲渐增，遗精减少，约1次／周，无腰酸乏力，无发热，无心烦，无多梦，无入睡困难，食欲及睡眠可，大小便正常。舌淡红，苔薄白，脉濡细。继续以补肾活血化瘀为法治疗，减去消食用药。

处方：

肉苁蓉 12g	熟　地 20g	酒当归 15g	赤　芍 10g
川　芎 10g	丹　参 15g	菟丝子 10g	枸杞子 10g
五味子 10g	覆盆子 10g	煅龙骨 30g	煅牡蛎 30g
茯　苓 10g	陈　皮 10g	泽　泻 15g	酸枣仁 10g
炒杜仲 10g	炒续断 10g		

7剂，每日1剂，水煎分两次服。

六诊：2015年10月27日

患者服用上方7剂后，未诉明显特殊不适，无遗精症状发生，无腰酸乏力，无发热，无心烦，无多梦，无入睡困难，食欲及睡眠可，大小便正常。舌淡红，苔薄白，脉濡细。嘱患者继续按原方继续服用，以巩固疗效。

按语

遗精多发于青少年，《证治要诀》说："色欲过度，下元虚惫泄滑无禁。"多因思欲不遂，心火旺动，心火动而相火随之。"神摇于上，则精遗于下也"，火扰精室，出现梦遗。火旺则消耗肾阴，阴虚精亏；邪火煎灼血脉，瘀滞精窍，治则清心降火，宁心安神，补肾固涩，活血化瘀。方中肉苁蓉、山茱萸、菟丝子、熟地、五味子、覆盆子、枸杞子补肾填精，当归、赤芍、川芎、丹参活血化瘀、通络；生地、知母、黄柏滋阴清热；龙骨、牡蛎镇静安神；酸枣仁清心降火，宁心安神；泽泻利水道、泻相火；茯苓、陈皮益气健脾；炒麦芽、鸡内金消食健胃。全方共奏清心降火，滋肾固精之功，使水火既济，心肾交泰，精室的藏泄有度，则梦遗自止。

典型病案二

张某，男，29岁，主因"遗精伴早泄3年余"，于2014年8月16日就诊。

患者平素淫欲过度，嗜烟酒厚味。性欲亢进，近3年出现遗精、早泄等症状，当时未予重视。但此后遗精、早泄症状逐渐频发，同时伴有心烦易怒，大便干，小便短赤。曾就诊于当地医院，予西医治疗后效果不明显。近段时间逐渐出现小便时亦有精液流出，精液稠厚，伴有腰酸乏力感，并出现口苦而黏，心烦易怒，便干，小便短赤，食欲不振，纳食不香。就诊于我院。查体：全身皮肤无黄染及出血点，浅表淋巴结未触及肿大，心肺查体未见异常，各瓣膜听诊无杂音，腹软，无压痛及反跳痛，未触及包块，肝脾肋下未触及，肝肾脾区无叩击痛，肠鸣音正常，脊柱四肢无畸形。

初诊：2014年8月16日

患者诉自身性欲亢进，目前出现遗精，早泄症状，伴有腰酸乏力感，口苦而黏，心烦易怒，食欲不振，纳食不香，睡眠尚可，大便干，小便短赤。脉弦滑数，舌红苔黄腻。中医诊断为遗精，证属湿热下注型，治则为清热利湿，活血化瘀，补肾固涩为法治疗。

处方：

肉苁蓉 12g	熟　地 20g	酒当归 15g	赤　芍 10g
川　芎 10g	丹　参 10g	黄　连 10g	黄　柏 10g
泽　泻 10g	萆　薢 15g	茯　苓 20g	炒白术 15g
山　药 15g	煅龙骨 30g	煅牡蛎 30g	炙甘草 6g

7剂，每日1剂，水煎分两次服。

二诊：2014 年 8 月 25 日

患者服用上方 7 剂后，诉遗精次数减少，口苦、心烦减轻，但仍有腰酸乏力感，食欲不振，纳食不香，睡眠尚可，大便干，小便正常。脉弦滑数，舌红苔黄。在原方基础上，加强滋阴降火作用。

处方：

肉苁蓉 12g	熟　地 20g	酒当归 15g	赤　芍 10g
川　芎 10g	丹　参 10g	黄　连 10g	黄　柏 10g
泽　泻 10g	生　地 15g	盐知母 10g	茯　苓 20g
山　药 15g	煅龙骨 30g	煅牡蛎 30g	炙甘草 6g

14 剂，每日 1 剂，水煎分两次服。

三诊：2014 年 9 月 25 日

患者继续服用上方 14 剂后，诉诸症减轻，口苦心烦明显好转，食欲尚可，大便正常，便软，但仍有腰酸乏力感，睡眠尚可，小便正常。脉弦滑，舌淡红，苔薄黄。在前方治疗基础上加强补肾涩精之功。

处方：

肉苁蓉 12g	熟　地 20g	酒当归 15g	赤　芍 10g
川　芎 10g	丹　参 10g	黄　连 10g	莲子肉 15g
芡　实 10g	生　地 15g	盐知母 10g	茯　苓 20g
炒白术 15g	煅龙骨 30g	煅牡蛎 30g	炙甘草 6g

7 剂，每日 1 剂，水煎分两次服。

四诊：2014 年 10 月 8 日

患者服用上方 7 剂。诉腰酸乏力感改善明显，同时未再发生早泄、遗精症状，同时饮食较前明显好转，食欲恢复，口苦心烦感好转，睡眠尚可，大小便正常。脉弦滑，舌淡红，苔薄白。考虑上方效果显著，遂继续予上方补肾活血化瘀为法治疗。

处方：

肉苁蓉 12g	熟　地 20g	酒当归 15g	赤　芍 10g
川　芎 10g	丹　参 10g	黄　连 10g	莲子肉 15g
芡　实 10g	生　地 15g	盐知母 10g	茯　苓 20g
炒白术 15g	煅龙骨 30g	煅牡蛎 30g	炙甘草 6g

7 剂，每日 1 剂，水煎分两次服。

五诊：2014 年 10 月 17 日

患者服用上方 7 剂后，未再发生遗精早泄症状，同时诉体力较前明显好转，食欲及睡眠可，大小便正常。舌淡苔薄白，脉弦。嘱患者继续按上方服用，同时嘱患者增强运动，积极参加室外活动。

按语

《明医杂著》说："梦遗精滑，饮酒厚味，痰火湿热之人多有之。"嗜食醇酒厚味，损伤脾胃，湿热下注，扰动精室。再者由于房事过度，心肝火旺，水火不济，热扰精室，出现口苦而黏，心烦易怒，遗精频发，便干，小便短赤等；而日久脾肾两虚表现为食欲不振，腰酸乏力。该病例表现为虚实夹杂证，实证为心肝火旺，湿热下注，虚证为脾肾两虚，精室藏泻无度。

"阳常有余，阴常不足"，治疗当虚实并调，治疗重在清利湿热，调养心脾，辅以补肾活血，固肾涩精治疗，调节机体阴阳，使气血通畅，身心调和。除药物治疗外，还需嘱患者节制性欲，排除杂念，清心寡欲，忌肥甘厚味、辛辣刺激性食物，如烟、酒、咖啡等。

典型病案三

刘某，男，40岁，主因"遗精3年余，加重1个月余"，于2013年3月15日就诊。

患者已婚，自诉婚后房劳过度，且平时工作压力大，思虑过度。近3年开始出现遗精症状，当时未予重视。后遗精症状逐渐加重，开始出现神疲乏力感，伴有腰膝酸软不适，怕冷等症状。当时患者未就诊治疗。近1个月症状明显加重，出现阳痿早泄，四肢怕冷加重。后由家属劝说就诊于我院。患者症见面色㿠白，神疲乏力，性欲低下，阳痿早泄，腰膝酸软，四肢怕冷，头晕耳鸣，饮食无味，多梦，舌淡胖，苔白，脉沉细尺弱。查体：全身皮肤无黄染及出血点，浅表淋巴结未触及肿大，心肺查体未见异常，各瓣膜无杂音，腹软，无压痛及反跳痛，未触及包块，肝脾肋下未触及，肝肾脾区无叩击痛，肠鸣音正常，脊柱四肢无畸形。

初次 2013年3月15日

患者诉性欲低下，目前有遗精、早泄及阳痿症状，面色㿠白，神疲乏力，伴腰膝酸软，四肢怕冷，头晕耳鸣等症状，食少便溏，多梦，小便正常。舌淡胖，苔白，脉沉细尺弱。中医诊断为遗精，证属肾阳虚衰、精气不固，治以温肾涩精，健脾养心为法治疗。

处方：

肉苁蓉 12g	熟 地 20g	酒当归 15g	赤 芍 10g
川 芎 10g	丹 参 10g	菟丝子 12g	山茱萸 12g
酸枣仁 10g	枸杞子 12g	益智仁 10g	桑螵蛸 10g

10剂，每日1剂，水煎分两次服。

二诊：2013年3月25日

患者服上方10剂后，诉遗精次数减少，神疲乏力及腰膝酸软感较前略有减轻，但仍有四肢怕冷，食少便溏等症状，睡眠尚可，小便正常。舌淡胖，苔白，脉细弱。以原方为基础，加用健脾之品，并加强补肾药物。

处方：

肉苁蓉 12g	熟 地 20g	酒当归 15g	赤 芍 10g
川 芎 15g	丹 参 10g	菟丝子 12g	山茱萸 12g
酸枣仁 10g	枸杞子 12g	益智仁 10g	桑螵蛸 10g
炒白术 15g	陈 皮 10g	补骨脂 10g	

14剂，每日1剂，水煎分两次服。

三诊：2013年4月12日

患者服用上方14剂后，诉遗精次数减少，神疲乏力、腰膝酸软、四肢怕冷感较前减轻，同时睡眠状况改善，食欲欠佳，偶有稀便，小便正常。舌淡，苔白，脉细。原方加用健脾开胃药物。

处方：

肉苁蓉 12g	熟 地 20g	酒当归 15g	赤 芍 10g
川 芎 12g	丹 参 10g	菟丝子 12g	山茱萸 12g

各

论

酸枣仁 10g　　枸杞子 12g　　益智仁 10g　　桑螵蛸 10g

炒白术 15g　　鸡内金 15g　　补骨脂 10g　　炒麦芽 15g

14 剂，每日 1 剂，水煎分两次服。

四诊：2013 年 4 月 27 日

患者继续服用上方 14 剂后，诉未再发生遗精症状，同时体力较前明显好转，无腰膝酸软感，四肢温，无怕冷症状，同时食欲及睡眠尚可，大小便正常。舌淡苔薄白，脉弦。遂调整处方为补肾活血为主，辅以健脾养心为法治疗。

处方：

肉苁蓉 12g　　熟　地 20g　　酒当归 15g　　赤　芍 10g

川　芎 12g　　丹　参 10g　　菟丝子 12g　　山茱萸 12g

酸枣仁 10g　　枸杞子 12g　　益智仁 10g　　桑螵蛸 10g

补骨脂 10g

7 剂，每日 1 剂，水煎分两次服。

按语

本例患者因房劳过度，遗精日久则肾虚精亏，加之思虑过度，心脾两虚，治疗重点在于温肾涩精，调补心脾，另外给予患者心理疏导。本病案中组方成分，肉苁蓉补肾阳益精血，菟丝子滋补肝肾，山茱萸补益肝肾、涩精固脱；枸杞子资肾阴，以阴中求阳；酸枣仁宁心安神；精亏日久则瘀，经络不通，用当归、赤芍、川芎、丹参活血化瘀通络，使补中有通，通而不滞，《吕氏春秋•达郁》云："血脉欲其通也……精气欲其行也。若此，则病无所居，而恶无所生矣。"益智仁、桑螵蛸涩精止遗，加用补骨脂以加强补肾作用，炒白术、陈皮以健脾止泻，炒麦芽、鸡内金以健脾消食，增加食欲。

典型病案四

王某，男，20 岁，学生。主因"梦遗 2 年，加重 1 个月余"，于 2015 年 3 月 15 日就诊。

患者为在校学生，形体消瘦，平素学习压力大，精神紧张。近 2 年出现梦遗症状，约一周两次，当时未予在意。但逐渐出现神疲乏力感，伴有心烦易怒，腰膝酸软症状，均未就诊治疗。近 1 月患者梦遗症状加重，平均每夜均可见梦遗。就诊于我院。患者诉梦遗，伴神疲乏力，口苦咽干，心烦易怒，腰膝酸软，尿赤，大便干，食欲旺盛，睡眠欠佳。舌尖红，苔薄黄，脉弦细数。查体：全身皮肤无黄染及出血点，浅表淋巴结未触及肿大，心肺查体未见异常，各瓣膜听诊无杂音，腹软，无压痛及反跳痛，未触及包块，肝脾肋下未触及，肝肾脾区无叩击痛，肠鸣音正常，脊柱四肢无畸形。

初诊：2015 年 3 月 15 日

患者形体消瘦，诉梦遗，伴神疲乏力，口苦咽干，心烦易怒，腰膝酸软，尿赤，大便干，食欲旺盛，睡眠欠佳。舌尖红，苔薄黄，脉弦细数。中医诊断为遗精，辨证此乃心肝火旺，扰乱精室，精关失固所致。治宜清心安神，滋阴降火为主治疗。

处方：

肉苁蓉 12g　　熟　地 15g　　酒当归 15g　　赤　芍 10g

川　芎 15g　　丹　参 10g　　黄　连 10g　　黄　柏 10g

生　地 10g　　盐知母 10g　　淡竹叶 8g　　大　黄 6g

7剂,每日1剂,水煎分两次服。

二诊:2013年3月23日

患者服用上方7剂后,诉梦遗次数减少,口苦咽干、心烦等症状减轻,仍有神疲乏力感,食欲尚可,睡眠欠佳,仍有多梦,大便通畅,小便正常,无尿赤尿痛。舌尖红,苔薄黄,脉弦细数。在原方治疗基础上加强益气健脾以及安神的用药。

处方:

肉苁蓉 12g	熟　地 15g	酒当归 15g	赤　芍 10g
川　芎 10g	丹　参 10g	煅龙骨 30g	煅牡蛎 30g
生　地 10g	盐知母 10g	炒白术 15g	陈　皮 15g
茯　苓 20g	炙甘草 6g		

14剂,每日1剂,水煎分两次服。

三诊:2013年4月8日

患者继续服用上方14剂后,诉梦遗次数较前减少,精神好转,体力明显增强,神疲乏力感减轻,睡眠较前好转,食欲尚可,二便调。舌淡红,苔薄白,脉弦细。在原治疗基础上加强涩精止遗之功。

处方:

肉苁蓉 12g	熟　地 15g	酒当归 15g	赤　芍 10g
川　芎 10g	丹　参 10g	山茱萸 10g	黄　连 10g
生　地 10g	盐知母 10g	炒白术 15g	陈　皮 15g
茯　苓 20g	炙甘草 6g	莲子肉 10g	芡　实 10g

14剂,每日1剂,水煎分两次服。

四诊:2013年4月24日

患者服用上方14剂后,梦遗症状未再发生,并诉其余不适症状明显好转,无腰酸乏力感,无心烦多梦,无口苦咽干等症状,食欲及睡眠尚可,大小便正常。建议继续服用上方巩固疗效。

3个月后打电话随访,患者诉未再发生梦遗症状。

按语

梦遗是未婚青少年男性中的一种常见病,《折肱漫录》所谓:"梦遗之证,非必尽因色欲过度,大半起于心肾不交,凡人用心太过则火亢,火亢则水不升而心肾不交。士子读书过劳,每有此病。"《证治要诀》说:"有用心过度,心肾不摄而遗。"受不健康书籍、影视的影响,思欲过度,意淫于外,君相火动,水不济火,扰动精室,而致梦遗。"遗精之始,无不病乎于心……"。张景岳指出:"盖遗精之始,无不病由乎心。正以心为君火,肾为相火,心有所动,肾必应之……"治疗应先辨脏腑,次辨虚实。初起见实证,日久精液消耗,肾虚不固,以虚证为多。实证以君相火旺及湿热下注,扰动精室者为主;虚证则属肾虚不固,封藏失职。治疗实证以清泄为主,虚证属肾虚不固、封藏失职,治宜补肾固精,偏阴虚则滋阴,偏阳虚则温阳,若阴虚有热当养阴清火。治疗以清心安神,滋阴降火,补肾填精。

方中肉苁蓉、熟地、山茱萸补肾;莲子补益心脾;芡实益肾敛精;当归、赤芍、川芎、丹参活血化瘀通络,配生地、知母滋养降火,凉血清热;黄连、黄柏苦寒直折,清除妄动之相火,同时黄连可以泻心火,使心火得降,后改为龙骨、牡蛎敛精固涩;配淡竹叶利尿,使热从小

各
论

便而去；配大黄泻热，使热从大便而除；炒白术、陈皮、茯苓益气健脾，炙甘草调和诸药。诸药合用，清心降火，滋阴固肾，达到阴平阳秘，则梦遗可愈。同时给予患者心理上的疏导，并适量增加运动量，增强自身体魄。

典型病案五

李某，男，24岁，未婚。主因"频繁遗精3个月余"，于2014年6月13日就诊。

患者近3个月出现频繁遗精，最多约2~3次/周。曾就诊于当地医院，予西药及补肾填精固涩之品等均未见良效。后就诊于我院，患者自诉有手淫史，精液呈果冻状，目前小腹胀痛不适，伴有口臭口黏，无腰酸乏力感，无发热，无腹泻，小便色黄，多泡沫，大便时干时稀，食欲尚可，睡眠欠佳，入睡困难。舌红，苔黄，脉弦数。查体：全身皮肤无黄染及出血点，浅表淋巴结未触及肿大，心肺查体未见异常，各瓣膜听诊无杂音，腹软，无压痛及反跳痛，未触及包块，肝脾肋下未触及，肝肾脾区无叩击痛，肠鸣音正常，脊柱四肢无畸形，双下肢无水肿。

初诊：2014年6月13日

患者频繁遗精，精液呈果冻状，诉小腹胀痛不适，伴有口臭口黏，无腰酸乏力感，无发热，无腹泻，小便色黄，多泡沫，大便时干时稀，食欲尚可，睡眠欠佳，入睡困难。舌红，苔黄，脉弦数。中医诊断为遗精，证属心肝火旺，湿热瘀阻，治以清热利湿，活血化瘀为法。

处方：

肉苁蓉 12g	熟　地 20g	酒当归 15g	赤　芍 10g
川　芎 10g	丹　参 15g	黄　连 6g	黄　柏 10g
盐知母 10g	生　地 10g	淡竹叶 8g	柴　胡 6g
煅龙骨 30g	煅牡蛎 30g	茯　苓 15g	泽　泻 15g

14剂，每日1剂，水煎分两次服。

二诊：2014年6月30日

患者服用上方14剂后，诉小腹胀痛感减轻，口臭口黏感减轻，同时睡眠改善，食欲尚可，大小便正常。舌红，苔黄，脉弦细。遂以原方为主，加强补肾药物应用。

处方：

肉苁蓉 12g	熟　地 20g	酒当归 15g	赤　芍 10g
川　芎 10g	丹　参 15g	菟丝子 12g	黄　精 10g
黄　连 6g	黄　柏 10g	盐知母 10g	生　地 10g
柴　胡 6g	酸枣仁 10g	煅龙骨 30g	煅牡蛎 30g
茯　苓 15g	泽　泻 15g		

14剂，每日1剂，水煎分两次服。

三诊：2014年7月20日

患者服用上方14剂后，诉小腹胀痛感基本消失，遗精次数明显减少，睡眠尚可，但出现食后胃脘部胀满不适，大小便正常。舌红，苔薄黄，脉弦细。考虑患者食后胀满不适与近段时间饮食有关，加用健脾理气之品。

处方：

肉苁蓉 12g	熟　地 20g	酒当归 15g	赤　芍 10g

川　芎10g　　丹　参15g　　菟丝子12g　　黄　精10g

黄　连6g　　　黄　柏10g　　盐知母10g　　生　地10g

柴　胡6g　　　酸枣仁10g　　煅龙骨30g　　煅牡蛎30g

茯　苓15g　　　泽　泻15g　　鸡内金15g　　炒麦芽15g

14剂,每日1剂,水煎分两次服。

四诊:2014年8月8日

患者服用上方14剂后,诉食后胃脘胀满不适感较前明显好转,食欲尚可,余无特殊不适,遗精症状未出现,睡眠尚可,大小便正常。舌红,苔薄白,脉细。遂减去健脾理气之品,继续以补肾活血涩精为法治疗。

处方:

肉苁蓉12g　　熟　地20g　　酒当归15g　　赤　芍10g

川　芎10g　　丹　参15g　　菟丝子12g　　黄　精10g

生　地10g　　山茱萸10g　　制首乌10g　　酸枣仁10g

煅龙骨30g　　煅牡蛎30g

14剂,每日1剂,水煎分两次服。

五诊:2014年8月25日

患者继续服用上方14剂后,诉遗精症状未再出现,食欲及睡眠尚可,大小便正常。嘱患者继续按原方服用以巩固疗效。

按语

本患者青年男性,长期手淫,或受黄色读物的影响,或所慕不遂,色欲过旺,令心动神摇,君相火动,扰乱精室所致,以致损伤肾精,肾虚不固。《证治要诀》谓"色欲过度,下元虚惫泄滑无禁","梦遗此君火动而相火随之"。情志所动,心肝火旺,热扰精室,故遗精。湿热下注,邪火煎灼血液,致气血运行不畅,瘀阻经络。本病以肾虚为本,痰、火、湿、瘀为标,虚实夹杂,应虚实同治,治疗应清热利湿,活血化瘀,补肾涩精。本病案组方中肉苁蓉、熟地、山茱萸、菟丝子补肾,酒当归、赤芍、川芎、丹参活血化瘀通络,配生地、知母滋阴降火,凉血清热;黄连、黄柏苦寒以泻心火;龙骨、牡蛎敛精固涩;茯苓、泽泻健脾利湿;淡竹叶利小便,使火、湿从小便而出,加以柴胡清五脏之伏火;诸药合用,清热利湿,活血化瘀,补肾涩精,使五脏安和,疾病向愈。另外,必须配合调摄心神,排除杂念,安心静养,并劝告患者戒手淫,远色欲,预防复发。

典型病案六

王某,男,23岁,大学生,主因"遗精1年余",于2014年4月7日就诊。

患者近1年出现遗精症状,因梦而遗,遇劳则发。时有心悸,神疲乏力感,伴胃脘胀满,食欲欠佳,睡眠差。因学业压力大,未就诊治疗,自己网购药物口服治疗,效果欠佳,目前症状加重,并出现面色微黄,神疲乏力感明显,大便质稀,小便正常。舌质淡嫩,苔薄白,脉细弱。查体:全身皮肤无黄染及出血点,浅表淋巴结未触及肿大,心肺查体未见异常,各瓣膜听诊无杂音,腹软,无压痛及反跳痛,未触及包块,肝脾肋下未触及,肝肾脾区无叩击痛,肠鸣音正常,脊柱四肢无畸形,双下肢无水肿。

初诊:2014年4月7日

患者遗精，因梦而遗，遇劳则发。时有心悸，伴神疲乏力，感胃脘胀满不适，食欲欠佳，面色萎黄，睡眠差，不易入睡，大便质稀，小便正常。舌质淡嫩，苔薄白，脉细弱。中医诊断为遗精，证属心脾损伤、精关不固，治以补益心脾，固肾涩精为法。

处方：

肉苁蓉 12g	熟　地 20g	酒当归 15g	赤　芍 10g
川　芎 10g	丹　参 10g	菟丝子 10g	鹿角霜 10g
生黄芪 15g	党　参 15g	山　药 15g	茯　苓 15g
陈　皮 10g	炙甘草 6g	酸枣仁 10g	

14 剂，每日 1 剂，水煎分两次服。

二诊：2014 年 4 月 23 日

患者服用上方 14 剂后，诉体力较前稍有增加，面色萎黄感略有好转，食欲增加，睡眠尚可，但仍有时候胃脘胀满不适感，时有心悸，大便质稀，小便正常。舌淡红，苔薄黄，脉细数。原方加用清心火、健脾化湿药物。

处方：

肉苁蓉 12g	熟　地 20g	酒当归 15g	赤　芍 10g
川　芎 10g	丹　参 10g	菟丝子 10g	鹿角霜 10g
生黄芪 15g	党　参 15g	山　药 15g	茯　苓 15g
陈　皮 10g	炙甘草 6g	酸枣仁 10g	砂　仁(后下) 6g
炒白术 15g	炒麦芽 15g	黄　连 5g	

14 剂，每日 1 剂，水煎分两次服。

三诊：2014 年 5 月 10 日

患者继续服用上方 14 剂后，诉体力改善，劳累后也未再发生遗精症状，同时食欲及睡眠可，无腹部胀满不适感，无心慌心悸感，大小便正常。舌淡红，苔薄白，脉细。遂调整用药，加用补肾药物治疗。

处方：

肉苁蓉 12g	熟　地 20g	酒当归 15g	赤　芍 10g
川　芎 10g	丹　参 10g	菟丝子 10g	鹿角霜 10g
生黄芪 15g	党　参 15g	山　药 15g	茯　苓 15g
陈　皮 10g	炙甘草 6g	酸枣仁 10g	砂　仁(后下) 6g
炒白术 15g	炒麦芽 15g	山茱萸 10g	覆盆子 10g

14 剂，每日 1 剂，水煎分两次服。

四诊：2014 年 5 月 27 日

患者服用上方 14 剂后，诉诸症消除，疾病向愈，未再发生遗精症状，无腰酸乏力感，无腹部胀满不适感，无恶心呕吐，无发热，食欲及睡眠可，大小便正常。舌淡红，苔薄白，脉细。遂继续以补肾活血为主，辅以健脾药物服用以巩固疗效。

处方：

肉苁蓉 12g	熟　地 20g	酒当归 15g	赤　芍 10g
川　芎 10g	丹　参 10g	菟丝子 10g	山茱萸 10g
生黄芪 15g	党　参 15g	山　药 15g	茯　苓 15g

陈　皮 10g　　炙甘草 6g　　　覆盆子 10g　　　砂　仁^(后下)6g

炒白术 15g　　炒麦芽 15g

14 剂，每日 1 剂，水煎分两次服。

五诊：2014 年 6 月 15 日

患者继续服用上方 14 剂后，未诉特殊不适，遗精未再出现，食欲及睡眠可，大小便正常。舌淡苔薄白，脉弦细。嘱患者可继续按上方服用治疗，以巩固疗效。

按语

肾主藏精，隋代巢元方《诸病源候论•虚劳失精候》指出："肾气虚损，不能藏精，故精漏失。"肾虚精关不固而致滑精，而"心为五脏六腑之大主"，肾关的开合受心神主之，"肾为先天之根，脾为后天之本""血生化于脾，总统于心……施泻于肾"，先天不足时当扶助后天脾胃。气血的生成依赖于脾的运化，心脾功能正常，使中气充足而肾气渐盛，肾有所藏，开合有度。若因先天禀赋不足，思虑过度、饮食不节等，损伤心脾，精关不固，精液外泄，而成遗精。故治宜补益心脾、活血化瘀、祛湿通络、固肾涩精。

本病案组方中用肉苁蓉、山茱萸、熟地、鹿角胶补肾填精益髓；覆盆子、菟丝子补肾固精；生黄芪、党参、山药、茯苓、陈皮、炒白术益气健脾利湿；砂仁化湿行气；炒麦芽消食健脾；当归、赤芍、川芎、丹参活血化瘀通络，促进局部血液循环；酸枣仁宁心安神；同时患者舌苔薄黄，脉细数，心火旺盛，加黄连清心降火。全方共奏补肾填精，益气健脾，养心安神之功，使肾有所藏，精关开合有度。并且在患者服药期间应忌食辛辣油腻刺激食物，戒烟酒，多吃瓜果蔬菜，保持大便通畅，生活规律，不看淫秽读物，适度运动锻炼。

参 考 文 献

[1] 阳方，顾雪，娄腾涛，等. 常德贵教授运用补肾活血法治疗男科疾病验案举隅 [J]. 中国性科学，2016，25（3）：91-93.

[2] 刘青云，王象礼. 王象礼应用补肾活血清利湿热法治疗男科病经验简介 [J]. 山西中医，2016，32（4）：7-9.

[3] 郝玉千. 补肾活血治疗良性前列腺增生症的疗效观察 [D]. 广州：广州中医药大学，2008.

[4] 孙建明，叶景华. 叶景华治疗前列腺增生症经验 [J]. 辽宁中医杂志，2010，37（7）：1220-1221.

[5] 何清湖. 前列腺增生症肾虚血瘀病机探讨 [J]. 湖南中医学院学报，1997，（2）：8-10.

[6] 岳建平. 补肾活血法为主治疗老年慢性前列腺增生 48 例 [J]. 北京中医，1996，（4）：40-41.

[7] 罗云坚，刘茂才. 男科专病中医临床诊治 [M]. 北京：人民卫生出版社，2000：102-103.

[8] 陈建明. 叶景华治疗前列腺增生症经验 [J]. 辽宁中医杂志，2010（37）：1220-1221.

[9] 陈武山. 现代名中医男科绝技 [M]. 北京：科学技术文献出版社，2002：176-178.

[10] 闫熙岳. 王象礼教授运用补肾活血法治疗男科疑难性疾病经验总结 [D]. 太原：山西省中医药研究院，2014：28-31.

[11] 陈富山，王古道. 补肾合活血法拟方治疗中老年勃起功能障碍临床观察 [J]. 中医药临床杂志，2012，24（10）：956-957.

[12] 张文博，李鹏超. 孙自学治疗男科疾病经验举隅 [J]. 中国民间疗法，2017，25（5）：9-10.

[13] 丁劲，商建伟，王旭昀，等. 精索静脉曲张不育症临证经验 [J]. 世界中西医结合杂志，2015，10（5）：694-696.

各

论

[14] 倪良玉,孙志兴,樊千,等.精索静脉曲张性不育症的病因病机探讨和治疗对策 [J].云南中医中药杂志,2017,38(5):38-40.

[15] 郜都,崔云,吴峻,等.崔云教授中医论治精索静脉曲张致不育症经验 [J].中国全科医学,2013,16(39):3951-3953.

[16] 杜宝俊,闫朋宣,郑瑷璟.从调肝活血辨证论治精索静脉曲张 [J].世界中西医结合杂志,2013,8(10):1063-1065.

[17] 徐德伟,王兴烈,徐德厚,等.徐祖辉论治精索静脉曲张所致不育症经验 [J].陕西中医,1996,(4):168-169.

[18] 樊友平,王大鹏,朱世增.中华性医学辞典 [M].北京:北京科学技术出版社,1997:672-673.

[19] 周智恒,夏卫平,蒋学士,等.补肾法促进睾丸生精原理的实验研究 [J].上海中医药杂志,1992,(7):24-25.

[20] 邹桃生.补肾活血法治疗男科病举隅 [J].江西中医药杂志,1992,(5):23-24.

[21] 吴沛田.遗精从瘀论治 [J].中医杂志,1990,(9):23-24.

[22] 李恒生.浅谈遗精 [J].中国性科学,2005,14(10):23-24.

[23] 邹旭,肖艳,林晓忠,等.邓铁涛教授治疗梦遗验案 [J].新中医,2003,35(11):18-20.

（王若进　雷晓凤）

第九章　补肾活血法在男科疾病中的临床应用

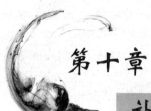

第十章

补肾活血法在内分泌及代谢性疾病中的临床应用

中医学在内分泌代谢病的认识和治疗上有着悠久的历史。许多内分泌及代谢病古人早有认识和阐述,如《黄帝内经》中已有"消渴""消瘅"等记载,而且对其病因病机、症状、治疗、证候转归及预后等均做了系统的论述。如糖尿病属于"消渴"的范畴,中医学对消渴的认识渊源已久。《黄帝内经》云:"五脏皆柔弱者,善病消瘅""二阳结谓之消"。后人根据多饮、多食、多尿的侧重不同分为上、中、下三消,其病位在肺、胃、肾三脏,核心病因病机为阴虚为本,燥热为标,并制定出上消治肺、中消治胃、下消治肾的原则。又如甲状腺疾病属于中医学"瘿病"范畴。《三因极一病证方论》将其分为石瘿、肉瘿、筋瘿、血瘿、气瘿五类,并认为其发病多因忧思郁怒、肝气不舒或脾失健运、痰凝气滞而成。

内分泌代谢病的常见病理因素有:①痰饮。痰饮是脏腑功能失调的病理产物,亦是致病因素。《素问·经脉别论》中云:"饮入于胃,游溢精气,上输于脾;脾气散精,上归于肺;通调水道,下输膀胱。水精四布,五经并行。"而各种致病因素使体内津液的正常输布与排泄受到影响,从而水液停聚变成痰饮。肺为水之上源,主宣发肃降、通调水道,若肺失宣肃,水液不能输布,而痰饮内停;脾主运化水液,若脾脏受损或脾气虚弱,不能为胃行其津液,而痰饮内生;肾主气化,肾阳不足,蒸腾不利,则停蓄为痰饮;三焦是津液通行的道路,若三焦失于通调,则水与气互结而为痰饮。故痰饮在内分泌代谢病中最为常见的病理因素之一,因病变部位和性质不同而有不同的临床表现。②瘀血。各种致病因素导致脏腑功能失调,血液运行不畅,或离经之血未能及时消散,均可形成瘀血;同时瘀血又可作为致病因素进一步影响气血运行,导致脏腑功能失调进一步加重,引发诸多疾病。内分泌代谢病发生的常见病理特点多为:禀赋不足、先天亏虚;肾气累及多脏,虚实夹杂;气阴耗伤,津液亏损;饮食失调,情志不节;气机阻滞,瘀血内停。

内分泌代谢病的发生发展涉及五脏六腑功能失调、气血津液化生输布失常等病理变化,在不同的阶段表现出不同的证候,故常根据脏腑辨证和气血津液辨证而确定不同的治则治法。

中医学认为,肾是人体生命的根本,肾精肾气是人体各种生命活动的原动力,肾精的盈亏与生长发育、生殖及骨骼毛发的充盛荣泽关系密切,故中医学的肾在内分泌系统包涵了下丘脑-垂体-甲状腺轴、下丘脑-垂体-性腺轴和下丘脑-垂体-肾上腺轴的调节。肾虚可导致这些轴的功能失常,表现出内分泌腺体的退行性病变。而久病及肾,久病肾精不足、肾气亏虚,"气行则血行",元气推动无力,血瘀渐生,进而形成肾虚血瘀。肾虚血瘀证在本系统疾病，尤其是中后期，发病率呈逐渐升高的趋势。肾阳的温煦、肾阴的化生是脏腑经络功能得以正常运行的根基，是血液化生循行及津液输布的重要保证。肾精不足可致肾气亏虚，温煦无力。精不化气，脏腑四肢百骸失于濡养，气行则血行，气虚不能运血，导致脏腑功能失调，血失通畅，脉道涩滞而致血瘀。此外，肾阳虚衰，阴寒内盛，寒性收引，血行不畅，停聚而瘀；肾阴亏耗，阴虚燥热，津亏液少，不能载血循经畅行，且燥热煎熬营血，进一步加重血瘀。瘀血又成为新的致病因素进一步影响脏腑经络气血的运行。如此肾虚导致血瘀，血瘀加重肾虚，形成恶性循环，使五脏六腑发生各种疾患。故肾虚血瘀是各种慢性病某一特定阶段的共同病理变化，是产生疾病的重要原因和病理基础，而各种疾病又可加重肾虚血瘀。

肾虚血瘀理论源于《黄帝内经》，发展于张仲景，成熟于张介宾、王清任。王清任《医林改错》中说："元气即虚，必不能达于血管，血管无气，必停留而瘀。"肾虚血瘀，是一种肾虚为本、血瘀为标病机的概括，其形成不仅包括肾虚导致血瘀的类型，也包含了血瘀导致肾虚及肾虚与血瘀并见的情形。肾虚和血瘀常互为因果，肾虚多兼血瘀，而血瘀又进一步加重肾虚。

补肾活血法是补肾法与活血法的有机结合及统一，通过补肾改善活血，加强活血益于补肾，两者相互协同，达到改善肾虚血瘀的病理变化，使机体阴阳平衡、邪祛正存，从而达到异病同治的治则。现代研究也证实，动脉硬化、糖尿病等内分泌代谢病疾病等与微循环障碍有着密切关系，而补肾活血法可以通过调节前列腺素代谢、下丘脑 - 垂体 - 甲状腺轴、下丘脑 - 垂体 - 性腺轴及下丘脑 - 垂体 - 肾上腺轴的功能及改善微循环，为补肾活血法理论的实践提供了有力的证据。

第一节　糖尿病（消渴）

糖尿病是一种常见的内分泌代谢病，即中医所谓"消渴""消瘅"等。消渴是以多食、多饮、多尿、口渴、乏力、消瘦，或尿有甜味等为主要临床表现的病证。本病始见于《黄帝内经》，在《黄帝内经》中称"消渴"，《素问·奇病论》记载："帝曰：有病口甘者，病名为何？何以得之？岐伯曰：此五气之溢也，名曰脾瘅。夫五味入口，藏于胃，脾为之行其精气，津液在脾，故令人口甘也。此肥美之所发也。此人必数食甘美而多肥也，肥者令人内热，甘者令人中满，故其气上溢，转为消渴。"而后世历代诸多医家均详细描述了消渴病的临床表现，如《医贯》云："上消者，舌上赤烈，大渴引饮；中消者，善食而瘦，自汗，大便硬，小便数；下消者，烦躁、引饮，耳轮焦干。"《金匮要略·消渴小便不利淋病脉证治》："男子消渴小便反多，以饮一斗，小便一斗。"

本病的病因主要为五脏柔弱、素体阴虚，复或因情志失调，或劳逸失度，或饮食不节所致。《灵枢·五变》曰："五脏皆柔弱者，善病消瘅。"其病机主要在于阴津亏损，燥热偏盛，阴虚为本，燥热为标，两者互为因果，燥热甚则阴愈虚，阴愈虚则燥热愈甚。病变的主要脏腑在肺、胃、肾，尤以肾为关键，三者相互影响。喻昌《医门法律》云"消渴之患，常始于微，而成于著；始于胃，而极于肺肾"。肺燥阴虚，津液失于输布，则胃失濡润，肾失滋润；胃热偏盛，则可上灼肺津，下耗肾阴；肾阴不足，阴虚火旺，津不上承，亦可上犯肺胃。病程迁延日久，阴损及阳，而致阴阳俱虚。阴虚燥热，耗伤津液，凝聚为瘀；阳虚阴寒内盛，寒则血凝，均可导致瘀血内阻，病久难愈。

消渴病变影响广泛，后期常可并发多种病证，如肺痨、雀目、耳聋、疖疮痈疽、中风偏瘫、水肿、消渴病、肾病等。肺失濡润，日久并发肺痨；肾阴亏虚，肝失濡养，肝肾精血不能上荣耳目，日久并发视瞻昏渺、雀目；阴虚燥热炼液为痰，痰阻经络，蒙蔽清窍，则发为中风偏瘫等。古代医家对糖尿病并发症也有了较多的认识，如刘完素在《儒门事亲•三消论》中说："夫消渴者，多变聋盲，疮癣，痤痱之类。"

消渴病的治疗应标本兼治，注重养阴，三消分治，如《医学心悟•三消》说："治上消者宜润其肺，中消者宜清其胃，兼滋其肾；下消者宜滋其肾，兼补其肺。"消渴病的防治方面历代医家也作了详细的论述，如《诸病源候论》说："先行一百二十步，多者千步，然后食之。"《备急千金要方》曰："消渴病治之愈否……其所慎者三也，一饮酒，二房事，三咸食及面。能慎此者，虽不服药而自可无，不如此者，纵有金丹，亦不可救，深思慎之。"

肾虚不固是导致消渴病的主要原因。严用和《济生方》曰："消渴之疾，皆起于肾。"《杂症会心录》云："消渴一证，责在于下，肾水亏虚，责龙火无所留恋，而游行于中上。"肾藏真精，五脏六腑之精气皆依赖肾精的濡养和肾气的温煦。若先天禀赋不足，或年老体衰，或劳欲过度，或七情内伤，而致肾精亏虚，温煦失职，开合失司，气化不利，肾虚不藏则固摄无权，肾阴不足，阴虚火旺，虚火蒸动肾关而失于固摄，多见尿频量多，小便混浊如脂膏。故治肾当贯穿消渴病始终。李东垣云："消者，烧也……熏蒸日久，气血凝滞。"肾精不足，精不化气，五脏乏源，气不运血，血行不畅，停滞为瘀血，故瘀血内阻是消渴病的主要标证。瘀血内结，郁久化热，热灼阴伤，则发为消渴。肾气虚弱，精不化气，五脏柔弱，气不运血，而致气虚血瘀；肾阴亏虚，阴虚燥热，不能载血循经，血行瘀滞；肾阳衰微，阴寒内盛，血液凝滞，停聚为瘀。瘀血内阻，津不上承，则发为口渴，如《金匮要略•惊悸吐衄下血胸满瘀血病脉证治》描述："病人胸满，唇痿舌青，口燥，但欲漱不欲咽。"瘀血致消的机制，唐宗海在《血证论》中释为"血与气本不相离，内有瘀血，故气不得通，不能载水津上升，是以为渴"。阐明消渴病乃由瘀血阻络，津液不得敷布，不能濡养脏腑四肢百骸。故瘀血是消渴病发病过程中的重要病理产物，因瘀致消，而消久必瘀。在治疗方面，考虑到消渴病肾虚为本，血瘀为标，肾虚导致血瘀，血瘀加重肾虚。故针对消渴病的治疗应着重补肾活血，《石室秘录》云："消渴之证，虽分上、中、下，而肾虚以致渴，则无不同，故治渴之法，以治肾为主。"

典型病案一

许某，女性，42岁，工人。主因"多饮、多尿伴血糖升高2年余"，于2015年12月1日就诊。

患者于2013年10月无明显诱因出现多饮、多尿，体重未见明显下降，未予特殊重视，未行相关检查。同年11月在单位体检时测空腹血糖：16.8mmol/L。遂就诊于当地医院内分泌科，确诊为"2型糖尿病"，开始应用"胰岛素"皮下注射控制血糖治疗（早10IU、晚10IU，餐前），一个月后多饮、多尿症状明显缓解。后不定期监测血糖，空腹血糖波动在9～11mmol/L。因嫌应用胰岛素麻烦，后自行调整降糖药物为盐酸二甲双胍肠溶片0.5g，每日3次口服，甘精胰岛素注射液10IU睡前皮下注射控制血糖，自诉空腹血糖控制在8～13mmol/L。现为寻求中医药治疗来诊。症见：倦怠乏力，口干多饮，双手时有发麻，下肢发凉感，纳可，夜寐欠安，小便频数，大便调。月经延后1周，量可，色黯，有血块，时有痛经。舌黯红，苔薄白，脉沉细涩。查体：面色晦暗，全身皮肤无黄染及出血点，浅表淋巴结未触及肿大。眼睑无浮

各论

肿,双肺无异常,心律齐,各瓣膜听诊区未闻及杂音。腹软,无肌紧张,无压痛及反跳痛,未触及包块,肝脾肋下未触及,无移动性浊音,肝脾肾区无叩击痛,肠鸣音正常。脊柱及四肢无畸形,双下肢无水肿。

初诊:2015 年 12 月 1 日

倦怠乏力,口干多饮,双手时有发麻,下肢发凉感,纳可,夜寐欠安,小便频数,大便调。月经延后 1 周,量可,色黯,有血块,时有痛经。舌黯红,苔薄白,脉沉细涩。测空腹血糖10.8mmol/L,尿糖(++)。中医诊断为消渴病,辨证立法:肾阴不足,瘀血阻络。治疗滋阴补肾,活血化瘀。

处方:

肉苁蓉 10g	熟 地 15g	当 归 10g	赤 芍 10g
川 芎 10g	炒山药 15g	怀牛膝 10g	枸杞子 15g
鸡血藤 20g	丹 参 15g	山茱萸 15g	生黄芪 20g
生 地 15g	女贞子 15g	水 蛭 3g	元 参 15g

14 剂,每日 1 剂,水煎分 2 次服。

二诊:2015 年 12 月 15 日

患者服上药 14 剂后,一般情况尚可,倦怠乏力较前好转,仍间断双手麻木感,时有纳呆,口干多饮,尿量减少,大便干,夜寐安,舌淡黯,苔薄红,脉弦细,治疗仍以补肾活血为法,酌加健运脾胃之品。

处方:

肉苁蓉 10g	熟 地 15g	当 归 10g	赤 芍 10g
川 芎 10g	炒山药 15g	怀牛膝 10g	山茱萸 15g
丹 参 15g	生黄芪 20g	苍 术 10g	元 参 15g
生 地 15g	水 蛭 3g	炙香附 10g	鸡内金 10g

21 剂,每日 1 剂,水煎分 2 次服。

三诊:2016 年 1 月 5 日

患者服上药 21 剂后,诉前诸症状较前均有减轻,测空腹血糖 6.7mmol/L,尿糖(-)、尿蛋白(-),患者自行停用胰岛素,仅口服盐酸二甲双胍肠溶片控制血糖治疗。目前时有咳嗽咳痰,痰色白质稀易出,食欲一般,胃脘部饥饿时嘈杂不适感,二便调,夜寐安,舌淡黯,苔少,双尺脉细弱无力,月经未见明显血块,色黯红,量可。治疗前方基础加宣肺止咳、健脾和胃之品。

处方:

肉苁蓉 10g	熟 地 15g	当 归 10g	川 芎 10g
丹 参 15g	山茱萸 15g	生黄芪 20g	生 地 15g
苍 术 10g	元 参 15g	水 蛭 3g	天花粉 10g
炙香附 10g	鸡内金 10g	浙贝母 12g	紫 菀 10g

14 剂,每日 1 剂,水煎分 2 次服。

四诊:2016 年 1 月 19 日

患者服上药 7 剂后,诸症均解除,监测血糖波动在 5～7mmol/L,舌淡红,苔薄白,脉弦细。为巩固疗效,停服汤药,改为六味地黄丸,并叮嘱患者注意饮食。

按语

糖尿病属于中医消渴病的范畴，一般认为本病病位在肺、胃、肾，病机多属阴虚燥热，治疗上根据肺燥、胃热、肾虚之不同，分别采用清热润肺、养阴清胃、滋阴补肾等法。而无论是滋阴清热、补益肾气、益胃生津，还是活血化瘀、祛痰利湿等治疗方法，均是针对消渴病发生、发展过程中的某个特定阶段、某些病理改变的治疗，对消渴病的全程治疗难以采取有效的指导价值，因为消渴病是一个多脏腑功能失调、临床表现错综复杂的全身性疾病。但纵观从古至今历代诸医家论述，可以发现肾虚是引发消渴病的根本原因，如《医宗必读》云："消渴本病在肾。"肾为先天之本、元气之主，是生命之根本，主气化，主水液的代谢。因为肾阳的温煦及肾阴的滋润，人体的气血津液及脏腑功能才能得以正常活动。由于先天禀赋不足、劳欲过度或久病失治误治等原因，均可伤及肾精肾气，进一步导致肾阴亏虚，影响人体气血津液的循行运化。肾阴虚弱，相火妄动，阴虚燥热，耗津伤液而成瘀血，加之消渴病久常导致脏腑功能失调，气血阴阳失调，进一步导致气机阻滞，气血运行受阻，而使脉络瘀阻，故消渴病阴虚与燥热并存的病机转化之下，实际已有瘀血的形成，瘀血是消渴病发病过程中的重要病理产物。所以消渴病的病理基础是肾阴虚为本，燥热、瘀血为标，治疗上应采取以补肾活血为主的方法。

本例患者由于素体阴亏，肾阴不足，肾精亏虚，封藏失职，约束无权，故小便频数量多。阴亏燥热，耗伤津液，停聚为瘀，阻于四肢经络，则双手发麻；瘀血阻于冲任，则月经色黯夹有血块；瘀血内停，阳气被遏，循行不畅，不达四末，则见四肢冰凉。阴虚内热，虚火上游于肺，灼伤肺阴，阴虚肺燥，津液不能敷布，故口渴多饮。总属肾虚血瘀之证，治疗以肉苁蓉、生熟地、山药、怀牛膝、女贞子重在补益肾之气阴，填精益髓；丹参、赤芍、水蛭、当归、川芎活血化瘀；生黄芪、鸡血藤补益气血，遵"气行则血行"之意。二诊、三诊在见效基础上酌以对症治疗，适当加强滋阴增液的作用。其中苍术配伍元参为施今墨药对经验，俾苍术可敛脾胃精气，元参滋阴润燥，以元参之润可缓苍术燥热而发挥其止精微泄露之长，苍术之温燥可制元参之滞腻。后以六味地黄丸填补肾精收工。

典型病案二

刘某，男性，50岁，工人。主因"多饮、多尿伴体重下降3个月余"，于2016年5月8日就诊。

患者于2016年2月因劳累后出现腰背部酸痛，活动后加重，经休息后疼痛缓解，但逐渐出现口渴咽干，大量饮水，每日可饮水2～3暖水瓶，饮水后口干缓解不明显，饭量较前增加明显，小便频数，近3个月体重下降约15千克。于当地医院就诊，诊断为"2型糖尿病"。患者拒绝应用胰岛素及西医治疗，经运动、饮食控制未见明显缓解。期间先后服用多家中药汤药治疗，不定期监测空腹血糖仍波动在10～14mmol/L左右。现来诊。症见：倦怠乏力，腰膝酸软，口干，多食易饥，夜寐安，大便调，小便量多，夜尿5～7次。舌黯红，苔薄白，脉弦细。查体：面色少华，形体消瘦，全身皮肤无黄染及出血点，浅表淋巴结未触及肿大。眼睑无浮肿，双肺呼吸音清，未闻及干湿性啰音及胸膜摩擦音，心律齐，各瓣膜听诊区未闻及杂音。腹平软，无压痛及反跳痛，未触及包块，肝脾肋下未触及，无移动性浊音，肝肾区无叩击痛，肠鸣音正常，双下肢无水肿。

初诊：2016年5月8日

倦怠乏力，腰膝酸软，口干，多食易饥，夜寐安，大便干，一日一行，小便量多，夜尿5～7次，面色少华。舌黯红，苔薄白，脉弦细。化验血生化示：ALT 55U/L，GLU 15mmol/L，尿常规示：尿糖(++++)，尿蛋白(-)。中医诊断为消渴病，辨证立法：肺肾阴虚，瘀血阻络。治疗补益肺肾，活血化瘀。

处方：

肉苁蓉10g	熟　地15g	当　归12g	赤　芍15g
川　芎10g	生山药15g	怀牛膝10g	麦　冬15g
丹　参15g	山茱萸15g	黄　精15g	天花粉15g
葛　根15g	北沙参15g		

14剂，每日1剂，水煎分2次服。

二诊：2016年5月22日

患者服上药14剂后，一般情况尚可，多饮、多食及多尿均有减轻，大便调，夜寐安，舌黯红，苔薄白，脉弦细弱，化验血生化示：GLU 11mmol/L，尿常规示：尿糖(++)，尿蛋白(-)。治疗仍以补肾活血为法，酌加益气养阴之品。

处方：

肉苁蓉10g	熟　地20g	当　归12g	赤　芍15g
川　芎10g	生山药15g	泽　泻10g	黄　精15g
北沙参15g	丹　参15g	山茱萸15g	党　参20g
葛　根15g	水　蛭3g	菟丝子15g	

14剂，每日1剂，水煎分2次服。

三诊：2016年6月5日

患者服上药14剂后，多饮及多尿症状明显改善，体重较前增加，面色红润，腰膝酸软仍在，测空腹血糖6.7mmol/L，诉监测血糖最高达10mmol/L，尿糖(-)、尿蛋白(-)，纳可，二便调，夜寐安，舌淡黯，苔少，脉仍细弱，较前有好转。考虑本虚仍在，治疗加强益气补肾力度。

处方：

肉苁蓉10g	熟　地15g	当　归12g	赤　芍15g
川　芎10g	生山药15g	泽　泻10g	生黄芪20g
北沙参15g	丹　参15g	山茱萸15g	党　参20g
葛　根15g	制首乌10g	水　蛭3g	桑寄生15g

14剂，每日1剂，水煎分2次服。

四诊：2016年6月19日

患者服上药14剂后，三多症状基本消失，乏力及腰膝酸软较前明显改善，不定期监测血糖波动在5～8mmol/L，舌淡红，苔薄白，脉弦细。为巩固疗效，上方继续服用21剂。

按语

消渴病在古代又有"三消"之称，以多饮为上消，多食为中消，多尿为下消。《诸病源候论•虚劳病诸候》指出："房事过度，致令肾气虚耗，下焦生热，热则肾燥，燥则渴，肾虚又不得传制水液，故随饮小便。"可见其基本病机为阴虚阳亢，病之本责之于肾，如《杂症会心录》中云："消渴一症，责在于下，肾水亏虚，则龙火无所留恋，而游行于中上，在胃则善食易饥，在肺则口渴喜饮，亦有渴而不善食者，亦有善食而不渴者，亦有渴而亦善食者，火空则发是也。若火灼在下，耳轮焦而面黑，身半以下，肌肉尽削，小便所出，白浊如膏，较之上、中二消为尤甚。"依据消渴病阴虚燥热的主要病机，津亏液少，势必不能载血循经畅行，燥热内灼，煎熬营血，又可导致血瘀，瘀热在里进一步损伤阴分，终致阴虚与血瘀并见，瘀血内阻，气机循行不畅，则津液难以输布，因三消源本于肾，故治消总应以补肾为主，滋阴生津为主，兼以活血化瘀。血行津布则燥热可解，瘀除气畅则阴液自生。故2型糖尿病患者多属阴虚热盛，或气阴两虚、阴阳两虚。其本为虚，其标为热，久病血瘀，故治疗应扶正以逐邪，重在补肾，后期需活血。

本病为典型的三消病，患者平素因工作原因劳逸失度，过度耗伤肾精肾气，真元亏虚，阳浮于外，阴不内守，阴分亏虚而相火亢盛，则肾失摄纳，约束固摄无权，封藏失职，水谷精微从小便而出，故小便频数量多；脾胃为后天之本，气血生化之源，肾气不固，精微耗损过多，影响脾之运化功能，水谷精微又不能得以充分运化，不得充养四肢百骸，故面色少华，体重下降，倦怠乏力。《读医随笔》说："气虚不足以推血，则血必有瘀。"过度劳累，耗伤气血，加之肾阴亏耗，不能载血循经畅行，涩滞为瘀，津不上承，故见口渴。《医学心悟》中云："三消之治，不必专执本经，但滋其化源，则病易痊矣。"故方中应用北沙参、麦冬、天花粉滋养亏损阴分；酌用葛根以清解阳明胃热；肉苁蓉、怀牛膝、熟地、黄精以滋补肾阴；生山药直入肺、脾、肾、胃四经，为三焦平补之药，上补肺可益气生津止渴，下补肾可缩小便而治腰膝酸软，配黄精中补脾胃以促使水谷精微得以运化；当归、赤芍、丹参活血通经，有利于三焦之气化。阴精亏损日久，必然导致气虚，故在第二诊加入了党参以补益肺脾之气，菟丝子以补肾填精，泽泻据现代研究可以降血糖。待三消外在典型表现基本痊愈后，又酌加黄芪、党参、桑寄生，以增强补气固肾养血之力而巩固疗效。

典型病案三

张某，女性，49岁，司机。主因"多饮、多尿、多食、消瘦10年余"，于2016年7月13日就诊。

患者于2006年6月开始无明显诱因出现口渴多饮，伴小便次数增多，食欲增加，饭量较前明显增多，无恶心、呕吐，无倦怠乏力，无怕热、多汗、心悸，无尿急、尿痛、小便灼热感。当时未予特殊重视及治疗，1个月内体重下降约15千克。同年10月到当地医院常规体检时，测空腹血糖约18mmol/L，餐后血糖约24mmol/L，后诊断为"2型糖尿病"，予"诺和龙30R"早12IU，午12IU，晚16IU皮下注射控制血糖治疗，并坚持运动。后多饮、多尿症状明显改善，体重未再明显下降，多食易饥也得以控制，定期监测血糖均自诉控制尚可（具体未见数值）。近10年期间因饮食及工作原因，血糖曾有波动，空腹血糖最高曾达22mmol/L，多次就诊于当地医院，并根据病情调整用药方案，先后更换过多种胰岛素控制血糖，曾加服"阿卡波糖（拜糖平）"降糖治疗，后因腹泻等不良反应自行停药。2010年起加用口服降糖药为"格列本脲片"，期间不定期监测空腹血糖及餐后血糖，基本控制在正常范围（具体不详）。近期因工作原因，饮食控制不佳，间断监测空腹血糖波动在12～15mmol/L，并逐渐又出现多饮、多尿、多食的症状，于当地医院继续调整降糖药物控制血糖，多饮多尿等症状未见明显改善。现为求中医药治疗特来就诊。症见：肌肉瘦削，多食易饥，口干多饮，小便淋漓不尽感，倦怠乏力，咳痰多白沫易出，舌黯红，苔滑腻，脉细滑。既往冠状动脉粥样硬化性心脏病，不稳定性心绞痛 6 年，规律口服阿司匹林、单硝酸异山梨酯片对症治疗；高血压病 7 年，最高血压 180/100mmHg，目前规律口服苯磺酸氨氯地平联合卡托普利片控制血压，血压控制尚可。查体：面色晦暗，全身皮肤无黄染及出血点，浅表淋巴结未触及肿大。眼睑无浮肿，双肺听诊呼吸音清，未闻及干湿性啰音及胸膜摩擦音，心律齐，各瓣膜听诊区未闻及杂音。腹部膨隆，腹软无肌紧张，无压痛及反跳痛，未触及包块，肝脾肋下未触及，无移动性浊音，肝脾肾区无叩击痛，肠鸣音正常，双下肢无水肿。

初诊：2016 年 7 月 13 日

肌肉瘦削，多食易饥，口干多饮，小便淋沥不尽感，倦怠乏力，痰多白沫易出，无咳嗽，舌黯红，苔滑腻，脉细滑。中医诊断为消渴病，辨证立法：肾虚胃热，湿火内生。治疗滋阴补肾，清热生津。

处方：

肉苁蓉 10g	熟　地 15g	当　归 10g	山茱萸 15g
丹　参 15g	制首乌 10g	元　参 10g	麦　冬 10g
茯　苓 15g	泽　泻 10g	怀牛膝 10g	天花粉 15g
北沙参 15g	黄　柏 10g	知　母 10g	

7 剂，每日 1 剂，水煎分 2 次服。

二诊：2016 年 7 月 20 日

患者服上药 7 剂后，多饮及善饥饿感觉略减，仍小便频数，小便浑浊，神疲乏力，口中黏腻不清，舌苔较前呈白腻。考虑患者中年女性，天癸既绝，肺肾阴亏，复加饮食不慎，胃肠湿火内盛，水谷之精微不得运化。为上、中、下三消并见，夹有湿热，即肾亏于下，肺燥于上，湿热蕴中之证候。故原方去元参、怀牛膝、知母，加萆薢、山茱萸、炒白术以健脾化湿浊，稍减熟地防滋腻碍胃。

处方：

肉苁蓉 10g	熟　地 10g	当　归 10g	北沙参 10g
丹　参 15g	制首乌 10g	炒白术 15g	山茱萸 15g
茯　苓 15g	泽　泻 10g	粉萆薢 10g	天花粉 15g
黄　柏 10g	知　母 10g		

7 剂，每日 1 剂，水煎分 2 次服。

三诊：2016 年 7 月 27 日

患者服上药 7 剂后，口渴及易饥饿感较前明显减轻，大便六日未行，小便时有浑浊，仍频数，口腻时有黏腻感，舌苔尚腻，脉沉细带滑。胃肠湿火得清利，但湿浊仍尚未下趋，加用薏苡仁、瓜蒌等之药以加强通阳化浊。

处方：

肉苁蓉 10g	熟　地 10g	当　归 10g	赤　芍 10g
丹　参 15g	炒白术 15g	山茱萸 15g	陈　皮 10g
茯　苓 15g	泽　泻 10g	粉萆薢 10g	天花粉 15g
北沙参 15g	瓜　蒌 15g	火麻仁 10g	生薏仁 15g

14 剂，每日 1 剂，水煎分 2 次服。

四诊：2016 年 8 月 17 日

患者服上药 14 剂后，间断易饥饿感，口略干，小便频数，点滴而出，大便已行，排便困难，口中仍时有黏腻感，倦怠乏力明显，下肢麻木疼痛。复诊前因突发视物模糊于当地医院住院治疗，诊断为"糖尿病视神经病变"，给予营养神经等对症治疗后略好转，来诊时双目干涩，视物不清。此为消渴病日久，津液耗浊灼伤，加以阳不化气，肾中阴阳俱虚，且消渴病日久进一步伤阴耗气，而致气阴两虚，肾气不固，经脉失养，肾虚血瘀，络脉瘀阻，原方基础上加以散结明目之品，并加强补肾活血功效。

处方：

肉苁蓉 10g	熟 地 10g	当 归 10g	赤 芍 10g
川 芎 10g	丹 参 15g	山茱萸 15g	制首乌 10g
水 蛭 3g	火麻仁 15g	地 龙 10g	怀牛膝 10g
泽 泻 10g	谷精草 15g	白蒺藜 10g	白菊花 10g

7 剂，每日 1 剂，水煎分 2 次服。

五诊：2016 年 8 月 24 日

患者服上药 7 剂后，多饮及易饥饿感基本消失，小便浑浊及尿频症状也有减轻，大便恢复正常，双目视物较前好转，脉仍细滑少力。此为气能化精之佳兆，考虑病久阴损及阳，少酌温补肾阳之品以阳中求阴。

处方：

肉苁蓉 10g	熟 地 15g	当 归 10g	赤 芍 10g
川 芎 10g	丹 参 15g	山茱萸 15g	制首乌 10g
水 蛭 3g	火麻仁 15g	陈 皮 15g	党 参 20g
谷精草 15g	知 母 10g		

14 剂，每日 1 剂，水煎分 2 次服。

六诊：2016 年 9 月 7 日

患者服上药 14 剂后，未诉饥饿感，轻度视物模糊，饭量得到控制，偶有口渴喜饮，下肢麻木疼痛略减轻，面色少华，大便偏干，小便不适症状较前明显减轻，脉濡滑，舌苔白厚。此为上中两焦肺胃之火得以清肃，下焦肾之真阴未复。继以补肾活血为主。

处方：

肉苁蓉 10g	熟 地 15g	当 归 10g	赤 芍 10g
川 芎 10g	丹 参 15g	山茱萸 15g	制首乌 10g
水 蛭 3g	枸杞子 15g	怀牛膝 10g	女贞子 15g
淮山药 12g	黄 柏 10g	知 母 10g	

7 剂，每日 1 剂，水煎分 2 次服。

七诊：2016 年 9 月 14 日

患者服上药 7 剂后，近期因家中应酬，饮食不慎而致腹泻，日 3～4 次，服用止泻药物治疗后症状略减轻，复出现胸闷憋气，劳累后心前区不适感，脉濡滑少力，舌苔白厚。饮食所伤导致潜伏湿火欲抬头之征兆，前方基础酌加益气通脉、清养和胃之法。

处方：

肉苁蓉 10g	熟 地 15g	当 归 10g	赤 芍 10g
川 芎 10g	丹 参 20g	山茱萸 15g	水 蛭 3g

怀牛膝 12g　　淮山药 12g　　白扁豆 10g　　炒白术 10g

防　风 10g　　升　麻 3g　　郁　金 10g　　石菖蒲 10g

7剂,每日1剂,水煎分2次服。

八诊:2016年9月21日

患者服上药7剂后,腹泻止,上中下三消及心前区不适感均消退,口干明显减轻,脉沉细,苔薄白,期间定期监测空腹血糖波动在5～8mmol/L,尿糖未见明显异常。目前上中焦积热得以清退,下焦亏虚肾水尚未完全恢复,遵《黄帝内经》"阴平阳秘,精神乃治"之理,故嘱患者停服汤药,改为左归丸后续调理,其余控制血糖药物暂时不变。

按语

糖尿病以中老年多见。此时期,人们生理上正处于"五脏衰""天癸竭"的阶段,肾主藏精,肾精亏虚必致精血亏虚,而精血乃人身阴液之根本,"五脏之阴非此不能滋",进一步导致五脏六腑之阴俱虚,阴不制阳,虚热内生,加之姿食肥甘、湿热内蕴,情志不畅、气郁化火,进一步耗灼脏腑之阴,消渴诸症作。《诸病源候论·渴利候》中云:"渴利者,随饮小便故也。由少时服乳石,石热盛时,房室过度,致令肾气虚耗,下焦生热,热则肾燥,燥则渴,肾虚又不得传制水液,故随饮小便。"可见,病虽有上、中、下三消之分,但属本应标实之证,肾阴亏虚为本,虚热亢扰为标。而因虚致瘀是糖尿病的特征性改变。清代唐宗海在《血证论·发渴》述:"瘀血发渴者,以津液之生,其根出于肾水……有瘀血则气为血阻,不得上升,水津因不能随气上布。"说明瘀血致渴,渴而在肾,久病在肾,久病多瘀,肾虚致渴的理论。治消渴与治外感暴病不同,因其多难速效,故每当收效之时,必须坚持效不更方,不一朝更夕变,杂药乱投。

《黄帝内经》云女子"七七……天癸竭,地道不通,故形坏而无子也",本例患者中年女性,气阴自半,肾水亏耗,化燥伤津,加之饮食不节,中焦运化失司,湿浊内生,湿浊与燥热相互胶结,进一步耗气伤阴,久之气血循行不畅,瘀血内阻,病属上中下三消俱见,经历了多次的症状、证候病机的演变,准辨证论治而使病除,但治疗整个大法为补肾活血法。诊治过程可分三个阶段。自一诊至四诊为第一阶段,临床表现除上中下三消症的典型表现之外,且有倦怠乏力、舌苔腐腻之症与其并存,可见其不仅肺燥、胃热、肾虚、血瘀,更有湿、痰相互搏结,郁而化火,纠缠不清,故立法必须虚实标本兼顾,补虚是以补肾为主,泻实乃以化湿、清热为主。若只顾滋阴益肾,势必导致痰湿难化;然仅清热化湿,则又将日耗阴分。所以在这一阶段的治疗中以清补共用。自五诊至六诊为第二阶段,是属肾中阴阳皆虚,而致阳气不能化湿,水精不得四布,故立法改为温肾治本为主,以使阳复阴承,水火既济。第三阶段为七诊以后,由肾气阴阳皆虚转为阴虚为主,故立法侧重滋肾清热。不同阶段治法各有侧重,而活血理念贯穿全程。

第二节　甲状腺功能亢进症(瘿病)

甲状腺功能亢进症(简称甲亢)是由于甲状腺激素分泌过多所致的常见的内分泌疾病,由于甲状腺合成释放过多的甲状腺激素,造成机体代谢亢进和交感神经兴奋,主要表现为多食、消瘦、畏热、心悸、多汗等高代谢证候群、神经和血管系统兴奋性增强,并以不同程度的甲状腺肿大和浸润性突眼为特征。该病相当于中医学的"瘿病""心悸""中消"等范畴。

《医学入门》一书指出："瘿气，今之所谓瘿瘤是也，由忧虑所生。忧虑伤心，心阴盛损，证见心悸失眠，多汗，舌光红。七情不遂，则肝郁不达，郁久化火化风，证见性情急躁，眼球突出，面颊升火，脉弦震颤。肝火旺盛，灼伤胃阴，阴伤则热，热则消谷善饥。若肝旺犯脾，脾失运化，证为大便溏泄，消瘦疲乏。"详细描述了甲状腺功能亢进症的发病原因与典型的临床表现。

瘿病的主要病因是情志内伤，与感受外邪盘踞、饮食水土不和、先天禀赋不足等有密切关系，《诸病源候论》说："瘿者，由忧恚气结所生。"故其病机以气滞、痰凝、血瘀为主，初期多为肝郁化火，灼液为痰，痰气火三者痹阻气机，气机阻滞不利，瘀血内停，气、痰、血合而为病；病久则由实转虚，以阴虚为主。沈金鳌在《杂病源流犀烛·瘿病》中指出："瘿之为病，其症皆属五脏，其源皆为肝火。"本病的发病病位在颈前（甲状腺），涉及肝、脾（胃）、心、肾等脏腑，其中与肝脏关系最为密切。病性初起多以实证为主，病程日久则由实变虚，出现气虚、阴虚或虚实夹杂之证。

肾虚血瘀在本病后期也多见。先天禀赋不足、阴分亏虚是本病的发病基础。体质秉承于先天，得养于后天。先天禀赋的不同决定了体质差异的存在，体质的阴阳偏颇决定机体疾病状态时阴阳失衡的发展方向，如《灵枢·寿夭刚柔》云："人之生也，有刚有柔，有弱有强，有短有长，有阴有阳。"先天肾精不足，肝肾亏虚，暗耗阴血，阴精不足，脏腑津液不得濡养，外加情志不遂，则痰气郁结，阻于颈前，发为本病；或先天阴虚体质之人，虚热内生，虚火灼液为痰，痰阻气机，循行不畅，痰凝血瘀，痰血交阻于颈亦可发为本病。如《医学入门》中云："瘿气……或肾气亏虚，邪乘经产之虚。"又如《证治汇补·惊悸怔忡》记载："有阴气内虚，虚火妄动，心悸体瘦，五心烦热，面赤唇燥，左脉微弱，或虚火无力者是也。"此外，气滞、痰凝日久则血循不畅，瘀血乃成，气、痰、瘀相壅结颈前，进而造成瘿病加重。明代陈实功《外科正宗·瘿瘤》："夫人生瘿瘤之症，非阴阳正气结肿，乃五脏瘀血、浊气、痰滞而成。"病久伤及肾脏，肾为先天之本，内寓真精，肾精、肾气不足，脏腑精气不得充，迁延不愈者多演变为气阴两虚，此即《素问·评热病论》"邪之所凑，其气必虚"之理。气虚易化火灼津为痰，阴虚则血行不利而成瘀，故痰浊、瘀血仍滞留于体内，难以剔除。故临床对于中后期瘿病患者也可适当采用补肾活血法进行治疗。

典型病案一

刘某，29岁，女，职员。主因"心悸、手抖、颈部肿大1年余"，于2015年12月26日就诊。

患者平素工作压力大，因工作劳累于2014年9月出现心悸、头晕，而在当地医院给予对症治疗后，头晕较前减轻，心悸不适未见明显缓解。此后心悸频繁发作，每因活动后及生气时严重，后于2015年1月在当地医院确诊为"甲状腺功能亢进症"，即服"甲硫氧嘧啶片"对症治疗1个月，后自觉心悸减轻而自行停药，停药不多日后又感心悸加重，并自觉颈部较前变粗，曾在外院应用多种中西药治疗，疗效不佳。遂来我院就诊，症见：心悸心烦，口渴欲饮，善饥饿感，神疲乏力，自汗出，纳差，夜寐欠安，小便数，大便溏泄，舌质黯红，苔薄白而少津，脉细弦数。查体：眼裂增宽，双眼球突出，甲状腺轻度弥漫性肿大，表面光滑，无触痛，双侧对称，双肺未闻及干湿性啰音及胸膜摩擦音，心律齐，各瓣膜听诊区未闻及杂音。腹软无压痛及反跳痛，肝脾肋下未触及，无移动性浊音，肝脾肾区无叩击痛，肠鸣音正常。脊柱及四肢无畸形，双下肢无水肿，双手有细微震颤，手心湿润。化验血常规示：WBC 3.9×10^9/L，

N 80%，L 19%；甲功五项：T_3 3.4ng/ml，T_4 32μg/dl，TSH：0.1mU/L；心电图检查示：窦性心动过速（心率 105 次 /min）。

初诊：2015 年 12 月 26 日

心悸心烦，口渴欲饮，善饥饿，神疲乏力，自汗出，纳差，夜寐欠安，小便数，大便溏泄，舌质黯红，苔薄白而少津，脉细弦数。西医诊断为甲状腺功能亢进症。中医诊断为瘿病，证属肝肾阴虚，痰瘀互结。治宜滋养肝肾，软坚散结，活血化瘀。

处方：

肉苁蓉 10g	生 地 10g	当 归 10g	赤 芍 10g
川 芎 10g	水 蛭 3g	丹 参 20g	白 芍 10g
制首乌 10g	山茱萸 15g	女贞子 15g	旱莲草 15g
丹 皮 10g	鳖 甲[先煎]15g	蒲公英 10g	

7 剂，每日 1 剂，水煎分 2 次服。

二诊：2016 年 1 月 5 日

上方连服 7 剂，心烦、心悸及汗出症状较前减轻，胃脘部胀满感，食欲下降，二便正常，脉细弱，苔薄白，中药仍守原方之义，佐以开胃进食之品。

肉苁蓉 10g	生 地 12g	当 归 10g	赤 芍 10g
川 芎 10g	水 蛭 3g	白 芍 10g	焦三仙[各]15g
制首乌 10g	山茱萸 15g	女贞子 15g	旱莲草 15g
丹 皮 10g	鳖 甲[先煎]15g	知 母 10g	鸡内金 10g

14 剂，每日 1 剂，水煎分 2 次服。

三诊：2016 年 1 月 19 日

上方服用 14 剂，心悸明显减轻，未诉心烦不适，饮食可，二便调，食欲有恢复，夜寐一般，自汗停止，复见盗汗，近日出现腰骶部酸痛、耳鸣等肾虚征象。复查甲功五项示：T_3 2.06ng/ml，T_4 25μg/dl。因肾虚精关不固，表证得解，本虚渐现，原方酌加收涩之品。

肉苁蓉 10g	生 地 12g	当 归 10g	赤 芍 10g
水 蛭 3g	丹 参 20g	煅龙牡[各]15g	制首乌 10g
怀牛膝 10g	山茱萸 15g	女贞子 15g	旱莲草 15g
丹 皮 10g	鳖 甲[先煎]15g	知 母 10g	黄 柏 10g

7 剂，每日 1 剂，水煎分 2 次服。

四诊：2016 年 1 月 26 日

上方服 7 剂，无心悸、胸闷、烦躁易怒之表现，腰部疼痛及耳鸣症状有所减轻，饮食、二便及舌脉同前。原方去水蛭，加杜仲以增强补肝肾、壮筋骨之功。

肉苁蓉 10g	生 地 12g	当 归 10g	赤 芍 10g
丹 参 20g	煅龙牡[各]15g	山茱萸 15g	制首乌 10g
怀牛膝 15g	杜 仲 15g	女贞子 15g	旱莲草 15g
丹 皮 10g	鳖 甲[先煎]15g	知 母 10g	黄 柏 10g

7 剂，每日 1 剂，水煎分 2 次服。

五诊：2016 年 2 月 2 日

上方服用 14 剂，腰微酸，无耳鸣，食欲与二便正常，又出现手抖、心烦失眠症状，舌质红，脉弦数。阴虚阳亢证又显现，考虑病情略有反复，原方增养阴安神之法。

肉苁蓉10g	生　地12g	当　归10g	赤　芍10g
川　芎10g	水　蛭3g	丹　参20g	煅龙牡^各15g
制首乌10g	北沙参15g	酸枣仁15g	旱莲草15g
丹　皮10g	鳖甲^(先煎)15g	知　母10g	黄　柏10g

14剂，每日1剂，水煎分2次服。

六诊：2016年2月16日

服14剂后，诸多病症消失，睡眠良好，触诊甲状腺轻度肿大，但复查甲功五项：T_3 1.5ng/ml，T_4 9.2μg/dl。嘱继服左归丸一月，避免情绪激动。

按语

甲亢由于甲状腺素分泌过多，造成机体组织代谢亢进，导致自主神经功能状态发生相应变化，反映出不同证型的特点，主要以交感神经兴奋为主要表现。其病因如《临证指南医案》云："女子……阴性凝结，易于怫郁。"《外科正宗》有"人生瘿瘤之症……乃五脏瘀血、浊气痰滞而成"的说法。瘿病患者由于禀赋所致，易受外邪侵袭，多为素体肾阴亏虚，先天正气不足，在成长过程中遇各种因素诱发，易有肝木化火之变，故现代医家认为本病发病以肝肾阴亏、阴虚火旺为主，阴虚为病机之本，火郁、痰凝、瘀血为病机之标，故在治疗方面，早期以化痰消瘿、疏肝解郁，中后期可能益气养阴、补肾填精为主，并采用活血化瘀为佐使。

本例患者以精神过度紧张而发病，加之病情迁延一年多，初起即有心悸心烦、失眠、怕热多汗、舌红少津、脉弦细数等阴虚阳亢表现。阴虚主要为肾阴虚，阳亢主要为肝阳上亢。因肾阴虚不能涵养肝木，肝阳偏亢，上扰心神而出现心悸心烦、怕热多汗；肝主筋，阴虚内热灼伤津液，筋脉不舒，因而双手发料；又因肝火旺盛，灼伤胃阴，则消谷善饥，舌红少津，脉弦细数；水谷精微不得运化，停聚为痰，久则痰凝血瘀结于颈，则致颈部肿大。故阴虚是其病本，气滞痰凝血瘀是其标。治疗以肉苁蓉、山茱萸、制首乌补肾填精；白芍、山茱萸养阴柔肝；二至丸合鳖甲、知母滋阴清热；水蛭、赤芍、川芎、丹参以活血化瘀；蒲公英散结消肿；丹皮、生地泻伏火凉血除烦。得效后以左归丸培补肾气以巩固疗效。

典型病案二

孙某，女性，46岁，主因"胸闷、心悸、汗出2年"，于2015年3月9日就诊。

患者2年前与家人生气后出现心悸，胸闷，易饥饿感，饭量由原来的250g/d增至500g/d，同时怕热多汗，心烦易怒，失眠，并逐渐出现双眼突出，蹲下站起时困难，于当地医院查甲功七项示：FT_3 27.45pmol/L，FT_4 48.12pmol/L，总 T_3 4.08nmol/L，总 T_4＞240.0nmol/L，TSH＜0.015IU/ml，给予口服他巴唑10mg每日3次口服对症治疗。服药1个月后症状明显减轻，考虑病情好转，半年前自行停药。2个月前再次出现多汗、多食，劳累后心慌、气短明显，夜间有时憋醒，伴体重下降，就诊于当地医院，行甲状腺超声检查示：甲状腺右叶弥漫性肿大，化验甲功五项示：FT_3 34.25pmol/L，FT_4 70.97pmol/L，总 T_3 3.87nmol/L，总 T_4＞240.0nmol/L，TSH 0.11mU/L。诊断为"甲状腺功能亢进症"，已用西药治疗1个月，未见明显缓解，上述症状时有反复。现为求中医治疗就诊。症见：形体消瘦，性急易怒，烦热盗汗，颈部肿大，心慌气短，口舌生疮，舌黯红苔薄少，脉细数。查体：眼裂增宽，双眼球突出，甲状腺Ⅱ度肿大，表面光滑，无触痛，左右两侧对称，心率110次/min，律齐，各瓣膜听诊区未闻及杂音。腹软无压痛及反跳痛,未触及包块,肝脾肋下未触及,无移动性浊音,肝肾区无叩击痛,肠鸣音正常。脊柱及四肢无畸形,双下肢无水肿。双手有细微震颤。

初诊:2015年3月9日

形体消瘦,性急易怒,烦热盗汗,颈部肿大,心慌气短,口干口渴,口舌生疮,夜寐差,多梦易醒,大便一日两行,质稀,小便调,舌黯红苔薄少,脉细数。西医诊断为甲状腺功能亢进症,中医诊断为瘿病。考虑病程较长,证属心肝火旺,肾阴亏虚,阴不敛阳,痰瘀互结。治宜补益肝肾,清心散结,活血化瘀。

处方:

熟　地10g	当　归10g	赤　芍10g	山茱萸10g
丹　参15g	制首乌10g	生　地15g	蒲公英15g
白芥子10g	麦　冬10g	丹　皮10g	泽　泻10g
鳖　甲(先煎)15g	知　母10g	夏枯草15g	

7剂,每日1剂,水煎分2次服。

二诊:2015年3月16日

上方服用7剂,心慌、烦躁、失眠、汗出等症状逐渐减轻,间断头晕,生气后加重,脉仍细数,舌质黯红,腰膝酸软,二便尚调。原方基础上酌加平肝潜阳之品。

处方:

熟　地10g	当　归10g	赤　芍10g	山茱萸10g
丹　参15g	制首乌10g	生　地15g	蒲公英15g
白芥子10g	麦　冬10g	丹　皮10g	泽　泻10g
鳖　甲(先煎)15g	石决明10g	夏枯草15g	钩　藤10g

14剂,每日1剂,水煎分2次服。

三诊:2015年3月30日

上方服用14剂,胸闷、心悸、头晕较前好转,烦热口渴略有缓解,仍口渴不欲饮,汗出仍多,夜寐欠安,二便调。舌黯红,苔薄,脉细涩。上方加养心安神之品。

处方:

熟　地10g	当　归10g	赤　芍10g	山茱萸10g
丹　参15g	制首乌10g	生　地15g	蒲公英15g
白芥子10g	麦　冬10g	丹　皮10g	泽　泻10g
知　母10g	夏枯草15g	远　志10g	酸枣仁15g

14剂,每日1剂,水煎分2次服。

四诊:2015年4月14日

上方服用14剂,诸症状均明显缓解,唯偶有胁痛脘胀,脉转沉而有力,二便调。舌黯红,苔薄。考虑久用生熟地等滋腻之品,予加强行气活血之力。

处方:

熟　地10g	当　归10g	赤　芍10g	山茱萸10g
丹　参15g	制首乌10g	生　地15g	红　花10g
麦　冬10g	丹　皮10g	泽　泻10g	枳　壳10g
炙香附10g	元　胡10g		

14剂，每日1剂，水煎分2次服。

继续治疗14剂，上症均见明显好转，颈项肿大渐消，复查甲功七项提示各项指标均已基本恢复正常。继以六味地黄丸巩固1月。

按语

甲状腺功能亢进症，是由于甲状腺分泌过多的甲状腺素所致的一种内分泌疾病，多发于青壮年，女性多见。主要表现为不同程度的甲状腺肿大、性情急躁易怒、多食善饥、消瘦乏力、四肢颤抖、心慌汗出、眼球突出等症状体征。多属于中医学"瘿病"范畴。有关瘿病的病因历代医家各抒己见，归纳起来不外乎与情志不遂、肝郁气结、痰瘀互结有关。如《诸病源候论》载："瘿者由忧恚，肝气郁结所生。"《外科正宗》有"人生瘿瘤……乃五脏瘀血浊气痰滞而成"的记载，故治疗多采用疏肝化痰散瘀为主。此外本病的发生，除肝郁、血瘀、痰结的因素外，多伴有气阴不足的见症，如乏力、畏热多汗、善饥、舌红脉数等，故治疗时还强调应用益气养阴。

本病患者素体阴亏，复因情志失调，精神创伤，郁郁寡欢，致肝失疏泄，气机不行，郁而化火，炼液为痰，阻滞经络，结于颈前，则见颈项肿大、突眼；火热扰于心，暗耗心血，则心悸汗出，心烦；火扰于下，肾水亏耗，灼伤肾阴，虚火内动，则手抖。阴津不足，津不养血，血失滋润，血行黏滞，运行涩滞，瘀阻于内，则口干渴不欲饮，舌黯红。治疗应引火归原，使虚阳潜于下焦阴分。故本方以山茱萸、熟地、制首乌等补益肝肾阴精治本，生地、麦冬以滋养阴分；鳖甲、知母清阴分虚热；当归、赤芍、丹参等活血化瘀治标，辅以夏枯草散结清热，而收效颇显。

第三节　亚急性甲状腺炎（瘿气）

亚急性甲状腺炎又称巨细胞甲状腺炎、非感染性甲状腺炎、病毒性甲状腺炎等，其发病原因不明，多与病毒感染或者病毒产生变态反应有关。临床上主要表现为发热、甲状腺肿、甲状腺疼痛，以及伴有甲亢或甲减的表现，大多数人起病较急，早期可有发热恶寒、咽痛等上呼吸道感染症状、伴倦怠乏力、食欲减退、自汗盗汗，甲状腺部位肿痛，疼痛放射至下颌下、颈颞部、吞咽或转头时疼痛加重，腺体质硬、压痛。在起病初期可出现手抖、心悸、多汗等轻度甲亢症状，在疾病恢复期偶伴有甲状腺功能减退的表现，如怕冷、水肿等。本病相当于中医学的"瘿气""瘿瘤"等范畴，《三因极一病证方论》云"皮色不变，即名肉瘿"。

本病的外因多为风、湿、热三邪入侵，阻于颈部关隘；内因多为正气不足，五脏薄弱。此时感受外邪，正气更损，易致邪气久留不去，化生浊气痰瘀，并可与稽留于颈前的邪气胶结而发病。如正气不足之人，腠理疏松，外邪乘虚而入，使营卫行涩，经络阻塞，气血凝滞。喉结为肝肾任脉所主，素体肝肾阴虚，水不涵木，肾虚肝旺，气郁化火，津灼痰结，复感外邪，更易发为本病。因此本病的病因为风热或风湿之邪，病机为气滞血瘀痰凝。治疗应区分外邪所致或者气滞血瘀、阴阳虚损，以疏风散邪、消肿止痛为原则，佐以养阴清热或温阳化瘀。

《外科正宗·瘿瘤论》认为："夫人生瘿瘤之症，非阴阳正气结肿，乃五脏瘀血、浊气、痰滞而成。"故久病、反复发作者或长期应用激素的患者，因病久耗气，正气亏虚，导致肾阳衰疲，肾阴亏耗，出现阴阳俱虚之象；加之久病脏腑功能失调，气血津液运行失常，停聚为血瘀，共成肾虚血瘀之证，因此，在对于本病后期反复迁延不愈者，补肾活血法也是治疗本病特色。

典型病案一

陈某，54 岁，男，农民。主因"颈前部疼痛伴发热 1 周"，于 2015 年 11 月 16 日就诊。

患者 1 周前因受凉而致咽痛，咳嗽咳痰，继而出现颈前部肿痛伴高热，体温波动在 38.8～39.5℃，自行服用退热药物治疗未见明显缓解，遂在某医院应用头孢类抗生素抗感染治疗 1 周，治疗期间每晚体温均达到 39℃ 以上，白天可自行恢复正常体温。进一步就诊于当地医院，化验血常规示：WBC 14.5×10⁹/L，NEUT% 82%；甲功七项示：TSH 0.8mU/ml，FT₄ 30.4pmol/L，FT₃ 12.5pmol/L，TT 48.7nmol/L。甲状腺及颈部淋巴结超声检查示：甲状腺多发片状不均匀低回声区（亚急性甲状腺炎可能）。为求中医药治疗来诊，症见：身热无汗，口干咽干，食欲一般，眠可，二便调，舌黯红，苔少而干，脉弦细数。查体：神清，精神萎靡，右侧甲状腺Ⅱ度肿大、质硬、触痛明显，左侧甲状腺Ⅰ度肿大、质韧、压痛。心律齐，各瓣膜听诊区未闻及杂音。腹软无压痛及反跳痛，未触及包块，肝脾肋下未触及，无移动性浊音，肝肾区无叩击痛，肠鸣音正常。脊柱及四肢无畸形，双下肢无水肿。

初诊：2015 年 11 月 16 日

身热无汗，口干咽干，食欲一般，眠可，二便调，舌黯红，苔少而干，脉弦细数。中医诊断为瘿气，此为热毒侵袭，正邪相搏，治疗以清热解毒，养阴生津，活血止痛为主。

处方：

太子参 10g	板蓝根 15g	玄　参 15g	赤　芍 10g
青　蒿 10g	生地黄 20g	生石膏 30g	制鳖甲 15g
牡丹皮 10g	丹　参 15g	知　母 10g	麦　冬 10g
金银花 15g	连　翘 15g	桔　梗 6g	地　丁 10g

7 剂，每日 1 剂，水煎分 2 次服。

二诊：2015 年 11 月 23 日

患者自诉服药 2 剂后即体温明显下降，夜间体温波动在 37.3～37.5℃，颈部疼痛明显改善，晚上能够入睡，进食较前增加，但仍感乏力，口略干，大便溏，因平素工作强度大逐渐出现腰膝酸软，舌黯红，苔质润边有瘀斑，脉弦略细，右侧甲状腺Ⅱ度肿大、略有压痛，左侧甲状腺Ⅰ度肿大、无压痛。热毒初退，本虚症状已显，前方基础上酌加补肾活血法。

太子参 10g	板蓝根 15g	玄　参 15g	赤　芍 10g
青　蒿 10g	生地黄 20g	川　芎 10g	制鳖甲 15g
牡丹皮 10g	丹　参 15g	知　母 10g	麦　冬 10g
肉苁蓉 10g	生　地 10g	当　归 10g	水　蛭 3g

7 剂，每日 1 剂，水煎分 2 次服。

三诊：2015 年 11 月 30 日

颈部无疼痛，体温基本正常，波动在 36.5～36.7℃，双下肢乏力，腰膝酸软较前好转，纳可，面色晦暗，大便不成形，日一行，小便调，夜寐安。舌黯红苔薄，脉弦细。考虑热毒已除，故前方去清热解毒之品，侧重补肾活血之法。

肉苁蓉 10g	生　地 10g	当　归 10g	赤　芍 10g
川　芎 10g	山茱萸 10g	水　蛭 3g	丹　参 30g
制首乌 10g	党　参 15g	知　母 10g	麦　冬 10g

第十章　补肾活血法在内分泌及代谢性疾病中的临床应用

生黄芪 20g　　怀牛膝 10g

14 剂，每日 1 剂，水煎分 2 次服。

四诊：2015 年 12 月 14 日

患者诉腰膝酸软较前明显好转，双下肢乏力亦明显改善，余未诉特殊不适，舌脉同前。触诊双侧甲状腺 I 度肿大、质软无压痛。化验血常规及甲功五项未见明显异常。复查甲状腺 B 超检查示：甲状腺实质回声欠均匀。

效不更方，原方继服 7 剂，以巩固疗效。

按语

亚急性甲状腺炎以 20～50 岁发病最高，尤以女性多发。病因目前多数认为与病毒感染有关。发病前数日、数周有上呼吸道感染史，早期可伴有甲状腺功能亢进，病程长短不一，可自数周至数月，甚至 1～2 年，一般为 2～3 个月，整个甲状腺都可受累。临床表现主要有上呼吸道感染、甲状腺肿痛、甲状腺功能异常。本病属中医"瘿瘤""瘿气"范畴，发病多为外感风寒，郁而化热，热传阳明（足阳明胃经循行甲状腺部位），或气郁生痰、痰随气逆，积聚于颈项而成。有文献研究认为瘿病是由于正气不足，外感时邪，结聚于经络、脏腑，导致气滞、血瘀、痰凝等相互胶结而成，或因有形之痰阻遏气机，气滞则成瘀，气、痰、瘀互结则形成，故临床常兼见痰凝、血瘀、湿盛夹杂。

本例患者因感受邪毒，迅速入里化热，热毒结于颈，则发为本病。正气鼓舞，祛邪外出，邪正相争，则高热疼痛。热毒炽盛，阴津已伤，故见口干咽干、高热无汗。患者平素起居不慎，过度劳累，耗伤肾精肾气，不能充养先后天，故热退期后本虚的症状突显。急则治其标，故在高热疼痛阶段给予板蓝根、连翘、金银花、生石膏等诸药清热解毒，以求迅速遏制热毒耗伤阴津正气、灼伤络脉之变。同时选用青蒿鳖甲汤使邪去阴复而热退，收到桴鼓之效。佐以太子参以扶助正气，又不致助热生火。因平素劳倦过度，肾精不充，待热毒渐解，本虚症状突出后，即开始增强补肾活血化瘀之力，使患者耗损之体慢慢恢复正常，热毒已去，血脉通畅，颈前之硬肿逐渐得以消散。

典型病案二

何某，女，36 岁，主因"间断左颈部肿痛 1 年余"，于 2015 年 10 月 17 日就诊。

患者诉 2014 年秋初因产后受凉出现发热咽痛，自服感冒药对症治疗未见明显缓解，并逐渐可触及左侧颈部肿物，疼痛不适，咀嚼、吞咽时疼痛加重，严重时影响进食，并逐渐出现双下肢水肿，伴心率和体温升高，体温最高达 39℃，就诊于当地医院，查血沉 95mm/h，甲状腺功能及血常规正常，甲状腺超声检查：甲状腺增大，双侧叶低回声光团，颈部淋巴结增大。考虑"亚急性甲状腺炎"，给予"泼尼松"等药物对症治疗后好转。后仍间断发作，病情时有反复，双下肢水肿未见明显减轻。近 1 个月患者自觉颈前隐痛，偶有牵涉颈部及头顶部，伴有畏寒，小便次数增多，时有头晕。舌苔薄白，脉弦细。遂来就诊。查甲状腺功能示：FT_3、FT_4 正常，TSH 升高。甲状腺超声检查：甲状腺增大，双侧叶低回声光团，颈部淋巴结增大。查体：甲状腺 I 度肿大，压痛（±），心律齐，各瓣膜听诊区未闻及杂音。腹软，无肌紧张，无压痛及反跳痛，未触及包块，肝脾肋下未触及，无移动性浊音，肝脾肾区无叩击痛，肠鸣音正常。双下肢轻度可凹性水肿。

初诊：2015 年 10 月 17 日

颈项部时有隐痛，畏寒，大便调，小便频数色清，纳可，夜寐安，四末微凉，下肢肿胀，眩晕阵作，倦怠乏力，舌淡红，苔薄白，脉弦细。中医诊断为瘿气，辨证为脾肾阳虚、瘀血内停，治疗以温肾助阳，活血利水。

处方：

肉苁蓉10g	熟　地12g	当　归10g	赤　芍10g
川　芎10g	山茱萸10g	水　蛭3g	丹　参20g
制首乌10g	巴戟天10g	菟丝子10g	桑寄生12g
生黄芪30g	怀牛膝10g	冬瓜皮10g	茯　苓10g

14剂，每日1剂，水煎分2次服。

二诊：2015年11月3日

患者诉颈前疼痛及头晕缓解，仍有肢体畏寒，下肢水肿略减，近期食欲欠佳，夜寐欠安，大便略溏，小便调。舌淡红苔薄白，脉弦细。原方酌加健脾和胃化食之品。处方如下：

肉苁蓉10g	熟　地12g	当　归10g	赤　芍10g
川　芎10g	山茱萸10g	水　蛭3g	丹　参20g
制首乌10g	巴戟天10g	菟丝子10g	桑寄生12g
生黄芪30g	砂　仁6g	炒白术15g	茯　神10g

14剂，每日1剂，水煎分2次服。

三诊：2015年11月17日

患者已无颈前疼痛及头晕症状，肢体畏寒较前明显减轻，纳可，夜寐欠安，二便调，夜寐欠安，入睡困难。舌淡红苔薄白，脉弦细。复查血沉14mm/h，甲状腺功能正常，甲状腺超声检查未见明显异常。继服28剂以巩固疗效，原方酌加安神之品，处方如下：

肉苁蓉10g	熟　地12g	当　归10g	赤　芍10g
川　芎10g	山茱萸10g	水　蛭3g	丹　参20g
制首乌10g	合欢皮10g	夜交藤20g	炒枣仁20g
生黄芪30g	炒白术15g	茯　苓10g	

28剂，每日1剂，水煎分2次服。

四诊：2015年12月17日

患者诸证均减，惟肢体畏寒，纳可，夜寐安，二便调，夜寐欠安，入睡困难。舌淡红苔薄白，脉弦细。标实症状已获效，而本虚仍需缓图之，继服28剂以巩固疗效，原方基础上继续加强补肾力度，处方如下：

肉苁蓉10g	熟　地12g	当　归10g	赤　芍10g
川　芎10g	山茱萸10g	水　蛭3g	丹　参20g
制首乌10g	合欢皮10g	夜交藤20g	补骨脂10g
生黄芪20g	杜　仲15g	巴戟天10g	桑寄生10g

28剂，每日1剂，水煎分2次服。

后电话随访半年，未见复发。

按语

亚急性甲状腺炎极易反复，疼痛可持续数月，本病急性发病期多由外感风热毒邪，加之情志内伤而起病。历代各医家对本病的认识各有不同侧重点，如《诸病源候论》说："瘿者，忧恚气结所生……"强调情志致病方面的因素;《养生方》述:"诸山水黑土中,山泉流着,不可久居,常食令人作瘿病……"强调地理环境因素的影响;又如《外科正宗·瘿瘤论》认为:"夫人生瘿瘤之症……乃五脏瘀血、浊气、痰滞而成。"明确指出本病的根本病机为气滞、血瘀、痰凝壅结于颈前而至瘿气。治疗则多以行气解郁、化痰消瘿为治疗原则。是否伴有气滞、痰阻、气阴耗伤甚至血瘀,往往与患者的体质、病情轻重和病程长短有关。在临床上有些患者发病后数月来医院就诊,也有因早期中断治疗而使症状反复,或因久服糖皮质激素,导致病情反复发作、病程延长。久病则伤津耗气,消耗人体正气。而肾为人的先天之本,肾阳为人体一身阳气之本,肾阳的主要作用是促进机体的温煦、运动、兴奋和化气。肾阳衰则一身之阳皆衰,肾阳亡则一身之阳皆亡,由此可见肾阳对人的生命有着至关重要的作用。倘若患者素体肾阳不足,肾失开阖,气化不利,患者可出现黏液性水肿的表现。

本例患者病程相对较长,初期产后病体尚未恢复,感受邪毒,正气无力抗邪外出,邪毒内伏,肾气不衡,肾阳不足,失于温煦,故畏寒、小便频数、四末凉。脾肾阳虚,阴寒内盛,寒凝血瘀,痰血结于颈前,故"不通则痛""不荣则痛",而致经久不消,故病情反复。肾气失衡,气不化水,瘀阻经脉所致下肢水肿。故本着气化则水行之理,治以温肾化气,活血利水。方中重用补肾活血诸药,并配合熟地黄、制首乌补肾填精,阴生阳长,助肾气之源。当归味甘、辛,性温,归肝、心、脾经,《医学启源》中云:"当归,气温味甘,能和血补血。"现代药理研究当归可改善微循环,祛瘀又可活血补血。川芎味辛、性温,《本草汇言》云其"上行头目,下调经水,中开郁结,血中气药。尝为当归所使,非第治血有功,而治气亦神验也……味辛性阳,气善走窜而无阴凝黏滞之态,虽入血分,又能去一切风,调一切气"。现代药理研究指出川芎中的川芎嗪能扩张外周血管,对微循环障碍有明显的改善作用,与水蛭、赤芍共助当归活血通经祛瘀,全方温补脾肾、补益精血,以治其本,温经散寒、活血止痛以疗其标。

第四节　痛风(痹证)

痛风是由于嘌呤代谢紊乱、尿酸排泄减少所致的疾病,具有反复发作、病程长的特点,临床表现为高尿酸血症、慢性痛风石疾病、特征性急性关节炎反复发作三种症状体系,严重者可出现关节活动障碍甚至畸形、肾尿酸结石以及痛风性肾病。男性发病率高于女性。本病属于中医学"痹证""痛风""历节风"等范畴。

本病的发生系由机体正气不足,卫外不固,或先天禀赋不足,则外无御邪之能,内乏抗病之能,感受外在的风、寒、湿、热之邪,痹阻于肢体、经络,使气血运行不畅而发病,正如《素问·痹论》说:"风寒湿三气杂至,合而为痹也。"《医学准绳六要》指出:"痛风……今人多内伤,气血亏损,湿痰阴火,流滞经络,或在四肢,或客腰背,痛不可当,一名白虎历节是也。"因感受病邪性质不同,而表现出不同的症状,《素问·痹论》将其按照病因分为"其风气胜者为行痹,寒气胜者为痛痹,湿气胜者为著痹也"。行痹因风善行而数变,关节疼痛游走不定,《景岳全书·风痹》说:"历节风痛,以其痛无定所,即行痹之属也……三气之邪偏历关节,与气血相搏而疼痛非常,或如虎之咬,故又有白虎历节之名。"痛痹因寒主收引,其性凝滞,关节疼痛固定不移;著痹因湿性黏滞重着,关节疼痛麻木肿胀;热痹则因经络蓄热,关节红肿热痛。痹证日久不愈,气血津液运行不畅,津液停聚,瘀阻血脉,以致痰浊瘀血痹阻

各论

经络，表现为关节肿大、屈伸不利，甚则关节周围瘀斑、变形。本病初起以邪实为主，病久耗伤气血，本虚标实，病位在肌肤经络，久及肝肾。

在治疗方面，应辨清风寒湿热之邪的不同，有无气血、脏腑的损伤，以疏经通络为基本原则，后期还应适当配伍补益正气之法。《医学心悟•痹》指出："治行痹者，散风为主，而以除湿祛寒佐之，大抵参以补血之剂，所谓风先治血，血行风自灭。治痛痹者，散寒为主，而以疏风燥湿佐之，大报参以补火之剂，所谓热则流通，寒则凝塞，通则不痛，痛则不通也。治著痹者，燥湿为主，而以祛风散寒佐之，大抵参以补脾之剂，盖土旺则能胜湿，而气足自无顽麻也。"并嘱患者控制饮食，改变饮食习惯，避免食用高嘌呤、高脂肪食物及戒酒。

按照中医"久病必瘀""久病入络""久病及肾"的观点，痛风反复发作，经久不愈，迁延日久不瘥，易累及肾脏，并见瘀血内停之证。肾藏精主水主骨，精生髓，髓养骨。《素问•逆调论》称："肾者水脏，主津液。"肾为先天之本，肾精肾气是维持机体正常活动的根基。若肾气充盛，则筋骨强健，水液代谢得以维系。若肾气亏虚，一者精不能生髓，髓不养骨，则发为骨病；二者肾主水脏，水液的代谢，有赖于肾中精气的蒸腾气化，肾气亏虚，则水液代谢停滞，导致气血运行失常，气机阻滞不利，停聚为痰，气血瘀滞，关节筋脉失于荣养，则发为本病。初期为以实为主，为气滞血瘀，不通则痛；后期多见虚证，为瘀血内停，阻碍气血生化运行，则为不荣则痛；病久则虚实夹杂，经久不愈。若平素恣食肥甘厚腻之品，饮食不节，损脾伤胃，脾失健运，不能运化水谷精微，湿浊内生；或劳欲伤肾，肾之蒸化开阖功能障碍，导致内生之湿浊滞留，湿浊凝滞于经络关节，影响血行，久之血脉瘀滞，瘀血阻络。《临证指南医案》曰："经以风寒湿三气合而为痹，然经年累月，外邪留著，气血皆伤，其化为败瘀凝痰，混处经络。"湿浊久郁阻碍气机升降，气行则血行，气滞则血瘀，血行郁滞而致瘀；湿浊瘀血相互胶结，流注于肌肉、关节、经络，经脉循行不畅，可出现关节僵硬畸形疼痛，甚或关节变形，舌黯脉涩等表现。综上，补肾活血法在痛风的治疗中具有不可替代的意义。

典型病案一

祝某，男，55岁，主因"双手指、足趾小关节肿痛20余年"，于2016年3月20日就诊。

患者平素喜好凉食及肥甘厚腻之品，嗜酒如命（平均每顿白酒约250ml）。20年前饮酒后突然感到双足趾肿痛，伴关节活动受限，局部皮色发红，皮温升高，因工作较忙，自服用"双氯芬酸钠（扶他林）片"口服止痛治疗后好转。以后每于饮酒或劳累、受寒之后，即疼痛增剧，双足踇趾内侧肿痛尤甚，以夜间为剧。10年前因关节红肿热痛伴活动受限加重，即去医院就诊，考虑为"类风湿关节炎"，先后应用多种非甾体抗炎药物止痛治疗，疼痛有所缓解，时轻时重，并逐渐出现手指关节疼痛。2年前右手食指中节僵肿处破溃，在当地医院诊断为"痛风性关节炎"，给予碳酸氢钠、秋水仙碱等一体化治疗后疼痛可缓解。因服药不规律导致肿胀疼痛间断发作，每于疼痛加重时药物控制，导致病情缠绵未愈。半个月前因饮食不慎，上述症状复发加重，自服止痛药物对症治疗未见明显缓解，遂来就诊。关节刺痛，遇冷加重，得热稍缓，夜间尤甚，倦怠乏力，神疲气短，动则汗出，腰膝酸软。舌质黯红有瘀斑，苔白腻，脉弦滑。行血生化示：血尿酸780μmol/L，CRP 11.4mg/dl，ESR：红细胞沉降率102mm/h。查体：形体丰腴，双掌指、双足踇趾关节肿胀疼痛，关节皮色发红，多个关节伸面可见多个大小不等的痛风石，皮温不高，关节屈伸不利，活动受限。双肺呼吸音清，未闻及干湿性啰音，心律齐，各瓣膜听诊区未闻及杂音。腹软，无肌紧张，无压痛及反跳痛,未触及包块,肝脾肋下未触及,无移动性浊音,肝脾肾区无叩击痛,肠鸣音正常,双下肢无水肿。

初诊:2016年3月20日

关节刺痛,屈伸不利,活动受限,疼痛遇冷加重,得热稍缓,夜间尤甚,倦怠乏力,神疲气短,动则汗出,腰膝酸软,纳可,二便调,夜寐欠安。舌质黯红有瘀斑,苔白腻,脉弦滑。中医诊断为痹证,辨证为肾虚血瘀、痰瘀阻络,属虚实夹杂,治疗上以补肾强骨,化瘀蠲痹通络为主。另嘱患者忌食用高嘌呤食物,如动物内脏、海鲜、啤酒等,加强饮水量。

处方:

肉苁蓉 10g	熟 地 10g	当 归 10g	赤 芍 10g
川 芎 10g	丹 参 15g	山茱萸 15g	制首乌 10g
水 蛭 3g	土茯苓 15g	生薏仁 15g	桑寄生 15g
怀牛膝 10g	秦 艽 10g	炒山药 15g	

14剂,每日1剂,水煎分2次服。

二诊:2016年4月7日

患者诉药后各关节处肿痛较前略缓解,苔薄,仍舌有瘀斑,脉细弦,倦怠乏力及腰膝酸软同前。此痰浊血瘀得以泄化,故疼痛显减,但本虚仍在,故继续补肾活血之法,酌加强通络之功效。

处方:

肉苁蓉 10g	熟 地 10g	当 归 10g	赤 芍 10g
川 芎 10g	丹 参 15g	山茱萸 15g	制首乌 10g
水 蛭 3g	土茯苓 15g	生薏仁 15g	桑寄生 15g
怀牛膝 10g	秦 艽 10g	炒山药 15g	僵 蚕 10g

14剂,每日1剂,水煎分2次服。

三诊:2016年4月21日

患者来诉各关节肿痛明显减轻,每日发作次数较前明显减少,未诉腰膝酸软不适,乏力亦减,饮食、睡眠、二便均调。舌淡红,苔薄,少量瘀点,脉弦细。复查血沉20mm/h,CRP 1.5mg/dl,尿酸已基本接近正常。在前法基础上酌加补骨脂、杜仲以加强补肾力量。

处方:

肉苁蓉 10g	熟 地 10g	当 归 10g	赤 芍 10g
川 芎 10g	丹 参 15g	山茱萸 15g	制首乌 10g
水 蛭 3g	杜 仲 15g	生薏仁 15g	桑寄生 15g
怀牛膝 10g	秦 艽 10g	补骨脂 15g	

14剂,每日1剂,水煎分2次服。

四诊:2016年5月10日

诸证均减,唯倦怠乏力略反复,舌黯红,苔薄白,脉弦细。嘱患者注意饮食,以六味地黄丸继服2个月,后随访半年未诉发作。

按语

西医学认为痛风是一种因嘌呤代谢发生紊乱,使尿酸累积而引起的慢性疾病,属于关节炎的一种,又称代谢性关节炎,其发病机制包括高尿酸血症的形成、人体尿酸生成增多和尿酸排泄减少、尿酸盐结晶沉积引起急性痛风性关节炎。临床治疗需要达到及时控制痛风性关节炎的急性发作，以及长期治疗高尿酸血症，以预防尿酸钠盐沉积造成关节破坏及肾脏损害为主要目的。中医学认为痛风的发病机制相对复杂，朱良春所说："痛风非风，而浊瘀内阻才是发病关键。"浊瘀的产生与肝、脾、肾有着密不可分的关系。本病反复发作，迁延日久不愈，常累及肝肾，致肝肾亏虚，而肝肾不足又进一步导致本病缠绵难愈。姜德友认为，先天或者后天因素所致的肾虚，均可使水液及骨代谢异常，从而引发本病。若脾胃受损，运化无力，不能运化水谷精微，水湿内停，聚而成痰，气血运行受阻，瘀血内生，痰瘀互结，痹阻气血、经络，发为本病，故可见本病的病理基础是痰、毒、瘀。

本例患者平素饮食不节，恣肆肥甘厚腻及寒凉之品，损脾伤胃，痰浊内生，停聚为瘀，痹阻关节经络，则发为痹证。反复发作，日久及肾，肾之蒸化开阖功能障碍，湿浊滞留，瘀浊流窜于筋骨，注于经络、肌肉、关节，气血痹阻不通，则肢体诸关节疼痛拘急不舒，屈伸不利，《金匮衍义》云："肾属水，藏精……而精生于谷，谷不化，则精不生，精不生，则肾无所受，虚而反受下流之脾邪。"故只有肾阴阳平衡协调，肾精肾气的蒸化推动作用才能得以正常发挥，并进一步发挥脾胃的升清降浊功能，否则浊阴不降，留滞体内，血脉痹阻，久见肾虚血瘀，瘀阻于内，故见舌有瘀斑；倦怠乏力、气短自汗均为气血不能荣养之象；腰为肾之府，肾精不足，腰府失养，则腰膝酸软。故治疗上应用肉苁蓉、熟地、山茱萸、制首乌、桑寄生、怀牛膝补肾填精，水蛭、赤芍、川芎、当归、丹参活血化瘀；土茯苓、秦艽化湿通络；炒山药、生薏仁健脾化湿。

典型病案二

刘某，男，57岁，主因"间断乏力2年余、双足大趾跖趾关节间断疼痛1年"，于2016年4月28日就诊。

患者于2014年无明显诱因出现倦怠乏力，双下肢乏力明显，时有腰部不适感，活动后加重，未予特殊重视。12月初于单位体检时，化验肾功能示：UA 435μmol/L。3个月后复查肾功能示：UA 569μmol/L，一直给予饮食控制，未做特殊处理。2015年5月因劳累过度、饮冷啤酒后出现双足大趾跖趾关节红肿疼痛，疼痛剧烈，立即于当地医院急诊科就诊，复查肾功能示：UA 801μmol/L。先后给予止痛序贯降尿酸对症治疗后疼痛较前好转，仍间断疼痛发作。遂来就诊。诉倦怠乏力，双足大趾跖趾关节红肿疼痛，口干多饮，纳可，小便量少，大便粘腻不尽，一日2～3行。舌红苔黄腻、舌下络脉粗，脉滑。查体：双肺呼吸音清，未闻及干湿性啰音，心律齐，各瓣膜听诊区未闻及杂音。腹软，无肌紧张，无压痛及反跳痛，未触及包块，肝脾肋下未触及，无移动性浊音，肝脾肾区无叩击痛，肠鸣音正常，双下肢无水肿。双足跖趾关节屈伸不利，轻度红肿，活动轻度受限。尿常规示：PRO（+），BLD（±）。泌尿系超声检查示：左肾肾盏可见强回声光点。

初诊：2016年4月28日

倦怠乏力，双足大趾跖趾关节红肿疼痛，疼痛严重时影响睡眠，口干多饮，纳可，夜寐欠安，小便量少，大便粘腻不尽，一日2～3行。舌红苔黄腻、舌下络脉粗，脉滑。尿常规示：PRO（+），BLD（±）。泌尿系超声检查示：左肾肾盏可见强回声光点。中医诊断为痹证，辨证为肾虚血瘀、湿热内蕴，属本虚标实、虚实夹杂之证，治疗补肾活血化瘀，清热利湿通络。另嘱患者忌食高嘌呤食物，如动物内脏、海鲜、啤酒等，多饮水。

处方：

肉苁蓉 10g	熟　地 15g	当　归 10g	赤　芍 10g
川　芎 10g	丹　参 15g	山茱萸 15g	制首乌 10g
水　蛭 3g	土茯苓 15g	生薏仁 15g	生大黄 10g
炒山药 15g	生黄芪 15g	萹　蓄 10g	瞿　麦 10g

7剂，每日1剂，水煎分2次服。

二诊：2016年5月6日

诉服药7剂后关节疼痛、乏力等症状较前有好转，仍纳差，大便2日一行，黏腻难出，小便数，无尿频尿痛，舌红苔黄腻，脉滑，尺脉弱。仍以补肾活血为基本，加强清热利湿之品以治标。

处方：

肉苁蓉 10g	熟　地 15g	当　归 10g	赤　芍 10g
川　芎 10g	丹　参 15g	山茱萸 15g	制首乌 10g
水　蛭 3g	土茯苓 15g	生薏仁 15g	生大黄 10g
陈　皮 10g	萹　蓄 10g	瞿　麦 10g	生黄芪 15g

14剂，每日1剂，水煎分2次服。

三诊：2016年5月20日

未诉关节红肿疼及活动不利、乏力等不适，偶有疼痛，口干多饮减轻，偶有大便发黏，小便调，夜寐安，纳可，舌红苔白腻，脉滑。复查尿常规示：PRO阴性，肾功能示：UA 238μmol/L。仍以补肾活血之法巩固疗效。

处方：

肉苁蓉 10g	熟　地 15g	当　归 10g	赤　芍 10g
川　芎 10g	丹　参 15g	山茱萸 15g	制首乌 10g
水　蛭 3g	土茯苓 15g	生黄芪 15g	败酱草 10g

14剂，每日1剂，水煎分2次服。

后电话随访，患者自行继续服用末次药方1个月余，未诉特殊不适。

按语

痛风属中医"痹证""历节""痛风""血浊"范畴。《杂病会心录》云："肾气充实，则阴阳调和有度，内湿何由而生。"病因多为过食肥甘厚腻、恣肆饮酒，或因先天禀赋不足、肾气亏虚，病机多为脾、肾和三焦气化功能失调，水液代谢失调，化为痰湿浊毒，气血运行受阻，停聚为瘀。《金匮衍义》云："肾属水，藏精……而精生于谷，谷不化，则精不生，精不生，则肾无所受，虚而反受下流之脾邪。"痰浊阻滞日久聚成邪毒，进一步加重脾肾损伤，或滞留经脉化热。现代医家多认为本病为虚实夹杂证，肾亏脾虚是本虚，痰瘀毒互结为标实。《医学准绳六要》曰："痛风，即内经痛痹，上古多外感，故云三气合而为痹，今人多内伤，气血亏损，湿痰阴火，流滞经络，或在四肢，或客腰背，痛不可当，一名白虎历节是也。"急则治标，痛风性关节炎急性发作期，以利湿泄浊、清热解毒为主；缓则治本，间歇期以健脾益肾为主；慢性关节炎期出现痛风反复发作，甚则关节变形，则以补益肝肾、活血通络为主。

本例患者平素饮食不节，嗜酒及喜食寒凉之物，损脾伤胃，气化失常，津液停聚为痰饮湿浊，阻滞气机；适逢过劳，肾水受损，先后天俱属不足，形体失养，湿浊不得代谢，停聚为瘀，阻滞经络，则局部疼痛；郁久化热，湿热内蕴，则口干、大便黏腻等不适。为本虚标实，本虚主要为脾肾亏虚，标实为湿浊血瘀互结。在治疗上应当采取补肾活血，利湿降浊为主的方法。补肾填精可促进机体功能恢复及运行，减少湿浊瘀毒内生，抑制尿酸的生成，为治本之法；而在治标方面，应用活血化瘀、利湿降浊可改善人体内环境，推陈出新，气血津液得以运行，促进尿酸的排泄。故应用黄芪、山药、熟地、肉苁蓉、山茱萸补肾敛精益气，丹参、川芎、赤芍、当归、水蛭以活血化瘀通经，萹蓄、瞿麦、败酱草、土茯苓清利下焦清热，佐用大黄通便泻下以荡涤污浊。诸药合用，维持体内气血津液的运行以达到正常代谢痰浊湿毒的目的。

第五节　高脂血症（痰浊）

高脂血症是人体内脂质代谢失常的一类疾病，常见于高血压、糖尿病等疾病，其与动脉粥样硬化、中风、冠心病等关系密切，是动脉粥样硬化和心脑血管疾病重要的危险因素之一，因此对于高脂血症的防治已日益受到人们的重视。

中医学虽无高脂血症的病名，但根据其临床表现可归属于"胸痹""眩晕""痰浊""瘀血"等范畴之中。高脂血症的病因，外因是嗜食肥甘膏粱厚味，内因是脾肾运化输布失调。脾肾亏虚为本，痰浊、瘀血为标，《素问·生气通天论》云："味过于甘，心气喘满，色黑，肾气不衡。"本病病机虽错综复杂，但不外虚、痰、瘀、滞四者，可以虚实两端概括之。根据其临床表现，高脂血症本证可分为阴虚、阳虚及阴阳两虚三型；标证分为痰浊、瘀血、痰浊夹血瘀三型。临床上患者的表现是错综复杂的，还可以出现本证兼标证的各种类型。对高脂血症的治疗，主要采用化痰泄浊，活血化瘀，补益肝肾等法。血脂增高、症状明显者，以化痰祛瘀为主；症状不明显者，以滋养肝肾为主。

肾脏虚损，下丘脑-垂体-肾上腺轴功能紊乱，机体内环境失调，五脏六腑功能失常，食入水谷难以化为精微，浊物内滞，血脉循行不畅，发为本病。其中肾虚血瘀是高脂血症发病的主要原因之一，因高脂血症多发生于中老年人。《素问·上古天真论》记述："女子七岁，肾气盛，齿更发长……丈夫八岁，肾气实，发长齿更……四八，筋骨隆盛，肌肉满壮。五八，肾气衰，发堕齿槁……七八，肝气衰，筋不能动，天癸竭，精少，肾脏衰，形体皆极。八八，则齿发去。"中老年人患高脂血症主要是内源性的，实质上为中医肾虚血瘀证的表现。《读医随笔·制生化论》云："气虚不足以推血，则血必有瘀。"王清任在《医林改错·论抽风不是风》中云："元气既虚，必不能达于血管，血管无力，必停留而瘀。"人进入中年之后，一方面肾精始亏，不能鼓动五脏之阳而衍生脂浊，精血不足，血脉不充，血行涩滞而停聚为瘀；另一方面，肾阴虚，虚热内生，煎熬津液，痰浊血瘀内生；肾阳虚则温煦失职，不能推动血液运行，血行无力则出现血瘀。而瘀和痰均为津血不归正化的产物，两者关系密切，瘀血阻滞，脉络不通，影响津液正常输布，以致津液停积而成痰，《诸病源候论·痰饮病诸候》谓："诸痰者，此由血脉壅塞，饮水积聚而不消散，故成痰也。"因此痰瘀常常胶结难解，互结为病。故高脂血症的病机特点多为虚实夹杂，本虚标实，本虚以肝肾亏虚为主，主要在肾虚；标实为痰瘀互结，主要为血瘀。

综上，高脂血症的患者大多都有肾虚血瘀的症状和体征，如倦怠乏力、耳鸣、腰膝酸软、夜尿增多、舌下静脉怒张、舌质瘀黯或有瘀点瘀斑等。补肾活血法治疗高脂血症的目的在于恢复机体气血阴阳之间的平衡，而这种调理的作用方法则是通过"虚者补之""实则泻之"的原则来实现的。

刘某，男性，50岁，作家。患者主因"间断双目干涩、视物模糊3年余"，于2016年5月8日就诊。

患者平素长期伏案工作，间断腰部不适感，3年前无明显诱因出现双目干涩、视物模糊，休息后可减轻，未予特殊重视。近年来反复发作，劳累及熬夜后加重，休息后均可减轻。先后就诊多家医院眼科，行相关检查未见明显异常，给予对症治疗亦未见明显好转。2016年5月单位组织年度体检，查血生化示：胆固醇8.7mmol/L，甘油三酯4.25mmol/L，低密度脂蛋白0.56mmol/L；腹部超声检查示脂肪肝。予以口服阿托伐他汀钙片降脂对症治疗。现为求中医药治疗特来就诊。就诊时见：视物模糊，双目干涩，倦怠乏力，大便质干，2~3日一行，纳可，小便调，眠差，入睡困难，醒后不易入睡。舌红无苔，脉沉细。复查血生化示：胆固醇6.12mmol/L，甘油三酯2.85mmol/L。查体：形体偏胖，双肺呼吸音清，未闻及干湿性啰音，心律齐，各瓣膜听诊区未闻及杂音。腹软，腹部膨隆，无肌紧张，无压痛及反跳痛，未触及包块，肝脾肋下未触及，无移动性浊音，肝脾肾区无叩击痛，肠鸣音正常，双下肢无水肿。

初诊：2016年5月8日

形体偏胖，视物模糊，双目干涩，倦怠乏力，大便质干，2~3日一行，纳可，小便调，眠差，入睡困难，醒后不易入睡。舌红无苔，脉沉细。化验血生化示：胆固醇6.12mmol/L，甘油三酯2.85mmol/L。中医诊断为痰浊，辨证立法：脾肾两虚，痰瘀互结。治疗健脾补肾填精，化痰散瘀活血。

处方：

肉苁蓉10g	熟　地15g	当　归12g	赤　芍15g
川　芎10g	丹　参15g	山茱萸15g	水　蛭3g
泽　泻10g	丹　皮15g	生黄芪20g	茯　苓10g
焦山楂15g	枸杞子15g	菊　花10g	地骨皮15g
山　药15g			

14剂，每日1剂，水煎分2次服。

二诊：2016年5月22日

患者服上药14剂后，诉双目干涩及视物模糊较前明显好转，偶劳累及熬夜时间断发作，乏力仍在，大便调，夜寐安，纳差，腹部偶有隐痛不适，舌黯红，苔薄白，脉沉细，治疗仍以补肾活血为法，酌加健脾运胃之品。

处方：

肉苁蓉10g	熟　地15g	当　归12g	赤　芍15g
川　芎10g	丹　参15g	山茱萸15g	水　蛭3g
生黄芪20g	泽　泻10g	砂　仁6g	茯　苓15g
焦山楂15g	枸杞子15g	菊　花10g	地骨皮15g

14剂，每日1剂，水煎分2次服。

三诊：2016年6月5日

患者服上药 14 剂后,未诉双目干涩、乏力等不适感,面色红润,纳可,二便调,夜寐安,舌淡黯,苔少,脉细弱无力。复测血生化示:胆固醇 3.9mmoL/L,甘油三酯 1.62mmol/L。腹部超声检查示:脂肪肝(轻度)。上方去枸杞子,加五味子、生荷叶以巩固疗效。

处方:

肉苁蓉 10g	熟 地 15g	当 归 12g	赤 芍 15g
川 芎 10g	丹 参 15g	山茱萸 15g	水 蛭 3g
鸡内金 10g	五味子 5g	砂 仁 6g	茯 苓 15g
生黄芪 20g	泽 泻 10g	生荷叶 10g	地骨皮 15g

14 剂,每日 1 剂,水煎分 2 次服。

后电话随访告知病情稳定,未再诉上述不适。

按语

高脂血症以 50 岁以上中老年人居多。《素问•上古天真论》谓:"女子七岁,肾气盛,齿更发长……七七,任脉虚,太冲脉衰少,天癸竭,地道不通,故形坏而无子也""丈夫八岁,肾气实,发长齿更……八八,天癸竭,精少,肾脏衰,形体皆极,则齿发去"。说明本病的发生与肾气亏虚有着密切的关系,肾为先天之本,内藏命火,主一身之阳气,为气化之源,强壮之本。若肾气亏虚,则肾主气化的功能下降,气化无力,不能蒸化水液,导致水液停蓄,日久聚为痰浊;或劳倦过度,命门火衰,健运失职,内生痰湿。痰浊内阻,络脉不畅,瘀血则生。现代研究认为肾虚是以神经、内分泌紊乱为主的机体内环境综合调控功能障碍,这些障碍既可导致机体老化等动脉硬化症状的出现,也是血瘀形成的根源;肾虚可以促进血瘀的发生发展,血瘀又加重肾虚的病情,两者互相影响,互为因果。

本例患者长期伏案工作,加之熬夜,劳逸失度,"积虚成损,积损成劳",气血的运行处于迟缓状态而形成瘀滞。用熟地、山茱萸、枸杞子补肾填精,肾主气化,肾精得充,使津液代谢趋于正常,从而膏脂可以随津液代谢而分布全身,进一步达到血脂代谢的目的。方用黄芪味甘性微温,益气健脾,生血行滞;赤芍、焦山楂起到活血散瘀的作用,使体内血充而行,瘀血得以化解;泽泻味甘淡性寒,入三焦经,利湿降浊化痰,现代药理学认为,其含泽泻醇等三萜类化合物,可抑制外源性甘油三酯、胆固醇的吸收,影响内源性胆固醇及甘油三酯的合成。茯苓味甘淡性平,入心、脾两经,唐代《日华子诸家本草》指出茯苓"补五劳七伤,安胎,暖腰膝,开心益智,止健忘",健脾化痰去湿。肝肾同源,肾阴不足可引起肝阴不足,而导致肝肾功能失调,肾精亏虚,故见双目干涩、视物模糊。佐以菊花清热解毒、清肝明目,又可制约药物炮制的温燥之性,地骨皮为枸杞的根皮有显著的补肝肾,泄虚火作用,研究证明其有降低血清胆固醇作用,伍之可以制约诸药的温燥之性。此方共同起到补肾健脾、活血化瘀降浊之功效,既能扶正、又能祛邪,从而使标本兼顾。

典型病案二

许某,男性,65 岁,工人。主因"间断头晕 9 年余,加重 1 个月余",于 2016 年 7 月 13 日就诊。

患者平素喜食肉食,9 年前无明显诱因出现头晕间断发作,无视物旋转,无恶心呕吐,无耳鸣耳聋,无转头及活动后加重,伴视物模糊,发作时未见血压升高,经休息后可自行缓解。就诊于当地医院神经内科,行化验提示胆固醇及甘油三酯明显升高(具体不详),颅脑 CT 检查未见明显异常,颈动脉超声检查提示:颈动脉粥样硬化。腹部超声检查提示:脂肪肝。规律服用降脂药(具体不详)及减肥茶等对症治疗,间断复查血生化提示各项指标下降不明显。近1个月自觉头部昏沉感,伴胸闷不适,复查颅脑CT、颈椎CT、心电图未见明显异常。化验血生化提示:总胆固醇7.1mmol/L,甘油三酯2.83mmol/L。遂来就诊,症见:头晕阵作,视物模糊,倦怠乏力,气短懒言,胸闷隐痛,失眠健忘,小便频数,大便略溏,夜寐欠安,食欲可,舌质黯红、舌下瘀紫、苔白腻,脉沉涩。查体:形体偏胖,双肺呼吸音清,未闻及干湿性啰音,心律齐,各瓣膜听诊区未闻及杂音。腹软,腹部膨隆,无肌紧张,无压痛及反跳痛,未触及包块,肝脾肋下未触及,无移动性浊音,肝肾区无叩击痛,肠鸣音正常,双下肢无水肿。

初诊:2016年7月13日

头晕阵作,视物模糊,倦怠乏力,气短懒言,胸闷隐痛,失眠健忘,小便频数,大便略溏,夜寐欠安,食欲可,舌质黯红、舌下瘀紫、苔白腻,脉沉涩。中医诊断:痰浊,眩晕;辨证立法:肾虚血瘀,痰瘀互结;治宜补肾填精,化痰散瘀。

处方:

肉苁蓉10g	熟 地15g	当 归12g	赤 芍15g
川 芎10g	丹 参15g	山茱萸15g	制首乌10g
泽 泻10g	丹 皮15g	红 花10g	葛 根10g
焦三仙^各15g	菊 花15g	枸杞子10g	

14剂,每日1剂,水煎分2次服。

二诊:2016年7月27日

患者服上药14剂后,诉视物模糊、胸闷较前好转,头晕及倦怠乏力间断发作,大便质稀,夜寐安,纳可,舌黯红,苔薄白,脉沉细。治疗仍以补肾活血为法,加强补气升清力度。

处方:

肉苁蓉10g	熟 地15g	当 归12g	赤 芍15g
川 芎10g	丹 参15g	山茱萸15g	制首乌10g
泽 泻10g	丹 皮15g	红 花10g	葛 根10g
焦三仙^各15g	生黄芪20g	升 麻5g	党 参15g

14剂,每日1剂,水煎分2次服。

三诊:2016年8月10日

患者服上药7剂后,乏力略存,间断胸闷不适感,偶有头晕,头晕程度及发作频率较前明显减少,纳可,大便略黏,小便调,夜寐安,舌淡黯,苔少,脉细弱无力。上方稍减活血之品,酌加健脾化湿之法。

处方:

肉苁蓉10g	熟 地10g	当 归12g	赤 芍15g
川 芎10g	丹 参15g	山茱萸15g	制首乌10g
泽 泻10g	茯 苓15g	炒白术15g	生荷叶10g
焦三仙^各15g	生黄芪20g	党 参15g	

14剂,每日1剂,水煎分2次服。

四诊:2016年8月24日

患者服上药14剂后,头晕基本消失,偶有乏力,纳可,二便调,夜寐安,舌淡黯,苔少,

各论

脉细弱无力。复查血脂：总胆固醇 5.02mmol/L，甘油三酯 1.65mmol/L。嘱患者停服汤药，改服六味地黄丸 1 个月收效。

按语

高脂血症属中医"痰浊""痰湿""痰瘀"等范畴，与肝脾肾三脏有关，其形成原因不外乎内、外两因。《素问•经脉别论》曰"食气入胃……浊气归心，淫精于脉"，饮食入胃化生水谷精微，厚浊部分归心入脉，营养五脏六腑、四肢百骸。外因饮食不节，过食膏粱厚味、肥甘厚腻之品，损脾伤胃，运化水谷精微功能失常，久而"阴味不能出下窍，阳气不能出上窍"，停聚为痰饮湿浊之邪，结于体内，使机体阴阳平衡失调。内因脾肾两脏先天虚弱，不能维持气血津液的正常运行，导致痰浊、血瘀内生。脾胃为后天之本，气血生化之源，脾胃的升清降浊功能为机体脏腑的功能协调奠定了基础；肾脏为先天之本，主气化、生发，其功能的充盛但依赖于脾胃后天的滋养。无论是饮食不节还是脏腑功能失调，中焦脾胃之气至关重要，脾主运化，胃主和降，只有脾胃功能充盛，气血津液得以运化，才能促进"痰浊""痰瘀"病理产物的消除。

痰浊停聚，瘀血内生，壅塞经络，阻塞清窍，则出现头晕、失眠等诸多不适症状。而随着肾气的虚衰，其他脏腑的生理功能也逐渐减弱。肾藏精，肾阴肾阳又都以肾所藏的精为物质基础，对机体起到了温煦生化和滋养濡润的作用。肾阳亏耗，导致脾阳不足，水谷不化精微，聚湿生痰，痰浊内阻；再者肝肾同源，肾阴不足可引起肝阴不足，而导致肝肾功能失调，肾精亏虚，水谷精微难以化为精血，以致浊物内滞，最终形成痰瘀阻滞，血脉不畅发为其病。故本方用肉苁蓉、熟地、山茱萸、制首乌等补肾填精以治本虚，促进肾主气化的功能；当归、赤芍、红花等活血化瘀以治标实，疏通堵塞之经络；葛根、焦三仙、生荷叶等健运脾胃，促进痰浊得化，诸药共达补肾活血化瘀之目的。

参 考 文 献

[1] 沈施德，补肾活血法的研究现状与思路 [J]. 中国中医基础医学杂志，2001，7（5）：14-15.

[2] 李立，补肾活血法临床应用进展 [J]. 内蒙古中医药，2005，12（111）：102-104.

[3] 张大宁. 中医补肾活血法的研究 [M]. 北京：中国医药科技出版社，1997：25-28.

[4] 林梅. 从虚从瘀论治糖尿病 [J]. 四川中医，2005，23（3）：9-11.

[5] 蒲正国. 试论肾虚血瘀与消渴之关系 [J]. 中医研究，1993，6（4）：9-11.

[6] 于为民，任来生. 试论"肾虚血瘀证"的病理机制 [J]. 陕西中医学院学报，1995，18（2）：8-11.

[7] 倪青. 中西贯通燮因理圆机活法巧辨治——辨治糖尿病的经验述要 [J]. 辽宁中医杂志，2000，27（1）：3-5.

[8] 赵方平，张俊慧. 糖尿病病机初探 [J]. 甘肃中医，2001，14（4）：43-44.

[9] 吕景山. 施今墨对药临床经验集 [M]. 太原：山西人民出版社，1982：117-118.

[10] 冯建华，郭宝荣. 内分泌与代谢病的中医治疗 [M]. 北京：人民卫生出版社，2001：74-75.

[11] 陈俊，肖万泽. 甲状腺功能亢进症的病机特点及其证治规律初探 [J]. 湖南中医杂志，2012，28（2）：78-79.

[12] 易法银，吴爱华. 标本兼顾论治甲状腺机能亢进症 [J]. 湖南中医学院学报，2003，23（3）：27.

[13] 王明闯，张菲菲，王忠民. 辨治甲状腺功能减退症合并慢性盆腔炎经验 [J]. 中医学报，2015，4（2）：4.

[14] 孙元莹，吴深涛，姜德友，等. 张琪教授治疗原发性甲状腺病经验 [J]. 中华中医药学刊，2007，25（1）：23-24.

[15] 冯建华,郭宝荣. 内分泌与代谢病的中医治疗 [M]. 北京:人民卫生出版社,2001:74-75.

[16] 叶任高. 内科学 [M].6 版. 北京:人民卫生出版社,2005:739.

[17] VAHAB F, JAROSLAW P A, GUITI Z E F, et al. Clnical features and outcome of subacute thyroiditis in an incidence cohort: Olmsted County, Minnesot-a Study[J]. The Journal of Clinical Endocrimology & Metabolism, 2003, 88(5): 2100-2105.

[18] 陆银铃. 温阳补肾法治疗亚急性甲状腺炎(甲减期)的临床疗效观察 [D]. 济南:山东中医药大学,2015.

[19] 钟琴,马武开,刘正奇,等. 从痰、毒、瘀论治难治性痛风体会 [J]. 风湿病与关节炎,2016,5(3):48-50.

[20] 王俊霞,韩洁茹,周雪明. 姜德友从肾论治痛风经验 [J]. 上海中医药杂志,2010,44(2):16-17.

[21] 王建明,张艳珍,张英泽,等. 从"虚、浊、热、瘀"辨证痛风浅谈 [J]. 北京中医药大学学报,2012,35(6): 376-377.

[22] 考希良. 从毒邪角度探讨痛风性关节炎中医病因病机 [J]. 环球中医药,2011,4(6):460-461.

[23] 田财军. 痛风从内毒论治的临床研究 [J]. 山东中医药大学学报,2002,26(5):369-371.

[24] 李燕,胡俊平,巫婷婷,等. 痛风性关节炎从湿痰瘀论治举隅 [J]. 四川中医,2013,31(3):111-112.

[25] 冯建华,郭宝荣. 内分泌与代谢病的中医治疗 [M]. 北京:人民卫生出版社,2001:74-75.

[26] 于永谱. 中医治疗内分泌与代谢病 [M]. 杭州:浙江科学技术出版社,1992:269.

[27] 齐斌武,雷立,徐爱英. 浅谈补肾活血法治疗高脂血症 [J]. 国医论坛,2010,25(6):12-13.

[28] 尹方,陈学忠,杨俐. 从肾虚血瘀辨治高脂血症 [J]. 四川中医,2006,24(1):25-26.

[29] 余景芳,王艳. 力平脂对高脂血症治疗的临床观察 [J]. 中华临床医学研究杂志,2007,13(13):1885.

（王茂云 栾振先）

各

论

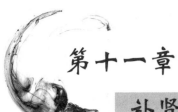

第十一章

补肾活血法在风湿免疫性疾病中的临床应用

风湿免疫性疾病是一大类病因不明但均累及关节及其周围组织的疾病,发病与感染、免疫、代谢、内分泌等异常有关,临床以风湿热、类风湿关节炎及系统性红斑狼疮等为常见。

风湿免疫性疾病在中医学多属"痹证"范畴,病因主要以内因和外因区分,内因主要是腠理空虚、气血不足、肝肾亏虚等,总属于体质因素,如五脏痹的产生多因饮食不节,劳作太过而起,如《素问·痹论》中记述"阴气者,静则神藏,躁则消亡";起居不慎也可引起痹证,如关于肾痹有"卧出而风吹之,血凝于肤者为痹"的记载;此外营卫气虚之人容易发病,《素问·痹论》曰:"荣者……逆其气则病,从其气则愈。"外因则主要责之于风、寒、湿、热等外邪,风寒湿邪合而发之是痹证发生的主要外因,《素问·痹论》中指出:"风寒湿三气杂至,合而为痹也。"痹证的发生除了内因、外因的作用外,还有内外因相互共同作用,《素问·痹论》中记载:"荣卫之气亦令人痹乎……逆其气则病……不与风寒湿气合,故不为痹。"表述痹证的产生是内外因共同作用的结果。

治疗多以辨证施治为主,如行痹则治宜祛风通络,散寒除湿;痛痹治宜温经散寒,祛风除湿;着痹治宜除湿通络,祛风散寒;热痹治宜清热通络,祛风除湿;瘀痹治宜化痰祛瘀,搜风通络;虚痹治宜祛风除湿散寒,补益气血肝肾。临床中据证型及症状的情况不同可灵活使用汗法、温阳法、和解法、清利法等方法协同治疗。治疗上除了普通的辨证施治之外,还需将"辨证与辨病结合",因痹证的病因病机复杂,对痹证的治疗单辨证怕难以达到良好的治疗效果。辨证和辨病相结合,主要是指在辨证论治的同时,还需选择有针对性的方药,例如临床中的经验用药、结合现代中药药理研究的新成果新方法,将这些运用于临床中,以增强疗效;"扶正与祛邪结合",痹证的形成与正气亏虚密切相关,所以即使于痹证初期,祛邪的同时,也要顾护正气。以脏象学说来解释,肾主骨生髓,肝主筋,脾主肌肉,不同证型的痹证主要表现不同,所以在治疗过程中适当地加以补肾、调肝、健脾、补气,方能使病情迅速控制,缩短疗程;"通痹与解结相结合",痹证中晚期,既有正虚,又有邪实,既有寒象,又有热象,虚实寒热错杂。正因为正气亏虚,故诸邪得以深入,留伏于关节,以致关节僵肿变形,疼痛剧烈难已。临床则以活血化瘀之品,佐以虫蚁搜剔窜透之品与主要治疗方药密切配合,以增强疗效。

治疗方法很多,且各家多各有侧重,焦树德认为尪痹、大偻比一般的风、寒、湿痹更为复杂,病情更重,寒湿之邪深侵肾肝,使尪痹不同于其他痹证,而寒邪入侵肾督,阳气不得开阖,是形成大偻之因。用补肾祛寒法为尪痹、大偻两病治疗大法。方以补肾祛寒治尪汤加减（续断、补骨脂、骨碎补、淫羊藿、羌活、独活等）。周乃玉认为风湿病大多为慢性过程，反复发作，迁延难愈，关节疼痛，肿胀变形，功能障碍，严重影响患者的正常生活与工作。长此以往，肝失调达，肝气郁结，易致精神抑郁，而抑郁是类风湿关节炎患者中最常见的精神症状，也有直接为情志所伤，肝气逆乱，气病及血，气血闭阻，发为痹证。其运用柴胡加龙骨牡蛎汤治疗肝郁脾虚型的各类风湿病，均能获得很好的临床效果。范永升认为系统性红斑狼疮发生的主要原因是先天肾阴亏虚，以致五脏之精生化乏源，形成以阴虚内热为本的狼疮体质，因复感外邪侵袭，与痰、瘀胶结，变为邪毒，随经脉气血散布全身，产生复杂多变的狼疮症候群。狼疮素体以虚热为主，易感受阳热之毒而发病，感受寒邪，也易从热化，因此提出解毒、祛瘀、滋阴为主的狼疮治疗七法：清热解毒（贯穿始终）、凉血祛瘀、益气滋阴、透疹消斑（斑疹）、祛风通络（肌肉关节酸痛）、温阳利水（后期阴损及阳）、健脾护肾。莫成荣认为强直性脊柱炎多为先天禀赋不足肾督亏虚，风湿寒热之邪深侵肾督，筋脉失调，骨质受损所致。其性质为本虚标实，肾督亏虚为本，风寒湿热为标。亦认为本病的早期活动期多表现为湿热痹阻，偶可见寒湿为患者；晚期、缓解期多表现为痰瘀血瘀，气血不足、肝肾亏虚、筋骨不健等虚实夹杂或邪去正损之证候。辨证治疗为活动期则清热解毒祛湿通络兼以补肾；缓解期以补肾强督为主，有邪者兼以祛邪；活血化瘀贯穿始终。陈湘君认为干燥综合征多为气阴两亏在先，肝肾阴虚在后，并兼有痰浊血瘀的病机特点，其予以扶正论治，提出早期益气养阴，后期滋补肝肾，兼用活血解毒等治则，临床上取得显著疗效。

我们在临床中多采用补肾活血法治疗，效果突出，总结临床经验，可能与风湿免疫性疾病临床特点有关。风湿免疫性疾病大多病程长，且累及多系统、多器官，"久病及肾""久病多瘀"，故肾虚血瘀是风湿病的主要病机。肾可通过间接影响和直接作用两种方式作用于气血。其一，肾通过所藏元阴元阳影响其他脏腑，从而间接作用于气血。其二，肾藏精，精化血，肾主骨生髓，髓生血，肾直接参与气血的活动，故肾与气血关系密切。肾气亏虚无力温煦激发推动其他脏气，阴血不充，诸脏腑四肢百骸失其濡养，从而使脏腑功能失调，血失通畅，脉道涩滞而致血瘀，血瘀又进一步影响气血运行，如此肾虚导致血瘀，血瘀加重肾虚，形成恶性循环，使脏腑器官发生疾患。

风湿免疫性疾病多与自身免疫有关，免疫功能检测可测出抗核抗体及多种自身抗体阳性，免疫球蛋白、补体可增高，血沉增快，C反应蛋白升高等。目前西医治疗以应用激素和免疫抑制剂为主，疗效可，但毒副作用大，故目前风湿免疫性性疾病多联合中医治疗。现代研究表明，肾具有下丘脑－垂体－肾上腺皮质轴的功能，故补肾法可调整免疫功能，增强神经内分泌功能，由于免疫功能异常、炎症、微循环障碍均可形成血瘀证，而活血化瘀药可抑制抗体产生及抗体形成，抑制特异性免疫，改善微循环，减少毛细血管通透性，减轻组织炎症性损害，抑制血小板功能，抗凝，防止血栓形成，可减轻结缔组织增生，促进组织修复。故补肾活血法为中医治疗风湿病的有效方法之一。

综合我们的临床经验，补肾药常用熟地、山茱萸、制首乌、覆盆子等，活血药常用酒当归、赤芍、川芎、丹参、水蛭等，其他则随症加减，灵活应用，临床疗效较好，很好的服务了基层官兵及普通百姓。

第一节 风湿热(历节病、痹证)

风湿热是一种常见的急性或者慢性结缔组织炎症,主要累及关节、心脏、中枢神经系统、皮肤和皮下组织。中医认为风湿热属历节病、痹证范畴,认为外邪侵袭、痹阻经络是风湿性关节炎基本病理变化,因外邪性质及侵犯部位不同而有分别,外邪可分为风寒湿邪,或者感受热邪,因侵犯部位不同可分为皮痹、肉痹、筋痹、脉痹、骨痹等,疾病发展过程中又形成痰瘀,痰瘀作为病理产物又会成为病因痹阻经络,在风湿热中,瘀血是最常见的病理变化,其形成主要与邪气痹阻、血行受阻有关,无论感受何种邪气,痹阻于皮肉筋骨脉,或痹阻于脏腑,均影响该脏腑组织的气血运行,血行瘀滞则会形成瘀血证。另外虚证中气虚、阳虚甚至阴虚也会形成瘀血证,所以瘀血在风湿热患者中较为常见。风湿热与五脏相关,但与肾脏关系最为密切,《黄帝内经》将本病的病因病机归结为3个方面:一是冬季寒盛,感受风、寒、湿三邪,肾气应之,寒袭于肾。《素问•痹论》说:"所谓痹者,各以其时重感于风寒湿之气也。"二是复感三邪,内舍肾肝。《素问•痹论》说:"五脏皆有合,病久而不去者,内舍于其合也。故骨痹不已,复感于邪,内舍于肾。筋痹不已,复感于邪,内舍于肝。"三是风寒湿邪,经输合穴,内侵肝肾。《素问•痹论》说:"五脏有俞,六腑有合,循脉之分,各有所发。"张仲景在继承的基础上,对病因病机进行了深入的阐述。《金匮要略•中风历节病脉证并治》言:"味酸则伤筋,筋伤则缓,名曰泄。咸则伤骨,骨伤则痿,名曰枯。枯泄相搏,名曰断泄。荣气不通,卫不独行,荣卫俱微,三焦无所御,四属断绝,身体羸瘦,独足肿大。"从本条可知,由于过食酸咸饮食,内伤肝肾外感风寒湿邪,深侵肝肾筋骨,经络痹阻,痰浊瘀血内生,正虚邪实,错杂为患,阻滞关节,日久而成本病,痹证宜从肾论治,以治其本。肾主骨,内藏元阴元阳,为先天之本。肾的功能是人体正气的重要组成部分,肾虚而邪气入骨,肾虚和本病的发生有着明显的因果关系。综合以上因素,我们认为:肾虚血瘀是风湿热主要病机。

典型病案一

张某,女,63岁,汉族,主因"多发四肢关节疼痛44年余,进行性加重5年",于2016年4月21日就诊。

患者于1972年因受凉出现双侧掌指关节及近端指间关节疼痛,遇阴雨天加重,活动后加重,休息后减轻,于当地医院诊断为"风湿热",口服中药及"泼尼松(强的松)"(具体剂量不详)等治疗,症状可改善,但停药后反复发作。现双侧远端指间关节及膝关节肿胀变形,四肢肘腕膝踝关节疼痛,晨起后四肢肿胀,活动后逐渐减轻。病程中无口干、眼干,无脱发、光过敏,无口腔溃疡、雷诺现象。目前患者四肢关节疼痛明显,伴心悸,精神、饮食、睡眠可,大小便正常。查体:呼吸规整,双肺呼吸音清,未闻及干湿性啰音及胸膜摩擦音,心前区无隆起,心尖搏动正常,心浊音界正常,心率72次/min,律齐,各瓣膜听诊区未闻及杂音,脊柱正常生理弯曲,四肢活动因疼痛稍受限,无下肢静脉曲张、杵状指(趾),双侧远端指间关节出现风湿结节,双膝关节肿胀变形,双腕膝踝关节疼痛,骨摩擦音(+),双侧近端、远端指间关节、膝关节、踝关节均有压痛。四肢肌力、肌张力未见异常,双侧肱二、三头肌腱反射正常,双侧膝、跟腱反射正常,双侧巴宾斯基征阴性。

初诊：2016 年 4 月 21 日

患者初诊时心悸明显，四肢关节疼痛，舌质淡少苔，脉弦涩，左寸明显，双尺无力，中医诊断为痹证，辨证属心血不足，虽是以四肢痛为主诉，但考虑到心者君主之官，主神志，不耐邪侵，应急则治其标。

处方：

生黄芪 30g	党　参 15g	麦　冬 15g	五味子 9g
石菖蒲 15g	远　志 15g	丹　参 15g	大　枣 15g
桑寄生 15g	熟　地 30g	桑　枝 15g	炙甘草 6g

7 剂，水煎服，每日 2 次。

二诊：2016 年 4 月 28 日

患者服用中药后心慌心悸明显减轻，关节痛减轻不明显，舌脉同前，中药治疗有效，可维持目前治疗，加大活血化瘀力度。

生黄芪 30g	党　参 15g	麦　冬 15g	五味子 9g
石菖蒲 15g	远　志 15g	丹　参 15g	赤芍药 15g
桑寄生 15g	熟　地 30g	桑　枝 15g	炙甘草 6g

14 剂，水煎服，每日 2 次。

三诊：2016 年 5 月 12 日

患者心慌心悸基本消失，关节疼痛较前稍有减轻，舌质淡红薄白苔，脉弦涩，双尺无力，中医辨证属肾虚血瘀，调整处方治本为主。

肉苁蓉 15g	山茱萸 15g	当　归 15g	赤　芍 20g
川　芎 15g	杜　仲 15g	怀牛膝 15g	川　断 15g
独　活 15g	丹　参 15g	熟　地 15g	生白芍 15g
生黄芪 15g	清半夏 10g	炙甘草 6g	炙首乌 15g

14 剂，水煎服，每日 2 次。

四诊：2016 年 5 月 26 日

关节疼痛较前明显减轻，诉进来食欲稍差，舌质淡红苔白，脉仍弦涩，双尺较前有力，考虑滋补药较多，影响脾胃消化功能，调整处方如下：

肉苁蓉 15g	山茱萸 15g	当　归 15g	赤　芍 20g
川　芎 15g	杜　仲 15g	怀牛膝 15g	川　断 15g
独　活 15g	丹　参 15g	熟　地 15g	生白芍 15g
生神曲 15g	清半夏 10g	炙甘草 6g	炙首乌 15g

14 剂，水煎服，每日 2 次。

五诊：2016 年 6 月 10 日

关节疼痛基本消失，舌质淡红苔薄白，脉涩，嘱患者将最后一次处方配成药丸，每次 3g，每天 3 次，巩固疗效，回访至今无不适。

按语

风湿热是一种与溶血性链球菌感染有关的变态反应性疾病，关节疼痛是主要表现之一，以成人为多见。其临床表现主要为四肢大关节游走窜痛或红肿热痛，活动受限。部分病例可兼有低热、环形或结节性红斑以及心脏病变等。风湿热属中医学"痹证"范畴。多因正气

各

论

不足,感受风、寒、湿、热之邪所致。经络阻滞、气血运行不畅为其主要病机。我们总结临床治疗经验,认为肾气不足、瘀血内阻是主要病机,补肾活血法为其主要治法。

该患者以关节痛、心悸为首发症状,急则治其标,缓解心悸及心慌症状,以生黄芪、党参、麦冬及五味子益气生津,以菖蒲、远志化痰祛浊,丹参活血化瘀通络,加桑枝、寄生祛风湿、强筋骨,诸药合用,共奏强心祛湿之用,服用21剂后心脏症状基本消失,治疗策略亦随之改变,以补肾活血为治。处方以怀牛膝、川续断、寄生、肉苁蓉、山茱萸、炙首乌补肝肾强筋骨,以当归、川芎、赤芍、丹参等活血化瘀,治病求本,效亦明显,困扰多年之痼疾,多次治疗后竟一扫而除,中医辨证论治的神奇令人惊讶。细究其原理,人体的津血同源,若肾虚阴亏,津液不足,则脉络空虚,脉内有效血容量减少致血黏度增高,血流速度减慢则血滞脉络;若肾阳不足,温煦、推动血行力量减弱而使血流减慢,瘀滞脉络。可见肾虚为病,无论肾阴虚还是肾阳虚都会发生因虚致瘀的病理改变。脉络瘀阻,血行不畅,则有碍于肾阴、肾阳的化生,惟瘀去而新生。因此,活血有助于肾阴、肾阳的化生。常用古方六味地黄丸、肾气丸中用丹皮、泽泻即是取其活血散瘀通脉之效,气血津液通畅、旺盛则有助于熟地、山茱萸、山药的补肾功能。所以本次患者应用补肾活血法因治病求本而见效窈然。

典型病案二

陈某,女,24岁,主因"关节疼痛9个月余",于2017年8月15日就诊。

患者于2016年11月因吹风后出现右侧肩部疼痛,遇阴雨天加重,休息后减轻,于当地医院诊断为"痹证",给予相应治疗(具体治疗方式不详),症状有所改善,停药后反复发作。2017年8月出现肩臂足踝无处不痛,严重影响休息及睡眠。患者为进一步治疗就诊于我科门诊。目前患者肩臂及关节疼痛明显,精神、饮食、睡眠差,大便干,小便正常。查体:呼吸规整,双肺呼吸音清,未闻及干湿性啰音及胸膜摩擦音,心前区无隆起,心尖搏动正常,心浊音界正常,心率72次/min,律齐,各瓣膜听诊区未闻及杂音,脊柱正常生理弯曲,四肢活动正常,无下肢静脉曲张、杵状指(趾)。四肢肌力、肌张力未见异常,双侧肱二、三头肌腱反射正常,双侧膝、跟腱反射正常,双侧巴宾斯基征阴性。

初诊:2017年8月15日

诉肩痛及关节痛,疼痛呈移动性,食欲差,大便干,小便正常,舌质淡红苔薄黄,脉沉滑而数。既往有胃疾及瘿瘤病史。中医诊断为痹证,辨证属风湿为患,遍历关节,阻滞气血,不通则痛,宜疏风通络为治,兼软坚散结以除瘿瘤。

处方:

生白芍 10g	片姜黄 6g	桑 枝 15g	桂 枝 6g
桑寄生 15g	金狗脊 15g	生 地 6g	熟 地 6g
全瓜蒌 20g	细 辛 3g	地 龙 6g	砂 仁(后下)6g
风化硝(冲服)6g	山慈菇 10g	海 藻 10g	昆 布 10g
丹 参 15g			

7剂,水煎服,每日2次。

二诊:2017年8月22日

患者服用七剂后,肩臂疼痛较前明显减轻,两腿足踝疼痛依然。上方去片姜黄,加穿山甲10g、生杜仲6g、川续断6g。调整处方如下:

生白芍 10g	穿山甲 10g	桑　枝 15g	桂　枝 6g
桑寄生 15g	金狗脊 15g	生　地 6g	熟　地 6g
全瓜蒌 20g	细　辛 3g	地　龙 6g	砂　仁^(后下)6g
风化硝^(冲服)6g	山慈菇 10g	海　藻 10g	昆　布 10g
丹　参 15g	生杜仲 6g	川续断 6g	

7剂，水煎服，每日2次。

三诊：2017年8月29日

服用上方后，下肢疼痛明显减轻，薄黄苔褪去，脉滑弱无力，前方治疗有效，维持目前治疗。

生白芍 10g	穿山甲 10g	桑　枝 15g	桂　枝 6g
桑寄生 15g	金狗脊 15g	生　地 6g	熟　地 6g
全瓜蒌 20g	细　辛 3g	地　龙 6g	砂　仁^(后下)6g
风化硝^(冲服)6g	山慈菇 10g	海　藻 10g	昆　布 10g
丹　参 15g	生杜仲 6g	川续断 6g	

14剂，水煎服，每日2次。

四诊：2017年9月11日

下肢及肩臂疼痛基本消失，舌质淡脉弱，以中成药巩固疗效。晨服六君子丸以健脾化痰，晚服金匮肾气丸以补肾纳气，服用3个月，不适随诊。

按语

中医治疗风湿热，以阴阳为总纲，以表里关系来论，大多风寒自表来，湿热自内生，初病多邪实，久病多正虚，初病在气分，久病入血分。治疗原则以张璐所论为主，行痹者，散风为主，御寒利气仍不可废，更需配合补血之剂，治风先治血，血行风自灭。痛痹者，寒气凝结，痛有定处，以散寒为主，疏风燥湿仍不可缺，更需参与补火之剂，非大辛大温不能释其凝寒之害。着痹者，肢体重着不移，疼痛麻木是也，治当利湿为主，祛风散寒不可缺，更需配合理脾补气之剂。立法以散风、逐寒、祛湿、清热、通络、活血、补虚、行气为主，临证配合各法以治之。更在临床实践中发现，补肾活血可明显增加风湿热的治疗疗效，贯穿于风湿热治疗的始终。面对患者时，应审辨其风寒湿热之多寡，更应审其标本、气血、阴阳，审其在气、在血，阴证、阳证，及标本缓急，均应以病情为出发点，不应以自己思维方式揣度患者情况，例如此例患者，就在治疗风湿热的同时，顾护其脾胃，同时治疗其兼证，标本兼顾，而且疗效突出，为我们做出了很好的典范。

患者除有典型症状疼痛外，尚有大便燥结、苔薄黄，脉滑数等症，属于气血实证候，故以通络疏风法为治。方用桂枝、地龙及穿山甲活血通络以止痛，应用于本处，因药证相合而取效甚捷。另外纵观这位患者总体治疗，肾虚表现并不明显，但是加用熟地、寄生、川续断、杜仲等补肾药后，临床疗效反而更加突出，而且因患者大便干，加用一些化痰通便的药物，以指迷茯苓丸为底方，化痰通便，给邪气以出路，更是体现了辨证论治的精髓，而且在祛风化痰基础上加用活血药，可明显增加临床疗效，也印证了"治风先治血，血行风自灭"的正确性。

综合以上两个病例，我们可以看出，或者以补肾活血为主，或者以之为辅，均明显提高了临床疗效，更多补肾活血法治疗风湿热的原理需在以后科研中继续研究。

典型病案三

舒某，48岁，女性，主因“关节疼痛9年”，于2009年2月12日就诊。

2000年开始在工作劳累后不能平卧，2000年冬季劳累后出现气短、咳嗽欲吐，关节痛，不能行动，经医院检查考虑为“风湿热；风湿性心脏病，二尖瓣狭窄”，经用药物治疗后症状逐渐消失，后每年易犯感冒，有时天热亦发作。查体：呼吸规整，双肺呼吸音清，未闻及干湿性啰音及胸膜摩擦音，心前区无隆起，心尖搏动正常，心浊音界正常，心率75次/min，律齐，各瓣膜听诊区未闻及杂音，脊柱正常生理弯曲，四肢活动正常，无下肢静脉曲张、杵状指(趾)。四肢肌力、肌张力未见异常，双侧肱二、三头肌腱反射正常，双侧膝、跟腱反射正常，双侧巴宾斯基征阴性。

初诊：2009年2月12日

目前胸闷、气短，自觉腹部隆起，口苦，不知咸味，其他味道均可识别，关节痛，头晕，疲乏，性情急躁，大便正常，月经尚准，面黄，脉寸尺沉细，两关弦大而急，舌质黯苔黄腻，因心肺早有损伤，因之气滞血瘀，中医诊断为痹证，辨证属胆胃不和、胃失和降，治宜和胃利胆，以温胆汤化裁。

处方：

茯　苓15g　　法半夏12g　　陈　皮12g　　炙甘草6g

枳　实6g　　核桃肉15g　　玉　竹10g　　淡竹茹6g

7剂，水煎服，每日2次。

二诊：2009年2月19日

服上药后胸闷气短缓解，头晕减轻，痰多，口干喜热饮，仍有关节痛，脉转沉弦细数，舌质仍黯，黄苔减退。改用疏肝活血化瘀之剂，以血府逐瘀汤化裁。

处方：

赤　芍15g　　生　地15g　　生当归9g　　川　芎9g

桃　仁10g　　红　花10g　　柴　胡6g　　枳　壳6g

桔　梗6g　　川牛膝10g

7剂，水煎服，每日2次。

三诊：2009年2月26日

药后已知咸味，关节痛明显减轻，容易咳嗽，舌质略黯，舌苔消退，双足水肿，脉右沉濡，左沉微弦，舌黯中心微有黄腻苔，中医辨证属营卫不和，气化不利，治宜调和营卫、温阳利水，处方如下：

桂　枝9g　　生白芍9g　　煅牡蛎15g　　大　枣10g

白　术9g　　黑附片(先煎)10g　　茯　苓15g　　煅龙骨15g

炙甘草6g

7剂，水煎服，每日2次。

四诊：2009年3月6日

药后腿肿消失，仍咳吐白痰，食欲差，口乏味，舌质淡少苔，脉弱，以六君子汤合金匮肾气丸收功。

按语

此例患者西医诊断为风湿热、风湿性心脏病，二尖瓣狭窄，存在血液循环障碍，临床表现为舌质黯、心悸气短、胃脘部隆起、不知咸味、水肿、腹满，开始以温胆汤化裁，肝胃得和而心悸气短平稳，即用疏肝化瘀活血法，使血运顺畅，则口知咸味，关节痛消失，主症逐渐消失，后以桂枝、附子、龙骨、牡蛎、白术等温阳补肾，使营卫调和，最后以健脾补肾而收功。

从以上三个病例中我们可以看到，补肾活血法贯穿于整个风湿热治疗过程，虽然用药多寡、所占比例有所变化，但是补肾活血法的精髓跃然纸上，但是亦是以病情变化为基础，辨证论治是治疗的前提，只有保证这个的前提下，临床疗效才能得到最好的保障。

第二节 类风湿关节炎（痹证）

类风湿关节炎是一种自身免疫反应导致的以关节滑膜慢性炎症性病变为主症、最终引起关节破坏的难治性疾病。同时可出现关节外的系统性损害，如心脏、肺脏及血液系统影响。因其发病率、致残率均高，病情缠绵，且病因病机尚不清楚，目前已成为世界性攻关项目之一，西医诊断主要依据临床表现、血清学诊断及影像学资料等，血清学诊断主要包括类风湿因子、血清自身抗体检查，主要包括抗 RA33 抗体、抗 Sa 抗体及 AFP 等，影像学发现骨质疏松或者骨侵蚀则可明确诊断，X 线较便于检查，磁共振检查则准确性更高。治疗方面，西医主要包括非甾体抗炎药、糖皮质激素、二线抗风湿药及免疫调节剂等，主要治疗药物均有一定的不良反应，而新上市药物尚需时间检验，总体治疗满意度尚需提高。

类风湿关节炎，中医称为"痹证""尪痹"，自从《黄帝内经》问世就有关于痹证的论述，而且历代完善，不乏理论创新。中医治疗以辨证论治为主，多层次、多环节、多靶点作用于机体，阻止病变发展，在防治方面具有很大优势。本病发作主要病机所谓正虚邪盛。邪盛，是指外感风、寒、湿、热等邪气，扰乱经络气血，导致运行不畅，甚则痹阻不通而为病。多见于痹证初起，此时发病较快，来势较急，病程较短，故以邪实为主。正如《灵枢·经脉》曰："气盛有余，则肩背痛。"《素问·举痛论》曰："寒气入经而稽迟，泣而不行，客于脉外则血少，客于脉中则气不通。"而正虚则是痹证发病的根本。只有正气亏虚，外邪才可袭而为病。《伤寒论·平脉法》云："寸口脉微而涩，微者卫气不行，涩者荣气不逮，营卫不相将，三焦无所仰，身体痹不仁。"气血不足，营卫失调，机体失于濡养，抵御外邪能力下降，故而易感外邪致痹。同理，若是脏腑功能衰弱（尤以肝脾肾为主），精血耗伤或化生不足，也可导致邪气侵袭筋骨肌肉而为痹。

类风湿关节炎病位在筋骨，其本在肾。肾为先天之本，精之所处，阴阳之根，主骨生髓。正如《素问·痿论》所云："肾者，水脏也，今水不胜火，则骨枯而髓虚，故足不任身，发为骨痿。"因此肾虚是类风湿关节炎发生、发展的根本。《素问·痹论》云："所谓痹者，各以其时重感于风寒湿之气也"，"骨痹不已，复感于邪，内舍于肾"。肾虚不胜外邪，外邪乘虚侵入筋骨，痹阻经络，血气不行，筋骨失养，关节变形不得屈伸而致本病。《素问·解精微论》云："髓者骨之充也。"肾精充沛，生化有源，骨髓充盈，从而促进骨、关节软骨的生长发育，骨与关节得髓之精华濡养，故强壮、屈伸有力。由此可见，"肾藏精生髓"是"肾主骨"的根本，先天充足、后天得养，则肾气足，精血化生有源，才能"筋骨劲强，肌肉满壮"。反之，若先天不足，后天失养，肾精亏虚，骨骼、关节失养，则导致关节骨骼破坏、畸形、屈伸不利，终成残疾。

各论

独活寄生汤为孙思邈在《备急千金要方》中治疗痹证的经典方剂，重在祛风湿、补肝肾、强筋骨，正如《素问·逆调论》言："荣气虚则不仁，卫气虚则不用，荣卫俱虚则不仁且不用。"而肾为营卫之根，肾气足，则营卫强，外邪不易入侵肌肉关节，故补肾是治疗类风湿关节炎的基石。由此可见，历代众多医家均以肾虚为痹证辨证论治的核心，强调补肾法在治疗痹证中的重要性。

气为血之帅，血为气之母，气行则血行。肾虚贯穿于痹证发生、发展过程中，而肾主纳气，肾虚必致气机出纳失常，血运之气不足，血流迟缓，阻滞经络，形成瘀血，痹阻关节。清代医家叶天士善于运用活血祛瘀为法治疗痹证，认为须用搜剔经络、祛风活血之虫类药方能达活血祛瘀之效，其在《临证指南医案》中指出："经脉通而痛痹减，周痹行痹肢痹筋痹，及风寒湿三气杂合之痹，亦不外乎流畅气血，祛邪养正，宣通脉络诸法"，"久病在络，气血皆室，当辛香缓通"。王清任强调瘀血致痹："元气既虚，必不能达血管，血管无力，血必停留而瘀。"提出活血化瘀法治疗痹证，并创身痛逐瘀汤以行血散瘀、通络止痛，成为后世从瘀论治痹证的经典处方。瘀血既是类风湿关节炎的病因，也是贯穿疾病始终的病理产物，活血祛瘀法的思想应贯穿于疾病治疗的始终。故《素问·痹论》云："病久入深，荣卫之行涩，经脉时疏，故不通。"痹证病程迁延不愈，致气血亏虚，久必入络而致瘀血，瘀血凝滞，痹阻经络。早期以祛邪为主，当兼以祛瘀养血，改善骨及关节软骨的微循环，尽早干预滑膜下新生血管的形成，中晚期以补肾为主，亦当重视活血祛瘀法，以延缓或阻止血管的生长，从而减轻关节破坏程度，提高生活质量。

典型病案一

井某，男，64 岁，江苏省人，主因"关节肿痛 1 个月余、发热 15 天"，于 2016 年 6 月 4 日就诊。

患者缘于 1 个月前无明显诱因出现右手第三指近端及远端指间关节肿痛，无明显晨僵，活动后减轻不明显，未重视，未具体治疗。2016 年 5 月 21 日无诱因出现发热，体温多在 38.0℃以下，无明显咳嗽、咳痰，未在意。1 周前体温升高明显，最高 38.8℃，伴咳嗽、咳黄痰，当地诊所静滴抗生素治疗 6 天（具体药物及剂量不详），体温控制欠佳，就诊于当地医院，行肺部 CT 检查提示多发片状高密度影，抗环瓜氨酸肽抗体（CCP）49.69U/ml，诊断为"类风湿关节炎、肺部感染"，给予"哌拉西林舒巴坦钠"联合"左氧氟沙星注射液"抗感染，静脉滴注 7 天后体温仍控制欠佳，并逐渐出现气短，活动后加重，伴左手食指出现肿痛，病程中无皮疹、口腔溃疡、脱发、光过敏、雷诺现象、口干、眼干，无腹痛、腹泻，无尿频、尿急、尿痛等症状。患者为进一步诊疗，就诊于我科门诊，就诊时诉咳嗽、咳痰，痰色黄，发热恶寒，体温最高 38.8℃，伴左手食指肿痛，乏力，精神饮食睡眠可，大小便正常。查血常规：白细胞 20×10^9/L，中性粒细胞 75%，C 反应蛋白升高，否认肝炎、结核、疟疾等传染病史，否认高血压、心脏病病史，否认糖尿病、脑血管疾病、精神疾病病史，否认输血史，否认药物、食物过敏史，预防接种史不详。父母均已病故，有 3 弟、1 妹，其中 1 弟因肺癌去世，其余均体健，家族中无传染病及遗传病史。查体：胸廓正常无畸形，胸骨无叩痛。呼吸运动正常，肋间隙正常，语颤正常。叩诊清音，呼吸规整，双肺听诊可闻及广泛湿啰音，未闻及胸膜摩擦音，心前区无隆起，心尖搏动正常，心浊音界正常，心率 82 次/min，律齐，各瓣膜听诊区未闻及杂音，无心包摩擦音，腹平坦，无腹壁静脉曲张，腹部柔软，无压痛、反跳痛，腹部无包块。肝脾未触及,墨菲征阴性,肾脏无叩击痛,无移动性浊音。肠鸣音正常,4 次 /min。肛门生殖器未查。脊柱正常生理弯曲,右手第 3 指近端指间关节轻度肿胀、压痛,左手第 2 指近端指间关节轻压痛、无肿胀,其余关节无明显肿胀、压痛。双下肢无水肿。四肢肌力、肌张力未见异常,双侧肱二、三头肌腱反射正常,双侧膝、跟腱反射正常,双侧巴宾斯基征阴性。

初诊:2016 年 6 月 4 日

诉咳嗽、咳痰,发热恶寒,伴关节疼痛,舌质淡苔厚腻,脉寸关弦浮,双尺无力,中医诊断为痹证,辨证为肾气不足,寒湿外束,有入里化热之势,当务之急,当清热利湿,以解发热之急。

处方:

炙麻黄 6g	杏　仁 9g	生石膏 15g	生薏仁 30g
旋覆花(包)10g	半　夏 12g	生赭石 15g	桑寄生 15g
生荷叶 15g	熟　地 30g	生神曲 15g	炙甘草 6g

7 剂,水煎服,每日 2 次。

二诊:2016 年 6 月 11 日

咳嗽、咳痰较前明显减轻,无发热,关节仍痛,肿胀较前明显好转,舌质淡厚腻苔有欲化之机,脉寸关弦滑,双尺无力。去上方生石膏,加狗脊 15g,处方如下:

炙麻黄 6g	杏　仁 9g	狗　脊 15g	生薏仁 30g
旋覆花(包)10g	半　夏 12g	生赭石 15g	桑寄生 15g
生荷叶 15g	熟　地 30g	生神曲 15g	炙甘草 6g

7 剂,水煎服,每日 2 次。

三诊:2016 年 6 月 18 日

偶有咳嗽、咳痰,痰色白,关节痛缓解不明显,水肿消退,舌质红少苔,脉滑双尺无力,重按有涩象。考虑寒湿去而未净,已有伤血之势,岌岌预防之。上方去生神曲,加丹参 15g,处方如下:

炙麻黄 6g	杏　仁 9g	狗　脊 15g	生薏仁 30g
旋覆花(包)10g	半　夏 12g	生赭石 15g	桑寄生 15g
生荷叶 15g	熟　地 30g	丹　参 15g	炙甘草 6g

7 剂,水煎服,每日 2 次。

四诊:2016 年 6 月 25 日

关节疼痛较前好转,双手疼痛、手指肿已消退,咳嗽、咳痰已消失,无发热,舌质淡少苔,脉涩无力,双尺无力明显,考虑邪气已去,肾气尚亏虚,气血运行不畅,可扶正祛邪为治,处方记录如下:

熟　地 30g	川　芎 15g	狗　脊 15g	生薏仁 30g
赤　芍 15g	半　夏 12g	山萸肉 15g	桑寄生 15g
川续断 15g	当　归 15g	肉苁蓉 15g	炙甘草 6g

7 剂,水煎服,每日 2 次。

五诊:2016 年 7 月 2 日

关节疼痛较前好转,舌质淡少苔,脉仍无力,涩象较前好转,尺脉稍较前有力,原方治疗有效,可守方服用。

熟　地 30g	川　芎 15g	狗　脊 15g	生薏仁 30g
赤　芍 15g	半　夏 12g	山萸肉 15g	桑寄生 15g
川续断 15g	当　归 15g	肉苁蓉 15g	炙甘草 6g

14剂,水煎服,每日2次。

六诊:2016年7月16日

患者服用14天中药后,疼痛基本消失,感乏力体弱,舌质淡苔薄白,脉弱,嘱患者更改为中成药调整,处方如下:

六君子丸　1袋/次,每日3次,饭前

大活络丸　1丸/次,每日2次,饭后

随诊至今,未再发作。

按语

中医治疗此类疾病仍以辨证论治为主,以此例患者为例,虽是类风湿关节炎,但影响肺脏,肺部情况为急,如严重可影响患者生命,急则治其标,以麻杏石甘汤、麻杏苡甘汤及旋覆代赭汤化裁,在治疗外感寒湿化热基础上,考虑到存在肾气不足的情况,加用熟地、寄生补肾纳气,患者发热得到有效控制,咳嗽、咳痰亦减轻。首诊用药亦以《伤寒论》为旨归,用药悉本《神农本草经》,如桑寄生为桑寄生科植物槲寄生、桑寄生的干燥枝叶,其入药的历史相当悠久,在《神农本草经》中已被列为上品,性平,味甘,归肝、肾经,有补肝肾、祛风湿、强筋骨、安胎催乳等功效,用于此处,一举两得,既可补肝肾,又可祛风湿、强筋骨;旋覆花配合生赭石,取旋覆代赭汤之意,用于此处,也是一举多得,既可化痰祛浊,又可助气机下行,缓解咳嗽、咳痰症状,因有降逆之功,又可助肝归肾,以期相火安宁,因辨证准确、选药精当,临床疗效得到保证。

三诊后肺部感染得到有效控制,但是湿热去,血虚症状开始显现,脉象出现涩象,未病先防,加丹参以补血祛瘀,治疗后手指肿消,湿热已祛除干净,但正气不足,四诊后即以四物汤加补肾祛风湿药联合治疗,四物汤首见于唐代蔺道人《仙授理伤续断秘方》,由白芍、当归、熟地、川芎组成,主治外伤瘀血作痛。在宋代《太平惠民和剂局方》中记载治妇人诸疾,后渐演化为补血、活血、调经之良方。在《丹溪心法》中备受推崇,成为补血祖方,临证中无论是头痛、妇科病、消化系统疾病甚至呼吸系统疾病,凡辨证为营血虚滞证者,都可考虑以四物汤为基本方进行治疗,即所谓的异病同治。此例患者在辨证考虑肾虚血瘀的情况下,即用四物汤加补肾药治疗,因血瘀明显,故用赤芍替代白芍,以增强活血化瘀作用。补肾活血药收到理想效果,患者关节疼痛基本消失,后以丸药收功。

典型病案二

李某,男,67岁,主因"多关节肿痛、肌痛13年,乏力、泛酸10余天",于2016年9月26日就诊。

患者2003年3月对称性多关节肿痛起病,呈游走性发作,伴晨僵,活动10余分钟后缓解,伴全身肌肉疼痛,严重时需卧床,穿衣不能自理,当地医院肌电图检查可见肌源性损害,完善相关检查后考虑"类风湿关节炎,皮肌炎不除外",静滴"氢化可的松"(剂量不详),疼痛可缓解,出院后给予甲泼尼龙28mg/d治疗,两年内逐渐减至20mg/d维持。2005年至我院风湿科门诊以"肌痛待查"行肌活检未见明显异常,规律服用"甲泼尼龙"20mg/d。2011年4

月收入风湿科诊断为"类风湿关节炎",给予"甲泼尼龙"20mg/d,来氟米特10mg每日1次,甲氨蝶呤10mg每周1次,症状缓解出院。2013年曾出现泛酸、食道疼痛,吞咽困难症状,当地医院行激素冲击治疗后症状缓解。规律随诊,2014年于当地医院行"英夫利昔单抗"治疗3次后出现高热,肺CT提示肺结核,后行四联抗结核治疗,激素口服"甲泼尼龙"28mg/d逐渐减量至20mg/d维持,规律服药。2016年5月晨起出现腰背痛,无明显晨僵,于我院治疗,症状缓解,激素减量至"甲泼尼龙"早1片,下午及晚上各半片,规律服药。2016年9月10日左右,再次出现泛酸,胸痛,口干,伴呕吐两次,吞咽水、食物均困难,食欲差。服药治疗效果不理想,为寻求中医治疗,患者2016年9月26日就诊于我科门诊,诉泛酸、口干,胸痛,伴关节疼痛,进食水及食物均困难,舌质淡苔黄,脉弦滑。查体:胸廓正常无畸形,胸骨无叩痛。呼吸运动正常,肋间隙正常,语颤正常。叩诊清音,呼吸规整,双肺呼吸音清,未闻及干湿性啰音及胸膜摩擦音,心前区无隆起,心尖搏动正常,心浊音界正常,心率78次/min,律齐,各瓣膜听诊区未闻及杂音,无心包摩擦音,腹平坦,无腹壁静脉曲张,腹部柔软,无压痛、反跳痛,腹部无包块。肝脾未触及,墨菲征阴性,肾脏无叩击痛,无移动性浊音。肠鸣音正常,4次/min。肛门生殖器未查。脊柱正常生理弯曲,四肢活动自如,无畸形、下肢静脉曲张、杵状指(趾),双手肘关节伸直受限,余四肢关节未触及明显肿胀压痛,双下肢无水肿。四肢肌力、肌张力未见异常,双侧肱二、三头肌腱反射正常,双侧膝、跟腱反射正常,双侧巴宾斯基征阴性。检验检查β-胶原降解产物测定0.200ng/ml、C-反应蛋白测定0.878mg/dl、类风湿因子测定52.5IU/ml。

初诊:2016年9月26日

诉口干、泛酸、呃逆,多处关节疼痛,舌质淡苔黄,脉弦滑。中医诊断为痹证,辨证属肝气犯胃,可以疏肝和胃为法治疗。

处方:

柴　胡 12g	炒黄芩 15g	姜半夏 10g	党　参 15g
厚　朴 10g	大　枣 15g	苍　术 15g	荷　叶 10g
黄　连 10g	吴茱萸 3g	炒神曲 15g	炙甘草 6g

7剂,水煎服,每日2次。

二诊:2016年10月3日

服用中药后泛酸、口干、呃逆等情况较前稍有好转,不明显,仍有关节疼痛,阴雨天加重,舌质淡苔薄黄,脉弦滑,治疗有效,仍以原方化裁,可加用补肾祛风湿药,观察疗效。

处方:

柴　胡 12g	炒黄芩 15g	姜半夏 10g	党　参 15g
厚　朴 10g	大　枣 15g	苍　术 15g	荷　叶 10g
熟　地 30g	生川断 30g	寄　生 30g	金狗脊 15g
黄　连 10g	吴茱萸 3g	炒神曲 15g	炙甘草 6g

7剂,水煎服,每日2次。

三诊:2016年10月10日

患者服用此剂中药后诉泛酸、口干、呃逆等情况较前明显缓解,舌质淡苔薄黄,脉滑弱无力,尺脉明显,在原方基础上去苍术、厚朴、神曲,加肉苁蓉15g、薏仁30g、生当归15g,处方如下:

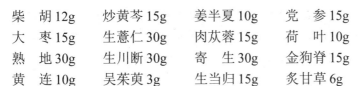

柴　胡 12g	炒黄芩 15g	姜半夏 10g	党　参 15g
大　枣 15g	生薏仁 30g	肉苁蓉 15g	荷　叶 10g
熟　地 30g	生川断 30g	寄　生 30g	金狗脊 15g
黄　连 10g	吴茱萸 3g	生当归 15g	炙甘草 6g

14剂，水煎服，每日2次。

四诊：2016年10月24日

泛酸、口干、呃逆等情况基本消失，关节疼痛已明显减轻，疼痛仍呈游走性，舌质淡苔薄白，脉滑，重按有涩象，双尺无力，中医辨证为肾气不足、痰瘀互阻，调整处方治疗：

肉苁蓉 15g	山茱萸 15g	生当归 15g	赤　芍 20g
川　芎 15g	杜　仲 15g	生薏仁 30g	川　断 15g
独　活 15g	丹　参 15g	熟　地 30g	威灵仙 15g
法半夏 10g	鸡血藤 30g	炙甘草 6g	络石藤 15g

7剂，水煎服，每日2次。

五诊：2016年11月2日

患者服用中药后关节仍有疼痛，但范围较前缩小，前方治疗效果可，可维持目前治疗，原方续服14剂，观察疗效。

肉苁蓉 15g	山茱萸 15g	生当归 15g	赤　芍 20g
川　芎 15g	杜　仲 15g	生薏仁 30g	川　断 15g
独　活 15g	丹　参 15g	熟　地 30g	威灵仙 15g
法半夏 10g	鸡血藤 30g	炙甘草 6g	络石藤 15g

14剂，水煎服，每日2次。

六诊：2016年11月16日

患者目前静息状态下关节已无疼痛，活动后仍有触发，可给予上方做成一料丸药，继续口服中成药3个月余，追访至今，除去阴雨天偶有疼痛外，余无不适。

按语

类风湿关节炎是以对称性滑膜炎和关节外病变为临床表现的慢性、全身性自身免疫性疾病。周围关节的对称性多关节炎为类风湿关节炎的主要特征，多侵犯手、足、腕等小关节，呈慢性过程，发作与缓解交替。由于类风湿关节炎的发病机制不清楚，所以对其防治有很大的难点。近年来，西医西药对控制病情、缓解、改善症状发挥了一定的作用，但长期服用这些药物的患者多出现严重的胃肠道毒副作用，并可能出现急性间质性肾炎伴发血尿、蛋白尿及肝脏毒性，这些药源性疾病使患者很难达到一个理想的治疗平台。

此患者长期大量口服激素及抗类风湿药物，造成严重胃部不适，严重影响生活质量，初始治疗以纠正西药所造成的不良反应为主，脉证合参，辨证从肝胃不和入手，给予相应治疗。在没有加用补肾药物时，疗效并不理想，加入补肾祛风湿药后，起到了很好的催化剂作用，提示我们，在没有明显肾虚表现的情况下，我们也可根据辨病论治的精髓，类风湿关节炎以肾气不足为本，可以给予补肾治疗，强调中医辨病，是强调从中医理论角度认识和把握疾病的本质性病机，在此基础上，或辨证施治，或专病专方，临床才能取得根本疗效。另外，疑难重病如风湿免疫性疾病、恶性肿瘤、神经系统变性疾病需要长期乃至终生服药，把握正确的病机后，才不会因暂时的取效不捷，怀疑药不对证而频频改方，使得功亏一篑。

在临床中我们也发现，善后阶段应用中药丸剂，会很大程度提高临床疗效，我们分析其原因是多停留在丸者缓也，适用于慢性病患者，可使药物发挥更大作用，但其中涉及的具体的药代学及药效学问题，仍需在临床实践甚至科研实践中得到解决。

第三节　系统性红斑狼疮（红蝴蝶疮）

系统性红斑狼疮（systemic lupus erythematosus，SLE）多发于15～40岁的女性，是自身免疫性疾患，临床症状以多系统、多器官受累为其特点，病情复杂，变化多端。除皮肤损害外，并可伴有关节痛、发热、口腔溃疡，甚至肾等脏器损害，在肾损害表现为肾炎或肾病综合征，严重者可出现肾衰竭。又可损害心血管系统、呼吸系统、消化系统、神经系统、血液系统等，出现相应系统功能失常症状，其病因不明，目前西医治疗SLE以糖皮质激素（皮质类固醇激素）为主，近年来免疫抑制剂也有一些新的发展，如环磷酰胺能促成纤维细胞凋亡，稳定肾功能，如硫唑嘌呤抗细胞代谢，环孢素能降低狼疮性肾炎的活动性指标，又如吗替麦考酚酯、他克莫司（普乐可复）、来氟米特等，均是新型免疫抑制剂，可减轻狼疮活动，但长期大量的使用，会不可避免地出现消化性溃疡、库欣征、高血糖、高血脂、动脉粥样硬化、骨质疏松以及肝脏、血液系统、生殖系统损害及感染等副作用。中医药治疗可有效减低药物的不良反应，同时对系统性红斑狼疮也有一定的治疗作用，越来越受到临床的关注。

中医学典籍中虽无"系统性红斑狼疮"的病名记载，但根据临床证候特征和对各脏腑的侵害来确定其属性，分别归属于阴阳毒、鸦陷疮、日晒疮、痹证、心悸、水肿、蝴蝶疮、虚劳、心悸等范畴。皮疹是红斑狼疮常见也是最易被观察到的临床表现，早在张仲景《金匮要略》所载："阳毒之为病，面赤斑斑如锦纹，咽喉痛，唾脓血""阴毒之为病，面目青，身痛如被杖，咽喉痛"。描述了面部红斑及全身疼痛的表现。隋代《诸病源候论》还记载了阴阳毒有发热、手指发冷的症状。如《诸病源候论·伤寒阴阳毒候》谓："夫欲辨阴阳毒病者，始得病时，可见手足指，冷者是阴，不冷者是阳。"《诸病源候论·伤寒阴阳毒候》还对阴毒及阳毒的特点作了区别，认为："若病身重腰膝痛，烦闷，面赤斑出，咽喉痛，或下利狂走，此为阳毒""若身重背强，短气呕逆，唇青面黑，四肢逆冷，为阴毒"。《医宗金鉴》对阴阳毒的产生描述为"异气者，此气适中人之阳，则为阳毒，适中人之阴，为阴毒。"宋代窦汉卿在《疮疡经验全书》形容红斑狼疮的皮疹为"鸦陷疮"："鸦陷者，久中邪热，脏腑虚寒，血气衰少，腠理不密，发于皮肤之上，相生如钱窍，后烂似鸦陷，日久损伤难治。"明代申斗垣在《外科启玄》提到"日晒疮"是"三伏炎天，勤苦之人，劳于工作，不惜身命，受酷日晒曝"而成，其中的"日晒疮"与SLE的光敏感性相关。多关节炎（痛）是红斑狼疮的一大主症，红斑狼疮关节、肌肉疼痛可出现在疾病的全过程，以急性期为主，这些在中医归为"痹证"范畴。红斑狼疮后期多脏器受损，虚象明显，属于"虚劳"；以心脏损害为主，属于中医"心悸"；精神症状突出，属于"脏躁"。

系统性红斑狼疮病机属阴亏为本，热毒、瘀毒为标。素体禀赋不足、肾阴亏耗、阴阳失调、气血失和、气滞血瘀，是该病的发病基础；六淫结于血分，瘀而化热，久成瘀热毒邪，外伤腠理肌肤，蚀于筋骨而发病。SLE的后期每多阴损及阳，累及于脾，以致脾肾阳虚、水湿泛滥、膀胱气化无权而见便溏溲少、四肢清冷、下肢甚至全身水肿。热毒入里，燔灼阴血，一方面伤及腠理肌肤、筋骨而出现皮肤红斑狼疮和肌肉关节病变；另一方面内伤五脏六腑，致脏腑功能失调，水谷精微运化失常，可表现为阴液亏耗、阴虚内热，并逐渐发展至阴损及阳、阴阳两虚，最终阳虚水泛甚至阴阳离决而危及生命。

治疗上主张辨病论治与辨证论治相结合，在辨病论治中重视肾虚和瘀毒，给予补肾活血解毒等治疗，辨证论治则按需求给予八纲辨证、六经辨证、脏腑辨证、三焦辨证等，随机选用，不拘成见，治疗系统性红斑狼疮积累了一定经验。

典型病案一

薛某，女，50岁，主因"反复面部红斑16年，头晕20余天，咳嗽10余天"，于2016年3月10日就诊。

缘于2000年无明显原因出现颜面部红斑，日晒后加重，伴口腔溃疡，发热，体温最高41℃，伴寒战，双肘、双膝关节肿痛，无脱发、肢体遇冷变色，双下肢水肿，在外院住院治疗，完善相关检查（具体检查不详），诊断为"系统性红斑狼疮"，给予"泼尼松30mg，1次/d，硫酸羟氯喹片0.2g，2次/d"等治疗，病情平稳后出院。出院后定期就诊，激素规律减量。2011年激素减量至泼尼松5mg，1次/d，时出现双眼视物模糊，考虑硫酸羟氯喹片副作用，故停用，停药后出现颜面部皮疹，患者就诊我院，将泼尼松加量至15mg，1次/d，后病情稳定后逐渐减量。3年前加用"甲氨蝶呤"，口服1年自感胃肠道反应大，不能耐受，故停用，加用"来氟米特"，病情平稳。目前口服甲泼尼龙4mg，隔日1次；来氟米特10mg，1次/d；白芍总苷胶囊0.6g，3次/d；碳酸钙1片，1次/d。2个月前自感饮水后偶有呛咳，未诊疗。20余天来出现头晕、头痛，无意识不清、四肢抽搐，无恶心、呕吐，就诊当地医院考虑高血压相关，给予降压药后症状改善不明显。10余天来患者出现咳嗽、咳痰，白痰，量少，仍有面部红斑，关节痛，无发热，无胸痛，院外未特殊诊疗，风湿科门诊建议维持目前治疗，可针对咳嗽等情况给予中医治疗。患者为寻求中医治疗，于2016年3月10日就诊于我科，就诊时诉咳嗽、咳痰，无胸闷、胸痛，无咳血，精神饮食睡眠可，大小便正常。3年前出现视物模糊，1年来上述症状加重，外院诊断"眼底黄斑病变"。有高血压病史2年，血压最高210/100mmHg，目前口服"阿司匹林0.1g，1次/d；福辛普利钠10mg，2次/d；硝苯地平缓释片0.2g，3次/d；富马酸比索洛尔片5mg，1次/d；氢氯噻嗪片20mg，1次/d；卡维地洛片20mg，1次/d；阿托伐他汀钙片20mg，1次/d；曲克芦丁片120mg，3次/d"。自诉对磺胺类抗生素、头孢曲松（菌必治）过敏，预防接种史不详。父母健在，均有高血压病史，兄弟姐妹5人，均体健，家族中无传染病及遗传病史。查体：全身浅表淋巴结无肿大及压痛，头部正常，无畸形，眼睑无浮肿、下垂及闭合不全，结膜正常，眼球正常，巩膜无黄染，双侧瞳孔等大等圆，直径约为3mm，对光反射正常，外耳道通畅，无异常分泌物，乳突无压痛，无听力粗试障碍，嗅觉正常。口唇无发绀，口腔黏膜无异常，伸舌无震颤、偏斜，齿龈正常，咽部黏膜正常，扁桃体无肿大，颈软，无抵抗，颈动脉搏动正常，颈静脉正常，气管居中，肝颈静脉回流征阴性，甲状腺正常，无压痛、震颤、血管杂音。胸廓正常无畸形，胸骨无叩痛，双侧乳房对称，无异常。呼吸运动正常，肋间隙正常，语颤正常。叩诊清音，呼吸规整，双肺呼吸音粗，左肺底深吸气末可见少量啰音，未闻及胸膜摩擦音，心前区无隆起，心尖搏动正常，心浊音界正常，心率80次/min，律齐，各瓣膜听诊区未闻及杂音，无心包摩擦音，腹平坦，无腹壁静脉曲张，腹部柔软，无压痛、反跳痛，腹部无包块。肝脾未触及，墨菲征阴性，肾脏无叩击痛，无移动性浊音。肠鸣音正常，4次/min。肛门生殖器未查。脊柱正常生理弯曲，双肘关节轻压痛、无肿胀、屈曲畸形，其余关节无肿痛、无畸形、下肢静脉曲张、杵状指（趾），双下肢无水肿。四肢肌力、肌张力未见异常，双侧肱二、三头肌腱反射正常，双侧膝、跟腱反射正常，双侧巴宾斯基征阴性。

初诊：2016 年 3 月 10 日

咳嗽、咳痰，痰色白，头晕，面部散在红斑，伴肘关节疼痛，舌质淡苔白腻，脉弦滑有力，寸关明显，中医诊断为阴阳毒，辨证属痰湿内蕴，夹肝气上扰清窍，给予中医治疗。

处方：

菊　花 15g	白蒺藜 15g	陈　皮 12g	法半夏 12g
茯　苓 15g	炒枳实 10g	竹　茹 10g	珍珠母 30g
桑寄生 15g	生荷叶 15g	大　枣 15g	生龙骨 15g
胆南星 8g	怀牛膝 15g	炙甘草 6g	晚蚕沙 15g

7 剂，水煎服，每日 2 次。

二诊：2016 年 3 月 17 日

患者服药后自觉痰量减少，咳嗽减轻，血压亦有下降趋势，面部红斑及手肘关节疼痛无明显变化，舌质淡苔仍厚腻，脉仍弦滑，力道减弱，痰湿减轻，肝气有下行之势，治疗有效，守方服用。

菊　花 15g	白蒺藜 15g	陈　皮 12g	法半夏 12g
茯　苓 15g	炒枳实 10g	竹　茹 10g	珍珠母 30g
桑寄生 15g	生荷叶 15g	神　曲 15g	生龙骨 15g
胆南星 8g	怀牛膝 15g	炙甘草 6g	晚蚕沙 15g

14 剂，水煎服，每日 2 次。

三诊：2016 年 3 月 31 日

患者服药后咳嗽、咳痰基本消失，血压下降趋势较明显，已接近正常水平，面部红斑及手肘关节疼痛无明显变化，近日活动偶有腰痛，舌质淡苔仍厚，脉仍弦滑，双尺无力。考虑患者肾虚之象已显，原方去胆南星、晚蚕沙，加熟地 30g、肉桂 6g，处方调整如下：

菊　花 15g	白蒺藜 15g	陈　皮 12g	法半夏 12g
茯　苓 15g	炒枳实 10g	竹　茹 10g	珍珠母 30g
寄　生 15g	生荷叶 15g	神　曲 15g	生龙骨 15g
熟　地 30g	怀牛膝 15g	炙甘草 6g	肉　桂 6g

14 剂，水煎服，每日 2 次。

四诊　2016 年 4 月 15 日

血压已恢复正常，咳嗽、咳痰已消失，刻诊：颜面部散在红斑，色黯，伴肘关节疼痛，舌质淡黯苔薄白，脉滑，重按有涩象，双尺不任按，中医辨证肾气亏虚，痰瘀内阻，调整处方如下：

丹　参 30g	肉苁蓉 15g	陈　皮 12g	法半夏 12g
茯　苓 15g	生当归 15g	水　蛭 10g	山萸肉 15g
寄　生 15g	络石藤 15g	神　曲 15g	生龙骨 15g
熟　地 30g	怀牛膝 15g	炙甘草 6g	温郁金 15g

14 剂，水煎服，每日 2 次。

五诊：2016 年 4 月 29 日

服用中药后关节疼痛得到有效控制，面部红斑改善不明显，舌质淡黯苔薄白，脉涩，尺脉仍无力，加大补肾活血作用，原方去神曲、生龙骨，加赤芍 20g、莪术 15g，同时配合中成药金匮肾气丸治疗。

丹 参 30g	肉苁蓉 15g	陈 皮 12g	法半夏 12g
茯 苓 15g	生当归 15g	水 蛭 10g	山萸肉 15g
寄 生 15g	络石藤 15g	赤 芍 20g	莪 术 15g
熟 地 30g	怀牛膝 15g	炙甘草 6g	温郁金 15g

14 剂，水煎服，每日 2 次。

另：金匮肾气丸，每次 1 丸，每日 2 次。

六诊：2016 年 5 月 13 日

红斑较前稍有减退，前日因与家人争执出现胁痛，舌质淡黯苔薄白，脉弦滑，有涩象，尺弱，考虑为肾气不足，气化力量减弱，痰瘀互结于中，又有外因，肝气郁结，内外合因，以致胁痛，综合处理，调整处方如下：

丹 参 30g	肉苁蓉 15g	陈 皮 12g	法半夏 12g
茯 苓 15g	生当归 15g	水 蛭 10g	山萸肉 15g
寄 生 15g	络石藤 15g	赤 芍 20g	莪 术 15g
熟 地 30g	怀牛膝 15g	炙甘草 6g	温郁金 15g
柴 胡 12g	炒黄芩 15g	川 芎 15g	生白芍 15g

14 剂，水煎服，每日 2 次。

七诊：2016 年 5 月 27 日

胁痛消失，面部红斑亦大幅消失，考虑疗效与和解少阳、疏肝解郁关系密切，继续用原方治疗，将上方做成丸剂，3 月一疗程，随诊。

八诊：2016 年 9 月 15 日

面部红斑消失，关节疼痛亦无，舌质淡少苔，脉弱无力，将下方配成丸药，续服。

党 参 15g	肉苁蓉 15g	陈 皮 12g	法半夏 12g
茯 苓 15g	生当归 15g	水 蛭 10g	生白术 15g
寄 生 15g	络石藤 15g	赤 芍 20g	山萸肉 15g
熟 地 30g	怀牛膝 15g	炙甘草 6g	全 虫 5g

1 料，每次 6g，每日 2 次。

随访至今，未再复发。

按语

SLE 是与遗传有关的疾病，与先天禀赋不足、肾虚阴亏有关，毒邪致病具有广泛性的特点，常见脏腑、经络、肌肉关节同时病变，与 SLE 的多系统、多脏器损害相合。瘀毒互结，邪伏血分，本虚标实，此消彼长，导致 SLE 病情波动，病程缠绵，治疗困难。虽然 SLE 患者临床表现纷繁错杂，但"肾虚阴亏、瘀毒内结"贯串于病程的始终，为本病基本病机和病情演变的规律，故针对肾虚血瘀给予治疗是治本之法，且临床疗程确切。补肾药多采用温补肾阳的药物，而且药物本身即具备祛风湿的作用，配合活血药使用，也体现中医"治风先治血，血行风自灭"的治疗思想，其中寄生及怀牛膝为常用之品。寄生，性平，味苦，可补肝肾、强筋骨、祛风湿，《神农本草经》言其有主腰痛、小儿背强、安胎之效。怀牛膝，气味苦平，主治寒湿痿痹，四肢拘挛，逐血气，引血下行，两药配合，相得益彰，疗效显著。

小柴胡汤的使用，起到了四两拨千斤之效。小柴胡汤寒温并用，攻补兼施，寒而不凝，温而不燥，补而不腻。加活血药可治血分病；加补气药可扶正祛邪；加化痰药可化浊以畅达气机。可通过调阴阳、和气血、平衡脏腑功能而能达到治疗系统性红斑狼疮的目的。

我们应用补肾活血法为主要手段，配合辨证论治，临床疗效颇佳。

典型病案二

张某，女，53岁，工人，主因"关节肿痛4年"，于2017年7月15日就诊。

缘于2013年无明显诱因出现多关节肿痛，呈游走性，累及双手第1近端指间关节、双膝关节，伴晨僵，天气变化时症状明显，口服"双氯芬酸钠"可缓解，未规律治疗。2016年4月20日体检提示尿蛋白阳性、补体下降、抗核抗体＞1∶1 000、抗Sm抗体阳性，就诊于风湿科门诊，完善24小时尿蛋白0.75g/24h，诊断"系统性红斑狼疮、狼疮肾炎"。5月25日开始口服"甲泼尼龙，24mg/d；来氟米特20mg/d；硫酸羟氯喹0.2g，2次/d"。后定期复查，甲泼尼龙琥珀酸钠逐渐减量，病情控制平稳。于2017年7月7日出现发热，伴寒战，尿频、尿痛，无咳嗽、咳痰，无腹痛、腹泻，体温最高时可达39℃，在我院门诊查尿中白细胞满视野，考虑"泌尿系感染"，服用"左氧氟沙星"治疗，症状有所改善。患者为寻求中医治疗就诊于我科门诊。患者1998年于我院内分泌科诊断毒性弥漫性甲状腺肿，治疗不详，现低碘饮食，无口服药物；2012年发现高血压，最高180/110mmHg，现口服氨氯地平、单硝酸甘油异山梨酯片、培哚普利吲达帕胺片，血压未监测；长期睡眠欠佳，口服艾司唑仑。否认肝炎、结核、疟疾等传染病史，否认心脏病病史，否认糖尿病、脑血管疾病、精神疾病病史，有剖宫产、阑尾切除术及子宫切除术史，否认外伤史，否认输血史，自诉对青霉素、去痛片过敏，预防接种史不详。适龄结婚，配偶健康状况良好，已育有1女，女健康状况良好。父亲因"高血压、脑出血"去世，母亲有高血压病史，2兄1弟均患高血压，其中1个哥哥去世，原因不详，家族中无传染病及遗传病史。查体：发育正常，营养良好，正常面容，表情自然，自主体位，神志清醒，查体合作。全身皮肤黏膜正常，无黄染，无皮疹、皮下出血、皮下结节，脐下可见长约7cm纵行瘢痕，右下腹可见约5cm斜行瘢痕，毛发分布均匀，皮下无水肿，无肝掌、蜘蛛痣。全身浅表淋巴结无肿大及压痛，胸廓正常无畸形，胸骨无叩痛，双侧乳房对称，无异常。呼吸运动正常，肋间隙正常，语颤正常。叩诊清音，呼吸规整，双肺呼吸音清，未闻及干湿性啰音及胸膜摩擦音，心前区无隆起，心尖搏动正常，心浊音界正常，心率88次/min，律齐，各瓣膜听诊区未闻及杂音，无心包摩擦音，腹平坦，无腹壁静脉曲张，腹部柔软，无压痛、反跳痛，腹部无包块。肝脾未触及，墨菲征阴性，肾脏无叩击痛，无移动性浊音。肠鸣音活跃。肛门生殖器未查。脊柱正常生理弯曲，四肢活动自如，无畸形、下肢静脉曲张、杵状指（趾），关节正常，双下肢无水肿。四肢肌力、肌张力未见异常，双侧肱二、三头肌腱反射正常，双侧膝、跟腱反射正常，双侧巴宾斯基征阴性。化验及特殊检查：（2016-4-22我院）抗核抗体＞1∶1 000、抗Sm抗体（+）、抗U1RNP（+）、抗SSA（+）；（2017-7-8我院）血常规示白细胞计数14.84×10⁹/L、中性粒细胞0.803；C-反应蛋白测定14.7mg/dl；（2017-7-8我院）生化示丙氨酸氨基转移酶137.2U/L、天冬氨酸氨基转移酶95.2U/L、尿素8.70mmol/L、肌酐136.2μmol/L、血清尿酸487.8μmol/L、乳酸脱氢酶308.1U/L，余无异常；（2017-7-8我院）尿常规示：尿白细胞2 322.8/μl、尿红细胞40.0/μl、尿浊度微浊、尿液亚硝酸盐试验阳性、尿蛋白定性试验200.0mg/dl，余无异常。

初诊：2017 年 7 月 15 日

症见：发热，体温 37.5℃，伴关节肿痛，尿频，轻度尿痛，无咳嗽、咳痰，无恶心、呕吐，大小便正常，舌质淡苔白腻，脉浮滑，尺脉无力，中医诊断为痹证，辨证考虑为湿热内蕴，可以清利湿热为法治疗。

处方：

半　夏 12g	陈　皮 12g	茯　苓 15g	金银花 15g
连　翘 15g	枳　实 10g	竹　茹 10g	生薏仁 30g
大　蓟 15g	小　蓟 15g	寄　生 15g	炙甘草 6g

7 剂，水煎服，每日 2 次。

二诊：2017 年 7 月 22 日

发热较前减轻，无尿频、尿痛，无寒战，关节痛亦减轻，舌质淡苔厚腻，脉滑，双尺无力，复查血常规及尿常规可见白细胞较前下降，前方治疗有效，可维持目前治疗，上方去连翘，加生神曲 15g，处方如下：

半　夏 12g	陈　皮 12g	茯　苓 15g	金银花 15g
生神曲 15g	枳　实 10g	竹　茹 10g	生薏仁 30g
大　蓟 15g	小　蓟 15g	寄　生 15g	炙甘草 6g

7 剂，水煎服，每日 2 次。

三诊：2017 年 7 月 29 日

已恢复正常之体温，触感外寒，内合湿热，高烧又起，恶寒，无尿频、尿痛，无咳嗽、咳痰等不适，舌质淡苔厚腻，脉双寸关弦滑，双尺无力，考虑为外寒内湿相合，以麻杏苡甘汤化裁治疗，处方如下：

炙麻黄 6g	杏　仁 9g	晚蚕沙^(包煎)15g	生薏仁 30g
旋覆花 10g	半　夏 12g	生赭石 15g	桑寄生 15g
生荷叶 15g	熟　地 30g	生神曲 15g	炙甘草 6g

7 剂，水煎服，每日 2 次。

四诊：2017 年 8 月 5 日

仍有关节痛，体温恢复正常，无其他不适，舌苔薄白，舌质转黯，脉滑弱无力，双尺脉明显，中医辨证属于痰瘀阻于经络，络脉不通，不通而痛，可以活血通络、化浊祛湿为法治疗，处方记录如下：

半　夏 12g	陈　皮 12g	茯　苓 15g	络石藤 15g
生神曲 15g	枳　实 10g	竹　茹 10g	生薏仁 30g
鸡血藤 30g	乳　香 10g	没　药 10g	怀牛膝 15g
生当归 15g	丹　参 15g	寄　生 15g	炙甘草 6g

7 剂，水煎服，每日 2 次。

五诊：2017 年 8 月 12 日

关节痛较前减轻，畏寒，自觉寒从骨缝处窜出，不能耐受，舌质淡黯，苔厚腻，根部明显，脉滑双尺无力，考虑为肾气不足，气化无力，瘀浊无法排除，可在原方基础上加用补肾药，处方调整如下：

半　夏 12g	陈　皮 12g	茯　苓 15g	络石藤 15g
肉苁蓉 15g	枳　实 10g	竹　茹 10g	生薏仁 30g
鸡血藤 30g	乳　香 10g	没　药 10g	怀牛膝 15g
淫羊藿 15g	熟　地 30g	肉　桂 9g	山茱萸 15g
生当归 15g	丹　参 15g	寄　生 15g	炙甘草 6g

7剂，水煎服，每日2次。

六诊：2017年8月19日

关节疼痛较前明显减轻，厚腻苔退去，舌质光滑如镜，脉弦细如线，应指柔软，给予右归丸调理，如下：

右归胶囊4粒/次，3次/d。

七诊：2017年8月31日

连服13日右归胶囊，关节痛基本消失，舌质淡苔薄白，脉滑，双尺无力，可以补肾活血方配成丸药，继续服用。

半　夏 12g	陈　皮 12g	茯　苓 15g	络石藤 15g
肉苁蓉 15g	山　药 15g	竹　茹 10g	生薏仁 30g
鸡血藤 30g	乳　香 10g	没　药 10g	怀牛膝 15g
淫羊藿 15g	熟　地 30g	肉　桂 9g	山茱萸 15g
生当归 15g	丹　参 15g	寄　生 15g	炙甘草 6g

1料，6g/次，2次/d

随访至今，未再复发。

按语

系统性红斑狼疮是一种病因未明的自身免疫介导的炎症性结缔组织病。本病以产生多种自身抗体为其免疫学特点，病变可侵犯皮肤、关节、肾脏、肺脏、心血管系统、血液系统、内分泌系统及神经精神系统等。本病治疗用药有糖皮质激素、免疫抑制剂、非甾体抗炎药等，近年应用较多的是糖皮质激素和细胞毒免疫抑制剂联合应用，两药联合应用可以有效诱导疾病缓解，阻止病变进展。但易致SLE患者免疫功能明显下降，临床上极易合并各种感染，最近几年大量研究已证明感染是SLE患者病情加重和死亡的最主要原因。泌尿系感染仅次于肺部感染，是系统性红斑狼疮感染是第二主因，因发病隐匿，自觉症状较少，膀胱是SLE并发泌尿系感染的常见部位，大肠杆菌、肠球菌和克雷伯菌是常见的病原体。如不及时治疗，很容易发生逆行感染。在配合西医治疗的基础上，中医很好地发挥了治疗优势，可提高抗生素的生物利用度，减轻毒副作用。

本例患者的治疗也很好地说明了肾虚是系统性红斑狼疮发病之本。在外感存在时，考虑到肾气不足，即加用补肾祛风湿之寄生，一边祛邪，一边扶正，使治疗立于不败之地，另外本患者舌苔厚腻，应用补肾药治疗后，厚腻苔消失，说明肾阳不足，化浊之力不足，应用补肾药物立竿见影，提示我们补肾活血法贯穿系统红斑狼疮的始终，应给予重视。在补肾药物的应用方面，多应用熟地、寄生，两药首次记载于《神农本草经》，熟地有益精填髓之效，可消肾虚之痰，寄生可补肝肾、祛风湿，两药配合使用，可发挥彼此长处，更好地达到补肾祛痰湿作用，另外配合乳香、没药、丹参等活血药，则标本兼治，效果理想。

张某，女，65岁，干部，主因"关节肿痛4年"，于2017年5月15日就诊。

患者缘于2013年5月无诱因出现右膝关节肿胀、疼痛、活动受限，伴双下肢水肿、腰痛、酱油样尿，发热，无规律，体温最高达39℃，畏寒，无寒战、咽痛、流涕、咳嗽、咳痰、盗汗，于我院诊断为"系统性红斑狼疮"，予"泼尼松（强的松）（最大量70mg/d）、羟氯喹、环磷酰胺（因恶心、尿潴留等副作用停用）"等药物治疗，右膝关节肿痛、双下肢水肿时轻时重。2014年无诱因出现右髋关节疼痛、活动受限，骨盆片示右侧股骨头坏死，予补钙、止痛治疗，症状减轻。2015年3月下旬无诱因出现双下肢肿胀加重，右侧为重，伴右小腿局限性疼痛，局部无红肿，予泼尼松30mg/d、羟氯喹0.2g/d及补钙治疗后好转。2月前患者因头晕自行停用硫唑嘌呤（依木兰）。2周前患者无明显诱因双下肢水肿加重，3天前尿量减少，每日尿量约700～800ml。病程中曾有脱发、面部蝶形红斑、日晒后皮疹加重，无口腔溃疡、口眼干、雷诺现象等。患者目前精神状态较差，腰痛，乏力，纳眠可，体重增加。大便正常，小便量少。否认肝炎、结核、疟疾等传染病史，否认高血压、心脏病病史，否认糖尿病、脑血管疾病、精神疾病病史，否认手术史，否认外伤史，否认输血史，否认药物、食物过敏史，预防接种史不详。父母已故，死因不详，1弟体健，否认家族性遗传病史。

查体：发育正常，营养良好，慢性病容，表情自然，自主体位，神志清醒，查体合作。全身皮肤黏膜无黄染，无皮疹、皮下出血、皮下结节、瘢痕，毛发分布均匀，无肝掌、蜘蛛痣。全身浅表淋巴结无肿大及压痛，头颅无畸形，眼睑无浮肿、下垂及闭合不全，结膜正常，眼球运动正常，巩膜无黄染，双侧瞳孔等大等圆，直径约为3mm，对光反射正常，外耳道通畅，无异常分泌物，乳突无压痛，无听力粗试障碍，嗅觉正常。口唇无发绀，口腔黏膜无异常，伸舌无震颤、偏斜，齿龈正常，咽部黏膜正常，扁桃体无肿大，颈软无抵抗，颈动脉搏动正常，颈静脉无怒张，气管居中，肝颈静脉回流征阴性，甲状腺正常，无压痛、震颤、血管杂音。胸廓正常无畸形，胸骨无叩痛，双侧乳房对称，无异常。呼吸运动正常，肋间隙正常，语颤正常。叩诊清音，呼吸规整，双肺呼吸音清，未闻及干湿性啰音及胸膜摩擦音，心前区无隆起，心尖搏动正常，心浊音界正常，心率80次/min，律齐，各瓣膜听诊区未闻及杂音，无心包摩擦音，腹平坦，无腹壁静脉曲张，腹部柔软，无压痛、反跳痛，腹部无包块。肝脏未触及，脾脏未触及，墨菲征阴性，肾脏无叩击痛，无移动性浊音。肠鸣音正常，4次/min。肛门生殖器未查。脊柱正常生理弯曲，四肢活动自如，无畸形、下肢静脉曲张、杵状指（趾），关节正常，双下肢中度凹陷性水肿。四肢肌力、肌张力未见异常，双侧肱二、三头肌腱反射正常，双侧膝、跟腱反射正常，双侧巴宾斯基征阴性。化验及特殊检查：血红蛋白100g/L、尿红细胞150个/μl、尿白细胞39.9/μl、尿蛋白定性500mg/dl、血ALB 20.9g/L、Na 114.3mmol/L、CK-MB 10.06ng/ml（2017-4-15，我院）。

初诊：2017年5月15日

症见：腰痛，不可俯仰，乏力、畏寒，小便量少色白，舌质淡黯有瘀斑，苔厚腻，脉弱无力，中医辨证为痹证，辨证属肾虚血瘀，以补肾化瘀为法治疗，处方如下：

半 夏 12g	陈 皮 12g	茯 苓 15g	生神曲 15g
肉苁蓉 15g	山 药 15g	竹 茹 10g	生薏仁 30g
鸡血藤 30g	乳 香 10g	没 药 10g	怀牛膝 15g

淫羊藿 15g　　熟　地 30g　　肉　桂 9g　　山茱萸 15g

生当归 15g　　丹　参 15g　　寄　生 15g　　炙甘草 6g

14 剂，水煎服，每日 2 次。

二诊　2017 年 5 月 29 日

腰痛较前减轻，小便量有所增多，舌质淡黯有瘀斑，厚腻苔稍退，原方治疗有效，可微调原方续服。

半　夏 12g　　陈　皮 12g　　茯　苓 15g　　晚蚕沙 15g

肉苁蓉 15g　　山　药 15g　　竹　茹 10g　　生薏仁 30g

鸡血藤 30g　　乳　香 10g　　没　药 10g　　怀牛膝 15g

淫羊藿 15g　　熟　地 30g　　肉　桂 9g　　山茱萸 15g

生当归 15g　　丹　参 15g　　寄　生 15g　　炙甘草 6g

14 剂，水煎服，每日 2 次。

三诊　2017 年 6 月 12 日

腰痛基本消失，小便恢复正常，色黄，目前中医治疗有效，嘱患者将末次中药处方配成丸药，每次 6 克，每日 3 次，长期服用，后定期随访，无明显不适，西药治疗仍遵我院风湿科方案，未再复发。

按语

系统性红斑狼疮可损害多系统、多器官，临床表现多样，本例患者以关节痛、腰痛、双下肢水肿、小便量少、蛋白尿为主要临床表现，中医基础理论认为，蛋白尿的形成机制主要为肺失宣降，脾失统摄和肾失封藏，其中脾虚失摄、清气下陷和肾不藏精、精气下泄是产生蛋白尿的直接原因，因此脾肾功能失调、湿邪困阻下焦是产生蛋白尿的基本病机。蛋白尿的形成机制是气血阴阳的虚损、脏腑功能失调与病邪的干扰交织在一起，表现为本虚标实、虚实夹杂的证候。对于狼疮性肾炎的治疗，在激素治疗的同时辅以中医辨证施治，不仅可以减少单纯西药治疗的副作用，同时可增加激素的治疗效果。

本患者为老年女性，病程 4 年余，以关节肿痛、腰痛、双下肢水肿、小便量少、蛋白尿为主症，伴有乏力、畏寒，舌质淡黯有瘀斑，苔厚腻，脉弱无力，辨证为肾虚血瘀，治疗以补肾活血法为治疗原则，本方以肉苁蓉、熟地、怀牛膝、山茱萸、淫羊藿及寄生补益肾气，阴阳共补，以生当归、丹参、乳香、没药等活血化瘀，以半夏、陈皮、竹茹化痰，以山药、茯苓健脾，诸药同用，共奏补肾活血、化痰祛浊之效，临床收益十分明显，患者明显受益，也体现了辨病论治与辨证论治结合使用的临床科学性。

第四节　强直性脊柱炎（痹证）

强直性脊柱炎（AS）是一种原因不明、病程缓慢、致残率高的炎症性自身免疫性疾病。该病以脊柱、骶髂关节为主要病变部位，以脊柱、骶髂关节疼痛甚至脊柱僵直为主要临床表现，以肌腱端炎、骨化、骨破坏为主要病理特点。治疗上以非甾体抗炎药、激素、免疫抑制剂等为主，但是疗效尚不十分理想，且长期应用副作用大，中西医结合治疗是今后探索重点。

中医学中无强直性脊柱炎这一病名，从该病的症状来看，属于中医学"痹证""大偻""脊强"等范畴。中医在该病的病因病机、辨证论治等方面逐渐形成了系统的认识，较好地指

各论

导了临床诊治，尤其是运用补肾活血法治疗 AS 得到广泛的认同和应用。AS 症状提示其病位在肾。AS 的初期多以腰骶部疼痛为主要症状，且随着病情发展累及整个脊柱，中医认为"腰者肾之府"（《素问·脉要精微论》）、肾经"贯脊属肾"（《灵枢·经脉》），所以从病位上讲，肾与 AS 关系密切。晚期该病表现为脊柱僵直、驼背、俯仰转侧不能，即"尻以代踵，脊以代头"（《素问·痹论》），《黄帝内经》称为"肾痹"。"肾痹"较为精确地描述了 AS 晚期的症状表现，同时明确了肾是该病的内在病位。疾病的发生与外邪侵袭、正气不足有密切关系，而发病的关键是正气不足，如《素问·刺法论》言"正气存内，邪不可干"，《素问·评热病论》也说"邪之所凑，其气必虚"。正气虚弱，抵御外邪的能力减弱，邪气乘虚而入，流注关节经络，形成痹证，正如《素问·痹论》言"风寒湿三气杂至，合而为痹也"，AS 的发病亦是如此。《素问·脉要精微论》言"腰者肾之府，转摇不能，肾将惫矣"，表明腰部活动不利是肾虚所致；《灵枢·经脉》言"足少阴之别……实则闭癃，虚则腰痛"，明确指出肾虚可以导致腰痛；张介宾引徐东皋所言"诸脉皆贯于肾而络于腰脊，肾气一虚，腰必痛矣。除坠伤之外，不涉于虚。风寒湿热，虽有外邪，多有乘虚相犯，而驱邪之中，又当有以究其本也"（《景岳全书·杂证谟》），更加准确地指出除外伤导致的腰痛无虚证以外，其他类型腰痛多以肾虚为前提。

　　肾虚为 AS 发病之本是现代众多医家的共识，今世医家也大都将 AS 的发病根本责之于肾虚。焦树德老中医认为肾督两亏是本病的根本，阳虚不得开阖、外邪内侵，终成该病，同时还提出用"大偻"作为 AS 的中医病名，治疗上要以补肾祛寒、强督助阳为主；朱良春老中医认为，肾阳虚衰、气血失调是痹证的内在因素；冯兴华教授认为，AS 的病变部位主要在项、背、腰、骶，其部位所处为督脉、足太阳膀胱经所过，而足太阳膀胱经"挟脊抵腰中，入循膂，络肾属膀胱"（《灵枢·经脉》），"督脉者与冲任本一脉，初与阳明合筋合于阴器，故属于肾而为作强也"（《证治准绳》），正因为肾与膀胱经、督脉有紧密的生理联系，所以督脉、膀胱经为病皆与肾密切相关，故 AS 发病当责之于肾。现代遗传学提示 AS 发病当责之于肾虚，AS 往往有家族聚集现象。另外，近年研究表明，AS 发病与人类白细胞抗原 B27（HLA-B27）阳性呈高度相关性，提示了 AS 发病具有一定的遗传倾向。中医学认为，肾为先天之本，主导人一生的生长壮老已，尤其是肾中封藏的精气，是肾发挥功能的物质基础。正如《素问·金匮真言论》所言"夫精者，身之本也"，而"肾者，主蛰，封藏之本，精之处也"（《素问·六节藏象论》）。肾中精气分先天之精和后天之精，先天来源于父母，是身体形成之前从父母继承来的，即"两神相搏，合而成形，常先身生，是谓精"（《灵枢·决气》），如果肾精不足，则百病由生。通过以上论述可以推断，先天之精与西医学所讲的遗传基因（DNA）是同一类物质，都是主宰人体生长发育的基本物质。既然 AS 发病与 HLA-B27 相关，而 HLA-B27 正是遗传物质所表达，AS 发病与遗传物质即肾精的缺陷有关。肾为脏，"满而不能实"，肾无实证，肾为病皆是虚，AS 发病责之于肾虚。

　　血瘀是 AS 病程中重要的病机环节。血瘀是指血液运行不畅，血液或阻滞在脉道之中，或者离经之血不能随脉道通达，最终成为瘀血。血瘀是一种病理状态，也是一种致病因素。多种因素可引起血瘀，大致分外感、内伤两类。朱良春老中医在分析痹证原因时指出，外邪侵袭，壅滞经脉，乃生痹痛，如果失治误治，正虚邪恋，则会进一步出现痰、瘀等病理因素。AS 发病初期，多以风寒湿侵袭，但无论哪种病邪，首先会痹阻经络、气血，气血运行不畅则成瘀血；随着疾病缠绵难愈，疾病本身也会不断耗伤正气，导致气虚、阳虚、阴虚等，都可以引起血行不畅而成瘀血。

AS肾虚之候可见肾阳虚和肾阴虚，而肾之阴阳总督一身之阴阳，肾阴肾阳的虚弱易导致其他脏腑疾病。久病及肾，若肾阳不足，温化能力减弱，阳虚则血凝成瘀血；肾阴不足，阴虚则血燥，《医学入门》云："盖燥则血涩而气液为之凝滞，润则血旺而气液为之流通。"可见肾阴虚亦会导致血瘀。另外，"肾者，元气之所系"（《难经·三十一难》），肾虚致使元气亦虚，"元气即虚，必不能达于血管，血管无气，必停留而瘀"（《医林改错》），可见气虚也会导致血瘀。瘀血是正虚、正邪交争出现的产物，血瘀可见于AS的各个证候，因此血瘀贯穿于AS疾病全过程，突出了活血化瘀在治疗AS中的重要地位。诸多研究表明，AS中具有明显微循环障碍、血液流变学异常以及与凝血相关的指标均异常升高，这些现象与中医血瘀证具有相同的内涵，提示AS血瘀证的普遍存在，为运用活血化瘀治疗AS提供有力的科学证据。

　　治疗上我们主张辨病论治与辨证论治相结合，在辨病论治中重视肾虚和血瘀，以补肾活血为原则，结合患者具体情况，给予其他治疗方法，随机选用，不拘成见，治疗强直性脊柱炎积累了一定经验。

典型病案一

　　王某，男，47岁，主因"多关节疼痛21年，加重3个月"，于2017年10月31日就诊。

　　患者缘于1996年5月无诱因出现右足小趾肿痛，未正规诊治，经外用药（具体不详）治疗后缓解。1997年7月行走后出现多关节肿痛明显，主要位于右足跟、右踝、右膝关节痛，伴腰骶部僵硬，活动后减轻，当地医院给予"泼尼松及美洛昔康"药物治疗（具体不详）后症状可减轻。1999年8月无明显诱因发现左臀部及左下肢肌肉疼痛，双下肢乏力明显，至我院住院治疗，诊断为"强直性脊柱炎"，予"泼尼松"10mg 1次/d等药物治疗后好转出院，病情相对稳定。2000年12月受凉后出现发热，伴右膝关节及右足背肿痛，局部皮温高，予"泼尼松"10mg 1次/d及"甲氨蝶呤"5mg 1次/周，症状减轻。但上述症状反复发作，疼痛主要累及踝关节、膝关节，在原有基础上加用柳氮磺吡啶0.25g，3次/d。2002年7月出现左髋部疼痛，左下肢跛行，上下楼困难，弯腰受限，复查骶髂关节CT示关节间隙模糊，关节面明显破坏、硬化。规律应用激素、甲氨蝶呤、来氟米特治疗，2003年9月始加用环磷酰胺，每3～6周应用0.6g，至2008年7月停用，总量不详；2006年6月开始皮下注射生物制剂（重组人Ⅱ型肿瘤坏死因子受体-抗体融合蛋白），每7～10天两次，50mg/次，用药期间病情稳定。停用激素及环磷酰胺后病情反复，疼痛重时应用激素及免疫抑制剂，症状改善，此后长期应用。长期服用"柳氮磺吡啶、来氟米特、洛索洛芬钠"等药物治疗，病情控制好。2017年7月以来，腰痛再次加重，在当地医院查血沉增快，给予重组人Ⅱ型肿瘤坏死因子受体-抗体融合蛋白（益赛普）治疗2个月，症状缓解不明显，近3个月以来症状逐渐加重，且伴有右侧胸锁关节疼痛。病程中无皮疹、眼炎、口腔溃疡、尿频、尿急、尿痛、腹痛、腹泻不适。患者目前精神状态一般，体力下降，食欲正常，睡眠正常，体重无明显变化，大便正常，排尿正常。查体：发育正常，营养不良，正常面容，表情自然，自主体位，神志清醒，查体合作。全身皮肤黏膜正常，无黄染，无皮疹、皮下出血、皮下结节、瘢痕，毛发分布均匀，皮下无水肿，无肝掌、蜘蛛痣。全身浅表淋巴结无肿大及压痛，头部正常，无畸形，眼睑无浮肿、下垂及闭合不全，结膜正常，眼球正常，巩膜无黄染，双侧瞳孔等大等圆，直径约为3mm，对光反射正常，外耳道通畅，无异常分泌物，乳突无压痛，无听力粗试障碍，嗅觉正常。口唇无发绀，口腔黏膜无异常，舌苔正常，伸舌无震颤、偏斜，齿龈正常，咽部黏膜正常，扁桃体无肿大，颈软，无抵抗，颈动脉搏动正常，颈静脉正常，气管居中，肝颈静脉回流征阴性，甲状腺正常，无压痛、震颤、血管杂音。胸廓正常无畸形，胸骨无叩痛。呼吸运动正常，肋间隙正常，语颤正常。叩诊清音，呼吸规整，双肺呼吸音清，未闻及干湿性啰音及胸膜摩擦音，心前区无隆起，心尖搏动正常，心浊音界正常，心率 80 次 /min，律齐，各瓣膜听诊区未闻及杂音，无心包摩擦音，腹平坦，无腹壁静脉曲张，腹部柔软，无压痛、反跳痛，腹部无包块。肝脾未触及，墨菲征阴性，肾脏无叩击痛，无移动性浊音。肠鸣音正常，4 次 /min。肛门生殖器未查。脊柱强直，呈前倾畸形，双侧 4 字试验阳性，双髋关节外展、内收、内旋均受限，Schober 试验 3cm，指地距为 20cm，枕墙距为 3cm，双膝关节触及骨擦感，无下肢静脉曲张、杵状指（趾），双下肢无水肿。四肢肌力、肌张力未见异常，双侧肱二、三头肌腱反射正常，双侧膝、跟腱反射正常，双侧巴宾斯基征阴性。

初诊：2017 年 10 月 31 日

症见：多关节疼痛，不可俯仰，乏力、畏寒，小便量少色白，舌质淡黯有瘀斑，苔厚腻，脉弱无力，中医诊断为痹证，辨证属肾虚血瘀，以补肾化瘀为法治疗，处方如下：

半 夏 12g	陈 皮 12g	茯 苓 15g	生神曲 15g
肉苁蓉 15g	山 药 15g	竹 茹 10g	生薏仁 30g
生杜仲 15g	乳 香 10g	没 药 10g	益母草 15g
淫羊藿 15g	熟 地 30g	肉 桂 9g	山茱萸 15g
生当归 15g	丹 参 15g	寄 生 15g	炙甘草 6g

14 剂，水煎服，每日 2 次。

二诊：2017 年 11 月 15 日

腰痛较前减轻，小便量有所增多，舌质淡黯有瘀斑，厚腻苔少退，原方治疗有效，可微调原方续服。

半 夏 12g	陈 皮 12g	茯 苓 15g	晚蚕沙 15g
肉苁蓉 15g	山 药 15g	竹 茹 10g	生薏仁 30g
鸡血藤 30g	乳 香 10g	没 药 10g	怀牛膝 15g
淫羊藿 15g	熟 地 30g	肉 桂 9g	山茱萸 15g
生当归 15g	丹 参 15g	寄 生 15g	炙甘草 6g

14 剂，水煎服，每日 2 次。

三诊：2017 年 11 月 29 日

腰痛基本消失，小便恢复正常，色黄，目前中医治疗有效，嘱患者将目次中药处方配成丸药，每次 6g，每日 3 次，长期服用，后定期随访，无特别不适，西医治疗仍遵我院风湿科方案，未再复发。

按语

中医认为强直性脊柱炎是内因和外因相互作用的结果，内因为先天不足，后天肾督亏虚；外因为风寒湿邪入侵，气血凝滞。治疗讲究辨证与辨病、分型与分期相结合，具有多靶点、多途径，且方法灵活、针对性强等优势，补肾活血贯穿治疗的始终，补肾或以肾阴为主，或以肾阳为主，或者阴阳双补，也可在补肾的基础上加强调肝健脾之法，以增强补肾作用，充分利用五行相生等原理，临床疗效理想。

本患者病史较久，达 21 年，可谓是痼疾，但以补肾活血法治疗，却如火消冰，取效甚捷，说明中医治病求本的思维并不影响中医的疗效。从用药分析,本方以肉苁蓉、怀牛膝、淫羊藿、熟地、寄生补肾阳,以鸡血藤、当归、丹参、乳香、没药活血化瘀,在大量补肾阳药物中加用山药、山茱萸,既是照顾肝脾,也有善补阴者,必于阳中求阴,则阴得阳升而泉源不竭之意,配合半夏、陈皮、茯苓等化痰祛浊,标本兼治,疗效显著。

我们在临床中重视补肾活血法的综合应用,现代药理也证实,活血化瘀药可改善血循环,降低血液黏滞性,同时活血化瘀药物抑制胶原的合成,促使局部结缔组织发生改变,使发生透明样变的胶质纤维发生松化和恢复正常。加用活血药,可明显提高临床疗效,许多经验有待挖掘。

典型病案二

潘某,男,39岁,工人。主因"腰背部疼痛3年,加重10天",于2015年8月13日初诊。

患者2012年8月无明显诱因出现腰背部疼痛,当时未在意,逐渐出现双髋、骶髂部疼痛,翻身困难,晨僵,到当地医院就诊,查HLA-B27阳性,X线片提示双侧骶髂关节病变,诊断为"强直性脊柱炎"。给予"柳氮磺吡啶"及非甾体抗炎药口服,上述药物长期服用,病情控制可。10天前运动跌倒后逐渐出现双腕、双肘、颈部疼痛,活动受限,自觉午后发热,未见体温升高,为求进一步治疗来我中医门诊。目前精神状态良好,体力正常,食欲正常,睡眠正常,近1个月体重下降5kg,大小便正常。

初诊:2015年8月13日

患者症见双腕、双肘、颈部疼痛,活动受限,伴发热、口干,二便尚调,舌质紫黯少津,舌底脉络迂粗,脉沉细。中医诊断为痹证,证属肾精亏耗、阴虚血瘀,治宜滋阴补肾、活血化瘀。

处方:

肉苁蓉10g	熟 地10g	当 归10g	赤 芍10g
川 芎10g	杜 仲10g	怀牛膝15g	川 断15g
独 活15g	丹 参15g	山萸肉15g	制首乌10g
旱莲草15g	女贞子15g	水 蛭6g	蜈 蚣1条

14剂,每日1剂,水煎分2次服。

二诊:2015年8月27日

患者服上药14剂后,发热症状消失,仍见双腕、双肘、颈部疼痛,活动受限。纳可、眠佳、二便调,舌淡黯,苔薄红,脉弦细,治疗加健脾之品,用滋阴补肾、益气健脾之法。

处方:

肉苁蓉10g	山萸肉15g	当 归10g	赤 芍10g
川 芎10g	杜 仲10g	怀牛膝15g	川 断15g
独 活15g	丹 参15g	熟 地10g	制首乌10g
黄 芪15g	党 参15g	生白术15g	茯 苓15g

14剂,每日1剂,水煎分2次服。

三诊:2015年9月11日

患者服上药14剂后,疼痛症状稍有好转,舌淡红,苔薄,脉弦细。原方有效,守方续服。

处方:

肉苁蓉10g	山萸肉15g	当 归10g	赤 芍10g

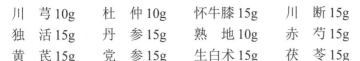

川　芎 10g	杜　仲 10g	怀牛膝 15g	川　断 15g
独　活 15g	丹　参 15g	熟　地 10g	赤　芍 15g
黄　芪 15g	党　参 15g	生白术 15g	茯　苓 15g

14 剂，每日 1 剂，水煎分 2 次服。

四诊：2015 年 9 月 25 日

患者服上药 14 剂后，疼痛继续有所好转其他自觉症状不明显。舌淡红，苔薄白，脉细。纳可、眠佳、二便调。治疗仍用上方继服。

按语

《素问·脉要精微论》："腰者肾之府。"明确指出肾居腰之部位。《素问·骨空论》指出"督脉为病，脊强反折"，"腰痛不可以转摇"。《圣济总录》曰："腰者，一身之要，屈伸俯仰无不由之。"因此，肾虚不足所致之痹，或久痹及肾之证，都反映是腰府为病。《素问·痹论》谓："肾痹者，善胀，尻以代踵，脊以代头。"宋代钱乙撰《小儿药证直诀》中明确指出："尻耳俱属于肾。"说明了尻骨与肾的密切关系，而腰尻之痹是强直性脊柱炎区别于其他痹证的典型特点。孙思邈《备急千金要方》则首次将补肾方药应用于腰痛及痹证的治疗中，"腰背痛者，皆由肾气虚弱，卧冷湿地，当风所得也，不时速治，喜流入腰膝，为偏枯，冷痹，缓弱疼重，若有腰痛挛脚重痹，急宜服独活寄生汤"。基于这种认识，孙思邈首次将补肾方药用于腰痛及痹证的治疗。

古代医家多认为补肾壮筋骨是治疗该病的根本大法。方中肉苁蓉、骨碎补温补肾阳、强壮筋骨；熟地柔肝血、益精填髓；杜仲补益肝肾、强筋壮骨；山萸肉补益肝肾、固精缩尿；川续断、牛膝加强补肾阳，续筋骨；丹参、赤芍、川芎补血活血化瘀。配合应用，平补阴阳，共奏补肾活血，通络止痛之功。

现代药理研究表明，补肾药不仅能养精、生髓、壮骨，且能使机体气血充盈，推动机体各脏腑、器官活动增强，使之对全身脏腑、器官、形体乃至大脑等提供充足的营养物质及神经 - 内分泌 - 免疫等调节作用，维持整个网络功能状态协调平衡，纠正异常的免疫状态。

综上所述，肾虚血瘀无论从中医理论还是西医病理，与强直性脊柱炎的发病都有相关性，其本虚是肾府亏虚，标实是经络瘀滞。因此，补肾活血蠲痹应贯穿治疗的始终。

第五节　干燥综合征（燥证）

干燥综合征（SS）主要是一种损害外分泌腺唾液腺以及泪腺的自身免疫疾病，还可以称之为自身免疫性外分泌腺疾病。包括结膜炎、干燥性角膜炎、口干燥现象以及类风湿关节炎等一系列风湿性病症，还会对呼吸系统、消化系统等系统，以及肌肉、关节和诸多器官系统造成非常不利的影响。

本病西医学确切的病因和发病机制不明，且无特效治疗方法。干燥综合征在中医学历代文献无类似病名记载，著名中医大家路志正教授首创"燥痹"病名，将干燥综合征归属其内，从气阴两虚论治取得了良好的疗效。也有临床研究认为，干燥综合征属于伏燥范畴，可以将"伏燥"的形成途径概括为外感伏燥和内生伏燥两个方面：其中外感伏燥是由外感燥邪形成的，可因燥邪侵袭人体（包括凉燥和温燥），失治或误治，以致人体正气亏虚，正不胜邪，燥邪伏留；或者平素体虚（尤其是阴虚之体）而又常感燥邪，因正气不足以抗邪，燥邪伏留体内。内生伏燥的形成，既可以是外感除燥邪之外的风、寒、暑、湿、热等邪气致病，因治疗不当或素体正虚，不足以抗邪外出，以致邪气久居机体，津伤化燥；亦可因素体阴虚，虚热内耗阴津，而致内燥化生；或者久病不解化热，耗伤阴津以致脏腑经络失去濡润而化燥。我们认为：肾阴为一身阴液之根本，有滋润形体脏腑、充养脑髓、骨骼等功能，本病多由久病伤阴，肾阴亏损，脏腑组织失却濡养而见口眼干燥，肾虚日久，气血失调，运行不畅，瘀阻脉中，致血瘀证，治疗以滋补肾阴、化瘀通络为法，临床效果理想。

典型病案一

方某，女，46岁，主因"口干、双眼干涩3年余"，于2018年3月15日就诊。

患者3年前出现口干不喜饮，口水泪水缺少，不能吞食物，纳差，味觉减退，双目干涩无光泽，偶伴有低热，疲乏无力，少气懒言，心情抑郁，面色无华，舌质红少苔，乏津液，脉细，重按无力，中西医治疗效果欠佳。

初诊：2018年3月15日

疲乏无力，少气懒言，心情郁郁，面色无华，舌质红少苔，乏津液，脉细，重按无力。中医诊断为燥证，辨证属于气虚血瘀，给予中药治疗。

处方：

生黄芪30g	酒当归15g	麦冬15g	玉 竹15g
丹 参15g	赤 芍15g	陈皮15g	石 斛15g
北沙参15g	龙眼肉10g	党参15g	炙甘草6g

14剂，水煎服，每日2次。

二诊：2018年3月19日

服药后效果不明显，追问病史，患者诉腰痛如折，细思腰者肾之府，而肾为元气之根，补气不利应补肾治之，调整处方如下：

处方：

生黄芪30g	酒当归15g	麦 冬15g	玉 竹15g
丹 参15g	赤 芍15g	陈 皮15g	石 斛15g
熟地黄15g	淫羊藿10g	肉苁蓉15g	仙 茅15g
北沙参15g	龙眼肉10g	党 参15g	炙甘草6g

14剂，水煎服，每日2次。

三诊：2018年4月4日

腰痛较前减轻，乏力明显缓解，舌淡红少苔，脉弱无力，前方治疗有效，守方服用，加大补气作用。

处方：

生黄芪30g	酒当归15g	麦 冬15g	玉 竹15g
丹 参15g	赤 芍15g	陈 皮15g	石 斛15g
熟地黄15g	淫羊藿10g	肉苁蓉15g	仙 茅15g
北沙参15g	龙眼肉10g	党 参20g	炙甘草6g

14剂，水煎服，每日2次。

四诊：2018年4月18日

自述体力恢复明显，已无乏力，口干眼干亦明显减轻，舌质淡苔薄白，脉滑，以上方配丸剂1料长期应用，半年后回访未复发。

按语

本患者治疗过程中，补肾活血法的使用和黄芪的应用是治疗的关键，黄芪可调节免疫功能，现代药理证明，黄芪小剂量能提高免疫，大剂量能抑制免疫，其本身含有阴阳对抗的两个成分。黄芪是天然的补气药物，在方中大剂量使用，配合滋阴养阴、养血活血治疗，则气行血行，输布津液，以濡养于孔窍，达到燥者润之之意。

津液都属肾阴所主，如补津液无效，则应伏其所主，以补肾阴为法，孤阴不生，孤阳不长，在补肾阴的基础上，加用补益肾阳的药物，能起到事半功倍的效果，此例患者就很好地说明了这一点。淫羊藿、肉苁蓉、仙茅均有补肾助阳作用，配合熟地、麦冬等则成阴生阳长之势，极尽配伍之妙。

纵观全方，以补肾活血为主，配合补气，困扰患者三年之久的顽疾，应声而解，体现了中医治疗的优势。

典型病案二

张某，女性，65岁，主因"口干眼干25年余"，于2018年8月12日就诊。

患者缘于1992年无明显诱因出现口干，轻度眼干，逐渐进展为进食需水送服，就诊于当地医院，完善相关检查，考虑"干燥综合征"，接受醋酸泼尼松治疗后出现血压波动，后停用，仍有口眼干。1998年始就诊当地中医院服用中药治疗，口干眼干症状减轻。期间出现反复腮腺肿大，牙齿片状脱落，未服用西药治疗，病情相对稳定。2016年10月无明显诱因出现双腕关节疼痛，以左腕关节疼痛尤甚，就诊我院门诊，考虑"干燥综合征"，接受"甲泼尼龙、白芍总苷、硫酸羟氯喹、甲氨蝶呤"等治疗，后口干眼干症状改善，腕关节疼痛较前减轻。2017年4月因口眼干加重、双腕疼痛就诊于我科，考虑"干燥综合征，重度骨质疏松"，查肝功能异常，予停用甲氨蝶呤，加用保肝及"伊班膦酸钠"等治疗，后上述症状好转出院。2017年10月住院复查并予伊班膦酸钠治疗，出院后症状无加重。此后一直门诊规律复查随访。病程中无脱发、皮疹、眼炎、光过敏、反复口腔溃疡、肢端遇冷变色等。患者目前精神状态良好，体力正常，食欲正常，睡眠正常，体重无明显变化，近1个月间断腹泻，为稀水样便，日3～4次，口服盐酸小檗碱（黄连素）后可改善，排尿正常。查体：发育正常，营养良好，正常面容，表情自然，自主体位，神志清醒，查体合作。全身皮肤黏膜无黄染，无皮疹、皮下出血、皮下结节、瘢痕，毛发分布均匀，皮下无水肿，无肝掌、蜘蛛痣。全身浅表淋巴结无肿大及压痛，头颅无畸形，眼睑无浮肿、下垂及闭合不全，结膜正常，眼球运动正常，巩膜无黄染，双侧瞳孔等大等圆，直径约为3mm，对光反射正常，外耳道通畅，无异常分泌物，乳突无压痛，无听力粗试障碍，嗅觉正常。口唇无发绀，口腔黏膜无异常，伸舌无震颤、偏斜，齿龈正常，咽部黏膜正常，扁桃体无肿大，颈软，无抵抗，颈动脉搏动正常，颈静脉正常，气管居中，肝颈静脉回流征阴性，甲状腺正常，无压痛、震颤、血管杂音。胸廓正常无畸形，胸骨无叩痛，双侧乳房对称，无异常。呼吸运动正常，肋间隙正常，语颤双侧对等。叩诊清音，呼吸规整，双肺呼吸音清，未闻及干湿性啰音及胸膜摩擦音，心前区无隆起，心尖搏动正常，心浊音界正常，心率65次/min，律齐，各瓣膜听诊区未闻及杂音，无心包摩擦音，腹平坦，无腹壁静脉曲张，腹部柔软，无压痛、反跳痛，腹部无包块。肝脏未触及，脾脏未触及，墨菲征阴性，肾脏无叩击痛,无移动性浊音。肠鸣音正常,4 次 /min。肛门生殖器未查。脊柱正常生理弯曲,四肢活动自如,无畸形、下肢静脉曲张、杵状指(趾),关节正常,双下肢无水肿。四肢肌力、肌张力未见异常,双侧肱二、三头肌腱反射正常,双侧膝、跟腱反射正常,双侧巴宾斯基征阴性。

初诊:2018 年 8 月 12 日

口干、眼干,腰痛,烦躁易怒,舌质淡黯有瘀斑,脉弦滑,双尺无力,中医诊断为燥证,辨证为肝郁肾虚、瘀血内阻,给予疏肝补肾、活血化瘀为法治疗,处方如下:

处方:

丹　皮 9g	炒栀子 9g	柴　胡 12g	生白术 15g
茯　神 15g	生当归 15g	熟　地 15g	生白芍 15g
肉　桂 8g	肉苁蓉 15g	丹　参 30g	益母草 15g
仙　茅 10g	淫羊藿 15g	水　蛭 10g	炙甘草 6g

14 剂,水煎服,每日 2 次。

二诊:2018 年 8 月 26 日

烦躁易怒消失,口干、眼干亦减轻,仍有腰痛,舌质淡黯,脉弦滑,双尺无力,调整处方如下:

处方:

丹　皮 9g	炒栀子 9g	柴　胡 12g	生白术 15g
茯　神 15g	生当归 15g	熟　地 15g	生白芍 15g
肉　桂 8g	肉苁蓉 15g	丹　参 30g	生川续断 30g
仙　茅 10g	淫羊藿 15g	水　蛭 10g	炙甘草 6g

14 剂,水煎服,每日 2 次。

三诊:2018 年 9 月 12 日

腰痛消失,口干眼干亦恢复,患者对治疗效果非常满意,要求中成药治疗,嘱患者服用加味逍遥丸和右归胶囊治疗,3 个月后复诊。

按语

干燥综合征中医辨治多从津亏阴虚、燥毒血瘀入手,脏腑着重于肾阴不足、肺阴亏虚、脾胃阴伤等,少有从肝论治者。阴虚血瘀是其常,肝郁化火是其变,此例患者所用处方却是以丹栀逍遥散化裁,加用补肾活血药,见效迅速,二十年顽疾,三十剂药即治好,可见中医神奇,也告诉我们知常达变的重要性。同时也说明补肾活血法可与他法联合使用,辨证准确的基础上,可更有针对性,见效更快。

丹栀逍遥散又名加味逍遥散、八味逍遥散,方出《内科摘要》,是在《太平惠民和剂局方》逍遥散的基础上加丹皮、栀子而成,具有疏肝健脾、凉血清热的功效,本患者即是以该法化裁,方中炒栀子泻火除烦,凉血解毒,丹皮清热凉血活血;柴胡疏肝解郁,平肝散热;当归、白芍养血柔肝,白术、茯神健脾利湿,以防湿与热搏;加熟地、肉苁蓉、仙茅、淫羊藿、川续断温肾益阳,加水蛭、丹参增强凉血、活血之效,诸药相合,共奏疏肝清热,凉血解毒,补肾祛瘀之功。为防其病反复,以加味逍遥丸配合右归胶囊善后。

参 考 文 献

[1] 焦树德. 类风湿关节炎从尪痹论治 [J]. 江苏中医药,2008,4(1): 5-6.

[2] 张胜昔,王玉明.周乃玉教授"妙用柴胡剂,调畅气机巧治痹"[J].中华中医药杂志,2009,4(24):490-492.

[3] 黄继勇,范永升.治疗系统性红斑狼疮七法[J].中医杂志,2008,49(4):311-312.

[4] 洪光,莫成荣.莫成荣教授治疗强直性脊柱炎经验[J].中华中医药学刊,2007,25(3):441-442.

[5] 张瑾,陈湘君.治疗干燥综合征之经验[J].辽宁中医杂志,2009,36(12):2050-2051.

[6] 沈施德.补肾活血法的研究现状与思路[J].中国中医基础医学杂志,2001,7(5):14-15.

[7] 李蓉.补肾活血法治疗类风湿关节炎的研究现状分析[J].风湿病与关节炎 2005,4(11):42-69.

（赵庆大）

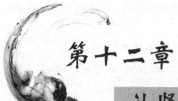

第十二章

补肾活血法在其他疾病中的临床应用

近年来，针对诸多老年病患者进行诊治及系统研究，发现许多老年患者多有头晕、头昏、健忘、腰酸、腿软、耳鸣、疲乏易倦、不耐久劳、夜尿多、尿后余沥未尽、性欲减退等一系列肾虚的临床表现。同时，许多老年患者又有皮肤粗糙、老年斑和色素沉着、颈肩腰腿痛、胸闷胸痛、肢体麻木、舌质紫黯等一系列血瘀症状。我们查询有关文献资料，并结合临床辨证，认为肾虚血瘀病因病机在老年病中占有十分重要的地位。并且，从该病因病机论治老年病有着广泛的临床意义。《素问·上古天真论》提出"女子……四七，筋骨坚……丈夫……四八，筋骨隆盛……五八，肾气衰，发堕齿稿……七八……天癸竭，精少，肾脏衰，形体皆极。""年四十，而阴气自半也……年六十，阴痿，气大衰。"明确指出了机体生、长、壮、老、死的自然规律与人体衰老密切相关。人体的逐渐衰老必然会逐渐耗伤肾气，导致肾脏虚损不足。肾为元气所系，元气为脏腑功能活动、气血运行之原动力。肾主骨，生髓益脑藏精。精足髓充，则脑脉舒行，清灵舒达，统帅五脏六腑，协调着其他脏腑的生理功能。"肾为精血之海"，藏精以化气，精又能化血。《医林改错》云："元气既虚，必不能达于血管，血管无气，必停留而瘀。"老年人肾气虚衰，元气不足，五脏六腑之气化生乏源，必致气虚无力行血而致血瘀。另外，肾精不足，不能化血，则血少。血脉不充，行迟则瘀。《医学衷中参西录》云："若纵欲过度，气血亏损，流通于周身者，必然迟缓，血即因之而瘀。"

肾虚是多种疾病发生发展的关键内因，瘀血作为重要的致病因素和病理产物，贯穿于疾病的始终。肾虚血瘀实际上是构成多种慢性病、老年病及人体衰老之病理基础，且这些疾病均存在着不同程度的"肾虚与血瘀"，符合"久病及肾、久病多瘀"的观点。肾虚可以促进血瘀的发生发展，血瘀又加重肾虚的病情，两者互相影响，互为因果。

许多老年性疾病如高血压、冠心病、糖尿病、中风等，其血液循环无不存在浓、黏、凝、聚的血瘀状态。老年患者红细胞变形能力下降，全血及血浆黏稠度明显增高，导致血流缓慢，血液瘀滞，出现"脉不通""血不流"的病理改变，这又从微观上表明肾虚血瘀是老年病的病理基础。

现代医学研究表明，中医的肾虚是对下丘脑-垂体-靶腺轴、神经-内分泌、免疫、生化代谢等生理病理的高度概括。肾虚是以神经、内分泌紊乱为主的本体内环境综合调检功能的障碍。血液流变学表现出明显的浓、黏、凝、聚的变化和微循环的障碍，也从微观上揭示了肾虚血瘀的存在。

近年来，肾虚血瘀理论广泛应用于临床多系统疾病，如泌尿生殖系统疾病、循环系统疾病、神经内分泌系统疾病、消化系统疾病、血液系统疾病、妇科疾病、五官科疾病、儿科疾病、皮肤科疾病、肿瘤科疾病、骨科疾病。

笔者在多年的临床和实验研究中，明确了肾虚血瘀是人体衰老主要的病因病机，明确补肾与活血为临床治疗这些疾病的总则。针对"肾虚血瘀"理论，中医药在调养及用药方面有自己独特的简、便、廉、验的优势。诊治时选用补肾药与活血化瘀药配伍应用，补而不留瘀，通而不伤正，使机体气血阴阳平衡，改善肾虚血瘀的病理变化，临床疗效显著。

补肾活血法是一种新的治疗大法，是针对肾虚血瘀病理状态的非特异性治疗方法，属于中医的"异病同治"范畴。补肾活血法是补肾法与活血法的有机结合与高度统一，通过补肾促进活血，应用活血益于补肾，两者相互协同，使机体阴阳平衡。

补肾活血法如今已发展成为比较成熟的治疗大法，应用领域不断扩大。作者在总结其临床应用的同时，采取中医理论与现代医学、科学实验相结合的方法深入研究，揭示补肾活血法的作用机制，扩大应用范围，为临床应用提供理论和实验依据，从而进一步提高临床疗效。

第一节　突发性耳聋(耳聋)

突发性耳聋(sudden sensorineural hearing loss，SSHL)是指突然发生的，可在数分钟、数小时或 3 天以内，原因不明的感音神经性听力损失，至少在相连的 2 个频率听力下降 20 分贝以上。可同时或先后伴有耳鸣和眩晕，除第 Ⅷ 脑神经外，无其他脑神经症状和体征。突发性耳聋最早由 De Klevn 在 1944 年提出。

耳聋，又称听力语言障碍，是一种常见多发病，发生各年龄段人群，居我国五类残疾之首。随着老龄化社会的到来，中老年耳聋成为一个迫切需要解决的问题。调查表明，突发性耳聋的发病率为 1.07‰，发病人群中 57.7% 为老年患者。

近年来，发病率有增加趋势，以 40 岁以上年龄段人群居多，无明显性别差异，无地域或流行病群集现象。可能与人们的精神生活工作压力大、社会生活节奏快、过度劳累、血脂异常、伴发其他疾病、各种诱发及易感因素的增加等有关。发病机制与病毒感染、内耳血循环障碍、血管纹功能不良、变态反应性疾病或自身免疫性听神经炎和内耳压力突变等方面有关，其中以病毒感染学说和内耳血循环障碍为主。

西医学认为内耳缺血、缺氧是导致突聋发病的中心环节，改善内耳微循环、促进供氧是治疗的基础。目前主要采用扩血管剂、抗凝剂及神经营养剂、抗病毒药物、糖皮质激素、高压氧等治疗。另外还有一些特殊治疗，如鼓室内激素治疗、星状神经节阻滞术、卡波金吸入治疗、纤维蛋白原和分离性输血治疗、持续的硬膜外阻滞治疗、镁治疗等。

中医学从生理关系阐述肾与耳的关系。耳的主要生理功能活动是依靠肾之精气上通于耳。《素问·阴阳应象大论》谓"肾主耳……在窍为耳"，《灵枢·脉度》曰："肾气通于耳，肾和则耳能闻五音矣。"《灵枢·五阅五使》认为指出"耳者，肾之官也"。如《证治汇补》云："肾气充足，耳闻耳聪。若疲劳过度，精气先虚，四气得以外入，七情得以内伤，遂致聋聩耳鸣。"从病理方面说明了耳鸣与肾虚的关系。

中医学系统地阐明耳聋的病因病机。《太平圣惠方》曰："夫卒耳聋者，由肾气虚，为风邪所乘，搏于经脉，随其血脉上于耳，正气与邪气相击。故令耳卒聋也。"《景岳全书》谓："若精气调和，肾气充足，则耳目聪明，若劳伤血气，精脱肾惫，必致聋聩。"由此可见，年衰肾精亏耗，导致肾气不通于耳，耳窍失于肾精的濡养则聋。隋代巢元方《诸病源候论·耳疾诸候》提出"肾通于耳"，"肾为足少阴之经，而藏精，若劳伤血气，兼受风邪，损于肾藏而精脱，精脱者，则耳聋"。清代王清任《医林改错》言："两耳通脑，所听之声归于脑，耳窍通脑之道路中，若有阻滞，故耳暴聋。"最早提出了血瘀致聋的观点，并创立了活血化瘀法治聋的名方通气散及通窍活血汤。《医学入门》云："旧聋多虚，肾常不足故也，宜滋补。"中医学认为，肾虚血瘀贯穿于耳聋发生发展的整个过程，为疾病的重要病因病机。临床遵循从肾辨证论治者居多。因此，肾虚、血瘀、脏气厥逆、火热之邪、风邪等是该病发病的常见原因。

肾虚血瘀导致突发性耳聋的理论已经被大量的临床实践所证实，补肾活血疗法在此病治疗中占有举足轻重的地位。中医药活血化瘀法治疗突发性耳聋，既能从整体上调节机体的阴阳平衡，又能运用辨证论治理论，重视个体化治疗。

典型病案一

刘某，男，42岁，工人。主因"右耳听力丧失3天"，于2014年6月4日就诊。

患者2014年6月1日突发右耳听力丧失，遂去当地医院就诊。给予激素、扩血管药物治疗，症状无明显改善。目前患者乏力、腰酸痛明显，饮食、睡眠好，盗汗、口干，大小便正常。发病以来无发热、胸痛，无恶心、呕吐，无尿频、尿急、尿痛及肉眼血尿，体重无明显变化。查体所见，自发性眼震（－），位置性眼震（－），全身皮肤无黄染及出血点，浅表淋巴结未触及肿大。眼睑无浮肿，双肺无异常，心率74次/min，律齐，各瓣膜听诊区未闻及杂音。腹软，无肌紧张，无压痛及反跳痛，未触及包块，肝脾肋下未触及，无移动性浊音，肝脾肾区无叩击痛，肠鸣音正常。脊柱及四肢无畸形，双下肢无水肿。电测听图示：双耳呈感应神经性聋曲线，右耳平均听力为54分贝。

初诊：2014年6月4日

症见耳聋、乏力，腰膝酸软、疼痛不适，纳可，眠佳，伴盗汗、口干，二便尚调，舌黯苔薄白，脉沉细。中医诊断为耳聋，证属肾精亏耗、阴虚血瘀，治宜滋阴补肾、活血化瘀。

处方：

熟　地15g	怀牛膝15g	生当归10g	赤　芍10g
川　芎10g	生杜仲10g	桑寄生15g	生白芍15g
丹　参15g	山茱萸10g	水　蛭6g	炙甘草6g

14剂，每日1剂，水煎分2次服。

二诊：2014年6月18日

患者服上药14剂后，一般情况尚可，耳聋症状稍有减轻。纳可、眠佳、二便调，舌淡苔薄红，脉弦细，加健脾之品。

处方：

生黄芪20g	党　参15g	枸杞子15g	茯　苓20g
生当归10g	赤　芍10g	川　芎10g	丹　参15g
生杜仲10g	怀牛膝15g	熟　地15g	山茱萸10g
生白芍15g	炙甘草6g		

14剂，每日1剂，水煎分2次服。

各论

三诊：2014年7月3日

患者服上药14剂后，复查电测听图，右耳听力明显升高。患者目前一般情况好，乏力、腰膝酸软疼痛症状稍有好转。舌淡红，苔薄，脉弦细。治疗仍用滋阴补肾、益气健脾之法。

处方：

生黄芪20g	党 参15g	炒白术15g	茯 苓20g
丹 参15g	川 芎10g	生当归10g	生白芍15g
肉苁蓉10g	山茱萸10g	熟 地15g	怀牛膝15g

14剂，每日1剂，水煎分2次服。

患者服上药14剂后，再次复查电测听图，右耳听力基本恢复。纳可、眠佳、二便调。舌淡红，苔薄白，脉弦。治疗用六味地黄丸继服2个月。

按语

耳聋者，耳不闻五音也。耳聋多因情志不畅，气滞血瘀于耳窍；或暴怒伤肝，气血厥乱于耳；或因脏腑失调，痰湿内生郁而化火，痰火上蒙清窍；或外邪侵袭，邪滞耳窍，均可导致耳部气血不畅，血瘀窍闭失聪，进而发生耳聋。补肾活血通窍疗法为临床治疗耳聋的主要思路之一。笔者认为临床重视肾虚的基础上还应重视邪实的研究，肾虚和血瘀两方面的变化则为病变持续发展重要原因。故在临床辨证中应掌握正虚与邪实的标本缓急，主次轻重。在组方选药方面，对证用药。"肾虚血瘀"贯穿于该病变的全过程。治疗应以补肾固精为主，同时应用活血化瘀药。

本病多虚实夹杂，迁延难愈。补肾活血法以本病"虚""瘀"病理特点为立方依据，健脾补肾治虚，活血化瘀治瘀，攻补兼施，虚瘀并重，其疗效已证实优于单纯之补肾之法。治宜滋阴补肾、活血化瘀，宜以肉苁蓉、山茱萸、生杜仲、怀牛膝、桑寄生等补肾强腰、滋阴养血，生当归、熟地、赤芍、白芍、川芎、丹参、水蛭等调补气血、活血通络。后加以益气补脾、益肾固精之品，具有逐步改善症状作用。本方填精助阳、益肾强骨之品与益气、活血行气之品合用，补而不滞，走而不窜，共奏补肾填精、益气活血、通窍聪耳之功，与肾亏血瘀证耳聋病机相契合，为标本兼顾、扶正祛邪之方。

现代实验研究已证明，熟地、枸杞子等补肾药物具有保护听器毛细胞结构，促进新陈代谢，提高免疫功能，并恢复其功用；生黄芪、党参等健脾药可提高机体免疫力。此外，丹参、川芎等活血祛瘀药物能增加耳蜗血流，改善耳蜗微循环，并且能降低血液黏度，消除耳蜗血管纹毛细血管的瘀血状态，同时清除耳蜗组织中过多的氧自由基，因而能明显减轻听毛细胞的破坏，起到保护听力的作用。

典型病案二

高某，男，61岁，退休工人。主因"右耳突发耳聋耳鸣10余天"，于2014年12月5日初诊。

患者2014年11月24日突发右耳听力丧失，遂去当地医院就诊。给予激素、扩血管药物治疗，症状无明显改善。目前患者乏力、纳可、眠佳、大小便正常。无发热、胸痛，无恶心、呕吐，无尿频、尿急、尿痛，体重无明显变化。全身皮肤无黄染及出血点，浅表淋巴结未触及肿大。眼睑无浮肿，双肺无异常，心率71次/min，律齐，各瓣膜听诊区未闻及杂音。腹软，无肌紧张，无压痛及反跳痛，未触及包块，肝脾肋下未触及，无移动性浊音，肝脾肾区无叩击痛，肠鸣音正常。脊柱及四肢无畸形，双下肢无水肿。电测听图示：双耳呈感应神经性聋曲线，右耳平均听力为60分贝。

初诊 2014年12月5日

症见耳聋、耳鸣，纳可，眠佳，大小便正常。舌紫苔薄白，脉细涩。中医诊断为耳聋，证属肾阴亏虚、气虚血瘀，治宜滋阴补肾、益气化瘀。

处方：

生黄芪20g	党 参15g	炒白术15g	茯 苓20g
川 芎10g	生杜仲10g	怀牛膝15g	生白芍15g
丹 参15g	山茱萸10g	水 蛭6g	炙甘草6g

14剂，每日1剂，水煎分2次服。

二诊：2014年12月20日

患者服上药14剂后，耳聋症状稍有减轻，耳鸣症状明显减轻。复查电测听图，右耳听力稍有升高。乏力症状稍有好转，舌淡红苔薄白，脉弦细。治疗仍用滋阴补肾、益气化瘀之法。

处方：

生黄芪20g	党 参15g	炒白术15g	茯 苓20g
当 归10g	川 芎10g	生白芍15g	丹 参15g
生杜仲10g	怀牛膝15g	熟 地15g	山茱萸15g

14剂，每日1剂，水煎分2次服。

三诊：2015年1月4日

患者服上药14剂后，耳聋症状明显减轻，耳鸣症状基本消失。复查电测听图，右耳听力明显升高；舌淡红苔薄白，脉细，治疗加益肾填精之品。

处方：

生黄芪20g	党 参15g	炒白术15g	茯 苓20g
生当归10g	川 芎10g	生白芍15g	丹 参15g
杜 仲10g	怀牛膝15g	熟 地15g	山茱萸10g
枸杞子10g	生山药10g	水 蛭6g	蜈 蚣1条

14剂，每日1剂，水煎分2次服。

四诊：2015年1月29日

患者服上药14剂后，症状完全消失，右耳听力恢复如常。纳可、眠佳、二便调。舌淡红，苔薄白，脉弦。嘱六味地黄丸继服2个月，以巩固疗效。

按语

耳聋，指不同程度的听力减退。耳鸣和耳聋临床上常伴随出现。耳鸣与耳聋为同一疾病或者某一疾病的两个症状。中医学将其视为同一种疾病，《杂病源流犀烛》"耳鸣者，聋之渐也，惟气闭而聋者则不鸣，其余诸般耳聋，未有不先鸣者"。《医学正传·耳病》"心火上炎，其人两耳或鸣或聋"。《古今医统·耳病》"忧愁思虑则伤心，心血亏耗必致耳鸣耳聋"。活血通窍疗法为临床治疗耳聋的主要思路之一。

本病多虚实夹杂，病久难愈。治疗以本病以"肾虚""血瘀"为病理特点，健脾补肾治虚，活血化瘀治实，攻补兼施，虚瘀并重，其疗效已证实优于单纯补肾之法。治宜肉苁蓉、山茱萸、杜仲、牛膝等补肾强腰、滋阴养血，生当归、熟地、生白芍、川芎、丹参、水蛭、蜈蚣等调补气血、活血通络。本方填精助阳、益肾强骨与益气、活血行气合用，补而不滞，走而不窜，共奏补肾填精、益气活血、通窍聪耳之功。治疗本病起初应填精益肾，后期加益气补脾去湿、益肾填精固摄。治疗该病应标本兼顾、扶正祛邪。

　　笔者认为瘀血和肾虚两方面病因贯穿于耳聋的全过程。故临床辨证中应掌握正虚与邪实的标本缓急、主次轻重，认清根本，对证用药。

典型病案三

　　林某，女，53岁，教师。主因"右耳耳聋10天"，于2017年7月15日首次就诊。

　　患者于2017年7月5日无明显诱因出现右耳耳聋，未采用其他治疗措施。患者为寻求中医治疗就诊于我科门诊。患者1989年行剖宫术，2010年发现高血压，最高180/110mmHg，现口服氨氯地平、培哚普利吲达帕胺片，血压控制可。否认肝炎、结核、疟疾等传染病史，否认心脏病病史，否认糖尿病、脑血管疾病、精神疾病病史，否认外伤史，否认输血史，自诉对青霉素过敏，预防接种史不详。适龄结婚，配偶健康状况良好，已育有1子，体健。家族中无传染病及遗传病史。查体：发育正常，营养良好，正常面容，表情自然，自主体位，神志清醒，查体合作。全身皮肤黏膜正常，无黄染，无皮疹、皮下出血、皮下结节，毛发分布均匀，皮下无水肿，无肝掌、蜘蛛痣。全身浅表淋巴结无肿大及压痛，胸廓正常无畸形，胸骨无叩痛，双侧乳房对称，无异常。呼吸运动正常，肋间隙正常，语颤正常。叩诊清音，呼吸规整，双肺呼吸音清，未闻及干湿性啰音及胸膜摩擦音，心前区无隆起，心尖搏动正常，心浊音界正常，心率80次/min，律齐，各瓣膜听诊区未闻及杂音，无心包摩擦音，腹平坦，可见长约8cm竖行手术瘢痕，无腹壁静脉曲张，腹部柔软，无压痛、反跳痛，腹部无包块。肝脾未触及，墨菲征阴性，肾脏无叩击痛，无移动性浊音。肠鸣音活跃。肛门生殖器未查。脊柱正常生理弯曲，四肢活动自如，无畸形、下肢静脉曲张、杵状指（趾），关节正常，双下肢无水肿。四肢肌力、肌张力未见异常，双侧肱二、三头肌腱反射正常，双侧膝、跟腱反射正常，双侧巴宾斯基征阴性。

　　初诊：2017年7月15日

　　右耳耳聋，无发热、寒战，无咳嗽、咳痰，无恶心、呕吐，大小便正常。舌淡苔黄腻，脉浮滑。中医诊断为耳聋，证属瘀血阻络、痰火上扰，治宜活血祛痰、行气化痰。

　　处方：

半　夏10g	陈　皮10g	茯　苓20g	炒白术15g
黄　连10g	枳　实10g	竹　茹10g	生薏仁20g
丹　参15g	川　芎10g	炙甘草6g	

　　7剂，每日1剂，水煎分2次服。

　　二诊：2017年7月22日

　　耳聋较前减轻，无寒战。舌质淡苔黄腻，脉滑，双尺无力，前方治疗有效，可维持目前治疗，加生神曲15g，处方如下：

　　处方：

半　夏10g	陈　皮10g	茯　苓20g	炒白术15g
生神曲15g	枳　实10g	竹　茹10g	生薏仁20g
黄　连10g	丹　参15g	川　芎10g	炙甘草6g

7剂，每日1剂，水煎分2次服。

三诊：2017年8月5日

耳聋稍有好转。舌苔薄白，舌质转暗，脉滑，双尺无力，可以补肾活血、化瘀通络治疗，处方记录如下：

处方：

半　夏 10g	陈　皮 10g	茯　苓 20g	炒白术 15g
生神曲 15g	黄　连 10g	竹　茹 10g	生薏仁 20g
川　芎 10g	枳　壳 10g	熟　地 15g	肉苁蓉 15g
枸杞子 15g	水　蛭 6g	炙甘草 6g	

7剂，每日1剂，水煎分2次服。

四诊：2017年8月12日

耳聋基本消失。舌质淡苔薄白，脉滑，双尺无力。效不更方，继续服用。

处方：

半　夏 10g	陈　皮 10g	茯　苓 20g	炒白术 15g
生神曲 15g	黄　连 10g	竹　茹 10g	生薏仁 20g
川　芎 10g	枳　壳 10g	熟　地 15g	肉苁蓉 15g
枸杞子 15g	水　蛭 6g	炙甘草 6g	山茱萸 10g
生当归 15g	丹　参 15g		

7剂，每日1剂，水煎分2次服。

五诊：2017年8月19日

患者因长期服用，将汤剂改为丸药。

按语

耳聋病因病机多虚实夹杂，病情迁延难愈。基于本病"肾虚""血瘀"的病理特点，临床诊治以补肾活血法为立方依据。治宜健脾补肾治虚，活血化瘀治实，攻补兼施，虚实并重。临床用药宜以肉苁蓉、山茱萸、熟地、枸杞子补肾益精；以当归、川芎、丹参、水蛭等益气活血、化瘀通络。

笔者认为临床肾虚和血瘀的变化为该病持续发展的病因。在组方选药方面，以行气活血通窍为主，丹参、川芎等能增加耳蜗血流，改善耳蜗微循环，并且能降低血液黏度，消除耳蜗血管纹毛细血管的瘀血状态；熟地、枸杞子等具有保护听器毛细胞结构，促其新陈代谢，提高免疫功能，并恢复其功用。本方填精助阳与益气活血行气之品合用，补而不滞，走而不窜，共奏补肾填精、益气活血、通窍聪耳之功，与肾精亏损证相契合，标本兼顾、扶正祛邪，疗效较佳。

临床辨证中应掌握正虚与邪实，认清标本缓急，主次轻重，对证用药。"血瘀"贯穿于病变的过程，在补肾的过程中，还要应用活血化瘀药。

第二节　骨质疏松症

骨质疏松症（osteoporosis，OP）是以骨量减少，骨微结构退化为特征，导致骨脆性增高及骨折危险性增加的一种全身性退行性骨骼疾病，以骨痛、身长缩短、骨折等为主要临床表现。

骨量的正常与否是判断骨质疏松症的重要标准。世界卫生组织提出骨质疏松症的诊断标准（1994年版）为：

（1）正常：前臂远端、脊柱、髋骨骨密度或骨矿含量低于正常年轻成人平均值（T-score）1个标准差（SD）以内。

（2）骨量减少：骨密度或骨矿含量值低于正常年轻人平均值1～2.5SD以内。

（3）骨质疏松症：骨密度或骨矿含量低于正常年轻人平均值2.5SD或以下。

（4）严重骨质疏松症：骨密度或骨矿含量低于正常年轻人平均值2.5SD以下并伴有一处或多处脆性骨折。

人体的骨量在30岁以前处于增长阶段，在20岁到30岁时增长缓慢，在30～35岁达到峰值，约在40岁以后开始生理性丢失，骨密度逐渐降低。峰值骨密度主要取决于遗传，但也受后天体育锻炼、饮食营养等其他因素的影响，如过量酗酒对骨量会有影响，继发性并发症如糖尿病、肝肾功能不全、甲状腺功能亢进对骨量也有影响。另外，雌激素缺乏和年龄增长所致的骨质丢失影响到整个骨骼。中老年妇女在绝经后的10年骨丢失最迅速，骨质每年流失1%～2%。由于松质骨重塑的速度大于皮质骨，故雌激素缺乏和年龄增长所致的骨质丢失可能会更迅速，而且在松质骨为主要骨骼的部位（如腰椎）较早地显示出来。所以，绝经后妇女患骨质疏松症的风险进一步增加。

骨质疏松症既是我国老年人的健康问题，也是世界范围内重要的人类健康问题。据报道到2050年我国将步入老龄高峰期，60岁以上人口将达4亿，占总人口的27%，骨质疏松症患者将达1.3亿人。随着生活水平提高，我国人口寿命的延长，本病是老年人尤其是绝经后老年妇女的一种常见病、多发病，它严重地威胁着老年人的身体健康。伴随着人口老龄化的加速，此病引起的骨折给患者本人造成极大的痛苦、给社会和家庭带来了沉重的经济和生活负担。所以，对骨质疏松症的诊断、治疗及预防就显得十分重要。

中医学未见"骨质疏松症"之病名，但历代医书有"腰痛""腰背痛""痹证""痿证"等病名。类似的症状及病因病机早在《黄帝内经》中就有相关记载，对其相关病证的治疗亦是自古有之。中医学认为："肾主骨，藏精，主生殖。"肾所藏之精气，内寓元阴、元阳，是人体各种生命活动的物质基础。其中由肾阴所化生的天癸是影响人体生长、发育和生殖的重要物质。它来源于先天肾气，又随着年龄增长，肾中精气由盛渐衰，天癸由至到竭，人体生长、发育和生殖能力亦随之下降或停止。故肾精足，骨髓充，骨骼坚；肾精亏，骨髓虚，骨骼脆，易致骨折。《素问·痿论》云"肾者水脏也，今水不胜火，则骨枯而髓虚，故足不任身，发为骨痿。"说明肾虚是骨质疏松、骨破坏的根本。这一病因病机恰与老年人相符。老人随着天癸竭、肾气虚衰，气虚而不能推动血液的正常运行，阳虚不能温煦，阴虚化热，热灼血脉，均致使血液溢于脉外，从而形成血瘀。

血瘀是骨质疏松症的发病的重要因素。"瘀"责之于肾，肾气虚无力运行血脉，渐可致瘀，瘀则不通。临床上常有腰膝发冷、疼痛等肾虚症状。也有疼痛如针刺，部位固定不移，口唇紫黯红、皮肤黏膜瘀斑、舌下脉络曲张、舌紫黯有瘀斑等血瘀表现。肾虚日久亦会导致血瘀，血瘀不通又会导致肾生化不足，从而又进一步加重肾气的虚衰，所以肾虚与血瘀不是孤立存在的。肾虚是本，血瘀是标；肾虚为因，血瘀为果，肾虚必兼血瘀。血瘀又构成新的致病因素，加重肾虚的程度。由此可见，肾虚血瘀为骨质疏松症的主要病因。

补肾活血法是中医治疗骨质疏松症的重要方法。目前现代研究认为补肾活血类中药治疗骨质疏松症可能是通过以下几种途径发挥作用的：①研究发现，某些补肾方药可以使模型动物或临床患者血中雌激素（E_2）和 $1,25(OH)_2D_3$ 水平回升。也有学者研究发现，服用补肾药物后，体内血中 E_2 水平虽无明显上升趋势，但实验动物子宫内膜、腺体重量、患者临床症状改善及各项骨代谢生化指标变化类似于使用雌激素治疗组。因此，有学者认为补肾方剂治疗骨质疏松症是通过兴奋垂体 - 肾上腺轴或垂体 - 性腺轴的功能来实现的。又可能与补肾方剂可以增加或提高体内（尤其是骨组织）雌激素受体数量及敏感性有关。②某些中药可以直接促进成骨细胞的增生分化，使成骨活动增强。③某些中药可以直接抑制破骨细胞的活性，使破骨活动减弱。④某些中药可以改善肠道对钙离子的吸收状态使机体对钙离子的吸收和利用增加。另外，许多中药中含有机体各种酶发挥正常功能所需的各种微量元素。因此，某些传统补肾方剂可能就是通过调节机体内环境微量元素的平衡、发挥滋阴补肾作用，从而达到促进骨生成或抑制骨吸收的功能。

典型病案一

王某，女，65 岁，退休工人。主因"腰痛伴行走困难 15 年，加重 6 个月"，于 2015 年 8 月 13 日就诊。

患者 15 年前无明显诱因出现腰痛，活动后加重，休息后减轻，一直未合理治疗，此后症状进行性加重。平素疼痛重时应用"布洛芬（芬必得）胶囊"口服，症状稍有改善。半年前症状突然加重，坐起及行走困难、翻身困难，伴有双下肢骶髂疼痛、身高从 163cm 降至 159cm。患者 6 个月前在当地医院行腰椎 CT 检查提示无明显异常。25 羟基维生素 D 27.0nmol/L，人抗酒石酸酸性膦酸酶 3.36U/L，血清 I、III 型胶原免疫组化测定 0.21ng/mL。当地医院予以"骨化三醇 0.25g qd、碳酸钙维生素 D_3 0.6g qd，阿仑膦酸钠 70mg 1/ 周"口服治疗骨质疏松，症状有所减轻，为进一步行中医治疗前来就诊。发病以来无发热、胸痛，无恶心、呕吐，无尿频、尿急、尿痛及肉眼血尿，体重无明显变化。目前患者乏力、饮食稍差、睡眠好，口干，大小便正常。查体所见，全身皮肤无黄染及出血点，浅表淋巴结未触及肿大。眼睑无浮肿，双肺无异常，心率 72 次 /min，律齐，各瓣膜听诊区未闻及杂音。腹软，无肌紧张，无压痛及反跳痛，未触及包块，肝脾肋下未触及，无移动性浊音，肝脾肾区无叩击痛，肠鸣音正常。脊柱及四肢无畸形，双下肢无水肿。

初诊：2015 年 8 月 13 日

症见腰痛、走路困难、乏力，食欲有所减退，眠佳，口干，二便尚调，舌质紫黯少津，舌底脉络迂粗，脉沉细。中医诊断为痹证，证属肾精亏耗、阴虚血瘀，治宜滋阴补肾、活血化瘀。

处方：

熟　地15g	肉苁蓉10g	怀牛膝15g	山茱萸10g
生杜仲10g	川　芎10g	丹　参15g	赤　芍10g
生当归10g	水　蛭6g	炙甘草6g	

14 剂，每日 1 剂，水煎分 2 次服。

二诊：2015 年 8 月 27 日

患者服上药 14 剂后，腰痛、走路困难有所减轻，仍乏力。纳可、眠佳、二便调，舌淡黯，苔薄红，脉弦细，治疗加健脾之品，用滋阴补肾、益气健脾之法。

处方：

生黄芪 20g	党　参 15g	炒白术 15g	茯　苓 20g
丹　参 15g	熟　地 15g	生白芍 15g	生当归 10g
肉苁蓉 10g	山茱萸 10g	生杜仲 10g	怀牛膝 15g
川　芎 10g	蜈　蚣 1 条	炙甘草 6g	

14 剂，每日 1 剂，水煎分 2 次服。

三诊：2015 年 9 月 9 日

患者服上药 14 剂后，腰痛明显减轻，走路困难有所改善，乏力改善。舌淡红，苔薄白，脉细，治疗加补肾益精之品。

处方：

熟　地 15g	肉苁蓉 10g	骨碎补 10g	怀牛膝 15g
赤　芍 10g	丹　参 15g	生白芍 15g	川　芎 10g
生杜仲 10g	生川续断 15g	山茱萸 10g	枸杞子 15g

14 剂，每日 1 剂，水煎分 2 次服。

四诊：2015 年 9 月 23 日

患者服上药 14 剂后，复查各个指标改善不明显，症状明显改善，纳可、眠佳、二便调。舌淡红，苔薄白，脉弦细。治疗仍用上方继服。

按语

中医学认为骨质疏松症属"痹证""骨痹"范畴。辨证以阴阳辨证为总纲，以气血表里虚实寒热为八纲论治原则。初病在气分，多邪实；久病入血分，多正虚。临床多以散风、逐寒、祛湿、清热、通络、活血、补虚、行气为原则，临证配合各法。行痹者，治疗以散风为主，辅以御寒利气，配合补血之剂；痛痹者，治疗以散寒为主，辅以疏风燥湿，配合补火之剂；着痹者，治疗以利湿为主，辅以祛风散寒，配合理脾补气。

本病属本虚标实，本虚当以肾虚为主，标实以血瘀为要，治疗以补虚活血为主要原则。

补肾活血药方中肉苁蓉、骨碎补补肾阳、强筋骨、祛风湿、益精血；熟地补肝血、益精填髓；生杜仲补益肝肾、强筋壮骨，山茱萸补益肝肾、固精缩尿；川续断、川牛膝加强补肾阳、续筋骨之功；丹参、赤芍、白芍、川芎补血活血，化瘀通络止痛。当以刺痛为主症时，以活血通络止痛为主兼顾补肾壮骨，适当增加当归、葛根、丹参和鸡血藤；当以钝痛为主症时，以补肾壮骨为主兼顾活血通络止痛，可增加骨碎补、补骨脂、淫羊藿。

补肾活血法贯穿于骨质疏松症治疗之始终，应审辨风寒湿热，更应审其标本、气血、阴阳，标本兼顾，疗效突出。

典型病案二

王某，女性，67 岁，农民。主因"腰背部疼痛 6 年、加重 1 个月"，于 2016 年 12 月 2 日就诊。

患者 6 年前劳累后出现腰背部疼痛，未行诊治。1 个月前无明显诱因出现腰背部疼痛加重、不能活动，双下肢感觉、活动无明显异常，夜间睡眠差，大小便正常。当地医院 X 线片示：全脊柱骨密度明显降低，骨皮质变薄，纵向骨小梁稀疏。按骨质疏松对症治疗，腰背部疼痛改善不明显，伴有双膝、双踝关节轻度疼痛。发病以来无发热，无恶心、呕吐，无尿频、尿急、尿痛及肉眼血尿，体重无明显变化。目前患者乏力、腰背部疼痛明显，双膝、双踝关节轻度疼痛。饮食可，大小便正常。查体，全身皮肤无黄染及出血点，浅表淋巴结未触及肿大。眼睑无浮肿，双肺无异常，心率 72 次 /min，律齐，各瓣膜听诊区未闻及杂音。腹软，无肌紧张，无压痛及反跳痛，未触及包块，肝脾肋下未触及，无移动性浊音，肝脾肾区无叩击痛，肠鸣音正常。脊柱及四肢无畸形，双下肢感觉、活动正常、无水肿。生理反射存在，病理反射未引出。直腿抬高试验阴性。

初诊：2016 年 12 月 2 日

患者症见腰背部疼痛、活动受限，乏力，纳可，眠欠佳，二便调。舌淡脉沉细。中医诊断为痹证，证属肾精亏耗、阴虚血瘀，治宜滋阴补肾、活血化瘀。

处方：

熟　地 15g	肉苁蓉 10g	生当归 10g	赤　芍 10g
川　芎 10g	生杜仲 10g	怀牛膝 15g	生川续断 15g
丹　参 15g	山茱萸 10g	生白芍 15g	炙甘草 6g

14 剂，每日 1 剂，水煎分 2 次服。

二诊：2016 年 12 月 16 日

患者服上药 14 剂后，一般情况尚可，仍见腰背部疼痛、活动受限无明显改善。纳可、眠欠佳、二便调。舌淡黯，苔薄红，中医辨证为脾肾两虚，用健脾补肾之法治疗。

处方：

生黄芪 20g	党　参 15g	炒白术 15g	茯　苓 20g
肉苁蓉 10g	山茱萸 15g	生当归 10g	赤　芍 10g
川　芎 10g	生杜仲 10g	怀牛膝 15g	熟　地 15g
丹　参 15g	生白芍 15g	炙甘草 6g	

14 剂，每日 1 剂，水煎分 2 次服。

三诊：2016 年 12 月 30 日

患者服上药 14 剂后，一般情况好，偶有疲倦、乏力。腰背部疼痛、活动受限稍有好转。舌淡红，苔薄，脉弦细。治疗仍用健脾补肾之法。

处方：

生黄芪 20g	党　参 15g	炒白术 15g	茯　苓 20g
丹　参 15g	熟　地 15g	生白芍 15g	山茱萸 10g
怀牛膝 15g	骨碎补 10g	赤　芍 10g	川　芎 10g
杜　仲 10g	炙甘草 6g		

14 剂，每日 1 剂，水煎分 2 次服。

四诊：2017 年 1 月 13 日

患者服上药 14 剂后，腰背部疼痛有所好转，活动受限改善。舌淡红，苔薄白，脉细，治疗加补肾益精之品。

处方：

生黄芪 20g	党　参 15g	炒白术 15g	茯　苓 20g
丹　参 15g	熟　地 15g	生白芍 15g	山茱萸 10g
怀牛膝 15g	骨碎补 10g	炒山药 10g	川　芎 10g
杜　仲 10g	枸杞子 15g	炙甘草 6g	

14 剂，每日 1 剂，水煎分 2 次服。

五诊：2017 年 1 月 27 日

患者服上药 14 剂后，腰背部疼痛症状好转，双膝、踝关节疼痛改善，活动受限改善。其他自觉症状不明显。纳可、眠佳、二便调。舌淡红，苔薄白，脉弦细。治疗仍用上方继服。

按语

骨质疏松症是老年人常见疾病之一，主要由老年人免疫力和生理功能逐步衰退，内分泌功能紊乱，骨骼的供氧量和血流量减少，骨量和骨密度迅速下降所引起的。老年骨质疏松症病因十分复杂，由生活环境、生活方式、饮食习惯及遗传因素等引起。

腰背痛为原发性骨质疏松最常见的临床症状。一般骨量丢失 12% 以上即可出现骨痛。疼痛以久立、久坐加剧，坐位、平卧位后可减轻。疼痛夜间加重，白天可减轻，活动后可加重。严重者可合并脆性骨折，也可导致胸廓畸形，出现胸闷、胸痛、气短、呼吸困难等症状。

本病发生发展过程中，肾虚血瘀证贯穿于疾病的始终。属本虚标实证，本虚当以肾虚为主，标实则以血瘀为要。治以补肾活血法为主，临证加减。方中党参、炒白术、茯苓、炙甘草益气健脾，肉苁蓉、骨碎补温补肾阳、强壮筋骨；熟地柔肝血、益精填髓；生杜仲补益肝肾、强筋壮骨；山茱萸补益肝肾、固精缩尿；生川续断、怀牛膝加强补肾阳，续筋骨；丹参、芍药、川芎补血活血化瘀。配合适中，平补阴阳，共奏补肾活血，通络止痛之功。

典型病案三

柴某，女，64 岁，干部。主因"四肢关疼痛 3 年余，加重 1 年"，于 2015 年 7 月 21 日就诊。

患者于 2012 年因受凉出现四指关节疼痛，遇阴雨天加重，活动后加重，休息后减轻，于当地医院诊断为"骨质疏松症"，口服中药（具体不详）等治疗，症状逐渐无明显减轻。目前患者四肢关节疼痛明显，心悸，无口干、眼干，无脱发，精神、饮食、睡眠可，大小便正常。查体：呼吸规整，双肺呼吸音清，未干湿性啰音及胸膜摩擦音，心前区无隆起，心尖搏动正常，心浊音界正常，心率 75 次 /min，律齐，各瓣膜听诊区未闻及杂音，脊柱正常生理弯曲，四肢活动稍受限，无下肢静脉曲张、杵状指（趾），双侧近端、远端指间关节、膝关节、踝关节均有压痛。四肢肌力、肌张力未见异常，双侧肱二、三头肌腱反射正常，双侧膝、跟腱反射正常，双侧巴宾斯基征阴性。

初诊：2015 年 7 月 21 日

患者四肢关节疼痛，心悸明显，舌淡少苔，脉弦涩。中医诊断为痹证，辨为心脾气虚，治宜强心健脾。

处方：

生黄芪 20g	党 参 15g	炒白术 15g	茯 苓 20g
生当归 10g	生白芍 15g	丹 参 15g	红大枣 15g
熟 地 15g	生杜仲 10g	山茱萸 15g	炙甘草 6g
麦 冬 10g	五味子 6g	甘 松 10g	全瓜蒌 15g
薤 白 10g			

7 剂，每日 1 剂，水煎分 2 次服。

二诊：2015 年 7 月 28 日

心慌、心悸明显减轻，关节痛减轻不明显。舌脉同前，应加大活血化瘀力度。

处方：

生黄芪 20g	党　参 15g	炒白术 15g	茯　苓 20g
杜　仲 15g	山茱萸 10g	生白芍 15g	丹　参 15g
当　归 15g	赤　芍 15g	水　蛭 6g	炙甘草 6g
麦　冬 10g	五味子 6g	甘　松 10g	全瓜蒌 15g
薤　白 10g			

14 剂，每日 1 剂，水煎分 2 次服。

三诊：2015 年 8 月 12 日

心慌、心悸消失，关节疼痛较前减轻。舌质淡红薄白苔，脉弦涩。中医辨证属肾虚血瘀，调整处方。

处方：

生黄芪 20g	党　参 15g	炒白术 15g	茯　苓 20g
生杜仲 15g	山茱萸 10g	生白芍 15g	丹　参 15g
肉苁蓉 15g	熟　地 15g	怀牛膝 15g	生当归 10g
赤　芍 10g	水　蛭 6g	炙甘草 6g	

14 剂，每日 1 剂，水煎分 2 次服。

四诊：2015 年 8 月 26 日

关节疼痛明显减轻。舌质淡红、苔白，脉仍弦涩，双尺较前有力，调整处方如下：

处方：

生黄芪 20g	党　参 15g	炒白术 15g	茯　苓 20g
肉苁蓉 15g	生杜仲 15g	山茱萸 10g	怀牛膝 15g
丹　参 15g	当　归 15g	羌　活 15g	炙甘草 6g

14 剂，每日 1 剂，水煎分 2 次服。

五诊：2015 年 9 月 10 日

关节疼痛基本消失。舌质淡红，苔薄白，脉涩。嘱患者将最后一次处方配成药丸，每次 3 克，每天 3 次，继服 3 个月，巩固疗效。

按语

我们总结临床经验，认为肾气不足、瘀血内阻，外感风、寒、湿、热之邪是骨质疏松症的主要病因。经络阻滞、气血运行不畅为其主要病机。补肾活血治法应贯穿骨质疏松症治疗的全过程。

该患者以关节痛为首发症状。就诊时心慌心悸，辨证为心脾气虚，治疗上以生黄芪、党参、炒白术、茯苓健脾益气，以赤芍、生白芍、丹参、水蛭活血化瘀通络，生杜仲、怀牛膝祛风湿、强筋骨，后期加肉苁蓉补肾阳、强筋骨、祛风湿；熟地柔肝血、益精填髓；山茱萸补益肝肾、固精缩尿；诸药合用，共奏益气养心、祛湿补肾、活血祛瘀、通络止痛之功。

第三节　膝骨关节炎

膝骨关节炎（knee osteoarthritis，KOA）是以关节软骨退行性变、关节间隙狭窄、滑膜囊炎症及关节边缘骨质增生为病理特征的慢性退行性骨关节病。流行病学调查显示，该病发病率与发病年龄呈正相关。膝骨关节炎在 50 岁以上的中老年人群患病率约为 8.3%，60 岁以上人群的发病率达 50%，75 岁以上人群中患病率高达 80%，致残率高达 53%。

本病属中医学"痹证""骨痹""膝痛"范畴。历代文献对该病症状有诸多具体的描述。《素问·脉要精微论》："转摇不能，肾将惫矣。膝者筋之府，屈伸不能，行则偻附，筋将惫矣。骨者髓之府，不能久立，行则振掉。"《张氏医通》曰"膝为筋之府"。

本病多由年老体衰、先天或后天不足及房事不节而致肾虚精髓亏，骨失所养；或外伤瘀血，留于骨节，或风寒、湿、热、毒邪乘虚侵袭骨骼关节。外邪与瘀血闭阻骨骼关节，最终形成骨痹。

肾虚是该病的基本病机。《素问·逆调论》曰："是人者，素肾气胜，以水为事，太阳气衰，肾脂枯不长……肾者水也，而生于骨，肾不生则髓不能满，故寒甚至骨也。所以不能冻栗者……病名曰骨痹，是人当挛节也。"《素问·上古天真论》曰："肾气盛，齿更发长……肾气平均，故真牙生而长极……筋骨坚，发长极……筋骨劲强……肌肉满壮""肾气衰……面焦，发鬓颁白……筋不能动……形体皆极，则齿发去"。《中藏经·五痹》曰："骨痹者，乃嗜欲不节，伤于肾也……则邪气妄人。"明确指出肾虚是膝骨关节炎发病基础。人至中年以后，肝肾渐亏，精血亏虚。肝血不能濡养筋脉，肾虚不能主骨生髓，筋骨失养，不能约束机关，以致关节挛缩，屈伸不利。肾为五脏阴阳之本，人体生命之本源，主藏精，主骨生髓。《素问·阴阳应象大论》云："肾生骨髓……在体为骨。"《医经精义》指出："肾藏精，精生髓，髓生骨，故骨者肾之所主也；髓者，肾精所生，精足则髓足，髓足者则骨强。"都阐明骨病及肾，肾病及骨，骨依赖于肾精充盈才能坚固有力。若肾气衰减，肾精亏损，不能充养骨髓，可致骨髓空虚失养发为骨病。

血瘀是发病的关键。瘀血痹阻经脉，不通则痛，不荣亦痛，表现为关节功能失常。又因肝肾同源，生理上相互为用，相互滋养，病理上相互损耗，相互影响。《素问·上古天真论》提到："丈夫……七八，肝气衰，筋不能动。"指出筋依赖肝血濡养才能运动灵活有力。《三因极一病证方论》曰："三气侵入经络""在骨则重而不举，在脉则血凝不流，在筋则屈而不伸，在肉则不仁"。王清任《医林改错》曰："元气既虚，必不能达于血管，血管无气，必停留而瘀。"《杂病源流犀烛》曰："痹者，闭也。三气杂至，壅闭经络，血气不行，不能随时祛散，故久而为痹。"指出元气亏虚易导致血瘀，且血瘀是膝骨关节炎重要的病机环节之一。清代医家王清任提出痹为瘀血致病，在其所著《医林改错》中载有许多活血化瘀的方剂，如身痛逐瘀汤等方，开辟了活血化瘀治疗痹证的先河，进一步丰富了中医痹证理论。

外感六淫之邪为诱因，久居湿地，外感寒湿，寒性凝滞，湿性重着，寒湿相困，气血凝滞不通。风寒湿邪与气血津液相搏结，气血循行失健，脉道不充，血行缓慢亦可致瘀，虚实夹杂，循环叠加，终致本病缠绵难愈。《素问·痹论》指出："风寒湿三气杂至，合而为痹也。"《景岳全书》强调："风痹之证，大抵因虚者多，惟气血不充，故风寒得以入之，惟阴邪留滞，故经脉为之不利。"《素问·长刺节论》指出："病在骨，骨重可不举，骨髓酸痛，寒气至，名曰骨痹。"《张氏医通·膝痛》"膝痛无有不因肝肾虚者，虚则风寒湿气袭之"。

肝肾亏虚，病久必瘀，由于不慎闪挫，脉络受损，血溢脉外；兼有风、寒、湿、热、毒等乘虚侵袭，气血凝滞不通，稽留于关节，致关节肿痛，活动受限。肝肾亏虚是其发病的根本，血瘀是病程进展中的重点要素，内因结合外邪交互为患。

临床诊治膝骨关节病的要点在于把握"肾虚血瘀"之病因病机，治疗宜标本兼治，补肾强骨以固其本,活血止痛以治其标,有效应用活血化瘀、通络止痛药物的同时,扶助正气,祛除邪气也至关重要。

典型病案一

范某,女,65 岁,教师。主因"右膝关节疼痛伴活动受限 4 年余,进行性加重 1 周",于 2015 年 4 月 12 日就诊。

患者于 2011 年因劳累后出现右膝关节疼痛,遇阴雨天加重及,动后加重,休息后减轻。当地医院诊断为"膝骨关节炎",并给予西药口服(具体药物剂量不详)等治疗,无明显效果。1 周前受凉后右膝关节突然出现剧烈疼痛,喜暖、喜按、无红肿。无口干、眼干,无脱发、光过敏,无口腔溃疡等现象。目前患者右膝关节疼痛明显,精神、饮食、睡眠可,大小便正常。查体:呼吸规整,双肺呼吸音清,未闻及干湿性啰音及胸膜摩擦音,心前区无隆起,心尖搏动正常,心浊音界正常,心率 76 次 /min,律齐,各瓣膜听诊区未闻及杂音,脊柱正常生理弯曲,无下肢静脉曲张、杵状指(趾),双侧近端、远端指间关节、膝关节、踝关节均有压痛。四肢肌力、肌张力未见异常,双侧肱二、三头肌腱反射正常,双侧膝、跟腱反射正常,双侧巴宾斯基征阴性。

初诊:2015 年 4 月 12 日

患者就诊时右膝关节疼痛、活动受限,局部怕冷,喜暖、喜按。舌质淡少苔,脉弦涩。中医诊断为痹证,辨证属气血不足,治以益气养血、通络止痛。

处方:

生黄芪 20g	党 参 15g	炒白术 15g	茯 苓 20g
生白芍 15g	独 活 15g	丹 参 15g	川 芎 10g
桑寄生 15g	熟 地 15g	桑 枝 15g	炙甘草 6g

7 剂,每日 1 剂,水煎分 2 次服。

二诊:2015 年 4 月 19 日

患者服用中药关节痛减轻不明显,舌脉同前,可维持目前治疗原则。增加活血化瘀药物。

处方:

生黄芪 20g	党 参 15g	炒白术 15g	茯 苓 20g
生白芍 15g	川 芎 10g	丹 参 15g	桂 枝 10g
桑寄生 15g	熟 地 15g	怀牛膝 15g	水 蛭 6g
炙甘草 6g			

7 剂,每日 1 剂,水煎分 2 次服。

三诊:2015 年 4 月 26 日

患者右膝关节疼痛较前稍有减轻,舌质淡红薄白苔,脉弦涩,调整处方补肾治本为主。

处方:

黄 芪 20g	山茱萸 15g	生当归 15g	生白芍 15g
骨碎补 15g	生杜仲 15g	怀牛膝 15g	川 断 15g
独 活 15g	丹 参 15g	熟 地 30g	川 芎 10g
肉苁蓉 15g	水 蛭 6g	炙甘草 6g	

7 剂,每日 1 剂,水煎分 2 次服。

四诊：2015年5月3日

关节疼痛基本消失，舌质淡红苔薄白，脉涩，嘱患者将最后一次处方配成药丸，每次3克，每天3次，巩固疗效，回访6个月无不适。

按语

膝骨关节炎属中医学"痹证""骨痹""膝痛"范畴，是临床常见病、多发病。中早期患者可表现为进行性加重的膝关节活动痛，晚期可发展为关节畸形强直，严重危害患者的生活质量和社会生产力，且该病病程长、病情迁延难愈。

中医学认为本病多因为肝肾亏虚、精血不足、经络血脉瘀阻为主，外因风寒湿邪及劳损负重诱发加重，肾虚血瘀为该病发病特点。《素问·上古天真论》曰："肾气盛，齿更发长……肾气平均，故真牙生而长极……筋骨坚，发长极……筋骨劲强……肌肉满壮""肾气衰……面焦，发鬓颁白……筋不能动……形体皆极，则齿发去"。元代杨清叟提出了"肾实则骨有生气"的论点，肾虚则骨病。

肾虚是膝骨关节炎发病的根本，瘀血闭阻是发病的关键，两者相互联系，互相影响。肾虚可致血瘀，血瘀加重肾虚，属本虚标实之证。以生黄芪、党参、炒白术、茯苓益气健脾助运化，以熟地、生当归、川芎、丹参养血活血、化瘀通络，加桑枝、桑寄生祛风湿、强筋骨。后期加肉苁蓉、骨碎补补肾阳、强筋骨、祛风湿；熟地柔肝血、益精填髓；山茱萸补益肝肾、固精缩尿；生川续断、怀牛膝补肾阳、续筋骨；水蛭活血通络力度最强。实验研究表明，骨碎补对骨关节软骨有刺激细胞代偿性增生作用，生杜仲具有促进性激素样作用，能增强垂体-肾上腺皮质的功能。怀牛膝能提高机体免疫功能，促进炎症病变吸收。诸药合用，标本兼治，改善患者症状的同时起着"软骨保护剂"的作用。

典型病案二

李某，女，77岁，农民。主因"反复双膝关节肿痛8年，加重3个月"，于2015年3月12日就诊。

患者双膝关节肿痛，不能下蹲，遇寒加重，活动时膝关节可听到粗糙的摩擦感。曾多次住院治疗，症状时轻时重。X线片示：膝关节关节隙变窄，髌骨后角骨质增生。实验室检查：抗O及类风湿因子均正常；血沉24mm/h。无恶心、呕吐，无尿频、尿急、尿痛及肉眼血尿，体重无明显变化。目前患者饮食可、睡眠好，大小便正常。查体，全身皮肤无黄染及出血点，浅表淋巴结未触及肿大。眼睑无浮肿，双肺无异常，心率72次/min，律齐，各瓣膜听诊区未闻及杂音。腹软，无肌紧张，无压痛及反跳痛，未触及包块，肝脾肋下未触及，无移动性浊音，肝脾肾区无叩击痛，肠鸣音正常。脊柱及四肢无畸形，双下肢感觉、活动正常、无水肿。生理反射存在，病理反射未引出。直腿抬高试验阴性。

初诊：2015年3月12日

患者症见双膝关节疼痛活动受限，纳可，眠佳，伴乏力，二便调，舌黯脉沉涩。中医诊断为痹证，证属肝肾亏耗、气血不足，治宜滋补肝肾、补气养血。

处方：

熟　地15g	生当归10g	赤　芍10g	肉苁蓉10g
川　芎10g	生杜仲10g	怀牛膝15g	生川续断15g
独　活15g	丹　参15g	山茱萸10g	女贞子15g

水　蛭 6g　　炙甘草 6g

14 剂,每日 1 剂,水煎分 2 次服。

二诊:2015 年 3 月 26 日

患者服上药 14 剂后,乏力好转,仍见膝骨关节疼痛。纳可、眠佳、二便调。舌淡黯,苔薄红,脉弦细。治疗加温肾健脾之品。

处方:

生黄芪 20g　　党　参 15g　　炒白术 15g　　茯　苓 20g
川　芎 10g　　生杜仲 10g　　怀牛膝 15g　　生川续断 15g
独　活 15g　　丹　参 15g　　熟　地 15g　　山茱萸 10g
生当归 10g　　生白芍 15g　　炙甘草 6g

14 剂,每日 1 剂,水煎分 2 次服。

三诊:2015 年 4 月 10 日

患者服上药 14 剂后,一般情况可,疼痛症状稍有好转,舌淡红,苔薄,脉弦细。治疗仍用滋补肝肾、益气健脾之法。

处方:

生黄芪 20g　　党　参 15g　　炒白术 15g　　茯　苓 20g
丹　参 15g　　熟　地 15g　　生白芍 15g　　骨碎补 10g
山茱萸 10g　　生当归 10g　　川　芎 10g　　怀牛膝 15g
生杜仲 10g　　炙甘草 6g

14 剂,每日 1 剂,水煎分 2 次服。

四诊:2015 年 4 月 24 日

患者服上药 14 剂后,疼痛继续有所好转其他自觉症状不明显。纳可、眠佳、二便调。舌淡红,苔薄白,脉细。治疗仍用上方继服。

按语

《黄帝内经》认为"肾主骨""脾主四肢"。肾虚血瘀阻络贯穿膝骨关节炎病程始终,故治疗当以补肾健脾为要。本病的致病特点为"本虚标实",肝肾亏虚是膝骨关节炎发病的内因。生杜仲、生川续断、骨碎补有补肾壮骨之功;熟地柔肝血、益精填髓;山茱萸补益肝肾、固精益髓;丹参、赤芍、白芍、川芎补血活血。临床上使用健脾补肾活血法治疗膝骨关节炎疗效颇佳,并可根据患者情况随证加减。

第四节　股骨头坏死

股骨头坏死又称股骨头缺血性坏死、股骨头无菌性坏死。中医学并无股骨头坏死的病名,从该病的临床症状看,属中医学"骨痹""痹证"范畴。

股骨头坏死是临床常见的疑难病之一,发病率呈逐年上升趋势。诸多研究表明,股骨头坏死患者具有明显微循环障碍、血液流变学异常以及与凝血相关指标均升高。其病因复杂,致残率高。临床治疗方法虽多,但疗效欠佳,且目前尚无理想的治疗措施。

股骨头坏死的初期多以髋痛为主要症状,病位在肾。中医学认为,骨的生长发育和肾有密切联系。《素问·阴阳应象大论》指出"肾主骨髓"。人体一身之骨皆由骨髓滋养而发挥正常的生理功能。唯有肾气实，骨髓方能充养诸骨，如《素问•上古天真论》谓"女子……四七，筋骨坚……丈夫……三八，肾气平均，筋骨劲强"，表明肾气充足才能主导骨的正常生长。肾气虚则髓虚，骨失荣养，则发为骨病，如小儿五迟五软病，或"五八，肾气衰，发堕齿槁"。《素问•脉要精微论》认为"腰者肾之府"。《素问•骨空论》指出"督脉为病，脊强反折"，"腰痛不可以转摇"。《圣济总录》云："腰者，一身之要，屈伸俯仰无不由之。"《素问•痹论》云："肾痹者，善胀，尻以代踵，脊以代头。"孙思邈《备急千金要方》云："腰背痛者，皆由肾气虚弱，卧冷湿地，当风所得也，不时速治，喜流入腰膝，为偏枯，冷痹，缓弱疼重，若有腰痛挛脚重痹，急宜服独活寄生汤。"首次将补肾方药用于痹证的治疗。

股骨头坏死病程长，疾病缠绵难愈，不断耗伤人体正气，导致气虚、阳虚、阴虚等，引起血行不畅而成瘀血。瘀血是股骨头坏死的重要病理因素。《医学入门》云："盖燥则血涩而气液为之凝滞，润则血旺而气液为之流通。"可见肾阴虚亦会导致血瘀。另外，"肾者，元气之所系"（《难经•三十一难》），肾虚致使元气亦虚，"元气即虚，必不能达于血管，血管无气，必停留而瘀"（《医林改错》），可见肾气虚也会导致血瘀。

股骨头坏死的病因病机关键在于"肾虚"与"血瘀"，还与外邪侵袭、正气不足有密切关系。《素问•痹论》曰："风寒湿三气杂至，合而为痹也。"《素问•评热病论》也说："邪之所凑，其气必虚。"

当风寒湿侵袭，痹阻经络、气血，气血运行不畅，则会出现痰、瘀等病理产物。尤其是患者先天禀赋不足或后天消耗或久病及肾导致肾虚，肾虚进一步加重血瘀，肾虚与血瘀互为致病因素，使病情难愈，故肾虚血瘀是股骨头坏死发病的根本原因。治疗本病，强调整体观念。病本在肾，肾主骨、生髓，肾气盛则骨坚，肾气衰则骨枯；病源在血，瘀血不去、新血不生。因此，活血化瘀和补肝肾、强筋骨为基本治疗原则。

典型病案一

宋某，男，43岁，农民。主因"左髋疼痛伴活动受限9个月"，于2016年7月22日初诊。

患者于2015年10月无明显诱因发现左髋疼痛并外展活动受限，外展时疼痛加重，无发热，无低热，无晨僵。就诊当地诊所，予以肌肉注射药物治疗（具体药物不详），疼痛可改善，但症状反复发作。后就诊当地附属医院行磁共振检查，诊断为"左股骨头坏死"，建议手术治疗。患者对手术有顾虑，故为求进一步诊治而到我院中医门诊治疗。患者自发病以来精神、食欲、睡眠正常，无明显消瘦，大小便正常。查体所见，全身皮肤无黄染及出血点，浅表淋巴结未触及肿大。眼睑轻度浮肿，双肺无异常，心率74次/min，律齐，各瓣膜听诊区未闻及杂音。腹软，无肌紧张，无压痛及反跳痛，未触及包块，肝脾肋下未触及，无移动性浊音，肝脾肾区无叩击痛，肠鸣音正常。脊柱及四肢无畸形，双下肢感觉、活动正常、无水肿。生理反射存在，病理反射未引出。直腿抬高试验（-），直腿抬高加强试验（-）。

初诊：2016年7月22日

症见左髋疼痛伴活动受限，纳可，眠佳，二便可，舌紫脉弱。中医诊断为痹证，证属肝肾亏耗、气血不足，治宜滋补肝肾、益气养血。

处方：

| 熟　地15g | 肉苁蓉10g | 生当归10g | 赤　芍10g |
| 川　芎10g | 生杜仲10g | 怀牛膝15g | 生川续断15g |

独　活 15g　　丹　参 15g　　山茱萸 10g　　骨碎补 15g

水　蛭 6g　　　炙甘草 6g

14 剂,每日 1 剂,水煎分 2 次服。

二诊:2016 年 8 月 5 日

患者服上药 14 剂后,一般情况尚可,仍左髋疼痛有所减轻。纳可、眠佳、二便调,舌淡苔薄红,脉弦细,宜加活血化瘀之品。

处方:

生黄芪 20g　　党　参 15g　　炒白术 15g　　茯　苓 20g

肉苁蓉 10g　　山茱萸 10g　　生当归 10g　　赤　芍 10g

川　芎 10g　　生杜仲 10g　　怀牛膝 15g　　独　活 15g

丹　参 15g　　熟　地 15g　　骨碎补 15g　　炙甘草 6g

14 剂,每日 1 剂,水煎分 2 次服。

三诊:2016 年 8 月 19 日

患者服上药 14 剂后,患者目前一般情况好,左髋骨疼痛明显减轻,其他症状稍有好转。舌苔薄红,脉弦细。治疗仍用滋补肝肾、益气健脾之法。

处方:

生黄芪 20g　　党　参 15g　　炒白术 15g　　茯　苓 20g

骨碎补 15g　　山茱萸 10g　　生当归 10g　　川　芎 10g

熟　地 15g　　生杜仲 10g　　怀牛膝 15g　　生川续断 15g

丹　参 15g　　淫羊藿 15g　　水　蛭 6g　　　炙甘草 6g

14 剂,每日 1 剂,水煎分 2 次服。

四诊:2016 年 9 月 3 日

髋部关节疼痛明显减轻,可以活动。舌质淡红苔薄白,脉涩。嘱患者将最后一次处方配成药丸,每次 3 克,每天 3 次,巩固疗效。3 个月后回访,诉左髋骨轻度疼痛,一般活动不受限,生活质量不受影响。

按语

肾虚血瘀是股骨头坏死发病的根本原因。外邪侵袭,壅滞经脉,乃生痹痛,如果失治误治,正虚邪恋,则会进一步出现痰、瘀等病理产物。但无论哪种病邪,首先会痹阻经络、气血,气血运行不畅则成瘀血。病位在肾,股骨头坏死的初期多以髋痛为主要症状。肾虚血瘀是股骨头坏死病程中重要的病机环节。《医学入门》云"盖燥则血涩而气液为之凝滞,润则血旺而气液为之流通",可见肾阴虚会导致血瘀。另外,"肾者,元气之所系"(《难经·三十一难》),肾虚致使元气亦虚,"元气即虚,必不能达于血管,血管无气,必停留而瘀"(《医林改错》),可见气虚也会导致血瘀。随着疾病缠绵难愈,疾病本身也会不断耗伤正气,导致气虚、阳虚、阴虚等,都可以引起血行不畅而成瘀血。

本患者证属肾精亏耗、阴虚血瘀,治宜滋阴补肾、活血化瘀。方中淫羊藿、山茱萸、骨碎补、生川续断具有补肾滋肝生髓、扶正祛邪固本的作用,川续断除有上述作用外还具有接骨续筋、载药入骨之功效。生黄芪作为传统的补气药,具有补气、升阳、利水等作用,同时还有促进机体代谢,保护损伤细胞及促进细胞自身修复的作用。党参、白术、茯苓、炙甘草四君子汤益气健脾,补后天以资先天。当归、熟地、川芎养血补血、活血通络。丹参具有活血化瘀的作用。水蛭破血通经、逐瘀止痛。全方均有降脂抗凝、提高免疫力的双重作用,从而达到治疗股骨头坏死的目的,具有健骨壮筋、益气通痹止痛的作用。现代药理研究证实:活血化瘀药物能抑制血小板聚集,抗血栓形成,降低血液黏度,纠正脂质代谢紊乱,有效降低高血脂,防止脂质在髓腔内堆积,改善骨内微循环,降低骨内压,恢复骨关节供血,有利于骨关节的修复。而补肾益气药又能通过提高机体内分泌功能,增加体内性激素水平,达到抑制骨吸收,增加骨形成,进一步预防及治疗股骨头坏死的作用。

典型病案二

刘某,男,57岁,工人。主因"右髋部疼痛2年",于2014年7月3日初诊。

2012年7月无明显诱因出现右髋部疼痛伴双肩、双肘及四肢肌肉疼痛,伴有行走及活动困难,并逐渐加重。夜间疼痛明显,睡眠质量差。就诊于当地医院,诊断为"右侧股骨头坏死、类风湿关节炎",给予"布洛芬、环磷酰胺"治疗后症状有所减轻。患者有类风湿病史20余年,间断应用泼尼松(具体用药不详)治疗。有双手指、双髋部、双踝部关节肿胀变形。患者目前精神状态良好,体力正常,食欲欠佳,睡眠差,半年来体重减轻约5kg,大便正常,排尿正常,为进一步检查及治疗入院。查体所见,全身皮肤无黄染及出血点,浅表淋巴结未触及肿大。眼睑轻度浮肿,双肺无异常,心率73次/min,律齐,各瓣膜听诊区未闻及杂音。腹软,无肌紧张,无压痛及反跳痛,未触及包块,肝脾肋下未触及,无移动性浊音,肝脾肾区无叩击痛,肠鸣音正常。脊柱及四肢无畸形,双下肢感觉、活动正常、无水肿。生理反射存在,病理反射未引出。直腿抬高试验(-),直腿抬高加强试验(-)。

初诊:2014年7月3日

症见四肢肌肉及多关节疼痛。中医诊断为痹证,证属肝肾亏耗,治宜滋补肝肾。

处方:

熟　地15g	肉苁蓉10g	生当归10g	赤　芍10g
川　芎10g	生杜仲10g	怀牛膝15g	女贞子15g
独　活15g	丹　参15g	山茱萸10g	骨碎补15g
水　蛭6g	炙甘草6g		

2014年7月17日

患者服上药14剂后,四肢肌肉及多关节疼痛稍减。舌淡红,苔薄,脉弦细。宜加活血化瘀之品。

处方:

生黄芪20g	党　参15g	炒白术15g	茯　苓20g
山茱萸15g	生当归10g	赤　芍10g	丹　参15g
川　芎10g	杜　仲10g	怀牛膝15g	熟　地15g
肉苁蓉10g	骨碎补15g	炙甘草6g	

14剂,每日1剂,水煎分2次服。

三诊:2014年8月1日

患者服上药14剂后,症状明显减轻,舌淡红,苔薄白,脉细,治疗加补肾固摄之品。

处方:

| 生黄芪20g | 党　参15g | 炒白术15g | 茯　苓20g |

菟丝子 10g	山茱萸 10g	生当归 10g	赤 芍 10g
川 芎 10g	生杜仲 10g	怀牛膝 15g	川 断 15g
丹 参 15g	熟 地 15g	淫羊藿 15g	水 蛭 6g
骨碎补 15g	炙甘草 6g		

14 剂，每日 1 剂，水煎分 2 次服。

四诊：2014 年 8 月 15 日

患者服上药 14 剂后，症状明显减轻。纳可、眠佳、二便调。舌淡红，苔薄白，脉弦。嘱口服六味地黄丸继服 2 个月，以巩固疗效。

按语

中医学在股骨头坏死的病因病机、辨证论治等方面逐渐形成了系统认识，较好地指导了临床诊治，尤其是运用补肾活血法治疗股骨头坏死得到广泛的认同和应用。

肾虚是股骨头坏死发病的基础，也是根本原因。外邪侵袭是股骨头坏死发病的诱因。由于疾病迁延，正邪交争，最终导致正虚邪恋，变生痰、瘀血等其他病理因素，进一步损害人体正气。尤其是瘀血，贯穿该病始终。肾虚、血瘀是原发股骨头坏死的重要原因。其机制是肾虚则推动力弱，致使血液黏滞难行，造成微循环障碍，微循环的障碍影响钙磷代谢，使骨形成受阻。综上所述，补肾活血法是治疗股骨头坏死的重要方法之一。

方中肉苁蓉补肾阳、强壮筋骨；熟地柔肝血、益精填髓；生杜仲补益肝肾、强筋壮骨；山茱萸补益肝肾、固精缩尿；生川续断、怀牛膝加强补肾阳，续筋骨；丹参、赤芍、川芎补血活血化瘀。配合应用，平补阴阳，共奏补肾活血，通络止痛之功。

由此可见，补肾活血是目前中医界治疗股骨头坏死重要方法。而肾虚血瘀进一步引起骨代谢的紊乱，造成骨破坏等严重后果，补肾活血也是防治骨代谢紊乱的重要方法，为进一步科学研究提供了理论依据。

第五节　腰椎间盘突出症

腰椎间盘突出症是指椎间盘纤维环破裂后，其髓核连同残存的纤维环和覆盖其上的后纵韧带向椎管内突出，压迫邻近的脊神经根或脊髓所产生的症状。腰椎间盘突出症是引起中老年人腰腿痛的主要原因之一，主要表现为腰部疼痛、放射下肢痛、下肢麻木等。约 70% 的患者具有腰部受伤史，好发于壮年体力劳动者。近年随着不良生活行为的增多，其发病率呈显著上升趋势。相关报道显示，$L_5 \sim S_1$ 和 $L_{4\sim5}$ 节段可占到 90% 以上，$L_{4\sim5}$ 节段最多。

目前临床治疗方法颇多，分为手术治疗和保守治疗两种。文献统计腰椎间盘突出症的手术与非手术治疗患者在 10 年以上远期效果上并无明显差异。目前非手术治疗腰椎间盘突出症仍然是研究重点。90% 的腰椎间盘突出症患者可以通过非手术治疗而消除症状，而用中药治疗是非手术治疗中的重要方法。

根据其发病机制及症状可以将其归为中医学"腰痛""腰痛连膝""痹证"等病症范畴。从经脉循行上看，腰部归足太阳膀胱经、督脉、带脉和足少阴肾经（贯脊属肾）。《素问·脉要精微论》谓"腰者肾之府"。《素问·上古天真论》指出："三八，肾气平均，筋骨劲强，故真牙生而长极。四八，筋骨隆盛，肌肉满壮。五八，肾气衰，发堕齿槁。六八，阳气衰竭于上，面焦，发鬓颁白。七八，肝气衰，筋不能动，天癸竭，精少，肾脏衰，形体皆极。八八，则齿发去。"随着年龄的增长，肾脏精逐渐衰竭，因而不能发挥主骨生髓的生理功能。"腰者肾之府，转摇不能，肾将惫矣……骨者髓之府，不能久立，行将振掉，骨将惫矣"。《素问·痹论》曰："风寒湿三气杂至，合而为痹也。其风气胜者为行痹，寒气胜者为痛痹，湿气胜者为著痹也。"《诸病源候论》也指出："夫腰痛，皆由伤肾气所为。"《备急千金要方》曰："肾虚，役用伤肾是以痛。"《医学衷中参西录·论腰痛治法》云"凡人之腰疼，皆脊梁处作痛，以实督脉主之肾虚者，其督脉必虚，是以腰疼，治斯证者，当用补肾之剂，而引以入督之品"。《杂病源流犀烛·腰脐病源流》曰："腰痛，肾精气虚而邪客病也。"

当风寒湿侵袭，痹阻经络、气血，气血运行不畅，则会出现血瘀等病理因素。尤其是患者先天禀赋不足或后天消耗或久病及肾导致肾虚，肾虚进一步加重血瘀，肾虚与血瘀互为致病因素，使病情难愈，故肾虚血瘀为腰椎间盘突出症的关键病机。

腰椎间盘突出症是虚实夹杂、本虚标实之症，肾虚之内因与外伤、劳损、风、寒、湿、热诸邪外因相互夹杂影响，共同导致了本病的发生。《七松岩集·腰痛》："（腰）痛有虚实之分……凡言虚症，皆两肾自病耳。所谓实者，非肾家自实，是两腰经络血脉之中，为风寒湿热之所侵，闪肭挫气之所碍，腰内空腔之中，为湿痰瘀血凝滞不通而为痛。"

腰椎间盘突出症发生的关键是肾气虚损，瘀血阻络，筋骨失养。本病病机在于肾虚血瘀，应用补肾活血法治疗腰椎间盘突出症。补肾活血汤见于清代赵濂所著《伤科大全》，主治肾受外伤，两耳立聋，额黑，面浮白光，常如哭状，肿如弓形。故治疗上有补益肝肾、舒筋活络、活血祛瘀、行气止痛、祛风散寒、利水渗湿之效，取得较好的临床疗效。

典型病案一 ··

周某，女，55岁，公务员。主因"腰部疼痛伴右下肢麻痛偶作6个月，加重2周"，于2017年6月13日就诊。

患者于6个月前因搬重物后出现腰部疼痛，活动受限。经当地医院磁共振示：腰椎$L_{4\sim5}$、$L_5\sim S_1$突出。给予膏药外用，嘱其卧床休息。后稍有好转，未予在意。患者两周前，劳累后再次出现腰部疼痛，伴右下肢放射痛，活动受限。患者发病以来无发热、胸痛，无恶心、呕吐，体重无明显变化。目前患者乏力、饮食稍差、睡眠差，口干，大小便正常。查体：全身皮肤无黄染及出血点，浅表淋巴结未触及肿大。眼睑无浮肿，双肺无异常，心率72次/min，律齐，各瓣膜听诊区未闻及杂音。腹软，无肌紧张，无压痛及反跳痛，未触及包块，肝脾肋下未触及，无移动性浊音，肝脾肾区无叩击痛，肠鸣音正常。双下肢无水肿。直腿抬高试验（+），直腿抬高加强试验（+），脊柱明显侧弯。

初诊：2017年6月13日

症见腰部疼痛、活动受限，伴右下肢麻木疼痛。食欲有所减退，眠差，口干，二便调，舌紫黯，脉沉涩。中医诊断为痹证，证属肝肾亏耗、血瘀阻络，治宜补养肝肾、宣痹活络。

处方：

熟　地 15g	骨碎补 15g	生当归 10g	生白芍 15g
川　芎 10g	生杜仲 10g	怀牛膝 15g	丹　参 15g
山茱萸 15g	女贞子 15g	红　花 10g	水　蛭 6g
菟丝子 15g			

14剂，每日1剂，水煎分2次服。

二诊：2017年6月27日

患者服上药14剂后，腰痛伴右下肢麻痛有所缓解。仍疲倦、乏力，纳差，眠可，二便调，舌淡黯，苔薄红，脉弦细，用滋阴补肾、益气健脾之法。

处方：

骨碎补15g	山茱萸10g	生当归10g	生白芍15g
川　芎10g	生杜仲10g	怀牛膝15g	红　花10g
木　瓜10g	丹　参15g	熟　地15g	茯　苓20g
炒白术15g	水　蛭6g	炙甘草6g	

14剂，每日1剂，水煎分2次服。

三诊：2017年7月9日

患者服上药14剂后，腰痛继明显好转，麻木症状消失。舌淡红，苔薄白，脉细，治疗加温经通络之品。

处方：

熟　地15g	骨碎补15g	生当归10g	生白芍15g
川　芎10g	杜　仲10g	怀牛膝15g	红　花10g
丹　参15g	炒白术15g	茯　苓20g	山茱萸15g
淫羊藿10g	水　蛭6g	炙甘草6g	

14剂，每日1剂，水煎分2次服。

四诊：2017年7月23日

患者服上药14剂后，腰痛伴右下肢麻痛明显减轻。乏力、食欲明显好转，纳可、眠佳、二便调。舌淡红，苔薄白，脉弦细。治疗仍用上方继服1月。

按语

腰椎间盘突出症是一种常见病，多发病，多见于中老年人，临床以腰痛为主要特征表现。由长期体力活动，用力不当，坐姿不正等引起。西医认为是体内成骨机制增强或破骨机制减弱，或两者同时并存引起骨质增生，异常增生的骨刺或突出椎间盘压迫周围神经、组织，引起周围组织充血、水肿，而引起腰腿部疼痛。

腰椎间盘突出症属中医"腰痛"范畴。本病无论外感还是内伤，均可导致经络阻滞，气血运行不畅。"腰者肾之府，转摇不得，肾将惫也""肾主骨生髓"，中老年人肾气渐亏虚，肾主骨功能失常，骨失滋养，长期体位不正、负重等，至局部气血失调，气滞血瘀，不通则痛，导致腰腿部疼痛。

治疗应以补肾活血、理气通络止痛为原则。现代药理研究认为，补肾药物具有调节机体代谢，增强机体免疫功能的作用，能改善骨关节退化趋向；活血祛瘀药能够扩张血管，减少血小板及红细胞凝集性，降低血液黏稠度，改善血管通透性及循环，消除炎症，改善局部营养状况，促进组织修复和再生，有利于骨关节及周围软组织、神经的恢复。方中熟地、骨碎补、怀牛膝、山茱萸、菟丝子补肾益精、壮骨强筋；川芎、红花、生当归活血祛瘀止痛；生白芍、木瓜强筋骨、祛风湿、柔筋止痛；炒白术、茯苓健脾以资先天；水蛭祛风通络、攻坚逐瘀；炙甘草调和诸药。诸药合用，共奏温补肾阳、活血祛瘀、强筋健骨、通痹止痛之功，使肾气旺，精血充，筋骨得养，瘀血祛除，经脉通畅，从而消除病痛。

补肾活血类中药治疗腰椎间盘突出症，符合其病因病机，疗效确切，无毒副作用，简便易行,特别适用中轻度腰椎间盘突出症患者,年老体弱不愿手术者及多发性腰椎间盘突出症者,均有良好的疗效。

典型病案二

商某,男,58 岁,教师。主因"腰部疼痛伴活动受限 1 个月余,加重 1 周",于 2016 年 12 月 21 日就诊。

患者于 1 个月前受凉后出现腰部疼痛、活动不能,夜间睡眠差,双下肢感觉、活动明显受限,症状严重。当地医院磁共振线片示:腰椎 $L_{3\sim4}$,$L_{4\sim5}$,$L_5\sim S_1$ 椎间盘突出。给予膏药(具体药物不详)外用,疼痛稍有缓解,目前患者乏力、腰酸痛明显,饮食、睡眠好,四肢发冷,大小便正常。患者发病至今无发热、胸痛,无恶心、呕吐,无尿频、尿急、尿痛及肉眼血尿,体重无明显变化。查体所见,全身皮肤无黄染及出血点,浅表淋巴结未触及肿大。眼睑轻度浮肿,双肺无异常,心率 72 次/min,律齐,各瓣膜听诊区未闻及杂音。腹软,无肌紧张,无压痛及反跳痛,未触及包块,肝脾肋下未触及,无移动性浊音,肝脾肾区无叩击痛,肠鸣音正常。脊柱及四肢无畸形,双下肢感觉、活动正常、无水肿。生理反射存在,病理反射未引出。直腿抬高试验(+),直腿抬高加强试验(−)。

初诊:2016 年 12 月 21 日

患者症见腰部疼痛不适伴活动受限,四肢发冷,眼睑轻度浮肿。纳可,眠差,二便尚调。苔薄白,脉沉细。中医诊断为痹症,证属肝肾亏耗、阳虚血瘀,治宜温补肾阳、活血化瘀。

处方:

熟 地 15g	肉苁蓉 10g	生当归 10g	生白芍 15g
川 芎 10g	生杜仲 10g	怀牛膝 15g	巴戟天 10g
骨碎补 15g	丹 参 15g	补骨脂 15g	红 花 10g
三七粉(冲服)3g	炙甘草 6g		

14 剂,每日 1 剂,水煎分 2 次服。

二诊:2017 年 1 月 4 日

患者服上药 14 剂后,一般情况尚可,仍见腰部疼痛不适伴活动受限,四肢发冷,眼睑轻度浮肿轻度改善,加健脾活血之品。

处方:

生黄芪 20g	党 参 15g	炒白术 15g	茯 苓 20g
肉苁蓉 10g	巴戟天 10g	骨碎补 15g	补骨脂 15g
川 芎 10g	生杜仲 10g	怀牛膝 15g	生白芍 15g
丹 参 15g	熟 地 15g	红 花 10g	三七粉(冲服)3g
炙甘草 6g			

14 剂,每日 1 剂,水煎分 2 次服。

三诊:2017 年 1 月 20 日

患者服上药 14 剂后,一般情况好,偶有乏力,腰部疼痛不适伴活动受限,四肢怕冷有好转,眼睑无浮肿,舌淡白,苔薄白,脉弦细。治以补肾益精、益气健脾、活血化瘀。

处方:

生黄芪 20g	党 参 15g	炒白术 15g	茯 苓 20g

肉苁蓉10g　　巴戟天10g　　红　花10g　　生白芍15g

川　芎10g　　生杜仲10g　　怀牛膝15g　　生山药15g

丹　参15g　　熟　地15g　　鸡内金15g　　炙甘草6g

14剂，每日1剂，水煎分2次服。

四诊：2017年2月2日

患者服上药14剂后，腰部疼痛不适伴活动受限、四肢怕冷有所好转，舌淡红，苔薄白，脉细，治疗加补肾固摄之品。

处方：

生黄芪20g　　党　参15g　　炒白术15g　　茯　苓20g

肉苁蓉10g　　巴戟天10g　　红　花10g　　生白芍15g

川　芎10g　　生杜仲10g　　怀牛膝15g　　生山药15g

丹　参15g　　熟　地15g　　鸡内金15g　　炙甘草6g

炙附片^{（先煎）}10g

14剂，每日1剂，水煎分2次服。

五诊：2017年2月18日

患者服上药14剂后，腰痛症状明显好转，其他自觉症状不明显。纳可、眠佳、二便调。舌淡红，苔薄白，脉弦细。治疗仍用上方继服。

按语

腰椎间盘突出症是以腰腿疼痛为主要临床症状，属中医学"痹证""腰腿痛"范畴，病机为肾气亏虚，瘀阻经脉所致。中医学认为"腰为肾之府"，故"腰痛"的发生与"肾"密切相关。《素问·痹论》云"风寒湿三气杂至，合而为痹也"。古云"风湿腰痛寒湿痹阻经络，外伤致血瘀气滞，不通则痛"，或年老体弱，或长期劳损，筋脉失养，气血运行不畅，气滞血瘀，而致诸症。因肾气亏虚，肾精不足，气血不足，腰失所养，不荣则痛。血瘀是其发病的重要环节。"痹久多瘀"，"血瘀"和"痹痛"互为因果关系，临床表现为不通则痛。早期风寒湿邪久留不去，则流注经络、血脉、关节，发展到中后期，往往正不胜邪，缠绵不愈，久病致瘀，经气不通，不通则痛，出现腰腿痛、肢体麻木、转侧不利、筋脉拘挛等。

中医治法以补肾壮筋、活血通络为原则。方中熟地、生白芍、生当归、川芎养血活血；党参、白术、茯苓、炙甘草，益气健脾；生黄芪益气，气行则血行；炙附片、巴戟天、补骨脂、骨碎补均为补肾良药，补肾益精强骨；三七、红花增强活血止痛之功效；生杜仲、怀牛膝温补肝肾。全方以补肾壮筋补骨为本，活血通络止痛为标，达到标本兼治之目的，取得了良好的效果。

典型病案三

张某，男，36岁，工人。主因"腰部疼痛1年余，加重1个月"，于2016年9月21日就诊。

患者于1年因搬运重物时扭伤，当时未予以特殊治疗，后遇阴雨天或活动后加重，休息后减轻。1个月前于当地医院行磁共振示：L$_5$～S$_1$椎间盘突出。口服中药、膏药外贴（具体剂量不详）等治疗无明显效果，症状逐渐加重。现无口干、眼干，无脱发、光过敏，无口腔溃疡、雷诺现象。目前患者四肢关节疼痛明显，伴心慌、心悸，精神、饮食、睡眠可，大小便正常。查体：呼吸规整，双肺呼吸音清，未闻及干湿性啰音及胸膜摩擦音，心前区无隆起，心尖搏动正常,心浊音界正常,心率 72 次 /min,律齐,各瓣膜听诊区未闻及杂音,无下肢静脉曲张、杵状指(趾),双侧近端、远端指间关节、膝关节、踝关节均有压痛。四肢肌力、肌张力未见异常,双侧肱二、三头肌腱反射正常,双侧膝、跟腱反射正常,双侧巴宾斯基征阴性。直腿抬高试验(+),直腿抬高加强试验(+),脊柱正常生理弯曲,四肢活动因疼痛稍受限。

初诊:2016 年 9 月 21 日

患者初诊时疼痛,活动受限明显。舌质淡少苔,脉弦涩,左寸明显,双尺无力。中医诊断为痹证,辨证属肝肾不足、瘀阻络脉,治宜补养肝肾、宣痹活络。

处方:

生黄芪 20g	党 参 15g	熟 地 15g	生当归 15g
鸡血藤 20g	怀牛膝 15g	独 活 15g	丹 参 15g
补骨脂 15g	生杜仲 15g	山茱萸 10g	炙甘草 6g

14 剂,每日 1 剂,水煎分 2 次服。

二诊:2016 年 9 月 28 日

患者服用中药后疼痛,活动受限减轻不明显,舌脉同前,维持目前治疗,加用活血通络止痛药。

处方:

生黄芪 20g	党 参 15g	熟 地 15g	生当归 15g
鸡血藤 20g	怀牛膝 15g	独 活 15g	丹 参 15g
补骨脂 15g	生杜仲 15g	山茱萸 15g	炙甘草 6g
川 芎 15g	没 药 15g	地 龙 10g	威灵仙 15g

14 剂,每日 1 剂,水煎分 2 次服。

三诊:2016 年 10 月 12 日

患者疼痛、活动受限较前稍有减轻,舌质淡红薄白苔,脉弦涩,调整处方。

处方:

生黄芪 20g	党 参 15g	熟 地 15g	生当归 15g
鸡血藤 20g	怀牛膝 15g	独 活 15g	丹 参 15g
补骨脂 15g	生杜仲 15g	山茱萸 15g	炙甘草 6g
川 芎 15g	蜈 蚣 1 条	地 龙 10g	威灵仙 15g

14 剂,每日 1 剂,水煎分 2 次服。

四诊:2016 年 10 月 26 日

下肢疼痛、活动受限较前明显减轻,诉进来食欲稍差,舌质淡红苔白,脉仍弦涩,双尺较前有力,调整处方如下:

处方:

生黄芪 20g	党 参 15g	炒白术 15g	茯 苓 20g
鸡血藤 20g	怀牛膝 15g	独 活 15g	丹 参 15g
补骨脂 15g	生杜仲 15g	山茱萸 10g	炙甘草 6g
川 芎 15g	蜈 蚣 1 条	地 龙 10g	生当归 15g

14 剂,每日 1 剂,水煎分 2 次服。

五诊:2016 年 11 月 10 日

下肢疼痛、活动受限基本消失，舌质淡红苔薄白，脉涩，嘱患者将最后一次处方配成药丸，每次3克，每天3次，巩固疗效，回访至今无不适。

按语

《诸病源候论•腰脚疼痛候》曰："肾气不足，受风寒之气所为也，劳伤则肾虚，虚则受于风寒，风冷与正气交争，故腰脚痛。"近年来，中医学对腰椎间盘突出症的病因、病机已形成比较统一的认识，多因肾虚腰弱、劳累过度及闪挫，加之风、寒、湿邪乘虚而入，结于筋脉，腰络瘀阻所致。劳伤肾虚、肾气不足，加之感受风寒湿气之邪，经络闭阻，气血瘀滞而发病；或闪挫撞击，积聚陈伤，经络受损，瘀血凝滞所致。

本病的病机为肾虚为本，血瘀为标。治疗当以补益肝肾、舒经活血、祛风散寒、温经通络为大法。补肾活血类中药中以生黄芪、党参、当归益气活血；熟地滋阴补肾；生杜仲、枸杞子、补骨脂、山茱萸补益肝肾，强壮筋骨；没药、丹参、鸡血藤补血活血，温经通络，活血化瘀；威灵仙、独活、蜈蚣、地龙通经活络；川芎、怀牛膝活血祛瘀，补肾健骨；炙甘草调和诸药。全方共奏补肝肾、强筋骨、祛风散寒、通络止痛之功。

第六节 骨 折

骨折是机械性超负荷，致使骨结构遭到破坏，骨失去支撑及杠杆作用的一种表现。骨折是骨科中最为常见的病症。骨折的治疗一般包括手术治疗与保守治疗两种，80%以上的骨折都可以通过保守治疗达到治愈效果。对骨折患者的合理治疗，可以使该类患者的恢复速度显著提高，骨骼愈合得到改善，使患者的生活质量在最大程度上得以改观，给予骨折患者合理的药物治疗，能够加快骨折的愈合速度，从而保证患者的骨骼修复良好，进而有效改善骨折患者的生活水平。

中医学对骨折有着成熟的理解和认识。中医学理论认为，人体肾脏和骨骼之间的关系非常的密切，肾主骨，肾生髓，髓养骨，骨的生长、发育、修复均须依赖肾脏精气的滋养和推动；人体肾精足，则生骨化髓能力强，人体骨骼受骨髓滋养而更坚固有力。若人体出现肾虚，肾中精气缺失，骨髓化源不足无法滋养骨骼。明代陆师道在薛己《正体类要》序中说："肢体损则气血伤于内，营卫有所不贯，脏腑由之不和。"指出外伤肢体可内伤营卫气血，进而影响脏腑。

骨折病程长，活动受限，气机不畅，脏腑功能受损，久则伤及肾，且易气滞血瘀。

故骨折可内动于肾，使肾生养精髓及养骨受到阻碍。骨折后周围软组织亦可受损，故筋伤可内动于肝，肝血不充，血不养筋，则筋伤难愈，筋损束骨无力，亦可影响骨之愈合。

中医学"肾主骨""有伤必有瘀"成为指导骨伤临床的两大理论支撑，认为骨折的治疗应注重内外兼治。骨折愈合是"瘀去、新生、骨合"的过程，内治的方法主要是补益肝肾、活血化瘀、续筋接骨。

中医药内治法治疗骨折，活血化瘀是基础，补肾是关键。对于患有骨质疏松的老年患者在治疗骨折的早期除运用活血化瘀、消肿止痛的方法外，还应该适量加用补肾类的药物以强筋健骨。《医经精义》曰："肾藏精，精生髓，髓生骨，故骨者肾之合也""精足则髓足，髓在骨内，髓足则骨强。"肯定了骨的生长发育依赖于肾中精气的滋养作用。在骨折中晚期，由于老年人长期卧床，血脉运行不畅，因此在接骨续筋、补益肝肾的同时，活血通络药物的运用也是必不可少的。

骨折愈合的"瘀去、新生、骨合"过程，其中各期过程重叠掺杂。从西医学的角度看，骨修复过程，同样是一个极其复杂的生物学修复过程。中医治疗应以整体观念和辨证论治为主导思想，以动态把握核心病机为思维方式，以相对固定而又动态变化的中药药串为施治特点，无论对中药药性还是对疾病病机的认识，都应打破固定思维，灵活动态地看待。疾病进展过程中，中医证候也在动态变化，随着主要矛盾的解决，原来的次要矛盾上升为主要矛盾，相应的治则、治法、药物亦随之改变。因此我们在本研究中采用了辨证分期治疗，依据补肾活血法为基本治则，根据患者证候进展随主方加减用药，取得了较好的效果。

研究表明，中药能够促进骨骼中成骨细胞样细胞的分裂和增殖，从而促进骨骼的愈合。此外，还可以促进骨基质的形成，促使其钙化。补肾活血类中药对创伤后的骨骼局部可以起到明显的改善营养状况作用，使发生创伤的骨骼部位的组织能够得到彻底的清扫，便于对骨骼进行重建，为骨骼的修复以及愈合创造了一个非常良好的环境。同时，具有补肾活血功效的中药可以使人体中成骨细胞样细胞的生物活性明显提高，可以使骨形成的状况得到有效改善。

作者在临床实践中基于中医骨伤理论指导下，在大量常用药物中不断筛选和优化，运用中医骨伤科常用的治疗骨折及跌打损伤的补肾药和活血药为主药促进骨折修复，达到补中寓通，补而不滞的目的。组方上强调补肾的同时注重活血，体现出中医学治疗疾病的整体观念和标本兼治的思想。其药物组成简单，临床疗效肯定，符合临床用药特点，在临床具有很大的应用价值。

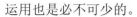 **典型病案一**

楚某，男，75岁，退休。主因"腰背部疼痛伴活动受限3天"，于2016年7月22日初诊。

患者于2016年7月20日不慎摔倒后腰背部疼痛并活动受限。后就诊于我院，行X线检查，诊断为T_{11}压缩性骨折。患者对手术有顾虑，故为求进一步诊治而到我院中医门诊治疗。发病以来无发热、胸痛，无恶心、呕吐，无尿频、尿急、尿痛及肉眼血尿，体重无明显变化。目前患者乏力、腰酸痛明显。查体所见：全身皮肤无黄染及出血点，浅表淋巴结未触及肿大。眼睑无浮肿，双肺无异常，心率74次/min，律齐，各瓣膜听诊区未闻及杂音。腹软，无肌紧张，无压痛及反跳痛，未触及包块，肝脾肋下未触及，无移动性浊音，肝脾肾区无叩击痛，肠鸣音正常。脊柱及四肢无畸形，双下肢感觉、活动正常、无水肿。生理反射存在，病理反射未引出。直腿抬高试验阴性。

初诊：2016年7月22日

症见腰背部疼痛伴活动受限，纳可，眠欠佳，二便尚调，舌黯脉弱。中医诊断为骨折，证属气滞不行、血瘀不散，治宜续筋接骨、行气化瘀。

处方：

生黄芪 20g	党 参 15g	补骨脂 15g	山茱萸 10g
鸡血藤 20g	生当归 10g	赤 芍 10g	川 芎 10g
生杜仲 10g	怀牛膝 15g	独 活 15g	丹 参 15g
补骨脂 15g	马钱子(装胶囊)0.3g	炙甘草 6g	

14剂，每日1剂，水煎分2次服。

二诊：2016 年 8 月 5 日

患者服上药 14 剂后，一般情况尚可，仍腰背痛明显减轻。纳可、眠欠佳、二便调。舌淡黯，苔薄红，脉弦细。加活血通络之药。

处方：

生黄芪 20g	党 参 15g	炒白术 15g	茯 苓 20g
肉苁蓉 20g	怀牛膝 15g	独 活 15g	丹 参 15g
骨碎补 15g	生杜仲 15g	山茱萸 10g	炙甘草 6g
川 芎 15g	生当归 15g	蜈 蚣 1 条	地 龙 10g

14 剂，每日 1 剂，水煎分 2 次服。

三诊：2016 年 8 月 19 日

患者服上药 14 剂后，患者目前一般情况好，偶疼痛，其他症状稍有好转，舌淡红，苔薄脉弦细。治疗仍用续筋接骨、散瘀止痛之品。

处方：

生黄芪 20g	党 参 15g	炒白术 15g	茯 苓 20g
肉苁蓉 20g	怀牛膝 15g	独 活 15g	丹 参 15g
补骨脂 15g	生杜仲 15g	土鳖虫 10g	炙甘草 6g
川 芎 15g	生当归 15g	蜈 蚣 1 条	自然铜 3g
乳 香 10g	没 药 10g		

14 剂，每日 1 剂，水煎分 2 次服。

四诊：2016 年 9 月 3 日

腰背部疼痛明显减轻消失，舌质淡红苔薄白，脉涩，嘱患者将最后一次处方配成药丸，每次 3 克，每天 3 次，巩固疗效，回访至今无不适。

按语

骨折属中医学"伤筋""痹证"等范畴。其病因病机为跌打损伤、扭伤关节，使气滞血瘀，脉络受阻。气滞则痛，血瘀则肿，脉络受阻则关节屈伸不利，活动受限。肾主骨，肝主筋，骨折的愈合与肾精肝血息息相关。骨折后，外伤皮肉筋骨，内伤经络气血，迫使血离经脉，气血瘀滞，气血之道不得宣通。故清代陈士铎指出："内治之法，必须以活血化瘀为先，血不活则瘀不能去，瘀不去，则骨不能接。"可见补肾活血祛瘀在治疗骨折中的重要性。

现代已经进入老龄化社会，许多老龄患者往往同时存在高血压、糖尿病、慢性支气管炎、脑梗死等多种慢性疾病，由于长期的慢性疾病的困扰，"久病成虚"，都会伴有各种脾肾亏虚、肝肾不足的表现。加上突然遭遇外力创伤，局部瘀血阻络，筋骨离断，出现实证的征象，应该辨证为虚实夹杂。老人骨折损伤后，单纯实证阶段的时间并不长，接着往往可有耗气伤血的趋向，其后病机渐渐由实转虚，或出现虚实夹杂的现象。因此，在临诊时应根据实际情况辨证论治，勘审虚实，或先攻后补，或先补后攻，或攻中寓补。用法虽然灵活多变，但万变不离其宗。对于老年性骨质疏松性骨折应该根据实际情况辨证论治，细审虚实，灵活运用早、中、晚三期治疗骨折的"三期辨证"法。

本案例中使用的方药主要由乳香、没药、自然铜、骨碎补等中草药构成。方中乳香辛、苦、温，没药苦平，同归心肝脾，活血止痛，消肿生肌；肉苁蓉、山茱萸、补骨脂补肾益精，土鳖虫、马钱子散血通经，消结止痛；自然铜可活血化瘀、通筋活络、消肿生肌。生杜仲、怀牛

各论

膝补肝肾强筋骨，生黄芪、党参、炒白术、茯苓、炙甘草益气健脾，鸡血藤、生当归、川芎、丹参养血活血。诸药联用，可起到补肾益精、益气健脾、活血化瘀之功效。

典型病案二

苏某，男，19岁，学生。主因"右足部疼痛伴活动受限1天"，于2016年7月21日就诊。

患者于1天前体育活动时，右足部受伤，局部肿胀，活动受限。当地医院X线片示：右侧第5趾骨骨折。给予固定，口服活血化瘀止痛药物，症状有所好转。发病以来无发热、胸痛，无恶心、呕吐，无尿频、尿急、尿痛及肉眼血尿，体重无明显变化。目前患者右足疼痛，乏力，饮食、睡眠好，大小便正常。查体所见，全身皮肤无黄染及出血点，浅表淋巴结未触及肿大。眼睑无浮肿，双肺无异常，心率75次/min，律齐，各瓣膜听诊区未闻及杂音。腹软，无肌紧张，无压痛及反跳痛，未触及包块，肝脾肋下未触及，无移动性浊音，肝脾肾区无叩击痛，肠鸣音正常。脊柱及四肢无畸形，双下肢感觉、活动正常、无水肿。生理反射存在，病理反射未引出。直腿抬高试验阴性。

初诊：2016年7月21日

患者症见右足部疼痛、肿胀、活动受限。纳可，眠佳，二便尚调，舌黯脉沉。中医诊断为骨折，证属肝肾亏虚、气滞血瘀，治宜续筋接骨、行气活血、化瘀止痛。

处方：

肉苁蓉 10g	熟　地 15g	生当归 10g	生白芍 10g
川　芎 10g	生杜仲 10g	怀牛膝 15g	生川续断 15g
乳　香 10g	丹　参 15g	山茱萸 10g	制首乌 10g
没　药 10g	枸杞子 10g	菟丝子 15g	

14剂，每日1剂，水煎分2次服。

二诊：2016年8月4日

患者服上药14剂后，一般情况尚可，仍见右足部疼痛、肿胀、活动受限无明显改善，纳可、眠佳、二便调，舌淡黯，苔薄红，脉弦细，治疗加健脾之品，用滋补肝肾、益气健脾之法。

处方：

乳　香 10g	没　药 10g	生当归 10g	生白芍 10g
川　芎 10g	生杜仲 10g	怀牛膝 15g	生川续断 15g
生黄芪 20g	党　参 15g	炒白术 15g	茯　苓 20g
丹　参 15g	熟　地 15g	制首乌 10g	五加皮 10g

14剂，每日1剂，水煎分2次服。

三诊：2016年8月20日

患者服上药14剂后，一般情况好，右足部疼痛、肿胀、活动受限症状稍有好转。舌淡红，苔薄白，脉弦细。治疗仍用滋补肝肾、益气健脾之法。

处方：

生黄芪 20g	党　参 15g	炒白术 15g	茯　苓 20g
肉苁蓉 10g	山茱萸 10g	生当归 10g	乳　香 10g
川　芎 10g	生杜仲 10g	怀牛膝 15g	生川续断 15g
没　药 10g	丹　参 15g	五加皮 10g	生白芍 15g

14剂,每日1剂,水煎分2次服。

四诊：2016年9月2日

患者服上药14剂后,右足部疼痛、肿胀、活动受限有所好转,舌淡红,苔薄白,脉细。治疗加滋补肝肾、续筋接骨之品。

处方：

熟　地15g	肉苁蓉10g	生当归10g	没　药10g
川　芎10g	生杜仲10g	怀牛膝15g	乳　香10g
枸杞子15g	丹　参15g	生白芍15g	山茱萸10g
土鳖虫10g	自然铜6g	川续断10g	马钱子^(装胶囊)0.3g

14剂,每日1剂,水煎分2次服。

五诊：2016年9月18日

患者服上药14剂后,右足部疼痛、肿胀、活动受限症状稍有好转,其他自觉症状不明显。纳可、眠佳、二便调。舌淡红,苔薄白,脉弦细。治疗仍用上方继服1月。

按语

中医学认为骨折愈合是"瘀去、新生、骨合"的过程,在内治上临床一般采用"早、中、后"三期辨证施治,而分别采用"攻利、和、补"三大法。临床上在辨证施治的原则下,较早地使用补肾药物,骨折愈合的时间较短。

肾为先天之本,主骨生髓;脾胃后天之本,主化生,是气血化生之源。患者年少,肾精或者肾气不足,加之平素瘦弱、饮食欠佳,造成肾阴亏虚,而引发骨髓失养。外伤骨折可导致气血瘀滞,阻滞气血运行。

方中的熟地具有益精填髓、强健筋骨、滋养肝肾的功效;当归、丹参化瘀活血、止痛通络;五加皮消肿利水、通经活络;生白芍养血敛阴、柔肝止痛;怀牛膝活血通络、补肝益肾、强健筋骨;补骨脂温肾助阳;生杜仲、山茱萸补肝益肾、强健筋骨;枸杞子、菟丝子、肉苁蓉补肾益精、补血安神;乳香、没药活血止痛、消肿生肌;土鳖虫、马钱子散血通经、消结止痛;自然铜可活血化瘀、通筋活络、消肿生肌。诸药联用,可起到补肾益精、益气健脾、强健筋骨、活血化瘀之功效。

典型病案三

张某,男,20岁,战士。主因"右侧腕关节疼痛伴活动受限1天",于2017年9月11日就诊。

患者于1天前体能训练时,右侧手腕着地后,出现疼痛、活动受限。后因疼痛、肿胀来我院行X线诊断为"右侧桡骨颈骨折",予以石膏固定,并给予止痛药物。来我科就诊时无口干、眼干,无脱发、光过敏,无口腔溃疡、雷诺现象。目前患者右腕关节疼痛明显,伴肿胀,精神、饮食、睡眠可,大小便正常。查体：呼吸规整,双肺呼吸音清,未闻及干湿性啰音及胸膜摩擦音,心前区无隆起,心尖搏动正常,心浊音界正常,心率78次/min,律齐,各瓣膜听诊区未闻及杂音,脊柱正常生理弯曲,四肢活动因疼痛稍受限,无下肢静脉曲张、杵状指(趾),双侧近端、远端指间关节、膝关节、踝关节均无压痛。四肢肌力、肌张力未见异常,双侧肱二、三头肌腱反射正常,双侧膝、跟腱反射正常,双侧巴宾斯基征阴性。

初诊：2017年9月11日

患者右腕关节疼痛伴活动受限，舌质淡少苔，脉弦涩，中医诊断为骨折，证属肝肾亏耗、气滞血瘀，治宜续筋接骨、活血散瘀。

处方：

生黄芪20g	党　参15g	熟　地15g	生当归10g
赤　芍10g	川　芎10g	生杜仲10g	怀牛膝15g
枸杞子15g	丹　参15g	红　花15g	三七粉(冲服)3g
土鳖虫10g	自然铜3g	生川续断10g	马钱子(装胶囊)0.3g

14剂，每日1剂，水煎分2次服。

二诊：2017年9月25日

患者右腕关节疼痛伴活动受限稍有好转，舌淡红薄白苔，脉弦涩，调整处方。

处方：

生黄芪20g	党　参15g	熟　地15g	生当归10g
赤　芍10g	陈　皮15g	肉苁蓉10g	补骨脂15g
龟　板15g	丹　参15g	红　花15g	三七粉(冲服)3g
土鳖虫10g	自然铜3g	生川续10g	马钱子(装胶囊)0.3g

14剂，每日1剂，水煎分2次服。

三诊：2017年10月10日

右侧腕节疼痛较前明显减轻，诉近来食欲稍差，舌淡红苔白，脉弦涩，考虑滋补药较多，影响脾胃消化功能，调整处方如下：

处方：

生黄芪20g	党　参15g	炒白术15g	茯　苓20g
赤　芍10g	陈　皮15g	肉苁蓉10g	补骨脂15g
菟丝子15g	丹　参15g	红　花15g	三七粉(冲服)3g
生川续断10g			

14剂，每日1剂，水煎分2次服。

四诊：2017年10月24日

关节疼痛基本消失，舌质淡红苔薄白，脉涩，上方继服14剂。

按语

中医学认为：肾主骨，生髓；肝主筋，藏血；跌打损伤，皆瘀血在内而不散也，血不活则瘀不去，瘀不去则折不续。《医经精义》指出："肾藏精，精生髓，髓生骨，故骨者肾之合也，精足则髓足，髓在骨内，髓足则骨强。"

骨折后，由于筋骨的损伤，血离经脉，瘀积不散，气血凝滞，经络受阻，不通则痛。古人云："跌打损伤，皆瘀血在内而不散也，血不活则瘀不能去，瘀不去则折不能续。"气滞血瘀证为标实主证，肝肾不足为本虚，辨证施治应行气活血为主，达到消肿止痛，行气和营之效果。因此，临床用药，采用补肾活血法，兼顾二证，根据病情变化，辨证施治。

中医对骨折损伤的治疗有其独特的方法，注重内外兼治。内治的方法主要有活血化瘀、续筋接骨、补益肝肾，不同治疗方法的应用对于其预后也极为关键。

本病例采用活血续筋疗法的基础上，注重补肾之法，方中熟地、怀牛膝、生续断、生杜仲、菟丝子、龟板补肝肾、强筋骨、养血滋阴、补精益髓。三七、红花、土鳖虫、自然铜具有活血止痛、通筋活络、续筋接骨、消肿生肌的功效。诸药联用，补肾壮骨与活血同施，共奏补肾强骨、益气健脾、活血通络之功效。

参 考 文 献

[1] 陈家麟. 补肾活血在老年性耳聋患者治疗中的应用 [J]. 医疗装备, 2016, 29 (11): 156-157.

[2] 马华安, 严道南, 曹济航, 等. 肾精亏虚证耳聋的临床治疗 [J]. 时珍国医国药, 2006, 17 (11): 2173-2174.

[3] 魏妍慧, 汪常伟, 张伟. 健脾补肾活血法治疗中老年耳聋临床观察 [J]. 新疆中医药, 2006, 24 (5): 23-25.

[4] 赵平, 魏云. 活血化瘀法在突发性耳聋治疗中的应用 [J]. 山西中医学院学报, 2005, 6 (4): 28-29.

[5] 陈华, 张应鹏, 樊瑛斐. 自拟通窍活血汤治疗突发性耳聋临床观察 [J]. 中医临床观察, 2016, 8 (28): 55-57.

[6] 张国建. 补肾化瘀方对老年性骨质疏松症肾虚血瘀证症候积分及预后的改善作用 [J]. 湖南中医药大学学报, 2017, 27 (2): 200-203.

[7] 沈卫, 杨蔚, 张冠亚, 等. 补肾活血汤联合补钙剂口服治疗老年性骨质疏松症临床观察 [J]. 风湿病与关节炎, 2017, 6 (1): 22-25.

[8] 尤志强, 林松青, 王彬, 等. 补肾活血中药治疗骨质疏松症概况 [J]. 湖南中医杂志, 2017 (1): 174-177.

[9] 史红霞, 卫荣. 补肾活血中药治疗绝经后妇女骨质疏松症的研究进展 [J]. 新疆中医药, 2016, 34 (5): 106-109.

[10] 杜昕楠, 刘维. 补肾活血中药治疗原发性骨质疏松症临床研究进展 [J]. 河北中医, 2016, 38 (5): 796-800.

[11] 刘源, 郭艳幸, 郭珈宜, 等. 从虚论治骨质疏松症 [J]. 风湿病与关节炎, 2016, 5 (8): 67-69.

[12] 何升华, 任之强, 王建, 等. 从血瘀对骨代谢的影响探讨血瘀在女性原发性骨质疏松症发病中的作用机制 [J]. 中国骨质疏松杂志, 2017, 23 (1): 69-73.

（刘彦璐）